NEWエッセンシャル産科学・婦人科学

New Essentials of Obstetrics and Gynecology

第3版

池ノ上　克
鈴木　秋悦
髙山　雅臣
豊田　長康
廣井　正彦
八重樫伸生　編

医歯薬出版株式会社

This book was originally published in Japanese
under the title of :

Nyū Essensharu Sankagaku Fuzinkagaku
(NEW ESSENTIALS OF OBSTETRICS AND GYNECOLOGY)

Editors :
Ikenoue, Tsuyomu et al.

© 1988 1st ed., © 2004 3rd ed.

ISHIYAKU PUBLISHERS, INC.
  7-10, Honkomagome 1 chome, Bunkyo-ku,
  Tokyo 113-8612, Japan

執筆者一覧 (五十音順)

青野敏博
  徳島大学 名誉教授
天野　完
  北里大学医学部 客員教授
池田敏郎
  鹿児島大学病院遺伝カウンセリング室 特任准教授
池ノ上 克
  宮崎大学 名誉教授
井坂恵一
  東京医科大学病院産科婦人科学 教授
石川睦男
  旭川医科大学医学部附属病院 病院長
石塚文平
  聖マリアンナ医科大学高度生殖医療技術開発講座
  特任教授
石原　理
  埼玉医科大学医学部産婦人科 教授
石原楷輔
  新横浜母と子の病院 名誉院長
伊藤正裕
  東京医科大学人体構造学 教授
茨　聰
  鹿児島市立病院総合周産期母子医療センター 部長
苛原　稔
  徳島大学大学院ヘルスバイオサイエンス研究部
  産科婦人科学分野 教授
岩下光利
  杏林大学医学部産科婦人科学 教授
宇田川康博
  獨協医科大学特別講座 教授
  藤田保健衛生大学 名誉教授
蝦名康彦
  神戸大学大学院医学研究科外科系講座産科婦人科学
  分野 准教授
遠藤任彦
  明和会介護老人保健施設ウエストケアセンター 施設長
  東京医科大学 名誉教授
太田博明
  国際医療福祉大学 臨床医学研究センター 教授
  山王メディカルセンター 女性医療センター センター長
大野正文
  新潟県立中央病院産婦人科 部長
大濱紘三
  広島県病院事業管理者
  広島大学 名誉教授

小川正樹
  東京女子医科大学母子総合医療センター 准教授
長田尚夫
  前 日本大学 教授
小畑孝四郎
  近畿大学医学部奈良病院産婦人科 教授
金澤浩二
  琉球大学 名誉教授
金森康展
  鳥取大学医学部産科婦人科学 講師
金山尚裕
  浜松医科大学医学部産婦人科学 教授
金子政時
  宮崎大学医学部・大学院看護学研究科 教授
川越靖之
  宮崎大学医学部附属病院総合周産期母子医療センター 講師
河村隆一
  静岡県立こども病院産科 医長
瓦林達比古
  (公財)福岡県すこやか健康事業団 理事長
北井啓勝
  稲城市立病院 副院長
久布白兼行
  東邦大学医学部産婦人科学講座(大橋) 教授
  医療センター大橋病院
久保春海
  東邦大学 名誉教授
倉智博久
  大阪府立母子保健総合医療センター 病院長
上妻志郎
  東京大学大学院医学系研究科産婦人科学 教授
河野一郎
  前 川崎医科大学産婦人科学 教授
小辻文和
  社会医療法人愛仁会 高槻病院
  総合周産期母子医療センター長
小林隆夫
  浜松医療センター 院長
斎藤　滋
  富山大学医学部産科婦人科学 教授
酒井正利
  厚生連高岡病院産婦人科 部長

櫻木 範明
　北海道大学大学院医学研究科生殖・発達医学（婦人科学）教授

佐藤 章
　福島県立医科大学 名誉教授

鮫島 浩
　宮崎大学医学部産婦人科学 教授

杉山 隆
　東北大学病院周産母子センター 特命教授

杉山 徹
　岩手医科大学医学部産婦人科学 教授

鈴木 秋悦
　銀座ウイメンズクリニック 名誉院長

髙木 耕一郎
　東京女子医科大学東医療センター産婦人科 教授

髙崎 眞弓
　宮崎大学 名誉教授

髙山 雅臣
　東京医科大学 名誉教授

田中 俊誠
　秋田大学 名誉教授

玉舎 輝彦
　岐阜大学 名誉教授

寺川 直樹
　社会福祉法人石井記念愛染園附属愛染橋病院 病院長

堂地 勉
　鹿児島大学大学院医歯学総合研究科生殖病態生理学 教授

豊田 長康
　国立大学財務・経営センター 理事長

永田 一郎
　防衛医科大学校 名誉教授
　埼玉医科大学産婦人科 客員教授

永田 順子
　こころとからだの元気プラザ 婦人健診課医長

永田 行博
　鹿児島大学 名誉教授

中田 高公
　愛育会福田病院小児科 新生児センター長

野口 昌良
　愛知医科大学 名誉教授
　財団法人名古屋公衆医学研究所 常務理事

野澤 志朗
　慶應義塾大学 名誉教授

長谷川 清志
　藤田保健衛生大学医学部産婦人科学 准教授

秦 利之
　香川大学医学部母子科学（周産期学婦人科学）教授

平原 史樹
　横浜市立大学大学院医学研究科生殖生育病態医学 教授・同附属病院 病院長

廣井 正彦
　山形大学 名誉教授

深見 武彦
　日本医科大学付属武蔵小杉病院産婦人科

深谷 孝夫
　高知大学医学部産婦人科学 教授

福原 健
　倉敷中央病院産婦人科 部長

福家 信二
　川崎医科大学産婦人科 講師

藤井 信吾
　北野病院 院長

星 和彦
　山梨大学 名誉教授
　スズキ記念病院 病院長

星合 昊
　近畿大学医学部産科婦人科学 教授

牧野田 知
　金沢医科大学医学部産婦人科学 教授

間崎 和夫
　東邦大学医学部産婦人科学 講師

益本 貴之
　医療法人恵仁会 田中病院産婦人科

水沼 英樹
　弘前大学大学院医学研究科産婦人科 教授

峯川 亮子
　ベルランド総合病院産婦人科 部長

宮川 勇生
　大分大学 名誉教授

村田 雄二
　大阪大学 名誉教授

八重樫 伸生
　東北大学大学院医学系研究科発生・発達医学（婦人科学分野）教授

山本 樹生
　日本大学医学部産婦人科学 教授

早稲田 智夫
　金沢医科大学生殖周産期医学 講師

（敬称略）

第3版の序

　本書は，1988年に『エッセンシャル産婦人科学』として第1版が出版され，その後，1996年に『エッセンシャル産科学・婦人科学（第2版）』と改訂・改題された．初版以来，実に16年間の長きにわたり幾度となく増刷を重ね，わが国の産婦人科学テキストの中でも厚い信頼と評価を得てきたことは，本書の編集者として大きな喜びである．

　日進月歩の医学の進歩に着実に呼応して，その内容を常に改変しながら医学教育の第一線に役立っていくことはテキストとしての使命であるが，本版の改訂にあたっては最近の新しい医学教育の動向を意識して，コアカリキュラムを包含し，また，近年の臨床医学の目標でもあるevidence-based medicine（EBM）を満たす内容で，学生諸君の臨床実習の場で役立っていくことを目的とした．

　さらに，初版以来支持をいただいている構成を残しながら，新たに導入された臨床研修の中でいかにして産婦人科学をマスターしていくかということが十分に配慮された内容であり，新しい項目も多く追加され，より充実した現代産婦人科学のテキストとして自信をもって世に送ることができたと確信している．従来のA5判からB5判へと大きくなってイラストなどもより見やすくなり，新しいレイアウトにより，さらに情報が整理され理解しやすくなったものと思う．

　また，この第3版においては，第2版の編者である池ノ上　克，鈴木秋悦，髙山雅臣，廣井正彦に，新進気鋭の豊田長康，八重樫伸生が加わり，より広い視野の下で執筆者の選択が行われ，書名も『NEWエッセンシャル産科学・婦人科学（第3版）』となり，新しいスタートを切ることとなった．

　欧米の著名なテキストをみると，常に改訂・改変を重ね，教育内容を進化させていくことを目標としているのが明白であるが，本書もこれらに負けることなく，世界に通じるテキストとして進化していくことを念願している．

　テキストが臨床バイブルとして学生諸君に与えられるという時代は終わった．今後は教育を受ける側の意見も集約加味されて，編者と共にテキストが改変されていくことを願っている．

　なお，第3版への改訂にあたり，既版の図・表の一部を引き続き活用させていただいたことと，ご執筆をいただいた諸先生に感謝するとともに，ご指導をいただいた森　憲正先生，秋谷　清先生（故）に編者一同深謝申し上げます．

2004年6月

編　者

改訂・改題の序

　1988年3月に出版された『エッセンシャル産婦人科学』第1版は，幸いにして，多くの教職員の先生がたならびに学生諸君のご愛用を得て，わが国の産婦人科学テキストとしては異例の重版を重ね，エッセンシャルシリーズの一巻としての責を果たすことができたことは，編・著者一同の望外の喜びである．

　しかし，日進月歩の現代医学の進歩のなかにあって，医学教育の羅針盤ともなるテキストこそ，新たな改訂を必要とされるもので，初版以来，新たなる版のための構想が練られてきた．

　幸いにして，今度，初版の優れた特色を十分に残しながら，書名も『エッセンシャル産科学・婦人科学』と改名し，池ノ上克，高山雅臣，鈴木秋悦，広井正彦の編者で，新しい内容についての度重なる討議を経て新しく20余名の執筆者に参画を願い，文字通りエッセンシャルなテキストを完成することができた．

　本書が初版にもまして，さらに多くの読者の愛用を願うものであるが，息の長いテキストとして，産科学・婦人科学の教育のために役立つことを切望する．

　なお，改訂にあたり，第1版の図・表を一部活用させていただいたこと，ご多忙のなかでご執筆をいただいた諸先生に感謝するとともに，ご指導をいただいた森憲正先生，秋谷清先生（故）に編者一同感謝申し上げます．

　1996年3月

編　者

序

　産婦人科学のテキストブックとしては，国内外を問わず，非常に優れたものが発行されており，その中のいくつかは，既に名著としての評価を得て版を重ねているが，この度，その名著といわれるテキストブックの仲間入りを期待しつつ，「エッセンシャルシリーズ」の一冊として，本書を学生諸君の前に献上する運びとなった．

　最近の産婦人科学の動向として，産婦人科領域を生殖・内分泌学，腫瘍学，周産期学の3つの分野に区分して考えることが一般的となっている．その中でも生殖・内分泌学の進歩は目覚ましいものがあり，臨床的な数々の新しい試みに伴って，従来から不明とされてきた種々の生命現象が解明されてきており，欧米の教科書も続々と改変されてきているのが現状である．

　われわれ編者一同このような時代の流れに沿い，かつ学生諸君が求めているものに標準をあわせた教科書をと構想を練った．本書では第一に教育システムの実情に合わせ，また医学生が安心して学習できるように，医師国家試験のガイドラインを基本的な骨組みとし，その中の項目はもれなく網羅するよう構成した．なお，臨床的には上記の3つの分野に分けたほうが理解しやすいことを頭に入れて学習を進めてほしい．

　第二に執筆は臨床の第一線で活躍中の，しかも実際に学生諸君を指導している教師陣にお願いした．また項目によっては他科の専門家にもご協力いただいた．したがって最新の進歩を豊富に入れて，現代の医学生としての必須知識を提供しているばかりでなく，卒後の研修医，実地の臨床家にも十分読みごたえのある内容となっている．

　さらに記載は出来る限り平易とし，図表，イラストを多用し，またカラー，2色刷を駆使することで，これまでにない理解しやすい親しみのもてるテキストブックを目指した．

　かなり欲張りな意図をもちながら，ようやく上梓することができたが，本書がさらに版を重ねて，Essentials of Obstetrics and Gynecology，すなわちEOGとして成長していくことを強く願っている．また，読者各位が本書に対しての忌憚のない意見を寄せられることを祈ってやまない．

1988年3月

編　者

目 次

執筆者一覧 ……………………………………… iii
第3版の序 ……………………………………… v
改訂・改題の序 ………………………………… vi
序 ………………………………………………… vii

I 産科学・婦人科学総論

1-解 剖 …………………………………… 2

1 生殖腺・性器系の発生と分化 …………… 2
　A-遺伝的性の決定(性分化ステージI) …… 2
　B-始原生殖細胞の発生と移住 ……………… 3
　C-生殖腺の形成(性分化ステージII) ……… 3
　D-生殖路の形成(性分化ステージIII) ……… 5
　　1.卵管-子宮-腟上部の発生 ……………… 6
　　2.腟下部 …………………………………… 6
　　3.外性器(腟前庭,小陰唇,大陰唇,陰核,恥丘) …… 6
　E-生殖腺の下降 ……………………………… 6
〔伊藤正裕〕

2 性器系の解剖学 …………………………… 8
　A-外陰 ………………………………………… 8
　B-腟 …………………………………………… 8
　C-子宮 ………………………………………… 9
　D-卵管 ………………………………………… 10
　E-卵巣 ………………………………………… 11
　F-骨盤骨 ……………………………………… 11
　G-骨盤底 ……………………………………… 11
　H-骨盤内への血液供給 ……………………… 12
　I-リンパ系 …………………………………… 13
　J-神経系 ……………………………………… 14
　K-乳房 ………………………………………… 14
　L-視床下部 …………………………………… 14
　M-下垂体 ……………………………………… 14
〔玉舎輝彦〕

2-組 織 …………………………………… 16

　A-卵巣 ………………………………………… 16
　B-卵管 ………………………………………… 17
　C-子宮 ………………………………………… 18
　D-腟 …………………………………………… 19
　E-外陰部 ……………………………………… 20
　F-乳房 ………………………………………… 20
　G-下垂体 ……………………………………… 20
〔福原 健,藤井信吾〕

3-生 理 …………………………………… 21

1 加齢による性機能の変化 ………………… 21
　A-幼児期 ……………………………………… 21
　B-思春期 ……………………………………… 22
　C-性成熟期 …………………………………… 24
　D-更年期 ……………………………………… 24
　E-閉経後非生殖期(老年期) ………………… 24
〔石塚文平〕

2 性周期とその調節機構 …………………… 25
　A-卵巣-下垂体系 …………………………… 25
　　1.卵胞発育 ………………………………… 25
　B-排卵 ………………………………………… 27
　C-卵の成熟 …………………………………… 29
　D-子宮内膜 …………………………………… 30
　E-月経 ………………………………………… 30
　F-その他の性器の周期 ……………………… 31

4-産婦人科診察法 ………………………… 33

1 一般診察 …………………………………… 33
　A-問診 ………………………………………… 33
　B-全身診察 …………………………………… 34

2 婦人科診察法 ……………………………… 35
　A-視診 ………………………………………… 36

B-内診，双合診 ……………………………… 36
　　C-直腸診 …………………………………… 38
　　D-腟鏡診 …………………………………… 39
　　E-ゾンデ診 ………………………………… 40
　　F-Douglas窩穿刺 ………………………… 40
　　　　　　　　　　　　（鈴木秋悦，北井啓勝）

5-産婦人科検査法 …………………………… 41

1 婦人科内分泌検査法 …………………… 41
　　A-基礎体温 ………………………………… 41
　　B-腟細胞診 ………………………………… 42
　　C-頸管粘液検査 …………………………… 43
　　D-子宮内膜組織診 ………………………… 43
　　E-染色体検査 ……………………………… 43
　　F-ホルモン測定 …………………………… 45
　　G-ホルモン負荷テスト …………………… 48
　　　　　　　　　　　　　　　　（石原　理）

2 不妊症検査法 …………………………… 49
　　A-卵管疎通検査法 ………………………… 49
　　B-排卵時期の診断法 ……………………… 51
　　C-精液検査 ………………………………… 53
　　D-精子-頸管粘液適合試験 ……………… 56
　　　　　　　　　　　　　　　　（星　和彦）

3 組織診 …………………………………… 57
　　A-子宮頸部の組織診 ……………………… 57
　　　1.組織片の採取方法 …………………… 57
　　　2.各種病変の組織像 …………………… 58
　　B-子宮内膜の組織診 ……………………… 61
　　　1.組織片の採取方法 …………………… 61
　　　2.各種病変の組織像 …………………… 61

4 細胞診 …………………………………… 62
　　A-腫瘍細胞診 ……………………………… 62
　　　1.標本作製法 …………………………… 62
　　　2.悪性細胞の特徴と判定法 …………… 63
　　　3.子宮頸部病変の細胞診 ……………… 65
　　　4.子宮体部病変の細胞診 ……………… 67
　　　5.穿刺細胞診 …………………………… 68
　　B-内分泌細胞診 …………………………… 68
　　　1.標本作製法 …………………………… 68
　　　2.内分泌状態判定のためのインデックス … 68
　　　3.年齢による腟細胞像の推移 ………… 69

　　　4.内分泌細胞診の臨床応用 …………… 69
　　　　　　　　　　　　（野澤志朗，久布白兼行）

5 内視鏡検査法 …………………………… 69
　　A-腟拡大鏡診（コルポスコピー）………… 69
　　　1.方法 …………………………………… 70
　　　2.所見の分類 …………………………… 70
　　B-子宮鏡診（ヒステロスコピー）………… 74
　　　1.方法 …………………………………… 74
　　　2.適応 …………………………………… 75
　　　3.子宮鏡所見 …………………………… 75
　　　4.禁忌と合併症 ………………………… 75
　　C-腹腔鏡診（ラパロスコピー）…………… 76
　　　1.方法 …………………………………… 76
　　　2.適応 …………………………………… 76
　　　3.利点 …………………………………… 76
　　　4.禁忌と合併症 ………………………… 77
　　D-膀胱鏡診 ………………………………… 78
　　　1.方法 …………………………………… 78
　　　2.適応 …………………………………… 78
　　　3.禁忌 …………………………………… 78
　　E-直腸鏡診 ………………………………… 78
　　　1.方法 …………………………………… 78
　　　2.適応 …………………………………… 78
　　　3.禁忌と合併症 ………………………… 79
　　　　　　　　　　　　（宇田川康博，長谷川清志）

6 放射線検査法 …………………………… 79
　　A-産科的骨盤撮影法 ……………………… 79
　　　1.X線骨盤計測によるCPD診断 ……… 79
　　　2.X線骨盤計測の適応 ………………… 80
　　　3.X線骨盤計測の実施時期 …………… 80
　　　4.CPDの診断と診療方針 ……………… 81
　　　5.CTによる骨盤計測 ………………… 81
　　B-胎児撮影法 ……………………………… 81
　　　1.単純撮影法 …………………………… 81
　　　2.胎児撮影法 …………………………… 82
　　C-子宮卵管造影法 ………………………… 82
　　　1.実施時期 ……………………………… 83
　　　2.HSGの実施法 ………………………… 83
　　　3.読影所見 ……………………………… 85
　　　4.注意事項 ……………………………… 85
　　D-腎盂造影法 ……………………………… 85
　　　1.造影剤の種類と副作用 ……………… 85

2.造影剤の使用方法……………………85
　　3.腎盂造影法……………………………86
　E-骨盤内血管造影法………………………88
　　1.子宮動脈塞栓術………………………88
　F-リンパ管造影法…………………………89
　G-シンチグラフィ…………………………89
　H-CTスキャン……………………………90
　　1.CTの適応と禁忌……………………90
　　2.実施法…………………………………91
　　3.読影に必要な基礎知識………………92
　　4.婦人科腫瘍のCT所見………………92

7 MRI……………………………………………95
　　1.実施法…………………………………95
　　2.読影に必要な基礎知識………………95
　　3.読影所見………………………………96
　　　　　　　　　　　　　　　（長田尚夫）

8 超音波検査法………………………………102
　A-超音波断層法（産科）…………………103
　　1.妊娠初期における検査………………103
　　2.妊娠中・末期における検査…………103
　　　　　　　　　　　（深見武彦，石原楷輔）
　B-超音波断層法（婦人科）………………103
　　1.目的……………………………………103
　　2.検査方法………………………………103
　　3.子宮の観察と異常所見………………107
　　4.卵巣の観察と異常所見………………108
　　　　　　　　　　　（蝦名康彦，櫻木範明）
　C-ドプラ法…………………………………109
　　1.ドプラ法の種類………………………109
　　2.ドプラ法の活用………………………111
　　　　　　　　　　　（深見武彦，石原楷輔）

9 胎児胎盤機能検査…………………………111
　A-内分泌・生化学的検査…………………111
　　1.ヒト絨毛性ゴナドトロピン…………111
　　2.ヒト胎盤性ラクトーゲン……………111
　　3.エストリオール………………………111
　　4.胎盤由来酵素…………………………111
　　5.インスリン様成長因子結合蛋白-1…112
　　6.α-フェトプロテイン…………………113
　B-生理学的検査……………………………113
　　1.胎児発育度……………………………113
　　2.胎児心拍モニタリング………………114
　　3.バイオフィジカルプロファイルスコアリング
　　　　　　　　　　　　　　　　…………114
　C-胎児肺成熟度……………………………114
　　　　　　　　　　　　　　　（岩下光利）

10 羊水診断法…………………………………115
　A-羊水穿刺法………………………………115
　B-染色体分析………………………………116
　C-その他……………………………………117

11 臍帯穿刺……………………………………117
　　　　　　　　　　　（河村隆一，金山尚裕）

12 分娩監視装置を用いた検査法……………119
　A-分娩監視装置……………………………119
　　1.瞬時心拍数……………………………119
　　2.胎児心拍数記録法……………………120
　　3.陣痛曲線………………………………121
　　4.陣痛曲線の意義………………………121
　B-胎児心拍数陣痛図………………………121
　　1.胎児心拍数図における基本事項……122
　　2.胎児心拍数の用語……………………123
　　3.胎児心拍数図波形の定義……………123
　　4.胎児心拍数図上に出現する波形の意義…125
　C-ノンストレステスト……………………128
　D-コントラクションストレステスト……129
　E-バイオフィジカルプロファイル………130

13 血液ガス分析………………………………131
　A-児頭採血…………………………………131
　B-臍帯血……………………………………132
　C-新生児採血………………………………133
　　1.静脈血…………………………………133
　　2.動脈血…………………………………133
　　　　　　　　　　　　　　　（佐藤　章）

6-産婦人科症候論……………………………134
　A-性器出血…………………………………134
　　1.器質性性器出血………………………134
　　2.機能性子宮出血………………………134
　B-月経異常…………………………………135
　　1.月経異常………………………………135
　　2.無月経の分類…………………………135
　　3.月経随伴症状の異常について………136
　C-妊娠………………………………………136
　　1.出血……………………………………136

2. 悪阻 …… 136	5. 膀胱尿貯留 …… 140
3. 下腹痛 …… 136	6. 心因性腹部膨満 …… 140
4. 前期破水 …… 136	7. 鼓腸をきたす疾患 …… 140
D-不妊 …… 137	〔鈴木秋悦，北井啓勝〕
1. 男性不妊症 …… 137	H-腫瘤 …… 141
2. 女性不妊症 …… 137	1. 産婦人科領域の腫瘤 …… 141
3. 機能性不妊症 …… 137	2. 正常妊娠 …… 142
E-帯下，外陰掻痒症，外陰疼痛 …… 137	3. 腹壁腫瘤 …… 142
1. 帯下の増加するおもな疾患 …… 137	4. 腹腔内の腫瘤 …… 142
2. 外陰掻痒の原因となる疾患 …… 138	5. 後腹膜腫瘤 …… 143
3. 外陰疼痛の原因となる疾患 …… 138	I-子宮下垂，子宮脱 …… 143
F-下腹痛，腰痛 …… 138	J-排尿障害 …… 143
1. 下腹痛 …… 138	K-発熱 …… 144
2. 腰痛 …… 139	L-乳房痛，硬結，乳汁漏出症 …… 145
G-腹部膨満 …… 140	M-多毛症（毛髪過多症） …… 146
1. 妊娠 …… 140	N-不定愁訴 …… 147
2. 腹部腫瘤 …… 140	O-貧血 …… 148
3. 腹腔内液体貯留 …… 140	〔八重樫伸生〕
4. 脂肪過多 …… 140	

II 婦人科学各論

1 月経異常 …… 150	G-乳汁漏出症 …… 158
A-月経の開始・閉止時期の異常 …… 151	H-神経性食欲不振症 …… 159
1. 月経開始時期の異常 …… 151	I-多嚢胞性卵巣症候群 …… 159
2. 月経閉止時期の異常 …… 151	〔倉智博久〕
B-月経周期と月経量の異常 …… 151	**2 性の分化，発育，成熟の異常** …… 162
1. 月経周期の異常 …… 151	A-性の分化の異常 …… 162
2. 月経量の異常 …… 152	B-真性半陰陽 …… 163
3. 月経持続期間の異常 …… 152	C-副腎性器症候群 …… 163
C-無月経 …… 152	D-非進行性の女性半陰陽 …… 165
1. 原発無月経 …… 152	E-男性ホルモン不応症（精巣女性化症候群） …… 166
2. 続発無月経 …… 154	F-Turner 症候群 …… 166
3. 無月経の治療的診断 …… 155	G-Klinefelter 症候群 …… 167
4. 無月経の重症度による分類と出血の誘発方法 …… 155	H-その他 …… 168
	1. 子宮奇形 …… 168
D-月経随伴症状 …… 156	2. Mayer-Rokitansky-Küster 症候群 …… 168
1. 月経困難症 …… 156	3. 純粋型性腺形成不全症 …… 168
2. 月経前症候群（月経前緊張症） …… 156	I-早発思春期 …… 168
E-機能性子宮出血 …… 156	J-遅発思春期 …… 171
F-Sheehan 症候群 …… 157	〔益本貴之，深谷孝夫〕

3 炎症 ... 171
- A-外陰炎 ... 171
- B-急性外陰潰瘍 ... 172
- C-Behçet 病 ... 172
- D-外陰ヘルペス ... 172
- E-Bartholin 腺炎 ... 173
- F-腟炎 ... 173
  1. 小児腟炎 ... 173
  2. 非特異性腟炎 ... 173
  3. トリコモナス腟炎 ... 173
  4. 腟カンジダ症 ... 174
  5. *Haemophilus vaginalis* 腟炎 ... 174
  6. 老人性腟炎 ... 174
- G-子宮腟部びらん ... 174
- H-子宮頸管炎 ... 174
- I-子宮内膜炎,子宮筋層炎 ... 175
  1. 急性子宮内膜炎,子宮筋層内膜炎 ... 175
  2. 慢性子宮内膜炎 ... 175
  3. 老人性子宮内膜炎 ... 175
- J-子宮付属器炎 ... 175
- K-卵管留膿症(腫) ... 176
- L-子宮留膿症(腫) ... 176
- M-子宮傍(結合)組織炎 ... 176
- N-骨盤腹膜炎 ... 176
- O-性器結核 ... 177
  1. 子宮付属器の結核 ... 177
  2. 子宮結核 ... 177
  3. 腟結核,外陰結核 ... 177
  4. Bartholin 腺結核 ... 178
  5. 女性性器結核の診断 ... 178
- P-骨盤内炎症性疾患 ... 178

4 STD ... 178
- A-淋菌感染症 ... 179
- B-梅毒 ... 180
- C-軟性下疳 ... 181
- D-鼠径リンパ肉芽腫 ... 181
- E-非淋菌性尿道炎 ... 181
  1. クラミジア・トラコマティス ... 181
  2. *Ureaplasma urealyticum* ... 181
  3. *Mycoplasma hominis* ... 181
- F-性器クラミジア感染症 ... 182
- G-腟トリコモナス症 ... 183
- H-カンジダ症 ... 183
- I-性器ヘルペス症 ... 184
- J-尖圭コンジローマ ... 184
- K-毛虱 ... 185
- L-後天性免疫不全症候群 ... 185

〔野口昌良〕

5 性器の形態異常 ... 187
- A-外陰 ... 187
  1. 腟肛門 ... 187
  2. 腟前庭肛門 ... 187
  3. 鎖肛,直腸閉鎖 ... 187
  4. 陰唇癒合 ... 187
  5. 小陰唇延長症 ... 187
  6. 処女膜閉鎖症 ... 188
  7. 半陰陽 ... 188
- B-腟 ... 188
  1. 重複腟 ... 188
  2. 一側腟 ... 189
  3. 腟狭窄症 ... 189
  4. 腟閉鎖症 ... 189
  5. 腟欠損症 ... 189
- C-子宮 ... 189

6 性器の位置異常 ... 190
- A-子宮の異常変位 ... 190
  1. 正常子宮の位置 ... 190
  2. 子宮の位置および姿勢の異常 ... 191
- B-子宮下垂,子宮脱 ... 192
- C-膀胱瘤 ... 193
- D-直腸瘤 ... 193

〔堂地 勉〕

7 類腫瘍性病変 ... 194
- A-子宮内膜症 ... 194
- B-粘膜ポリープ ... 200
  1. 子宮頸管(粘膜)ポリープ ... 200
  2. 子宮内膜ポリープ ... 200
- C-卵黄貯留嚢胞 ... 201
  1. 卵胞嚢胞 ... 201
  2. 多嚢胞性卵巣 ... 201
  3. 黄体嚢胞 ... 201
  4. ルテイン嚢胞 ... 201
  5. 子宮内膜症性嚢胞 ... 202

D-腹膜偽粘液腫……………………202
　　　　　　　　　（小畑孝四郎，星合　昊）
⑧ 外陰の腫瘍……………………………202
　　A-Bartholin 腺嚢胞………………202
　　B-尖圭コンジローマ………………203
　　C-外陰ジストロフィー……………203
　　D-外陰 Paget 病……………………204
　　E-外陰表皮内癌……………………205
　　F-外陰癌……………………………206
　　G-外陰悪性黒色腫…………………207
⑨ 腟の腫瘍………………………………208
　　A-Gartner 管嚢胞…………………208
　　B-腟癌………………………………208
　　C-腟肉腫……………………………209
⑩ 子宮の腫瘍……………………………209
　　A-子宮筋腫…………………………209
　　B-子宮頸部の上皮異常……………214
　　　1.頸部上皮異形成………………214
　　　2.上皮内癌………………………214
　　　3.子宮頸部異常上皮の自然史…215
　　C-子宮頸癌…………………………215
　　D-妊娠合併子宮頸癌………………225
　　　　　　　　　（髙山雅臣，井坂恵一）
　　E-子宮体癌…………………………226
　　F-子宮内膜増殖症…………………229
　　G-子宮肉腫…………………………230
　　　　　　　　　（寺川直樹，金森康展）
⑪ 卵巣腫瘍………………………………231
⑫ 卵管腫瘍………………………………239
　　　　　　　　　　　　　（杉山　徹）

⑬ 絨毛性疾患……………………………239
　　A-胞状奇胎・侵入胞状奇胎………242
　　B-絨毛癌……………………………244
　　C-存続絨毛症………………………245
　　　　　　　　　　　　　（金澤浩二）
⑭ 性器の損傷および瘻…………………246
　　A-尿瘻………………………………246
　　B-糞瘻………………………………246
　　C-月経瘻……………………………247
　　D-性器損傷…………………………247
　　E-子宮穿孔…………………………248
　　F-子宮腔内癒着症（Asherman 症候群），外傷性子宮内腔癒着症……………………248
　　　　　　　　　（大野正文，秦　利之）
⑮ 乳房疾患………………………………249
　　1.乳腺の検査………………………249
　　2.乳腺炎……………………………249
　　3.良性乳腺疾患……………………249
　　4.乳癌………………………………250
　　　　　　　　　　　　　（苛原　稔）
⑯ 不妊症…………………………………250
　　　　　　　　　　　　　（久保春海）
⑰ 不育症…………………………………257
　　　　　　　　　　　　　（間崎和夫）
⑱ 婦人科心身症…………………………261
　　1.月経前症候群……………………261
　　2.摂食障害…………………………262
⑲ 更年期障害……………………………266
　　　　　　　　　　　　　（太田博明）

ⅢA 産科学各論（正常編）

1-正常妊娠……………………………272

① 妊娠の生理……………………………272
　　A-妊娠の成立と維持………………272
　　　1.配偶子の形成…………………272
　　　2.受精……………………………274
　　　3.受精卵の分割と卵管内輸送…276
　　　4.着床……………………………277
　　　5.妊娠維持の機構………………279
　　　6.妊娠持続期間…………………279
　　B-胎児の発育………………………280
　　　1.初期胚発生……………………280
　　　2.器官形成………………………281
　　　3.妊娠各月における胎児の特徴…281
　　　4.胎児発育曲線…………………281
　　　5.成熟児の特徴…………………281

6.胎児の生理 …281
C-胎児付属物 …285
　　1.卵膜 …285
　　2.胎盤 …287
　　3.臍帯 …291
　　4.羊水 …292
D-胎児-胎盤系 …292
　　1.エストリオールの生合成 …292
　　2.エストラジオールの生合成 …293
E-妊娠による母体の変化 …293
　　1.性器の変化 …293
　　2.全身の変化 …296
　　　　　　　　　　（小辻文和）

2 妊婦の診察 …303
A-妊娠の診断 …303
　　1.妊娠徴候 …304
　　2.妊娠診断のための各種検査方法 …306
B-妊娠時期の診断 …309
　　1.分娩予定日の各種決定因子 …310
　　2.実際の分娩予定日決定法 …313
C-妊婦健康診査 …314
　　1.妊婦健康診査の回数 …314
　　2.妊婦健康診査の内容 …316
D-胎位・胎向の診断 …318
　　1.胎勢 …318
　　2.胎位 …318
　　3.胎向 …318
　　4.Leopold 触診法 …319
E-頸管成熟度 …319
　　　　　　　（牧野田　知，早稲田智夫）

3 妊婦管理 …320
A-妊婦の生活指導 …321
　　1.妊婦と職業 …321
　　2.妊婦と衣食住 …321
　　3.年齢と妊娠 …322
　　4.喫煙・飲酒・嗜好品 …322
　　5.妊娠中の運動 …323
　　6.妊娠中の性交 …323
　　7.妊娠中の旅行 …323
　　8.ハイリスク妊産婦 …324
B-妊産婦の栄養 …324
　　1.生活活動強度とエネルギー量 …324
　　2.栄養成分 …324
C-マイナートラブル …326
　　　　　　　　（小川正樹，田中俊誠）

4 胎児の診察 …329
A-胎児の位置の診断 …329
B-胎動 …329
C-胎児心拍数の測定 …330
D-発育成熟の診断 …330
E-出生前診断 …330
　　　　　　　　　　（上妻志郎）

2-正常分娩 …331

1 分娩の生理 …331
A-分娩の3要素 …331
B-産道 …331
　　1.骨産道 …331
　　2.軟産道 …334
C-胎児 …335
　　1.児頭 …335
　　2.縫合および泉門の産科的意義 …336
D-娩出力 …337
　　1.陣痛 …337
　　2.陣痛の特性と種類 …337
　　3.腹圧 …338

2 正常分娩経過 …338
A-分娩の前徴 …338
B-分娩開始 …338
C-分娩時期 …339
D-破水 …339
E-児頭の浮動，下降，進入，固定 …340
F-回旋 …341
G-児の娩出 …344
H-胎盤の剝離と娩出 …344
　　　　　　　　（杉山　隆，豊田長康）

3 産婦の診察 …346
A-分娩時期の診断 …346
B-胎児下降度の診断・表現法 …346
C-児頭回旋の診断・表現法 …347
D-頸管開大度 …349
E-陣痛の観察 …349
F-パルトグラム …350
　　　　　　　　　　（天野　完）

4 分娩管理 ... 351
- A-分娩各期の取扱い ... 351
  - 1. 分娩介助の基本概念 ... 351
  - 2. 分娩第1期 ... 352
  - 3. 分娩第2期 ... 353
  - 4. 分娩第3期 ... 353
- B-分娩体位 ... 354

5 分娩介助法 ... 356
- A-会陰保護 ... 356
  - 1. 目的 ... 356
  - 2. 方法 ... 356
  - 3. 会陰保護の実際 ... 356
- B-会陰切開 ... 357
  - 1. 目的 ... 357
  - 2. 会陰切開の時期 ... 358
  - 3. 会陰切開と麻酔 ... 358
  - 4. 会陰切開法 ... 358

6 子宮収縮調節 ... 358
- A-分娩誘発・促進法 ... 358
  - 1. 分娩(陣痛)誘発 ... 359
- B-陣痛抑制法 ... 361

〔佐藤　章〕

3-正常産褥 ... 364

1 産褥の生理 ... 364
- A-産褥初期 ... 364
- B-性器復古 ... 365
- C-全身復古 ... 366
- D-産褥無月経 ... 366

2 乳汁分泌 ... 367
- A-乳汁分泌の機序 ... 367
- B-初乳と成乳 ... 369

3 褥婦診察 ... 370
- A-性器 ... 370
- B-全身性変化 ... 370
- C-乳汁分泌 ... 371

4 産褥生活指導 ... 371
- A-マイナートラブル ... 371
- B-乳房管理 ... 372
  - 1. 乳汁分泌の促進 ... 372
  - 2. 乳汁分泌の抑制 ... 372
  - 3. 乳房の疾患 ... 372
- C-栄養 ... 373

〔青野敏博〕

4-胎児 ... 374
- A-妊卵(胚), 胎芽, 胎児 ... 374
- B-成長の評価 ... 374
  - 1. 妊娠週数の確認と補正 ... 374
  - 2. 胎児発育の評価 ... 374
- C-胎児の形態 ... 375

〔川越靖之, 池ノ上　克〕

5-新生児 ... 377

1 成熟徴候 ... 377
- A-在胎週数 ... 377
- B-出生時の身長・体重 ... 377
- C-身体的特徴 ... 378
  - 1. 身体外観の特徴 ... 378
  - 2. 神経学的所見および特徴 ... 379
  - 3. 在胎週数推定方法 ... 382
- D-頭囲, 胸囲 ... 382
- E-大泉門 ... 382

〔金子政時, 池ノ上　克〕

2 新生児の生理 ... 383
  - 1. 呼吸 ... 383
  - 2. 循環 ... 383
  - 3. 体温 ... 383
  - 4. 血液 ... 384
  - 5. 消化 ... 384
  - 6. 腎 ... 385

3 新生児の診察 ... 385
- A-出生直後の取扱い ... 385

〔池ノ上　克〕

IIIB 産科学各論(異常編)

1-異常妊娠 ...390

1 ハイリスク妊娠 ...390
2 妊娠疾患 ...391
　A-妊娠悪阻 ...391
　B-妊娠高血圧症候群 ...392
　C-子癇 ...397
　D-HELLP症候群 ...399
　　　　　　　　　　　(山本樹生)
3 妊娠持続期間異常 ...399
　A-流産 ...399
　B-早産 ...402
　C-過期産 ...403
4 着床異常 ...404
　A-子宮外妊娠(異所性妊娠) ...404
　　1.卵管妊娠 ...404
　　2.腹腔妊娠 ...407
　　3.卵巣妊娠 ...407
　B-頸管妊娠 ...407
　C-前置胎盤 ...408
5 胎児性異常妊娠 ...411
　A-子宮内胎児発育遅延 ...411
　B-子宮内胎児死亡 ...411
　C-heavy for dates infant ...411
　D-多胎妊娠 ...412
　　1.双胎妊娠 ...412
　E-血液型不適合妊娠 ...414
　　　　　　　　　　　(池ノ上 克)
6 胎児付属物性異常妊娠 ...416
　A-常位胎盤早期剝離 ...416
　B-羊水過多症 ...417
　C-羊水過少症 ...418
　D-胞状奇胎 ...419
　　　　　　　　　(酒井正利, 斎藤 滋)
7 合併症妊娠 ...419
　A-性器異常に伴う合併症妊娠 ...419
　　1.外性器疾患 ...419
　　2.腟疾患(腟炎) ...419
　　3.子宮頸癌 ...420
　　4.子宮疾患 ...420
　　5.卵巣疾患 ...421
　B-心血管系疾患 ...421
　　1.心疾患 ...421
　　2.高血圧症 ...424
　C-呼吸器疾患 ...424
　D-消化器疾患 ...426
　　1.消化管疾患 ...426
　　2.その他の消化器疾患 ...426
　E-泌尿器疾患 ...427
　F-血液疾患 ...427
　　1.鉄欠乏性貧血 ...428
　G-代謝・内分泌疾患 ...429
　　1.糖尿病 ...429
　　2.甲状腺機能亢進症 ...431
　　3.甲状腺機能低下症 ...431
　H-自己免疫性疾患 ...431
　　1.全身性エリテマトーデス ...431
　I-感染症 ...432
　　1.絨毛膜羊膜炎 ...432
　　2.母子感染 ...432
　J-精神神経疾患 ...434
　　　　　　　　　(福家信二, 石川睦男)

2-異常分娩 ...436

1 娩出力の異常 ...436
　A-陣痛の異常 ...436
　　1.微弱陣痛 ...436
　　2.過強陣痛 ...438
　　3.絞窄輪難産 ...439
　B-腹圧の異常 ...439
　　1.微弱腹圧 ...439
　　2.過強腹圧 ...440
2 産道の異常 ...440
　A-骨盤の異常 ...440
　　1.扁平(型)骨盤 ...440
　　2.男性型骨盤 ...441
　　3.類人猿型骨盤 ...441
　　4.狭骨盤 ...441

5. 広骨盤 ················· 441
　B-児頭骨盤不均衡 ··········· 442
　C-軟産道の異常 ············· 444
　　1. 子宮下部および頸管の強靱 ··· 444
　　2. 腟, 外陰の強靱, 狭窄 ······· 444
〔宮川勇生〕

3　胎児性難産　445
　A-胎位異常 ················· 445
　　1. 骨盤位 ················· 445
　　2. 横位および斜位 ·········· 449
　B-胎勢異常 ················· 450
　C-回旋異常 ················· 450
　　1. 屈曲位における回旋異常 ··· 450
　　2. 反屈位による回旋異常 ····· 452
　D-進入異常 ················· 455
　　1. 不正軸進入 ············· 455
　E-肩甲難産 ················· 456
〔髙木耕一郎〕

4　付属物性異常分娩　457
　A-前期破水 ················· 457
　B-臍帯異常 ················· 458
　　1. 先天的臍帯異常 ·········· 458
　　2. 後天的臍帯異常 ·········· 459
　C-胎盤性異常分娩 ··········· 459
　　1. 癒着胎盤 ··············· 459
　　2. 子宮内反症 ············· 460

5　分娩損傷　460
　A-骨産道損傷 ··············· 460
　　1. 恥骨結合離開 ··········· 460
　　2. 尾骨損傷 ··············· 461
　B-軟産道損傷 ··············· 461
　　1. 頸管裂傷 ··············· 461
　　2. 腟・会陰裂傷 ··········· 461
　　3. 瘻孔形成 ··············· 463
　C-子宮破裂 ················· 463
〔鮫島　浩〕

6　分娩時異常出血　464
　A-弛緩出血 ················· 464
　B-前置胎盤 ················· 465
　C-癒着胎盤 ················· 468
　D-頸管裂傷 ················· 469

7　産科ショック　470
　A-出血性ショック ··········· 470
　B-仰臥位低血圧症候群 ······· 472
　C-羊水塞栓症 ··············· 474
　D-播種性血管内凝固症候群 ··· 479

8　過換気症候群　482
〔小林隆夫〕

3-異常産褥　485

1　子宮復古不全　485

2　晩期産褥出血　486
　　1. 胎盤や卵膜の遺残 ········ 486
　　2. 子宮収縮不全 ··········· 486
　　3. 血栓脱落による出血 ····· 486
　　4. 産道損傷 ··············· 486

3　産褥熱　486
　　1. 産褥外陰炎 ············· 486
　　2. 産褥腟炎 ··············· 487
　　3. 産褥子宮内膜炎 ········· 487
　　4. 産褥子宮筋層炎 ········· 487
　　5. 産褥付属器炎 ··········· 488
　　6. 産褥子宮傍結合組織炎 ··· 488
　　7. 産褥骨盤腹膜炎 ········· 488
　　8. 産褥敗血症 ············· 488

4　産褥血栓塞栓症　489
　　1. 血栓性股静脈炎 ········· 489
　　2. 肺塞栓症 ··············· 489

5　乳腺異常　489
　A-乳腺炎 ··················· 489
　　1. うっ滞性乳腺炎 ········· 489
　　2. 化膿性乳腺炎 ··········· 490
　B-乳汁分泌異常 ············· 490
　　1. 乳汁分泌過多症 ········· 490
　　2. 乳汁分泌不全 ··········· 490
〔青野敏博〕

4-胎児・新生児異常　493

1　胎児発育異常　493
　A-子宮内胎児発育遅延 ······· 493
　B-子宮内胎児死亡 ··········· 496

2　non-reassuring fetal status　497

3　新生児仮死　498
〔金子政時, 池ノ上　克〕

4 新生児期の異常徴候 …………499
- A-呼吸障害 …………499
- B-嘔吐 …………501
- C-体温異常 …………502
- D-けいれん(痙攣) …………503
- E-低血糖 …………504

5 新生児疾患 …………505
- A-心血管系 …………505
  1. チアノーゼ型心奇形 …………505
  2. 非チアノーゼ型心奇形 …………505
- B-呼吸器系 …………505
  1. 呼吸窮迫症候群 …………505
  2. 胎便吸引症候群 …………507
  3. 新生児一過性多呼吸 …………508

6 新生児黄疸 …………509

7 分娩損傷 …………510
  1. 頭部における分娩損傷 …………510
  2. 骨折 …………511
  3. 末梢神経の損傷 …………512
  4. 内臓の損傷 …………512
  5. その他 …………512

8 ハイリスク児 …………513
〔茨　聡〕

9 先天異常 …………513
〔平原史樹〕

Ⅳ 治療法

1 ホルモン療法 …………520
- A-ホルモン療法の基礎 …………520
  1. ホルモン療法の目的と種類 …………520
  2. ホルモン療法の注意点 …………520
  3. 産婦人科領域で使用されるホルモン剤とその特徴 …………520
- B-エストロゲン療法 …………521
  1. エストロゲンの生化学 …………521
  2. エストロゲンの生理作用 …………521
  3. エストロゲン製剤の種類と特徴 …………521
  4. エストロゲン療法の適応疾患 …………522
- C-プロゲストーゲン療法 …………522
  1. プロゲストーゲンの生化学 …………522
  2. プロゲストーゲンの生理作用 …………522
  3. プロゲストーゲンの種類 …………522
  4. プロゲストーゲン療法の適応疾患 …………522
- D-エストロゲン,プロゲストーゲン併用療法 …………522
  1. 意義 …………522
  2. 使用薬剤 …………523
  3. 代表的なエストロゲン,プロゲストーゲン併用療法 …………523
- E-排卵誘発法 …………524
  1. 基本的事項 …………524
  2. 適応 …………524
  3. 代表的な排卵誘発法の原理と特徴 …………524
- F-排卵抑制法 …………525
- G-乳汁分泌抑制法 …………526
〔水沼英樹〕

2 化学療法 …………526
- A-抗感染化学療法 …………526
- B-抗腫瘍化学療法 …………528
  1. 卵巣癌 …………529
  2. 卵巣胚細胞性腫瘍 …………529
  3. 子宮頸癌 …………529
  4. 子宮体癌 …………531
  5. 絨毛性疾患 …………531
〔永田順子,髙山雅臣〕

3 婦人科手術 …………531
- A-婦人科手術総論 …………531
  1. 手術までの心得と準備 …………531
  2. 婦人科手術の特徴 …………532
  3. 婦人科手術の種類 …………532
- B-婦人科手術各論 …………533
  1. 腹式手術 …………533
  2. 腟式手術 …………542
  3. 外陰の手術 …………552
  4. その他の手術 …………554
  5. 内視鏡下手術 …………556
〔永田一郎〕

4 産科手術 ... 559
- A-頸管拡張術 ... 559
- B-子宮内容除去術 ... 559
- C-頸管縫縮術 ... 560
  1. Shirodkar法 ... 560
  2. McDonald法 ... 560
- D-帝王切開術 ... 560
  1. 腹式子宮下部横切開法 ... 561
  2. 腹式子宮縦切開法 ... 561
  3. 腹膜外帝王切開術 ... 561
  4. Porro手術 ... 561
- E-頸管裂傷縫合術 ... 561
  1. 浅部頸管裂傷の縫合術 ... 561
  2. 深部頸管裂傷の縫合術 ... 562
- F-会陰裂傷，腟壁裂傷縫合術 ... 562
- G-吸引分娩 ... 562
- H-鉗子分娩術 ... 563

〔峯川亮子，村田雄二〕

5 麻酔 ... 563
- A-帝王切開術の麻酔 ... 563
  1. 局所麻酔 ... 563
  2. 全身麻酔 ... 564
  3. 麻酔薬・麻酔法の比較 ... 565
- B-人工妊娠中絶術の麻酔 ... 565
  1. 局所麻酔 ... 565
  2. 全身麻酔 ... 566
- C-無痛分娩 ... 566
  1. 神経支配 ... 566
  2. 和痛法 ... 566

〔髙崎眞弓〕

6 救急処置 ... 567
- A-救急疾患 ... 567
- B-産科救急処置 ... 568

〔瓦林達比古〕

- C-新生児救急処置 ... 569
  1. 体温管理 ... 569
  2. 呼吸の確立 ... 569
  3. 循環確保 ... 569
- D-新生児集中治療管理室 ... 569

〔中田高公〕

V 母子保健

1 母子関連統計 ... 572
  1. 人口動態統計 ... 572
  2. 妊産婦死亡 ... 572
  3. 周産期死亡 ... 575
  4. 死産 ... 577
  5. 人工妊娠中絶 ... 580
  6. 乳児死亡 ... 580

2 母子関連法規 ... 583
- A-母体保護法 ... 583
  1. この法律の目的と定義 ... 583
  2. 不妊手術 ... 584
  3. 人工妊娠中絶 ... 584
  4. 受胎調節の実施指導 ... 584
- B-母子保健法 ... 585
  1. この法律の目的・母性の尊重・健康保持 ... 585
  2. 用語の定義 ... 585
  3. 知識の普及・指導 ... 585
  4. 健康診査・栄養摂取・妊娠の届出 ... 586
  5. 母子健康手帳 ... 586
  6. 妊産婦の訪問指導等 ... 587
  7. 低体重児の届出・未熟児の訪問指導 ... 587
  8. 母子保健施設 ... 587
  9. その他 ... 587
- C-児童福祉法 ... 588
- D-感染症の予防及び感染症の患者に対する医療に関する法律 ... 588
- E-労働基準法 ... 588

3 家族計画 ... 588
  1. 意義 ... 588
  2. 概念の整理 ... 588
  3. 家族計画の立て方 ... 588
  4. 避妊法の実際 ... 589
  5. 各種避妊法の比較 ... 590

〔廣井正彦〕

4 遺伝相談 ... 591
  1. 対象 ... 591

2.基本的態度 591
3.具体的な進め方 591
4.出生前診断 592
〔大濱紘三〕

VI 臨床実習の手引き

1 医の倫理・生命倫理 594
　1.医の倫理・生命倫理 594
　2.倫理原則 594
　3.臨床実習について 595
　　　　　〔池田敏郎，永田行博〕
2 診療情報 595
　A-予診のとり方 595
　　1.産科婦人科の予診をとる前の心構え 595
　　2.予診の実際 596
　B-診療録の書き方 597
　C-用語集 597
3 インフォームドコンセント 599
　　　　　〔河野一郎〕
4 診断書と証明書 600
　A-診断書 600
　B-出生証明書と死産証明書(死胎検案書) 600
　　1.出生証明書および死産証明書(死胎検案書)の意義 600
　　2.死産証明書(死胎検案書)の交付の判断基準 600
　　3.死産証明書(死胎検案書)の記入上の注意 601
　　4.死亡届はどう扱われるか 604
　C-死亡診断書と死体検案書 604
　　1.死亡診断書および死体検案書の意義 604
　　2.国際疾病・傷害および死因統計分類(ICD) 605
　　3.死亡診断書と死体検案書の交付の判断基準 605
　　　　　〔遠藤任彦〕

和文索引 607　　　欧文索引 624

I 産科学・婦人科学総論

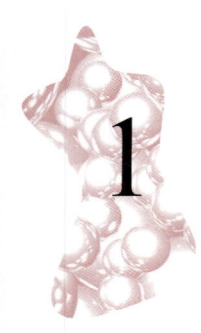

1 Gross Anatomy 解剖

1 生殖腺・性器系の発生と分化

新たな生命が誕生する過程である卵細胞の成熟，排卵，受精，受精卵形成，着床，胚子・胎児成長および分娩の場が**女性生殖器**である．体外からは見えない**内生殖器**（卵巣，卵管，子宮，腟）と体外から見える**外生殖器**（腟前庭，小陰唇，大陰唇，陰核，恥丘）とに分類され，3つの性分化ステージ（遺伝的性，生殖腺の性，生殖路の性）を経て発生する（図Ⅰ-1）．

A 遺伝的性の決定（性分化ステージⅠ）

卵子の元の卵祖細胞および精子の元の精祖細胞は，体細胞と同様に46本の染色体をもつ．そのうち44本（22対）は常染色体，残りの2本は性染色体（X染色体あるいはY染色体）であり，男性の細胞の染色体は（44＋XY），女性のは（44＋XX）となっている．したがって，染色体数を半分に減らす**減数分裂**によって生ずる精子には（22＋X）と（22＋Y）の2種類ができ，同じく減数分裂を経た（22＋

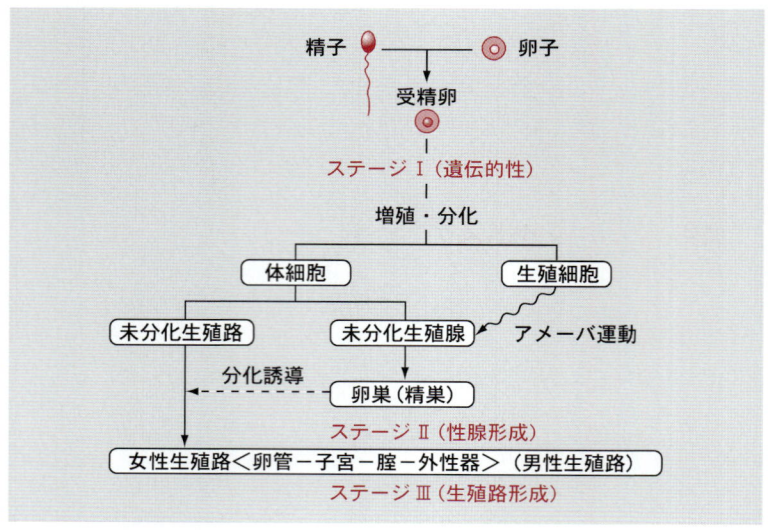

図Ⅰ-1　女性生殖器の分化（ステージⅠ～Ⅲ）

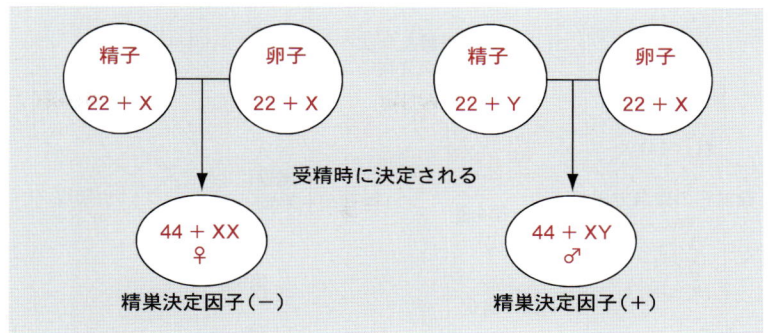

図 I-2 遺伝的性（ステージ I）

X）の卵子と受精することによって，ふたたび（44＋XY）の男性あるいは（44＋XX）の女性の細胞が誕生する（図 I-2）．性を決定づけているものは，Y 染色体の短腕上の sex-determining region of Y（SRY）chromosome にコードされている精巣決定因子 testis-determining factor（TDF）である．この遺伝子が染色体異常で欠けてしまうと，たとえ性染色体が XY であっても卵巣を有する女性へと分化が進み，逆に（44＋XX）に TDF が転座すると精巣を有する男性へと分化する運命をたどる．

B 始原生殖細胞の発生と移住

　ヒトの細胞は生殖細胞と体細胞の 2 種類よりなる（図 I-1）．前者は種保存の根幹となり，次世代へと遺伝情報を運ぶ不死の細胞であり，後者は個体の維持を司るがやがては使い捨てになる細胞である．生殖細胞の元となる始原生殖細胞は，すでに桑実胚の段階で 1 個ないしそれ以上発生するといわれている．受精後第 4 週には，始原生殖細胞は精巣・卵巣の形成の場となる生殖堤からはるかに離れた尿膜付近の卵黄嚢付近に多く認められ，第 6 週には生殖堤へとアメーバ運動で移動する．始原生殖細胞の支持細胞となる生殖堤は増殖して原始性索をつくるが，6 週の終わりまでは両性とも未分化で同じ形態を示している（未分化生殖腺）（図 I-3）．このように胎生期のごく初期に，すでに次の子孫をつくるシステムの発達が始まっている．体細胞より脳，消化管，筋肉や骨，心臓，肺といったさまざまな臓器が作られ，それぞれの働きをしていくなかで，生殖細胞だけは次世代に遺伝子を提供する役目だけを担って，やがて成熟する生殖腺の中で静かに待機する．

C 生殖腺の形成（性分化ステージ II）

　胎生期の第 6 週まで男女差のみられない未分化生殖腺が，やがて女性では Y 染色体短腕上にある遺伝子が産生する精巣決定因子がないため自然に卵巣へと分化する．生殖堤を形成した体腔上皮は支持的栄養細胞となり卵子の元となる始原生殖細胞を取り囲み，表層から深部の間葉組織へのびることによって，皮質索が大きくなり髄索が退行する（図 I-3，4）．第 16 週頃に皮質索は原始卵胞（始原生殖細胞由来の卵祖細胞とそれを包む卵胞細胞）とよばれる細胞集団を抱えるようになり，激しく増殖することによって胎生中期にその数は約 700 万個になる．しかしその後，分化と同時に退化が起こり，出生前後には 200 万個の原始卵胞になり，

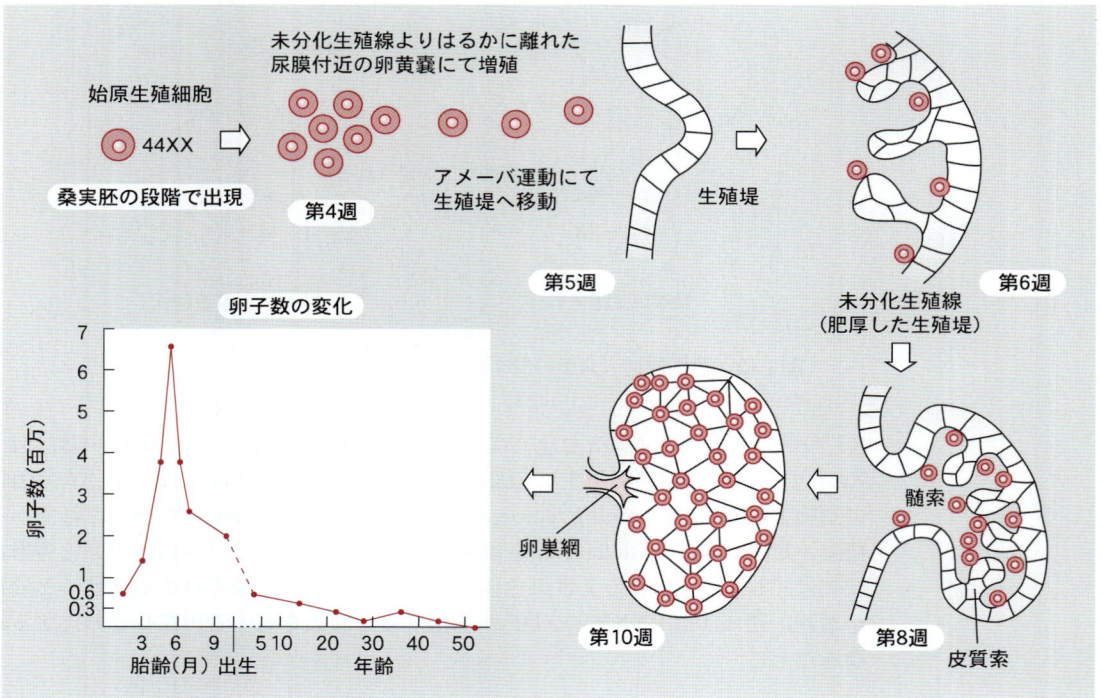

図Ⅰ-3　卵巣形成

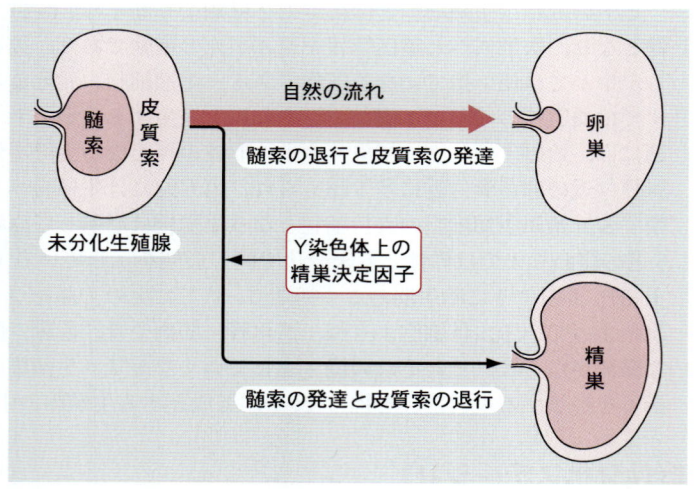

図Ⅰ-4　性腺の性（ステージⅡ）
受精後，第5～8週までに分化する

　卵祖細胞は大きくなって卵母細胞となる．卵母細胞は思春期前後には5万個にまで減ってしまう．男性と異なり，生殖細胞は新生追加されることがないので，退化減少の一途を辿り，50歳代でまったく無くなってしまう（閉経）（図Ⅰ-3）．
　それに対し，男性では未分化生殖腺が本来なら卵巣へと分化してしまうところを精巣決定因子によって精巣へと分化が進む（図Ⅰ-4）．精子の元である始原生殖細胞は精巣形成以前の胎生初期（4週）にはすでに発生しているが，胎生期から幼

少期を通じて精巣内にて精祖細胞まで分化したところで，いったん増殖・分化を停止している．やがて，思春期になってから精祖細胞は精子形成のための分裂増殖を開始し，精粗細胞の増殖と同時に，精母細胞-精娘細胞-精子細胞-精子への分化・成熟が進む．卵祖細胞と大きく異なり，精祖細胞は老人になっても絶え間なく新しい細胞を産生し続ける．胎生期に精巣へと到達できなかった始原生殖細胞で性腺外で生き延びたものは，男性においても透明帯を有する卵母細胞の微細形態をとることより，生殖細胞の分化の基本型も生殖腺と同様に女性型なのがわかる．

D 生殖路の形成（性分化ステージⅢ）

男性および女性のいずれの胚子も第5～7週には中腎管（Wolff管）と中腎傍管（Müller管）という2組の中胚葉由来の生殖管をもつ（図Ⅰ-5）．女性生殖路の発生は，精巣のLeydig細胞が産生するテストステロンとSertoli細胞が産生するMüller管抑制因子 müllerian inhibitory substance（MIS）が存在しないことにより進む．これにより，Wolff管が自然に退化し，Müller管の発達が阻害されなくなる（図Ⅰ-6, 7）．それに対し，男性生殖路は，テストステロンとMISの存在下で，本来なら退行するはずのWolff管が発達し，また中腎傍管（Müller管）の発達が抑制されて形成されていく（図Ⅰ-5）．

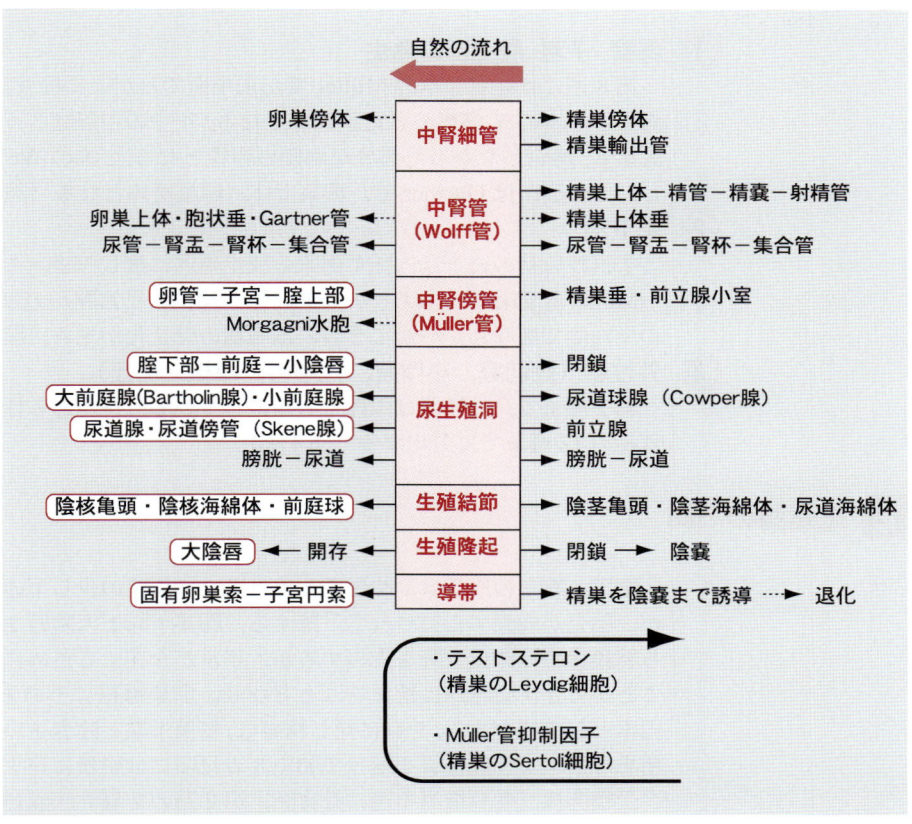

図Ⅰ-5 生殖路の性（ステージⅢ）
受精後第8～12週までに分化する

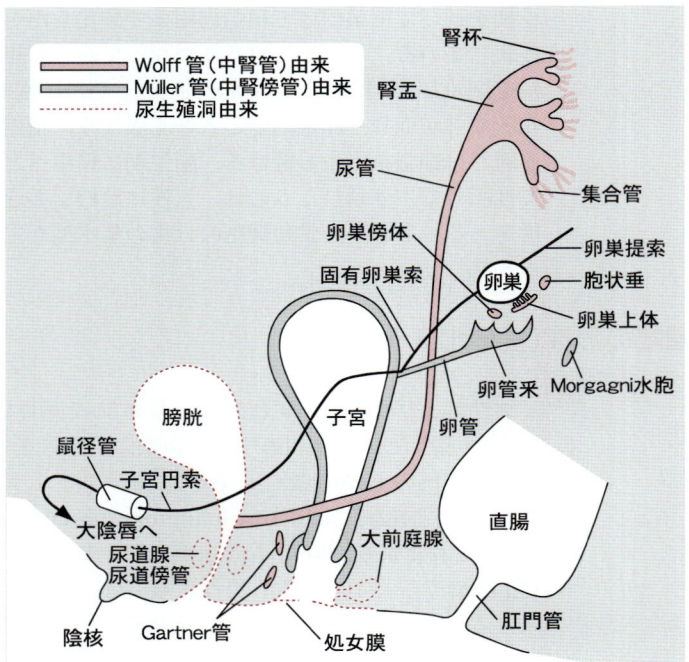

図Ⅰ-6 女性生殖器系の発生学的構造

① 卵管-子宮-腟上部の発生

　第8週には左右2本のMüller管が正中面でたがいに接近して癒合し，中央に位置する1本のY字形の子宮腟原基となる．正中の中隔は3カ月の終わりまでに消失する．癒合しなかった部分が両側の卵管となる．2本のWolff管はほとんど退化し，その痕跡はGartner管，卵巣上体，卵巣傍体となる（図Ⅰ-5～7）．

② 腟下部

　子宮腟原基の終末は内胚葉由来の尿生殖洞に接しMüller結節を形成する．
　Müller結節は厚くなり，一時的に尿生殖洞の子宮腟がのびる．尿生殖洞は結節の反対側で肥厚し，やがて2つの細胞塊の管状化が進み，腟となる（図Ⅰ-8）．

③ 外性器（腟前庭，小陰唇，大陰唇，陰核，恥丘）

　第7週まで，外性器は両性とも類似している．特色ある性徴は，第9週より現れ始め12週までに分化する（図Ⅰ-5）．

E 生殖腺の下降

　精巣・卵巣の原基は，胎生期2カ月頃に横隔膜の少し下の腰椎の高さに生じるが，胎児が成長するにつれて下降する．卵巣下端と大陰唇をつなぐ結合組織である卵巣導帯は卵巣下降を先導するが，子宮が介在するために卵巣は鼠径管を通ることができず腹腔内に留まることとなり，卵巣導帯はそのまま固有卵巣索-子宮円索として残存する．それに対し精巣は，精巣下端と陰嚢をつなぐ結合組織である精巣導帯により鼠径管を通って胎生8カ月頃には陰嚢に達する（図Ⅰ-5～7）．
　受精卵は，受精後第1週の桑実胚，第2週の2層性胚盤（外胚葉と内胚葉），第3週の3層性胚子（外胚葉，中胚葉，内胚葉）を経て，各胚葉が驚くべき速さで細胞分裂を繰り返し，次々と分化して特殊細胞を生みだし，各種器官を形成してい

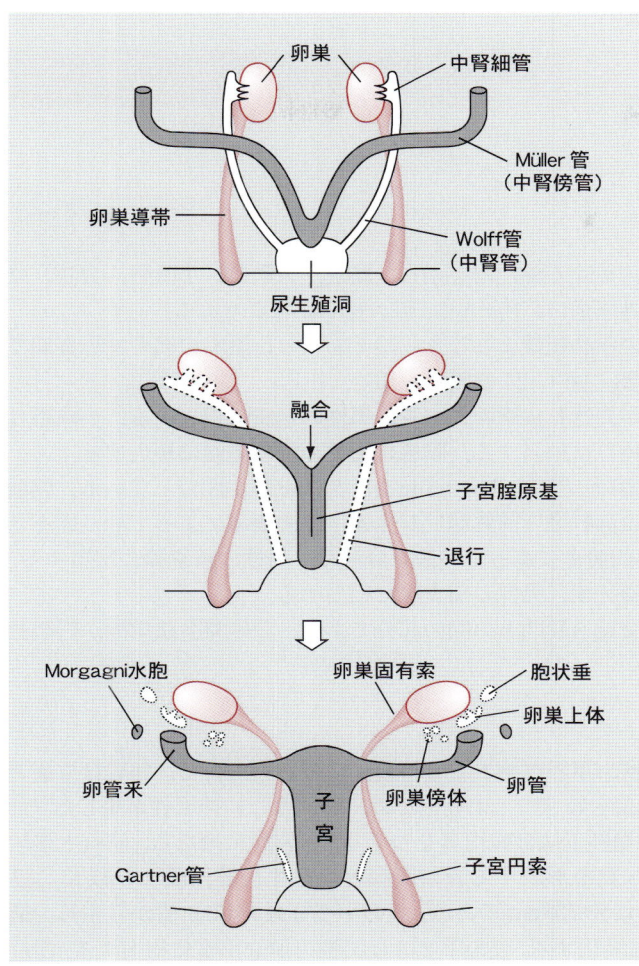

図 I-7 子宮・卵管の形成

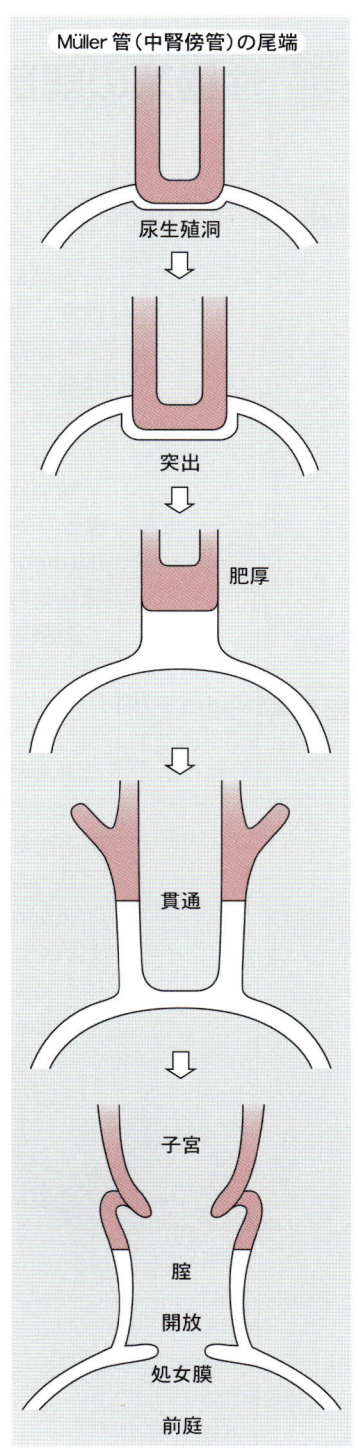

図 I-8 腟の形成

く．中胚葉より卵巣および卵管-子宮-腟上部が，そして，内胚葉より生殖細胞および腟下部が生じる．この過程で，細胞の分裂，増殖，分化のみならず，女性における未分化生殖腺の髄索および Wolff 管の退行，男性における未分化生殖腺の皮質索および Müller 管の退行などで認められる細胞死（アポトーシス）が積極的にかかわって生殖器の形成が進行する．受精後第 4〜8 週の間にほぼ内性器の形成が完了し，第 12 週までに外性器の形成が終わるので，この時期に発生学的障害（薬剤，化学物質，放射線，感染など）があると，さまざまな形態異常（卵巣形成不全，重複子宮，双角子宮，単角子宮，子宮頸部閉鎖，腟子宮欠損，重複腟，鎖腟，腟欠如，非穿孔処女膜など）になる可能性を生じる．

2 性器系の解剖学

A 外陰 vulva（図Ⅰ-9）

胃腸系（肛門）を除く外性器を指し，恥丘，大陰唇，小陰唇，会陰，陰核，腟前庭，処女膜，外尿道口，Bartholin腺，Skene腺よりなる．

恥丘は恥骨上の脂肪組織よりなり，陰毛を有し，陰毛の発育は思春期での二次性徴の発現（p.23，図Ⅰ-24参照）を知る．

大陰唇は脂肪が発達し皮脂腺に富み，男性の包皮に相当する．小陰唇は男性の前部尿道（海綿体）に相当する．陰核は男性の陰茎亀頭に相当する．

腟前庭は外尿道口，腟口，Bartholin腺，Skene腺が開口している．腟前庭の側壁から腟口側壁に静脈叢（前庭球）が発達，性的刺激によってうっ血をきたす．Bartholin腺は性的興奮によって粘液を分泌し，男性の精囊腺に相当する．Skene腺は腺の性質を備えず，男性の前立腺に相当する．

会陰は後陰唇交連と肛門との間の部分であり，分娩時会陰切開が行われる．

B 腟 vagina（図Ⅰ-10）

子宮と外陰を結ぶ重層扁平上皮（粘膜）に覆われた管で，腟壁は皮層と筋層からなる．横走する腟皺襞（しわ）のため，腟に著しい伸展性が生じる（前壁と後壁が接触する）．腟腔上端は腟円蓋をつくり，子宮頸に連なる．膀胱と接する**前腟円蓋**は，Douglas窩を形成する骨盤腹膜と接して後腟円蓋より浅い．**腟前壁**は6〜8cm，**腟後壁**は8〜10cmである．腟の上2/3はMüller管から生じ，腟の下1/3は尿生殖洞から発生する．腟の下2/3は男性の前立小室に相当する．**Douglas窩**は子宮後壁と直腸前壁との間の深い腹膜腔で，腟壁・腹膜を通し腹腔内に穿刺ができる．

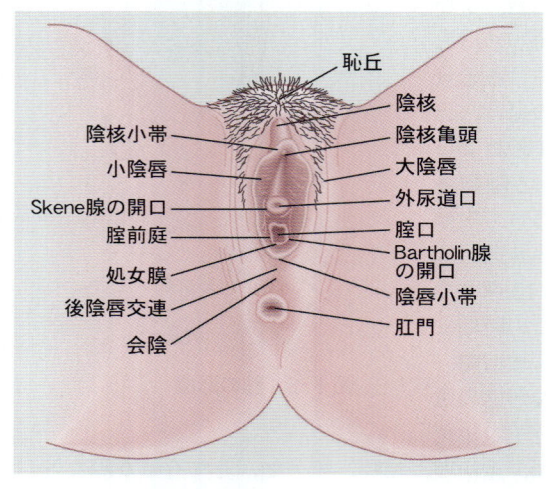

図Ⅰ-9 外陰と会陰

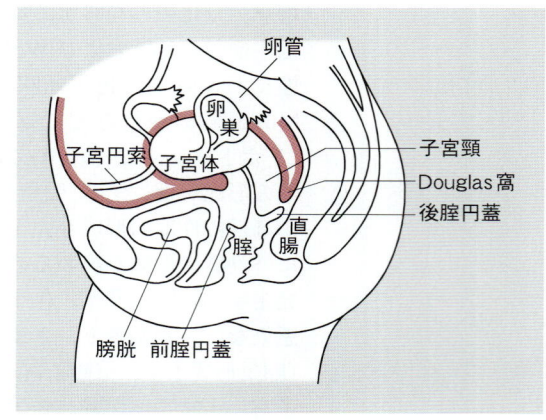

図Ⅰ-10 骨盤内断面図

C 子宮 uterus（図Ⅰ-11）

　子宮は梨状で，内面を子宮内膜（単層線毛円柱上皮，妊卵の着床・発育の場），外面（腹腔内）は漿膜で覆われ，平滑筋（子宮収縮）を主要部分とする．通常，子宮は前傾（骨盤軸に対し前方に傾く）前屈（子宮頸軸に対して子宮体は前方に屈曲）している．

　子宮の大きさ・形状は変化し，胎児子宮は指頭大で子宮頸が全体の2/3を占める．乳児期（生後6ヵ月）の子宮重量は，出生直後の胎盤エストロゲンの影響を受けた子宮よりも減少する．小児子宮は体部が発育し体部と頸部の比が約1：1となり，成熟子宮は洋梨状で，体部と頸部の比は約2：1となる．

　未産婦では外子宮口は円形で，子宮腔長は6.5～7 cmである．経産婦では外子宮口は横裂し，筋層の肥大により子宮腔長は7～8 cmである．

　子宮体と子宮頸とに分ける．子宮体は上部と下部に分け，子宮体下部（子宮峡）は解剖学的内子宮口（図Ⅰ-11 B）と組織学的内子宮口（図Ⅰ-11 A）との間に位置し，子宮体内膜が存在する．非妊娠時（約1 cm）に比べ妊娠末期（7～10 cm）に伸展される．妊娠第4ヵ月以後では，組織学的内子宮口が頸管との境界となるので産科学的内子宮口とよぶ．分娩が進むと，解剖学的内子宮口に子宮体上部の洞筋が収縮し，子宮体下部が伸展され，腹壁から輪状の溝（収縮輪，図Ⅰ-11 C）として触れる．収縮輪の上昇度から子宮体下部の伸展を知ることができ，収縮輪が異常に上昇する場合は子宮破裂が切迫している（収縮輪が恥骨結合上縁10 cm以上に触れると異常である）．

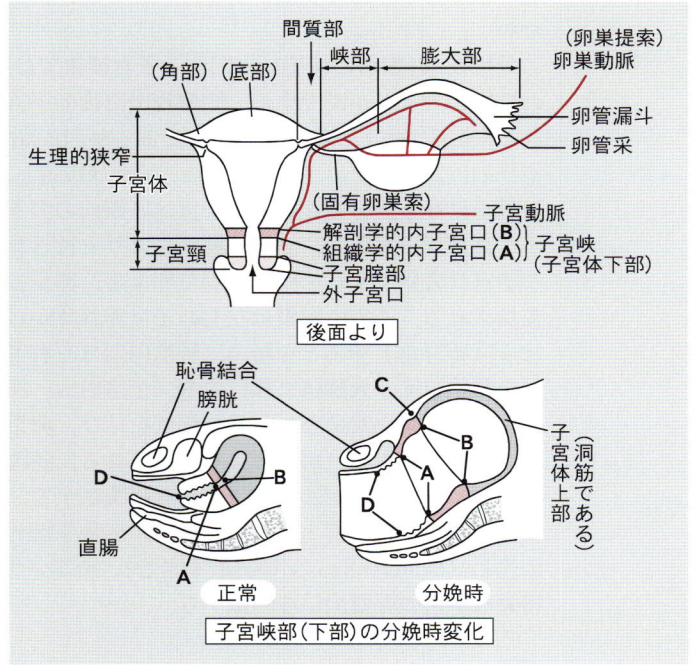

図Ⅰ-11　子宮
　　A：組織学的内子宮口，B：解剖学的内子宮口，C：収縮輪，D：頸管入口部

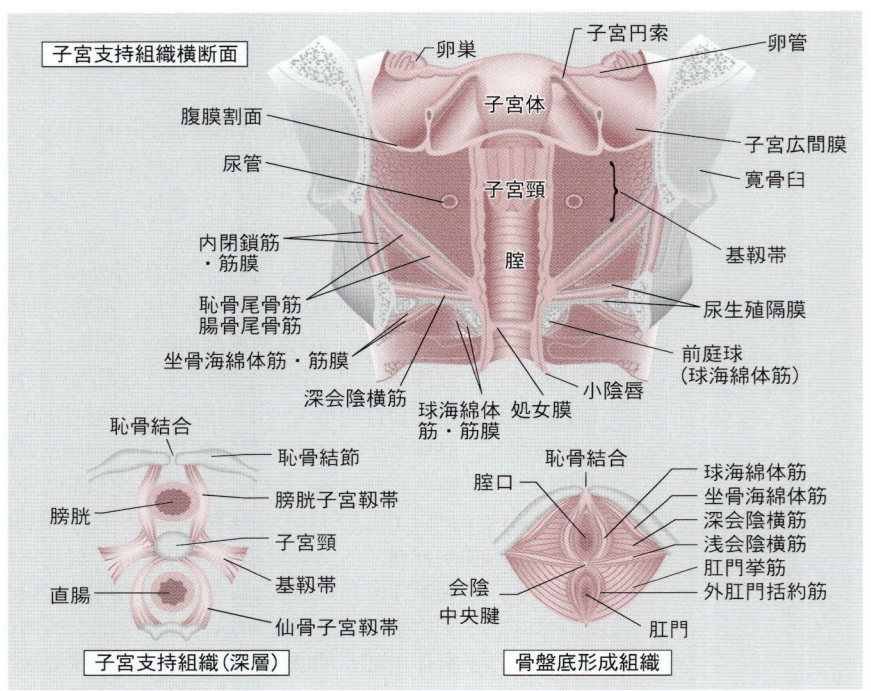

図 I-12 子宮支持組織

　腹式帝王切開術は一般に子宮体下部で行われる．子宮体上部の洞筋の収縮性に比べ子宮体下部の伸展性がよく，次回分娩，再帝王切開時に子宮破裂の危険が少ない．

　分娩後，妊娠前の状態に復旧する子宮復古では，子宮筋細胞数は減少せず，個々の細胞の大きさが減少する．胎盤娩出直後の子宮は直腸の存在によりやや右に傾き，子宮底は臍下3横指径の位置にあるが，12時間後には臍高または臍上1～2横指径の位置まで上昇する．その後，子宮は復古し，分娩後10～12日に恥骨結合上縁以下になる．分娩後6週で子宮は妊娠前の大きさに戻る．

　子宮は以下の靱帯，筋層，筋膜により支持される（子宮支持組織，図I-12）．
　子宮は表層で子宮広間膜，固有卵巣索，卵巣提索，子宮円索などの靱帯により支持される．子宮広間膜は左右の子宮卵管角からマント状に広がる．固有卵巣索は子宮卵管角と卵巣とを結ぶ．子宮円索は左右子宮卵管角から鼠径管を通り，恥丘，恥骨結節，大陰唇に移行する．子宮円索，卵巣子宮索は男性の精巣導帯に相当する．卵巣提索は卵巣と骨盤側壁を結び，卵巣動・静脈を含む．

　深層では骨盤結合組織により支持される．膀胱子宮靱帯は子宮頸側壁，膀胱，恥骨を結び，尿管がこの靱帯を貫き膀胱に至る．基靱帯は子宮頸の側壁から骨盤側壁に広がり，子宮・腟静脈を含む．仙骨子宮靱帯は子宮頸の両側から仙骨前面に達し（Fränkenhauser神経叢を含む），直腸子宮・腟靱帯に連なる．骨盤底形成組織は子宮の骨盤出口を閉鎖する．

D 卵管 Fallopian tube, salpinx, oviduct（図 I-13）

　卵管は最も狭い間質部，峡部，卵管采を有する卵管漏斗に外側端が広がる膨大

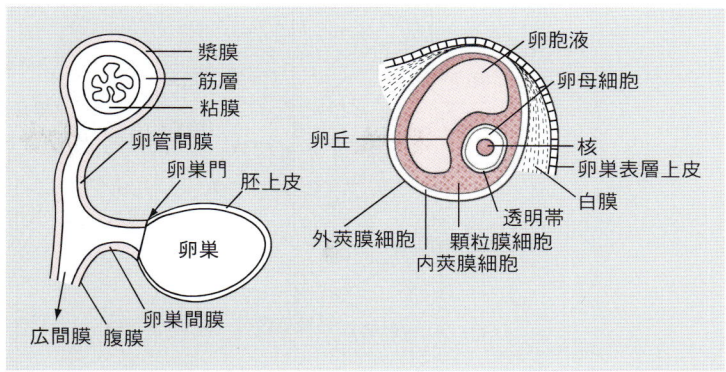

図Ⅰ-13　卵管・卵巣
右：成熟卵胞の卵胞液中に卵母細胞を囲んだ顆粒膜細胞の集塊による卵丘を作る

部（受精部位）からなる．

　卵管壁は漿膜，筋層（内輪走筋と外縦走筋の2層からなる），粘膜（線毛，非線毛，分泌の3種類の単層円柱上皮からなる）で構成される．線毛運動は子宮に向かう．

　卵管の血流は，卵巣動・静脈と子宮動・静脈とが関与する（図Ⅰ-11）．

　卵管は男性の精巣垂に，卵巣上体は男性の精巣上体に相当する．

E　卵巣 ovary（図Ⅰ-13）

　卵巣は皮質（胚上皮，白膜，卵胞を含む実質層）と髄質からなり，固有卵巣索，卵巣提索，子宮広間膜に連なる（図Ⅰ-11, 12）．卵巣の血流は卵巣動・静脈と子宮動・静脈が関与する．皮質の表層は特に膠原線維を豊富に含み白膜（tunica albuginea）とよばれる．

　卵巣は卵巣門まで腹膜で覆われ，大部分は骨盤腔に露出し，単層もしくは偽重層円柱上皮細胞（卵巣表層上皮）で覆われる．

　排卵は，原始卵胞→発育卵胞→成熟卵胞→排卵の経過をとる．排卵後に卵胞の裂孔は凝血で塞がれ，卵胞の顆粒膜細胞，内莢膜細胞から黄体が形成される．黄体は排卵後2～3日で完成し（成熟），妊娠しない場合には月経黄体といい，約12日間持続したのち次第に退行し白体（結合組織）となる．白体は約6～8週間後には痕跡的となる．排卵後，妊娠が成立すると妊娠黄体となり，黄体機能は妊娠満10～12週を頂点として漸次退行し，分娩後白体となる．

F　骨盤骨 pelvic bone（図Ⅰ-14）

　骨盤骨は仙骨，尾骨，寛骨（腸骨，坐骨，恥骨）よりなる．骨盤骨の部分は産道との関係で大切となる．

G　骨盤底 pelvic floor（図Ⅰ-12）

　骨盤底は最深層の骨盤隔膜と中間層の尿生殖隔膜の筋および筋膜と，その外層を形成する小筋群で形成される．その働きは，骨盤を閉鎖し，腹腔内の諸器官の

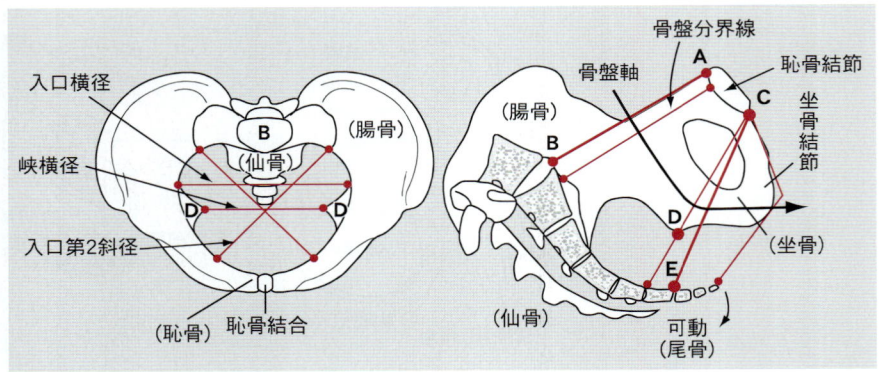

図Ⅰ-14　骨盤骨
①骨盤入口 pelvic inlet の平面
　上限：恥骨結合上縁（A）と仙骨岬（B）（岬角 sacral promontory）の平面．AB間を真結合線という．下限：上限と平行し左右の骨盤分界線の下縁を含む平面
②骨盤濶 wide pelvic plane
　上限：入口部下限，下限：恥骨結合下縁（C）から左右坐骨棘（D）を通り仙骨前面
　※骨盤内で最も広い（濶），斜径が最も長い
③骨盤峡 narrow pelvic plane
　上限：骨盤濶の下限，下限：恥骨結合下縁（C）と仙骨先端（E）
　※前後径が最も長い．横径(DD間)は骨盤諸径中最も短い
④骨盤出口 pelvic outlet
　上限：骨盤峡部下限，下限：恥骨弓（C），坐骨結節，尾骨先端を平面とする

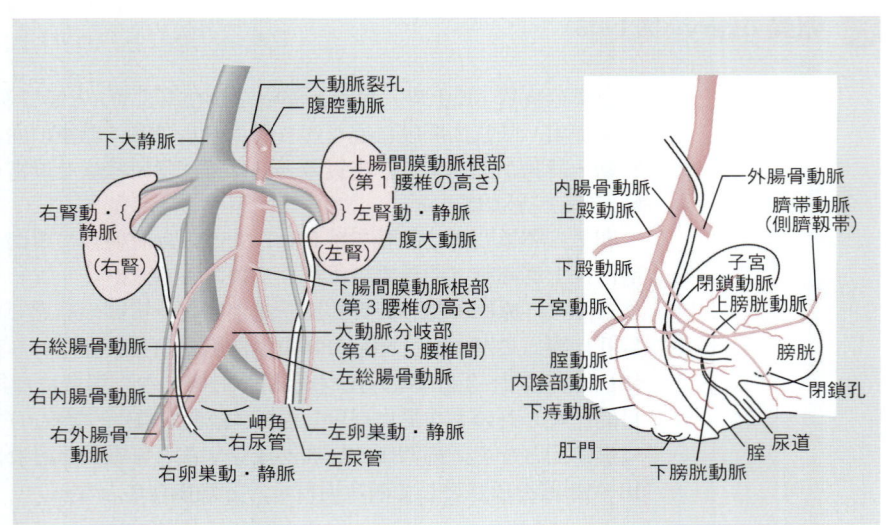

図Ⅰ-15　血管系
　左：正面，右：右側面

脱垂を防止する．

H　骨盤内への血液供給（図Ⅰ-15）

　卵巣動脈は左右とも腹大動脈より分枝し，右卵巣静脈は下大静脈へ，左卵巣静脈は左腎静脈へ流入する．

子宮の血液循環は内腸骨動・静脈より子宮動・静脈，卵巣動・静脈が関係する．

腟の上2/3は内腸骨動脈の分枝の内陰部動脈，下1/3は中直腸動脈により供血される．

外陰はおもに内陰部動脈からと外腸骨動脈から続く大腿動脈からの外陰部動脈（大陰唇）よりも供血される．

泌尿生殖器では内腸骨動脈は内陰部動脈，子宮動脈，膀胱動脈を分枝し，側臍靱帯（胎生期の臍動脈）に終わる．

尿管と骨盤血管系・靱帯との関係は重要で，尿管は総腸骨動脈の前面を通り，子宮広間膜後葉に沿って走り，子宮動脈と交差し，膀胱子宮靱帯内を貫通し膀胱に至る．

■ リンパ系 lymph system（図Ⅰ-16）

リンパ系は癌転移との関係で理解する．所属リンパ節（骨盤内）は総腸骨節，外腸骨節，鼠径上節，内腸骨節，閉鎖節，仙骨節，基靱帯節である．腹大動脈節は遠位リンパ節となる．

頸癌では，①内腸骨節，一部外腸骨節へ，②基靱帯節，内腸骨節，閉鎖節へ，③仙骨子宮靱帯から仙骨節へ，④後膀胱節から外腸骨節へ，の経路がある．子宮広間膜内のリンパ路が転移しやすく，体癌では，底部は卵巣動静脈に沿って腹大動脈節への転移は高いが（卵巣癌病期Ⅲc期にあたる），側下方は頸部リンパ路と交通する．

卵巣癌では卵巣動静脈に沿って，腹大動脈節へ，また内・外腸骨節，鼠径節に至る．

腟癌では腟下半分と陰門のリンパは浅鼠径リンパ節に入り，腟の中部と上部からのリンパは閉鎖節，内腸骨節に入る．

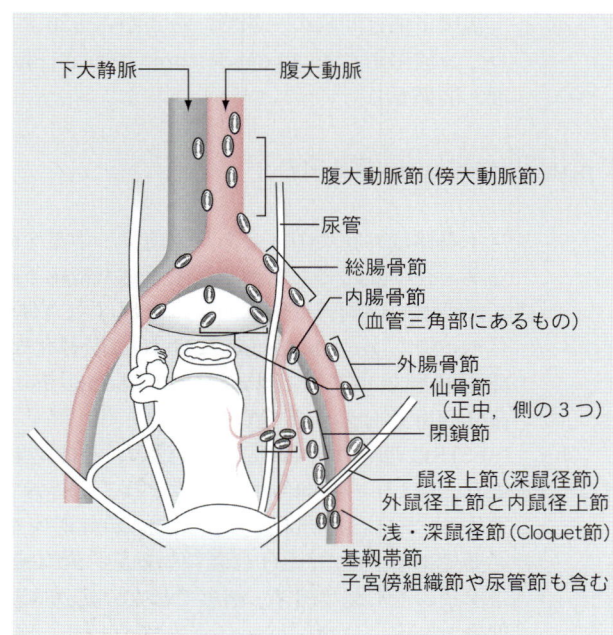

図Ⅰ-16　リンパ系

外陰癌では鼠径リンパ節から骨盤内リンパ節に入る．
膀胱のリンパ路は内腸骨・外腸骨リンパ節に入る．

J 神経系 nerve system

子宮体の知覚は第 11，12 胸神経に支配される．子宮体の運動性線維は第 10 以上の胸神経から出る．子宮頸部，膀胱，腟上部の知覚は第 2～4 仙骨神経に支配される．腟下部・会陰の知覚は，第 2～4 仙骨神経とその枝である陰部神経に支配される．外生殖器の知覚は陰部神経によって支配される．
Fränkenhauser 神経叢は子宮頸の後側壁で内子宮口の高さ付近にあり，第 2～4 仙骨神経からの知覚神経，交感・副交感の自律神経が集まり，子宮頸部，腟上部，膀胱などに神経線維を出す．
閉鎖神経は，骨盤内リンパ節郭清に際して一部露出するが，第 2～4 腰神経から起こり，骨盤縁を横切り（基靱帯の側壁），閉鎖管を抜けて大腿に入り，大腿内側の筋と皮膚に分布する．

K 乳房 breast

乳房は二次性徴の発達と関係し，その開始は 7～11 歳である．とくに，妊娠時の乳房について知っておくことが大切である．乳腺は妊娠第 2 カ月頃から肥大増殖をきたし，妊娠末期には 2～3 倍に大きくなる．乳輪は広さを増して多数の小円形突起をなしている皮脂腺（Montgomery 腺）を認める．乳頭も肥大し，初乳の分泌などを認める．

L 視床下部 hypothalamus（図 I-17）

視床下部は間脳の一部で，そこから分泌する視床下部ホルモンのうち，ゴナドトロピン放出ホルモン gonadotropin releasing hormone（GnRH）は，とくに生殖生理と関係する．

M 下垂体 pituitary gland（図 I-17）

下垂体は外胚葉由来であり，前葉・中葉・隆起葉を含む腺性下垂体と後葉・漏斗茎・正中隆起である神経性下垂体（視床下部の一部）とからなる．
前葉からは副腎皮質刺激ホルモン（ACTH），甲状腺刺激ホルモン（TSH），成長ホルモン growth hormone（GH），黄体化ホルモン luteinizing hormone（LH），卵胞刺激ホルモン follicle stimulating hormone（FSH），乳汁分泌ホルモン prolactin が分泌される．
FSH は卵胞の発育・成熟を促進し，その結果，エストロゲン分泌が促進される．これには LH の共同作用が必要である．精巣では精細管に作用して精子形成を促進する．LH は排卵および排卵後の黄体形成を促進するが，FSH との共同作用が必要である．また，LH は顆粒膜細胞，莢膜細胞に作用し，エストロゲン，プロゲステロンを分泌させる．精巣では Leydig 細胞に作用し，テストステロンの分泌を促進する．
後葉からはオキシトシン（子宮収縮，射乳の作用）とバソプレッシンが分泌さ

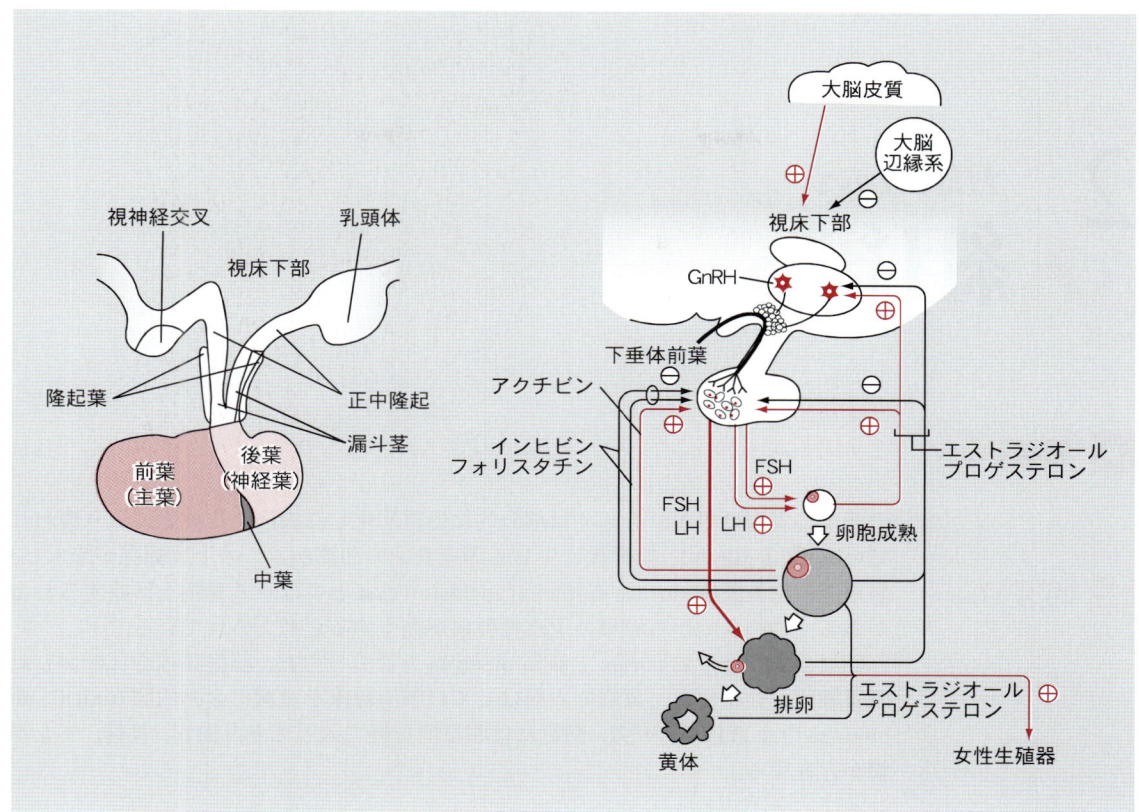

図 I -17　視床下部−下垂体
　　左：視床下部−下垂体，右：視床下部−下垂体−卵巣系の調節

れる．
　吸啜刺激により下垂体からプロラクチンとオキシトシンが一過性に上昇し，これにより乳汁分泌が起こる．妊娠中は下垂体の体積は約2倍になる（エストロゲン作用による）．
　視床下部-下垂体-卵巣系は大切であり，月経直前のエストロゲン低下とともに，negative feedback により，視床下部から律動性に GnRH が神経分泌され，下垂体門脈を通り，下垂体前葉に伝わり FSH,LH が分泌（律動的）される．FSH は顆粒膜細胞に，LH は顆粒膜細胞，莢膜細胞にそれぞれ働く．FSH により卵胞が発育する．一方で，エストロゲンは卵胞の発育とともに増加し，視床下部-下垂体系に働きかける．positive feedback の結果，下垂体前葉からの LH 放出（LH サージ）を刺激し，LH ピークの 16 時間以内に排卵現象が起こる．LH は排卵後の黄体形成を促進するが，FSH との共同作用が必要である．

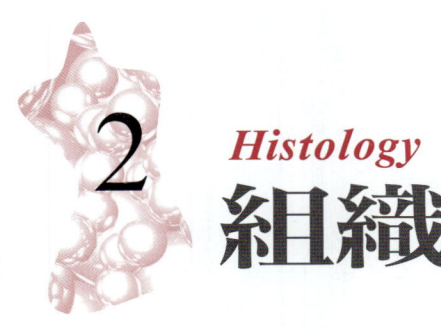

2 Histology 組織

A 卵巣 ovary

　卵巣の表層は単層，もしくは部分的に偽重層化した表層上皮細胞により覆われている（図Ⅰ-18 A）．排卵後に生じる卵巣表面の凹部からこの上皮細胞が陥入し，**表層上皮封入嚢胞** surface epithelial inclusion cyst とよばれる嚢胞を形成することがある．この嚢胞から卵巣の上皮性腫瘍が発生すると考えられている．

　卵巣の間質は**皮質** cortex と**髄質** medulla とに分けられ，線維芽細胞に類似した間質細胞が存在する．皮質の表層はとくに膠原線維を豊富に含み**白膜** tunica albuginea とよばれる．一方，髄質には卵巣門を経て入ってきた血管，神経，リンパ管が存在する．

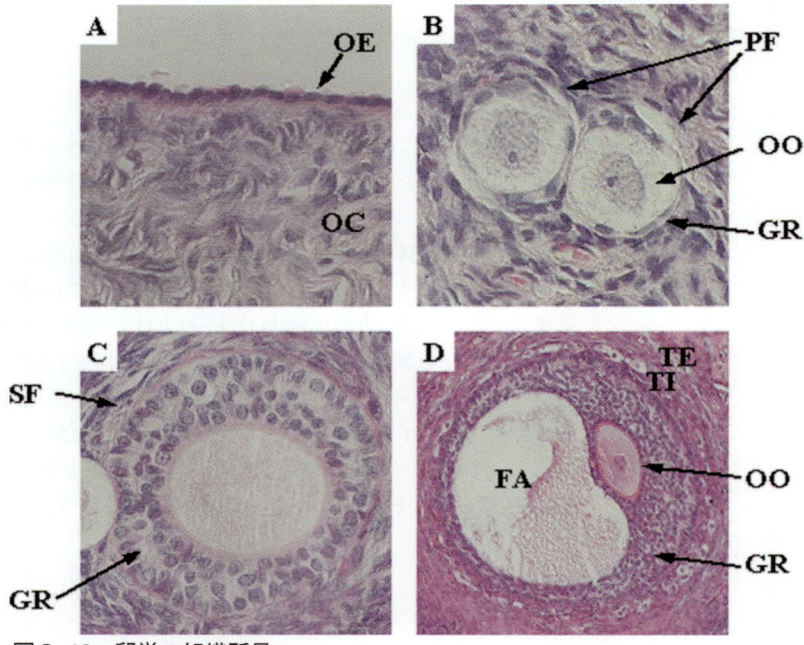

図Ⅰ-18　卵巣の組織所見
　A：卵巣の皮質 OC を覆う卵巣表層上皮 OE（HE 染色，×400），B：卵母細胞 OO とそれを含む1層の顆粒膜細胞 GR からなる原始卵胞 PF（HE 染色，×400），C：2次卵胞 SF（HE 染色，×200），D：卵胞腔 FA が形成された成熟卵胞とそれを取り囲む内莢膜細胞 TI と外莢膜細胞 TE（HE 染色，×100）

皮質には出生時に約40万個の原始卵胞が存在する．原始卵胞 primordial follicle は直径 40〜70 μm の卵母細胞 oocyte とそれを取り囲む1層の扁平な顆粒膜細胞 granulosa cell（図Ⅰ-18 B）からなる．性成熟期には1回の月経周期中に約20個の原始卵胞が卵胞発育を開始し，通常そのうちの1個が排卵に至り，残りは閉鎖卵胞となる．

卵胞発育は卵胞刺激ホルモン（FSH）により引き起こされ，卵母細胞の増大と顆粒膜細胞の扁平から立方体もしくは円柱状への形態変化から始まる（1次卵胞 primary follicle）．その後，顆粒膜細胞は増殖し3〜5層構造をとる2次卵胞 secondary follicle（図Ⅰ-18 C）となり，卵の周囲には好酸性でPAS染色陽性の透明帯 zona pellucida がみられるようになる．また，この頃より顆粒膜細胞を取り囲む間質細胞が内側より数層の内莢膜細胞 theca interna cell と外莢膜細胞 theca externa cell とに分化する．その後，顆粒膜細胞から分泌液により顆粒膜細胞層の中に卵胞腔が形成され胞状卵胞または Graaf 卵胞とよばれる成熟卵胞になる（図Ⅰ-18 D）．卵は卵胞腔の一極で顆粒膜細胞に囲まれて位置する（卵丘）が，排卵が近づくと，透明帯と1層の顆粒膜細胞に囲まれて卵胞腔の中に浮遊するようになり，排卵時，卵胞周囲の平滑筋細胞の収縮により卵胞液とともに腹腔内に排出される．

排卵後，一時的に卵胞内には血液やフィブリンが充満する（赤体）が，血液が吸収されると，リポイド色素によって肉眼的に黄色を呈する組織（黄体 corpus luteum）となる．黄体を形成する細胞は，顆粒膜細胞が黄体化ホルモン（LH）の作用で，大型化した顆粒膜ルテイン細胞 granulosa-lutein cell と，内莢膜細胞が変化した比較的小さめの莢膜ルテイン細胞 theca-lutein cell である．黄体が退行変性し，線維成分に置き換わると白体となる．

B 卵管 Fallopian tube

卵管は粘膜，筋層，漿膜の3層からなる．筋層は外縦内輪の2層構造を示す平滑筋よりなり，その蠕動運動により卵子が子宮へと運ばれる．一方，粘膜上皮には線毛細胞，分泌細胞，小桿細胞の3種類が存在する（図Ⅰ-19）．線毛細胞は卵管膨大部および卵管采に多く存在するが，卵子や受精卵の輸送には，線毛細胞のもつ線毛の動きも関与している．また，粘膜は卵巣側に向かうにつれて複雑になる多数のヒダをもち，受精に好適な場を提供している．

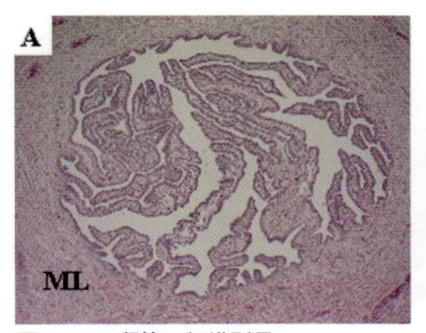

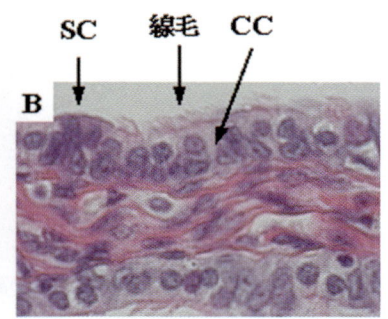

図Ⅰ-19 卵管の組織所見
　A：卵管腔内の粘膜は迷路状にヒダをつくり，平滑筋層MLが周りを取り囲んでいる（HE染色，×40），B：卵管上皮の線毛細胞CCと分泌細胞SC（HE染色，×400）

C 子宮 uterus

　子宮頸部 uterine cervix は重層扁平上皮で覆われた腟部と単層円柱上皮で覆われた頸管とで構成される（図Ⅰ-20）．性成熟期にはエストロゲンの作用で円柱上皮が優位となり，円柱上皮と扁平上皮の境界（squamo-columnar junction：**SCJ**）は子宮腟部に移動する．このとき子宮腟部はびらん状の外観を示し偽性びらんとよばれる．SCJ に存在する**予備細胞** reserve cell（図Ⅰ-20 C）は増殖能をもち，扁平上皮にも円柱上皮にも分化しうるが，この部位が子宮頸部癌の発生母地と考えられている．一方，子宮頸部間質は線維芽細胞と平滑筋細胞より構成される．
　子宮頸管腺 cervical gland は 1 層の円柱上皮で構成され，その分泌活動は月経周期により変化する．すなわち，排卵期にはエストロゲンの影響で薄い粘液を産生し，精子の子宮への侵入を容易にする一方，排卵後はプロゲステロンの影響で粘稠な粘液を分泌し細菌の侵入を防ぐ．頸管腺の出口が扁平上皮化生により覆われて閉塞すると頸管腺は囊胞状に拡張し，**Naboth 卵胞**とよばれる．
　子宮体部 uterine corpus は内膜（粘膜），筋層，漿膜の 3 層からなる．**子宮内膜** endometrium は，内膜腺と間質からなる粘膜固有層を 1 層の粘膜上皮が覆っている．また，粘膜固有層は月経時に脱落する表層の機能層と，脱落せずに残る深部の基底層に分けられる．機能層の形態は月経周期により変化するが，基底層では変化はみられない．
　増殖期の子宮内膜ではエストロゲンの影響で，内膜腺，間質，血管の増殖が起こる．増殖期初期は内膜腺，間質，血管の 3 者の増殖速度が一致しているので，内膜腺と血管は直線状に発育する（図Ⅰ-21 A）が，増殖期中期以降，内膜腺と血

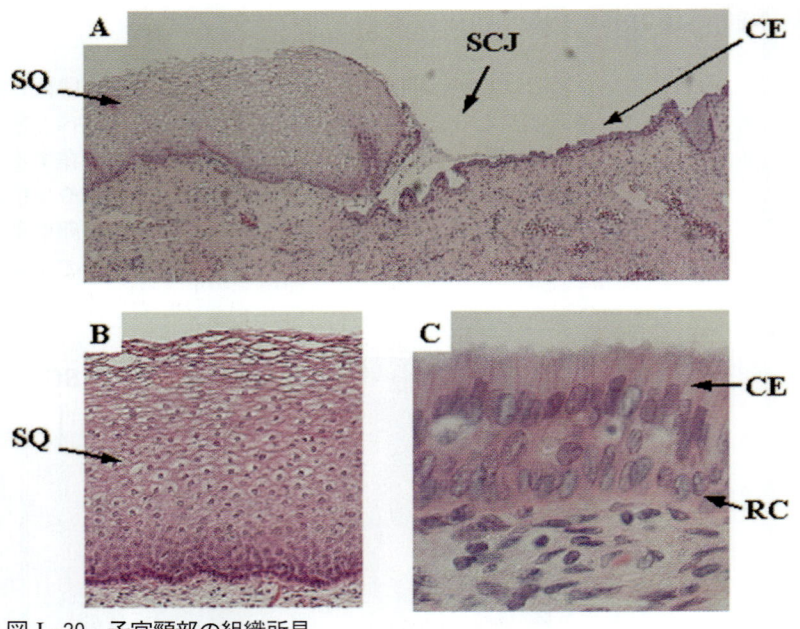

図Ⅰ-20 子宮頸部の組織所見
　A：子宮腟部の重層扁平上皮 SQ と子宮頸管の円柱上皮 CE の境界は扁平円柱上皮境界 SCJ とよばれる（HE 染色，×40），B：子宮腟部の重層扁平上皮（HE 染色，×100），C：単層の子宮頸管円柱上皮の下に予備細胞 RC とよばれる扁平上皮にも円柱上皮にも分化しうる細胞がみられる（HE 染色，×400）

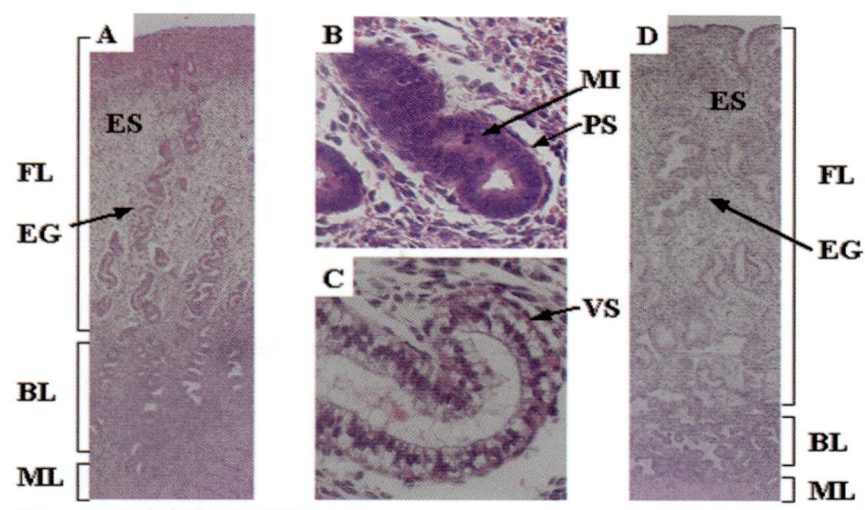

図Ⅰ-21　子宮内膜の組織所見
　A：増殖期の子宮内膜所見，子宮内膜は内膜腺 EG と内膜間質 ES からなり，内腔側の機能層 FL と子宮筋層 ML に近い基底層 BL に分けられる（HE 染色，×40）
　B：増殖期の子宮内膜腺細胞では核分裂像 MI や偽重層化 PS がみられる（HE 染色，×200）
　C：分泌空胞 VS をもつ分泌期子宮内膜腺細胞（HE 染色，×200）
　D：分泌期の内膜腺と脱落膜化した間質（HE 染色，×40）

　管の発育速度が間質の発育速度より早くなり，内膜腺と血管は迂曲状となる．増殖期末期には内膜腺の腺上皮に核分裂像や偽重層化がみられる（図Ⅰ-21 B）．
　一方，分泌期の内膜は，エストロゲンとプロゲステロンの作用で腺細胞および間質に変化が生じる．すなわち分泌期初期では排卵後 24〜72 時間で内膜腺細胞の内部にグリコーゲンに富む核下空胞が出現する（図Ⅰ-21 C）．その後，核下空胞は核の下方から上方に移動し，排卵後 5 日目までに腺腔内に分泌され，着床した受精卵の栄養分となる．また，分泌期後期には間質の脱落膜化が生じ（図Ⅰ-21 D），受精卵の侵入や後の胎盤形成を容易にする．
　子宮筋層 myometrium を構成する子宮平滑筋細胞は紡錘形で繊細なクロマチンをもつ核と比較的豊富なエオジン好性の細胞質からなる．子宮平滑筋層は妊娠中に細胞の肥大増殖により増大する．また，出産時には下垂体後葉のオキシトシンの働きで周期的な収縮（陣痛）をきたし，胎児の娩出に働く．

D　腟 vagina

　腟は重層扁平上皮の粘膜層，粘膜固有層，平滑筋層，外膜からなる．腟の重層扁平上皮はグリコーゲンに富み，そのグリコーゲンが腟内の常在菌である Döderlein 桿菌により分解され，乳酸を生じる．この乳酸が腟内を酸性に保ち，雑菌の繁殖を防いでいる．腟には腺組織はないが，子宮頸管の粘液，固有層の豊富な血管網よりの浸出液および小陰唇の腺からの分泌液によって滑らかにされており，性行為を行いやすくしている．また，上皮下の粘膜固有層は弾性線維に富み，平滑筋層とともに伸縮しやすくなっており，出産時の十分な拡張が得られる．

E 外陰部 vulva

外陰には大陰唇，小陰唇，および腟前庭と腺組織が存在する．大陰唇は皮膚と同じ構造をもち，角化を伴う重層扁平上皮で覆われる．皮脂腺，汗腺，毛根などの皮膚付属器が存在し，皮下脂肪を伴う．それに対して，小陰唇は角化を伴う重層扁平上皮に覆われるが，毛根のない独立皮脂腺をもち，皮下脂肪を欠くという特徴がある．腟前庭には尿道と腟が開口し，非角化性重層扁平上皮で覆われている．小陰唇の内面に開口するBartholin腺は粘液細胞からなる腺葉と移行上皮に覆われた導管により構成される．Skene腺は外尿道口の付近で腟前庭に開口する．

F 乳房 breast

乳房は，高度に分化したアポクリン汗腺で，乳腺とその分泌管を含む乳頭，および乳腺の間をうめる間質からなる．乳腺 mammary gland は，15～25の複合管状胞状腺の乳腺葉からなり，個々の腺葉から1本の太い乳管が出て，それぞれ独立して乳頭に注ぐ．乳管は乳頭近くで乳管洞とよばれる拡大部をもつ．個々の乳腺葉は多数に分枝して小葉構造を作っている．小葉は乳腺胞管とよばれる管系からなり，妊娠中には黄体および胎盤から分泌されるエストロゲン，プロゲステロンの影響をうけて，この小管から多数の分泌腺胞が発達する．出産後は下垂体前葉から分泌されるプロラクチンにより，腺胞で乳汁産生が起こる．腺胞は筋上皮細胞により囲まれており，下垂体ホルモンであるオキシトシンに反応して収縮して，乳汁は乳管洞へ運ばれる．

G 下垂体 pituitary gland

下垂体の前葉は腺性下垂体とよばれ，多数の上皮腺細胞とそれを囲むわずかな結合組織が集まっている．腺細胞は染色剤への親和性により，色素嫌性細胞と色素好性細胞とに分けられる．後者には，さらに酸好性細胞と塩基好性細胞とが存在する．色素嫌性細胞は下垂体前葉中最も小型の細胞で，副腎皮質ホルモン（ACTH）を合成するといわれている．酸好性細胞は成長ホルモン（GH）とプロラクチンを合成する．塩基好性細胞は糖蛋白ホルモンである甲状腺刺激ホルモン（TSH），卵胞刺激ホルモン（FSH），黄体化ホルモン（LH）を産生する．前葉と後葉の間にある中間部とよばれる組織は発生学的には前葉の一部であり，酸好性のコロイドで充満した小胞をもつ．小胞を構成する細胞はおもに色素嫌性細胞である．

後葉は視床下部から下降した神経組織に由来し，下垂体柄により視床下部と連絡を保っている．後葉から分泌されるホルモンはオキシトシンとバソプレッシンの2種で，どちらも視床下部の神経細胞体で合成され，下垂体柄にある視床下部下垂体路の軸索中を通り，下垂体後葉の拡張した軸索終末部に蓄えられる．後葉ホルモンの分泌は視床下部から到達するインパルスで調整され，神経分泌とよばれる．

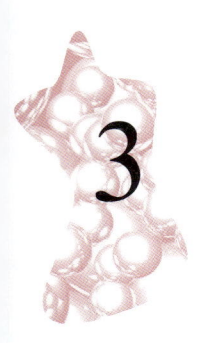

3 *Physiology* 生理

1 加齢による性機能の変化

　性機能とは，種の保存のための人体の機能を意味し，女性の性機能は卵巣によって司られている．女性の性腺である卵巣の機能は大きく2つに分かれる．1つは成熟卵を排卵させることで，種の保存に直接関係する機能である．もう一方は，性ステロイドの分泌で，これは個体保有のためにも重要な機能である．これらの機能はいずれも卵胞の成熟という基本的な過程によって遂行される．

　正常の女性では胎生期にすでに卵子を作り終えており，その数は胎生20週頃がピークで総数は700〜800万個となるがその後はアポトーシスにより減少し続ける．思春期には両側卵巣で約50万個の卵子が残っている．思春期以降，胎生期に産生した原始卵胞のいくつかが常に発育している状態となるが，卵巣機能があるということは卵胞発育があるということと同義であると考えてよい．小児期では，中枢の ゴナドトロピン gonadotropin（性腺刺激ホルモン）すなわち FSH（卵胞刺激ホルモン）および LH（黄体化ホルモン）の分泌が抑制されているため，卵胞の発育は制限されている．そのため，エストロゲン estrogen（卵胞ホルモン）の分泌は非常に少ない．思春期にゴナドトロピンの分泌が開始すると卵胞の発育が活発となり，エストロゲンの分泌が上昇し，二次性徴が発現する．その後，18歳前後には視床下部-脳下垂体-卵巣の機能環が確立し，健常女性では排卵周期を有する性成熟期が始まる．一方，卵胞数の減少はその後も続き，40歳前後より急速となる．また，血中FSH値は40歳前後より上昇しはじめ，40歳代後半には，排卵周期の短縮・延長および無排卵性周期が認められるようになり，50歳前後には卵子が枯渇し，閉経 menopause を迎える．

　こうした女性性機能の変化には男性性機能と比し根本的な相違点が3つある．第1に性細胞である卵子の形成が胎生期にすべて終了し，それ以降は消費されるだけであること，第2に性成熟期には卵胞成熟，排卵，黄体形成，黄体退縮に伴い，性ホルモン分泌に明確な周期性があること，第3に性成熟期後に生殖機能のない非生殖期が存在することである．

> **閉 経**
> 月経が停止すること．閉経年齢とは，最終の自然月経（排卵周期，無排卵周期を問わず）の年齢を指す

A 幼児期 childhood

　胎生9〜12週頃までに，卵巣には卵原細胞 oogonium が出現し体細胞分裂によって増殖する．妊娠10週前後より卵原細胞の一部は成熟分裂（減数分裂）の前期

に突入し，**一次卵母細胞** primary oocyte（44＋XX）となる．妊娠16週前後より一次卵母細胞を1層の卵胞細胞が取り囲んだ**原始卵胞** primordial follicle が認められるようになり，卵原細胞は徐々に一次卵母細胞に置き換わり妊娠6カ月にはすべて原始卵胞となる．卵子数は妊娠20週には約700万個になる．一次卵母細胞は成熟分裂（減数分裂）の前期で休止期に入り，成熟分裂が再開するのは排卵時である．妊娠中期以後，卵子は卵胞閉鎖という形で消滅し，出生時には約200万個となる．卵子，卵胞の消滅は**閉鎖** atresia とよばれ，アポトーシスの過程であると考えられる．

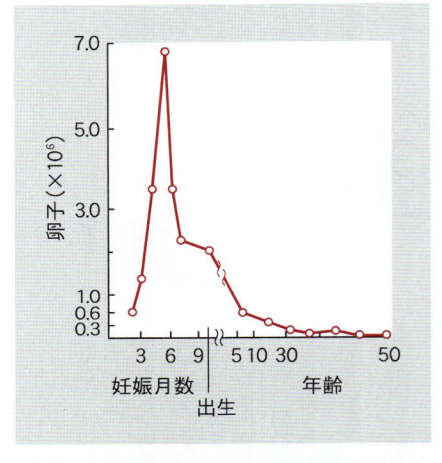

図Ⅰ-22 卵巣中の卵子数の妊娠中と加齢（歳）による変化（鈴木）

卵巣重量は初経に向け，小児期の1〜2gから約4倍に増大する．その間，卵胞数は図Ⅰ-22のごとく減少するが，卵巣増大に伴い，間質，血管の増生が顕著となる．

B 思春期 adolescence

性機能の発現過程，すなわち卵巣における性ステロイド，とくにエストロゲンの分泌増加に伴い，乳房の発育，陰毛発生などの二次性徴の発現より初経を経て月経周期が成人の状態になる過程をいう．すなわち，小児期より性成熟期までの過渡期を**思春期**という．その期間を日本産科婦人科学会では8〜9歳より17〜18歳頃としているが，健常女性においてもかなりの個体差がある．ゴナドトロピンの分泌は8〜9歳より増加する傾向を示すが，とくにGnRH-LHのパルス状（間欠的）分泌は思春期発来の2年ほど前より，最初は主として夜間に認められる．思春期にみられる身体的変化はエストロゲンの分泌によってもたらされるもので，その中には男子に比べて著しい骨盤の発達も含まれる．

一般的な二次性徴は図Ⅰ-23に示す年齢の範囲と順序で発現する（①**身長の伸びのスパート**，②**乳房の発育**，③**腋毛・恥毛の発生**，④**初経**）．

① 身長の伸びは女児では9歳頃スパートを開始し，11歳頃ピークを迎える（図Ⅰ-23）．

② 乳房の発達には多くのホルモンが関与しているが，エストロゲンが中心で乳管の延長や形成を促進する．そのほかプロラクチン，成長ホルモン，インスリン，グルココルチコイド，甲状腺ホルモン，上皮成長因子（epidermal growth factor, EGF）など，さまざまなホルモンの働きが必要である．性周期が確立してプロゲステロンの分泌が高まると，エストロゲンの作用との相乗効果により，小葉，腺房組織の発育がさらに促される．乳房発育の段階をあらわす**Tanner分類**を図Ⅰ-24に示す．乳房発育の開始する平均年齢は約10歳，第5期すなわち乳房発育完成の平均年齢が約15.5歳である．

③ 恥毛発生は副腎皮質のアンドロゲン分泌が開始することにより始まる．乳房発育が脳下垂体-卵巣系の成熟を繁栄しているのに対し，恥毛の発生は脳下垂体-副腎皮質系の機能の成熟を反映している．副腎性アンドロゲンであるデヒドロエ

ピアンドロステロン dehydroepiandrosterone（DHEA）とデヒドロエピアンドロステロンサルフェート（DHEA-S）の分泌が思春期に高まる．日本人では恥毛発生の開始は乳房組織の発育開始よりやや遅れ 11 歳前後とされる．恥毛の発生段階はやはり Tanner 分類により評価される（図Ⅰ-24）．

④ 初経の発来時期は，遺伝的要因のほか，栄養状態，社会的・地理的要因（都市部で農村部より，低地で高地より，気候の暖かい場所ほど初経が早い）などに左右される．日本での初経年齢は 10〜15 歳に分布し，平均年齢は廣井の 1997 年の報告では 12.3±1.0 歳だった．これは欧米諸国における平均初経年齢とほぼ同様である．

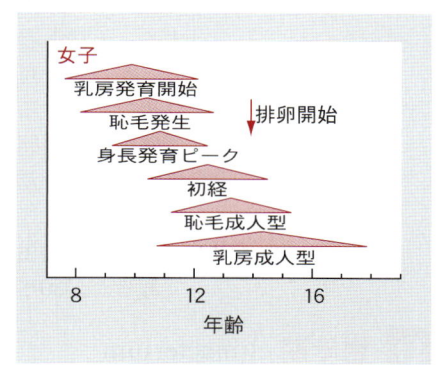

図Ⅰ-23　発育期における二次性徴（鈴木）

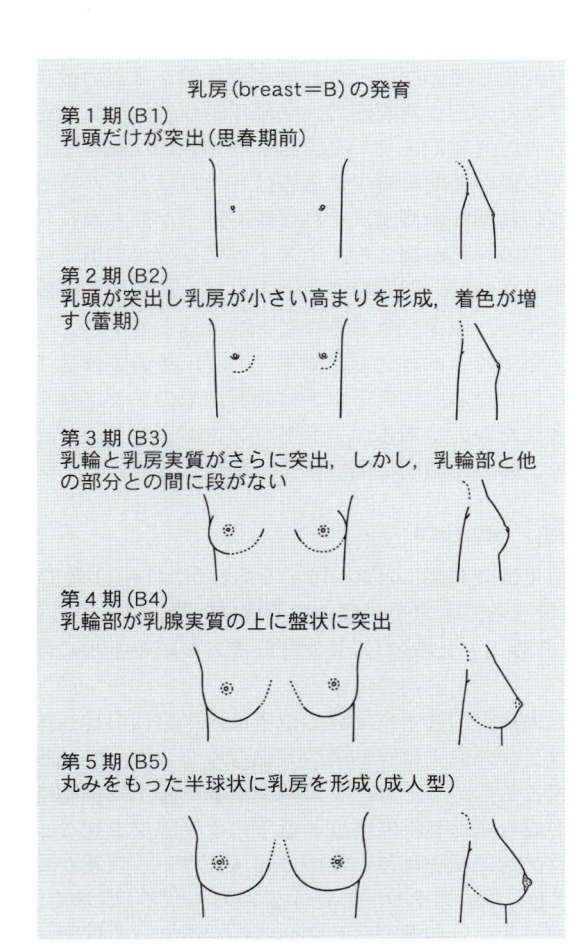

乳房（breast＝B）の発育

第 1 期（B1）
乳頭だけが突出（思春期前）

第 2 期（B2）
乳頭が突出し乳房が小さい高まりを形成，着色が増す（蕾期）

第 3 期（B3）
乳輪と乳房実質がさらに突出，しかし，乳輪部と他の部分との間に段がない

第 4 期（B4）
乳輪部が乳腺実質の上に盤状に突出

第 5 期（B5）
丸みをもった半球状に乳房を形成（成人型）

陰毛（pubic hair＝PH）の発育

第 1 期（PH1）
乳児の状態

第 2 期（PH2）
恥丘・大陰唇の細いまばらな毛

第 3 期（PH3）
恥骨上までの密度・太さを増した毛

第 4 期（PH4）
成人に近い逆三角形の硬く縮れた毛．まばらに大陰唇にもある

第 5 期（PH5）
完成した成人型．多くは大腿内側に達する

図Ⅰ-24　二次性徴の発育度（Speroff より改変）

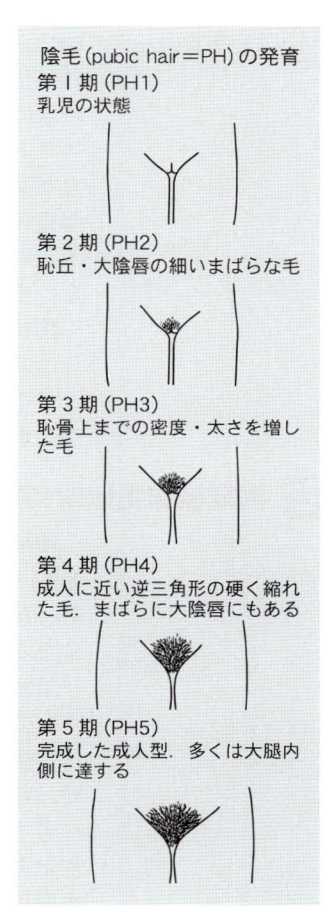

C 性成熟期 reproductive period

　　初経以後数年の月経は無排卵性周期であり，排卵周期であっても黄体機能不全を伴うことが多い．正常の場合，16～18歳で排卵周期となる．月経周期は平均28日とされるが，周期が27～29日間である確率は60％程度で，90％の周期は23～35日間といわれ，周期の長さは個人差が大きくストレス等により容易に変化する．正常性周期中には，毎月経周期に数百の原始卵胞が発育を開始し，10カ月以上かけて1月経周期に通常5～8個の発育卵胞が卵胞期初期に選ばれ，ゴナドトロピンに対する感受性を獲得して発育を開始し，数日の間に1個の卵胞だけが生き残って**成熟卵胞** Graafian follicle（Graaf卵胞）となる．発育開始した卵胞は，排卵に至る通常毎周期1個の卵胞を除きすべて発育途中で消滅する．これを卵胞閉鎖という．

　　正常の結婚生活を営む女性が1年以内に妊娠する確率は20～25歳で90％以上であるが，30～35歳では80％，35歳以上では急激に減少する．

D 更年期 climacterium

　　閉経を境とした約10年間を**更年期**という．この用語には社会，心理的要因も含まれ，内分泌学的に特に厳密な定義はなく，最近では閉経移行期（menopausal transition）という用語が用いられることが多い．平均の閉経年齢は約51歳で歴史的にあまり変化していない．これは初経年齢が栄養の改善，環境の変化とともに若年化してきたのとは対照的で，閉経年齢が遺伝的に厳密に規定された生物学的現象であることを物語っている．通常FSH値の微細な上昇とそれに続く，血中エストロゲン値が著明に減少するのは6カ月ほど前からといわれる．血中エストロゲン濃度の周期性の変調，それに続く低下がみられ，月経周期の変化，更年期障害等の体調の変化が起こる．エストロゲン分泌の低下の背景には，前述した卵子数の減少があるが，卵胞のゴナドトロピンに対する感受性の低下も関与している．それに伴い，血中ゴナドトロピン濃度は上昇する．

　　閉経後，血中エストロゲンは微量であり，その主体はエストラジオールではなくエストロンとなる．エストロンは副腎由来のアンドロゲンが末梢の脂肪組織などで変換されたものである．アンドロゲンおよびプロラクチン等，ほかの下垂体前葉ホルモンの血中濃度は閉経により変化しない．

E 閉経後非生殖期（老年期）senium

　　卵巣の重量は成熟期には9～10gであるが，41～50歳では6.6g，51～60歳では4.9gと減少する．子宮重量は41～50歳で平均57gであるが，51～60歳で49g，61～70歳で39.5gと減少し，骨盤底筋群の萎縮や弛緩に伴い子宮脱が起こりやすくなる．

　　子宮頸部の扁平円柱上皮境界の位置は内子宮口の奥へ後退する．

　　エストロゲンの低下は腟粘膜の萎縮をもたらす．腟粘膜の萎縮は子宮内膜に比べ緩徐に起こる．エストロゲンの減少はまた腟上皮細胞内グリコーゲンを減少させ，乳酸形成も減退し，酸性度の低下により腟炎を起こしやすい状態となる．

　　エストロゲンの減少に伴い血中コレステロール代謝が変化し，総コレステロールおよびLDLコレステロールの上昇がみられる．欧米では，閉経を境に女性の冠疾患が増加することが確認されている．女性では骨代謝にエストロゲンが関与しており，閉経後には骨吸収が促進されて骨粗鬆症の危険が増す．

2 性周期とその調節機構

　女性の各性周期に卵巣から通常1つの卵が放出され，妊娠が成立しない場合には月経が起こる．この周期は間脳-下垂体-卵巣系が各種のホルモンを通じて相互に作用することにより形成され，さらに大脳皮質などを介して，個体を取り囲む諸々の環境の影響を受ける．

A 卵巣-下垂体系 pituitary-ovarian axis

　卵巣には卵形成とホルモン産生という二大機能があるが，この2つは密接に関連している．精巣では精子が形成されなくても男性ホルモンが産生されるが，これと異なり，卵巣では卵のない場合には卵胞が形成されず，正常の内分泌機能を持つことができない．卵巣の内分泌機能は，受精能を持つ健康な卵の形成に不可欠である．下垂体から出る性腺刺激ホルモン LH および FSH は，卵胞発育，排卵および黄体機能形成を卵巣内に引き起こすが，これらの性周期の期間は卵巣の卵胞発育および黄体機能により決定され，卵胞で産生されるステロイドホルモンおよびインヒビンなどの血中濃度により間脳および下垂体に feedback される．

1 卵胞発育 folliculogenesis（図Ⅰ-25）

　原始生殖細胞 primordial germ cell は卵黄嚢壁で発生し，アメーバ運動に卵巣原基に移動して卵原細胞 oogonium となる．ヒトの卵原細胞の数は，有糸分裂により増加し，受精後第8週時に約60万個であるが，第20週には680万個になる．しかし，妊娠後期には細胞死が分裂より多くなり，出生時には約200万個に減少する．細胞死は閉鎖とよばれるアポトーシスの過程であり，妊娠第3カ月より増加し，有糸分裂中，また減数分裂の太糸期，複糸期に起きる．さらに卵母細胞の減少は続き，7歳で約50万個，思春期には20〜30万個となる．卵原細胞は有糸分裂後に減数分裂を開始して卵母細胞 oocyte となる．減数分裂は妊娠第3月より認められる．

　卵胞の発生は減数分裂開始より遅れて妊娠22週に初めて観察される．卵母細胞は形成された直後に，卵巣網または卵巣表面の体腔上皮に由来する1層の扁平な上皮に覆われ，原始卵胞 primordial follicle となる．卵胞の発育とともにこの上皮は立方形となり，増殖して2層から3層になる．次にこの上皮の間隙に生じた空間にたまる液が集合して卵胞腔を形成する．

　原始卵胞の発育の際には，卵母細胞の増大，扁平な顆粒膜細胞の立方体化，および卵と顆粒膜細胞の間の透明層の形成がみられる．透明層は糖蛋白よりなるゼリー状の膜で，顆粒膜細胞および卵細胞の突起はこの膜を貫入して物質代謝に関与する．

　原始卵胞の発育開始を制御する因子はまだ十分に解明されていない．無脳児などで認められるように，顆粒膜細胞が4層以下の卵胞は，下垂体由来のゴナドトロピンの作用とは無関係に発育する．しかし，これ以降の卵胞の発育にはゴナドトロピンが必要である．4層の顆粒膜細胞層をもつ卵胞では，毛細血管が卵胞周囲の線維状細胞層を貫入して血管床をつくり，内莢膜細胞を構成する．内莢膜細胞は卵および顆粒膜細胞の唯一の栄養源であり，外側は外莢膜細胞により囲まれている．

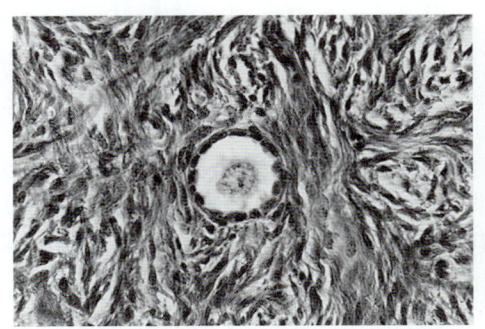

a．原始卵胞（×700）：原始卵は，一層の扁平な卵胞細胞に取り囲まれている

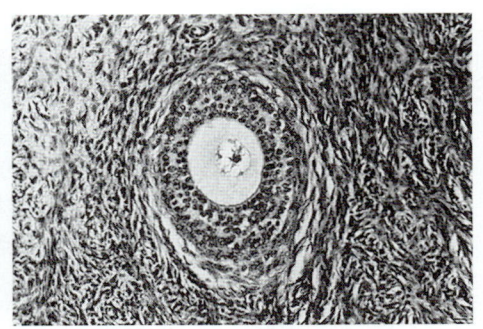

b．二次卵胞 secondary follicle（×350）：一層であった卵胞細胞は円柱状となり（一次卵胞），有糸分裂を繰り返し多層となる．これらの多層となった卵胞上皮細胞を顆粒膜細胞 granulosa cell とよぶ

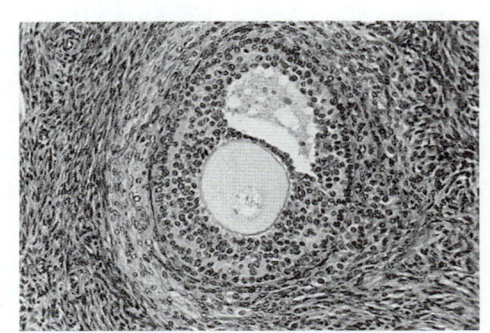

c．卵胞腔をもつ二次卵胞（×350）：多層になった顆粒膜細胞間に卵胞が形成され始め，ここには卵胞液が貯留されている

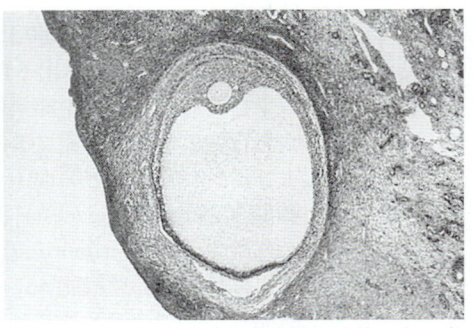

d．Graaf 卵胞（×70）：卵胞腔は球状となり卵胞容積の大部分を占めている．また，卵胞の中心にあった卵子は，卵胞壁側に移動しており，卵丘とよばれる顆粒膜細胞塊のなかに位置している

図 I -25　卵胞発育

　下垂体からの FSH 分泌には，視床下部から分泌され下垂体門脈血管を経由して下垂体に作用する GnRH のほかに，脂肪細胞から分泌される蛋白ホルモンである**レプチン**が作用する．やせて脂肪細胞の少ない状態ではレプチンは減少して FSH は低下する．また，肥満した状態では脂肪細胞が産生するレプチンが増加して，視床下部に作用し基礎代謝を上げるとともに食欲を抑制する．また，卵胞の顆粒膜細胞，莢膜細胞から分泌される**インヒビン**は，FSH の分泌を抑制しエストロゲンとともに negative feedback に関与する．

　月経周期の初期には下垂体からの FSH 分泌が増加して，ゴナドトロピン刺激とは無関係に発育してきた卵胞をさらに刺激して，排卵を起こす**Graaf 卵胞**へと発育させる．FSH の刺激のない場合には卵胞は変性し，閉鎖卵胞となる．卵巣内には約 90 ％の原始卵胞と 10 ％の Graaf 卵胞を含む発育卵胞がある．月経周期の初期には 15〜20 個の卵胞が FSH に刺激されて卵胞腔をもつ卵胞に発育するが，その数はゴナドトロピンの量により決定される．

　FSH に刺激された卵胞では顆粒膜細胞が細胞が増殖し，**卵胞液**が形成され，エストロゲンが合成される．エストロゲンは卵胞自身に作用して，さらに顆粒膜細胞を増殖させ，FSH レセプターの数を増やす．卵胞液は顆粒膜細胞の分泌液と血清からの滲出物により構成され，ムコ多糖類を含む粘稠性の淡黄色の液である．

卵胞が発育してGraaf卵胞になると，卵は**卵丘細胞**とよばれる顆粒膜細胞に囲まれて卵胞壁の一側に偏在する．

　月経周期の7～8日には発育してきた卵胞のうちの1個が増大し，また多量のホルモンを合成するようになり，**主席卵胞** dominant follicle とよばれる．この結果，主席卵胞を含む卵巣の静脈内ステロイド濃度は他側よりも上昇する．この主席卵胞が選択される機序については，主席卵胞の産生するエストロゲンが脳下垂体から分泌されるFSHを抑制し，この結果，ほかのより未熟な卵胞が発育を停止するといわれるが不明の点が多い．通常ヒトでは1個の排卵しか起こらないように，巧妙な調節がなされている．

　月経周期の1～14日の間に卵胞発育が起こり，約2 mmの卵胞は排卵時には20 mm以上に増大する．卵胞液の量はこの間に100倍に増加し，顆粒膜細胞数は50万個から5,000万個に増える．顆粒膜細胞から分泌するエストラジオール17βは急増し，下垂体からのLHは増加するがFSHは減少する．主席卵胞中の卵胞液には高濃度のFSHとエストラジオールが含まれているが，主席卵胞の発育には血中のFSHはあまり関与しないという．

　エストロゲンはアンドロゲンから芳香化 aromatization という酵素反応により合成される．エストロゲンの合成は Graaf 卵胞の特徴の1つである．エストロゲンの合成には莢膜細胞と顆粒膜細胞の2種類の細胞が必要であるという「二細胞説 two-cell theory」が現在有力である．LH 刺激により莢膜細胞はおもにアンドロゲンを合成し，このアンドロゲンは一部卵巣静脈に流出するが，残りは基底膜を通り卵胞内に流入する．Graaf 卵胞内の顆粒膜細胞は高い芳香化活性をもち，莢膜細胞由来のアンドロゲンからエストロゲンを合成する．このため卵胞中には多量のエストロゲンが含まれる．この芳香化酵素の活性はFSHにより刺激される．卵胞中には血中の1,000倍のエストロゲンが含まれ，このエストロゲンは局所的に作用して卵胞の発育を促進する．

　卵胞の発育は下垂体からのFSHとLHにより制御されており，FSHとLHの分泌は視床下部からのGnRHの刺激で起こる．FSHとLHの分泌は，**緊張性中枢** tonic center および**周期性中枢** cyclic center の2つの中枢で支配され，前者は持続的な分泌を起こし卵胞発育に関与し，後者は急速で大量の分泌を起こし排卵および黄体化に関与する．排卵時には通常の数百倍のゴナドトロピン分泌が起こる．これらの2つの中枢は胎生期には男女ともに存在するが，男性では胎児期に精巣から分泌されるアンドロゲンの作用により周期性中枢は機能しなくなる．

　これらのゴナドトロピンの分泌は持続的ではなく，パルス状であることが認められている．LHは約1時間の周期でパルス状に分泌されており，視床下部にはGnRHをパルス状に分泌する機構がある．パルスの大きさおよび周期はステロイドや外界の刺激により変化する．

B 排卵 ovulation

　主席卵胞が成熟し血中エストラジオール濃度が上昇すると，エストラジオールは視床下部および下垂体に positive feedback 作用を及ぼし，**LH サージ**とよばれる多量のLHの分泌を起こす（図I-26）．通常のホルモン分泌の調節は negative feedback によりなされ，制御されるホルモンがそれ自身の分泌を抑制するような仕組みになっている．卵胞の発育時期には，エストロゲンはLHおよびFSHに negative feedback 作用を及ぼすが，排卵期の高濃度で急増加する時期には positive

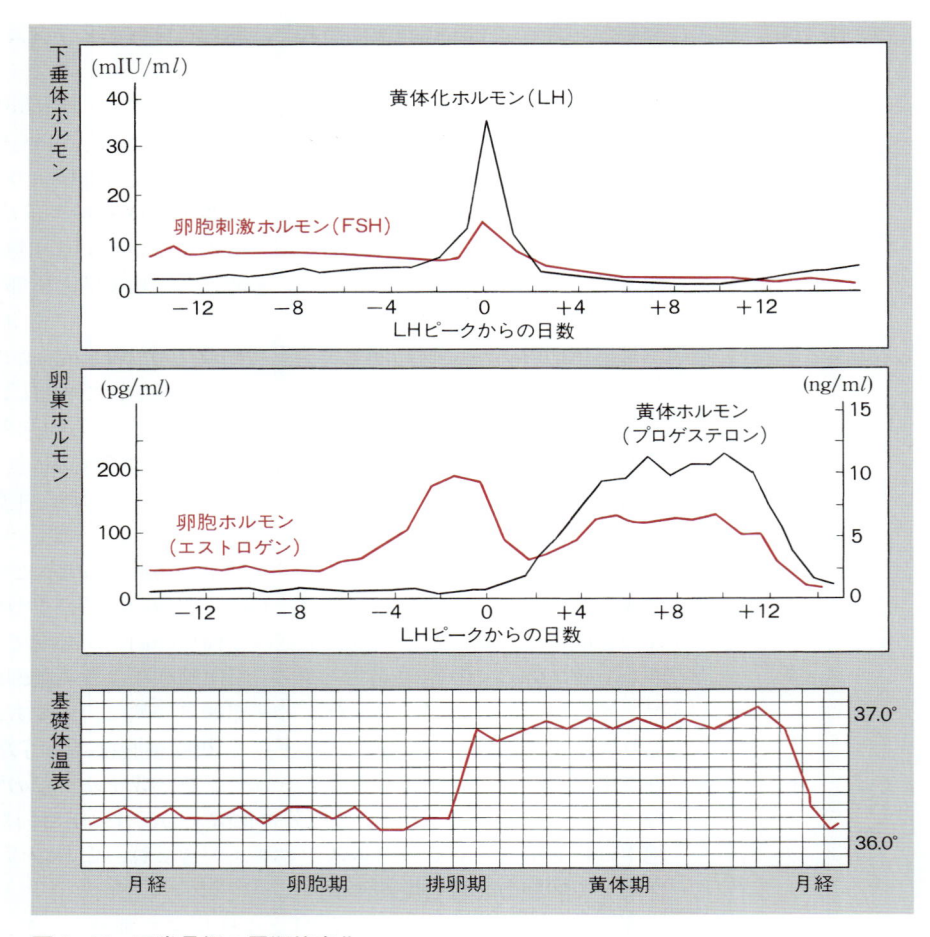

図Ⅰ-26　正常月経の周期的変化

feedback 作用を示す．卵胞期末期には成長した Graaf 卵胞よりエストロゲンが多量に分泌され，LH サージを誘発する．

　LH サージ開始より 37〜40 時間，LH ピークからでは 16〜18 時間で排卵が起こる．LH サージに続き，成熟卵胞の頂部は菲薄化し，卵胞壁コラーゲン線維の減少および上皮細胞の剝離がみられる．卵巣の血流は増加し，卵巣は充血し浮腫が著明となる一方，成熟卵胞の頂部は透明化して突出してくる．これは卵胞斑 follicular stigma とよばれるが，この部位には血流の障害が認められる．卵胞内の卵は卵丘細胞とともに卵胞内に浮かんだ状態となり，卵胞壁の破裂とともに卵胞外に流出する．これが排卵である．排卵された卵はただちに卵管系の作用により卵管采部にピックアップされる．卵管内での卵の移動には，卵管内膜の線毛細胞の線毛運動および卵管の筋層の運動が関与する．排卵した卵胞以外の成熟卵胞はすべて排卵期以降に萎縮して，閉鎖卵胞となる．

　卵胞の破裂には，ゴナドトロピン刺激後に合成される cyclic AMP（cAMP），ステロイド，プロスタグランジン，ヒスタミン，エピネフリン，プラスミノーゲンなどのさまざまな因子が作用し，卵胞壁のコラゲナーゼ活性化，卵巣の浮腫，卵胞内圧の上昇，卵胞壁の収縮により卵胞破裂を起こすと考えられる．とくにプロスタグランジンの合成阻害剤であるインドメタシンにより排卵が抑制されること

から，プロスタグランジンの関与が注目されている．プロスタグランジンはコラゲナーゼを活性化し，卵胞壁を分解するとともに収縮させて卵胞破裂を起こすと考えられる．ヒスタミンは炎症反応に介在する物質で毛細血管の透過性亢進，平滑筋収縮作用をもち，卵巣の浮腫および卵胞壁の収縮などを介して排卵に関与するという．

C 卵の成熟 oocyte maturation

胎児期に第1減数前期で分裂を停止していた卵母細胞は十分成長をした後で，ホルモン刺激により減数分裂を再開する．この過程が**卵成熟**とよばれる．初潮後に LH サージにより，分裂を停止している卵の成熟が再開される．**卵核胞** germinal vesicle とよばれる核が消失し染色体が形成され，第1極体の放出が起こる．卵と卵の周囲の卵丘細胞は gap junction とよばれる細胞間結合で結ばれ，物質の移動がみられるが，この結合はときに分離される．核の分裂と並行して細胞質も変化し，ステロイド代謝に関与する $\Delta\text{-}3\beta$-hydoxysteroid dehydrogenase の活性が上昇し，ミトコンドリアが活動型となり，表層顆粒が出現するなど細胞質の成熟が進行する．

卵子の成熟分裂の再開にはゴナドトロピン，ステロイドのほか卵胞内のcAMP，卵胞液中の**卵成熟阻止因子** oocyte maturation inhibitor（OMI）が相互に作用している．成熟卵胞内の卵を取り出して培養すると減数分裂を再開し，これに卵胞液を加えると分裂が抑制されることから，卵胞内に減数分裂を阻止する因子である OMI のあることが推定される．この第1減数分裂停止はヒトでは十数年から数十年に及び，このような卵の中では cdc 2 キナーゼとサイクリンの複合体よりなる**卵成熟促進因子** maturation-promoting factor（MPF）が不活性型となっている．MPF の不活性化には，卵内の cAMP 濃度，卵と顆粒膜細胞の接触状態，プロテインキナーゼ A 活性，プロテインホスファターゼ活性，サイクリン，*c-mos* 遺伝子産物が関与する．

卵胞が破裂したときには第1極体はすでに放出され，卵は第2減数分裂中期の状態にある．卵は受精までこの状態にとどまり，精子との融合後はじめて第2極体を放出して減数分裂を完了する．卵細胞質の外側にある表層顆粒は精子との融合が刺激となって放出され，透明層および卵細胞膜の性質を変化させて，2個以上の精子による受精（多精子受精）を抑制する．

減数分裂は第2減数分裂中期でふたたび停止し，その後，受精により再開されて体細胞分裂に移行する．第2減数分裂中期での分裂停止には，**細胞分裂抑制因子** cytostatic factor（CSF）が関与する．CSF は *c-mos* 遺伝子産物で，カルシウムイオンに感受性があり，精子の進入により周期的に増加した細胞内カルシウムイオンは CSF 活性を低下させて減数分裂を再開する．

ゴナドトロピン刺激により，顆粒膜細胞内では cAMP が合成され，この細胞内 cAMP の作用によりプロゲステロンおよびエストラジオールなどのステロイドホルモンが合成される．その後顆粒膜細胞および莢膜細胞は黄体化し，多数の毛細血管が黄体化した顆粒膜細胞の内部に侵入して黄体ホルモンを合成するようになる．

D 子宮内膜 endometrium

　　子宮内膜は月経周期に伴い，月経期，増殖期，分泌期の順に著明な周期的変化を営む．この周期的変化は卵巣から分泌されるステロイドホルモンにより制御される．子宮内膜は基底層，海綿層，緻密層の3層に区分され，基底層は深部にあり，子宮筋層に侵入し，ホルモンによりほとんど変化しない．中層の海綿層および表層の緻密層の両者は機能層とよばれ，ホルモンにより変化し月経に際して剝脱する．

　　増殖期は性周期（月経1日目を第1日とする）第5日より第12～14日頃までの期間で，この期間の初期には内膜は薄く，子宮腺腔は狭く比較的直線状であるが，内膜上皮および間質の細胞分裂は著明で，子宮内膜は1 mmから3～4 mmに肥厚する．内膜血管はこの時期にらせん状となり，らせん動脈とよばれる．

　　分泌期は第15～28日までの期間で，3～4 mmの内膜はさらに肥厚して7 mm位となる．分泌期初期には腺上皮の基底膜に近い部分に泡状の分泌物が出現し核下空胞とよばれる．この分泌物は次第に腺腔に近い部分に移動して核はふたたび基底にもどる．その後，腺の分泌作用が活発となり，腺腔は拡大し，間質も浮腫状となり，血管の拡大充血により内膜は著しく粗鬆となる．

　　子宮内膜を生検し内膜組織変化を観察することにより分泌期の日付細胞診を行うことが可能であり，主として不妊症患者の黄体機能検査として用いられる．また，着床期内膜の状態を検討できる．

　　らせん動脈は子宮内膜の機能層を循環し，黄体ホルモンの変動に反応する．黄体が退縮してエストロゲンとプロゲストーゲンが低下すると，らせん動脈は間欠的に収縮し子宮内膜は虚血状態になる．腺細胞には核の変性がみられ，ついには機能層が壊死に陥り，基底層を残して脱落し血液とともに子宮外に排出される．これが月経であり，月経血中にはこれらの組織の崩壊物が含まれている．

E 月経 menstruation

　　月経は通常，約1カ月の間隔で起こり，限られた日数で自然に止まる子宮内膜からの周期的な出血をいう．血液，子宮内膜片，粘液よりなる．月経は脳下垂体-卵巣系の内分泌機能と密接に関連し，全身の性周期の部分的現象として起こる．初経より閉経に至る女性の成熟期を通し，妊娠，授乳，ある種の疾患を除いて，月経はほぼ規則的に反復して出現する．この期間中に月経が停止した状態を無月経とよぶ（図Ⅰ-27）．

　　月経の第1日から次の月経の開始の前日までの日数を月経周期とよぶ．28～30日までのものが最も多いが，統計的に90％の月経周期は23～35日の間に分布することが報告されており，かなりの変動がある．28日の月経周期を28日型ともいう．変動の原因は卵胞期の期間の変化によることが多い．黄体期の期間はほぼ一定であり，基礎体温上13～16日の間にある．黄体期が11日以内では黄体機能不全，17日以上では妊娠を疑って精査する．

　　月経持続日数も周期と同様に変動し，大多数は3～7日であり，そのうち3～5日のものが最も多い．

　　月経血の量は50～250 gとされ，普通100 g程度である．この中には子宮と腟の分泌物および子宮内膜が含まれており，真の出血は25～60 mlにすぎない．月経

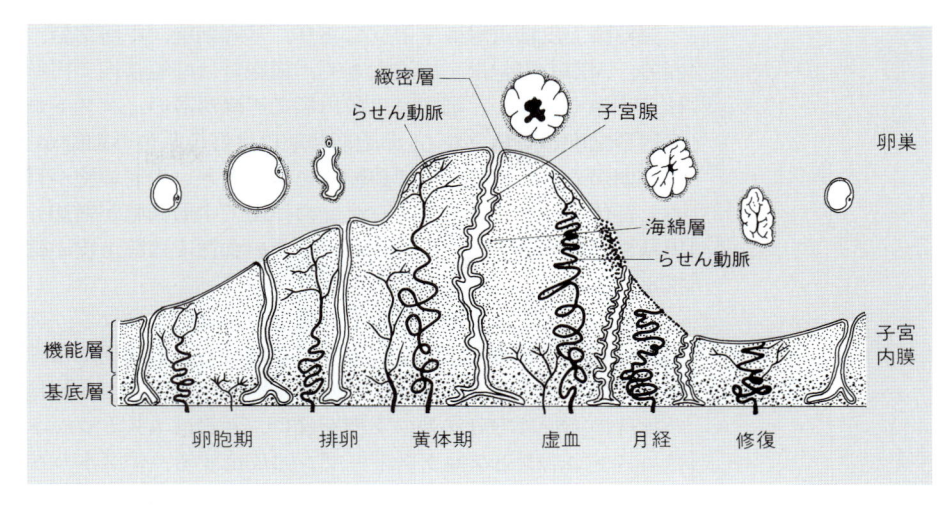

図Ⅰ-27 卵胞と子宮内膜の周期的変化

　期の女性は，閉経後の女性または男性に比べて毎日平均0.6 mgの鉄を喪失し，これが鉄貯蔵量減少が多くの女性にみられる原因となっている．

　月経血の性状は，暗赤色，流動性，弱アルカリ性である．月経血の流出量が多くなると種々の大きさの凝血塊がみられる．月経血が凝固しない理由は，子宮内膜より出血するときに一度凝固し，次にプラスミンなどの線維素溶解酵素で溶かされて出てくるためと考えられる．子宮内膜は強力なトロンボプラスチン作用をもつとともに，プラスミノーゲンアクチベーターとしても働くことが知られている．

　月経の直前および月経中には骨盤内に著しいうっ血が起こり，骨盤内臓器は充血し，子宮体はやや肥大して柔軟となり，子宮腟部はリビド色（藍紫色）を呈し，腟も軟化する．骨盤内神経が圧迫され，下腹部の重圧感，下腹痛，腰痛，尿意頻数を自覚することもある．

　ほかに便秘，下痢，乳房の腫脹および疼痛，乳頭の過敏性などもみられる．全身症状としては，不快感，疲労感，頭痛，めまい，食欲減退，悪心，眠気，不眠，気分のむら，憂うつなどがある．これらの局所および全身の自覚症状は全女性の40〜60％にみられる．これらの症状が異常に強く，就床，服薬を必要とし，日常生活に支障をきたす場合は，月経困難症とよばれ治療対象となる．

F その他の性器の周期

　子宮頸管内膜は子宮体内膜と同様に卵巣ステロイドホルモンの作用を受けて変化する．頸管腺の形態的変化は著明ではないが，分泌機能は大きく変わる．エストロゲンの上昇する排卵期には，頸管分泌液は増加し，無色透明となり，粘稠度は低下して牽引性に富む．精子はこのような頸管粘液に侵入しやすく，排卵期には卵管に達する精子数が増加する．黄体期になりプロゲステロンの上昇が加わると，頸管粘液は粘稠となり，量は減少する．エストロゲンの多い時期の頸管粘液の自然乾燥標本にはシダ葉構造がみられ，粘液量，腟スメア，BBT（基礎体温）などと合わせて排卵時期推定の指標とされる．シダ葉構造（p.255，図Ⅱ-66参照）は，排卵期の粘液に増加する塩化ナトリウムの結晶である．

腟粘膜上皮は重層扁平上皮であり，基底細胞，中層細胞，表層細胞の各層よりなる．深層の細胞ほど核が大きく，細胞質は好塩基性で円形である．表層細胞の核は小さく濃縮し，細胞質は多角形で辺縁が薄い．エストロゲンの高い時期には表層型細胞が優勢となる．卵胞期初期には好塩基性の細胞が主で白血球が多いが，排卵期が近づくと好酸性で濃縮核をもつ大きい表層細胞が目立ち，粘液が増加する．黄体期にはプロゲストーゲンの作用で中層細胞が増加し，集団を形成する好塩基性の細胞が多い．頸管粘液の少ない女性では腟上皮の細胞により排卵時期を推定できる．

卵管内膜上皮は1層で，腺毛細胞と分泌細胞よりなる．卵管内の卵は腺毛細胞の腺毛運動で卵管采より子宮方向に運ばれる．卵胞期には腺毛細胞が増加し，排卵期に最も多くなる．黄体期には分泌細胞が膨大し，分泌機能を示す．

乳房の実質は内分泌系の支配を受け，乳管はエストロゲンに反応し，腺房構造はエストロゲンとプロゲストーゲンに反応する．エストロゲンはプロゲステロンレセプターを増加させるが，プロゲステロンはエストロゲンレセプターを減少させる．下垂体前葉のプロラクチンは乳汁分泌を引き起こす．月経直前には乳房の容積は15〜30 ml 増加し，乳房の緊張時には疼痛などの自覚症状もみられる．

性器にみられる周期的変化のほかに，全身的にも月経周期に応じた変化がみられる．基礎体温は朝起床時の体温で，排卵後 0.3〜0.6°C 上昇して 36.8°C 前後になる．これはプロゲステロンの代謝産物であるプレグナンジオールが脳内の体温調節中枢を刺激するためである．基礎体温では排卵時期を予想することは困難ではあるが，さかのぼって排卵の時期を推定できる．

プロゲステロンは呼吸中枢を刺激し，血中 CO_2 分圧は排卵期には低下する．また月経直前には 30 % の女性で 0.5〜1.5 kg の体重増加がみられるという．この原因はエストロゲンの Na 貯留作用によるもので，プロゲストーゲンの作用ではないらしい．

皮膚ではエストロゲンは皮脂腺の分泌を抑制し，プロゲストーゲンはこれに拮抗する．したがって黄体期には皮脂腺分泌は亢進する．

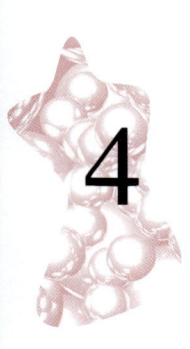

4 Gynecologic Examination
産婦人科診察法

1 一般診察

A 問診 anamnesis

1 主訴について

患者の苦痛の程度，既往歴，家族歴を知るための問診は，診断のみならず治療方法の選択のためにも重要である．個人差の多いきわめて多様な QOL の判断も問診が基礎になる．女性患者は訴えが多いだけではなく，男性と比べて疾病の罹病率および薬剤の使用が多いとされている．時間をかけて問診をする必要がある．

患者への問いかけにあたっては，精神的な圧迫を避け親しみやすい雰囲気を作る．羞恥心を刺激しないように注意して，現在の訴えおよび症状を明らかにしていく．簡単でわかりやすい言葉を用い，答えを誘導しないように努める．患者の訴えは，感情，疲労，性格緊張など多くの要因によって変化する．Bartholin 腺嚢腫のように視診で明らかになる疾患でも，治療の必要性は患者の苦痛，経過，年齢などにより異なり，患者の訴え方に注意する必要がある．

2 既往歴，家族歴

姓名，住所，年齢，職業，月経周期，最終月経開始日，性交・結婚の有無，結婚年齢，夫の健否および職業，既往妊娠，分娩の回数および経過，児の発育，流早産の既往，その他の既往疾患，避妊の有無および方法，食欲，睡眠，便通，排尿，家族歴および遺伝的背景を記録する．とくに月経の異常および既往の妊娠については詳細に知る必要がある．

3 月経歴，妊娠歴

初潮年齢，平素の月経の状態，周期，持続日数，量および凝血の有無，月経痛，鎮痛剤あるいは就床の必要性，月経時違和感，最終月経の量，期間および開始の月日を聞く．最終月経の量，期間，疼痛が平素と異なる場合にはその前の月経の時期，量，期間を明らかにしておく．身長と体重は重要な項目であり，月経不順および内分泌疾患では体重の増減を必ず聞く．

既往妊娠および分娩については，順にそのときの年齢，妊娠経過，分娩時期，様式，異常の内容，児の出生時体重，児の異常，産褥の異常について聞く．

4 おもな症状

受診時の訴えとしては，性器出血では発生時期，量，持続期間，下腹痛あるい

は腰痛の有無，部位，程度を聞く．月経異常では，不正，遅れ，頻発，疼痛を聞き取り，帯下では量および性状，排尿障害の有無を聞く．産婦人科の主訴としては，無月経，疼痛，出血，月経異常，帯下，搔痒感，腫瘤，腹部膨満，不妊，排尿障害，性交障害，癌検診希望などが多い．主訴が発生した時期，発生の状況（突然か徐々か），障害の部位，症状の強さの変動（軽快，悪化，持続，軽快と悪化を繰り返す）などのほかに，他の症状との関連を明らかにする．

　ときには受診の本当の理由が，表面上の訴えとは異なる場合もある．帯下を訴えている患者が，実は不妊治療を希望している例もある．

　性器出血を訴えている患者では，いつからどのような出血があったのか確認し，さらに月経との関連，無月経，妊娠悪阻，胸部緊満感，下腹部腫瘤および下腹痛の有無を聞き，機能性出血などの内分泌異常，異常妊娠，子宮筋腫，その他の腫瘍との鑑別診断をする．高齢者では老人性腟炎で出血を訴える場合もあり，年齢によって鑑別疾患が異なってくるので注意する．

　下腹痛のある患者では，疼痛部位，疼痛が突然発生したか徐々に増強したか，疼痛の周期性，睡眠あるいは食事が取れないか，発熱および性器出血の有無，下腹部腫瘤の有無について聞く．排卵痛，子宮内膜症，月経痛などの月経周期に関連した疼痛，付属器炎，子宮内膜炎などの炎症性疾患，流産，子宮外妊娠などの異常妊娠，卵巣囊腫の茎捻転または破裂，悪性腫瘍などを鑑別する．当然，便秘，下痢，膀胱炎などの日常的な疾患も考慮しておく．

　発熱を認めた患者では，婦人科疾患のほかに，虫垂炎，上気道感染，または尿路感染を疑い，感冒症状，咽頭痛，腰痛，排尿痛，便秘の有無を質問する．IUDの使用，卵管炎の既往を質問し，付属器炎の可能性を検討する．卵巣囊腫のうち皮様囊腫および子宮内膜症は細菌感染を起こしやすい．妊娠している患者では，内科的または外科的合併症のほか，羊水感染，敗血症性流産に注意し，帯下の性状および性器出血の有無を聞く．

　不定愁訴は更年期障害，自律神経失調症，心因性不定愁訴症候群に際してみられる自覚症状である．これには血管運動神経障害（例：手足の冷感，ほてり，動悸），精神・神経障害（例：不眠，頭痛），運動器障害（例：肩凝り，腰痛），知覚神経障害（例：しびれ，蟻走感）によるさまざまな自覚症状が含まれている．また，2つ以上の症状があることが不定愁訴のひとつの特徴である．

　患者の家庭環境，職業，教育水準，人間関係を含めた社会的な活動を知ることも大切である．職業，睡眠，食事，運動，趣味，常用薬，宗教，人生観，人生における重要な事柄，家族への説明の際の中心人物にも注意する．

　短い時間に漏れなく情報を得るためには，診断に先だって予診票とよばれる質問用紙に記入してもらうとよい．予診の際には，他科あるいは他医での診察・治療，薬剤アレルギー，喘息，緑内障の有無などを聞いておく．予診表は検査伝票などと一緒にカルテに綴じこんでおく．

B　全身診察 physical examination

　産婦人科を受診した患者でも全身をみることを心がける．とくに麻酔を予定する患者では，心肺機能に注意する．視診，触診，打診，聴診を系統的に行い，頭部，胸部，腹部，上下肢と順序よく診察する．

　全身診察では身長，体型，姿勢の視診より始める．身長が145 cm以下では小人症として下垂体不全，甲状腺機能低下，Turner症候群，骨形成異常を疑う．身長

150 cm 以下の妊婦では難産に注意する．逆に身長が高い場合には，巨人症，Marfan 症候群などを考える．体型は，肥満，るいそうのほか，女性型，男性型，無力体質，筋肉質などに区分される．腹痛のある患者では，腹部を屈曲しており，下肢を曲げて腹壁を弛緩させており，また患側を上にしていることが多い．顔貌により患者の苦痛を推測することが可能であり，また，顔色より貧血の有無をある程度判断できる．妊娠高血圧症候群では赤味がかった浮腫状の顔貌となる．甲状腺機能亢進症では眼球突出を認め，指先のふるえおよび頻脈を合併する．

血圧の測定時には同時に不整脈に注意する．頸部では甲状腺腫の有無を視診および触診により判定する．胸部の打聴診を行い，心雑音，不整脈，呼吸音の異常に注意する．リンパ節，とくに左鎖骨上の Virchow 節も触診しておく．

乳房は妊婦健診では必ず実施し，大きさ，形，乳腺の発育状態を観察する．妊娠の徴候としては，乳暈の色素沈着，Montgomery 結節の肥大，乳暈周囲の静脈拡張などがある．腫瘤の有無，皮膚の発赤および陥凹にも注意する．腫瘤については，大きさ，形，表面，移動性，硬度，圧痛について記載する．黄体期の乳腺はプロゲステロンの作用で硬く腫瘤を認めることもあるので注意する．無月経または無排卵の患者では，漿液性の乳汁分泌の有無を検査する目的で，必ず乳房を圧迫してみる．

腹部創の有無，発毛状態，妊娠線について観察する．十分注意して触診し，腫瘤を認めたら，部位，大きさ，形，表面，波動の有無，充実性か嚢腫状か，可動性，周囲臓器との関係を記録する．腹部が全体的に膨満している場合には，臍の位置で腹囲を測定し，腹水（波動）の有無，巨大腫瘤の有無について検討し，打診により腸内ガスか否かを判定する．聴診により，児心音または腸の蠕動音を確認する．疼痛のある患者では，圧痛，反動痛，筋性防御の有無に注意する．

下肢では，視診および触診により，浮腫，静脈瘤，静脈炎の有無に注意する．深部血栓性静脈炎では下腿を圧迫すると圧痛を訴える．そのほか腰部では打診を行い，腎盂炎の有無，腰痛の原因を検討する．

診察にあたっては患者に対して話しかけながら行うとよい．疼痛の部位などを患者に指で示させれば，時間の節約にもなり，また，異常のないことを診察の際に知らせることで患者の安心感を得ることもできる．

身体所見のみだけでなく，患者の心の状態にも注目し，症状の訴え方，診察を受ける態度，性格，知能と教養，生活環境にも注意する．

2 婦人科診察法

産婦人科診察の特殊性を考慮して，看護師を立ち合わせて診察する．性交経験のない女性または婦人科診察の経験のない女性は，過度に緊張して触診が困難なことがあり，事前によく診察の内容を説明して理解させておく．診察に先立ってあらかじめ排尿させておくことが望ましい．幼児では十分な診察をするのに麻酔が必要な場合もあるが，副作用の予防のため適当な管理が必要である．

婦人科診察は，視診，腟鏡診，双合診（触診）の3段階より構成される．正確な診察をするためには患者が緊張せず，膝を腹側に引き上げて，腹壁の緊張をとった開脚姿勢がよい．腟の内部を見るためにはよい照明が必要である．患者が緊張していると，腟鏡または内診指の挿入にあたって疼痛を感じ，さらに緊張が増して触診が不可能になる．

診察にあたっては，手袋を必ず着用し，必要に応じて潤滑剤を用いる．

A 視診 inspection

視診は内診の前に必ず行い，必要があれば触診も併用する．骨盤の大きさ，形，左右対称性をみる．下肢の発疹，浮腫，静脈瘤，発毛状態，開排度，筋肉発育をみる．

外陰部では恥丘の発育状態，奇形の有無，陰毛の状態，静脈瘤，発疹，発赤，腫脹，腫瘤，潰瘍，外傷に注意する．陰核の大きさ，外尿道口の形，腫瘤，肛門の痔核，脱肛，裂傷，腟前庭，処女膜の状態を観察する．

陰毛は女性型では逆三角形であるが，男性型は楯型で大腿から腹部にかけて広範囲に発生する．経産婦では陰裂が開き，陰唇の着色，会陰の瘢痕がみられる．ヘルニア，子宮脱，膀胱脱，直腸脱の有無は，患者に腹圧をかけさせた状態でみる．奇形では，腟閉鎖，腟中隔などに注意する．

炎症の有無に注意し，異常な腟分泌物は鏡検あるいは培養する．Bartholin 腺嚢腫，尖圭コンジローマなどはよくある疾患で，視診で通常判定可能である．

B 内診，双合診 pelvic examination, bimanual examination

1 内診

内診は産婦人科の基本的な技術である．超音波診断あるいは骨盤 CT などの特殊検査の結果のみを頼りにして，内診所見をおろそかにしないようにする．初診時の精密検査の必要性，緊急性，有効性の判定は，主として内診により決定される．ただし，性交未経験者では必要のないかぎり内診を行わず，直腸診所見で代用する．

膀胱に尿が貯留していると子宮体が不明瞭になり，患者の苦痛が強くなるため，診察前に必ず排尿させることが大切である．例外的に腹圧性尿失禁を訴える患者の場合には，尿を溜めたままにして尿失禁の有無を判定する．糖尿病または子宮癌根治手術後の患者では神経因性膀胱となり，残尿量が多いこともあるので注意する．

内診技術の習得には，分娩後の患者の診察または麻酔をかけた手術前の診察が参考となる．患者の腹壁の緊張をとり，疼痛をなるべく感じさせないように，少しずつ圧迫して診察する．患者にゆっくりと深呼吸をさせたり，指を胸の上で組ませて緊張をとる．

患者を婦人科の検診台に寝かせ，殿部が内診台より少し出るようにして砕石位をとらせる．砕石位は仰臥位で上半身を少し起こし，両下肢を股関節および膝関節で曲げ，股を十分開いた姿勢で，患者の腹壁の緊張が除かれる．医師は患者の両脚の間に外陰に面して立ち，左足を適当な踏み台の上に置き左大腿を水平にする．左手の示指を腟内に入れて左肘を左大腿の中点につき，身体全体で内診指を押すようにする．左足を置く足台を用いない場合には，左腋をしめて左肘を自分の側腹にあてて固定し，自分の体重を前腕に少しかけて調節する．

右手の示指，中指の 2 指で大陰唇を開き，ゴム手袋を着けた左手の示指および中指を腟内に挿入する．潤滑剤にはハイアミン®などの消毒剤の希釈液を用いる．細胞診材料および頸管粘液は潤滑剤の使用前に採取しておく．産科内診には 2 指を用いるが，未産婦や腟入口の狭いものには示指 1 指を内診指とする．左母指は

患者の前左方に向け，陰核を避けて左大陰唇前に置き，第4，5指は屈曲させて患者の後方で肛門の左側で殿部に密着させる．狭義の内診は，この内診指のみによる触診をいう．

　婦人科の診察は，視診，腟鏡診，内診，双合診の順序で行う．内診指は静かに後腟壁に沿って腟内深く挿入する．尿道を圧迫し，圧痛，肥厚，外尿道口からの膿排出の有無をみる．肛門挙筋の性状，腟壁の性状，子宮腟部の位置，形，大きさ，硬さ，外子宮口の形，大きさ，子宮口の開大，子宮腟部腫瘤の有無，腟円蓋の状態および広さを触診する．後腟円蓋に入れた内診指で子宮腟部を動かし，可動性の有無，移動痛およびDouglas窩の圧痛を検査する．

2　双合診

　双合診は腟腹壁双合診のことで，内診指を腟内に挿入し右手を腹壁上にあてて，両者の協力で触診する方法である．一般に内診といわれるのはこの双合診のことで，婦人科診察法の主体をなす．まず内指を前腟円蓋に置き，右手の指をそろえて軽く彎曲させ，手掌を恥骨結合に向け，指先を恥骨結合より少し上の下腹壁にあてて圧迫し，内指と外手の間に子宮体をはさんで触診する．次に内指および右手を左および右に移動し，左右付属器を同様に内外指間にはさみ触診する．子宮が後傾，後屈の場合，内指を後腟円蓋に置くと子宮体を触れることができる．双合診を行うときは，腹壁を十分弛緩させることが大切である．

　子宮体は，内指と右手の間にはさんで触診し，位置，大きさ，形，表面，硬度，可動性，圧痛を確認する．正常子宮は鶏卵大で，扁平洋梨状，平滑，特有の硬度をもち，よく移動して圧痛はない．後屈で癒着がある場合は，内指と右手の間にはさめないことがある．

　卵巣は，内指と右手の間にはさむと不快感を感じるので，静かに触診する．母指頭大であり，可動性がある．触診できないことも多い．

　卵管は正常の場合にはほとんど触知されない．しかし，卵管炎，卵管溜水腫，外妊などでは，卵管部の圧痛および抵抗，腫瘤を認める．卵管炎の場合には，子宮頸部を内指で左右に動かすと疼痛を訴える．

　円靱帯，広間膜，卵巣固有靱帯は通常触知されない．

　子宮傍結合織は，内指により，硬度，抵抗，圧痛を検査する．後腟円蓋に置いた内指を左右に移動し，仙骨子宮靱帯を触診する．左手で内診する場合は左方が触診しやすい．

　Douglas窩は，後腟円蓋に置いた内指にて触診し，抵抗，表面不整，圧痛，膨満について観察する．腹水または血液が貯留すると，後腟円蓋が膨満して圧痛を伴う．

　腫瘤を認めた場合には，位置，大きさ，形，表面，硬度，充実性，可動性，圧痛について観察する．子宮，卵巣などが正常の位置より移動している場合もあり，相互の位置関係に注意する．所見は必ず図示し，また表Ⅰ-1のような表現で記載する．子宮体の大きさには頸部は含まれない．

表Ⅰ-1 所見の表現方法

1. 形
   - 円　形（rundlich, round）
   - 球　形（kuglich, globular）
   - 楕円形（oval, oval）
   - 円筒形（zylindrisch, cylindrical）
   - 索条様（strangartig, string like）
   - ポリープ状（polypös, polypoid）
   - 扁　平（flach, flat）
   - 不正形（unregelmässig geformt, irregular）
2. 大きさ（各々über, over, または klein, small をつける）
   - 成人頭大（manneskopf gross, man's head size）＝20 cm
   - 小児頭大（kindeskopf gr., boy's head s.）＝16 cm
   - 新生児頭大（neugeborenekopf gr., baby's head s.）＝12 cm
   - 手拳大（faust gr., fist s.）＝10 cm
   - 女子手拳大（frauen faust gr., woman's fist s.）＝8 cm
   - 鵞卵大（gänse-ei gr., goose's egg s.）＝6 cm
   - 鶏卵大（hühner-ei gr., hen's egg s.）＝5 cm
   - 胡桃大（nuss gr., walnut s.）＝3 cm
   - 指頭大（fingerspitz gr., finger tip s.）
   - 豌豆大（erbsen gr., pea s.）
3. 硬度
   - 硬　　（hart, hard）
   - 鞏　靱（derb, firm）
   - 軟　　（weich, soft）
   - 弾力性（elastisch, elastic）
   - 圧縮性（kompressibl, compressible）
   - 粘土様軟（teigig weich, clay like）
   - 波動性（fluktuierend, fluctuating）
4. 表面性状
   - 平　坦（eben, even）
   - 凹　凸（uneben, uneven）
   - 乳嘴状（papillär, papillary）
   - 分葉状（lobulär, lobulated）
   - 顆粒状（granular, granulated）
   - 結節状（nodulär, nodular）

C 直腸診 rectal examination

　　性交未経験者で内診ができない患者，骨盤結合織に異常が推定される例，Douglas窩に異常のある例，直腸内に異常が推定される例に行う．とくに癌，子宮内膜症，子宮後方の腫瘤，骨盤結合織炎の例に適する．子宮全摘後に腟断端が開放した例にも実施できる．

　　ゴム手袋または指嚢を左示指に着け，グリセリンまたは石鹸を潤滑剤として，肛門よりゆっくり挿入する．前もって患者に力を抜くこと，排便感のあることを説明しておく．婦人科の内診と同じ姿勢とし，直腸内に深く指を入れた後，腹壁上の外手（右手）と相応じて双合診をする．

　　肛門の状態，括約筋，痔核，裂傷を触診後，直腸粘膜の腫瘤，潰瘍，狭窄などをみる．Douglas窩の抵抗，硬結，圧痛，骨盤底下部の腫瘤などは，内診指よりも容易に触診できる．骨盤結合織は正常では弓状で弾性があるが，癌浸潤があると硬く不整となる．子宮頸を前方に触知するので可動性をみることにより，癌の進展がわかる．子宮体の可動性のない例では癌が骨盤壁に達し，手術不可能な例が多い．

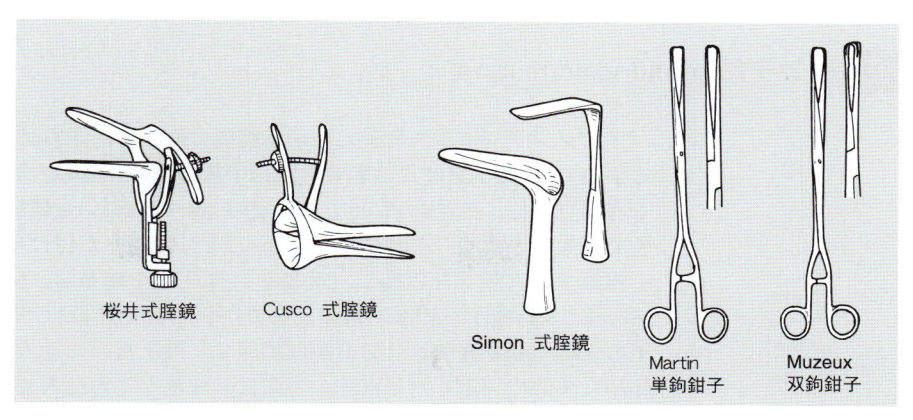

図I-28　腟鏡診の種類と器材

　直腸腟間の腫瘍またはこの中隔の厚さは，左手示指を腟内に，左手中指を直腸内に入れ，右手を腹壁上に置く，直腸・腟・腹壁双合診により，比較的正確に診断できる．

D 腟鏡診 speculum examination（図I-28）

　腟鏡により腟管を開大し子宮腟部を露出させ，腟壁，子宮腟部，外子宮口を視診する．腟粘膜の状態，色，びらん，潰瘍，外傷，腫瘍，Douglas窩の膨隆を観察し，外子宮口からの分泌物および腟内容物の性状，量，出血の有無をみる．腟炎検査のための鏡検および培養標本の採取，Papanicolau細胞診の腟スメア採取なども同時に行う．
　腟鏡にはCusco式腟鏡，桜井式腟鏡，Simon式腟鏡などがある．前2者は2つの弁，前板と後板を関節で動くように連結してあり，アヒルのくちばし状である．助手が不要で，外来診察には適しているが，視野はSimon式腟鏡より狭い．桜井式腟鏡は2弁の間隔をネジで拡大できるため，視野はCusco式腟鏡よりも広いが，患者の負担は大きい．Simon式腟鏡は2つの弁よりなり，各々で前後腟壁を圧排して助手に保持させる．手術または分娩時出血の検査に用いられる．コルポスコピーの写真撮影には，黒くメッキした腟鏡を使う，腟式手術には腟後壁にあてる弁におもりを付けた腟鏡を使う．
　Cusco式腟鏡のブレードを斜めまたは縦にして，左手で小陰唇を開き腟入口より静かに挿入し，先端を後腟円蓋に到達させる．腟鏡を開いて，子宮腟部を露出し，奥まで照明を入れて，子宮頸部，腟内容，腟壁を観察する．潤滑剤は通常不要であり，頸管粘液検査に支障をきたすことがある．
　未経産婦の子宮腟部は平滑で，小さい円形の外子宮口をもつ．扁平上皮と円柱上皮の境界が，外子宮口の外側にある場合には，赤味を帯びたビロード状であり，**子宮腟部びらん**とよばれる．経腟分娩をした女性の子宮腟部は大きく，外子宮口は横に長い楕円形となる．
　腟鏡を回転させると腟前壁，後壁の観察が可能である．各腟鏡には大中小のサイズがあり，症例に応じて使用する．幼児では耳鏡なども用いられる．

E ゾンデ診 sound examination

　子宮ゾンデ（子宮消息子）を子宮腔内に挿入し，子宮腔の長さおよび位置を知る手技である．子宮腔長は頸管および子宮体腔の長さの合計で，通常 7 cm である．子宮消息子は，長さ約 25 cm，太さ約 3 mm の細長い金属棒で，先端の 7 cm は銀色で屈曲しやすく，それに続く 1 cm ごとの目盛りが付けてある．

　腟鏡で子宮腟部を露出し，ポビドンヨードを塗布し，Martin 単鉤鉗子または Muzeux 双鉤鉗子を腟部前唇にかけて，外子宮口を固定し頸管を伸展させる．消息子の先端を軽く彎曲させて清潔な状態で，外子宮口に進入させる．内診または経腟超音波像で判定した子宮腔の方向に，なるべく力を入れずに侵入させる．消息子の先を子宮底に触れさせて子宮腔長を測定し，軽く移動させて内腔の状態を知る．

　ゾンデ診により，卵巣囊腫と子宮筋腫の鑑別が可能であり，また，子宮内膜診，子宮内容除去術，ラミナリア挿入，IUD の挿入または抜去，子宮腔カテーテルの挿入などの挿入に先だって頸管および子宮腔の状態を確認するために必須の検査である．妊娠している場合には，子宮消息子診は禁忌であり，月経不順のある女性には十分慎重に行う．挿入時には子宮頸管の屈曲，内子宮口の位置，子宮内壁の疼痛に注意する．

F Douglas 窩穿刺 culdo centesis（図 I -29）

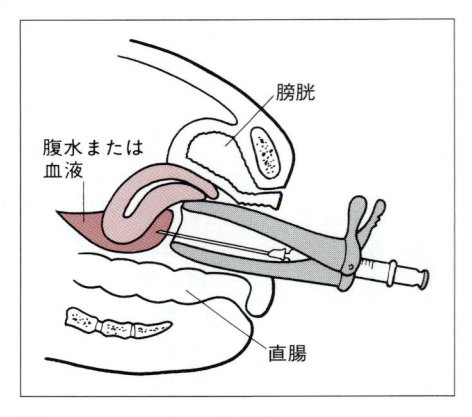

　Douglas 窩内の血液，滲出液，腹水などの貯留の有無を確認し，その性状の検査および細胞診などを実施するための手技である．子宮外妊娠，腹水を伴う付属器腫瘤などの疾患で行う．内診上，Douglas 窩が膨隆して子宮頸後面と後腟円蓋の間に隙間があり，圧痛を伴う場合には，Douglas 窩に液が貯留している可能性が高い．排卵時には血性腹水の貯留がみられることがあり，Douglas 窩穿刺で腹水が採取されても必ずしも病的とはいえない．

図 I -29　Douglas 窩穿刺

　Cusco 式腟鏡を後腟円蓋にあて，必要なら 1 ％キシロカイン液で腟粘膜を麻酔して，21 G カテラン針を 10 m*l* 注射器に付けて，子宮腟部と腟粘膜の境界より約 1 cm 後方でカテラン針を刺入する．貯留液が少ない場合には，超音波エコーのガイド下に長い針を用いて実施する．

　採取された液の色，混入物をみる．血液の場合には 5 分間放置して凝固性をみる．腹腔内出血は時間経過とともに濃縮し，黒色となり凝固性がない．子宮外妊娠では通常濃縮した凝固性のない血液を認めるが，新鮮な腹腔内出血がおきた直後に凝固する場合もある．血性腹水では細胞診検査，混濁のある場合には細菌培養検査を実施する．

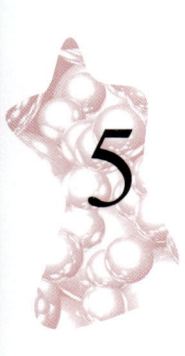

5 Examination of Obstetric and Gynecologic Diseases
産婦人科検査法

1 婦人科内分泌検査法

A 基礎体温 basal body temperature（BBT）

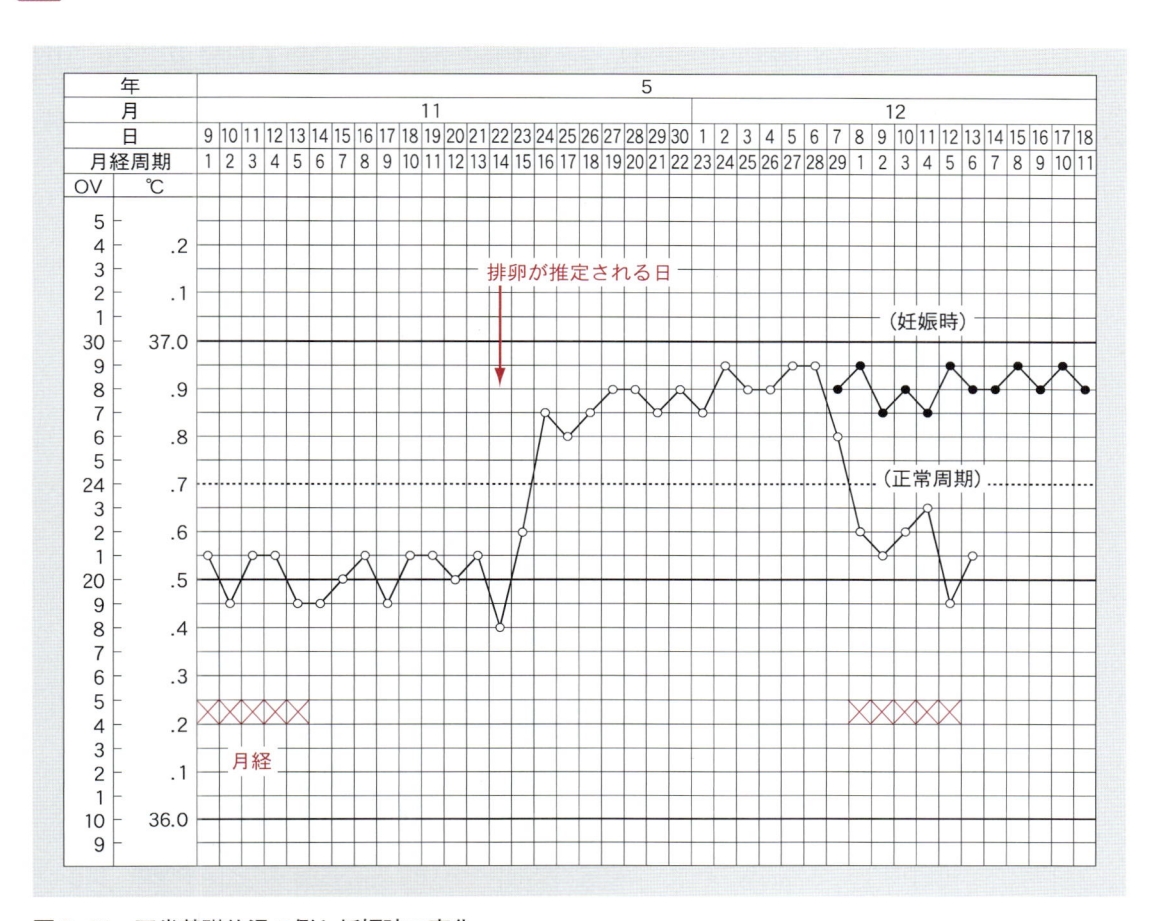

図Ⅰ-30　正常基礎体温の例と妊娠時の変化
　排卵を伴う正常周期では，基礎体温は二相性を示し，妊娠が成立すると高温相が持続する．排卵は体温が上昇した日の前日と推定される

早朝覚醒時に，婦人体温計（通常の体温計よりも微細な変動が測定できるように，1/20度の目盛をもつ）を用いて口腔内舌下で測定した体温を**基礎体温**という．また連日，基礎体温を測定し，グラフに記載したものを**基礎体温表**といい，**低温相**を示す卵胞期と対称的に，黄体期には血中プロゲステロン（黄体ホルモン）作用により 0.3℃以上上昇して**高温相**を示し，**二相性** biphasic となる（図Ⅰ-30）．高温相は，妊娠が成立しない場合 14±2 日持続する．

この基礎体温の上昇は，プロゲステロンが体温中枢に作用するためで，このホルモンの分泌あるいは外部からの投与があったことを示し，必ずしも排卵があることを示すわけではない．しかし，臨床的に二相性基礎体温は排卵に伴う卵胞の黄体化があること，すなわち排卵性周期があることを推定する基礎資料となる．一方，基礎体温により排卵の時期を事前に推定することは不可能である．

B 腟細胞診 vaginal smear

細胞診は悪性腫瘍の診断に用いられる．しかし，腟粘膜扁平上皮はエストロゲンおよびプロゲステロンの分泌レベルにより周期的な成熟変化を示すため，ホルモン環境を知ることもできる．すなわち，腟から採取した細胞を Papanicolaou 染色する（図Ⅰ-31）と，卵胞期とくに排卵直前には，エストロゲン作用により核濃縮した好酸性（オレンジ）の表層細胞が増加し，きれいな背景を伴うが，黄体期にはプロゲステロン作用により好塩基性（ブルー）の中層細胞が主体となり，白血球の増加や細胞融解の所見を認める．したがって，腟細胞診により，採取時の

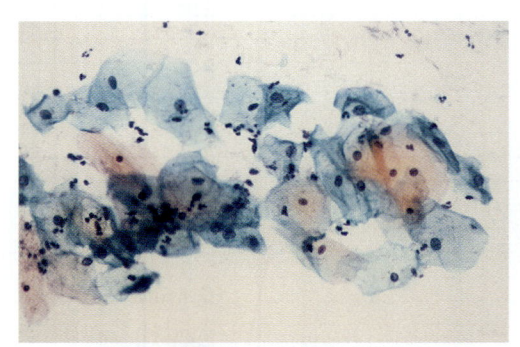

a．卵胞期：表層細胞と中層細胞が混在する

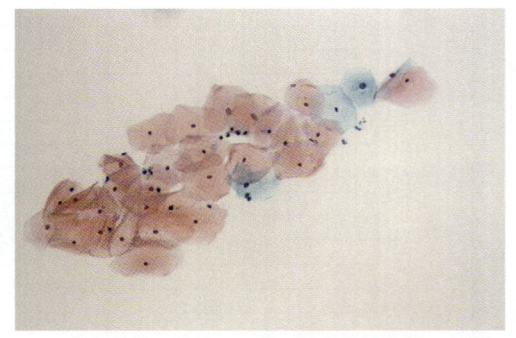

b．排卵前後：濃縮した核と好酸性細胞質の表層細胞が優位である

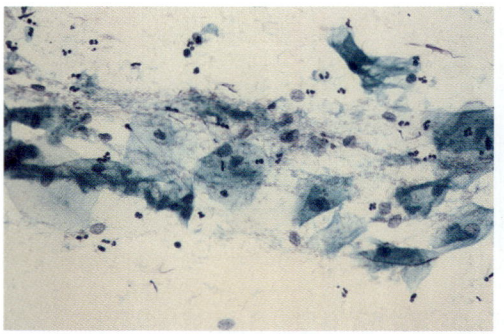

c．黄体期：中層細胞が一部融解像を示し裸核状のものもある

図Ⅰ-31　月経周期各時期における腟細胞診所見（Papanicolaou 染色）の例

内分泌的背景を推定することが可能である．定量的には，100 細胞中の傍基底細胞，中層細胞，表層細胞の割合をたとえば 0/40/60 などのように示す**成熟指数** maturation index（MI）が用いられる

C 頸管粘液検査 cervical mucus

子宮頸管腺から分泌される頸管粘液は，エストロゲンの分泌レベルにより，大きく変化する．実際には，針をはずしたツベルクリン用注射筒を用い，頸管内粘液を全量吸引し，その量や性状，牽糸性などを評価後，スライドグラスに塗布し加熱乾燥させる．とくに排卵直前には，急上昇するエストラジオールを反映し，頸管粘液の量は 0.3 ml 以上となり，10 cm 以上の牽糸性を示す．また，スライドグラスを顕微鏡で観察すると，NaCl などの電解質による特徴的なシダ状結晶形成がみられる（p. 255，図II-66 参照）．排卵直前の頸管粘液にみられるこれらの所見は，排卵後プロゲステロンが作用すると，いずれも急速に消失する．

頸管粘液検査は，従来，不妊治療における性交時期の決定などに用いられてきた．しかし最近は，超音波断層法による卵胞径測定と迅速な血中エストラジオール測定が可能となったため，頸管粘液検査の臨床的重要性は低下した．

D 子宮内膜組織診 endometrial biopsy

子宮内膜はエストロゲンとプロゲステロンの作用を受けて，その組織像を変化させ，排卵のある周期では，増殖期，分泌期，月経による剥脱を繰り返す（図I-32）．すなわち，組織学的には，排卵までの増殖期に内膜腺管は直線状で単層円柱状細胞からなり間質は緻密であるのに対し，排卵後の分泌期には，プロゲステロン作用により内膜腺は蛇行し腺腔に分泌液を貯留し，間質は浮腫状となる．月経前には，間質の浮腫はさらに著明となり，脱落膜様変化が現れる．また，このような周期的な子宮内膜の組織学的所見の詳細（Noyes による）に注目すると，採取時期が月経周期の何日目に相当するか特定する，**子宮内膜日付診** endometrial dating を行うことができる．

黄体機能検査として，黄体中期子宮内膜の日付診を行った場合，実際の月経周期の日付との間に 2 日以上のずれがあるとき異常とされる．しかし，実際には日付診の評価が困難な場合も多く，血中ホルモン測定が簡便にできる今日ではその臨床的意義は小さい．

E 染色体検査 chromosomal test

ヒト体細胞の染色体数は 46 本で，常染色体 22 対（44 本）と**性染色体** 2 本からなる（図I-33）．性染色体として，男性は XY，女性は XX をもつ．染色体検査は原発性無月経，習慣性流産，不妊症カップルなどを対象に末梢血リンパ球を検査材料として行われるだけでなく，出生前検査を目的として，初期絨毛，羊水細胞などを対象とすることもある．いずれの場合も，細胞分裂の中期に G バンド法などで染色し解析するが，解析前に細胞培養を必要とするため，結果判明まである程度の時間を要する．したがって，解析を急ぐ場合，最近は FISH や PCR が併用されることもある．

染色体異常には，大別して染色体数が増減する数的異常，染色体の切断再結合

FISH：fluorescence *in situ* hybridization

PCR：polymerase chain reaction

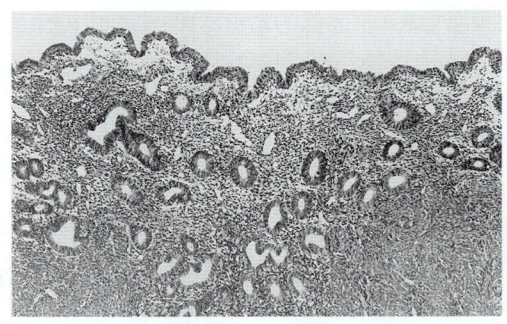

a．増殖期（弱拡）：腺管は直線状で単層円柱上皮をもち，間質は緻密である

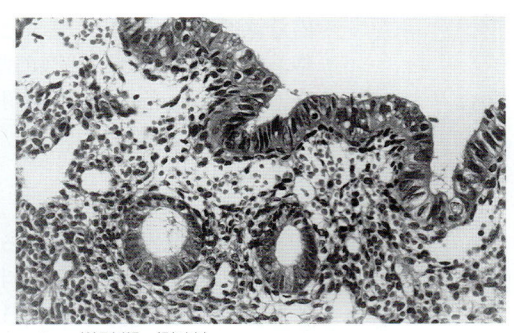

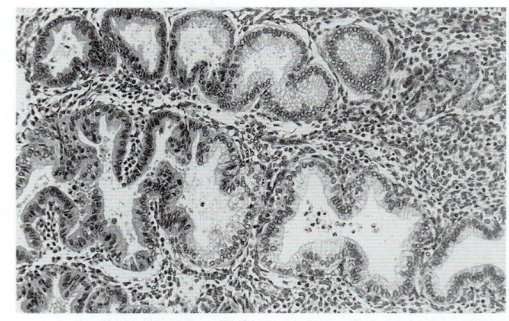

b．増殖期（強拡）

c．分泌期（弱拡）：腺管は蛇行し分泌液貯留，間質は疎で浮腫状である

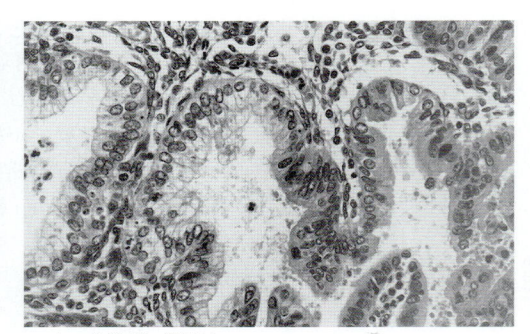

d．分泌期（強拡）

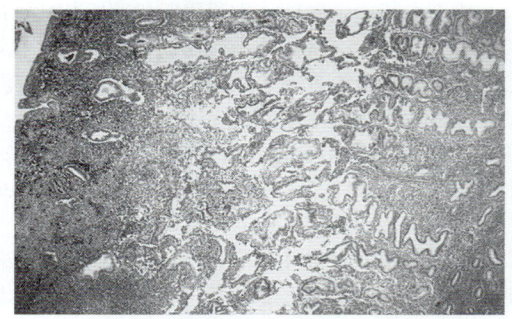

e．月経前（弱拡）：間質浮腫は著明で脱落膜様変化となる

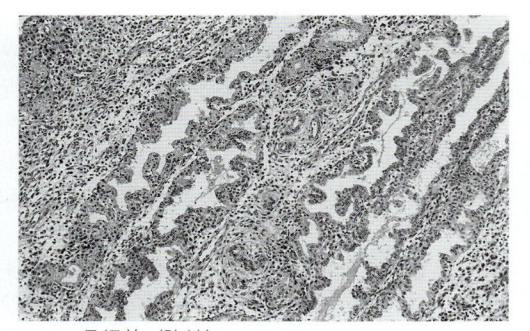

f．月経前（強拡）

図Ⅰ-32　月経周期各時期における子宮内膜組織診の例

　　　　　　による構造異常，そして**モザイク** mosaic がある．数的異常には，本来の46本（2n）でなく69本（3n）など**倍数性** polyploidy と，相同染色体が2本でなく，1本失った**モノソミー** monosomy や3本になった**トリソミー** trisomy など**異数性** aneuploidy がある．一方，構造異常には一部を失った**欠失** deletion，2つ以上の染色体に切断が起こり交換して再結合した**相互転座** translocation，切断片が他の染色体に入り再結合した**挿入** insertion，2個所で切断された切断片が回転して逆に再結合した**逆位** inversion など，多彩な異常がある．モザイクは，複数の核型が混在する場合で，検索した細胞の一部に異常核型があり，ほかの細胞は正常核型である場合，2種以上の異常核型がみられる場合がある．

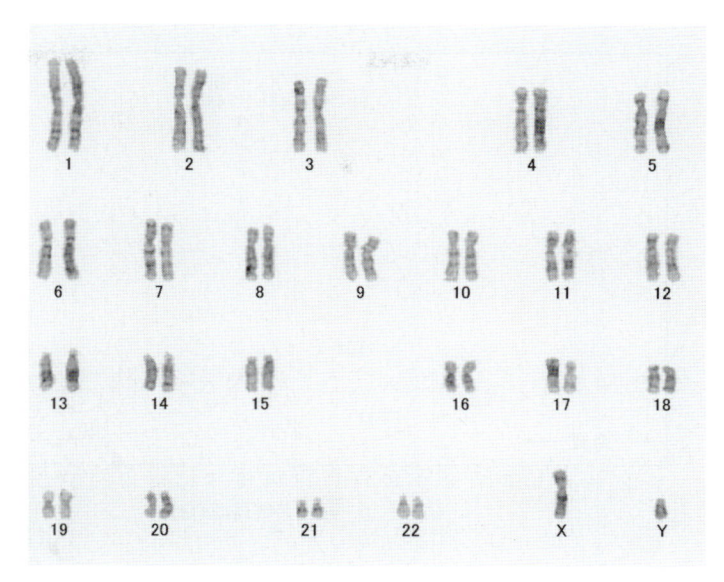

図Ⅰ-33 ヒトの正常染色体（G-Band 法）の例
本例は，46, XY の核型で，男性である

F ホルモン測定

1 下垂体ホルモン測定とその意義

視床下部，下垂体，卵巣系の評価のために，下垂体性性腺刺激ホルモンである卵胞刺激ホルモン follicle stimulating hormone（FSH）および黄体化ホルモン luteinizing hormone（LH）を測定する．性腺刺激ホルモン（ゴナドトロピン gonadotropin）はパルス状に分泌されるため，血中濃度は変動し，さらに月経周期の時期による変動が大きい（図Ⅰ-34）．したがって，正常排卵周期を有する女性で基礎値を評価するためには，月経開始後 3〜5 日目の卵胞期初期に採血する．一方，無排卵，無月経症例においては，来院時に随時採血してよい．

測定法として通常 RIA や ELISA など免疫学的測定法による血中ホルモン測定が行われる（なお尿中 LH については，LH サージを検出する目的で，簡便な定性反応キットも用いられる）．

血中 FSH は，正常女性では通常 20 mIU/m*l* 以下であるが，FSH, LH 両者が著しく低値を示す場合は，視床下部・下垂体の機能低下を示し，WHO は Group 1 の排卵障害としている（表Ⅰ-2）．また，思春期発来前の若年者も同様の所見を示す．WHO の Group 2 排卵障害は，ゴナドトロピン（LH＋FSH）が正常な場合で，最も頻度が高い．中でも卵胞期初期において LH＞FSH を示す**多嚢胞性卵巣症候群** polycystic ovary syndrome（PCOS）が多い（正常女性および多くの他の病態で血中 LH は FSH より比較的低値を示す）．一方，高 FSH かつ高 LH の排卵障害（WHO Group 3）はまれで，早発卵巣不全などが含まれるが，閉経後，卵巣摘出後などの場合も同様の所見を呈する（表Ⅰ-2）．

血中プロラクチン prolactin は，月経周期による大きな影響を受けないが，日内変動が大きく，夜間に高値をとり疼痛刺激などにより一過性に上昇する．正常値は 15 ng/m*l* 以下である．異常高値をとる場合，プロラクチン産生腫瘍などによるホルモン産生増加以外に，薬剤性高プロラクチン血症なども考慮する必要がある．

RIA：radioimmunoassay

ELISA：enzyme-linked immunosorbent assay

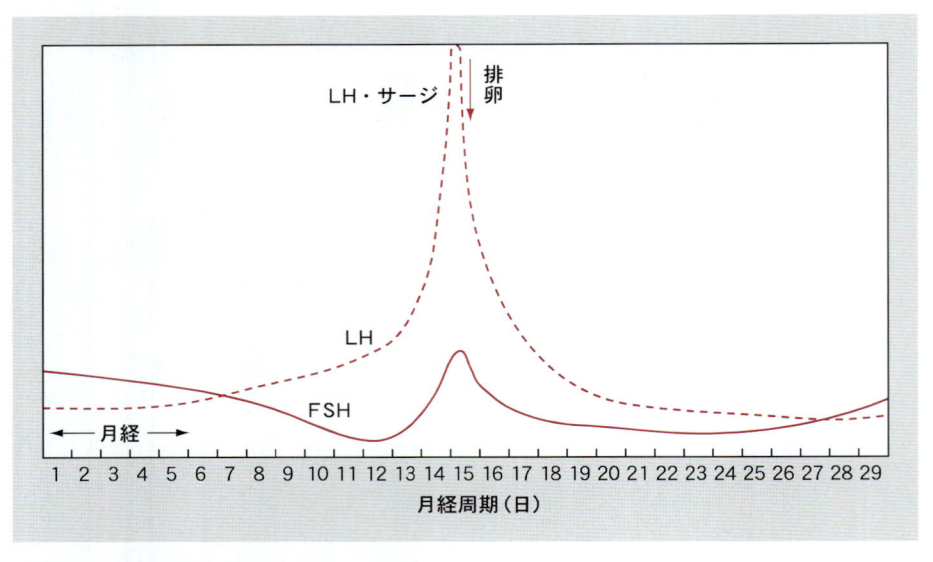

図 I-34　月経周期における血中 LH および FSH の変化
　　LH サージの始まりから 34〜36 時間, ピークから 10〜12 時間で排卵する

表 I-2　WHO による排卵障害の分類

	Group 1	Group 2	Group 3
障害のメカニズム	視床下部・下垂体機能不全	視床下部・下垂体機能低下	卵巣不全(卵胞がない)
LH+FSH レベル	↓↓↓	正常(PCOS では LH>FSH)	↑↑↑
エストラジオールレベル	↓↓↓	正常	↓↓↓
頻度	高い	もっとも高い	まれ
プロゲスチン負荷テスト	出血なし	出血あり	出血なし
エストロゲン・プロゲスチン負荷テスト	出血あり	出血あり	出血あり
古典的分類	第二度無月経	第一度無月経	第二度無月経
おもな診断病名	視床下部性無月経	多囊胞性卵巣症候群(PCOS)	早発卵巣不全
おもな治療	GnRH パルス療法, hMG-hCG	クロミフェン	提供卵子

2　性ステロイドホルモン測定とその意義

　性ステロイドホルモンは, エストロゲン(卵胞ホルモン)である**エストロン** estrone (E_1), **エストラジオール** estradiol (E_2), **エストリオール** estriol (E_3) と, ゲスターゲン(黄体ホルモン作用物質)である**プロゲステロン** progesterone など, そしてアンドロゲン(男性ホルモン)である**テストステロン** testosterone, **アンドロステンジオン** androstenedione などが, しばしば測定される. いずれも非妊娠成熟女性ではおもに卵巣から分泌されるが, 男性ホルモンは, 副腎などにおいても産生される.

　エストラジオールとプロゲステロンの血中濃度は, 図 I-35 に示すように, 卵胞発育, 排卵と黄体形成に伴い大きく変動する. 自然周期において, 排卵前には E_2 は 200〜300 pg/ml 程度, 黄体中期にはプロゲステロンが 10〜20 ng/ml に達するが, 排卵誘発時には, はるかに高値をとることもある. 現在これらのホルモンは ELISA など免疫学的測定法により, 1 時間程度で測定可能で, 血中 E_2 の測定は排卵誘発時の卵胞発育評価などに, 超音波断層法とならんで不可欠なモニター法である. また, プロゲステロン測定は, 黄体化の診断や黄体機能の評価に用いられ, 著しい低値は黄体機能不全と診断される.

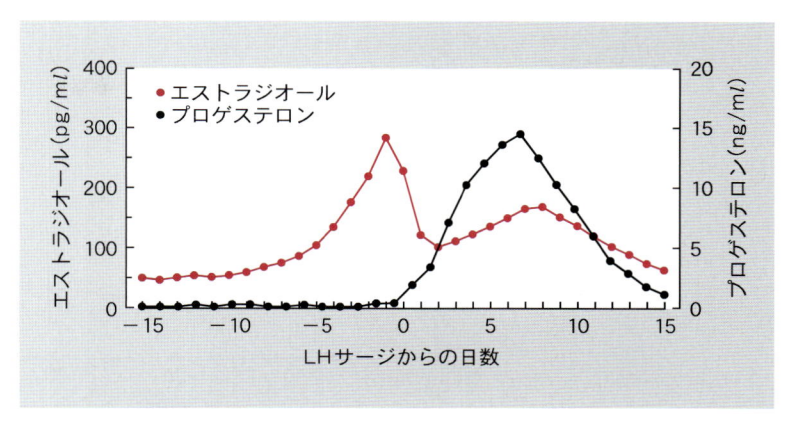

図Ⅰ-35 月経周期における血中エストラジオールとプロゲステロンの変化
エストラジオールのピークから14〜24時間でLHサージとなる

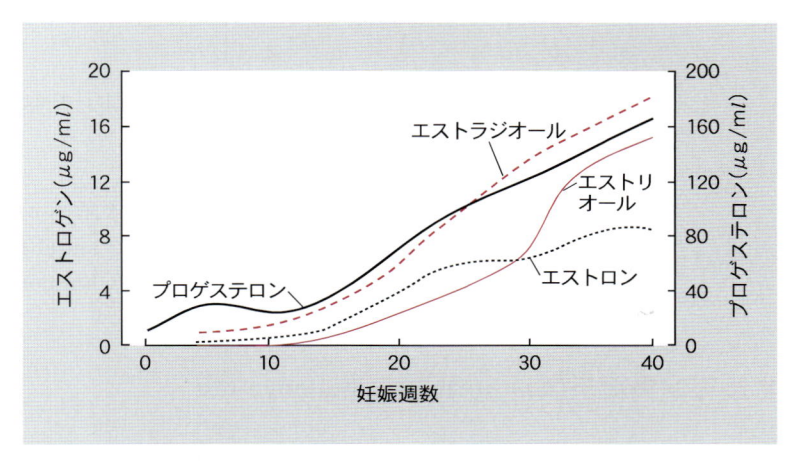

図Ⅰ-36 妊娠週数による血中性ステロイドホルモンの変化
妊娠末期には，いずれも著しい高値をとる

　一方，妊婦ではおもに胎盤からきわめて大量の性ステロイドホルモンが産生され，妊娠末期にはその血中濃度は非妊娠時の1,000倍以上に達することもある（図Ⅰ-36）．中でも血中および尿中 E_3 は，胎児胎盤機能の評価に用いられる．
　男性ホルモンは，多毛など男性化徴候を伴う症例やPCOSなどで上昇がみられる．しかし，その由来は必ずしも卵巣ばかりでなく，副腎などから分泌された可能性もある．

3　胎盤ホルモン測定とその意義

　ヒト絨毛性性腺刺激ホルモン human chorionic gonadotropin（hCG）は，胎盤絨毛などにより産生される蛋白ホルモンで，黄体刺激作用と妊娠維持作用がある．妊娠初期には，妊娠診断薬として尿中hCG定性反応試薬（妊娠反応 pregnancy test）が用いられる．現在，その感度は20〜50 mIU/ml で，予定月経開始日頃には妊娠の診断が可能である．
　hCGは，性ステロイドホルモンと対称的に，妊娠中期にその分泌が低下してくる（図Ⅰ-37）．また，子宮外妊娠など異常妊娠や絨毛性疾患の診断と管理に，血中および尿中hCG測定は不可欠である．
　一方，ヒト胎盤性ラクトーゲン human placental lactogen（hPL）も胎盤により

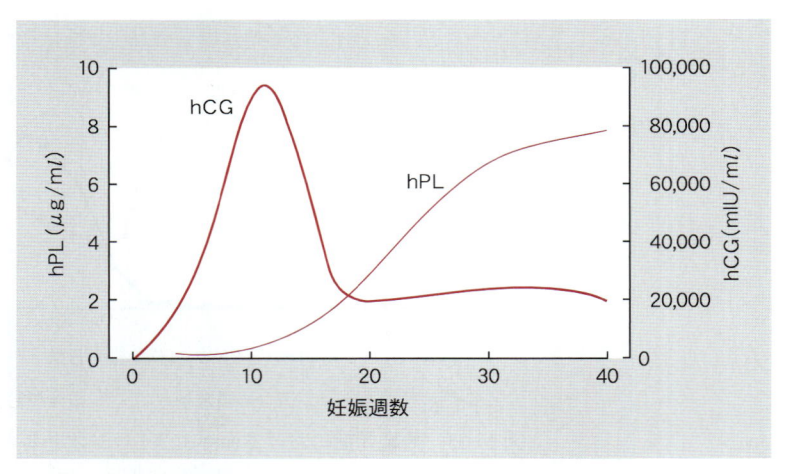

図Ⅰ-37　妊娠週数による血中 hCG および hPL の変化
hCG は妊娠 10 週以後低下し，hPL は妊娠末期まで上昇する

産生される蛋白ホルモンで，血中 hPL の測定は胎盤機能評価の材料となる（図Ⅰ-37）．

4　卵巣予備能検査

卵巣に残存する卵胞数を推定するため，下垂体ホルモンである FSH の測定や超音波断層法による前胞状卵胞計測（AFC：antral follicle count）が用いられてきたが，最近では血中 AMH（anti-mullerian hormone）測定の重要性が明確になってきている．

G　ホルモン負荷テスト hormone challenge test

1　プロゲスチン負荷試験（P テスト）progesterone challenge test

無月経の症例に対して，プロゲスチンの投与（筋注あるいは経口）を行い，子宮内膜からの出血が認められた場合，P テスト陽性で第 1 度無月経であると診断できる（表Ⅰ-2）．出血は，プロゲステロン投与前に内因性エストロゲンが，子宮内膜に作用していたことを示すが，血中エストラジオール測定が容易にできる現在，この検査の意義は小さい．

2　エストロゲン-プロゲスチン負荷テスト（EP テスト）estrogen-progesterone challenge test

P テスト陰性例に対して，エストロゲン・プロゲスチン合剤を投与（筋注あるいは経口）し，子宮内膜からの出血が認められた場合，EP テスト陽性で第 2 度無月経であると診断できる（表Ⅰ-2）．これは機能のある子宮内膜が存在することを示し，陰性の場合は Asherman 症候群などを考えるが，長期の無月経の場合には，必ずしも 1 回の EP 負荷に子宮内膜が反応するとは限らない．ゴナドトロピンおよび性ステロイドホルモン測定が簡単にできる現在，P テストと同様に EP テストの意義も小さくなった．

3　GnRH 負荷テスト（GnRH テスト，LHRH テスト）GnRH challenge test

下垂体前葉のゴナドトロピン分泌予備能を評価するため，ゴナドトロピン放出ホルモン（GnRH）100 μg を投与し，その前後に血中 LH および FSH を，経時的に測定する検査である（図Ⅰ-38）．無月経症例において，GnRH 投与に良好に反

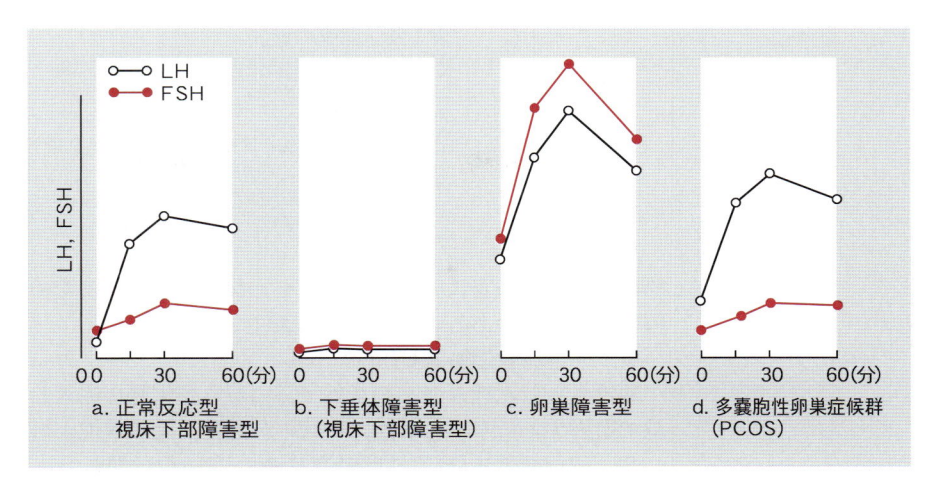

図I-38　GnRHテストに対する反応パターンの分類

a. 正常反応型　視床下部障害型
b. 下垂体障害型（視床下部障害型）
c. 卵巣障害型
d. 多嚢胞性卵巣症候群（PCOS）

応する正常反応タイプを**視床下部性無月経** hypothalamic amenorrhea，反応に乏しいあるいは無反応のタイプを**下垂体性無月経** pituitary amenorrhea とする．しかし，長期間 GnRH 分泌が低下していた視床下部性障害の症例（重症の**神経性食欲不振症** anorexia nervosa など）では，続発的に下垂体障害性の低下をきたすことが多い．一方，PCOS では，GnRH 負荷に対して，LH 単独の過剰反応を示すことが特徴的である．

4　TRH 負荷テスト TRH challenge test

下垂体前葉のプロラクチン分泌予備能を評価するため，甲状腺ホルモン放出ホルモン（TRH）500 μg を投与し，その前後に血中プロラクチンを経時的に測定する検査である．とくに夜間の高プロラクチン血症や潜在性高プロラクチン血症においては，TRH 負荷に対して過剰反応するため，その診断の一助となる．

5　エストロゲン負荷テスト（プレマリンテスト）estrogen challenge test

視床下部・下垂体系に対するエストロゲン positive feedback による LH サージ放出能を評価するため，エストロゲンとして結合型エストロゲン製剤プレマリン® 20 mg を静注し，その前後の血中 LH を経時的に測定する検査である．LH サージの異常による排卵障害の診断に用いる．

6　ゴナドトロピンテスト（hMG テスト）gonadotropin test

無排卵無月経症例において，ゴナドトロピンに対する卵巣の反応性を評価するため，hMG 150 IU を 5〜7 日間投与し，超音波断層法による卵胞発育の観察および血中 E_2 測定を行う．排卵誘発による治療可能性があるか，また，必要とするゴナドトロピン量を知ることができる．

2　不妊症検査法

A　卵管疎通検査法 tubal patency test

卵管は生殖器官としてきわめて重要である．その役割については表I-3に要約した．これらの卵管の機能をすべて検索することは不可能であり，臨床的には卵

表 I-3 卵管の機能

1. 卵子の捕捉(pick up)：卵管采
2. 卵子の輸送
3. 精子の輸送
4. 精子の受精能獲得(capacitation)に寄与
5. 受精の場：卵管膨大部
6. 受精卵の初期発生の場
7. 受精卵の輸送

管の通過性の検査にとどまらざるをえない．妊娠するためには少なくとも一方の卵管は疎通性のあることが最低の条件である．

1 子宮卵管造影法(HSG)

油性または水性の造影剤を外子宮口から子宮腔に注入し，子宮内腔と卵管をX線で造影する．子宮の形態，卵管の疎通性，癒着状態が観察できる．

2 卵管通気法(描写式卵管通気法)，Rubin 試験

気体（通常 CO_2 ガス）を一定の圧力・速度で外子宮口より注入すると，子宮腔の内圧が上昇し，卵管を経て腹腔にガスが排出されると圧が低下する．この内圧の変化をキモグラフで描いて，その曲線の形態から卵管の疎通性を判定する．通気曲線は正常型，痙攣型，癒着型，狭窄型，閉鎖型に分類される（図I-39）．この検査法の長所は非観血的なことであるが，左右差が判別できない欠点を有す．

3 卵管通水法

圧力計のついた通水用嘴管を用い，食塩水もしくは蒸留水を外子宮口から子宮腔に注入する．正常の大きさの子宮で 10 ml 以上注入可能であれば卵管の疎通性があると判定できる．

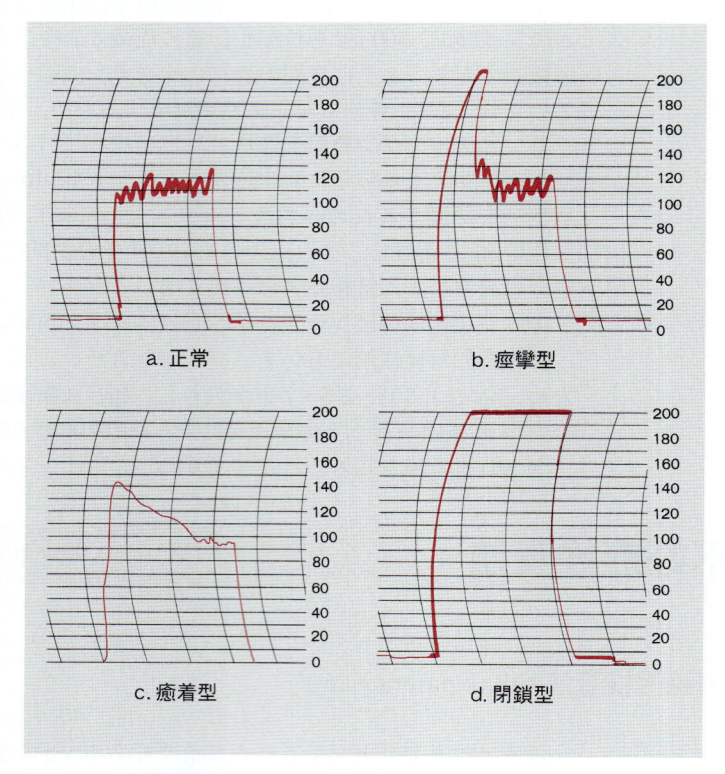

図 I-39 卵管通気法による通気曲線パターン

4 卵管通色素法

人体に無害な色素水を卵管通水法と同様に注入し，卵管から腹腔に排出された色素が腹膜から吸収され，それが尿中に排泄されるのをみて卵管の疎通性を確認する．

5 腹腔鏡検査

腹腔鏡を用いて子宮，卵管，卵巣，そして腹腔内の状態を直視下に観察する方法である．HSGからだけでは判断できない骨盤内臓器や卵管周囲の癒着の診断も可能で，治療法の選択，予後判定にも有益である．

B 排卵時期の診断法 decision of ovulatory phase

月経がみられない場合は無排卵であるが，月経が認められても排卵が起こっているとは限らない．

排卵の確認には次の3点を満足することが必要である．
① 基礎体温が2相性．
② 超音波断層検査による発育卵胞の消失と子宮内膜の変化．
③ 基礎体温高温相中期の血中プロゲステロン値が10 ng/ml以上．

排卵時期の診断は必ずしも容易ではなく，いくつかの判定法・測定法を組み合わせて総合的に判断して推定するしかない

1 基礎体温（BBT）による排卵日の診断

BBTから排卵日を推定することは可能であるが，あくまでもBBTが二相性を示してから，すなわち高温相を認めてからの判断であって，予測は困難である．

BBTから排卵日を診断する方法として4つの説が知られている．

① 体温陥落日（dip）説：排卵日にはエストロゲンの分泌が著増し，それによって体温が急に低下して陥落日を形成するという説である．たしかに排卵日に一致して50〜80％に陥落を認めるが，陥落日を形成しないで排卵したり，また，陥落日と思われても翌日に高温にならない場合も多く，正確とはいいがたい．

② 最低体温日（nadir）説：月経周期の中で最も低い体温を示した日が排卵日であるという説．LHのピークがnadirのあとに認められたという報告が少なくなく，この説は根拠に乏しいといわざるをえない．

③ 低温最終日（coverline）説：高温相の前日，すなわち低温相の最終日を排卵日とする説．超音波検査や内分泌学的な判定による排卵日と最もよく合致するとの報告が多い．しかし，低温相の最終日であると判定することが必ずしも容易ではない．次回月経の前日から逆算して範囲を推定し，低温相における最低と最高の温度幅を超えた日を高温相初日とし，その前日を低温最終日とする．

④ 高温相初日（first day of the BBT）説：開腹による卵胞破綻直後の出血黄体の発見あるいは超音波断層診断による破裂卵胞の所見の確認が高温相初日に集中することから，その前日すなわち低温相最終日が排卵日である可能性が最も高いことは前述したとおりである．しかし，厳密にいえばBBTを測定した時刻（早朝6〜7時）までに排卵していることになるので，25％は高温相初日の可能性もある．

2 超音波断層検査による発育卵胞と子宮内膜のモニタリングから排卵時期を推定する

卵胞・子宮内膜をモニタリングする場合，経腟的超音波断層法が用いられることが多い．産婦人科領域で用いられている経腟超音波診断装置の周波数は5〜7.5 Hzである．周波数が高いと近位の解像力はよくなるが，遠位の解像力は極端に劣

化する．対象とする臓器の位置や超音波吸収係数を考慮し，最も良質な画像が得られる周波数を選択する．

① **性周期に伴う卵胞発育**：月経開始頃から，5～8 mm の大きさの卵胞が認められる．排卵の4～5日前頃から，通常1つの主席卵胞が発育し，1日1.5～2.0 mm の割合で増大する．自然周期の排卵直前の成熟卵胞径は，おおよそ20 mm 前後であるが，17～25 mm と幅があるため，患者個人個人の卵胞発育パターンを知っておく必要がある．

排卵の超音波所見としては，卵胞の消失・縮小・変形，卵胞壁の肥厚，内部エコーの増加，Douglas 窩の液体貯留などである．

② **性周期に伴う子宮内膜パターンの変化**：子宮内膜は卵胞中期から排卵期にかけて，エストロゲンの分泌量に比例して厚さを増す．排卵時には10 mm 以上となる．卵胞期の子宮内膜は筋層より hypoechoic で，前後の内膜が接する子宮内腔部分は hyperechoic な線状の超音波像となる．排卵期が近づくに従い，子宮内膜周辺部が hyperechoic となり，特徴的な木の葉状 multilayered pattern の超音波像となる（図Ⅰ-40）．

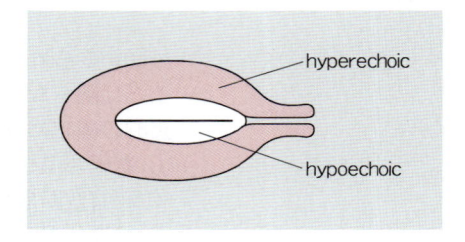

図Ⅰ-40　卵胞期後期の子宮内膜超音波像
子宮の内膜像が木の葉状を呈する

3 頸管粘液性状による排卵時期の推定

頸管から分泌される**頸管粘液** cervical mucus（CM）の量や質はエストロゲンの影響を受けて性周期で変化する．排卵が近づくと CM の量は 0.3 ml 以上となり，水様透明で牽糸性も 10 cm 以上，スライドグラスに塗抹して乾燥させたときのシダ状結晶の形成（p. 255，図Ⅱ-66 参照）も顕著となる．

頸管粘液は多量の水分とともに，酵素類（カタラーゼ，ホスファターゼなど），糖質，蛋白質，アミノ酸，脂質，無機質（Na, Cl, Ca, Mg, K, Cu など）を含有している．排卵期に頸管粘液が増量するのは，主として水分の増加によるものである．無機質のうちで最も多いのは Na で34％を占めており，これが頸管粘液の結晶形成の主成分となる．

4 ホルモン測定による排卵時期の推定

① **エストロゲンの測定による排卵時期の推定**：卵胞の成熟に伴い，エストロゲンの分泌量は増加し，排卵のおよそ48時間前にピークに達する．血中，尿中のエストロゲンを測定しピーク値が得られれば，およそ2日後に排卵の起こることが推定できる．血中エストロゲン値測定の方が精度の点で優れているが，簡便性・迅速性の点から日常臨床では尿中エストロゲンの測定が行われることが多い．

尿中エストロゲン値がおよそ 30 μg/日以上を示せば排卵が近いと推定できる．

② **LH（黄体化ホルモン）の測定による排卵時期の推定**：エストロゲンの分泌増加に伴い positive feedback が起こり LH サージが惹起される．この LH サージの開始からおよそ34～36時間後に排卵が起こる（図Ⅰ-34 参照）．

やはり簡便性・迅速性の面から日常臨床では血中 LH 値より尿中 LH 値が測定されることが多く，沢山の測定キットが市販されている．多くの検出キットは尿中 LH 約 50 mIU/ml 以上で陽性を示すように調整されており，陽性を示した時点から1～2日後に排卵が起こる．

C 精液検査 semen analysis

1 一般精液検査

男性不妊症の診断的根拠として重要な検査法である．

4〜7日間の禁欲期間をおき，用手法で採取した精液を30分間室温に置いて十分液化させ，精液量，精子濃度，精子運動率，正常形態精子率などを調べる．Maklar計算盤を用いて光学顕微鏡下に観察して判定する．ヒトの精子は形態異常を呈するものが多く，その代表的なものを図I-41に掲げた．世界保健機関 World Health Organization（WHO）が提唱した精液分析の基準値と，その基準値に基づく男性不妊症の表現法を表I-4に示した．

精液の性状は変動が大きく，1回の検査で診断を下すのは好ましくない．期間をおいて数回検査し総合的に判定すべきである．

2 精子機能検査

精液検査は精液や精子の性状を示しているが，必ずしも精子そのものの機能を反映するものではない．精液所見が良好ならば精子の受精能力も良好であるとはいいきれない．精子の機能すなわち受精能を調べる検査法としては次のようなものが考えられている．

① 透明帯除去ハムスター卵へのヒト精子侵入試験（**ハムスターテスト** hamster test）：精子の受精能力を調べる最も確実な方法は，その精子が卵子と受精できるかどうかを *in vivo* あるいは *in vitro* で直接調べることであるが，ヒトの卵子を検査に用いることは困難である．そこで，これに代わるさまざまな検査法が考案されているが，その代表的なものが透明帯除去ハムスター卵へのヒト精子侵入試験である．

透明帯を除去したゴールデンハムスター卵に，受精能力のあるヒト精子が侵入

表I-4 精液分析の基準値と精液性状の表現方法

精液量	Volume	1.5 mL 以上[*1]
pH	pH	7.2 以上
精子濃度	Concentration	15×10^6/mL 以上
総精子数	Total sperm count	39×10^6 mL 以上
精子運動率[*2]	Motility	PR＋NP 40 %以上
		PR 25 %以上
形態正常精子率	Morphology	4 %以上
精子生存率	Viability	58 %以上
白血球数	White blood cell	1×10^6/mL 以下
正常精液	normozoospermia	全検査項目の基準値を満たす
乏精子症	oligozoospermia	精子濃度 15×10^6/mL 未満
精子無力症	asthenozoospermia	PR＋NP 40 %未満
		もしくは PR 32 %未満
奇形精子症	teratozoospermia	形態正常精子 4 %未満
無精子症	azoospermia	精液中に精子が存在しない
		（遠心分離で確認）
無精液症	aspermia	精液が射精されない

[*1] 重量を測定し，比重を1（1.0 g＝1.0 mL）として換算する
[*2] 精子運動性のグレード
PR：前進運動精子．速度に関わりなく非常に活発に直線的あるいは大きな円を描くように動いている精子
NP：非前進運動精子．前進性を欠いたさまざまな運動性を有する精子
IM：不動精子

WHO laboratory manual for the examination and processing of human semen, fifth edition. World health organization. Cambridge : University Press, 2010.
（日本泌尿器科学会/精液検査標準化ガイドライン作成ワーキンググループ編，精液検査標準化ガイドライン，東京，金原出版，2003）

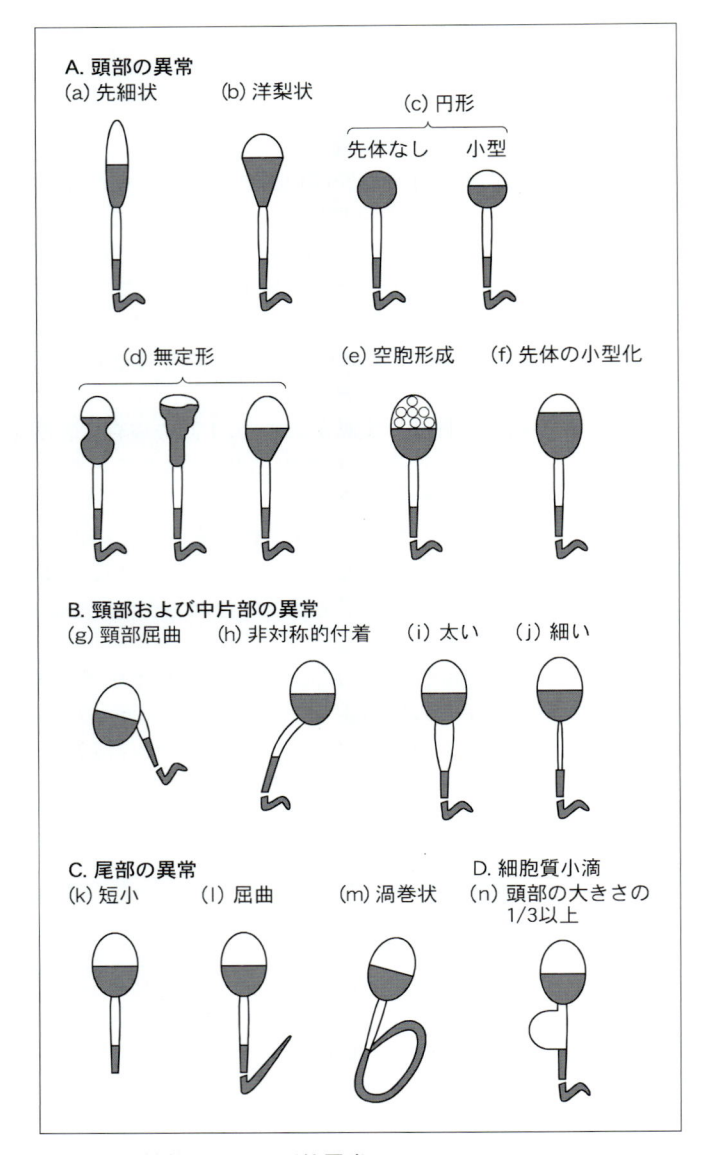

図 I -41 精子のおもな形態異常
(WHO laboratory manual for the examination of human semen and sperm-cervical mucus interaction. Forth edition. World Health Organization. Cambridge University Press, 1999 より)

可能（異種動物間受精）であることを利用して精子の受精能力を判定する検査法である．検査法の概略を図 I -42 に示した．精子侵入の認められた卵が全体の 15％以上を示す場合妊孕性ありと判定するが，妊孕能の確認されている精子を対照において比較することが望ましい．

② hemizona assay（HZA）：半切したヒト卵の透明帯 hemizona を用意し，被検者の精子の hemizona への接着性を対照の精子と比較し，受精能を相対的に評価しようとするものである（図 I -43）．精子と hemizona を一定時間培養した後，hemizona を数回ピペッティングして余分な精子を取り，強く結合しているそれぞれの精子数を顕微鏡下に算定し，以下の計算方法で HZA index を求める．

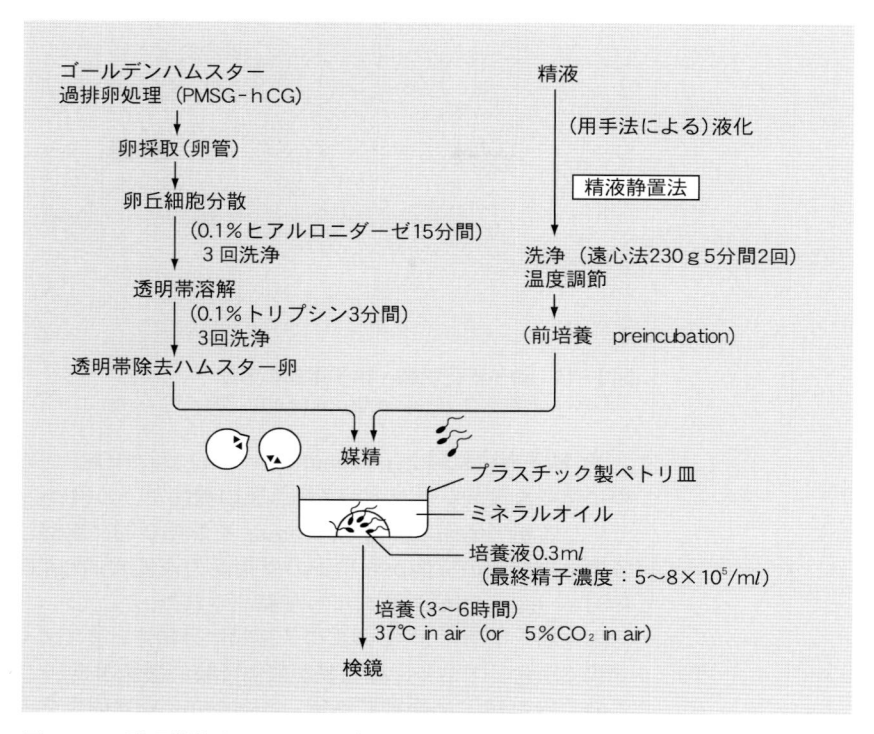

図Ⅰ-42 透明帯除去ハムスター卵へのヒト精子侵入試験（ハムスターテスト）
（星　和彦：ベッドサイドの婦人科疾患の診かた（星　和彦・佐藤　章 編）．100，南山堂，1999より）

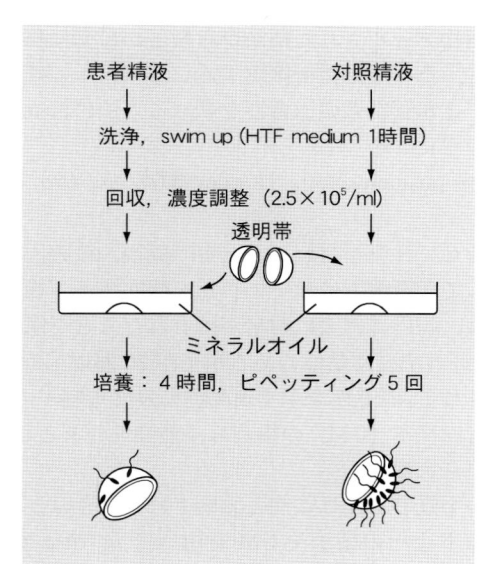

図Ⅰ-43　Hemizona assay
（星　和彦：ベッドサイドの婦人科疾患の診かた（星　和彦・佐藤　章 編）．111，南山堂，1999より）

$$\text{HZA index} = \frac{\text{結合した被検精子数}}{\text{結合した対照精子数}} \times 100$$

※ HZA index ≧ 62 が受精能（＋）の一応の基準値になる．

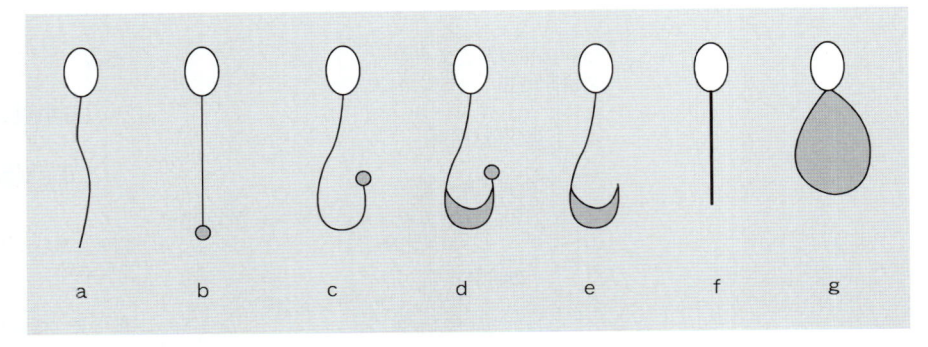

図Ⅰ-44 精子膨化試験，精子尾部の形態
(Jeyendran, R.S. et al.: *J Reprod Fertil*, 70：222, 1984 より)

③ **精子膨化試験** hypoosmotic swelling test (HOS)：先体反応など一連の受精過程に重要な役割を果たす精子細胞膜の機能をみる検査法である．低浸透圧溶液中で生じる精子尾部の**膨化** ballooning を形態学的に観察し，それによって推察される尾部細胞膜の機能から精子の受精能力を間接的に判定しようとするもので，1984 年 Jeyendran et al.によって確立された．

膨化した尾部は a～g 型まで 7 種類に分類される（図Ⅰ-44）．g 型は尾部全体が著明に膨化しており，細胞膜が無傷で膜の機能が良好であることを示している．このような精子は**受精能獲得** capacitation や**先体反応** acrosome reaction がスムースに起こるであろうと推測される．

D 精子-頸管粘液適合試験 sperm-cervical mucous compatibility test

射精され腟内にプールされた精液から精子が最初に移動し通過するのが頸管粘液（CM）である．その通過能を確認することは精子の妊孕能を検索するうえで重要である．精子と頸管粘液の適合性を調べる方法には *in vivo* と *in vitro* の検査法がある．

① **性交後検査** postcoital test, **Huhner 試験**：*in vivo* で施行される精子-CM 適合試験である．

排卵日に合わせて性交を行わせ，一定時間後，後腟円蓋部貯留液と頸管内粘液（CM）を採取して顕微鏡下に精子の有無を観察する．後腟円蓋部貯留液中に精子を認めることは，腟内に確実に射精が行われたことを意味する．頸管下部の標本で，400 倍の視野の中に運動性のある精子が 25 個以上みつけられれば，性交後検査良好と診断される．直進性を示す運動性の良好な精子であれば 10 個以上でもかまわない．頸管内標本（CM）の場合は，運動性のある精子が 10 個以上確認されれば正常と判定される．

性交後検査が不良もしくは陰性と診断されたときは，夫婦のみならず妊孕性の確認されているドナーの精子や CM を用いて *in vitro* での交叉適合 cross-match 試験を行う．

② **Miller-Kurzrok 試験**：*in vitro* で行われる精子-CM 適合試験の 1 つである．

排卵周辺期に採取された CM を 1 滴スライドグラス上に置き，その近くに検査対象精液を置いてカバーグラスで覆い，CM と精液の境界を鏡検する．正常例では精子が精液から CM 内に進入するのが観察されるが，不適合例ではこの現象が起きない．

表Ⅰ-5　精子-頸管粘液適合試験不良例の原因
1．頸管因子
　① 器質的障害：頸管狭窄，裂傷，頸管ポリープ，子宮腟部びらん
　② 炎症：急性・慢性頸管炎
　③ 頸管粘液の異常：量的不良，性状不良
2．男性不妊
　① 乏精子症
　② 精子無力症
　③ 奇形精子症
　④ 精液減少症
　⑤ その他
3．免疫因子
　① 女性側抗精子抗体陽性
　② 男性側抗精子抗体陽性

③ Kremer試験：CMを満たした毛細管を精液の入れられた容器に垂直に立て，一定時間後CM内を進む精子を鏡検する．1時間内に先頭精子が20〜30 mm上昇する場合正常と判定する．

精子-CM適合検査が不良と判定されたときは，頸管因子，男性因子あるいは免疫因子による不妊を考慮しなければならない．それらの原因については表Ⅰ-5にまとめた．

3　組織診

悪性腫瘍をはじめ，多くの疾病の確定診断は病理組織学的診断によりなされる．子宮癌の早期診断にも生体組織検査法（生検 biopsy）による診断が不可欠で，子宮頸部でも細胞診，腟拡大鏡診で cervical neoplasia を疑った場合には，切除鉗子を用いた punch biopsy による組織診を行って診断を下さねばならないし，また近年増加傾向にある子宮体癌の確定診断にも内膜診査用ゾンデキューレットを用いた組織診が必須である．

さらに，手術摘出物について悪性像の有無，悪性のものであれば組織型，病巣の範囲，浸潤の程度などを決定しなければならない．採取した組織片はただちに10％ホルマリン溶液中で固定し，パラフィン包埋後，薄切し，ヘマトキシリン・エオジン（HE）染色後に鏡検する．

A　子宮頸部の組織診 biopsy of the cervix

① 組織片の採取方法

1　診査切除術

Grünward 鉗子，またはこれを改良した切除鉗子を用いた punch biopsy により，直視下に子宮頸腟部より組織片を採取する（図Ⅰ-45）．診査切除術 exploratory incision は，細胞診でクラスⅢ以上のときはもちろん，細胞診陰性でも腟拡大鏡診で異常所見が認められたときは適応となる．この際，とく

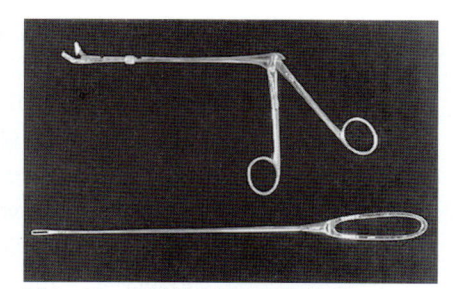

図Ⅰ-45　組織診用検体採取器具
　上：切除鉗子
　下：ゾンデキューレット

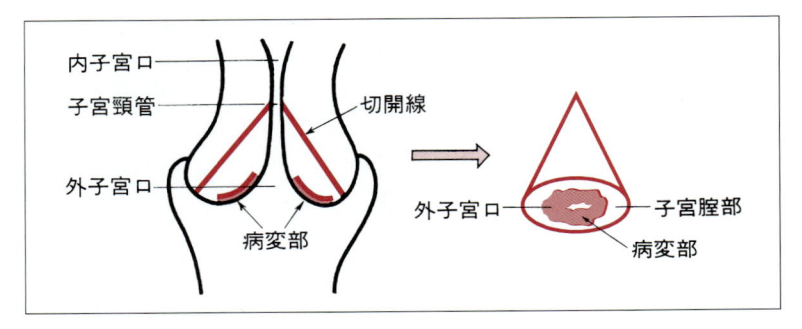

図 I -46　円錐切除術

に留意することは，微小浸潤癌以下の病変は肉眼的には診断しえないので，正確な組織診断を下すためには，腟拡大鏡診上の異常所見のうち最高病変とみられる部位からの狙い biopsy を行わねばならないことである．また扁平-円柱上皮境界 squamo-columnar junction（SCJ）は高年になるにつれて頸管内へと退縮していき，しかも SCJ 付近に頸癌が好発するので，頸管内に限局した病変では，腟拡大鏡診でも観察不可能なことがある．このような症例では，キューレットを用いて頸管内を搔爬し，組織を採取のうえ，診断を確定することが必要である．

2 円錐切除

図 I -46 のように病変部を含めて子宮腟部から頸管下部をメスで円錐状に切除する Sturmdorf 手術が通常行われているが，最近ではレーザー機器の普及に伴い，高出力のレーザー光を用いた円錐切除術 conization がさかんに行われている．

円錐切除 cone biopsy の適用は，診査切除術だけでは確信の得られない cervical neoplasia の確定診断や，病変が頸管内奥深く入り込み，その全貌を腟拡大鏡診で観察できない症例の最高病変の確認であるが，そのほかにも上皮内癌までの病変で，子宮を温存し妊孕性を残すことを希望する患者には治療的な意味も含めて行われる．すなわち切除された子宮頸部の全周を調べ，最高病変が高度異形成上皮や上皮内癌で，十分に病変部が切除されていれば，それ以上の手術を追加する必要はなく，治療目的を果たすことができる．微小浸潤扁平上皮癌 Ia 1 期についても妊孕能温存を希望する症例では，円錐切除の切除断端に病変がなく完全切除であり，また脈管侵襲を認めない場合，円錐切除だけで経過観察可能であるというコンセンサスがほぼ得られている．

2 各種病変の組織像

子宮頸癌は組織学的に扁平上皮癌と腺癌に大別される．従来，子宮頸部扁平上皮癌が約 90 ％と大多数を占めるが，近年，腺癌は増加している．

（1）頸部扁平上皮癌およびその前癌病変

現在，子宮頸部扁平上皮癌については，大部分の癌が子宮頸部の扁平-円柱上皮境界 SCJ 内側の円柱上皮下に存在する予備細胞 reserve cell から発生し，その予備細胞は腺細胞と扁平上皮細胞の両者に分化しうる多分化能を有していると考えられているので，子宮頸癌は典型的な扁平上皮癌というよりも，厳密には類表皮癌 epidermoid cancer の範疇に入る．その発生過程は，予備細胞の増生と，その扁平上皮化生 metaplasia の途上における dysplastic change に端を発し，異形成 dysplasia →上皮内癌 carcinoma in situ（CIS）→微小浸潤癌 microinvasive carcinoma →浸潤癌 invasive carcinoma と進行していくと考えられており，各段階の組織学的診断基準は下記のとおりである．

◦異形成の形態学的特徴◦　癌細胞に類似する異型性をもった細胞が，扁平上皮層の一部あるいは全層に散らばっており，上皮全体としては基底層→中層→表層と程度に差こそあれ秩序正しい分化を遂げているが，正常の層形成が乱れているものをいい，良性・悪性間の境界病変として扱われる．組織学的基準としては，①上皮細胞の異型性の獲得と，②上皮の3層分化能の保持の2つを満たさねばならない．したがって，分化の低下のみで細胞異型を伴わない基底細胞過度増殖 basal cell hyperplasia，予備細胞増殖 reserve cell hyperplasia，化生扁平上皮 metaplastic squamous epithelium とは細胞異型の有無で区別し，上皮内癌とは細胞の異型度と上皮としての分化の有無で鑑別する．

　異形成は細胞の異型性と異常増殖の程度により，軽度，中等度，高度異形成に分けられている．すなわち，細胞の異型性は軽度で，異常増殖は上皮の1/3にとどまる軽度異形成 mild dysplasia，細胞の異型性は癌細胞に類似するものまで含まれるが，上皮としての異常増殖は下2/3にとどまる中等度異形成 moderate dysplasia，細胞の異型性は高度化し，上皮の異常増殖は下2/3を超し，層形成は著明に低下して上皮内癌にかなり近似する高度異形成 severe dysplasia に分類されている．

　異形成の多くは自然治癒するが，なかには長期間そのままの状態でとどまったり，さらに癌へと進行していくものもあり，異形成の高度のものほど癌に進むものが多く，したがって異形成は生物学的には"前癌病変"と考えることができる（図Ⅰ-47 A）．

◦上皮内癌の形態学的特徴◦　上皮内癌は上皮全層が癌細胞で置換され，すでに層形成も失ってはいるが，いまだ間質内浸潤がみられないものをいい，組織学的基準としては，①上皮の正しい分化の欠如，②細胞の十分な異型性，③極性の消失，④核分裂の増加，とくに異常核分裂，の4項目が重視される．また，しばしば頸管腺の侵襲 glandular involvement を伴うことがある．なお，上皮内癌の表層の1～2層は扁平化し，見せかけの層形成を示す場合もある．生物学的には上皮内癌は最も初期の癌であり，子宮頸癌臨床進行期分類の0期に分類される（図Ⅰ-47 B）．

◦微小浸潤扁平上皮癌の形態学的特徴◦　1997年10月に改訂された子宮頸癌取扱い規約では，微小浸潤扁平上皮癌は上皮内癌の一部の基底膜が破壊・消失し，小さな間質内浸潤が認められるもので，浸潤の深さは表層基底膜より計測して5mmを超えず，また，その縦軸方向の広がりが7mmを超えないものと定義されている．浸潤癌ではあっても，浸潤の程度が微小なものはとくに予後がよいことから，微小浸潤扁平上皮癌は子宮頸癌進行期分類のIa期に分類される．さらに，浸潤の深さにより二分され，深さが3mmを超えないものはIa1期，3～5mmの症例はIa2期に分類される．

◦扁平上皮癌の形態学的特徴◦　扁平上皮癌は重層扁平上皮に類似した細胞からなる浸潤癌で，角化傾向を指標にして角化型，非角化型の2型に分類される．以前は構成細胞の大きさにより大細胞非角化型と小細胞非角化型に分類されていたが，1997年10月に改訂された子宮頸癌取り扱い規約では両者をまとめて非角化型とし，1つのカテゴリーに含めるようになっている．

　頻度は非角化型の方が多く角化型の頻度が少ないのが多臓器の扁平上皮癌と比べると異なっている．角化型は角化真珠などの角化傾向の顕著な扁平上皮癌であり，また，非角化型は単一細胞角化の出現を認めることはあるが一部にとどまり，かつ角化真珠の形成を認めない扁平上皮癌を示すと定義されている（図Ⅰ-47 C）．

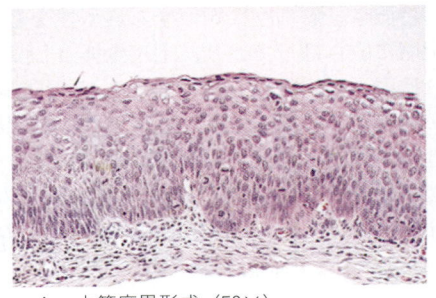

A．中等度異形成（50×）　　　　B．上皮内癌（100×）

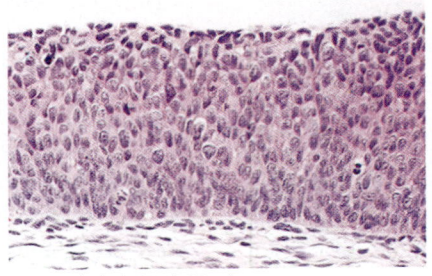

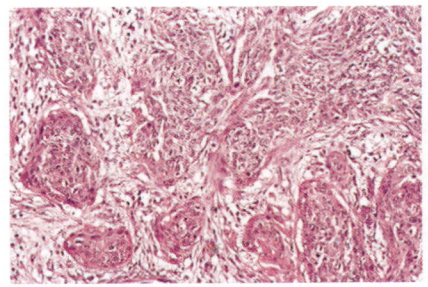

C．扁平上皮癌（非角化型）（50×）　D．体部腺癌（高分化型）（25×）

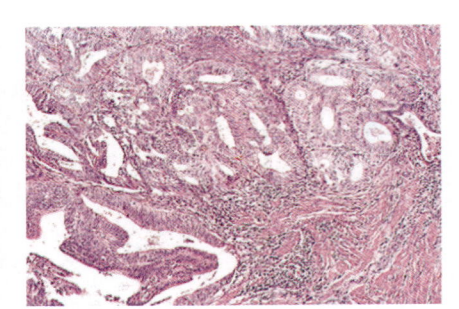

図Ⅰ-47　組織診

　その他，特殊型には疣状癌 verrucous carcinoma，コンジローマ様癌 condylomatous carcinoma，乳頭状扁平上皮癌 papillary squamous cell carcinoma，リンパ上皮様癌 lymphoepithelioma-like carcinoma などが分類される．

　これらの頻度は大細胞型（約 70 ％）＞角化型（約 20 ％）＞小細胞型（約 10 ％）の順であり，角化型の頻度が少ないのが他臓器の扁平上皮癌に比べると異なっている．

（2）頸部腺癌

　子宮頸部腺癌の発生過程は，腺異形成 glandular dysplasia →上皮内腺癌 adenocarcinoma in situ →微小浸潤腺癌 microinvasive adenocarcinoma →腺癌 adenocarcinoma と進行していくとする考え方があるものの，その自然史は明らかにされているとはいいがたい．従来，頸部腺癌の頻度は子宮頸癌のなかの 5 ％程度を占めるにすぎなかったが，近年増加しており，日本産科婦人科学会婦人科腫瘍委員会報告の 2001 年度子宮頸癌患者年報によると，全子宮頸癌症例の中で腺癌の占める割合は 15 ％程度となっている．組織学的には多彩であり，純粋腺癌および腺癌と扁平上皮癌の混合腺癌に大別され，各々の割合はほぼ同数である．

●腺癌の形態学的特徴●　1997 年 10 月に改訂された子宮頸癌取扱い規約により，腺癌は，①粘液性腺癌 mucinous adenocarcinoma，②類内膜腺癌 endometrioid adenocarcinoma，③明細胞腺癌 clear cell adenocarcinoma，④漿液性腺癌 serous adenocarcinoma，⑤中腎性腺癌 mesonephric adenocarcinoma の 5 つに分類される．

　①粘液性腺癌は，少数の細胞でも明らかに細胞内粘液を含む腺癌のことを示し，内頸粘膜に類似した円柱上皮細胞に類似する ⅰ）内頸部型 endocervical type と，杯細胞や好銀細胞を伴う腸の腺癌に類似する ⅱ）腸型 intestinal type に亜分類されている．さらに，内頸部型は，高度に分化した粘液性癌からなる悪性腺腫

adenoma malignum と，絨毛腺管構造と全体に高度ないしは中等度に分化した絨毛腺管状乳頭癌 villoglandular papillary adenocarcinoma が含まれる．

②類内膜腺癌は，子宮体内膜癌の組織学的特徴を有する腺癌で，粘液性腺癌内頸部型と比べて粘液分泌能は弱く，乳頭状の増殖パターンを示すものが多い．③明細胞腺癌は，とくに米国で妊娠中に流産を防ぐためジエチルスチルベストロールを用いた母親から生まれた女児に多くみられるという．④漿液性腺癌，⑤中腎性腺癌ともどもまれな腺癌である．

● その他の上皮性腫瘍の形態学的特徴 ● 1997年10月に改訂された子宮頸癌取扱い規約により，その他の上皮性腫瘍としては，頸部腺癌に腺癌と扁平上皮癌の両成分が移行・混在した，①腺扁平上皮癌 adenosquamous carcinoma や，腺扁平上皮癌の低分化型と考えられる，②すりガラス細胞癌 glassy cell carcinoma などが分類される．そのほかに境界明瞭な基底細胞様癌巣に篩状構造を特徴とする，③腺様基底細胞癌 adenoid basal carcinoma や，④カルチノイド carcinoid，⑤小細胞癌 small cell carcinoma，⑥未分化癌 undifferentiated carcinoma なども分類されている．

これらのほかに，頸部には子宮体内膜癌や胃癌などの転移性癌もまれにみられるので，頸部原発腺癌との鑑別に注意を要する．

B 子宮内膜の組織診 biopsy of the endometrium

① 組織片の採取方法

子宮腔内に内膜診査用の小さなゾンデキューレット（図I-45）を挿入し，内膜を掻爬採取し，子宮体癌をはじめとする体内膜病変の確定診断を行う．その他，内膜組織診は内膜日付診による内分泌機能の診断，結核をはじめとする内膜の炎症の有無，不全流産や子宮外妊娠などの診断にも利用されている．内膜診は，体癌診断の確診法ではあるが，直視下で行う頸癌の組織診とは異なり，子宮鏡（ヒステロスコープ）を用いないかぎり盲目的手技によらざるをえないので，組織片に癌が認められない場合でも，体癌の存在を完全には否定できない．とくに初期癌では子宮腔内のごく一部に病巣が限局していることが多いので，材料採取に起因する偽陰性 false negative の危険性は，進行体癌に比較するとどうしても高くなる．したがって，組織片の採取は可及的に子宮腔内の多数の部位から内膜を採取することが望ましい．体癌の掻爬組織片の特徴は，内膜片が多量に採取され，個々の内膜片は大きな塊状のことが多く，また，灰白色・不透明感に加えて脆弱であることが多い．なお，体癌の子宮頸への浸潤は，頸管内の部位別掻爬診または子宮鏡検査によって確認され，浸潤が認められれば臨床進行期は子宮体癌II期となり，I期とは異なる手術術式となる．

② 各種病変の組織像

子宮体癌のほとんどが子宮内膜上皮を発生母地とする腺癌で，その発生はエストロゲンの過剰な持続刺激に関連しているといわれている．その発生過程としては，細胞異型を伴わない子宮内膜腺の過剰増殖を示す，子宮内膜増殖症 endometrial hyperplasia から細胞異型を伴う子宮内膜腺の過剰増殖を示す，子宮内膜異型増殖症 atypical endometrial hyperplasia を経て，腺癌 adenocarcinoma に移行すると考えられている．体癌病巣の周辺に腺腫性あるいは異型増殖症の病変がしばしばみられることも，これらが体癌の前癌病変である可能性を強く示唆している．なお，異型増殖症と上皮内腺癌との鑑別は困難であり，国際臨床進行期分

類（FIGO）ではこれらを同義的に扱っている．

●腺癌の形態学的特徴● 体癌は病理組織学的には，腺癌が95％以上を占める．内膜型腺癌は分化度に基づいて，G_1：高分化型（充実性増殖部分5％以下），G_2：中分化型（6〜50％），G_3：低分化型（50％以上）に分類（FIGO，1988および日本産科婦人科学会）されている．高分化型腺癌の腺構造は多く管状を呈するが（図Ⅰ-47 D），低分化型腺癌では腺構造は不明瞭となり，大部分は充実性増殖を示す．一方，細胞ならびに核の形態は，低分化になるに従って異型度を増し，組織レベルばかりでなく細胞レベルでも悪性を示唆する所見が強くなってくる．したがって，高度に分化した管状型腺癌では異型増殖症との鑑別がときに困難なことがある．しかし，腺癌では間質は腺の増生と拡大により圧迫され，特徴的な"back to back appearance"を呈する．

また，体癌のなかには腺癌部分に扁平上皮成分を混じているものがある．扁平上皮成分が良性にみえるもの，すなわち扁平上皮化生を伴う腺癌を腺棘細胞癌，扁平上皮成分が悪性であるものを腺扁平上皮癌と呼称し，区別している．ほかに体癌のなかには，3〜5％の頻度で明細胞腺癌や，まれに漿液性腺癌，きわめてまれに粘液性腺癌や扁平上皮癌がみられる．

4 細胞診

細胞診 cytodiagnosis, smear test とは組織より剝離した細胞を塗抹鏡検する方法で，Papanicolaou(1928)によって基礎が確立された．近年，細胞診の進歩は目覚ましく，単に良性，悪性を診断するばかりでなく，その細胞の剝離してきた母組織の病変まで推定可能となっている．さらに，細胞診はより広範囲な部分より細胞を採取するため組織診に比べ多量の情報が得られ，また，検体採取に際しても，患者に苦痛を与えることが少なく簡便かつ安価であるなどの利点を有する．

子宮癌の治癒率を高めるためには早期発見，早期治療が不可欠であるが，初期の頸癌は無症状のことが多く，視診と内診だけでは診断は不可能である．その点，細胞診を主体とした集団検診は，頸癌の早期発見にきわめて効果的（発見率0.1〜0.2％）であり，検診の普及に伴い，頸癌による死亡率は着実に減少しつつある．

このように婦人科における細胞診は，子宮頸癌の発見に威力を発揮しているのみならず，子宮体癌の診断や腹水，穿刺検体までその領域が広がり，産婦人科の日常診断には不可欠の検査の1つとなっている．また，細胞診は女性の内分泌状態を検索する手段としても利用されている．そこで，本項ではまず最初に腫瘍細胞診について述べ，次いで内分泌細胞診について述べる．

A 腫瘍細胞診 tumor cytodiagnosis

1 標本作製法

婦人科領域で腫瘍細胞診の対象となっているのは，子宮頸部，子宮体部，腹水，リンパ節などであるが，検体採取法や採取器具は，各対象によって異なるので各項で詳述する．

標本作製法には従来から行われている直接塗抹法と液状化検体法（Liquid-based cytology：LBC法）がある．直接塗抹法は採取した細胞をスライドグラスへ

塗抹後，ただちに95％エタノールの入ったガラスバットに入れるか，またはメタノールとポリエチレングリコールを含んだ滴下式または噴霧式固定液により固定する．この際，乾燥を極力避けなければならない．ついでPapanicolaou染色を施し，検鏡する．一方，LBC法は採取した細胞を専用の固定液バイヤルに入れ，細胞浮遊液を作成する．その後，細胞浮遊液から専用の標本作製装置で標本を作製する．LBC法は標本の作製法が標準化されることから，不適正標本が減るなどの利点がある．

❷ 悪性細胞の特徴と判定法

一般に良性細胞と腫瘍細胞とを鑑別するための共通した診断基準は「異型性」である．悪性細胞のなかには正常細胞と比較すると多量の核DNAを有するものが含まれているので，核染色質（クロマチン）は過染性となり，核も増大することが多く，核異型性を呈する．これに癌化に伴う蛋白合成能の変化や変性，壊死，出血などが加わり，以下に述べるように（表Ⅰ-6），悪性腫瘍では特有な細胞所見を呈する．

① 核所見

一般に悪性核ではクロマチン量は増加するため濃染核となり，粗大顆粒状や粗網状を呈し，その分布も不均一になる．また，悪性核ではしばしば核縁の肥厚，不整などが目立つ．一方，旺盛な増殖力を反映して，異常核分裂像も認められることがある．また，増量した核DNA量と関連して巨大核が出現したり，それに伴う核の大小不同も顕著になる．核の増大により核・細胞質比（N/C比）は当然増加する．そして，腫瘍細胞では良性細胞と異なり，個々の細胞により核所見が多様性を示す．また，細胞の蛋白合成能に関連する核小体は，癌細胞では旺盛な蛋白合成を反映して5μm以上に大型化したり，多数出現することがある．

② 細胞所見

悪性細胞では細胞の大きさの大小不同性と細胞配列の不規則性が目立つとともに，細胞の変形が認められることが多い．たとえば，扁平上皮癌では，オタマジャクシ型細胞，線維状細胞など奇怪細胞が出現することがあり，悪性の診断に役立つ．また扁平上皮癌では，細胞質の異常角化により，強いオレンジGに染まる細胞が出現するなど染色性の変化も認められる．その他，腺癌では細胞質内の異常空胞がみられる．

③ 標本背景

進行癌では出血，壊死を伴うことがしばしばあるので，陳旧性赤血球，細胞融解像，変性蛋白などの存在（腫瘍性背景 tumor diathesis）は，進行癌を疑わせる

表Ⅰ-6 悪性細胞の診断基準

1. 核の変化
   ① 核染色質（クロマチン）の増量に基づく過染性と核の増大
   ② クロマチン粗大顆粒状および核縁の肥厚，不整
   ③ 核・細胞質比（N/C比）の増大と核の大小不同性および多形性
   ④ 核小体の肥大と数の増加
   ⑤ 異常核分裂像や異常多核，多葉核の出現
2. 細胞質の変化
   ① 細胞の大きさの大小不同性と細胞配列の不規則性
   ② 形の変化〔例：扁平上皮癌における，オタマジャクシ型（tadpole cell），蛇状（snake cell），線維状（fiber cell）など〕
   ③ 異常染色性〔例：オレンジG好染性など〕
   ④ 空胞形成，封入細胞の出現
3. 標本背景
   ① 出血像，壊死物質など腫瘍性背景の出現

副所見として重視される．

　以上の悪性細胞の特徴の有無およびその程度により，その標本の総合的判定を下す．

　細胞診の総合判定は表Ⅰ-7に示すようなPapanicolaou分類がある．クラスⅠ，Ⅱは陰性，クラスⅢは疑陽性，クラスⅣ，Ⅴは陽性を示している．

　しかし，子宮頸癌の発生過程にある異形成，上皮内癌，微小浸潤癌などの各種病変より採取された剥離細胞が母組織をそれぞれ反映する特徴的なパターンを呈することが知られるに至り，細胞診の診断技術は，現在では細胞が剥離してきた母組織を推定診断するまで質的に向上し，組織診断の代わり，あるいはその補助として応用されている（図Ⅰ-48，49）．そこで，わが国では子宮頸部に限ってはPapanicolaou分類に代わり，表Ⅰ-8aに示すような推定病変を加味したクラス分類（日本母性保護医協会；現 日本産婦人科医会，1978）が用いられてきた．一方，米国では1987年，細胞診の誤陰性例や細胞診と組織診の不一致例が多いことなどから，細胞診の精度管理が社会問題となった．この問題について米国では細胞診断の精度管理の方策として「ベセスダシステム」とよばれる方式が採択されている．本システムでは標本の適否や細胞診が正常範囲であるか否かの診断記載などが盛り込まれている．わが国においては，平成20年，日本産婦人科医会から表Ⅰ-8bに示すような「ベセスダシステム2001準拠　子宮頸部細胞診結果報告書式例」が発刊され，本システムが採用されている．

表Ⅰ-7　classification of cytologic findings

Class Ⅰ：absence of atypical or abnormal cells
Class Ⅱ：atypical cytology but no evidence of malignancy
Class Ⅲ：cytology suggestive of, but not conclusive for malignancy
Class Ⅳ：cytology strongly suggestive of malignancy
Class Ⅴ：cytology conclusive for malignancy

（Papanicolaou, 1954）

表Ⅰ-8a　細胞診の日母式クラス分類（日母癌対策委員会，1978）

	判定	
クラスⅠ：まったく正常である	(−)	陰性
クラスⅡ：異常細胞を認めるが良性である	(−)	陰性
クラスⅢ：悪性を疑うが断定はできない	(±)	疑陽性
Ⅲa：悪性の疑いが薄い場合．軽度の異形成dysplasiaを想定する		
Ⅲb：悪性の疑いが強い場合．高度の異形成を想定する		
クラスⅣ：きわめて強く悪性を疑う．おもに上皮内癌を想定する	(＋)	陽性
クラスⅤ：悪性である．おもに浸潤癌を想定する	(＋)	陽性

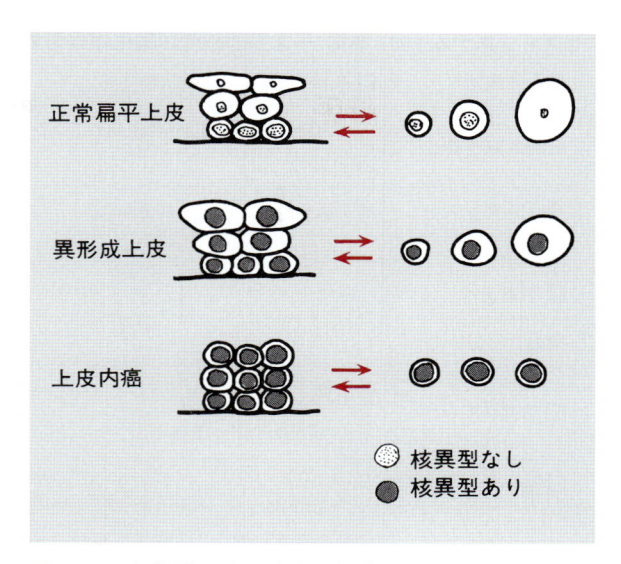

図Ⅰ-48 細胞診による病変の推定

　正常扁平上皮は基底層から表層にいくにつれ細胞質は大きくなるのに対し，核は小さくなる．したがって，核・細胞質比から深層，中層，表層細胞の鑑別が可能である
　異形成 dysplasia に由来した核異常細胞 dyskaryotic cell の核は異型性を有しているので，正常細胞とは鑑別可能である．しかし，異形成では分化傾向が保持されているので，深層型核異常細胞に比し，表層型核異常細胞はより大型である．したがって，細胞質の大きさから核異常細胞は深層型，中層型，表層型の3種に区別される
　上皮内癌（CIS）では組織上もはや分化傾向は認められないので，細胞は一般に小型であるが，異型性を有するため正常の深層細胞との区別は容易である．また深層型悪性細胞では，深層型核異常細胞に比較すると異型性は強く，核・細胞質比はさらに大きくなっている

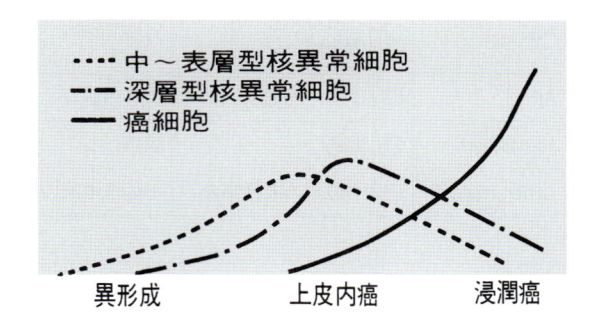

図Ⅰ-49 「異型性」を有する細胞の由来
　　（Koss, L. G.："Diagnostic Cytology"より一部改変）

表 I-8 b　ベセスダシステム 2001 準拠　子宮頸部細胞診結果報告書式例

1. 標本の種類	標本作成法	□直接塗抹法，□液状検体法			次の対応
	細胞採取器具	□サイトピック，□ヘラ，□ブラシ，□綿棒，□その他			
	ベセスダシステム	推定病変	用語解説	日母分類	
2. 標本の適否	□適正 □不適正			□判定可能 □判定不可	再検査
	理由：				
3. 細胞診判定	□陰性（NILM） □ 微生物 □ その他の非腫瘍性所見			I，II	定期検診
	□扁平上皮系異常				以下は要精密検査
	ASC-US □	軽度扁平上皮内病変疑い	意義不明な異型扁平上皮細胞	II-IIIa	①HPV 検査が望ましい，または，②6 ヵ月以内に細胞診
	ASC-H □	高度扁平上皮内病変疑い	HSIL を除外できない異型扁平上皮細胞	IIIa，IIIb	コルポ，生検
	LSIL □ HPV 感染 □ 軽度異形成		軽度扁平上皮内病変	IIIa	コルポ，生検
	HSIL □ 中等度異形成 □ 高度異形成 □ 上皮内癌		高度扁平上皮内病変	IIIa IIIb IV	コルポ，生検
	SCC □	扁平上皮癌	扁平上皮癌	V	コルポ，生検
	□腺系異常およびその他の悪性腫瘍				
	AGC □	腺異型または腺癌疑い	異型腺細胞	III	コルポ，生検，頸管および内膜細胞診または組織診
	AIS □	上皮内腺癌	上皮内腺癌	IV	
	Adenocarcinoma □	腺癌	腺癌	V	
	Other malig □	その他の悪性腫瘍	その他の悪性腫瘍	V	病変検索
4. 細胞所見					
5. 注					

③ 子宮頸部病変の細胞診

子宮頸癌は扁平-円柱上皮境界(SCJ)付近に好発する．一般に若い女性ではSCJは外子宮口の外側に位置するが，高齢者になると頸管内に移動していることが多い．したがって，細胞を採取するときは，SCJが外子宮口の外側にあれば子宮腟頸部の全面擦過を，SCJが頸管内に位置する高齢者の場合には頸管内を擦過して目的の細胞を採取する．採取器具としては，主として生食水に浸した綿棒と木製またはプラスチック製のへら scraper が，また，頸管内擦過には小ブラシも使用されている（図Ⅰ-50）．

このようにして採取された標本の中には，上皮由来の細胞としては扁平上皮細胞(表層～深層)，頸管腺由来の円柱上皮細胞のほか，月経時に体内膜由来の円柱上皮細胞や，流産時に絨毛細胞が観察されることがある．また，非上皮性細胞としては線維芽細胞のほかに，赤・白血球，リンパ球，形質細胞，組織球などが，微生物由来としては Döderlein 桿菌をはじめとした球・桿菌類，真菌，トリコモナス原虫などが，また，時には精子の混在がみられることもある．

1 正常扁平上皮の細胞像

正常扁平上皮は基底層から表層にいくにつれ，細胞質は大きくなるのに対し，核は小さくなる．したがって，核・細胞質比から深層，中層，表層細胞の鑑別が可能である（図Ⅰ-51）．

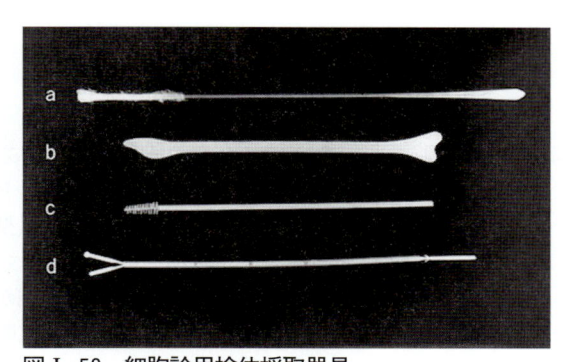

図Ⅰ-50 細胞診用検体採取器具
　a．綿棒，b．スクレーパー（木製），c．頸管内細胞採取用ブラシ（サイトブラシ），d．体内膜細胞採取用器具（エンドサイト）

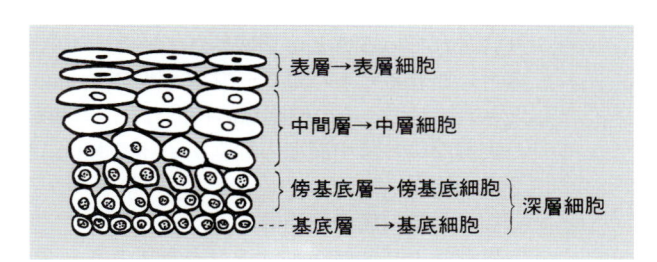

図Ⅰ-51 正常扁平上皮と構成細胞

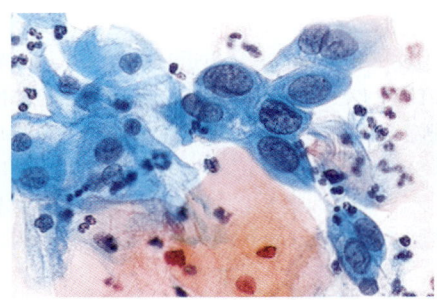

A．中等度異形成からの中層型核異常細胞（200×）

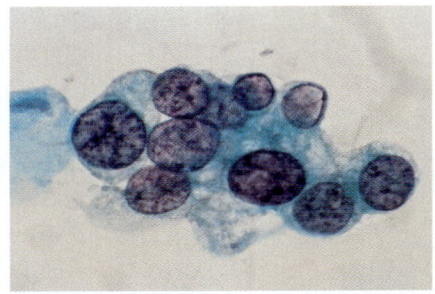

B．上皮内癌からの深層型悪性細胞（600×）

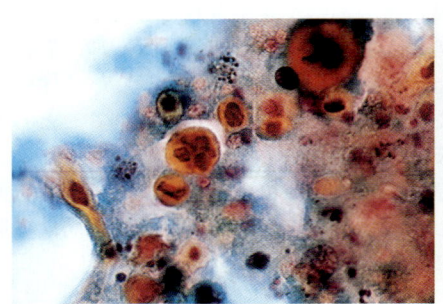

C．浸潤癌からの悪性細胞（200×）

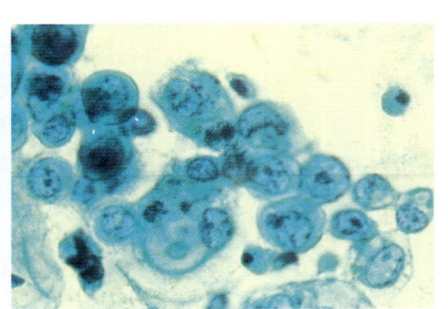

D．体部腺癌からの悪性細胞（400×）

図Ⅰ-52　細胞診

2　異形成の細胞像

　細胞診上「異型性」を有する細胞は，異形成より剥離してきた**核異常細胞** dyskaryotic cell（dysplastic cell とも呼称される）と，上皮内癌以上の癌組織からの悪性細胞とに大別される．異形成では，核は異型性を示すが細胞質はほぼ正常を保っている核異常細胞の出現が特徴的である．すなわち，きれいな標本背景の中に N/C 比の増大した過染増大核をもつ異型細胞が単独または集団をなして認められるが，後述する上皮内癌や浸潤癌の細胞に比較すると，異型性の程度は低く，細胞質はほぼ正常に分化しており，その分化程度により深層型，中層型，表層型核異常細胞に分類される．異形成は組織学的に，軽度 mild，中等度 moderate，高度 severe に分類されるが，軽度異形成では表層型，中等度異形成では中層型，高度異形成では核異常の程度もより高度な深層型核異常細胞が主体をなす（図Ⅰ-52 A）．また，軽度または中等度異形成のなかに**コイロサイトーシス** koilocytosis がかなり含まれていることが指摘されている．本病変は，頸癌の発癌と密接な関係があるといわれる**ヒトパピローマウイルス** human papilloma virus（HPV）感染によるとされている．その細胞像の特徴は，核周囲が空胞状に明るく抜けた halo をもった表層ないしは中層型の細胞が主体であり，核は腫大し，軽度の異型性を伴い，2 核細胞が増加する．

3　上皮内癌の細胞像

　異型性の高い核クロマチンを有するきわめて N/C 比の高い小円形または卵円形細胞（深層型悪性細胞）が集団をなすか，あるいは数珠状につながって出現する．しかし，浸潤癌のような多彩な異型性は示さず，どちらかといえばサイズがそろっており，一定の枠内にとどまっている．また，これに混じて深層型〜表層型の核異常細胞が多数混在するが，標本背景にはいわゆる腫瘍性背景はみられな

い（図Ⅰ-52 B）．

4 微小浸潤癌の細胞像

微小浸潤癌の細胞像は，上皮内癌に類似するものから進行癌に類似するものまで種々あるが，多くの例では出現する細胞は，上皮内癌と同じくN/C比の大きい，異型核をもつ深層型悪性細胞が主体をなす．しかし，上皮内癌に比較すると，癌細胞の数が多く，深層型悪性細胞の「異型性」が一段と増強したり，核小体が目立つことが多い．また，細胞質縁が融解したり，癌細胞の角化傾向が認められることもある．だが，「異型性」や細胞多彩性は進行癌に比べれば少なく，まだある枠内にとどまっているといえる．背景は一般にきれいであるが，ときに軽度の腫瘍性背景を認めることもある．

5 浸潤癌の細胞像

癌の分化の程度により，表層型・中層型・深層型悪性細胞が入り乱れて出現する．悪性細胞の核は強度の「異型性」を示し，多核，巨大核，分裂像なども目立つ．細胞質の形状も著明な多形性，多染性を示し，分化したものではオタマジャクシ型や線維状悪性細胞などが含まれ，しばしば濃縮核，オレンジG好性細胞質を有する．また，低分化のものではN/C比が大きく，裸核を呈することも少なくない．また，標本背景には腫瘍性背景がみられることも特徴の1つである（図Ⅰ-52 C）．

6 子宮頸部腺癌の細胞像

組織学的に内頸部型，類内膜型，明細胞型，腺様嚢胞型などがあるが，腺癌細胞は一般的に細胞集塊をつくり，重積性著明で，しばしばぶどう房状，柵状，ロゼット形成など腺としての形態を示す配列をとる．核は偏在性で増大し，多彩性を示す．核縁の肥厚，クロマチンの不均等分布を認めるが，扁平上皮癌のような著明な濃染核は通常認められない．核小体は肥大，増加することが多く，細胞質内に空胞を認めることもしばしばある．また，内頸部型腺癌ではしばしば粘液産生性性格の強い高円柱状腺癌細胞が多数みられることもある．

❹ 子宮体部病変の細胞診

子宮体癌は，子宮内膜の子宮内膜増殖症，子宮内膜異型増殖症を経て体癌に至ると考えられており，体部腺癌はその分化の程度により，高分化型，中分化型，低分化型に分類される．

近年，子宮体癌に対して老人保健法に基づいた検診体制が確立された．子宮腔にカニューレを挿入し，内膜細胞を吸引採取する子宮腔内吸引法，キューレットやブラシ，エンドサイト（図Ⅰ-50）による腔内擦過法，ジェットウォッシュによる洗浄スメア法など，各種の細胞採取法が工夫され，子宮腔内より直接細胞が採取され，診断効率が高められつつある．

腺癌細胞の一般的な特徴は，頸部腺癌の項でも述べたように細胞集塊は正常の体内膜に比べ重積性が増し，乳嘴状配列や腺房状配列をとり，核間距離も不定で配列が乱れる．また，核の増大，形の不正，核縁の不整，核の大小不同が目立ち，核クロマチンも増量するが，これらの所見は扁平上皮癌細胞ほどには著明ではない．また，核小体はしばしば数が増すとともに肥大する．しばしば細胞質内に分泌物産生と関連した空胞形成が認められる細胞も出現する．ただし，細胞学的に腺癌と診断できても，体癌か頸部腺癌かの鑑別の困難な場合も少なくないので注意を要する．

さらに，頸部の扁平上皮病変では細胞所見から病変の推定診断がかなり可能であるが，体癌では前癌病変とされる腺腫性増殖症や異型増殖症と腺癌との鑑別は

必ずしも容易ではない．また，細胞の判定基準はPapanicolaou分類に準拠しており，クラスⅢ以上では内膜掻爬による組織診で確定診断を下さねばならない（図Ⅰ-52 D）．

⑤ 穿刺細胞診 aspiration cytology

腹水貯留を認める症例に対し，腹腔穿刺により細胞を採取する．腹水の採取経路としては，腹壁からのものとDouglas窩からのものがあるが，いずれによるにせよ腹水中に悪性細胞を認めれば，それだけで悪性腫瘍による腹膜炎の診断が可能である．この結果から，開腹手術による標本採取を行うことなく，治療方針を決定するうえでの重要な情報を得ることができる．

婦人科領域で腹水の貯留する患者は，まず第1に卵巣癌をはじめとする癌性腹膜炎を考えるが，ときには炎症でも腹水の貯留することもあり，腹水細胞診が両者の鑑別に有用である．

出現細胞としては，腹膜由来の中皮細胞のほかに血液由来の細胞がみられる．中皮細胞の中には，ときに腫瘍との鑑別が紛らわしい反応性中皮細胞も出現することがあり，癌細胞であるか否かを判定するために，上皮由来の癌細胞では陽性であるが，中皮細胞は染色されないといわれているケラチンの免疫細胞化学的染色が用いられている．

また，体表より種々の臓器に細い注射針（21〜23 gauge）を刺入し，注射筒の陰圧を利用して細胞を吸引・採取する穿刺細胞診 fine needle aspiration cytology, aspiration biopsy cytology も腫瘍の診断に用いられている．

婦人科領域における応用としては，腫脹したリンパ節の穿刺細胞診による癌の転移の確認や，腟断端内方の腫瘤を穿刺することによる再発癌の診断などがある．

この方法は患者に対する侵襲が少なく，手技が簡単であり，さらに新鮮な細胞を採取できるため，正診率が高いなどの長所がある．

その他，摘出腫瘍や頸管内，あるいは子宮腔の掻爬により得られた組織を直接スライドグラスに捺印し，細胞を塗抹し検鏡する，いわゆる**捺印細胞診** stamp or touch smear test も用いられる．これは組織標本を作製するよりも短時間で組織片の病理学的性格の重要な情報を得ることができるので，術中の迅速診断にも利用できる．

B 内分泌細胞診 hormone cytodiagnosis

腟は性ステロイドホルモンの標的器官の1つであり，エストロゲン，プロゲステロン，アンドロゲンは，腟扁平上皮の増殖，成熟をもたらす．これらの中でエストロゲンのみが中層細胞から表層細胞へ成熟させる作用をもつので，腟扁平上皮の表層を擦過し，それに含まれる各層の細胞の割合を検討すれば，およその内分泌動態が推定可能となる．検査法としては，結果の厳密さは要求できないが，安価で簡単，迅速であり，かつ患者への侵襲もなく，反復施行が可能であるので，内分泌検査法の1つとして日常の臨床に利用可能である．

① 標本作製法

標本は腟側壁上部1/3から綿棒などで採取し，原則としてPapanicolaou染色を行う．

② 内分泌状態判定のためのインデックス

成熟指数 maturation index（MI）：扁平上皮の深層（傍基底），中層，表層各細胞の比を百分率で表し，左側から順に，たとえば10/40/50のように列記して成熟

度を表現する．80/20/0 のように深層細胞の増加している場合を**左方移動**，0/40/60 のように表層細胞の増加している場合を**右方移動**とよぶ．MI はエストロゲン活性の強いほど右方に，低いほど左方に移動する．

ほかにエストロゲン活性をみるために使われるインデックスとしては，**核濃縮指数** karyopyknotic index（KPI），**エオジン好性細胞指数** eosinophilic index（EI），**塗抹指数** smear index（SI）がある．

一方，プロゲステロン効果をみるために使われるインデックスとしては，**辺縁折れ返り細胞指数** folded cell index（FI），**集合細胞指数** crowded cell index（CI）がある．

③ 年齢による腟細胞像の推移

女性の内分泌状態は年齢により変化する．すなわち，新生児では母体からのホルモンの影響をうけて中層型細胞が主体をなす（MI 0/95/5）が，幼少女期では卵巣がまだ働いていないために，深層細胞が主体を占める萎縮像を示す（MI 100/0/0～70/30/0）．そして，思春期に近づいて卵巣が次第に機能し始めると，深層細胞は減少し，中層および表層細胞が増え始める（MI 0/40/60～0/70/30）．成熟期では月経周期に伴って細胞像は変化する．すなわち，月経後，排卵期まではエストロゲンの漸増に伴って表層細胞の割合が増え，排卵期に頂点に達する（MI 0/40/60）．続いて，排卵を契機としてプロゲステロンの分泌が開始されると，中層細胞が漸増し，細胞質辺縁の折り返しや細胞が密集する傾向が目立つようになり（MI 0/70/30），やがて月経期に移行する．閉経期では卵巣機能の低下による性ステロイドホルモンの減少に伴って表層細胞は減少，消失し，代わって深層細胞が出現し，主体を占めるに至る（MI 100/0/0）．

また，妊娠時にはプロゲステロンの相対的増加により，グリコーゲンを豊富に含む中層細胞が主体を占める（MI 0/95/5）．

④ 内分泌細胞診の臨床応用

子宮摘出後の卵巣機能の判定，不妊症患者の排卵時期の推定，性的早熟症候群の診断を含む小児期，思春期，閉経期女性の内分泌状態の把握，種々の内分泌疾患患者のホルモン動態を知るのに役立つ．また，ホルモン産生腫瘍の診断にも有用である．さらに，プロゲステロンは切迫流産や分娩直前には減少傾向を示すので，妊娠時のホルモン動態を細胞診で推定することにより，流産や陣痛発来の予知が可能となる．

5 内視鏡検査法

A 腟拡大鏡診（コルポスコピー）colposcopy

子宮腟部は重層扁平上皮と頸管の円柱上皮が相接し，扁平-円柱上皮境界（SCJ）と称される明瞭な境界をなしている．成熟婦人ではエストロゲンの作用により，SCJ は外翻して円柱上皮が外に出てきて仮性びらんを形成し，臨床上は子宮腟部びらんと診断される．びらん部には，円柱上皮下に存在する予備細胞の増殖→**扁平上皮化生** squamous metaplasia により**移行帯** transformation zone が形成される．

子宮頸癌の発生母細胞は予備細胞と考えられており，したがって，子宮頸部扁

平上皮癌の多くはSCJ内側の移行帯領域から発生するが，更年期を過ぎるとSCJは頸管内に内翻していく．そのため，癌好発部位も年代とともに移り変わることを念頭におき，癌検診にあたらねばならない．

腟拡大鏡診は1925年Hinselmannにより，子宮腟部を直視下に観察する目的で考案され，子宮頸部に発生する初期新生物 early cervical neoplasia の診断に細胞診とともに積極的に利用されており，狙い組織診を含めたこれら3種の診断法は，頸癌の早期発見に不可欠な方法となっている（図Ⅰ-53）．

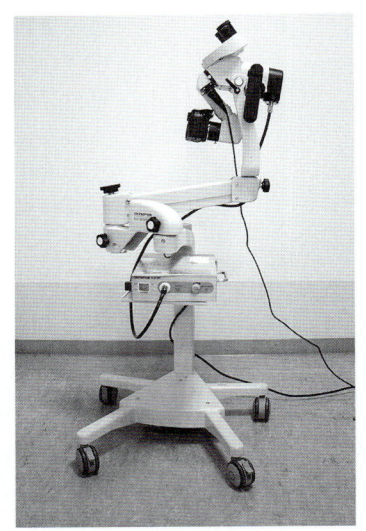

図Ⅰ-53 腟拡大鏡 colposcope

① 方法

現在，普及しているコルポスコピーは双眼式である．5～40倍の倍率で子宮腟部全面を観察した後，2～4％酢酸溶液を子宮腟部に塗布し，病変部を一層明瞭に観察できるように加工する．異常所見がみられた場合は，その部分の狙い組織診を行う．

② 所見の分類

IFCPC：international federation for cervical pathology and colposcopy

従来1990年のIFCPC（international federation for cervical pathology and colposcopy）の分類（ローマ分類）が用いられていたが，2002年バルセロナにて新たなコルポスコピー所見分類（バルセロナ国際分類）が採択された．これをうけて日本においても2005年日本婦人科腫瘍学会で，この分類が一部改正され，採用された（表Ⅰ-9）．そのコルポスコピー所見分類（日本婦人科腫瘍学会，2005）について下記に詳説する．

A．正常所見（NCF）

1．扁平上皮（S）：子宮腟部と腟壁を覆う平常の重層扁平上皮に覆われた部分で，表面は平滑で淡紅色を呈する．扁平上皮の基本的血管像には，網目様毛細血管とヘアピン様毛細血管がある（図Ⅰ-54）．

2．円柱上皮（C）：上方は子宮体内膜に，下方は扁平上皮または化生上皮にはさまれた1層の背の高い頸内膜の粘液産生性円柱上皮に覆われた部分．肉眼的には"びらん"として認められ，酢酸加工で小ぶどう状集簇を呈する．

3．移行帯（T）：外側は扁平上皮（第一次扁平-円柱上皮境界）に，内側は円柱

「扁平上皮」の網目様毛細血管　「扁平上皮」のヘアピン様毛細血管　「移行帯」の樹枝状血管

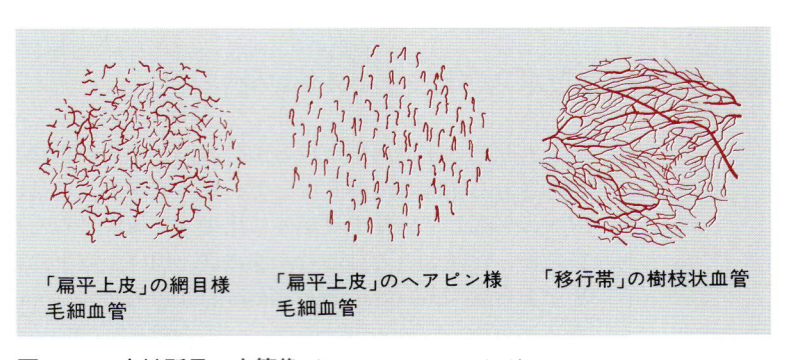

図Ⅰ-54 良性所見の血管像（Kolstad & Stafl より）

表Ⅰ-9 コルポスコピー所見分類：日本婦人科腫瘍学会，2005（バルセロナ分類の一部を改正）

A．正常所見　Normal Colposcopic Findings		NCF
1．扁平上皮　Original squamous epithelium		S
2．円柱上皮　Columnar epithelium		C
3．移行帯　Transformation zone		T
B．異常所見　Abnormal Colposcopic Findings		ACF
1．白色上皮		W
軽度所見　Flat acetowhite epithelium		W1
高度所見　Dense acetowhite epithelium		W2
腺口型（腺口所見が主体の場合）　Gland opening		Go
軽度所見　Gland opening : mild finding		Go1
高度所見　Gland opening : severe finding		Go2
2．モザイク		M
軽度所見　Fine mosaic		M1
高度所見　Coarse mosaic		M2
3．赤点斑		P
軽度所見　Fine punctation		P1
高度所見　Coarse punctation		P2
4．白斑　Leukoplakia		L
5．異型血管域　Atypical vessels		aV
C．浸潤癌所見　Colposcopic Features Suggestive of Invasive Cancer		IC
コルポスコピー浸潤癌所見　Colposcopic invasive cancer		IC-a
肉眼浸潤所見　Macroscopic invasive cancer		IC-b
D．不適例　Unsatisfactory Colposcopic Findings		UCF
異常所見を随伴しない不適例　UCF without ACF		UCF-a
異常所見を随伴する不適例　UCF with ACF		UCF-b
E．その他の非癌所見　Miscellaneous Findings		MF
1．コンジローマ　Condylomata		Con
2．びらん　Erosion		Er
3．炎症　Inflammation		Inf
4．萎縮　Atrophy		Atr
5．ポリープ　Polyp		Po
6．潰瘍　Ulcer		Ul
7．その他　Others		etc

上皮（第二次扁平-円柱上皮境界）に挟まれた種々の成熟段階にある化生上皮に覆われた部分．表面平滑で扁平上皮より白色調を呈し，残存した円柱上皮，腺開口，ナボット卵などがみられる．移行帯の血管像としては扁平上皮にみられる2つの基本像に加え，樹枝状血管がみられる（図Ⅰ-54）．

B．異常所見（ACF）

ローマ分類では異常所見は移行帯内と移行帯外に分類されていたが，バルセロナ分類ではこの分類は削除された．

1．白色上皮（W）：酢酸加工によって一過性に白色を呈する限局性の白斑．上皮の増殖などにより，細胞核密度が増すために出現する．

ローマ分類では，扁平型，微小乳頭型，腺口型に分類されていたが，バルセロナ分類では，扁平型，微小乳頭型は削除された．白色上皮の軽度所見は白色調が軽度から中等度で，やや厚みを感じさせる．周囲の正常所見との境界はそれほど明瞭ではない．高度所見は白色調が高度ないし帯黄白色であり，厚みがある．周囲の正常所見とは明瞭な境界を呈する（図Ⅰ-55A）．腺口型（Go）は白色上皮を背景に，腺開口が集簇して認められる領域をさす．腺口型における軽度所見は，腺口を形成するリングが軽度隆起し，軽度ないし中等度の白色調を呈する．高度所見は高度白色調を呈するリングが隆起して認められる．

2．赤点斑（P）：上皮表面付近の毛細血管が点状にみえる部分（図Ⅰ-55B）．

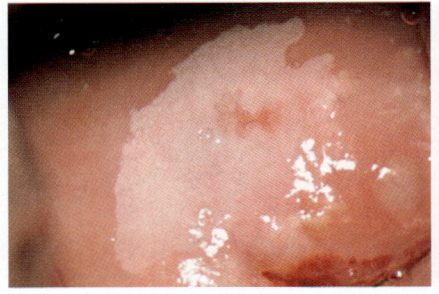

A．白色上皮(W)（扁平型）　　B．赤点斑(P)

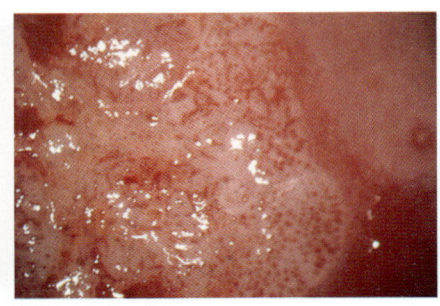

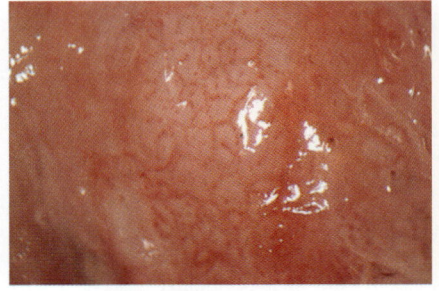

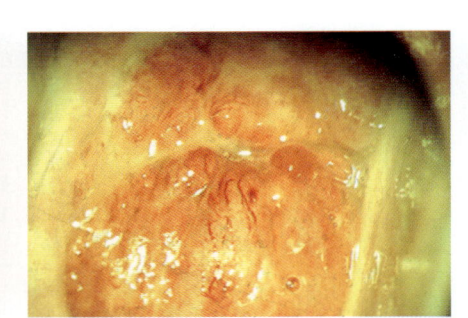

C．モザイク(M)　　D．異型血管域(aV)

図 I -55　コルポ診（腟拡大鏡診）

　軽度所見は，軽度白色上皮を背景に明らかな赤点斑を認め，各赤点間距離は比較的規則正しく，赤点の大小不同も少ない．高度所見は，高度白色上皮を背景に隆起した赤点を認め，各赤点間距離にばらつきを認め，赤点の明らかな大小不同を認める．

　3．モザイク(M)：赤色境界で区画されたモザイク状構造を示す部分（図 I -55 C）．軽度所見は，軽度白色上皮を背景にやや丸みのあるモザイク網目を認め，網目の大小は少ない．高度所見は，高度白色上皮を背景に多稜形を示す完成度の高いモザイク網目を認め，病変が進行すれば，網目の乱れや大小不同を認める．

　4．白斑(L)：隆起した白色の限局性病変で，病理組織学的には過角化 hyperkeratosis に相当する．これは酢酸加工前から認められる．白斑は，白斑に覆われた表皮下部分が子宮頸部新生物である可能性があるので，新生物を疑う異常所見に含まれる．一般的には，白斑が薄く容易に剥脱するようであれば，白斑に覆われている病変は軽度であることが多く，逆に白斑が厚く剥がれにくいようなときは高度病変が存在することが多い．

　5．異型血管域(aV)：コンマ状・コルク栓抜き状・スパゲッティ状にみえる不規則な走行を示す不整血管を含む限局性の異常病変である．ここでいう血管像は赤点斑やモザイクでみられる血管や微細に分岐した血管ではない（図 I -55 D，56）．

　異型血管域は，新生血管 angioneogenesis の結果生じたものであり，初期の間質内浸潤が存在することを意味している．したがって，異型血管域では軽度病変は存在しない．また，異型血管域は微小浸潤癌までの組織を推定する所見で，表面隆起や潰瘍所見に極めて明瞭な異型血管が伴えば，浸潤癌所見とし，異型血管域とは区別する．

異形成上皮や上皮内癌の
「赤点斑」にみられる血管

異形成上皮や上皮内癌の
「モザイク」にみられる血管

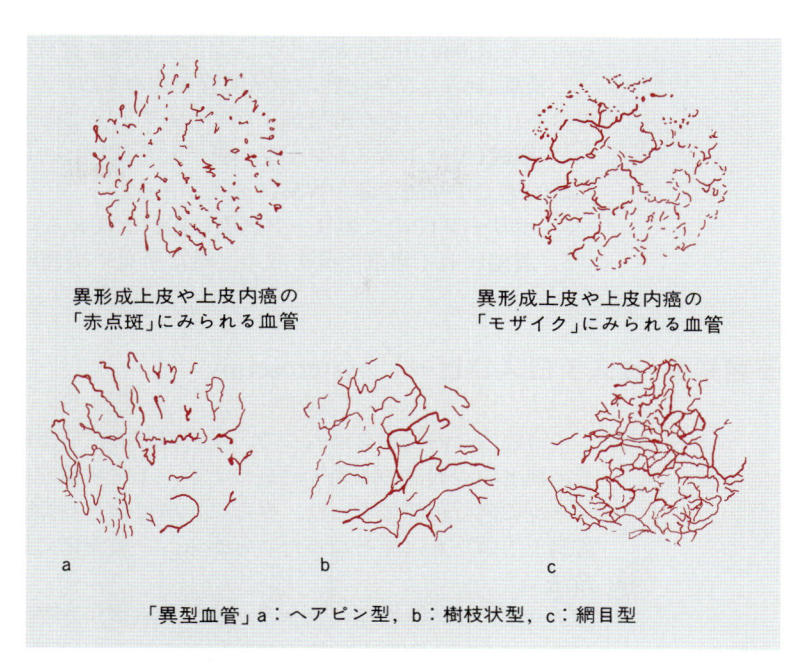

「異型血管」a：ヘアピン型，b：樹枝状型，c：網目型

図Ⅰ-56　異常所見の血管像（Kolstad & Stafl より）

種々の発癌過程のなかで，異形成，上皮内癌までは，白色上皮，赤点斑，モザイクが代表的所見であり，上皮異常が高度になるに伴い異常所見の占める範囲が拡大すると同時に，これら異常所見が2つあるいは3つと合併し，また合併する場合も相互の境界は不明瞭で，互いに入りまじるようになる．微小浸潤癌では，これら異常所見の合併に加え，表面に平行に走る水平血管がみられるようになり，「不規則な赤点斑」および「不規則なモザイク」によって代表される異型血管の出現をみる．

C. 浸潤癌所見（IC）
コルポスコピーでわかる明らかな浸潤癌をいう．

(a) IC-a（colposcopic invasive cancer）：視診と内診では不明であるが，コルポスコピーでは明らかに浸潤癌とわかる症例をいう．

(b) IC-b（macroscopic invasive cancer）：肉眼的に浸潤癌とわかる症例をいう．

D. 不適例（UCF）
扁平-円柱上皮境界を確認できない症例をいう．

(a) UCF-a（without ACF）：扁平-円柱上皮境界を確認できず，コルポスコピーで正常所見ないし良性所見しか認められない症例をいう．

(b) UCF-b（with ACF）：扁平-円柱上皮境界を確認できないが，コルポスコピーで異常所見を認める症例をいう．cervical neoplasia のほとんどが移行帯にできるので，移行帯の上限が確認できなければ，コルポスコピーで見える範囲よりもさらに奥のほうに上位の病変が存在する可能性を否定できないので注意を要する．

E. その他の非癌所見（MF）
1. コンジローム（Con）：外向発育型の病変で，乳頭状を呈し，ループ状の血管を認めることが多い．

2. びらん（Er）：上皮の剝離した領域をいい，外傷によるものが多い．周辺に明

らかな異型移行帯所見を伴うような上皮剝離は含まない．

3. **炎症**(Inf)：びまん性の点状血管を認める広汎な充血像である．血管像は赤点斑のそれに似ているが酢酸加工前でもみられることが異なる点である．
4. **萎縮**(Atr)：エストロゲンの低下した状態における扁平上皮をいう．上皮は比較的薄くなり血管像が容易に透見できる．
5. **ポリープ**(Po)：ポリープ表面は円柱上皮あるいは移行帯所見を呈する．
6. **潰瘍**(Ul)：潰瘍形成を認め，異常所見や浸潤癌所見の随伴しない症例をいう．

B 子宮鏡診（ヒステロスコピー）hysteroscopy

子宮腔内に内視鏡を挿入して，子宮内腔の状態を観察する方法である．近年，子宮鏡と周辺機器の開発・改良により，子宮鏡検査は麻酔や頸管拡張なしに外来レベルで施行可能となった．さらに，単に検査・診断のみならず，生検や治療（子宮鏡下手術）も可能となったことから，一般臨床に急速に普及している．

1 方法

子宮鏡には，**軟性鏡**（ファイバースコープ）と**硬性鏡**がある．軟性鏡は操作性が優れており，観察が主体の診断用子宮鏡と生検用の鉗子を挿入可能な処置用子宮鏡がある（図Ⅰ-57 A）．一方，硬性鏡は操作性はやや劣るが，画像の解像度が優れているため，子宮鏡下手術に応用されている．とくに，レゼクトスコープは子宮内膜ポリープや粘膜下筋腫などに対する経頸管的切除術 transcervical resection (TCR) に利用価値が高い（図Ⅰ-57 B）．一般に，生理食塩水，または32％デキストラン液や10％ブドウ糖液の点滴用バッグを50～100 cmの落差で落とし，子宮内腔を拡張させ，灌流・洗浄しながら子宮鏡を用いて観察する．内腔拡張のためにCO_2（炭酸ガス）を用いることもある．処置用子宮鏡や硬性鏡を用いる場合には，施行前に頸管拡張が必要であり，ときに麻酔が必要とされることもある．

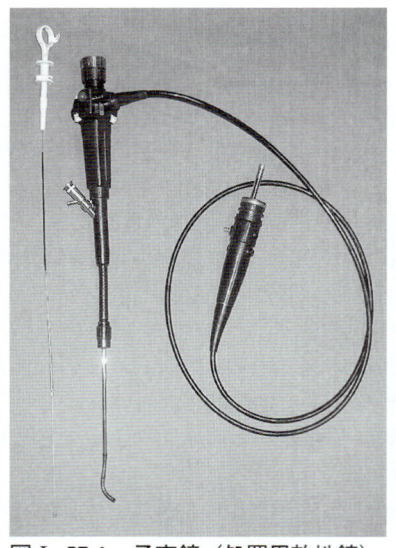

図Ⅰ-57 A　子宮鏡（処置用軟性鏡）
hysteroscope

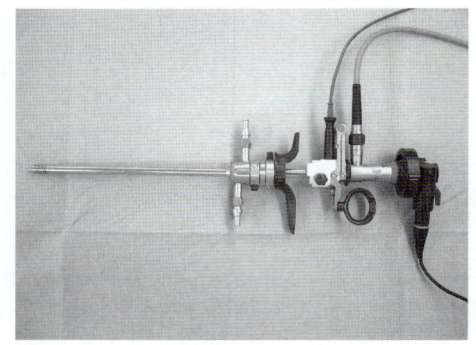

図Ⅰ-57 B　レゼクトスコープ

② 適応

子宮体癌，粘膜下筋腫，内膜ポリープなどの子宮内腔の腫瘍性病変の観察のみでなく，子宮内膜細胞診で異常所見が認められたもの，さらに不正子宮出血，子宮内異物（抜去困難なIUDなど），子宮腔内癒着（Asherman症候群），胎盤遺残や胎盤ポリープ，流産や奇胎娩出後の遺残，子宮奇形（子宮中隔）などの補助診断にも有用である．

子宮体癌に関しては，細胞診，内膜組織診と子宮鏡診を組み合わせ，診断が行われている．とくに，子宮鏡による観察と狙い組織診を併用すれば，限局した初期の子宮体癌の発見に有用である場合もある．また，頸管浸潤の有無の判定は，体癌の臨床期別分類を推測し，体癌の治療法を選択するうえで必要不可欠であるため，子宮鏡所見にMRI所見をあわせて判断する．

③ 子宮鏡所見（図I-58）

ⅰ）**子宮内膜ポリープ**：表面平滑，細長い円錐形，卵形を呈し，表面は白色からピンク色で走行する血管はみられないものが多い．

ⅱ）**粘膜下筋腫**：球形または楕円形の腫瘤で，白色の表面に樹枝状血管が走行する．被覆する内膜が厚い場合は内膜ポリープとの鑑別が困難である．

ⅲ）**子宮体癌**：乳頭状，結節状またはポリープ状の隆起性病変を呈する．凹凸不正，異型血管，壊死が混在した複雑な異常隆起として認められる．

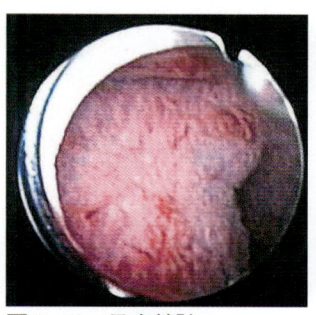

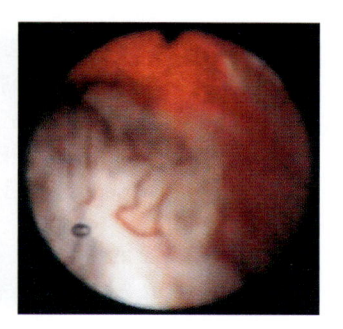

図I-58 子宮鏡診
左：粘膜下筋腫．表面は比較的平滑で樹枝状血管が走行する
右：子宮体癌．結節状隆起性病変で異型血管が著明である

④ 禁忌と合併症

頸管，子宮または付属器に炎症があるときは絶対禁忌である．子宮内操作によって強出血や損傷が予想されるとき，妊娠継続希望の場合などでは比較的禁忌である．また，合併症としては，①子宮穿孔，②感染症，③出血，④拡張媒体による合併症（デキストランによるアナフィラキシー反応，CO_2塞栓症）などがあげられる．

C 腹腔鏡診（ラパロスコピー）laparoscopy

経腹壁的に内視鏡を腹腔内に挿入し，腹腔内臓器を直視下に観察する検査法で，各種疾患の診断の確定のみならず，組織，細胞の採取にも応用される．また，一般に腹腔鏡診断に引き続いて腹腔鏡下手術が行われている．

1 方法

全身麻酔下に行う．腹腔内の視野を確保するための方法として，炭酸ガスを注入する**気腹法**と専用の器具で腹壁を挙上する**吊り上げ法**がある．また，気腹法には気腹針を直接腹腔内に穿刺して炭酸ガスを送り込むダイレクト法と臍周囲に約 1 cm の切開を加え腹腔内に到達してから炭酸ガスを送り込むオープン法とがある．視野の確保後，外套管を通して腹腔鏡を挿入し，腹腔内を観察する．また，左右側腹部にも鉗子操作用腹壁孔を作製し，把持鉗子を腹腔内に挿入したり，経腟的に子宮腔内に Hegar 拡張器や子宮マニュピレーターなどの子宮の支持器を挿入して子宮を前後左右に可動させて，全体を詳細に観察できるように補助操作を行う（図Ⅰ-59）．

2 適応

① 通常の診察・検査では確診が得られない非定型的な子宮外妊娠や卵巣出血．
② 不妊症（子宮の発育異常や奇形，卵巣の排卵障害や多嚢胞性卵巣症候群，卵管の癒着および形態異常や通過障害など）．
③ 子宮内膜症．
④ 原因不明の腹痛．
⑤ 骨盤内腫瘍（卵巣腫瘍と子宮筋腫などの鑑別）．
⑥ 卵巣悪性腫瘍の術後，あるいは化学療法施行後の治療効果判定（second look laparoscopy）（図Ⅰ-60）．

3 利点

① 開腹術に準ずる準備を必要とするが，試験開腹に比べ身体的負担が少ない．
② 少ない侵襲で的確な診断を可能とし，治療方針の決定に役立つ．
③ 検査・診断後に腹腔鏡下手術へと移行できる．内視鏡および周辺機器の開発・改良に伴い，子宮内膜症病巣の電気凝固，卵巣・卵管周囲癒着剝離術，良性卵巣腫瘍に対する摘出術や付属器切除術，子宮筋腫核出術，子宮外妊娠手術，腹

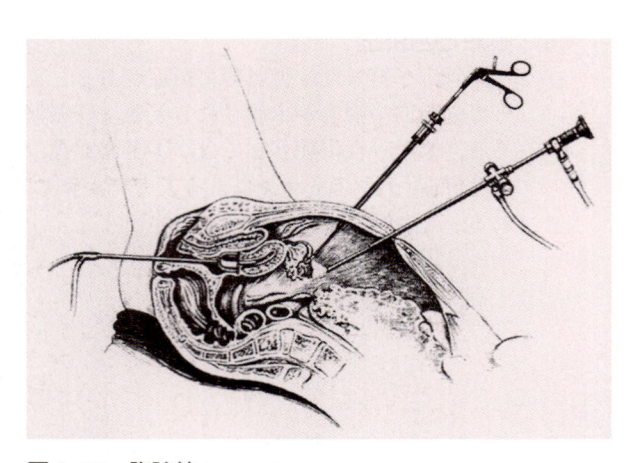

図Ⅰ-59 腹腔鏡 laparoscope

腔鏡併用腟式子宮全摘術，腹腔鏡下子宮全摘術，後腹膜リンパ節生検・郭清，悪性腫瘍根治術（広汎性子宮全摘術）への応用などその術式は拡大しつつある．

④ 禁忌と合併症

高度の心肺不全や出血性素因など開腹術と同様な禁忌以外に，開腹術，炎症な

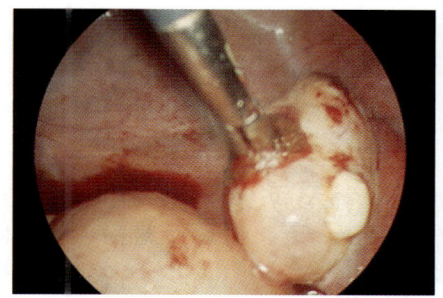

A：右卵巣出血．出血部位に高周波を用いた電気凝固を行っている

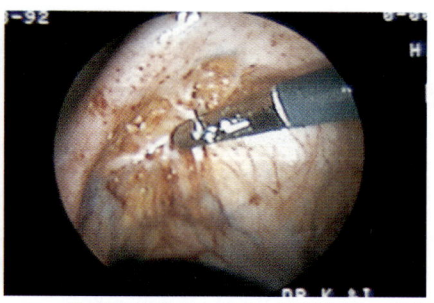

B：骨盤腹膜子宮内膜症．骨盤腹膜の病変に対し高周波を用いた電気凝固を行っている

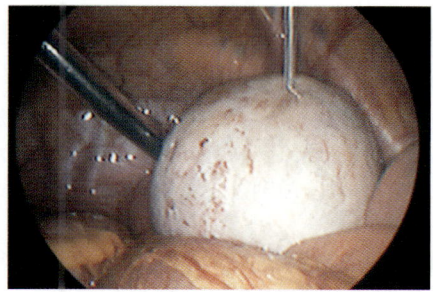

C：右卵巣囊胞．卵巣囊胞の内容を吸引している

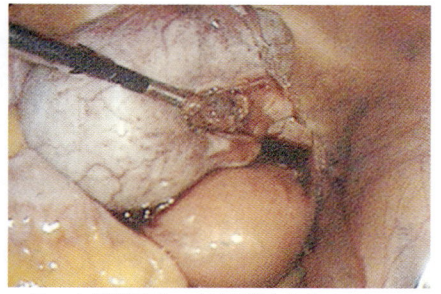

D：右卵巣囊胞．付属器摘出術を行っている

E：子宮筋腫．子宮筋腫核出術を行う前である

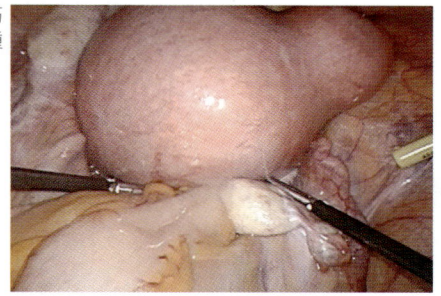

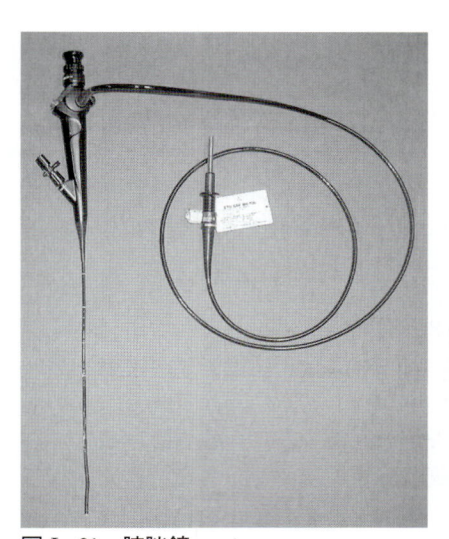

図Ⅰ-60　腹腔鏡診

図Ⅰ-61　膀胱鏡 cystoscope

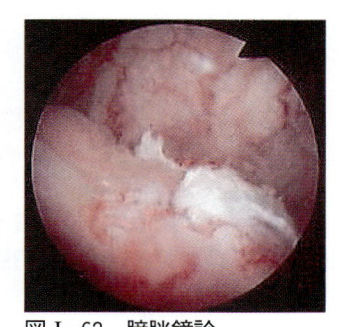

図Ⅰ-62　膀胱鏡診
子宮頸癌の膀胱浸潤．異型血管や白苔を伴う表面不整な隆起性病変

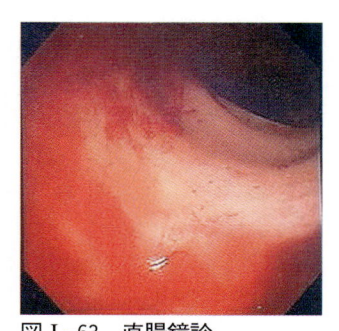

図Ⅰ-63　直腸鏡診
放射線性腸炎．直腸粘膜の出血を認める

どにより腹膜に強度かつ広範囲の癒着が予想される場合は禁忌である．また，まれではあるが，次のような合併症の可能性がある．

① 人工気腹によるものとして，腹部膨満感や肩痛などの気腹症状，皮下または筋膜下気腫，ガスの異常量注入による心肺機能の低下．

② 穿刺針によるものとして，大網，腸管，血管，その他の腹腔内臓器の損傷と出血や続発性腹膜炎など．

D 膀胱鏡診 cystoscopy

1 方法

膀胱内腔のみならず，内尿道口や尿管の膀胱開口部を直視下に観察し，それらの病的変化を診断・治療する方法である（図Ⅰ-61）．尿路系は女性性器に隣接しているため，女性性器の変化は，膀胱に対して種々の形態的ならびに機能的変化をもたらすことが多く，そのため膀胱鏡所見から婦人科疾患の存在や程度を診断ないし推定することも可能である．

2 適応

婦人科では次のような場合に膀胱鏡診が行われる．

① 子宮頸癌や子宮体癌で膀胱への浸潤が疑われる場合．
とくに子宮頸癌の手術前に，臨床進行期を決定するうえで不可欠な検査である．膀胱壁への浸潤がある場合には，膀胱粘膜の膨隆，浮腫，潰瘍などの所見がみられ（図Ⅰ-62），子宮頸癌Ⅳ期に分類され，原則として放射線療法などの手術以外の治療法が優先される．

② インジゴカルミン排泄試験による腎機能検査と尿路通過障害の診断．

③ 水腎症，水尿管症を呈した尿路通過障害の診断と尿管カテーテル挿入による治療．

④ 尿瘻部位の診断と尿管カテーテル挿入による治療．

⑤ 骨盤内手術時の尿路損傷を避けるための術前尿管カテーテル挿入．

3 禁忌

尿路の急性炎症がある場合は禁忌となる．

E 直腸鏡診 rectoscopy

1 方法

直腸鏡は肛門輪部からS状結腸下半分までの内腔を直視することが可能で，多くは胸膝位をとらせ，直腸鏡を20 cm位挿入し，空気を送入して直腸の内腔を広げながら直腸の粘膜面を観察する．大腸ファイバースコピーとともに直腸病変のスクリーニングに有用である．

2 適応

婦人科では次のような場合に直腸鏡診が行われる．

① 子宮頸癌をはじめ，子宮体癌，腟癌や卵巣癌などの直腸壁浸潤や転移が疑われる場合．

② 放射線治療による直腸炎や直腸潰瘍などの直腸障害の診断（図Ⅰ-63）．

③ 直腸壁や粘膜面に浸潤した子宮内膜症の診断．

④ 直腸腟瘻の診断．

③ 禁忌と合併症

高度の狭窄が肛門部にある場合は禁忌である．また，不適切な操作によりまれに直腸穿孔を起こすことがある．

6 放射線検査法

A 産科的骨盤撮影法 X-ray pelvimetry

児頭骨盤不均衡 cephalopelvic disproportion（CPD）の概念は，分娩時には単に骨盤の大小を問題にするより児頭の大きさと母体骨盤腔を比較して，その大きさの不均衡から分娩が停止，または母児に障害をきたすことが予想される難産状態 dystocia をいう．胎児頭の大きさと骨盤腔が正常な大きさであっても巨大児である場合には CPD となる可能性があり，狭骨盤であっても低出生体重児であれば CPD にならない場合もある．CPD は，児頭径と母体骨盤腔計測の評価によって経腟分娩が可能であるか，帝王切開分娩（帝切）が必要なのかを判定する．しかし児頭には応形機能が，また母体骨盤には多少の可動性が考えられるので，分娩前に CPD を正確に判定することは予想以上に困難である場合が多い．この CPD を予測する検査が X 線撮影による母体骨盤計測と超音波断層診断による児頭大横径計測である．現在では，CT，MRI を利用した骨盤計測も可能となってきた．

① X 線骨盤計測による CPD 診断

CPD の診断法は骨盤外計測に始まり，現在では X 線を用いる骨盤内腔の骨盤計測法が用いられている．X 線を用いる骨盤計測には，Guthmann 法，Martius 法がある．この両者の撮影法は，経腟分娩が可能であるか，帝王切開分娩が必要なのかの判定を行うための児頭と母体骨盤腔計測の評価法の 1 つである．

1 骨盤入口部撮影法（Martius 法）

骨盤入口の形状（扁平型，女性型，男性型，類人猿型など）や坐骨棘の突出具合を知るための撮影法である（図Ⅰ-64）．妊婦は，半坐位すなわち両足を伸ばして殿部をフィルム上におき，恥骨結合上縁と第5腰椎棘突起をフィルム面に平行にする骨盤入口平面を撮影する．骨盤入口平面とフィルムがやや距離があるため写真はやや拡大して写る．入口部最大横径，坐骨棘間径，坐骨結節間径，児頭横径の検査法である．坐骨棘間径が前後径のほぼ中央にあることが撮影写真がよい条件といえる．Martius 法による骨盤測定はやや古典的である．

2 骨盤側面撮影法（Guthmann 法）

小骨盤腔の入口部から濶部，出口部に至る骨盤の前後径を知るための撮影法で，産科学的真結合線および仙骨の形が評価できる（図Ⅰ-65）．妊婦を側臥位にして左右の腸骨稜を結ぶ線がフィルムに垂直になるように体位を調節固定する．両大腿骨骨頭が同心円性に投影されるか，それに近い場合が写真撮影によい条件といえる．今日では CPD の診断には，おもに Guthmann 法による側面撮影が用いられている．Guthmann 法による骨盤測定は，先進部の児頭と骨盤の縦径との関係が Martius 法より判読しやすいところに利点があり，CPD の診断により有益である．CPD の診断には，恥骨結合後面と仙骨岬角との最短前後径（産科学的真結合線）が最も重要で，正常範囲は 10.5〜12.5 cm である．この産科学的真結合線と超音波断層法による児頭大横径の計測値を比較検討し，CPD の診断を下す．しか

図I-64 Martius法による骨盤諸径線　　　図I-65 Guthmann法による骨盤諸径線

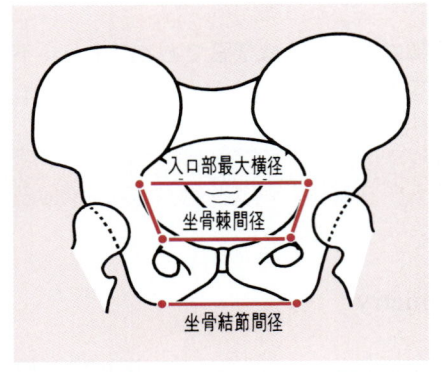

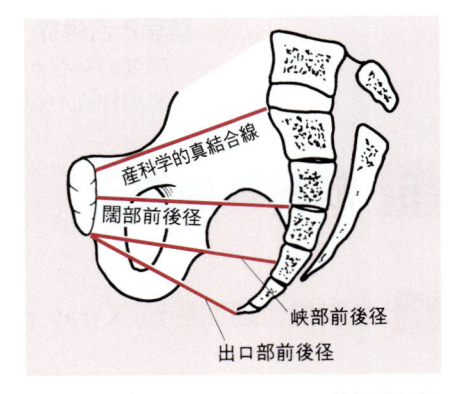

し，Guthmam法で骨盤の最短前後径と産科真結合線が一致せず，それよりも下方に最短前後径があることがあり，注意が必要である．CPDが疑われる場合には試験分娩を行う．

2 X線骨盤計測の適応

CPDを疑いX線骨盤計測を行う条件は以下のごとくである．

① 身長が150 cm以下の場合（とくに145 cm以下低身長の場合）：身体計測と産科真結合線とは最もよく相関することから身長が150 cm以下の場合には狭骨盤やCPDの可能性がある．

② 児頭大横径が10.0 cm以上の場合（超音波断層診断）．

③ 子宮底長が36 cm以上の場合．

④ 初産婦で妊娠末期における児頭浮動 floating headを認める場合．

⑤ Leopold外診でSeitz法が陽性の場合．

⑥ 骨盤外計測で外結合線18 cm以下，側結合線が14 cm以下の場合．

⑦ 外傷，先天性異常によって，骨盤，脊椎，下肢に高度の変形，麻痺を認める場合．

⑧ 既往分娩が難産で吸引分娩や鉗子分娩の既往がある場合．

⑨ 骨盤位分娩では児頭の応形機能が期待できないのでCPDの可能性を判定する．

⑩ 既往分娩が原因不明の難産で帝王切開術が行われている症例．

⑪ 巨大児が予想される蛙腹，懸垂腹，尖腹ならびに糖尿病などを認める場合など．

3 X線骨盤計測の実施時期

CPDを疑った場合，X線骨盤計測はなるべく分娩に近い妊娠末期に行うのが原則である．

1 陣痛発来前

初産婦の場合は，妊娠36週以後38週頃にLeopold外診や内診によって児頭が骨盤内下降を始める時期が理想的である．

2 陣痛発来後

① 分娩進行が停止または困難な場合：この場合，峡部から出口部の狭窄を伴ったCPDが考えられる．X線による前後撮影と側面撮影を行う．

② 胎児心音モニターで早発性徐脈が認められる場合：分娩進行中の初期に認められる早発性徐脈は，骨盤入口部でのCPDを疑う．前方高在縦定位を認めるこ

④ CPDの診断と診療方針

産科学的真結合線が 9.5 cm 未満，Martius 法による入口横径が 10.5 cm 未満を狭骨盤とし，産科学的真結合線 9.5〜10.5 cm 未満，入口横径 10.5〜11.5 cm 未満を比較的狭骨盤としている．しかし CPD 診断において大切なことは骨盤計測の絶対値ではなく，児頭の大きさとの関係である．一般に児頭大横径が骨盤入口面に平行に進入する正軸進入 synclitism では，Guthmann 法で計測した最短前後径と超音波断層法で計測した児頭大横径との差が 1.0 cm 以上あれば CPD なしと診断して経腟分娩を行う．

最短前後径と児頭大横径との差が 1.0 cm 未満の場合，Martius 法で明らかに児頭が通過不能と判断される場合には CPD と診断して帝切を行う．

しかし最短前後径と児頭大横径との差が 1.0〜1.5 cm の場合，児頭が骨盤内に進入する時に児頭大横径が，骨盤入口面に平行にならない不正軸進入の場合などは，CPD の診断が困難な場合が多いことからボーダーラインケースとして試験分娩を行い，分娩が遷延するようなら帝切を行うことが多い．

試験分娩には，test of labor と trial of labor がある．test of labor による CPD の診断は，分娩第 2 期において規則的な有効陣痛があるにもかかわらず 2 時間以上分娩の進行がみられない場合をいい，CPD と判定して帝切を行う．一方，trial of labor による CPD の診断は，分娩第 1 期おいて有効陣痛があるにもかかわらず分娩の進行がみられない場合をいい，CPD と診断して帝切する．現実には，CPD による帝切は trial of labor によって決定されることが多い．試験分娩はダブルセットアップのもとに行う．

なお，反屈位による分娩停止や低在横定位などの進入異常や回旋異常は CPD に含めない．

⑤ CT による骨盤計測

らせん型 CT スキャンの登場で，短時間に大量の撮影が可能となり，呼吸性変動や腸管運動の影響が少ない良好な連続スキャン像が得られるようになったことから，CT を用いた骨盤計測の有用性が再認識されてきている．CT による骨盤計測は，従来の X 線骨盤計測に比べて胎児被曝線量が少ない，各計測値が CT 画面上で正確に実測できる，撮影後の画像処理によって必要な所見が正しく読影できるなど，従来法に比べ利点が多く有用である．

なお MRI による骨盤計測も報告されている．

B 胎児撮影法 fetography

胎児撮影法には，胎児の骨格を撮影する単純撮影法と羊水中に造影剤を注入して撮影を行う胎児造影法がある．超音波断層診断法の進歩によって検査頻度は非常に減少した．

① 単純撮影法

おもに胎児奇形，胎位診断，懸鉤の診断，子宮内胎児死亡の診断などに用いられる．

1 胎児奇形診断

単純 X 線写真で出生前診断が可能な胎児奇形は，骨系統の大きな奇形である．無脳症，水頭症，先天性骨系統疾患などが診断可能である．胎児の骨格が X 線写真に写る時期は妊娠 27〜28 週以後とされているので，出生前診断の時期はかなり

遅れる．一方，今日では無脳症，水頭症などは超音波断層法による早期診断が行われることが多く，単純X線写真による胎児奇形の出生前診断は非常に少なくなった．

2 胎位診断

胎位診断は，Leopold 診察法，内診，超音波断層法によってほとんどが診断可能である．しかし，胎児の反屈位の診断には単純X線撮影は有効な手段である．

3 懸鉤診断

多胎妊娠の分娩時の懸鉤 interlocking の有無，あるいは双胎での懸鉤の発生する可能性がある症例を診断するには，単純X線撮影は非常に有効な検査法である．とくに双胎分娩で先進胎児が骨盤位の場合には，必ず単純X線写真を撮影して懸鉤の起こらないことを確認したうえで経腟分娩を試みる必要がある．懸鉤が発生可能性がある場合には帝切を選択する．

2 胎児撮影法

羊水中に造影剤を注入して撮影することによって，胎児奇形（水頭症，無脳症，四肢奇形，腹壁ヘルニア，消化管閉塞など）の出生前診断や子宮内胎児輸血の前処置として行う．しかし，超音波断層診断法や MRI の普及によって，X線を用いる胎児撮影法は被曝問題のみならず造影剤に含まれるヨードの胎児甲状腺への副作用などの点から，今日では消化管閉塞などの限られた症例以外ほとんど実施されない．

1 羊水造影法 aminography

胎脂の少ない妊娠中期に羊水中に水溶性造影剤を注入してX線撮影を行う．胎児はX線像の陰影像としてみえる．1960 年代の検査法である．外表奇形，脊髄髄膜瘤，無脳児，食道閉鎖，胃腸管閉塞の診断や Rh 血液型不適合妊娠に行う子宮内胎児輸血の前処置に用いられた．

2 胎児（体表）造影 fetography

羊水中に脂溶性造影剤を注入することによって胎児の付着している胎脂に脂溶性造影剤が付着する性格を利用し，X線撮影を注入後 24 時間後に行う．胎児の体表面を描写する方法で 1970 年代に行われた．適応は羊水造影と同様である．

3 羊水胎児造影 amniofetography

本法は，羊水中に水溶性，脂溶性と 2 種類の造影剤を注入してX線撮影し，胎児の消化管と体表面の奇形を同時に診断する方法である．すなわち胎児の嚥下を利用し羊水に希釈された水溶性造影剤が，胎児の消化管を描写し，脂溶造影剤は胎脂に付着して体表面の奇形を描写する．消化管閉塞があれば消化管は中途までしか造影されない．

胎児の被曝線量：胎児撮影や骨盤撮影での胎児の被曝線量は，約 0.5〜2.0 rem（Rad）といわれている（1 回撮影被曝線量約 0.175 rem）．妊娠から分娩までの間の許容量は，1 rem 以下とされている．

C 子宮卵管造影法 hysterosalpingography（HSG）

子宮卵管造影法は，管腔臓器である子宮・卵管に造影剤を注入後，X線撮影を行い，子宮内腔の異常や卵管の疎通性，卵管周囲の癒着を診断する方法である．なお，卵管の疎通検査には，炭酸ガスを注入する**描写式卵管通気検査** Rubin test，生食水または薬剤を注入する**卵管通水法** hydrotubation もある．

① 実施時期

子宮卵管造影検査は，月経終了後から排卵4～5日前の卵胞期に行う．骨盤内感染症または妊娠の可能性がある場合は禁忌である．なお出血している場合は，原則として行わないが，必要に応じて水溶性造影剤を使用し透視下で行う．

② HSG の実施法

使用する造影剤には，油性（リピオドールウルトラフルイド®）と水溶性（エンドグラフイン®など）がある．油性造影剤は，粘稠性や粘着性が高いことから卵管や骨盤内拡散像の造影能力に優れ読影しやすい利点がある．一方，油性造影剤は，吸収性が悪いことから卵管留症や癒着で局所にとどまること，油栓塞の可能性などが指摘されている．水溶性造影剤は吸収性に優れるが，欠点として造影所見が淡く読影が困難であり，また，腹膜刺激による腹痛や発熱の副作用がある．表Ⅰ-10 に油性造影剤と水溶性造影剤の特徴を示す．

表Ⅰ-10　子宮卵管造影剤の比較

	油性	水溶性
粘稠（着）性	高い	低い
造影	良	不良
後撮影	24時間後	30～60分後
拡散像	良	不良
診断	容易	困難
副作用		
腹膜刺激	少ない	多い
アレルギー	少ない	多い
油栓塞	まれ	なし
吸収性	不良	良

X線撮影は，子宮内に造影剤を注入してから前後撮影（図Ⅰ-66）と側面（図Ⅰ-67）または横位の2方向から行う．拡散像は，油性造影剤の場合は24時間後（図Ⅰ-68：正常拡散像，図Ⅰ-69：骨盤内癒着所見），水溶性造影剤の場合は2～3時間後に行う．HSG には，盲目的に行う方法と透視下に行う方法がある．

1　透視下に行う HSG

本法は，透視下に HSG を行うことから盲目的に行う HSG の欠点をすべてカバーできる．すなわち，①子宮腔や卵管の造影状態をあらゆる角度から観察できる，②造影剤の注入圧，注入量，注入速度の調節が可能，③撮影のタイミングがとれる（図Ⅰ-70：卵管留症），④脈管像には対処できる（油栓塞の予防）．なお卵管の疎通障害を認めた場合，造影剤の注入圧を 400～500 mmHg まで上げて卵管の疎通性の回復を図ることもできる．この際，脈管像（図Ⅰ-71：子宮筋腫）が認められたら，ただちに HSG を中止する．

本法の欠点は，被曝線量がやや多くなることであるが，透視時間を少なくすることによって被曝線量を抑えることができる．

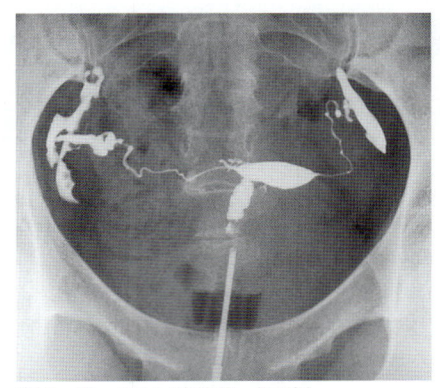

図Ⅰ-66　HSG 前後像（正常）

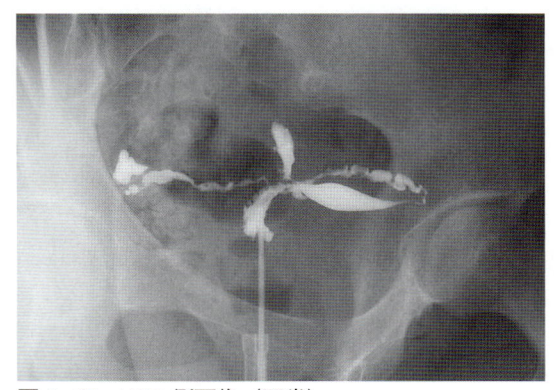

図Ⅰ-67　HSG 側面像（正常）

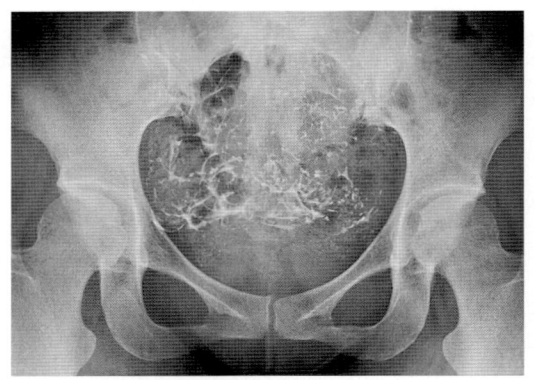

図 I-68 HSG 拡散像（正常）

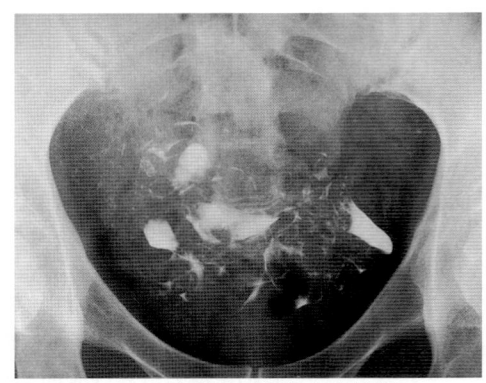

図 I-69 HSG 拡散像（骨盤内癒着像）

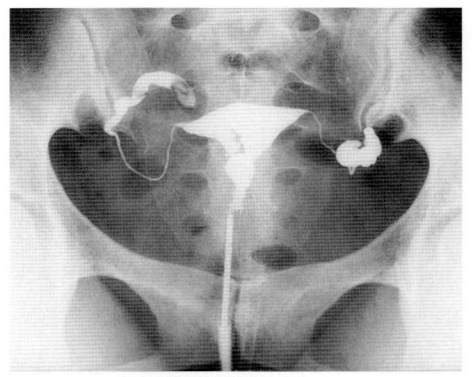

図 I-70 HSG 卵管留症
左：卵管内貯留像，右：後撮影像（卵管内貯留）

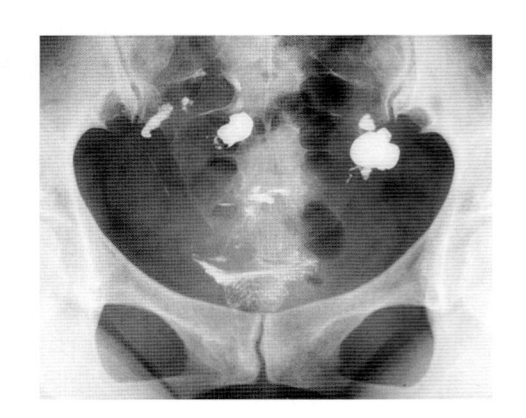

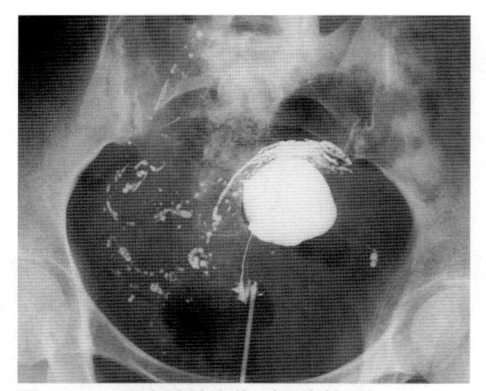

図 I-71 子宮腔拡大像（子宮筋腫）

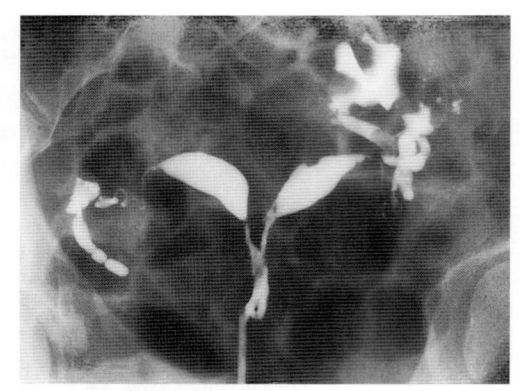

図 I-72 単頸双角子宮

2 選択的卵管造影法 selective salpingography（SSG）

選択的卵管造影法は，HSG によって卵管閉塞と診断された症例に細径フレキシブル子宮鏡によって卵管子宮口より直接造影剤を注入する方法である．本法は，一時的な閉塞卵管（粘液栓，異物による閉塞など）を再疎通させることができる．

③ 読影所見

　子宮腔像所見としては，子宮腔の弛緩（図Ⅰ-71：子宮筋腫），辺縁不正（子宮筋腫，悪性病変など），陰影欠損像（粘膜下筋腫，内膜ポリープなど），子宮奇形（図Ⅰ-72：単頸双角子宮）などが，また卵管所見には，卵管閉塞，卵管留症（図Ⅰ-70），結節性卵管周囲炎，卵管の延長，走行異常などが，拡散所見からは，骨盤内の癒着（図Ⅰ-69），卵管周囲の癒着，卵管留症（図Ⅰ-70）など診断可能である．

④ 注意事項

　HSG で注意することは，器具の装着による苦痛を患者に与えないことである．疼痛や造影剤の注入によって起こる卵管痙攣は，一時的に疎通障害を招き誤診の原因となる．なお，卵管痙攣の予防にブスコパン®などの副交感神経遮断剤の投与する方法もある．注入装着に吸引カップ付のポルチオアダプターを用いれば疼痛もほとんどなく，また遠隔操作も可能で術者の被曝もなく行うことができる．なお，バルーンカテーテル法はバルーンによって子宮内腔の一部が欠損する欠点がある．

　不妊症の中でも卵管の異常に基づく不妊症は最も多い．この多くは，卵管の疎通性ならびに腹膜因子が原因となるが，HSG によって卵管不妊のすべての情報を正確に得ることには限界がある．腹腔鏡検査による骨盤内所見と HSG 所見には，約 30 % の不一致例があることが指摘されていることから，卵管不妊の最終診断は腹腔鏡検査によることが望ましい．

D 腎盂造影法 pyelography

　腹部単純撮影は，腎・尿管・膀胱部単純撮影 kidney, ureter and bladder（KUB）ともいわれ，造影剤を使用する前の撮影法である．おもに骨陰影，腸腰筋陰影，腸管ガス像，石灰化像，腎尿管膀胱結石または他の異物が診断される．ただし単純撮影での診断には限界があることから含ヨード造影による尿路造影が必要となる場合が多い．

　骨盤内腫瘍，子宮癌の傍結合織への浸潤などにより，尿路の圧迫，閉塞ならびに腎機能障害の有無を調べる．異常を認めた場合には，異常の部位，種類により，さらに進んだ検査，治療が必要となる．

① 造影剤の種類と副作用

　造影剤にはヨード化合物が使用される．イオン性造影剤（ウログラフィン®，アンギオグラフィン®，コンレイ®など）のものと非イオン性造影剤（イオパミロン®，オムニパーク®，イオメロン®，オプチレイ®など）のものがある．前者の浸透圧は，血漿の 5〜7 倍，後者は 2〜3 倍である．造影剤の引き起こす副作用は，この高浸透圧とイオン負荷に関与していると考えられている．最近では，浸透圧が低い非イオン性の造影剤が開発され使用されているが，皆無ではない．

　副作用には，軽いものでは悪心，嘔吐，くしゃみなど，中等度では，蕁麻疹，皮膚紅潮など，高度なものでは呼吸困難，血圧低下，意識喪失，全身痙攣などのヨードショックがある．これら副作用は，検査中に起こるが，ショックや蕁麻疹は検査終了後に発生する場合もある．なお検査後 1 時間以上経て発生したものは遅発性副作用という．

② 造影剤の使用方法

　造影剤の使用にあたっては，ヨード過敏，多発性骨髄腫，甲状腺機能亢進症で

は禁忌である．一方，喘息発作などのアレルギー，腎機能不全，褐色細胞腫患者では比較的禁忌である．なお，静脈性腎盂造影では，血清クレアチニン値3 mg/dl以上では診断的意義のある像は得られず，また，造影剤は腎毒性を有するので適応外である．

ヨードテストは，造影剤を1 ml位注入して反応をみる方法で，以前は必ず行われていたが，信頼性も低く，またテストによる死亡例も報告されており，現在行われていない．造影剤による副作用の発生を予防する方法はないとされている（添付文書，1990年5月）．

施行に先立っては，必ずヨード過敏症の有無，他の薬剤に対する過敏症の有無，アレルギー体質の有無などを問診し，その内容を診療録に記載する．

使用に際しては，観察を十分に行い，何らかの症状が出ればただちに造影剤の使用を中止し適切な対処を行う．

検査施行に際しては副作用の発現に対して十分対処できる準備をしておく．すなわち血管確保，血圧計，酸素吸入，吸引装置，気管内挿管器具ならびに副腎皮質ホルモンや昇圧薬などの緊急薬品の用意をしておく必要がある．

③ 腎盂造影法

腎盂造影法には，経静脈的に行う造影剤を注入し腎臓から尿路に排泄された造影剤を撮影する静脈的腎盂造影ならびに点滴静注腎盂造影が，また，直接的に腎盂尿管に造影剤を注入する逆行性腎盂造影ならびに経皮的順行性腎盂造影がある．

（1）静脈性腎盂造影 intravenous pyelography（IVP）

血管内に注射されたヨード含有有機化合物は，腎臓から排泄され尿路に貯まる．この造影剤はX線を透過しないので，尿路が全体にわたって造影される．IVPは，排泄性腎盂造影 excretory pyelography ともいわれる．最近では排泄性静脈性尿路造影法 intravenous urography（IVU）または排泄性尿路造影法 excretory urography の呼び方も一般的となっている．

● **適応**　腎盂，腎杯，尿管に病変が疑われる場合に行う．

● **方法**　IVUは，まず背臥位でKUB撮影を行ってから，造影剤をゆっくり静注（成人：20〜40 ml）してから経時的に撮影する．造影剤は7〜8分で最も排泄が良好になる．よって，その前後の5分と10分，または15分で撮影する．15分の撮影に続いて立位撮影を行う．

前処置として，上部尿路像を明瞭にするために当日の朝食は禁食とし，前日に下剤を投与して，腸内ガスや内容物を少なくすることが望ましい．

● **読影所見**　正常な腎はソラマメ形で11〜14 cmの臓器であり，7〜8個の小腎杯が集まって大腎杯となり，さらに腎盂へつながる．腎盂腎杯像には個体差があって千差万別である．腎盂は，三角錐状で尿管に連続する．正常では5分，15分像でこれらの部分が明瞭に描出される．造影は，両側腎が同様に均等に写り，尿管かつ膀胱の輪郭が写っていれば正常である．左右の造影程度に差があっても腎機能との相関はない．

排泄性腎盂造影での異常所見には，腎の腫大，萎縮ならびに腎盂腎杯の拡張，圧排，破壊，欠損，変位，尿路通過障害などがある．遊走腎では，立位像で腎の下垂が観察される．臥位と立位で撮影すれば腎臓の移動程度がわかる．

尿管は，蠕動運動があるので2〜3個所に収縮部が認められる．全長が写ることは少ない．むしろ全長が写ったら何らかのうっ滞を疑う．尿管の途絶，拡大などから尿路傷害が診断できる．膀胱所見からは，陰影欠損から膀胱への圧迫，膀胱腫瘍が判明する．また排尿後に撮影すると残尿量，膀胱憩室などの診断が容易で

ある．また，膀胱部に重なる陰影の場合，膀胱とそれ以外のものかが鑑別できる．
（2）点滴静注腎盂造影 drip infusion pyelography（DIP）
　DIPは，静脈性腎盂造影より造影剤の量を多くして造影力を高め，また浸透圧利尿により尿路排泄系の造影を強化する方法である．とくに尿管造影効果が高い．
● **適応** ●　静脈性腎盂造影によって，腎盂，腎杯，尿管の所見が不鮮明なときに行う．高年者や軽度の腎機能低下を認める場合に行われる．
● **方法** ●　静脈性腎盂造影の3〜5倍量の造影剤を使用する．一般に造影剤は，1バイアル100 ml を用い，5〜10分かけて点滴静注する．撮影は，10分，20分，30分の3回行うことが多い．30分でも造影が不十分なときには，撮影時間を延長する（図Ⅰ-73）．

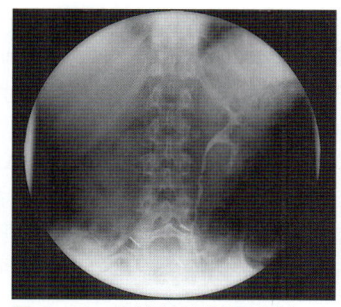

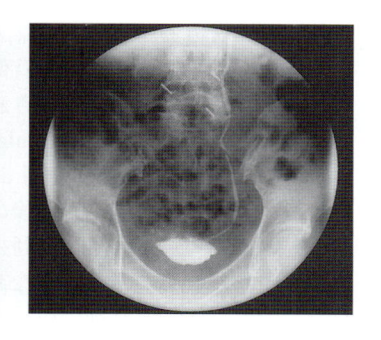

図Ⅰ-73　点滴静注腎盂造影
左：腎盂尿管造影（右腎後性無機能腎，子宮頸癌）
右：下部尿管膀胱造影

● **読影所見** ●　IVUより鮮明な像が得られる．尿管は，全体の走行が描出されることが多いが，浸透圧利尿のため尿路は通常より拡張されて造影されることが多い．
（3）逆行性腎盂造影 retrograde pyelography（RP）
　RPは，尿管内に挿入したカテーテルまたは卵管鏡から造影剤を直接腎盂内に注入して，腎杯，腎盂，尿管を撮影する方法である．
● **適応** ●　腎盂，腎杯，尿管に病変が疑われるが，ヨード過敏症のため静脈性尿路造影法が行えない場合，または腎機能低下などで静脈性尿路造影法による腎杯，腎盂の造影が不明瞭の場合に行う．
● **方法** ●　尿管口より腎盂まで約25 cm 挿入したカテーテルまたは卵管鏡から2〜3倍に希釈した水溶性造影剤を透視下に腎盂内にゆっくり直接注入する．造影剤の注入量は，腎盂，尿管の拡張の程度により異なるが，約5 ml 注入後，造影によって造影剤を増量する．尿管像は，カテーテルを引き抜きながら造影剤を注入し撮影する．アレルギーの既往がある場合は，非イオン性造影剤を用いた方が安全である．
● **読影所見** ●　腎杯，腎盂，尿管像は，腎機能に関係なく鮮明である．欠点は，被検者の疼痛ないし尿路の損傷，感染症がある．
（4）経皮的順行性腎盂造影 percutaneous antegrade pyelography
　腹壁から直接腎盂を穿刺し造影剤を注入して腎盂を造影する方法である．
● **適応** ●　腎盂，腎杯，尿管に病変が疑われる場合に行う．静脈性腎盂造影ならびに逆行性腎盂造影によって十分な造影が得られず不成功に終わった場合に適応となる．

● **方法** ● 背臥位で行う．超音波断層診断のもとで腎臓部背部より拡張した腎盂，腎杯を穿刺し，直接造影剤を注入し，腎杯，腎盂，尿管を造影する．腎瘻設置に伴って行われることが多い．

E 骨盤内血管造影法 pelvic angiography

局所麻酔下で大腿動脈よりカテーテルを腹部大動脈まで挿入し，一定の高さで造影剤を注入し骨盤内の血管の走行異常から病変を診断する方法である．適応は，絨毛性疾患，腫瘍内抗癌剤注入のための腫瘍局在の判定，骨盤腔内腫瘍の浸潤度の診断などである．

● **方法** ● 局所麻酔下で経皮的に大腿動脈を穿刺した後，ガイドワイヤを用いてカテーテルを腹部大動脈まで挿入し，一定の高さで造影剤を注入し骨盤内の血管を造影する．脈管像は，動脈相，末梢相，静脈相の順に造影される．

● **読影** ● 造影された動脈相，末梢相，静脈相のpooling像，hypervascularity像またはhypovascularity像から判定する．

1 子宮動脈塞栓術 uterine artery embolization（UAE）

子宮癌や分娩後の子宮からの大量出血などに対する止血目的に行われる．

最近，子宮筋腫に対する子宮動脈塞栓療法（子宮筋腫塞栓療法，図Ⅰ-74）が普及しつつある．なお，本法は保険診療に適応されていない（平成16年4月現在）．

子宮筋腫に対する経皮的経カテーテル子宮動脈塞栓療法で子宮筋腫の栄養動脈を閉塞させ，子宮筋腫を萎縮させ，子宮筋腫にかかわる症状，すなわち，過度の子宮出血，貧血，生理痛，骨盤痛，圧迫感などを改善させる方法である．

● **適応** ● 子宮筋腫（粘膜下筋腫に対しては感染症の合併症があるため要注意）．

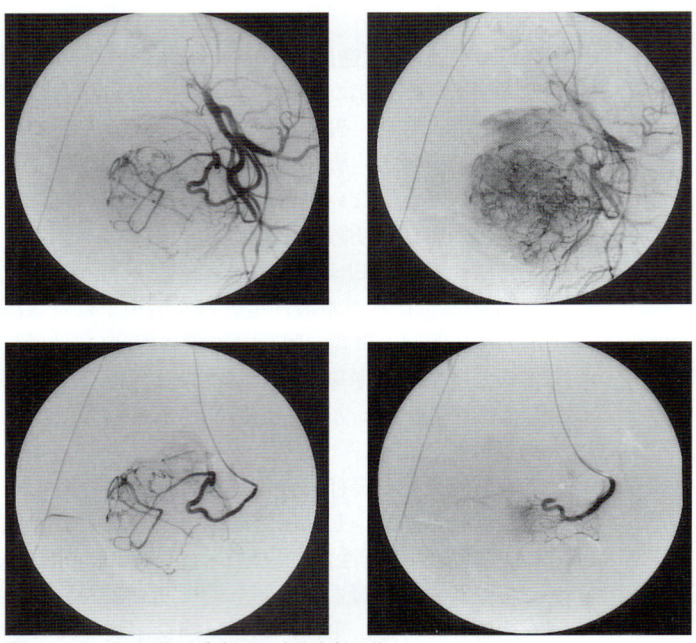

図Ⅰ-74 子宮動脈塞栓術（子宮筋腫）
上左：左骨盤内血管動脈相，上右：左骨盤内血管末梢相，下左：選択的子宮動脈造影，下右：塞栓物質注入後

● **禁忌**● 悪性腫瘍が疑われる場合，骨盤内に活動性の炎症性疾患がある場合，妊娠をしている場合．なお将来，妊娠・分娩を希望する場合についての安全性については確立されていない．

● **方法**● 骨盤血管造影によって骨盤部内の血管を造影して子宮筋腫を栄養する血管（子宮動脈）を探した後に血管を閉塞する物質（塞栓物質）を注入して，これを閉塞させる．子宮動脈は左右2本あるので，左右の栄養血管を検索する必要がある．子宮動脈が細い場合には，さらに細いマイクロカテーテルを使う場合もある．塞栓物質には，ゼラチンスポンジ（スポンゼル®）を用手的に裁断して用いる方法と PVA（polyvinyl alcohol；Ivalon®）を使用する方法がある．前者は効果期間が短く，後者は半永久的塞栓物質である．再開通防止のために後者を混ぜて使用することもある．

● **副作用**● 術後疼痛，発熱，嘔吐などを伴うが，一過性である．

F リンパ管造影法 lymphangiography

リンパ管造影では，リンパ液の流れに沿ってリンパ管の走行とリンパ節内の内部構造を描出することができる．子宮癌や腟癌など悪性腫瘍のリンパ節転移の診断に用いられる．

● **方法**● 足背のリンパ管から造影剤約10 ml注入を約30分位かけて徐々に注入し24時間後にX線骨盤撮影を行う．必要に応じて48時間後の撮影を行う．リンパ管に造影剤を注入するためには，その前処置として趾間にメチレンブルーを皮下注射してから足背に小切開を加え，ブルーに着色されたリンパ管を露出，これに細径のカテーテルを挿入する．

● **判定**● 悪性腫瘍のリンパ節転移は，異常なリンパ管の走行ならびに正常大または腫大したリンパ節内の虫食い像または陰影欠損像として認められる．

● **問題点**● ヨード過敏症では禁忌．また，検査後に発熱をきたすことが多い．本法は，CTの性能向上に伴い非侵襲的に腫大したリンパ節が容易に検出できることから汎用されなくなったが，TNM分類のN分類に必要な検査法として，臨床的検索ならびに尿路造影とリンパ管造影を含む画像診断を規定し，これらが行われていない場合にはNXと表現する．

G シンチグラフィ scintigraphy

放射性同位元素 radioisotope（RI）を用いて行う核医学には，*in vitro* で血中に存在する微量なホルモンや腫瘍マーカーなどを radioimmunoassay（RIA）によって測定する検査診断法と，各種臓器や病態に親和性のあるRIを体内に投与し，生体内でのRIの集積具合を体表からγシンチカメラを用いて計測して，イメージとして臓器の形態や機能異常を描写するシンチグラフィまたはレノグラムがある．

このシンチグラフィによって，臓器の生理機能，代謝，病態などが反映される．使用されるRIには，テクネチウム（^{99m}Tc）-2リン酸化合物に代表される比較的短寿命のものが用いられる（半減期6時間，140 KeVのγ線放出核種）．

なお超音波断層診断法，CT，MRIの発達した今日，シンチグラフィの使用頻度は少なくなったが，臨床的には補助的診断として用いられている．

婦人科領域で用いられるおもな核種には，^{99m}Tc-2リン酸化合物と^{67}Ga-citrate

などがある．^{99m}Tc-2リン酸化合物は，悪性腫瘍の骨転移の診断に用いられるが，骨組織での疾患部と正常部分でのRIの集積比率は，骨新生の盛んな病巣も出現することから，骨折，外傷，骨の炎症性変化，Paget病，骨粗鬆症，変形性関節疾患などにも陽性として描写される．とくに老人での評価には注意が必要である．また，腫瘍診断や癌組織の浸潤の程度，リンパ節転移の診断には，^{67}Ga-citrateや^{99m}Tc-2リン酸化合物が用いられるが，炎症でも集積像が認められるので鑑別診断が必要である．

その他，シンチグラフィのできる臓器には，脳，肺，甲状腺，肝があり，核種にも，前記物質以外にも^{131}Iローズベンガル，^{98}Auコロイド，^{99m}Tcスズコロイドなど多種類ある．

H CTスキャン computerized (computed) tomography scan

婦人科腫瘍の診断には，経腟超音波診断がfirst choiceとして汎用されているが，その検索範囲には限界がある．精査が必要な場合や腹腔内全体の所見を把握するためにはCTまたはMRIが選択される．とくにCTは，外来診療において容易にオーダーできることから大きな威力を発揮する．しかしCTには被曝問題があり，また，情報量がMRIより少ないことから臨床上の有用性は相対的にMRより劣るといえるが，螺旋型CTスキャン（ヘリカルCTスキャン）の登場により，1スキャンあたり1秒といった非常に短時間での撮影が可能となり，1回の呼吸停止中にスライス間隔10 mmで30枚前後のスキャンが可能となった．よって呼吸性変動や腸管運動の影響が少ない良好な連続スキャン像が得られるようになったことから，婦人科悪性腫瘍の進行度，転移の有無，とくにリンパ節転移や遠隔転移の有無の診断にCTの重要性が再認識されてきている．また電子ビームを用いた超高速撮影可能な超高速CTも登場している．

① CTの適応と禁忌

婦人科領域においては悪性腫瘍，骨盤内腫瘤の診断に用いられる．

1 悪性腫瘍

悪性腫瘍（子宮頸癌，子宮体癌，卵巣腫瘍）については，腫瘍の診断（推定），腫瘍の進行度(広がり)，子宮傍結合組織や筋層への浸潤の有無とその程度，卵巣，膀胱あるいは直腸への浸潤の有無，転移の有無（とくに傍大動脈リンパ節転移，腹腔内転移，肝転移）の検索などに有用である．また，腹水貯留の診断や大網，腸間膜の転移巣の検出にはMRIより優位である．また，放射線治療の効果判定に有用である．

2 その他の骨盤内腫瘤

良性疾患では，急性腹症をきたす卵巣嚢腫茎捻転ならびに破裂，卵巣出血，骨盤内膿瘍など診断に有用である．なお，子宮筋腫(筋腫の発生部位，大きさ，数，変性の有無)，子宮腺筋症（腺筋症の発生部位とその範囲），子宮肉腫などの診断に用いられる．

3 禁忌

CTは，X線による被曝問題があるので妊娠している場合には禁忌である．contrast enhancementを行う場合にはアレルギーに慎重に対処する．

4 被曝線量

下腹部CT検査時の被曝線量は機種および検査条件などで異なるが，一般のX線検査（骨盤撮影）と比較すると8スライス撮影した場合3〜5倍とかなり高い．

❷ 実施法

婦人科領域に限らず管腔臓器のCTは，内容物が存在しない場合にはその立体感は乏しく，また，臓器間の相互関係が不明瞭であるため，解剖学的位置関係を明瞭に描写するために以下前処置が必要となる．

1 食事制限

腸管内に食物残渣やガスが多い場合，腸蠕動による影響が描出される可能性がある．スキャン速度が速い螺旋型CTスキャンでは腸蠕動などの影響も少なく，厳密な食事コントロールは必要ないとされているが，しかし念のため前日の夜は軽食とし，また下剤を投与する．検査前6時間は禁食とする．飲水に関してはとくに制限しない．化学療法中の患者，高齢者に対しては，あらかじめ補液をしておくことも大切である．

2 単純CT

良性疾患に行うCT検査に行うことが多い．臓器間の相互関係が不明瞭であるため，後述する補助造影法を併用することが一般的である．

3 補助造影法とその実施方法

婦人科領域に限らず管腔臓器のCTは，内容物が存在しない場合にはその立体感は乏しく，また，臓器間の相互関係が不明瞭であるため，解剖学的位置関係を明瞭に描写するために，陽性造影剤（非イオン性造影剤）や陰性造影剤（オリーブ油，脂肪乳剤，空気）を用いた補助造影法を併用する．

① 腟造影：腟内に乾ガーゼを1枚挿入することによって空気造影と同様の効果が得られる．この際，ヨード含有ガーゼやイソジン®液が残留していると，アーチファクトを生じ読影に苦慮することがあるので注意が必要である．

② 膀胱造影：排尿後，膀胱内に生理的食塩水，または4〜7％ウログラフィン®を150〜200 mℓ注入する．陰性造影剤としてオリーブ油，脂肪乳剤，空気を用いる場合もある．直腸内への注入が多すぎる場合には，近傍の臓器を圧排し，解剖学的位置関係がむしろ不明瞭になる場合がある．

③ 消化管造影：腸管と周囲臓器，腫瘤の同定ならびに直腸壁への浸潤を容易にするために検査前日または当日の早朝に低濃度（3％）のガストログラフィン®200〜300 mℓを服用してからCT撮影を行う．検査直前に注腸を追加する場合もある．注腸には，陰性造影剤のオリーブ油，脂肪乳剤，空気を用いる場合もある．

④ 臓器造影：CTはMRIと比較して組織分解能が劣るため，造影剤を併用することによって各部位の臓器のコントラストを上げるcontrast enhancementを併用する．造影剤には，イオパミドール（イオパミロン®），イオヘキソール（オムニパーク®），イオメプロール（イオメロン®）などの非イオン性造影剤を用いてCT撮影を行い，血管，臓器，リンパ節，腫瘍を明瞭に区別する．

血管造影剤の投与法には，点滴静注法，急速静注法ならびに急速静注・持続静注併用法がある．**点滴静注**は，血中造影濃度が一定に維持できることから各スライス間に造影剤のムラはないが，血中濃度が上がらずコントラストも劣る欠点がある．血中濃度を上げコントラストをよくするために開発されたのが**急速静注法**による撮影である．螺旋型CTでは，スキャン速度が速いため造影剤を急速に静注する必要がある．急速静注には自動注入器を用いて毎秒1〜3 mℓの速さで注入する．螺旋型CTでは，造影剤投与と撮影のタイミングが適正に設定されていないと診断価値の高い画像が得られない．

4 撮影体位とスライス

撮影体位は通常仰臥位で行う．体動を禁じる．通常スライス間隔は10 mmで撮

影する．小さな病変をみるときは，5 mm のスライス間隔で撮影することもある．スライス間隔が小さい場合には分解能をあげる必要がある．スライスは，撮影を施行する範囲を決定してから，恥骨結合上縁からスタートする．頭側上縁は検査対象の大きさにより決定する．

③ 読影に必要な基礎知識

1 CT 値と撮影間隔

CT 画像は，画素 pixel の集合の平均より構成される．この CT 値は，X 線が人体を透過し検出器で検出された X 線の透過率の分布を測定し，各部位の画素の減弱計数をコンピュータ処理し数値化されたものである．CT 値は，水を 0 として空気を−1,000 とし，0 から−1,000 の間で各臓器組織を通常 16〜32 段階の白黒の濃淡に変換し比率で表わす．また CT には，中心となる臓器の CT 値（window level）が表示されている．さらに認識される CT 値の撮影間隔（スライス間隔 window width）も表示されている．婦人科領域では，window level は通常 50 前後に設定されている．この根拠は，子宮筋層の CT 値が 50 前後に分布することによる．

2 アーチファクト

婦人科領域では，体動，呼吸，腸蠕動などによって起こる線状の放散状像 mortion artifact や腹腔内クリップ，カテーテルなどが存在するときに起こる異物によるアーチファクトがコントラストの悪い画像として得られることがある．前者は，体動の抑制，呼吸一時停止，ブスコパン®筋注などにより防止できる．

3 partial volume phenomenon

設定されたスライス厚の中に異なる 2 つ以上の組織が存在する場合には，CT 値は両組織の X 線吸収率が平均化されて表示され，"ピンボケ"様現象を生じる．婦人科領域では，子宮頸癌で膀胱と直腸浸潤の有無を読影する際，あたかも浸潤しているような画像が得られることがある（false positive）．このような画像が得られた場合の対策として，スライスの厚みを 5 mm にして空間分解能を高めることによって，より良好な組織分解能で再度検討する．または MRI 所見を参考にするか，浸潤の有無を膀胱鏡や直腸鏡などで確認する必要がある．

④ 婦人科腫瘍の CT 所見

ここでは，婦人科腫瘍の CT 所見についてその特徴を述べる．

1 悪性腫瘍

悪性腫瘍の CT 検査は，癌の進行度，子宮外進展の評価，とくに浸潤，リンパ節転移の検索に有効（図Ⅰ-75），骨盤腔から肝臓，肺を含む胸腹腔全体の検索に用

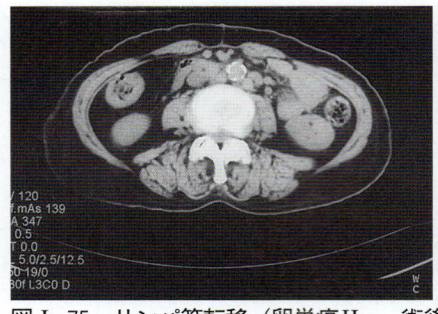

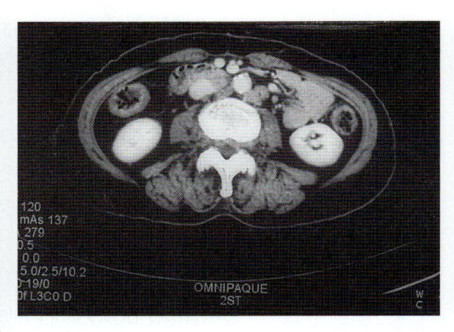

図Ⅰ-75 リンパ節転移（卵巣癌Ⅱc，術後）
　左：腹部単純 CT にて左大動脈周囲のリンパ節腫脹を認める
　右：腹部造影 CT にて径 10 mm の左大動脈周囲リンパ節転移を認める

いられる．とくに傍大動脈リンパ節転移，腹腔内転移，肝転移の正診率は高い．
　リンパ節の同定にはまず血管の同定を行う．血管の同定は，まず腹部大動脈の血管から連続的に腹部大動脈分岐部，総腸骨動脈，内・外腸骨動脈へと同定を進めていく．血管の連続性の途絶はリンパ節転移を考慮する．リンパ節は，楕円形，空豆状で血管鞘の長軸に沿って付着する形で存在する．通常，リンパ節は，楕円形に存在することから実物より小さく診断されることが多い．また，描出断面が円形のリンパ節や腋窩リンパ節は，転移リンパ節の可能性が高いことを念頭に入れておく必要がある．plain CTでは，血管の同定ばかりでなくリンパ節との区別も困難な場合が多い．造影剤を使用することによって血管とその周囲リンパ節との鑑別が容易となる．造影剤の注入法によっては，両者間のコントラスト差が少なく判断に苦慮する．
　なお，癌の大網や腸間膜への転移の検出は，CTのほうが優位である．癌の大網転移の特徴は，腫瘤として描出されることより大網の肥厚，不均一像として認められることが多い．また骨転移は，単純X線撮影や骨シンチでも判定可能であるが，CTでは軟部組織や周囲の癌浸潤状態も同様に把握できる利点がある．
　① **子宮頸癌**：子宮頸癌では，正常頸部組織と癌組織の間にdensityの差がほとんどないため，MRI検査のほうが明らかに優位である．子宮頸癌のCT検査は，癌の子宮外進展の評価に関して臨床上有用である．子宮頸癌の子宮傍結合組織への浸潤の有無とその範囲，子宮頸部腫大程度，子宮体部への浸潤の有無，腟壁，膀胱，あるいは直腸への浸潤の有無，リンパ節転移の有無，とくに傍大動脈リンパ節への転移の有無，放射線治療の効果判定に有用である．とくにリンパ節転移の検索には必要な検査である．
　② **子宮体癌**：子宮体癌のCTを行う目的は，癌の進行度評価，とくに子宮体部筋層への浸潤の深さと広がり，子宮頸部浸潤の有無，子宮傍結合組織への浸潤の有無，子宮留膿症の有無，腹水の有無，腸間膜への転移の有無，卵巣，膀胱あるいは直腸への浸潤の有無，リンパ節転移，とくに傍大動脈リンパ節の有無の検索に有用である．癌の体部筋層浸潤の評価においては，やはりMRIのほうが有利である．しかし造影CTでは，子宮陰影内のLDAとして正常筋層と識別可能である．頸癌と同様，リンパ節転移の検索には必要な検査である．
　③ **卵巣癌**：卵巣腫瘍では，腫瘍の組織型の診断（推定）（図Ⅰ-76），周囲臓器への浸潤の有無，リンパ節転移の有無，とくに傍大動脈リンパ節の有無，腹水の有無，腸間膜や肝転移の有無の検索に有用である．
　2　良性腫瘍
　CT検査が特徴的な所見を呈する卵巣腫瘍には，皮様囊胞腫（図Ⅰ-77）がある．内容液に含まれる脂質によってCT像はlow densityとなり，また石灰化，歯，骨，軟部組織が認められれば確実な診断となる．また，子宮内膜症囊胞（図Ⅰ-78）や漿液性囊胞腺腫などのsimple cystでは，造影で充実部分の鑑別診断に有効である．
　卵巣膿瘍は，超音波診断で膿瘍の全体像を把握することには限界がある．CTでは，腫瘤を取りまく肥厚した壁がhigh enhance像として描出され（図Ⅰ-78右），病巣の広がり，周囲臓器との関係，抗生物質投与中の治療効果判定，手術療法へのタイミング判定などに有効である．
　3　子宮筋腫
　子宮筋腫は，卵巣腫瘍とともに婦人科で最もよく遭遇する疾患である．子宮筋腫は，造影CTによっても正常筋層とほとんどdensityに差がなく不整な子宮陰影

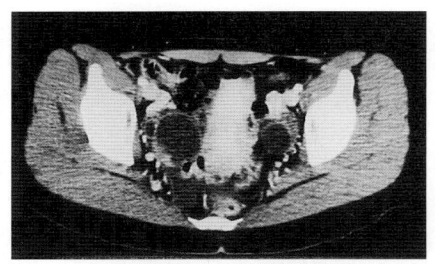

図Ⅰ-76 卵巣癌Ⅰa（漿液性囊胞性腺癌）（右卵巣）
骨盤右側に 2×3 cm 径の囊胞を認める．囊胞内右側下には不整に突出した乳頭様増殖を認める．左側囊胞は漿液性囊胞性腺腫であった（MR：図Ⅰ-89）

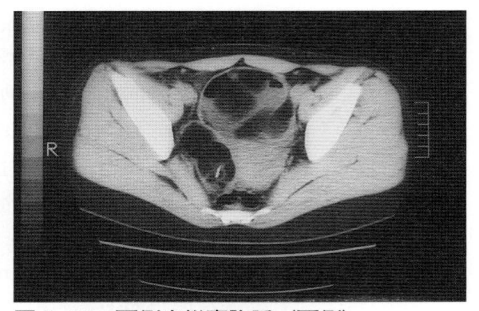

図Ⅰ-77 両側皮様囊胞腫（両側）
内部は，不均一で脂肪成分，石灰化，軟部組織などがみられる

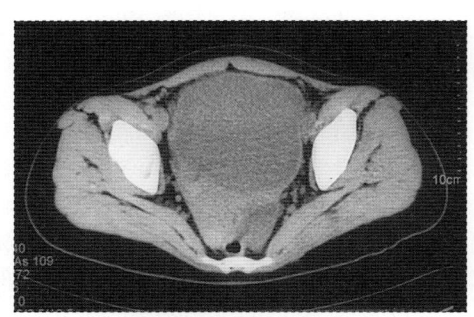

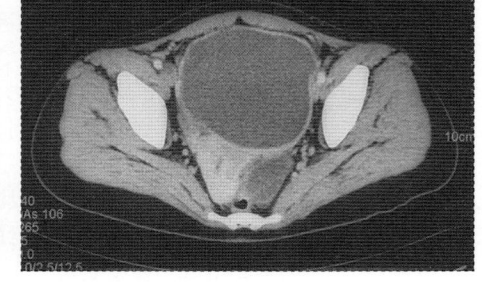

図Ⅰ-78 子宮内膜症囊胞
左：単純 CT．骨盤腔中央に径約 10 cm の均一な water density 像を認める．腫瘤皮膜との境界は不明瞭である
右：造影 CT．enhancement された薄い皮膜を認める．腫瘤壁に充実部分を認めない

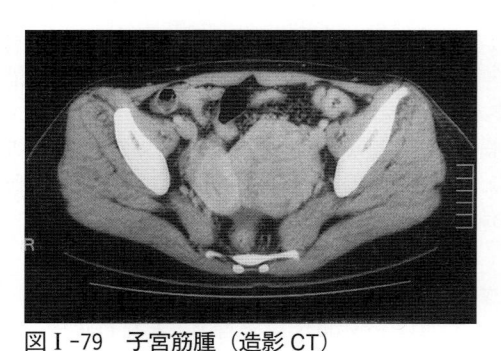

図Ⅰ-79 子宮筋腫（造影 CT）
造影 CT でも正常筋層とほとんど density に差がなく不整な陰影像として表現される

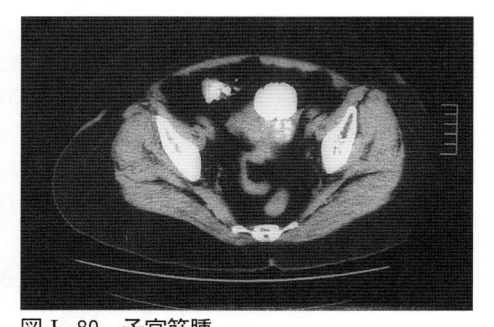

図Ⅰ-80 子宮筋腫
子宮前方に石灰化変性した 3×4 cm 径の筋腫核を認める

の拡大として表現されることが多い（図Ⅰ-79）．しかし筋腫核が変性すると石灰化変性（図Ⅰ-80）や内部構造が low density area（LDA）として認められる．とくに造影 CT 像ではこの所見が著しい（図Ⅰ-81）．

4 急性腹症

急性腹症の中で最も頻度が高い卵巣囊腫茎捻転は，CT にて囊腫内に血管の破綻によって凝血塊が認められることが特徴である．発症から時間の経過したものでは，肥厚した囊腫壁と high enhance として認められることが多い．また，腹腔

内出血をきたす急性腹症には，子宮外妊娠と卵巣出血がある．特徴的なCT像は，腹腔内貯留液中に凝血塊がhigh density像として認められることがある．また，チョコレート囊胞の破裂所見は，超音波診断によってチョコレート囊胞を認め，CTによってhigh densityの内容液とhigh enhanceされる厚い不整な壁をもった腫瘤を認め，Douglas窩にhigh densityの液体の貯留を認める．

超音波診断，MRIの普及によってCTの臨床診断への採用も減ってきたが，螺旋型CT装置の登場によって新たな画像診断手段として一定の評価が認められている．とくに肝臓など実質臓器やリンパ節転移などの診断にはなくてはならないものとなっている．症例によって，CT，MRIのそれぞれ特徴を生かした使い分けが求められる．

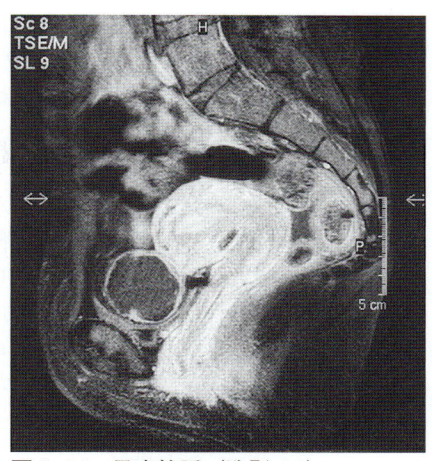

図Ⅰ-81　子宮筋腫（造影CT）
子宮前方に4×4.5cm位の変性した筋腫核を認める．筋腫核の内部構造は，low density areaとして認められる

7　MRI

核磁気共鳴画像 magnetic resonance imaging（MRI）の利点は，X線被曝がなく非侵襲的であり，組織分解能に優れコントラストが良好であること，また，あらゆる方向からの断面撮像が可能であることである．組織の性状評価という点で超音波断層診断法やCTよりはるかに優れる．病変の質的診断，広がり，局所の進展評価の診断を目的とする検査法で子宮，卵巣の腫瘍診断に必須の画像診断法である．しかし，悪性腫瘍の転移巣を評価するには，短時間で広範囲の検索が可能なCTが用いられる．また，骨や石灰化の描出が不良であること，撮像に長時間を要することから，呼吸や体動によるアーチファクトが生じやすいことが欠点としてあげられる．

① **実施法**

最も注意すべきことは，磁場の影響を受ける物質（強磁性体）を体に埋め込んでいないかどうかを検査前に確認することである．とくにペースメーカー使用中の患者や，既往手術の際，患者の体内に金属を使用している場合には検査を施行しない．アイメイク，アイシャドー，パーマネントアイライン，刺青などは磁性金属を含有することが多く，磁場に影響を与えることがあるので，その読影に注意が必要で，避けたほうがよい．また，閉所恐怖症，長時間の仰臥位に耐えられない全身状態の不良な患者には注意を要する．ガドリニウムを使用する場合には，ヨード過敏症，気管支喘息に注意する．なお，腸管の蠕動によるアーチファクトを避けるため，検査前数時間は原則として禁食とする．蠕動を抑えるために抗コリン作用薬（ブスコパン®など）を使用することを推奨する．

② **読影に必要な基礎知識**

MRIの基本画像は，T1強調画像とT2強調画像の2種類である．さらに必要に

応じて脂肪抑制画像や造影画像を撮像する．

1 T1，T2強調画像

T1強調画像は，解剖学的観察に優れるが，軟部組織間のコントラストは不明である．一方，T2強調画像は解像力に劣るが，組織間の信号差が明瞭であることから軟部組織間のコントラストは明確に描出され，病変の診断に有用となる．NMR信号を得るために繰り返し加えられる励起パルスの時間間隔を**繰り返し時間**（TR）といい，励起パルス後NMR信号を生じさせるまでの時間間隔を**エコー時間**（TE）という．T1，T2強調画像はこの両者の組合わせによって決まる．一般に，TR（500 msec程度）とTE（20～40 msec）がともに短い場合にT1強調像が得られ，TR（1,800 msec以上）とTE（70 ms以上）がともに長い場合にT2強調像が得られる．また，TR（1,800～2,000 msec）が長く，TE（30～40 msec）が短い場合にプロトン密度強調像が得られる．

漿液性の水は，T1強調像で低信号，T2強調像で高信号を示す．ただし，蛋白濃度が高い水は，T1強調像でも高信号を示す．時間の経過とともに信号強度が変化するものに血腫がある．早期の血腫は，T1強調像で高信号，T2強調像で低信号を示すが，時間が経てばT1強調像，T2強調像ともに高信号となる．ただし，古い慢性期の血腫では，T1強調像の高信号が低下し，T2強調像では低信号となる．また，脂肪は，T1強調像で著明な高信号，T2強調像で中等度高信号を示す．骨や石灰化はMR信号をほとんど出さないことから，T1強調像，T2強調像ともほぼ無信号となる．

2 脂肪抑制法

腫瘍内の脂肪成分に存在する原子核のMR信号を抑制して撮影する方法に脂肪抑制法がある．脂肪成分を含む囊胞では決定的な診断価値がある．本法は，おもに卵巣皮様囊腫とチョコレート囊胞の鑑別診断に用いられる．

3 造影MRI

CTと同様にMRIにも磁性体であるガドリニウムを使用した造影MRIがある．ガドリニウムはT1値とT2値の双方を短くする作用があり，造影剤が分布する領域では，T1値が短縮してT1強調像で高信号に描出される．本法は子宮体癌や卵巣癌の鑑別診断に用いられる．囊腫壁に存在する小病変，とくに充実性腫瘍の評価や癌の浸潤，瘻孔の同定などには，ガドリニウムを急速に静注し高速撮像によって画像を撮像するダイナミックMRが用いられる．ガドリニウムを静注後，T1強調像と同一条件で撮像する．

3 読影所見

(1) 子宮腫瘍

MRI上では，子宮筋腫，子宮腺筋症を代表とする子宮の良性腫瘍の鑑別は容易で確実である．また，子宮頸癌・体癌ともにMRIの有用性は高いが，MRIの描出範囲が小骨盤腔に限局されることから，肝転移や大動脈周囲リンパ節転移など腹部を広く検索する必要がある場合はCTを併用する．

1 子宮の良性腫瘍

① 子宮筋腫：子宮筋腫のMR像は，T2強調画像で周囲の筋層よりも低信号で正常子宮筋層との境界が明瞭な腫瘍として描出される（図Ⅰ-82左）．しかし，子宮筋腫に二次変性が起こっている場合には，必ずしもT2強調像で低信号を示すとは限らない（図Ⅰ-82右）．筋腫との鑑別が困難な子宮肉腫は，一般的にはMRIでも鑑別は困難である場合が多い．

② 子宮腺筋症：子宮腺筋症は，正常子宮筋層との境界は不明瞭であるが，両者

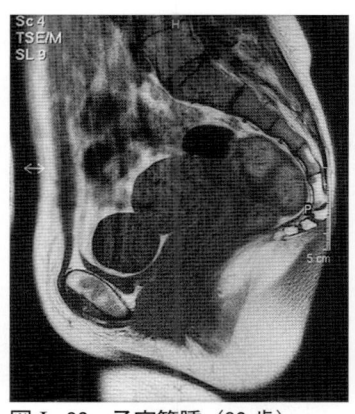

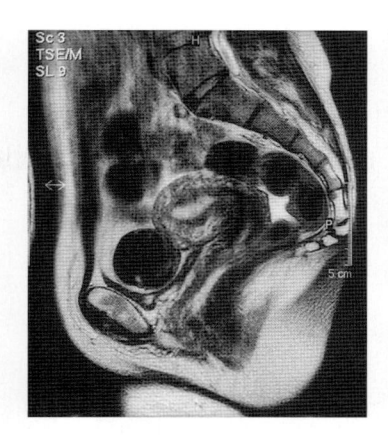

図I-82 子宮筋腫（39歳）
　左：T1強調像（矢状断像）．骨盤腹側に子宮底に接する5cm大の腫瘤を認める．信号は正常子宮と同程度．T1強調像では子宮の層構造は同定できない
　右：T2強調像（矢状断像）．子宮底に5cm大の低信号を示す有茎性筋腫を認める．子宮体部には，高信号を示す内膜と低信号を示すJZ，比較的高信号を示す筋層を認める

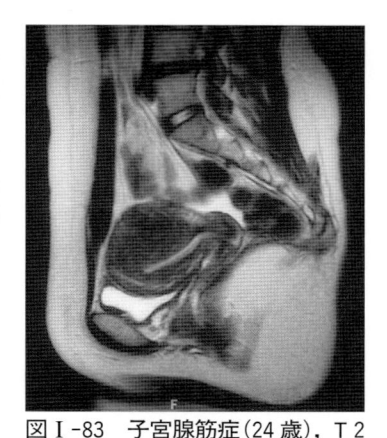

図I-83 子宮腺筋症（24歳），T2強調像（矢状断像）
　子宮は前傾前屈し腫大している．T2強調横断像で子宮後壁に境界不明瞭な低信号を認め，JZは不明瞭である

は明らかに異なる像を呈する（図I-83）．子宮腺筋症のMR像は子宮内膜と筋層の間に存在する低信号のjunctional zone（JZ）はびまん性に肥厚し，筋層内に散在する異所性子宮内膜組織はT2強調画像で点状の高信号域として描出される．

2　子宮の悪性腫瘍

① 子宮頸癌：子宮頸癌のMRI像は，体部筋層よりさらに低信号である頸部組織内に子宮頸癌組織が高信号として明瞭に描出されることから，その診断は容易である．子宮頸部筋層の厚さはMRIにより正確に診断できるので，癌の子宮外への進展を診断するのに非常に有用である．子宮頸癌のMRI画像で必要となる画像は，T2強調画像の矢状断像と横断像である．T2強調画像の矢状断像は，病巣の描出に有用である．とくに膀胱浸潤，直腸浸潤ならびに腟浸潤の診断に非常に有用である．また，T2強調画像の横断像は，頸癌のステージングに必要となる．静脈叢と脂肪に富んだ子宮傍結合組織parametriumに癌病巣が及ぶと，良好なコントラストとして浸潤像は描写される．子宮傍結合組織への癌浸潤の正診率は，CTに比べ非常に高い．また，放射線治療や制癌剤による治療効果の評価にもMRIがより有効である．

② 子宮体癌：子宮体癌のMRI像は，T2強調像で子宮陰影内に子宮体癌組織が高信号として描出される（図I-84左）．正常子宮内膜との鑑別は困難であることが多い．読影のポイントは，子宮体癌の筋層浸潤の深さと広がりを判定することである．

子宮内膜に接する筋層の内側の部分が外側の部分より低信号で帯状に描出されるJZが，断裂もなく正常に保たれている場合には，子宮体癌組織は子宮内膜内に限局し，筋層浸潤はないものと判定される．この場合，筋層浸潤があっても1/2以下の浅い浸潤である．一方，JZが保たれない（断裂，あるいは菲薄化）場合には，子宮体癌組織の筋層浸潤ありと判定される．この場合，筋層浸潤が1/2以上の深部まで浸潤している可能性がある．

子宮頸部浸潤の有無の判定は，頸管拡張に伴う腫瘍の信号が頸管内部に認められた場合に頸部浸潤ありと診断する．頸管拡張もなく上皮が断裂なく全長が観察

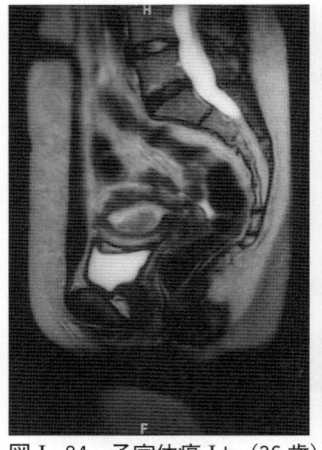

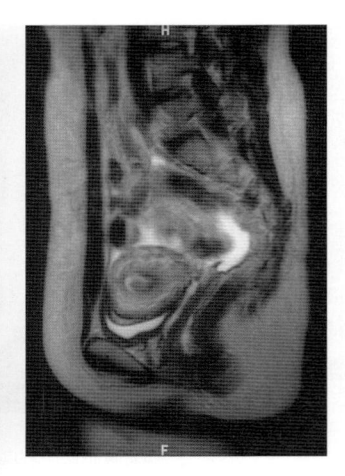

図 I-84 子宮体癌 I b（36歳）
左：T2強調像（矢状断像）．肥厚した子宮内膜（高信号）内に径約 2.5 cm 大の境界やや不明瞭な低信号領域が認める．粘膜下筋腫よりは内膜増殖症，内膜ポリープまたは子宮体癌を疑う

右：造影画像（矢状断像）．子宮内膜に enhancement の低下，粘膜と筋層の境界不明瞭，junctional zone の一部不整を認める．癌浸潤は筋層 1/2 以下と考えられる

されれば，頸管浸潤はないものと診断する．また，子宮頸癌と同様，子宮傍結合組織への浸潤や膀胱浸潤，直腸浸潤の有無の評価が可能である．なお，造影 MRI は，充実部の血流をみることができることから悪性の補助診断として有意義である．最も有用な画像は，造影画像で，造影によって腫瘍の内部構造が明らかとなる（図 I-84 右）．とくに造影剤注入後，連続的に高速撮影法で撮影する dynamic study が有用である．

（2）卵巣腫瘍

MRI では，CT で得られないような腫瘍壁の充実性部分などをとらえることが可能となり，病変の局在，進展，浸潤などの把握が容易で組織特異性もある．卵巣には，良性，中間群，悪性と多くの腫瘍が発生する．MRI 像によって，腫瘍の大きさ，腫瘍の内部情報（内部構造，囊腫性か充実性か），壁の厚さ（腫瘍壁の充実性部分，乳頭様増殖部の有無）と隔壁の有無（単房性，多房性），周囲臓器との位置関係と癒着の有無など，卵巣腫瘍の鑑別診断に必要な多くの情報が得られる．腫瘍構成からみた悪性度は，単房性で低く，多房性では非常に高くなる．さらに，単房性腫瘍に充実性部分が認められても悪性度は高くはないが，多房性に充実性部分が認められれば悪性度は非常に高くなる．また，腫瘍の内部構造で特徴あるパターンとして，子宮内膜症性病変（チョコレート囊胞）で囊腫内の微小点状像が，皮様囊腫では高輝度に描出される石灰化像，脂肪，毛髪塊 hair ball などがあり，MRI によって特徴ある像が描写される．

MRI では囊胞内容が水と同様であれば，T1 強調像で低信号，T2 強調像で高信号を呈する．よって漿液性または粘液性囊胞腺腫は，T1 強調像で低信号，T2 強調像で高信号を呈する．しかし，多房性の粘液性囊胞腺腫の場合は，低信号の中隔と多彩な内部信号を呈することが多い．囊胞内に充実部を認める場合，T1 強調像で高信号を呈する液性部のなかに，比較的に低信号を呈する充実部は描写される．なお，充実部は造影することによって強調されるばかりでなく腫瘍内の構造が明確となることから，鑑別診断には欠かせない手段である．充実部が小さく少数の

場合は良性のことが多いが，多数認められるような場合には境界悪性腫瘍を，腫瘍壁全体が肥厚し，粗く凹凸で不整なものや大きな充実部を認める場合には，悪性腫瘍（腺癌）を疑う．

卵巣腫瘍の診断においては，MRIのみで診断するよりも超音波断層診断法や腫瘍マーカーを参照した診断によって正診率が上がる．卵巣の腫瘍マーカーはCA 125，CA 19-9，CEAが重要で，一般に良性腫瘍ではこれらの上昇は認められない．これに対して，軽度上昇の場合は境界悪性腫瘍を，高値を示す場合は悪性腫瘍を疑う．また，多房性の囊胞性腺腫でも充実部がなく，CA 19-9，CEAが正常の場合は良性であることが多く，CA 19-9またはCEAが上昇し充実部を思わせる小さな囊胞を認める場合には，境界悪性腫瘍（図Ⅰ-88参照）を，明らかな充実部が存在する場合は悪性腫瘍であることが多い．

1 卵巣の良性腫瘍

一般に，腫瘍が単房性の囊胞で壁が薄く充実性部分を認めない場合は，囊胞腺腫を考える．また，卵巣の良性腫瘍は，腫瘍内容が液状（漿液性または粘液性）であることが多く，腫瘍内容が漿液性の場合はT1強調像では低信号，T2強調像では高信号となる（図Ⅰ-85）．粘液性内容液の場合は，T2両強調像で高信号である点では同じであるが，漿液性の内容と比べT1強調像でもやや高信号がみられることが多い．

卵巣の良性腫瘍の頻度の高いものに子宮内膜症性囊胞（チョコレート囊胞）と成熟囊胞性奇形腫（皮様囊胞腫）がある．両者のMRI像は，非常に特徴的な所見を呈する．

① **チョコレート囊胞**：チョコレート囊胞は，内部に存在するメトヘモグロビン由来の鉄原子が磁性体であるためT1強調像，T2強調像とも高信号である（図Ⅰ-86）．この際，T2強調像で内部に低信号領域の出現するshadingとよばれる現象がみられることがある．チョコレート囊胞では，CA 125やCA 19-9の軽度上昇が認められることが多い．

② **皮様囊胞腫**：皮様囊胞腫は，内容液が脂質に富むことからT1強調像で高信号，T2強調で中等度の信号（比較的高信号）を呈し，内部に皮膚組織，毛髪，脂肪，軟骨，骨などの奇形腫成分を含むことから多彩な像を描写する（図Ⅰ-87）．CA 19-9の軽度上昇をみることが多い．

チョコレート囊胞と皮様囊胞腫の鑑別診断には，脂肪抑制画像を用いる．皮様囊胞腫は，脂肪抑制画像で脂肪からの信号が抑制され低信号となる．チョコレート囊胞ならば，この信号の抑制が観察されない．また，内在する毛髪塊は中信号，石灰化巣は低信号である．なお，腫瘍内にchemical shiftを認めることは脂肪成分の存在を意味することから診断に有用である．

2 卵巣癌

卵巣癌の診断にもMRIは非常に有用である．卵巣癌の診断で重要なポイントは，腫瘍マーカーを参考に超音波断層診断，MRI，CTなどの画像診断を用いて総合的に診断することである（図Ⅰ-88，89）．卵巣腫瘍の良悪性の鑑別ポイントは，腫瘍内に充実部（図Ⅰ-88），壁在性結節，乳頭様増殖（図Ⅰ-89）などの卵巣癌の特徴的所見を見いだすことである．なお，造影MRIは，卵巣癌においても悪性の補助診断として有意義である．

（3）卵管癌

卵管癌のMRI像は，付属器部にくねくねとしたソーセージ状の腫瘤像として描出される．

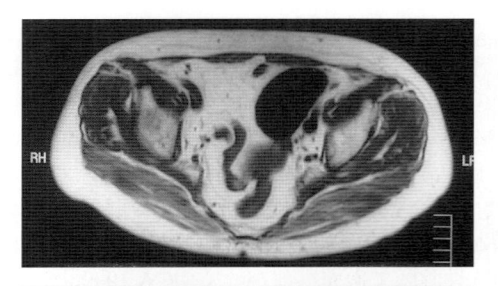

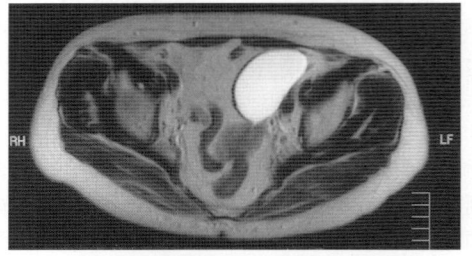

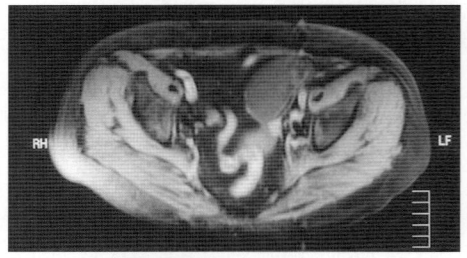

図Ⅰ-85　嚢胞性腫瘍（73歳）
　上：T1強調像（横断像）．子宮の左前方に7×6×4 cmの単房性の嚢胞性腫瘍を認める．壁は薄く，充実性部分を認めない
　中：T2強調像（横断像）．単房性の嚢胞性腫瘍は高信号を示す．充実性部分を認めない
　下：脂肪抑制像（横断像）．やや低信号の単房性嚢胞性腫瘍を認める．充実性部分を認めない

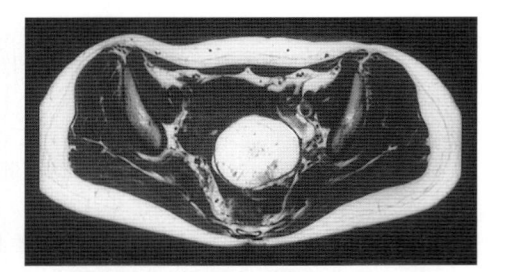

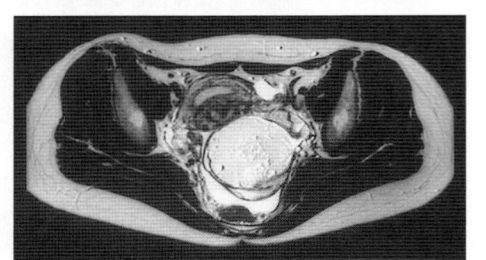

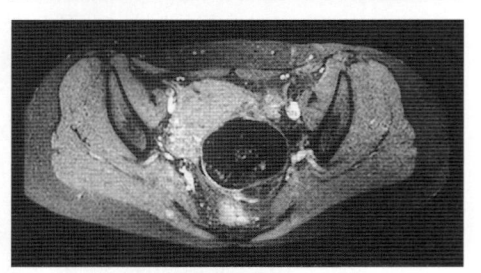

図Ⅰ-87　成熟嚢胞性奇形腫（25歳）
　上：T1強調像（横断像）．子宮背側に5×7 cmのT1強調にて高信号を示す腫瘤を認める．内部は一部不均．壁は平滑にて腫瘤内に陰影欠損を認めず
　中：T2強調像（横断像）．腫瘍内にchemical shift artifactを認め，脂肪成分の存在を認める
　下：脂肪抑制画像（横断像）．脂肪抑制画像で信号強度の低下を認め，腫瘤は低信号像を示す．明らかな充実部分は認めない

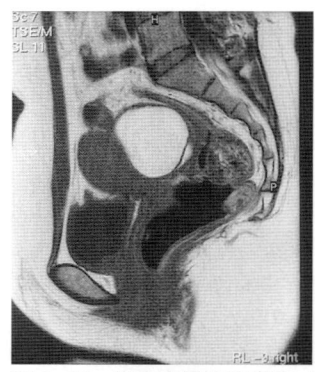

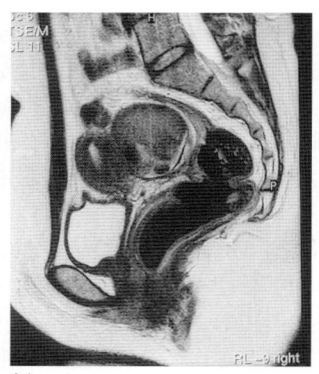

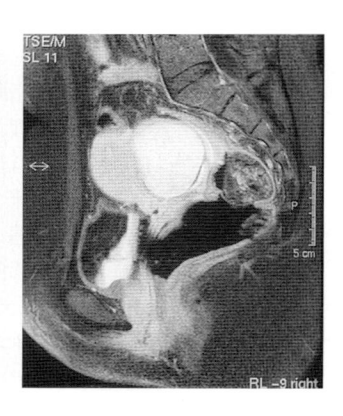

図Ⅰ-86　子宮内膜症性嚢胞（39歳）
　左：T1強調像（矢状断像）．子宮背側に接して約8×6×5 cmの不整型腫瘤を認める．内部は不均一な高信号を示す．腫瘤壁は平滑にて腫瘤内に陰影欠損を認めず
　中：T2強調像（矢状断像）．T2強調画像にて内部は不均一なやや高信号を示し，内部に低信号領域のshadingを認める
　右：脂肪抑制画像（矢状断像）．造影後脂肪抑制T1強調像では信号強度の低下は認めず，著明な高信号像を示している．腫瘤壁に充実性部分を認めない

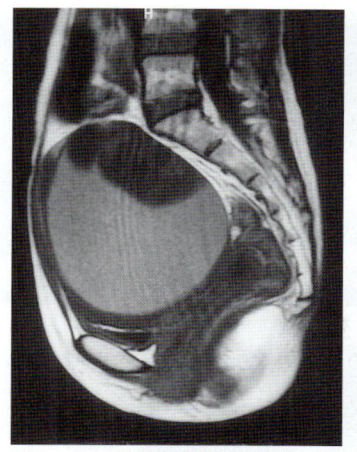

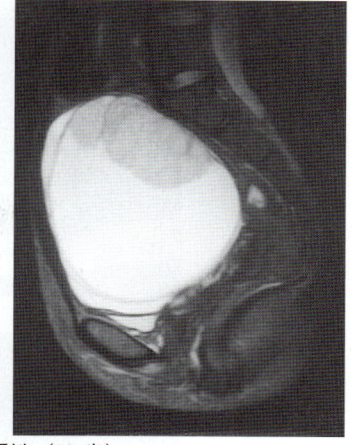

図Ⅰ-88　粘液性囊胞性腫瘍，境界悪性（25歳）
　　左：T1強調像（矢状断像）．骨盤腔を占領する13×15 cm大のT1強調で膀胱内の尿よりは高信号の腫瘤を認める．腫瘤上部には一部低信号を示す不整な部分が認められ，隔壁様の構造もある
　　右：T2強調像（矢状断像）．腫瘤はT2強調で全体的には高信号，腫瘤上部の不整部分はやや低信号を示す．腫瘍マーカーは正常範囲である

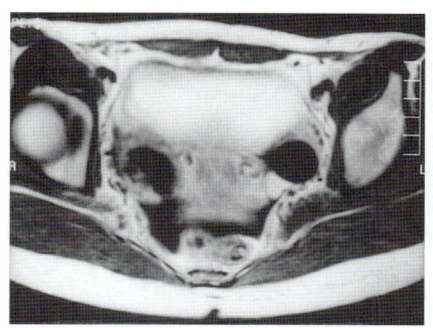

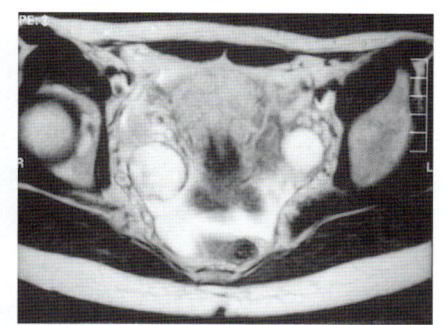

図Ⅰ-89　漿液性囊胞性腺癌（骨盤右側），漿液性囊胞性腺腫（骨盤左側）（21歳）
　　左：T1強調像（横断像）．骨盤左右の右方に2～3 cm径の囊胞を認める．右側の囊胞は，囊胞内右下部に不整に突出する乳頭様増殖を認める．骨盤左方の囊胞の壁は薄く，壁在性結節を認めない
　　右：T2強調像（横断像）．骨盤左右の囊胞は高信号を呈し，骨盤底に腹水を認める．腫瘍マーカーは，CA 19-9, CA 125ともに高値である（CT：図Ⅰ-76）

（4）類腫瘍性病変

　卵巣には，きわめて多種多彩の腫瘍が発生する．なかには，いわゆる真の腫瘍でない**類腫瘍病変** tumor-like lesionsがある．チョコレート囊胞もそのひとつである．また，ゴナドトロピン製剤による排卵誘発の際にみられる**卵巣過剰刺激症候群**（**OHSS**）は，多房性腫瘍で腹痛と腹水を伴う．排卵または月経周期に伴って囊胞性に腫大するものに，黄体形成の際に卵胞内出血が多く貯留した**出血性黄体囊胞**がある．出血性黄体囊胞の特徴は，囊胞内部に凝血塊と析出フィブリンによる特有の網状像が観察されることである．また，妊娠に引き続いて起こる黄体囊胞もヒト絨毛性ゴナドトロピン（hCG）の影響から比較的に長い間存在する．チョコレート囊胞以外は時間経過とともに縮小するので，経過観察が必要である．

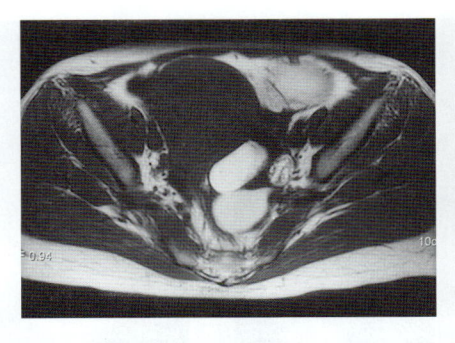

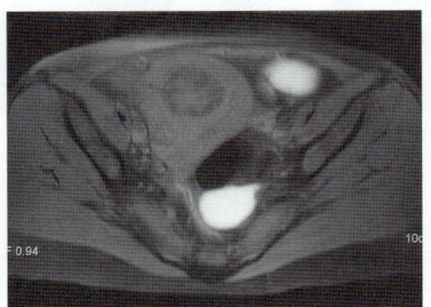

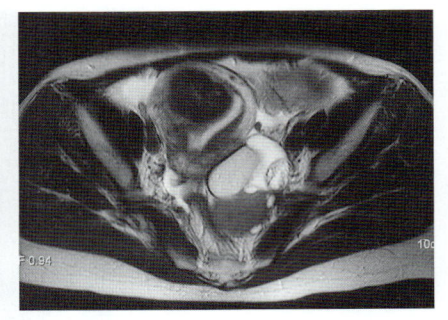

図Ⅰ-90 子宮筋腫，チョコレート嚢胞，皮様嚢胞腫（29歳）

上左：T1強調像（横断像）．肥大した子宮体部と骨盤腔左側前方に嚢胞性腫瘤を認める．また，後方に辺縁平滑，壁厚均一な2個の高信号の嚢胞性腫瘤を認める

上右：T2強調像（横断像）．子宮体部前壁に3 cm径の境界明瞭な低信号結節（筋層内筋腫）と骨盤腔左側前方と後方に嚢胞性腫瘤と1個の高信号の嚢胞性腫瘤を認める

下：脂肪抑制画像（横断像）．皮様嚢胞腫は，脂肪抑制画像で信号強度の低下を認め，腫瘤は低信号像を示す．明らかな充実性部分は認めない

(5) 産科領域

MRIはX線を用いないが，強電磁波の胎児，妊婦への安全性は十二分に確立されていない．臨床上，必要に応じて他の方法で十分な情報が得られない場合に限られる．

子宮，卵巣には，多種多様の病態が同時に認められることがある（(図Ⅰ-90)．MRIの原理を理解し，その特徴を有効に用いることによって詳細な情報が得られる．図Ⅰ-90は，子宮筋腫，チョコレート嚢胞，皮様嚢胞腫を同時に認める症例である．

8 超音波検査法

1 超音波検査とは──断層法とドプラ法

超音波とは「人間の耳には聞こえないほどの高い周波数の音波」である．生体組織内に発射された超音波は組織を通過中に異なる媒質の境界面で反射波を生じる．受信した反射波の強弱により，強い反射波は明るく，弱い反射波は暗く表現し，超音波が到達しうる深度の断層面を作画するのである．このようにして超音波の到達範囲の生体の断層面画像を得る手法を**超音波断層法**という．一方，音波を動いている対象物に当てると，反射波の周波数が変化する（**ドプラ効果**）．この原理を利用して，たとえば臍帯動脈に一定間隔で超音波を発射し（**パルス波**という），送信波と受信波の周波数の変化を検出することにより血流の方向と速度を解析，画像表示する方法が**超音波ドプラ法**である．断層法は産婦人科領域の超音波検査では最も汎用される方法で，対象臓器の静的な形態やマクロ的な動態を捉え

るために用いられ，通常超音波検査といえば超音波断層法を指す．一方，断層法では捕捉できない血流動態を描出し評価する際には，ドプラ法を用いる．

2 走査法の選択

対象物の位置や大きさにより被検者の身体のどの位置から超音波を当てるか，そのアプローチの仕方を**走査法**という．走査法には経腟走査法と経腹走査法があり，各々異なる**プローブ**（被検者に直接接触させ超音波を発射する器具）を用いる（図Ⅰ-91）．通常標的物が小骨盤腔にあり，大きさが手拳大までなら経腟走査法がよい．これをこえる大きさであれば経腹走査法が適している．

A 超音波断層法（産科） ultrasonotomography in obstetrics

産科診断領域における超音波検査の意義は非常に大きい．超音波出現以前の検査法では胎児およびその付属物に対する情報は非常に限られていた．超音波検査は安全性に優れ（レントゲンやCTのように放射線被曝の心配もなく，超音波エネルギーが胎児に悪影響を及ぼすという報告はない），また，その簡便性ゆえに妊娠中でも繰り返し行うことが可能である．

1 妊娠初期における検査

妊娠初期は観察対象が腟円蓋の近傍であるので，経腟走査法が適している．通常妊娠6週までには子宮内に胎嚢が確認でき，その後順次胎芽および胎児心拍動が観察される（図Ⅰ-92）．妊娠初期の胎児発育の評価は頭殿長の計測によってなされ，比較的誤差の少ない妊娠8～12週の値より妊娠週数および分娩予定日の再確認がなされる．正常妊娠の経過観察以外に，枯死卵，子宮内胎児死亡，子宮外妊娠，胞状奇胎（図Ⅰ-93），多胎妊娠とその膜性診断（図Ⅰ-94），胎児形態異常〔無脳児，後頸部浮腫（図Ⅰ-95）など〕といった異常妊娠についての診断が行われる．また卵巣腫瘍や子宮筋腫合併のスクリーニングも同時に可能である．

2 妊娠中・末期における検査

妊娠中・末期では，対象の大きさより通常経腹走査法が用いられる．この時期の胎児に関しては，胎位・胎向・胎動・胎児心拍の観察に始まり，大横径や大腿骨長（図Ⅰ-96），および胎児推定体重の測定により胎児発育の具合を評価する．また同時に胎児奇形のスクリーニングを行う（図Ⅰ-97）．胎児付属物については，胎盤の位置，臍帯付着部位や臍帯血管の診察，羊水量の評価などである．

一方，この時期に経腟走査法にて子宮頸管を観察することにより，頸管無力症や前置胎盤（図Ⅰ-98）などのより正確な診断が可能となる．

B 超音波断層法（婦人科） ultrasonotomography in gynecology

1 目的

超音波断層法は，産婦人科領域において不可欠な診断法となっている．侵襲がなくCTやMRIのように大がかりな機材を必要とせず，診察ベッドや内診台で簡便に行うことができる．また，所見をリアルタイムに得ることができるため，患者に説明しながら行うことも可能である．産科領域では，胎児発育の観察などスクリーニング的に行われることが多いのに対し，婦人科領域では内診などで異常を認める患者に対して，質的な診断を行うという違いがある．

2 検査方法

超音波断層法には**経腹法**と**経腟法**がある．経腟法は，専用のプローブに感染予

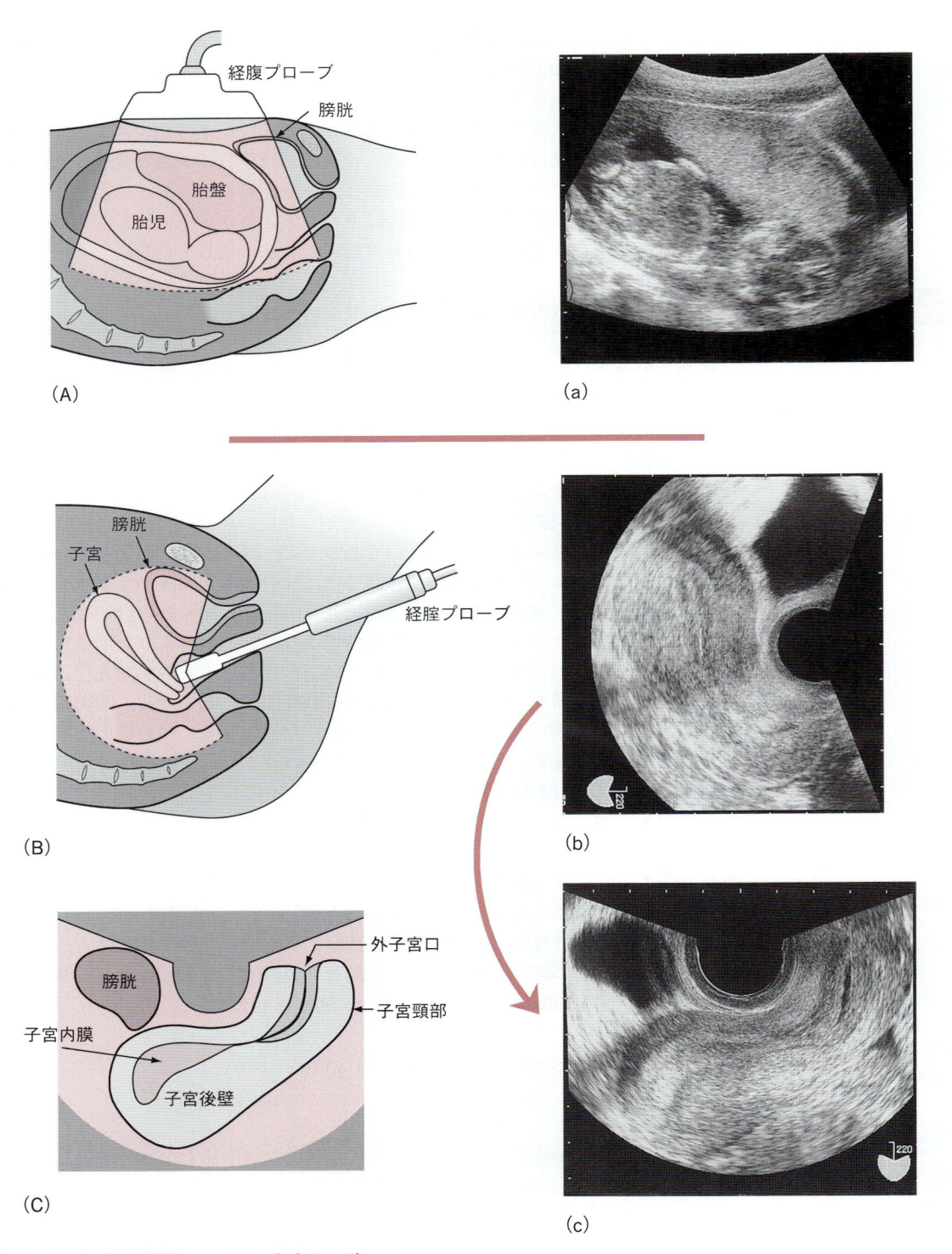

図Ⅰ-91　超音波断層法における走査法の違い
　経腹走査法：腹上より超音波プローブを当てると，その直下の臓器が描出される(A)．実際の画像では(a)，上方が腹側，下方が背側となる
　経腟走査法：経腟的に挿入されたプローブの先端は腟円蓋に達し，広角（220°）に超音波が放射される(B)．シェーマの方向に合わせた超音波画像が(b)である．だが実際の画像の向きは(c)のように(b)を左へ90°回転させた向きで表す．したがって，解剖学的位置関係は(C)のシェーマのようになる

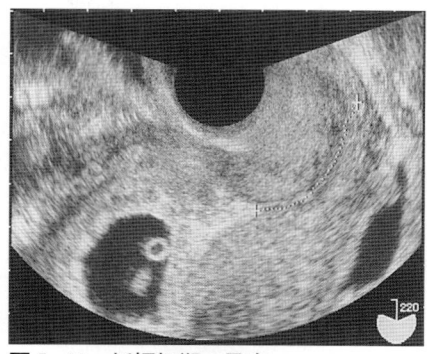

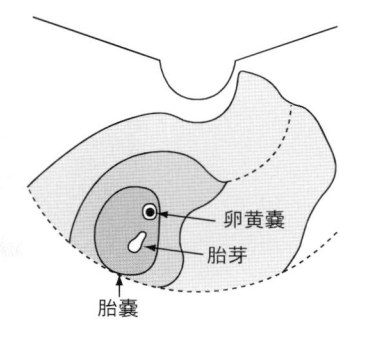

図Ⅰ-92 妊娠初期の子宮
　妊娠6週の子宮矢状断像．子宮体部内に胎嚢，胎芽および卵黄嚢が観察される．この写真のみではわからないが，実際のモニター上では胎児心拍動も確認された

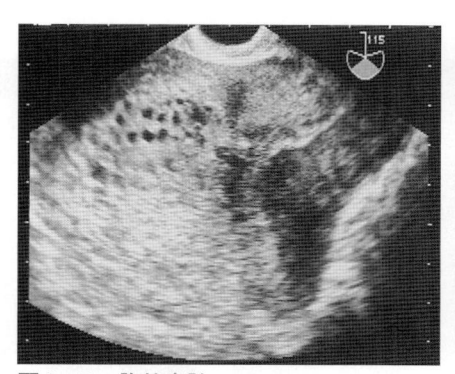

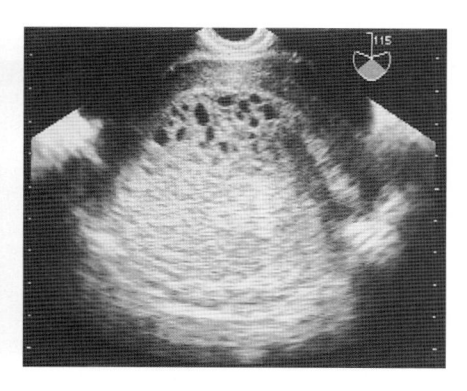

卵黄嚢
胎芽
胎嚢

図Ⅰ-93 胞状奇胎
　左：縦断像，右：横断像
　子宮腔内に多数の小囊胞（黒く小穴をなす部分）が観察される．水腫化した絨毛の画像である

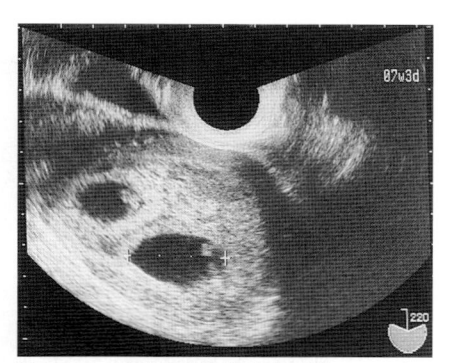

図Ⅰ-94 双胎妊娠（妊娠7週）
　子宮内に胎嚢が2個確認できる．二絨毛膜双胎である

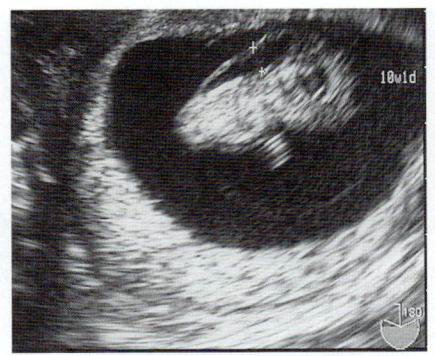

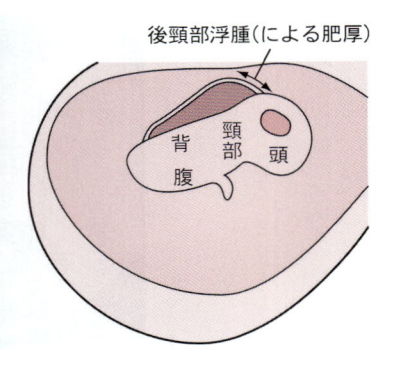

図 I-95 胎児後頸部浮腫（妊娠 10 週）
　胎児の後頸部から背部にかけて最大 5 mm の皮下浮腫の部分が echo free space（黒く抜けた画像）として観察される．この後頸部の肥厚と染色体異常との関連が知られている

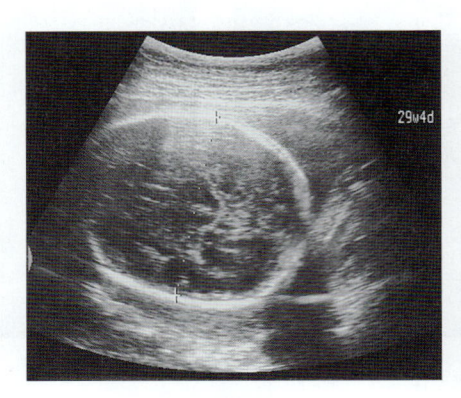

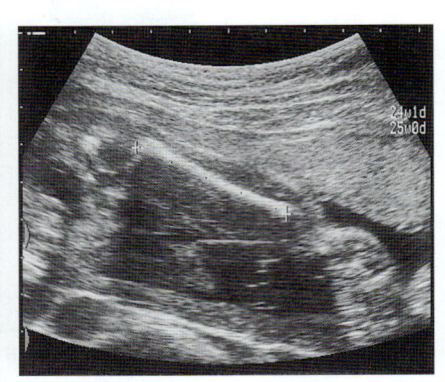

図 I-96 大横径と大腿骨長
　左：大横径，右：大腿骨長

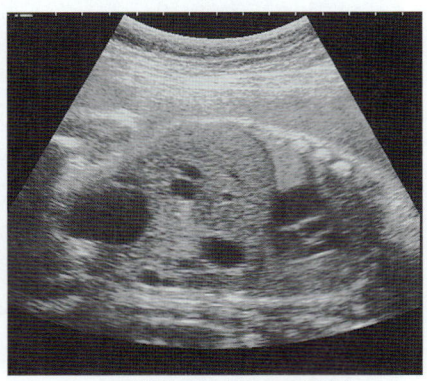

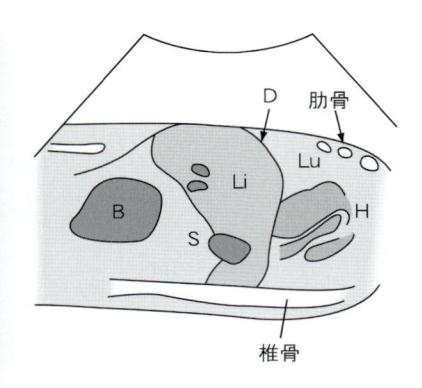

図 I-97 正常胎児躯幹の矢状断像
　胎児は仰臥位となっている．写真右が頭方，左が足方
　H：心臓，Lu：肺，D：横隔膜，Li：肝臓，S：胃，B：膀胱

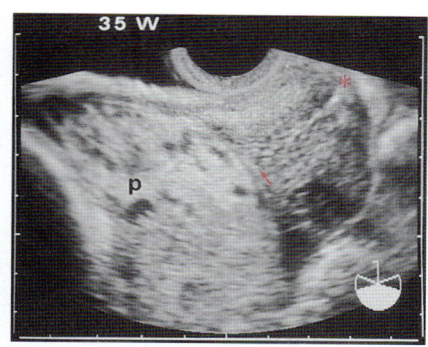

図Ⅰ-98　前置胎盤（妊娠35週）
＊：外子宮口．胎盤実質（p）が内子宮口（↑）を覆っていることがわかる

防のためのカバーを装着し，内診と同様の方法で腟円蓋部に挿入して行う．経腟法では，経腹法に比較して，①腹壁・皮下脂肪による超音波の減衰や乱反射の影響をうけない，②プローブの近くに対象臓器があるため高い周波数（5.0～7.5 MHz）の超音波を使用でき，解像度の良い鮮明な画像が得られる，という特徴を有する．その反面，狭い限られた位置からの観察であるため，子宮，膀胱，卵巣，Douglas窩などの解剖学的位置の判断には多少の訓練を要する．また，腟口の狭い若年者や高齢者では経腟プローブ挿入が困難であり，そのときには経直腸的に検査を行う方法がある．10 cmを超えるような大きな腫瘍は，経腟法では全体像を捉えることができないので経腹法を用いる．

　経腟法では，まず最初に縦断面（矢状断）で膀胱，子宮を描出する．これが子宮を中心として左右にある臓器（卵巣・卵管）を描出する際の基準となる．子宮は決して正中線上になるのではなく，実際は左右に傾いていたり，偏位していることが珍しくない．そのため内膜像が描出される面を，子宮の正中部の目安とするとよい．その後，縦断面のままプローブを静かに左右にふって卵胞像を探す．卵巣は外腸骨動静脈に近接する位置にあるため，血管の位置を参考にすることもできる（図Ⅰ-99）．卵胞と考えられる像を描出したら，血管や腸管ではないことを確認する．腸管では蠕動運動が観察され，血管ではプローブを回転させると走行を確認することができる．

❸ 子宮の観察と異常所見

　子宮全体の形状，大きさと内膜像を観察する．年齢，月経周期に応じて内膜像は変化している．矢状断面でみた場合，月経期には子宮内膜は薄いが，増殖期に徐々に厚くなり，排卵前には基底部が高輝度線状エコーが縁取り，その内側が低輝度になる「木の葉」状形態を示し（図Ⅰ-100），分泌期には均質に高輝度に肥厚した像となる（図Ⅰ-101）．また，閉経後は子宮体部は萎縮し，内膜は1本の線状にのみ描出されるか不明瞭となる．

　子宮筋腫核は辺縁明瞭な類円形の充実性腫瘤として描出される．結節が大きい場合には経腹法を選択するほうがよい．症例により輝度はさまざまであるが，腫瘤の後方に音響陰影を伴うことが多い．内膜との位置関係や体部との連続性に注意して，筋腫の位置を読み取る必要がある．内腔へ突出する粘膜下筋腫は小さなものであっても，不正性器出血や過多月経の原因となりやすく超音波断層法の診断意義は高い（図Ⅰ-102）．

　子宮が全体的に増大を示していても，明らかな結節を描写できないときは子宮

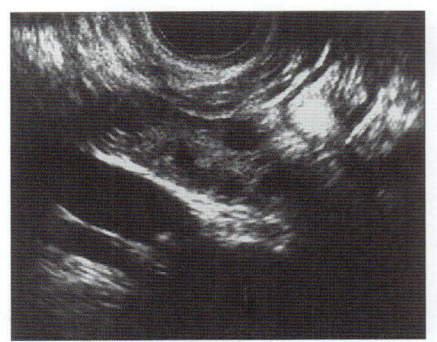

図Ⅰ-99　外腸骨血管と卵巣

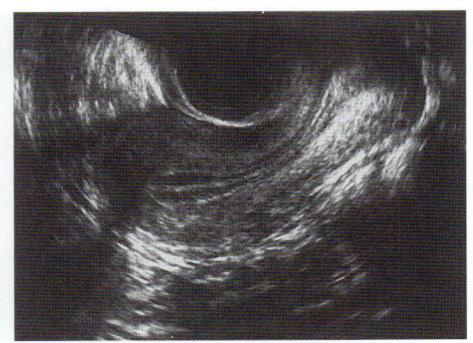

図Ⅰ-100　排卵期内膜像（縦断面）

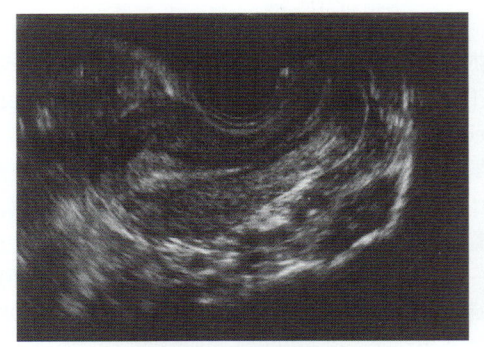

図Ⅰ-101　分泌期内膜像（縦断面）

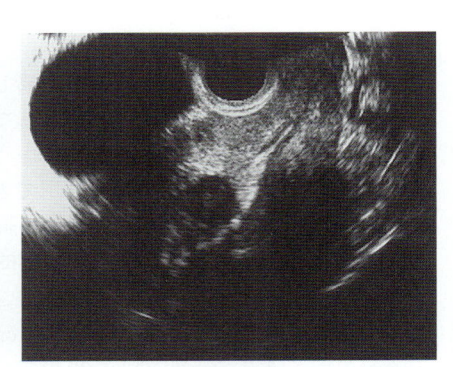

図Ⅰ-102　子宮筋腫（粘膜下）（縦断面）

腺筋症の存在を疑う．なかには結節を形成してみえる腺筋症例があったり，子宮筋腫合併例もあり，超音波断層のみでその鑑別が困難なこともある．

子宮体癌では内腔の分泌期内膜と類似した輝度の高い領域として認める．閉経例で異常出血とともに内膜肥厚像があれば子宮体癌などを強く疑うべきである．また，筋層浸潤が進むと，形状が不整になったり残存筋層が薄くなっているのを観察できる．

子宮内腔に生理的食塩水などを注入しながら経腟法を行うsonohysterographyは，内膜ポリープ，粘膜下筋腫などの局所的異常の確認に有用である．液体の注入によって子宮腔が拡張し腫瘤辺縁のコントラストが明瞭となるため，子宮内の腫瘤の形状や位置関係がわかりやすくなる．

❹ 卵巣の観察と異常所見

性成熟前と閉経後の正常卵巣は小さく，超音波で確認できないことが多い．性成熟期の卵巣は長径30〜40 mmであり，卵胞を小囊胞像として認める．卵胞期早期には，卵巣内に複数の卵胞を認め，排卵期に向けそのうちの1つが発育する．黄体期には，卵胞の存在した部位に黄体を認める．黄体は内部に出血を伴うため，内部に網目状の反射エコーを認めることがある．

卵巣腫瘍の超音波診断では，大きさのみならず囊胞性か充実性か，隔壁の有無とその性状，また，囊胞性の場合は内容液のエコーパターンが重要である．

良性卵巣腫瘍の特徴は，①腫瘍の外壁が平滑，②内部に充実性部分を認めない，③隔壁は平滑，である．

漿液性囊胞腺腫では壁が薄く，その輪郭は整で単房性であることが多い．内部

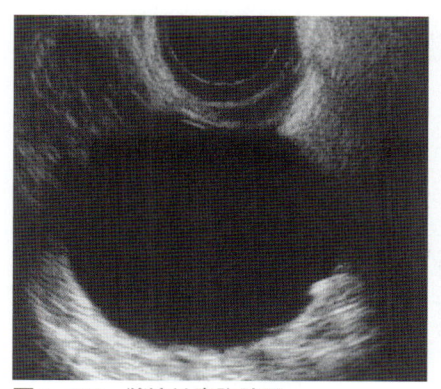

図Ⅰ-103　漿液性嚢胞腺腫

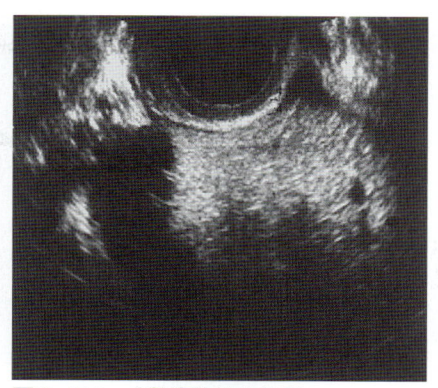

図Ⅰ-104　成熟嚢胞性奇形腫

は無エコー anechoic である（図Ⅰ-103）．粘液性嚢胞腺腫は，一般に大型で多房性を示し，隔壁は漿液性嚢胞腺腫に比較して厚い．内部は粘液（ムチン）のためにびまん性点状の低輝度エコーを呈する．

　成熟嚢胞性奇形腫では皮脂，毛髪，歯など，さまざまな内容物を含むため，超音波断層法ではその割合によって高輝度・低輝度エコーパターンが混在する（図Ⅰ-104）．内腔に高輝度の点状エコーを認めたり，脂肪と脂肪以外の液体が境界面を形成したり，高輝度なヘアボール像を認める特徴がある．

　また，内膜症性嚢胞では内容液に血液成分が多く粘稠であるため，びまん性エコーを示す．凝血塊が充実性にみえたり，壁の肥厚や不整など，さまざまなパターンを示す．内膜症性嚢胞から卵巣明細胞腺癌などが発生することもあるため，その診断には注意が必要である．

　不規則なエコー像をもつ充実性腫瘍，もしくは充実性部分と嚢胞性部分が混在する腫瘍では，悪性卵巣腫瘍を強く疑うべきである．腹水貯留の有無にも留意すべきである．

　転移性卵巣癌では，充実性で内部に虫食い状の不規則な嚢胞性エコー cystic echo を認める．両側性で腹水の貯留を伴う場合はこれを強く疑う．

C　ドプラ法 Doppler method

1　ドプラ法の種類

　超音波ドプラ法にはカラードプラ法，パワードプラ法，パルスドプラ法がある．カラードプラ法では，プローブに近づく方向の血流が赤で，遠ざかる方向では青に色分けされるので，断層法では認識できないような細い血管の走行や血流の方向が同定できる．パワードプラ法では血流の方向に関係なく血流のある部分を色付けして表示する方法であるので，血流の連続性（血管の分布）を知ることができる．パルスドプラ法では血流の大きさや時間的変化を定量的に評価する（これによって動脈か静脈かの判別が可能）場合に用いられる．

　具体的には PI（pulsatility index）や RI（resistance index）を算出し，血流動態を評価する（図Ⅰ-105）．PI や RI は測定している部位より末梢の血管抵抗を反映している．よってこれらの値が標準より高ければ，血液はより流れにくくなっていることを意味し，低い場合は逆により流れやすい状態であると考えられる．

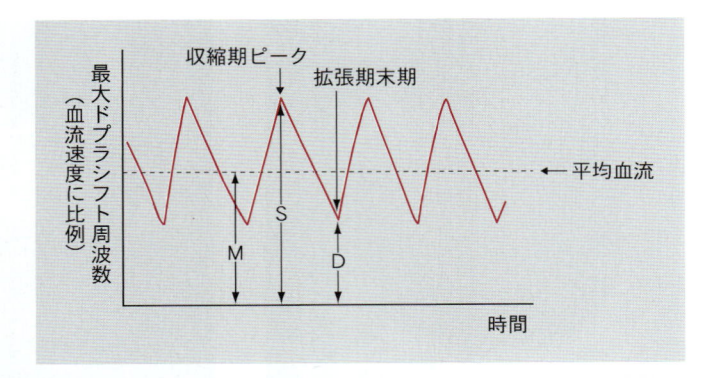

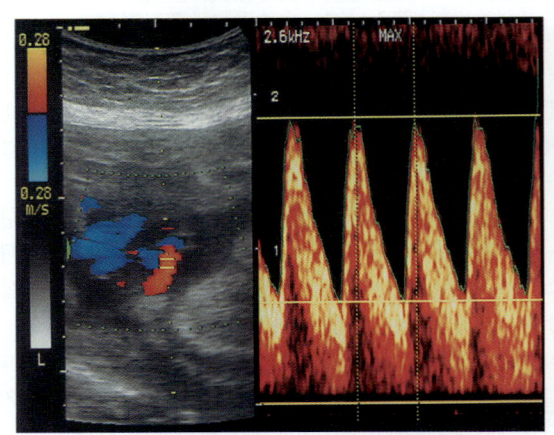

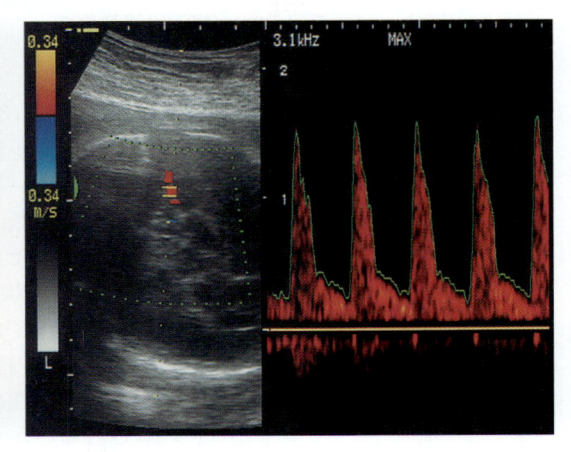

図I-105　パルスドプラ法における血流速度波形
　　上：パルスドプラ法による血流速度波形の模式図．これよりRIとPIは以下の式によって算出される
　　　　RI=(S−D)/S　　PI=(S−D)/M
　　下左：臍帯動脈血流像（カラー/パルスドプラ法），RI=0.64，PI=0.94を示す
　　下右：中大脳動脈血流像（カラー/パルスドプラ法）

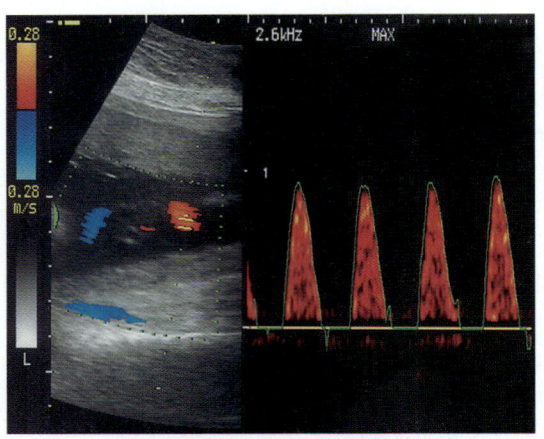

図I-106　子宮内胎児発育遅延児の臍帯動脈血流像
　　拡張期における血流途絶が認められる．臍帯血流はかなり流れにくくなっていると考えられる

② ドプラ法の活用

産婦人科領域におけるドプラ法の活用としては，胎児・胎盤の循環動態や機能の評価が中心となる．たとえば子宮内発育遅延胎児の well-being を評価する場合に，臍帯動脈や胎児中大脳動脈の PI または RI を測定し，その評価の一助とする（図Ⅰ-106）．また，胎児心奇形や不整脈の診断にも有用である．

9 胎児胎盤機能検査

A 内分泌・生化学的検査

① ヒト絨毛性ゴナドトロピン human chorionic gonadotropin（hCG）

絨毛の合胞体細胞から分泌される分子量 39,000 の糖蛋白ホルモンで，α および β サブユニットからなる．黄体からのプロゲステロン産生を促進し，初期妊娠の維持に重要である．母体血中には妊娠 4 週から同定され，妊娠 9～10 週でピークとなり，以後妊娠末期に向けて減少していく．

hCG の臨床応用は，①妊娠初期の尿中 hCG 同定による妊娠の診断，流産の予後判定，子宮外妊娠診断，②母体血清中の hCG と α-フェトプロテイン，非結合型エストリオールの 3 者を測定することによる 21 トリソミーのスクリーニング，③ β サブユニット CTP（C-terminal peptide）測定による絨毛性疾患の管理などに用いられる．妊娠診断として普及しているカラー免疫クロマト法の感度は hCG 25～50 mIU/m*l* で，妊娠 4 週から妊娠反応陽性となる．

② ヒト胎盤性ラクトーゲン human placental lactogen（hPL）

絨毛の合胞体細胞から分泌される分子量 22,000 の蛋白ホルモンで，ヒト成長ホルモンやプロラクチンと構造が類似している．hPL は母体血中に分泌され，母体のトリグリセリドを遊離脂肪酸とグリセロールに分解し，産生された遊離脂肪酸が母体のエネルギー源となることで余剰のグルコースが胎児に供給され，間接的に胎児の発育が促される．hPL は妊娠 6 週より母体血中に検出され，妊娠 36 週でピークとなる．母体血中 hPL 値は胎盤の大きさに比例するが，妊娠末期で 4 μg/m*l* 以下であれば，胎盤機能不全を疑う．また，時期の異なる 2 点間の測定で前値より 25～50％以上 hPL 値が下降する場合も，胎盤機能低下の可能性が示唆される．

③ エストリオール estriol（E_3）

母体尿中の E_3 は，母体血中のコレステロールから胎盤でプレグネノロンが産生され，胎児副腎でデヒドロエピアンドロステロンサルフェート dehydroepi-androsterone-sulfate（DHEA-S）に転換され，さらに，胎児肝臓で 16 α-OH-DHEA-S となり，胎盤で E_3 に転換され，母体肝臓で抱合化され腎臓から尿中に排出されたものである（図Ⅰ-107）．したがって，母体尿中 E_3 は，①胎児内分泌機能，②胎盤機能，③母体-胎盤-胎児血液循環能の 3 つの評価の指標となる．妊娠各時期における母体尿中 E_3 値の判定基準を表Ⅰ-11 に示す．

④ 胎盤由来酵素

胎盤から分泌される酵素のうち，耐熱性アルカリホスファターゼ，シスチンアミノペプチダーゼ，ロイシンアミノペプチダーゼなどは胎盤機能を反映するが，その値は個体差があり，1 回の測定で胎盤機能不全を診断することはできない．

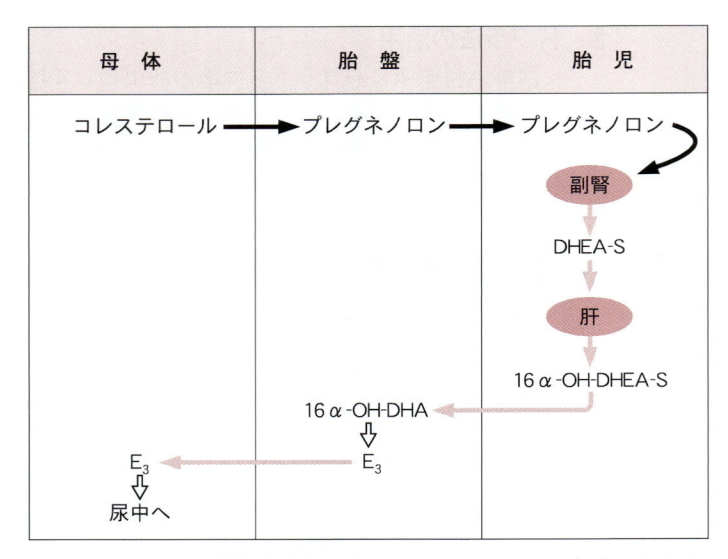

図Ⅰ-107　母体-胎盤-胎児におけるエストリオール(E_3)のおもな産生経路

表Ⅰ-11　母体尿中エストリオール値判定基準

妊娠週数	基準値 (mg/日)	警戒値 (mg/日)	危険値 (mg/日)
39〜41	25以上	25〜15	15以下
37, 38	20以上	20〜10	10以下
32〜36	15以上	15〜10	10以下

（中山徹也ほか：産科と婦人科，48：559，1981より一部改変）

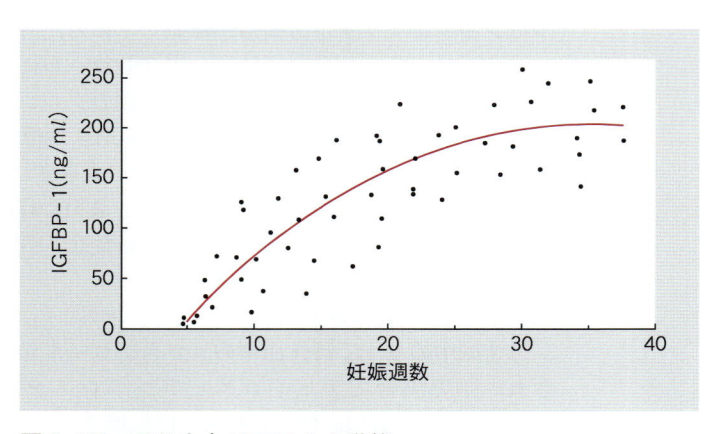

図Ⅰ-108　母体血中 IGFBP-1 の動態

5　インスリン様成長因子結合蛋白-1(IGFBP-1)

IGFBP : insulin-like growth factor binding protein

IGFBP-1 は脱落膜で多量に産生され，母体血中に移行する（図Ⅰ-108）．IGFBP-1 は IGF による母体から胎児への栄養輸送を抑制し，母体血中 IGFBP-1 値と胎児発育は逆相関するため，胎内発育遅延の生化学的診断に有用であることが示唆されている．また，羊水中には高濃度の IGFBP-1 が存在するため，腟分泌物の IGFBP-1 を同定することで破水の診断に応用されている．

6 α-フェトプロテイン alpha-fetoprotein（AFP）

胎児肝臓で産生され，母体血中にも検出される．無脳児，胎児二分脊椎（開放型），胎児腹壁破裂では母体血中 AFP が高値となり，21 トリソミーや 18 トリソミーでは低値となる．hCG，非結合型エストリオール測定と合わせて，21 トリソミーのスクリーニング検査に用いられる．また，羊水中に多量に存在するため，腟分泌物の AFP を同定することで破水の診断に応用されている．

B 生理学的検査

1 胎児発育度

胎児発育の評価は子宮底長の推移からもある程度推測できるが，超音波断層法検査による胎児部分の計測が最も信頼される検査である．超音波断層法による胎児発育評価ではいくつかの胎児部分を測定し，得られた複数のパラメーターを推定式に当てはめ胎児体重を推定する．以下に胎児部分の測定部位のうち代表的なものをあげる（図Ⅰ-109）．

1 大横径 biparietal diameter（BPD）

胎児頭部の正中線エコーが中央に描出され，透明中隔腔と四丘体槽が描出される断面で計測する．骨盤位や長頭変化を示す場合には，BPD に代えて頭周囲長を測定する．

2 躯幹前後径 anteroposterior trunk diameter（APTD）×躯幹横径 transverse trunk diameter（TTD）

胎児腹部大動脈に直角に交わる断面で，肝内臍静脈，胃胞が描写される位置で腹壁と脊椎棘突起までの距離（APTD）とこれと直交する腹壁間の距離（TTD）を測定し，その積をパラメーターとする．

3 躯幹周囲長 abdominal circumference（AC）

APTD，TTD 測定の位置で腹部外側周囲径を測定する．

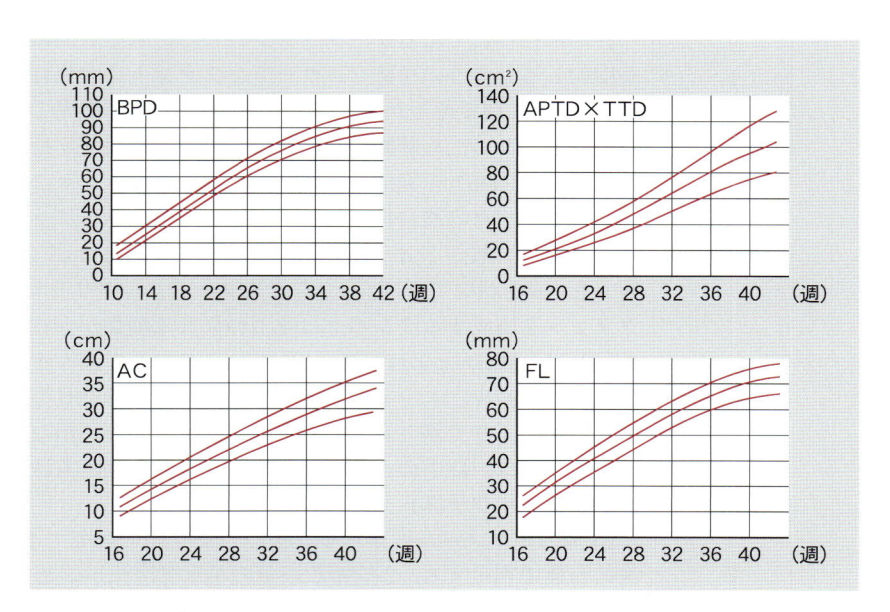

図Ⅰ-109　胎児計測のパラメータの標準曲線
（篠塚憲男：プリンシプル産科婦人科学2．メジカルビュー社，p. 238，1998 より）

4 大腿骨長 femur length(FL)

大腿骨の長軸が描写される断面で化骨部の両端の中央から中央までを測定する．

胎内発育遅延(FGR)がみられれば，頭部と躯幹の双方が小さい symmetrical であるか，頭部の発育は正常であるが躯幹のみが小さい asymmetrical であるかに留意する．

FGR の成因は胎児側に原因のある胎児発育不全型 hypoplastic type と母体や胎盤機能不全に原因が求められる胎児栄養失調型 malnutrition type に分類されるが，前者は symmetrical IUGR を，後者は asymmetrical を示すことが多い．

② 胎児心拍モニタリング fetal heart rate monitoring

胎児の状態が良好であることを胎児 well-being という．胎児心拍モニタリングは胎児 well-being 評価法の1つで，non-stress test（NST）と contraction stress test（CST）がある．NST は陣痛がない状態で胎児心拍を母体腹壁上より40〜60分記録し，そのパターンで児の状態を評価する方法．現在，最も多用されている well-being 評価法である．CST は，陣痛発来前にオキシトシン点滴や乳首刺激で10分に3回以上子宮収縮を起こさせたときの胎児心拍をモニターし，胎児 well-being を評価する．

③ バイオフィジカルプロファイルスコアリング biophysical profile scoring(BPS)

biophysical profile（BPP）として超音波断層法検査でみた胎児の呼吸様運動，胎動，羊水量，筋緊張に NST を加えた5つのパラメーターから胎児の well-being を評価する方法．呼吸様運動，NST，胎動，筋緊張は胎児の低酸素状態により惹起される急性のパラメーターで，羊水量は慢性の（変化に時間の要する）パラメーターである（p. 131, 表 I -20 参照）．modified BPP はより簡便な方法として NST と羊水量のみから胎児の well-being を評価する方法が普及しつつある．

C 胎児肺成熟度

界面活性物質であるサーファクタントは，肺胞表面に働く表面張力により肺胞が虚脱してしまうのを防ぐ．サーファクタントの産生は妊娠20週頃より始まり，妊娠32〜34週で産生が増加してくるが，早産・未熟児ではサーファクタントの産生が十分でないため肺胞の拡張が得られず，呼吸窮迫症候群 respiratory distress syndrome（RDS）を発症することがある．肺サーファクタントはリン脂質に富んだリポタンパクの複合体で，リン脂質の成分はホスファチジルコリン（レシチン）にパルミチン酸が2分子結合したジパルミトイルホスファチジルコリンが50％近くを占め，ついで10％近くをホスファチジルグリセロールが占める．サーファクタントを構成するタンパクは4つの異なる種類が存在し，それぞれ SP-A，SP-B，SP-C，SP-D とよばれる．SP-A はこのなかで最も主要なタンパクで，肺胞の表面張力の減少，エンドサイトーシスの仲介，肺胞Ⅱ型細胞表面の受容体に結合することにより分泌されたサーファクタントの再利用など複数の機能を司っている．臨床では，以下のようなサーファクタント判定方法が用いられている．

1 シェイクテスト

95％のエタノールと羊水を5種類の濃度比で混ぜて15秒間激しく振盪し，泡沫の有無で判定する．2倍希釈以上の羊水で泡沫が確認できれば陽性とする．

2 マイクロバブルテスト

羊水をパスツールピペットで泡立て，顕微鏡下で直径15μm以下のマイクロバ

ブル数を数えて判定する．5視野の平均で5〜10個/mm²で陽性とする．

3 レシチン/スフィンゴミエリン比（L/S比）

肺サーファクタント構成成分ではないスフィンゴミエリンの羊水中濃度は妊娠中一定であり，これを基準にしてレシチンを測定する方法．L/S比2以上を陽性とする．

10 羊水診断法

羊水穿刺が胎児診断に用いられるようになったのは1950年代からである．当初はRh不適合妊娠の胎児溶血を診断するために羊水中ビリルビン測定が行われた．その後，分子生物学的，また細胞遺伝学的手技の進歩により，胎児染色体診断や先天性酵素欠損症の診断にも利用されるようになった．羊水から得られる情報は多くあり，胎児感染症の診断，羊水中の生化学的分析などによる胎児肺成熟の評価などのために臨床応用されている．近年，わが国では高齢妊娠が増加しており，胎児異常などの出生前診断への関心が高まってきたこともあって，羊水診断の需要が高まってきている．

A 羊水穿刺法 amniocentesis

●目的● 羊水中には胎児分泌物，胎児皮膚細胞，代謝産物などが含まれる．羊水を分析することによって多くの胎児情報が得られる．羊水穿刺法は母体への侵襲を伴うことがあるが，胎児由来細胞や組織を採取するよりは比較的安全に採取することができる．羊水から正確な胎児情報を得ることにより，適切な出生前診断や周産期管理を行うことができる．

●適応● おもな羊水穿刺の適応として染色体分析や遺伝子解析のほかに，高齢妊娠などの周産期管理の分野でも行われている（表Ⅰ-12）．しかし，母児への侵襲を伴うため，羊水穿刺の危険率が胎児の罹患率，危険率より低いことが前提となる．

表Ⅰ-12 羊水検査の適応分類と異常検出率

適応	症例件数	異常数(%)
両親のいずれかが染色体異常の保因者	99	28 (28.3)
染色体異常児出産既往	431	9 (2.1)
高齢妊娠	3,611	79 (2.2)
先天代謝異常症の保因者	22	2 (9.1)
X連鎖遺伝病の保因者	19	3 (15.8)
母体血清マーカー	506	16 (3.2)
超音波による異常	324	70 (21.6)
その他（不安など）	545	8 (1.5)
計	5,557	215 (3.9)

（厚生省心身障害研究，1998より）

●手技（図Ⅰ-110）● ① 妊婦を仰臥位にして腹壁を消毒する．
② 超音波にて胎盤，胎児を確認．胎盤を避け，羊水が十分にあるところを穿刺部位とする（胎盤付着部位によっては経胎盤的穿刺となるが，できれば避けた位置とする）．

③ 穿刺部位の腹壁に局所麻酔を行う．
④ 超音波ガイド下に穿刺し，羊膜腔内に針を刺入する．
⑤ 母体血の混入を防ぐため，数 m*l* 吸引し破棄する．その後に約 20 m*l* の羊水を採取する．
⑥ 羊水採取後に針を抜去，穿刺部位を数分間圧迫する．穿刺後 2 時間はベッド上安静とする．

●**合併症**● 羊水穿刺による合併症には表 I-13 のようなものがある．とくに羊水漏出，流早産，子宮内感染が問題になる．諸家の報告によると羊水漏出のリスクは 1％程度，流早産 0.3％，子宮内感染 0.1％とされている．

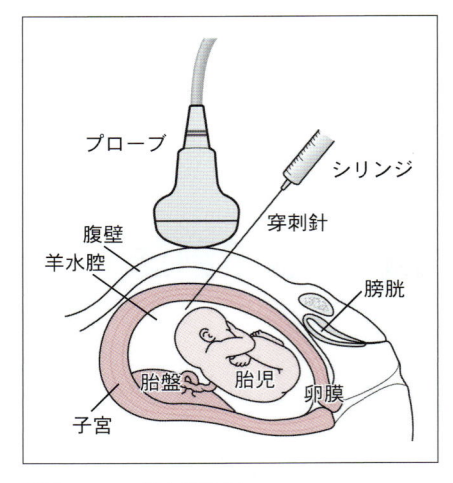

図 I-110　羊水穿刺法

表 I-13　羊水穿刺の合併症

1. 破水
2. 流早産
3. 子宮内感染
4. 胎児損傷，胎盤・臍帯損傷，胎盤早期剝離
5. 母児間輸血

B 染色体分析 chromosomal analysis

　胎児染色体検査を行う有用性が 1960 年代に示され，わが国でも 1971 年から羊水穿刺法が出生前診断のための検査手技として医療の場へ導入された．羊水穿刺による胎児染色体検査の適応は，①高齢妊娠，②両親のいずれかが転座保因者，③染色体異常の児出産既往，④母体血清マーカー陽性，⑤超音波異常所見などがある．そのうち高齢妊婦に対する胎児染色体検査が最も多い．これは女性の社会進出による結婚・出産の高齢化によるものと考えられる．実施時期は一般的には羊水の採取が容易で胎児への影響も少ない妊娠 15〜18 週である（中期羊水穿刺）．最近では，妊娠 12〜14 週に早期羊水穿刺も行われているが，中期羊水穿刺に対し羊水漏出が 2.9 倍，流産率が 3.3 倍，細胞培養失敗率が 26 倍との報告もあり，その実施には注意が必要である．

1 高齢妊娠

　母体が高齢になるに従って，加齢や環境因子の影響を受け，染色体不分離を起こす率は高くなる．そのため高齢妊娠では染色体異常卵の頻度が高まり，トリソミーなどの染色体異常が問題となる．

2 転座保因者

　転座の種類，保因者が父親か母親か，転座染色体の切断点などによって，児の異常率は異なる．染色体異常と診断される率はほかの適応で行われる検査に比べ高率である．

3 染色体異常児の出産既往

　両親の染色体が正常でも，染色体異常児を出産すると，その後の妊娠で染色体異常児を反復出産する率は高い．染色体不分離を生じやすい遺伝要因の存在や，モザイク型の染色体異常が関係していると考えられている．

C その他

染色体分析や遺伝子解析だけでなく，血液型不適合妊娠，胎内感染，胎児肺成熟の評価など，周産期管理を目的とした羊水穿刺が臨床応用されている．

1 血液型不適合妊娠

Rh不適合妊娠における重症度の評価，胎児輸血の必要性や娩出時期の決定のためには**羊水中のビリルビン値**の評価が重要である．子宮内で胎児溶血が起こると，それに相関して羊水中にビリルビン様物質が出現する．羊水中のビリルビン量の指標である $\Delta OD\ 450$ を測定し Liley のグラフで比較することにより，胎児溶血の重症度を予測する．

2 先天性感染症

TORCH はトキソプラズマ（*Toxoplasma gondii*），others（帯状疱疹，水痘，パルボウイルスなど），風疹（rubella virus），サイトメガロウイルス（cytomegalo virus），単純疱疹ヘルペス（herpes simplex virus）の総称であるが，周産期領域において催奇形性が高いウイルス感染症とされる．母体の感染が確定され，胎児感染の可能性が高い場合には羊水中の病原体を分離・培養，PCR法などを用いて DNA を検出することにより診断が可能になる．

3 子宮内感染

羊水中の白血球や病原体（表皮ブドウ球菌，B群溶連菌，腸球菌などのグラム陽性球菌，緑膿菌などの陰性桿菌，バクテロイデスなどの嫌気性菌）を鏡検したり，糖濃度の低下，サイトカイン（IL-6，IL-8 など）の上昇を羊水感染のマーカーとして子宮内感染の早期診断を行う．

4 胎児肺成熟

胎児では，肺胞から羊水腔にサーファクタントが産生される羊水中の **L/S 比** lecithin/sphingomyelin ratio を測定することにより，胎児の肺成熟度を評価する．早産児では，サーファクタントが少ないため肺胞の拡張が得られず，新生児呼吸窮迫症候群（IRDS）を起こしやすい．

11 臍帯穿刺

1983年に Daffos らは，超音波ガイド下で臍帯血管から胎児血を採取する方法を報告した．それまでは間接的な臨床情報しか得られなかったが，直接胎児の血液を採取する臍帯穿刺法により，染色体検査，DNA検査だけでなく胎児の病態を直接評価することが可能になり，胎児医療に大いに役立っている．

● **目的** 胎児採血により，胎児の遺伝情報や免疫学的情報，well-being の評価，風疹やパルボウイルスなどの胎内感染の有無，血液型不適合妊娠による胎児貧血の有無など，多彩な情報を得るだけでなく，臍帯血管を利用した胎児輸血などの胎児治療を行うことも可能になった．

● **適応** 表I-14 がおもな臍帯穿刺の適応である．最も多いのは染色体検査であるが，ほかにもさまざまな疾患の診断にも用いられる．しかし，母児への侵襲を伴うため，それ以外の方法では胎児情報が得られない場合にのみ臍帯穿刺が選択される．

表Ⅰ-14　臍帯穿刺の適応

1. 胎児形態異常（非免疫性胎児水腫，胎児奇形など）
2. 胎児 well-being の評価
3. ウイルス胎内感染症
4. 特発性血小板減少性紫斑病
5. 血液型不適合妊娠
6. 羊水量異常
7. 双胎間輸血症候群
8. 染色体異常児出産既往
9. 先天性代謝異常

1 染色体分析

臍帯穿刺では，胎児白血球の検討で48〜72時間と迅速に結果を得ることができる．また，絨毛採取や羊水穿刺での染色体検査は数％にモザイクを認めるといわれる．そのため，確定診断には胎児採血による検査が重要になる．

2 胎児血液疾患

Rh不適合妊娠や特発性血小板減少性紫斑病は，母体から経胎盤的に抗体が移行し，胎児貧血，胎児血小板減少を生じることがある．Rh不適合妊娠では，胎児採血により胎児貧血を評価し，必要な場合はそのまま輸血治療をすることも可能である．特発性血小板減少性紫斑病合併妊娠では，胎児血小板数が5万/μl 以下では頭蓋内出血を起こす恐れがあるため，分娩様式の決定のために行われる．

3 ウイルス胎内感染

母体のTORCH感染が胎児に影響する可能性がある場合や，先天胎児感染を疑わせる所見を認めた場合に，胎児採血を行い診断する．母体IgM抗体は胎盤を通過しないので，胎児血中のIgM抗体を検出する．近年ではPCR法でウイルスの検出も行われている．

4 胎児 well-being

臍帯静脈血の血液ガス分析によって胎児の状態を評価する．妊娠高血圧症候群，子宮内胎児発育不全，双胎間輸血症候群などで胎児の娩出時期を決定する場合，ほかの胎児診断法（ノンストレステスト，バイオフィジカルプロファイル）で判断がつかない場合に有用である．

● 手技（図Ⅰ-111）●

① 妊婦を仰臥位にして腹部を露出する．
② 腹壁を消毒．
③ 超音波にて臍帯の胎盤付着部位を確認する．
④ 穿刺部位を決定後，腹壁に局所麻酔を行う．
⑤ 超音波ガイド下に穿刺し，羊膜腔内に針を刺入，臍帯の胎盤付着部まで進める．
⑥ 針先を確認後，臍帯を穿刺する．
⑦ シリンジで採血．採血量は胎児胎盤血液量（児体重の10％）の2〜3％以内とする．胎児血であることは，

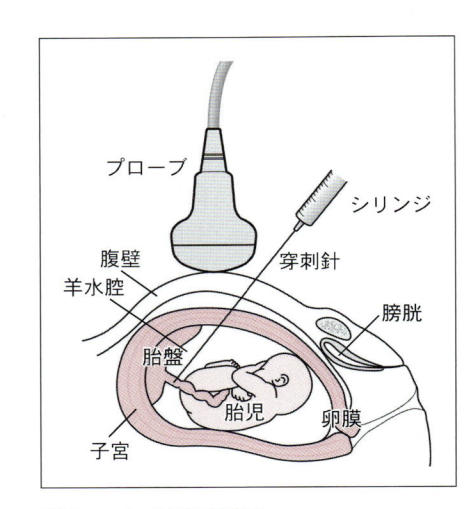

図Ⅰ-111　臍帯穿刺法

ⅰ）MCV：100 fl 以上，ⅱ）総ビリルビン：1.0 mg/dl 以上で確認する．

⑧ 採血終了後は速やかに針を抜去，穿刺部位からの出血がないことを確認する．

●**合併症**● 臍帯穿刺に起こりうる合併症を表Ⅱ-15 に示す．羊水穿刺と同様の胎児死亡，破水，流早産，感染などに加え，穿刺部位からの出血，血腫形成，胎児徐脈などが知られている．

表Ⅱ-15 臍帯穿刺の合併症

出血	40 （%）
徐脈	6.6
前期破水	0.4
絨毛羊膜炎	0.5
早産	1〜2
胎内死亡	1

(Weiner, C.P. et al. : *Am. J. Obstet. Gynecol.*, **165**：1020-1025, 1991 より)

1 胎児出血

一般的には 1〜2 分以内に止血するとされており，大出血にいたることはまれと考えられるが，最も留意すべき合併症である．止血困難な場合は急遂分娩を図る．

2 胎児徐脈

大部分の症例は一時的な胎児徐脈である．刺激反射による一時的な血管攣縮および血腫形成による臍帯血管圧迫のなどの可能性が考えられる．胎児徐脈が持続する症例では，non-reassuring fetal status と診断して急遂分娩を図る必要がある．

3 胎児死亡

臍帯穿刺による一般的な胎児死亡の頻度は 1％前後とされる．胎児死亡のおもな原因として，絨毛羊膜炎，破水，穿刺部位の出血，高度徐脈，塞栓などがあげられる．

12 分娩監視装置を用いた検査法

A 分娩監視装置 cardiotocometer（図Ⅰ-112）

一般に分娩監視装置といわれているが，子宮収縮および胎児心拍数を計測して経時的に記録紙に両者を併記する装置である．cardiotocography, electronic fetal heart rate monitoring （EFHR-monitoring）も同義語である．記録されたものを胎児心拍数陣痛図 cardiotocogram（CTG）という（図Ⅰ-113）．

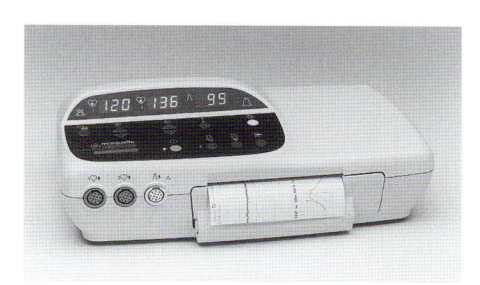

図Ⅰ-112 分娩監視装置

1 瞬時心拍数

胎児の心拍と心拍の間の時間を t とすると，もし t の間隔のまま心拍が続くと 1 分間に 60/t 回心拍があることになる．胎児心拍間隔は心拍ごとに微小なばらつきがある．たとえば，心拍と心拍との間隔が 0.500 秒とすると，1 分間に打つ心拍数は 120（60 秒/0.5 秒）拍/分 beat per minute（bpm）となり，0.450 秒とすると 133 拍/分（bpm）となる．これらの数字が目録上に記録される（図Ⅰ-114）．

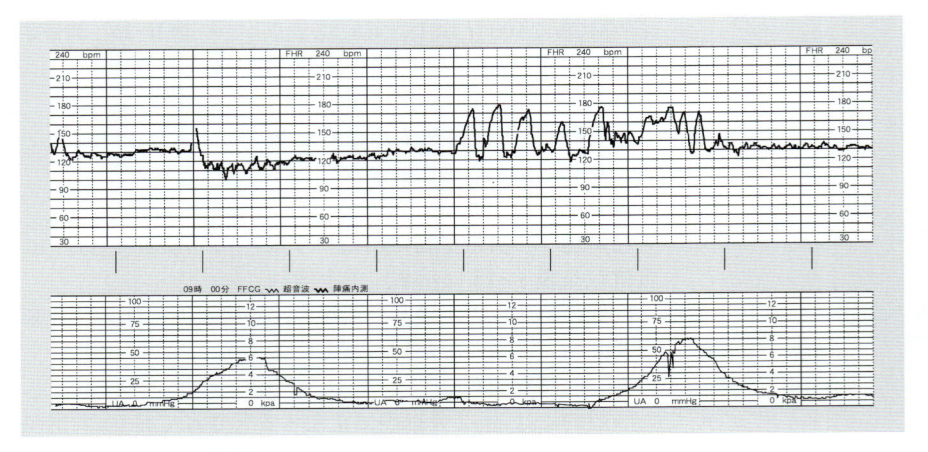

図Ⅰ-113　胎児心拍数陣痛図
上段：胎児心拍数曲線，下段：陣痛曲線

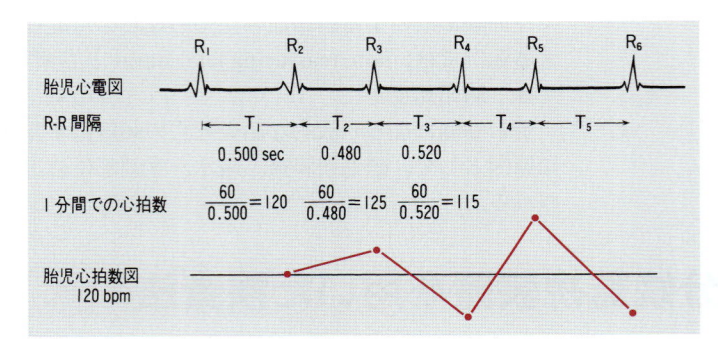

図Ⅰ-114　胎児心拍数図の原理

2 胎児心拍数記録法

　現在，胎児心拍計測のための信号源として用いられているものには，胎児心音，胎児ドプラ信号，直接誘導による胎児心電，腹壁誘導による胎児心電の4種がある．また，心拍数図を記録する方法として外測法と内測法がある．**外測法**は母体腹壁上から記録する方法であり，心音，ドプラ心拍動，母体腹壁胎児心電図法がこれにあたる．破水前または妊娠中においても記録することができる．これに対し，**内測法**とは胎児に直接，電極をとりつけ胎児心電図から心拍数を得る方法である（図Ⅰ-115）．胎児心音をトリガにする胎児心音法は，取扱いが簡単であるが雑音の混入が多く，胎児の心臓の機械的動きをトリガにしているドプラ信号法が比較的正確な記録ができることから一般的に用いられている．しかし，この方法では心拍数基線細変動の正確な判定はできない．母体腹壁からの胎児心電は，操作が難しく，胎動により記録がうまくとれない欠点がある．

　直接誘導による胎児心電は，記録が正確にとれ，安定している．しかし，破水後でなければ使用できない．トリガは胎児心電のR波である．入力してきた心電信号に対し，まず，増幅，フィルタ，検波などの前処理が行われ，雑音を含んだ信号源からR波を抽出する．次に，R波のピーク値を検出し，それに対応してトリガ信号を発生，心拍発生時刻を決定する．心拍動間隔はこれらトリガ信号間の時間として測定される．

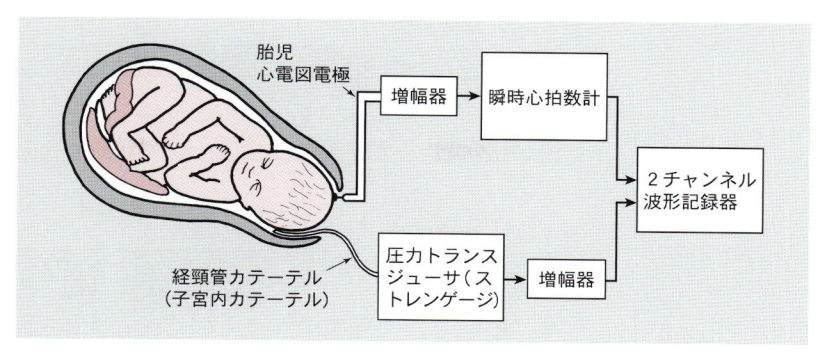

図Ⅰ-115　分娩監視法（内測法）

③ 陣痛曲線 uterine contraction curve

陣痛時の子宮収縮の強さを縦軸に，時間を横軸にとり，子宮収縮の経時変化を曲線で表現したもので，胎児心拍数の曲線とあわせて分娩監視には欠かせないものである．陣痛時の子宮収縮の強さを測定する方法には，内測法と外測法がある．

1　外測法

母体腹壁上に，つまり，子宮底部付近に圧トランスジューサを装着し，子宮収縮による子宮の変形による圧力の発生をとらえる方法であり，胎児のストレスとなる圧力をとらえているわけではない．しかし，外測法でも子宮収縮の周期，持続時間などは内測法でのそれとほぼ一致する．ただし母体の体位変換により記録できなくなることが多い．しかし，取扱いが簡単で子宮内操作が不要なので広く利用されている．

2　内測法

オープンエンドカテーテル法，バルーン法，圧トランスジューサ法などがあるが，オープンエンドカテーテル法が最も広く使用されている．この方法は，破水後に羊水内腔にオープンエンドカテーテルを挿入し，直接羊水内腔の圧を測定するものである．内診時，内診指で誘導しながら，ガイドチューブをちょうど頸管のところにもっていき，それを通して，滅菌水で満たした子宮内カテーテルを，胎児先進部を越して子宮腔内に挿入する．その子宮内カテーテルの他端は胎児心拍数監視装置の側面に取りつけてあるストレンゲージに接続する．圧力を電気的信号に変えるトランスジューサは，母体外に置かれている．カテーテルが圧力を伝える導体となっているので，カテーテル内に空胞があったり，カテーテルがつまったりすると測定が不正確となる．羊水腔とトランスジューサのヘッドが直接つながるので感染に注意しなければならない．

④ 陣痛曲線の意義

陣痛の強さは子宮内圧で表現することを原則としている．しかし，陣痛周期と陣痛発作持続時間とをもって表現することも認められている．子宮内圧，陣痛周期，陣痛持続時間はそれぞれ子宮口の開大度との関連で規定され，平均，過強，微弱陣痛とされる．ただし，陣痛持続時間は内測法の場合には子宮口開大度と関係なく規定される（表Ⅰ-16〜18）．

B 胎児心拍数陣痛図 cardiotocogram

胎児心拍数図における用語と定義について，日本産科婦人科学会では以下のよ

表 I -16 子宮内圧

子宮口開大	4〜6 cm	7〜8 cm	9 cm〜分娩第 2 期
平　均	40 mmHg	45 mmHg	50 mmHg
過　強	70 mmHg 以上	80 mmHg 以上	55 mmHg 以上
微　弱	10 mmHg 以下	10 mmHg 以下	40 mmHg 以下

表 I -17 陣痛周期

子宮口開大	4〜6 cm	7〜8 cm	9〜10 cm	分娩第 2 期
平　均	3 分	2 分 30 秒	2 分	2 分
過　強	1 分 30 秒以内	1 分以内	1 分以内	1 分以内
微　弱	6 分 30 秒以上	6 分以上	4 分以上	初産 4 分以上 経産 3 分 30 秒以上

表 I -18 陣痛の強さと陣痛持続時間

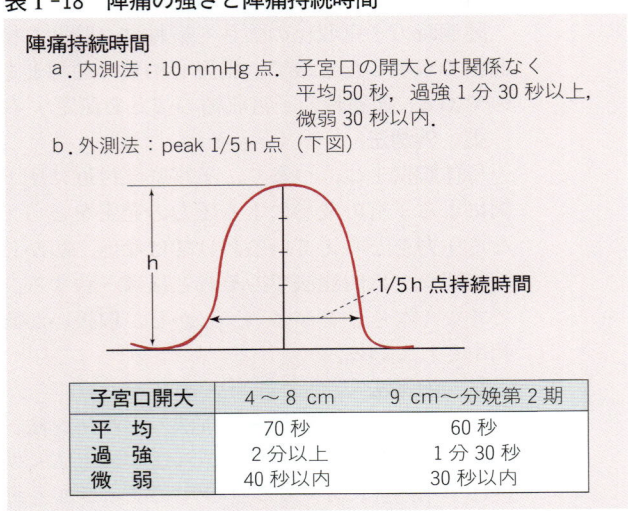

陣痛持続時間
　a．内測法：10 mmHg 点．子宮口の開大とは関係なく
　　　　　　平均 50 秒，過強 1 分 30 秒以上，
　　　　　　微弱 30 秒以内．
　b．外測法：peak 1/5 h 点（下図）

子宮口開大	4〜8 cm	9 cm〜分娩第 2 期
平　均	70 秒	60 秒
過　強	2 分以上	1 分 30 秒
微　弱	40 秒以内	30 秒以内

外測法では子宮収縮曲線の頂点の高さを h として，1/5 h 点の持続時間を陣痛持続時間とする

注1：周期性変動において，急速な abrupt 下降（上昇）とは，心拍数の下降（上昇）から最下点（最上点）に達するまでの時間が 30 秒未満のもの，緩やかな gradual 下降（上昇）とは 30 秒以上のものをいう

注2：一過性徐脈 deceleration において，20 分間に起こった子宮収縮に伴って，その 50 ％以上に出現した場合を頻発 recurrent すると表現する

うに決めた（2003 年）．

① **胎児心拍数図における基本事項**（図 I -116）

① 以下の定義は胎児心拍数 fetal heart rate（FHR）を肉眼的に見て判断されるものであるが，将来のコンピュータによる自動診断にも適応されるものとする．

② 記録用紙，モニターディスプレイ画面上においても横軸の記録速度は 1 分間に 3 cm，縦軸は記録紙 1 cm あたり心拍数は 30 bpm を標準とする．

③ 胎児心電図からの直接誘導による心拍数計測あるいは超音波ドプラ法による自己相関心拍数計測のどちらにも適応される．

④ 以下の定義はおもに分娩時の胎児心拍数に対するものであるが，妊娠中においてもその読み方は同じとする．

⑤ 波形は心拍数基線，細変動の程度，心拍数一過性変動をそれぞれ別個に判断するものとする．

⑥ 子宮収縮に伴う変化は**周期性変動** periodic change，伴わない変化は**偶発的変動** episodic change とする．

⑦ 妊娠週数，子宮収縮の状態，母体・胎児の状態，薬物投与など，胎児心拍数

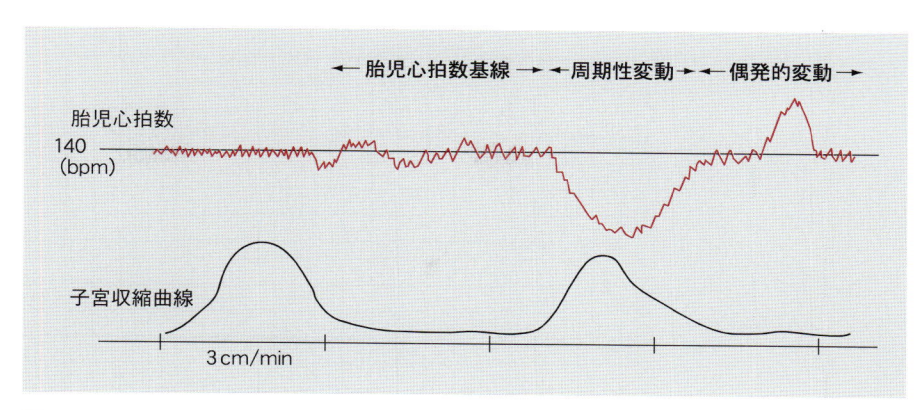

図Ⅰ-116 胎児心拍数陣痛図（CTG）

に影響を与えると考えられる事項を記載する．

② 胎児心拍数の用語
　1　胎児心拍数基線 FHR baseline
　　① 正常（整）脈 normocardia：110〜160 bpm
　　② 徐脈 bradycardia：＜110 bpm
　　③ 頻脈 tachycardia：＞160 bpm
　2　胎児心拍数基線細変動 FHR baseline variability
　3　胎児心拍数変動 FHR variability
　4　胎児心拍数一過性変動 periodic or episodic change of FHR
　　① 一過性頻脈 acceleration
　　② 一過性徐脈 deceleration
　　　ⅰ）早発一過性徐脈 early deceleration
　　　ⅱ）遅発一過性徐脈 late deceleration
　　　ⅲ）変動一過性徐脈 variable deceleration
　　　ⅳ）遷延一過性徐脈 prolonged deceleration

③ 胎児心拍数図波形の定義
　1　胎児心拍数基線 FHR baseline

注：152 bpm，139 bpm という表現は用いず，150 bpm，140 bpm と 5 bpm ごとの増減で表す

胎児心拍数基線は 10 分の区画におけるおおよその平均胎児心拍数であり，5 の倍数として表す．

　判定には，①一過性変動の部分，② 26 bpm 以上の胎児心拍数細変動の部分を除外する．また，③ 10 分間に複数の基線があり，その基線が 26 bpm 以上の差をもつ場合は，この部分での基線は判定しない．10 分の区画内で，基線と読む場所は少なくとも 2 分以上続かなければならない．そうでなければ，その区画の基線は不確定とする．この場合は，直前の 10 分間の心拍数図から判定する．

　もし胎児心拍数基線が 110 bpm 未満であれば徐脈 bradycardia とよび，160 bpm を超える場合は頻脈 tachycardia とする．

　2　胎児心拍数基線細変動（図Ⅰ-117）

サイヌソイダルパターン：心拍数曲線が規則的でなめらかなサイン曲線を示すものをいう．持続時間は問わず，1 分間に 2〜6 サイクルで振幅は平均 5〜15 bpm であり，大きくても 35 bpm 以下の波形を称する

胎児心拍数基線細変動は 1 分間に 2 サイクル以上の胎児心拍数の変動であり，振幅，周波数とも規則性がないものをいう．サイヌソイダルパターン sinusoidal pattern はこの細変動の分類には入れない．

　細変動を振幅の大きさによって 4 段階に分類する．
　　① 細変動消失 undetectable：肉眼的に認められない

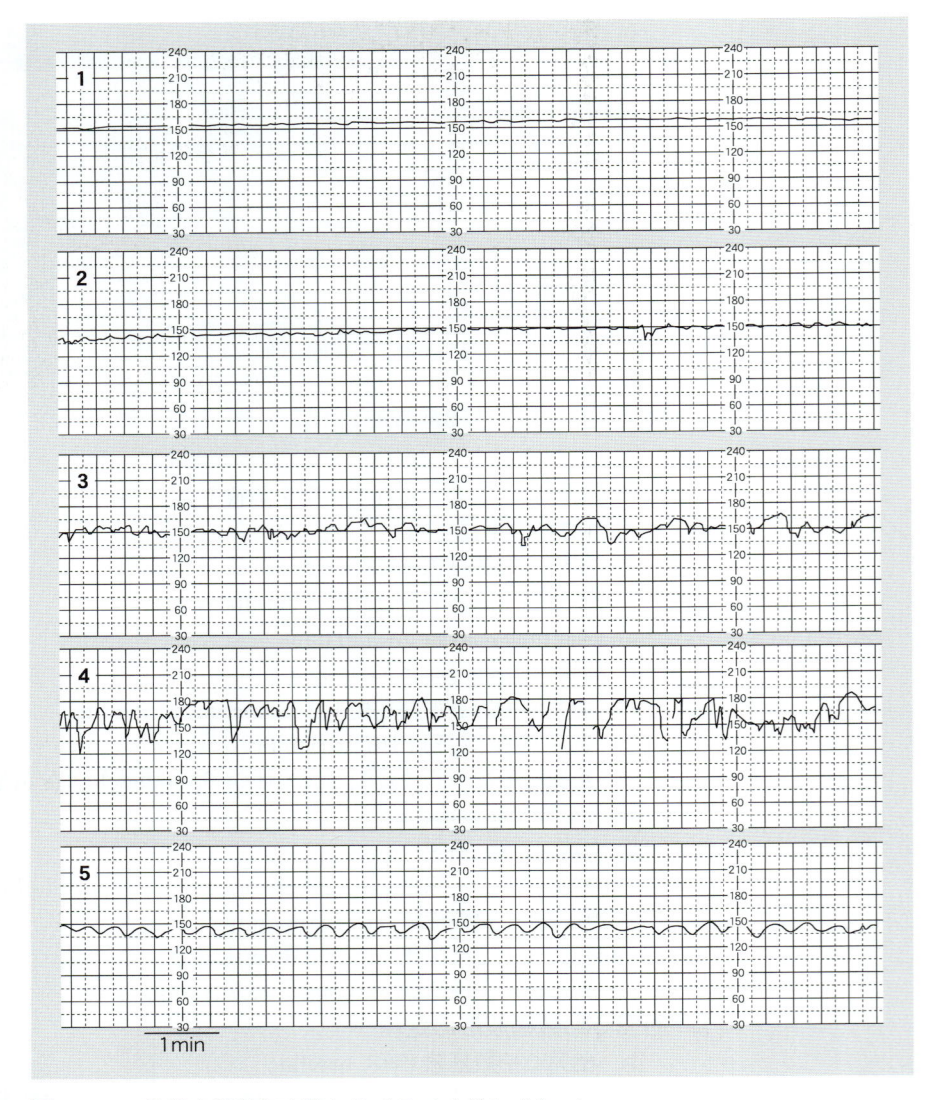

図Ⅰ-117 胎児心拍数細変動とサイヌソイダルパターン
1：variabilityの消失，2：variabilityの減少（5 bpm以下），3：正常のvariability（6〜25 bpm），4：variabilityの増大，5：sinusoidalパターン
(National Institute of Child Health and Human Development Fetal Monitoring Workshop, 1997より改変)

遷延一過性頻脈：頻脈の持続が2分以上，10分未満であるものは遷延一過性頻脈 prolonged acceleration とする．10分以上持続するものは基線が変化したものとみなす．

注：ほとんどの症例では，一過性徐脈の下降開始・最下点・回復が，おのおの子宮収縮の開始・最強点・終了より遅れて出現する．

② 細変動減少 minimal：5 bpm以下
③ 細変動中等度 moderate：6〜25 bpm
④ 細変動増加 marked：26 bpm以上

この分類は肉眼的に判読する．short term variability, long term variability の表現はしない．

3　胎児心拍数細変動

胎児心拍数基線以外の部分において細変動を判定する必要がある場合も，上記の4段階の分類は適応されるものとする．

4　胎児心拍数一過性変動

① **一過性頻脈**：心拍数が開始からピークまでが30秒未満の急速な増加で，開

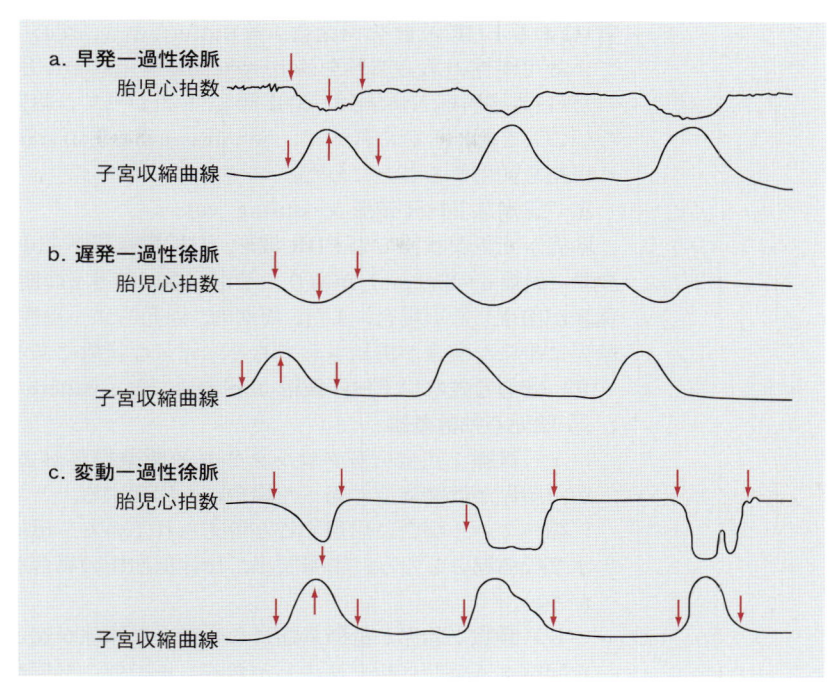

図 I-118　一過性徐脈

始から頂点までが15 bpm以上，元に戻るまでの持続が15秒以上2分未満のものをいう．32週未満では心拍数増加が10 bpm以上，持続が10秒以上のものとする．
　② 一過性徐脈（図 I-118）
　　 i ）早発一過性徐脈：子宮収縮に伴って，心拍数減少の開始から最下点まで30秒以上の経過で緩やかに下降し，その後，子宮収縮の消退に伴い元に戻る心拍数低下で，その一過性徐脈の最下点と対応する子宮収縮の最強点の時期が一致しているものをいう．その心拍数減少は直前の心拍数より算出される．
　　 ii ）遅発一過性徐脈：子宮収縮に伴って心拍数減少の開始から最下点まで30秒以上の経過で緩やかに下降し，その後，子宮収縮の消退に伴い元に戻る心拍数低下で，子宮収縮の最強点に遅れて，その一過性徐脈の最下点を示すものをいう．その心拍数減少は，直前の心拍数より算出される．
　　 iii）変動一過性徐脈：15 bpm以上の心拍数減少が30秒未満の経過で急速に起こり，その開始から元に戻るまで15秒以上2分未満を要するものをいう．子宮収縮に伴って出現する場合は，その発現は一定の形を取らず，下降度，持続時間は子宮収縮ごとに変動する．
　　 iv）遷延一過性徐脈：心拍数の減少が15 bpm以上で，開始から元に戻るまでの時間が2分以上10分未満の徐脈をいう．10分以上の一過性徐脈は基線の変化と見なす．

注：子宮収縮が不明の場合は，早発一過性徐脈，遅発一過性徐脈，変動一過性徐脈の区別はつけない

❹ 胎児心拍数図上に出現する波形の意義（解釈）

　胎児の状態を把握するために，胎児心拍数図監視法を施行する．しかし，従来，胎児心拍数図上で異常な波形がみられた場合に胎児仮死と判定してきたが，異常な波形が出現してもほとんど多くは元気な児が出生することや，現在まで胎児仮死そのものの病態生理が完全に解明されていないことから，胎児心拍数図上の波形（FHR波形）でもって胎児仮死と診断しないこととした．胎児が元気な状態（正

常）にある FHR 波形を reassuring pattern とし，安心できない危険な状態に陥っている可能性のある波形を non-reassuring pattern という用語を用いることとした（日本産科婦人科学会，2001 年）．したがって，胎児仮死という用語は使用しないこととし，それに代えて，non-reassuring fetal status（胎児ジストレス）をいう用語を使用することにした．

1 正常な FHR 波形 reassuring pattern

胎児が元気な状態での FHR 波形．心拍数基線が 110〜160 bpm であり，基線細変動（振幅 6〜25 bpm）があり，子宮収縮に伴う（周期的），心拍数変化に一過性徐脈が出現しない場合，また，周期的，偶発的に一過性頻脈が認められる場合は，胎児に十分な酸素が供給されており，元気な状態にあると考える．

2 安心できない FHR 波形 non-reassuring pattern

① **胎児心拍数基線**

ⅰ）**徐脈**：完全房室ブロックや β 遮断薬投与および低体温の場合に起こるが，胎児が低酸素症に陥った場合にも出現する．とくに胎児が徐々に低酸素症に陥っていく場合に出現すると考えられている．母体が無呼吸に陥ったり，羊水塞栓を起こしたり，臍帯脱出，母体低血圧の場合などのときに出現することが多い．

ⅱ）**頻脈**：胎児が低酸素症になる初めに頻脈が起こる．また，低酸素状態から回復する時期に起こることがある．その他，母児が感染している場合，とくに絨毛膜羊膜炎を起こしている場合や，$β_2$ 刺激薬，アトロピン投与でも出現する．240 bpm 以上の不整脈は胎児心疾患，たとえば胎児水腫になる場合に出現することがある．

② **胎児心拍数基線細変動**：細変動は従来，交感神経，副交感神経のバランスにより調整されていると考えられていたが，現在では，大脳皮質，中脳，迷走神経，心臓伝導系により調節されていると考えられている．したがって，細変動の減少・消失は胎児が低酸素状態になった場合，脳への血流再分配が行われるが，それ以上の低酸素状態になると，脳においても低酸素状態になり，細変動の減少・消失が起こると考えられている．反対に，遅発一過性徐脈，高度変動一過性徐脈が出現していても細変動が存在していれば，脳組織は低酸素状態に陥ってはいないと考えられる．しかし，細変動の減少・消失は，胎児が睡眠状態にある場合，妊娠週数が早い時期の胎児または重度の子宮内胎児発育遅延 intrauterine growth restriction（IUGR）児の場合にも認められる．無脳症をはじめとする中枢神経系に異常のある児，麻酔薬やジアゼパム，硫酸マグネシウム（$MgSO_4$）など中枢神経系抑制作用のある薬剤の投与，完全房室ブロックなどのように心臓伝導系に異常がある場合にも認められる．表Ⅰ-19 に基線細変動の減少・消失および増加させる因子を示す．

③ **周期性心拍数変動**

ⅰ）**早発・遅発一過性徐脈** early and late deceleration（図Ⅰ-117）：遅発一過性徐脈，早発一過性徐脈とも波形は比較的スムーズで円弧を描き，子宮収縮と対称的である．早発一過性徐脈は，分娩第 1 期の児頭が固定する時期，つまり児頭の圧迫によって出現すると考えられていたが，現在では遅発一過性徐脈の一種とするものもある．子宮収縮に伴い，胎盤灌流が減少するため，胎児は一時的に低酸素状態になることにより出現する．ときどき，または間欠的に出現するのは珍しくない．遅発一過性徐脈も 2 つに分けて考えられている．

　a）**反射性遅発一過性徐脈** reflex late deceleration：この遅発一過性徐脈

表 I-19 胎児心拍数基線細変動に影響を及ぼす因子

胎児心拍数基線細変動を減少させる因子
① 胎児睡眠（non-REM sleep）
② 未熟性
③ 頻脈
④ 薬物（麻酔薬など）
⑤ 低酸素症（慢性）
⑥ アシドーシス（低酸素症とアシドーシスになっている場合）
⑦ 不整脈（房室ブロックなど）
胎児心拍数基線細変動を増加させる因子
① 低酸素症（急性）
② 胎動
③ 呼吸様運動

は，母体が急に低血圧を起こした場合，子宮動脈の血流量の低下によって起こると考えられている．つまり，酸素分圧 Po_2 が低い血液が胎盤より胎児に移行するため，低 Po_2 に対し化学受容体が働き，迷走神経により心拍数が下降すると考えられている．この場合には，心拍数細変動は存在している．

　b）非反射性遅発一過性徐脈 non-reflex late deceleration：一方，非反射性遅発一過性徐脈は，反射によることのみならず，心筋そのものが低酸素血症のため傷害を受け，一過性徐脈が起こると考えられ，心拍数細変動が減少・消失している．臨床的には胎盤機能不全，妊娠高血圧症候群重症，IUGR，反射による遅発一過性徐脈が続いた後に出現する．non-reflex type は non-reassuring pattern である．

　reflex と non-reflex の区別は，前述したとおり，細変動の有無，および胎児血 pH である．reflex による遅発一過性徐脈の場合には，胎児血 pH は正常範囲にある．また，一過性頻脈が出現している場合は反射性の遅発一過性徐脈と解釈してよく，一過性頻脈がその後消失した場合に存続する遅発一過性徐脈は non-reflex type の遅発一過性徐脈と解釈できる．そのほか，ほとんどの子宮収縮に出現する場合は心拍数の下降程度によらず non-reassuring pattern である．1時間に出現する子宮収縮のうち，その50％以上に遅発一過性徐脈が頻発する場合も non-reassuring pattern と考えられている．

　ii）変動一過性徐脈 variable deceleration（図 I-117）：変動一過性徐脈のうち，心拍数基線が 60 bpm 以上下降し 60 秒以上持続（2分間未満）のもの，または，基線から 60 bpm 以上下降し 60 秒以上持続する変動一過性徐脈を高度変動一過性徐脈 severe variable deceleration といい，それ以外を軽度 mild，中等度 moderate としている．変動一過性徐脈は臍帯血流量の低下，つまり臍帯圧迫により起こると考えられている．軽度および中等度の変動一過性徐脈は，胎児はまだ低酸素状態に耐えられる．臨床上重要なのは高度変動一過性徐脈の出現と細変動の減少・消失を伴う場合である．この場合には，低酸素状態がかなり悪化していると考えるべきである．したがって，高度変動一過性徐脈が頻発する場合は non-reassuring fetal status である．また，変動一過性徐脈でも，最下点から基線に戻るのが遅いもの（slow return to baseline）も non-reassuring pattern と考えられている．とくに，これに加え，頻脈や細変動の減少があれば胎児はアシドーシスに陥っていると考えられる．分娩第2期に高度変動一過性徐脈が出現することがあるが，これは臍帯圧迫によるものではなく，頭部圧迫のためと考えられている．

　iii）遷延一過性徐脈：遷延一過性徐脈でも，心拍数が 60〜90 bpm 以下に下

降した場合が臨床上問題となる．徐脈の出現は突然の低酸素状態の結果であり，これは，化学受容体を介する迷走神経の刺激の結果，出現すると考えられている．したがって，臨床的には母体が何らかの原因で無呼吸の状態になった場合，母体が急に低血圧になった場合，過強陣痛，臍帯脱出，常位胎盤早期剝離，子宮破裂などの症例などに出現する．まれではあるが，前置血管の断裂による胎児出血で出現する場合もある．

　　　iv）**サイヌソイダルパターン**：Rh 血液型不適合妊娠による胎児重症貧血の状態のときに出現すると報告されていたが，胎児が低酸素状態 hypoxia and acidosis に陥っている場合にも出現すると報告されている．また，アルファプロジンなどの薬物投与によっても出現する場合がある．ときとして，振幅の小さな，頻回に出現する一過性頻脈がサイヌソイダル波形に類似しているので注意を要する．

C ノンストレステスト non-stress test（NST）

●**意義**●　正常では，胎児心拍数は脳幹から出る交感・副交感神経の刺激によって増減されている．胎児はアシドーシスや神経学的に抑制されていない状態では，胎動に伴って一時的に心拍数が上昇する（**一過性頻脈** acceleration）．したがって，心拍数の上昇は自律神経機能のよい指標となり，胎児の健康 well-being の指標となっている．

●**実施方法**●　母体を半臥位（セミファウラー位）か側臥位にし，血圧の変動がないこと（仰臥位低血圧症候群）を確認し，腹壁にトランスジューサを装着し，胎動および胎児心拍数を外側法で記録する．記録時間は 20〜40 分間程度とする．これは，胎児の中枢神経系の活動に周産期的な変化（sleep-awake cycle または rest-activity cycle）があるためである．胎児は睡眠状態によっては生理的に一過性頻脈を欠如することがあり，この周期は 60 分前後といわれているためである．

●**禁忌**●　NST には禁忌はない．

●**判定基準**＊●　① リアクティブ reactive：20 分間に 2 回以上の一過性頻脈が出現するもの，一過性頻脈とは振幅 amplitude が 15 心拍数/分以上，持続時間 15 秒以上 2 分未満のもの，心拍数基線は 110〜160 心拍数/分，胎児心拍数細変動 6 心拍数/分以上．

② ノンリアクティブ nonreactive：40 分間以上の計測で一過性頻脈が 2 回未満のもの．

●**音響振動刺激テスト**●　vibroacoustic stimulation test（VAS-test），fetal acoustic stimulation test（FAS-test）ともいわれている．胎児が睡眠のためにノンリアクティブと判定されるのを防ぐため，また NST 測定時間を節約させるために，人工声帯器による音響振動刺激を与える方法である．この刺激で起こった一過性頻脈も，刺激を与えなかったものと同様にリアクティブと判定してよい．人工声帯器を母体腹壁より 20 cm 位離れて，ノンリアクティブである胎児に対し，1 秒間刺激する．一過性頻脈が起きなければ，1 分後ふたたび 2 秒間刺激する．音刺激後に変動一過性徐脈が出現することがあるが，これは，羊水過少症例に多くみられ，活発な胎動後に臍帯が圧迫されるためと考えられている．

●**施行間隔**●　NST がリアクティブであれば，1 週間胎児は良好であると考えられていたが，最近では，糖尿病合併妊娠，妊娠高血圧症候群，胎児発育遅延，Rh 血液型不適合妊娠，過期妊娠症例などハイリスク妊娠症例では週 2 回以上施行す

＊母体が関知する胎動の有無は問わない
　妊娠 32 週以前の場合は，振幅が 10 心拍数/分以上，10 秒以上 2 分未満持続するものも一過性頻脈とする

ることが推奨されている．NSTでリアクティブであっても，胎盤早期剝離，臍帯異常，子宮内感染，奇形などで急激に起こる低酸素症，アシドーシスに対し，その予測はできない．

● **評価と管理** ●　リアクティブであれば胎児は少なくともアシドーシスに陥っておらず，胎児は良好な状態well-beingが保証されるが，偽陽性がNSTでは多い．リアクティブの場合の管理は前述したが，ノンリアクティブの場合には後述するCST，バイオフィジカルプロファイルの検査を追加する．NST上一過性徐脈が出現した場合には24時間後に再検するか，CST，バイオフィジカルプロファイルを追加する．NSTを施行してリアクティブであったにもかかわらず，周産期に死亡した症例，すなわち周産期死亡率は6/1,000位である．

D コントラクションストレステスト contraction stress test（CST）

CSTは**オキシトシン負荷試験** oxytocin challenge test（OCT）ともよばれている検査法で，子宮収縮に対する胎児心拍数の反応をみる検査である．簡単にいえば，分娩前の予行練習のようなものである．子宮収縮により一時的に胎児へ十分な酸素が供給されなくなる．したがって，妊娠中にいつも十分な酸素を供給されていない胎児では，子宮収縮が起こると遅発一過性徐脈が出現する．また，羊水量が少ない場合には，子宮収縮に伴って変動一過性徐脈が出現することになる．NSTは胎児の状態を検査するのに対し，CSTは子宮胎盤機能を検査する方法といえる．

● **実施方法** ●　① 妊婦をNSTの実施方法と同様，半臥位（セミファウラー位）または側臥位にし，血圧に異常（仰臥位低血圧症候群）がないことを確認し，自動輸液ポンプを用い，0.5〜1.0 mU/分のオキシトシン溶液を点滴静注する．この間，胎児監視装置を装着しておく．10〜20分の間隔で，微量ずつオキシトシン濃度を高める．10分間に少なくとも3回の40秒以上持続する子宮収縮が起これば，オキシトシン投与を中止し，CSTを判定し，CSTを終える．しかし，オキシトシン投与中止後も子宮収縮がなくなるまで監視をする必要がある．

また，オキシトシンを投与しなくても，10分間に少なくとも3回以上自然に陣痛が発来している場合もCSTとみなし，判定してよい．

② 乳頭刺激 nipple stimulation を行う．これは，オキシトシンの点滴静注をしないで，妊婦の服の上から1つの乳頭（乳首）を2分間あるいは子宮収縮が発来するまで刺激する方法である．10分間に3回の子宮収縮が発来しない場合には，持続収縮を避けるため5分後に再度刺激する．温かいタオルを乳房の上に乗せて刺激する方法もある．この方法により，オキシトシン点滴の実施法より半分の時間で検査できるといわれている．しかし，ときに持続収縮が起こることがあるので注意が必要である．

● **禁忌** ●　前期破水・前置胎盤・既往帝切（古典的帝切）・多胎妊娠・頸管無力症症例のように，早産や子宮破裂，出血の可能性のある場合には禁忌である．

● **判定基準** ●　① 陰性 negative：10分間に3回の収縮に対して，そのいずれにも遅発，変動一過性徐脈を示さない場合．

② 陽性 positive：子宮収縮の50％以上に対し，遅発一過性徐脈を示すもの（たとえ10分間に子宮収縮が3回未満であってもよい）．

③ エキボカル equivocal

　ⅰ）疑徴 suspicious：子宮収縮の50％未満に遅発一過性徐脈や変動一過性徐

脈が出現する．

　　ii）**過強陣痛** hyperstimulation：2分間隔未満で子宮収縮が出現しているか，90秒以上持続する子宮収縮で一過性徐脈が出現している場合．

　④ **アンサティスファクトリー** unsatisfactory：10分間に3回未満の子宮収縮が得られないか，記録が不明瞭で判定不能の場合．

●**評価と管理**●　CSTは胎児が低酸素症に陥っているかを診断するのに最も鋭敏な検査法であるがエキボカル症例が多いことと偽陽性率が平均30％と多いことである．つまり，CST陽性であっても，分娩時に胎児心拍数図上，危険な徴候がなく分娩を終了する例が30％認められるということである．CSTを施行し陰性であった症例の周産期死亡率は2.3/1,000と報告されている．

　CSTの管理は，一過性頻脈の有無と心拍数基線細変動を加味して決定する．
　① リアクティブ・陰性CSTは1週間後に検査を施行する．
　② ノンリアクティブ・陰性CSTは胎児が未熟でなければ24時間に再検査をする．また，母体の中枢神経を抑制する薬剤の使用か，胎児の中枢神経系の異常を考える．
　③ リアクティブ・エキボカルCSTも24時間後に再検査をする．
　④ リアクティブ・陽性CSTでは，肺成熟が確認されれば分娩にもっていく．未成熟であれば，副腎皮質ホルモン剤の投与も考慮し，毎日NSTを施行する．
　⑤ ノンリアクティブ・陽性CSTの場合，妊娠30～32週以降であれば，肺成熟の有無にかかわらず帝王切開による分娩させる．それ以前であればバイオフィジカルプロファイルを追加し，分娩させるかどうか決定する．

E　バイオフィジカルプロファイル biophysical profile（BPP）

注：BPPは1980年，ManningがApgarスコアがあるように，胎児にも5項目をあてはめ，考案したものである

　biophysical profile scoring（BPS）ともいわれ，胎児呼吸様運動 fetal breathing movement（FBM），胎動 fetal movement（FM），胎児筋緊張 fetal tone（FT），羊水量 amniotic fluid volume（AFV）の4つのパラメータについて超音波断層法で観察する方法に，ノンストレステスト（NST）を合わせた5項目のパラメータを組み合わせた胎児評価法である．おのおののパラメータ単独での評価に比較して，より正確なものになり，偽陰性率が低い．さらにこの方法は，胎児の奇形，発育，臍帯異常などの情報を提供する利点がある．

●**生理学的意義**●　胎児が低酸素症，アシドーシスに陥った場合，各パラメータが異常を示すようになる．NST，胎動，胎児呼吸様運動，筋緊張は低酸素症の急性パラメータである．

　一方，羊水は妊娠後半期において，大部分は胎児の尿で構成されている．胎児が慢性の低酸素症に陥ると，胎児自身が重要な臓器である脳，心臓，副腎などに血流を多くする，いわゆる血流の再分配が起こる．したがって，慢性の低酸素状態下では腎血流が低下し，尿産生が少なくなり，その結果として羊水量が少なくなる．このことより，羊水量は慢性の低酸素症に対するパラメータといえる．BPPと胎児の臍帯静脈血 pH とは相関があり，BPPの点数が低くなるほど臍帯静脈血のpHは低い．

●**診断基準**●　5項目のそれぞれについて正常なら2点，異常なら0点を与え，合計点で判定する（表Ⅰ-20）．

●**評価と管理**●　BPPを施行し，正常であった症例が，その後死産を起こした率は0.8/1,000であり，偽陰性率はきわめて低い．周産期死亡率は1.9/1,000であ

表 I-20　BPP の 5 項目の診断基準

	正常（2 点）	異常（0 点）
ノンストレステスト（NST）	15 bpm 以上，15 秒以上の一過性頻脈が 20～40 分間に 2 回以上認められるもの	異常の条件を満たす一過性頻脈が 20～40 分間に 2 回未満しかないもの．あるいは，一過性頻脈があっても 15 bpm 未満あるいは 15 秒未満のもの
胎児呼吸様運動（FBM）	30 秒以上持続する胎児呼吸様運動が 30 分間に 1 回以上認められたもの	30 秒以上持続する胎児呼吸様運動が 30 分間に 1 回も認められないもの
胎動（FM）	体幹や肢体の運動が 30 分間に 3 回以上認められたもの（連続した胎動は 1 回と数える）	体幹や肢体の運動が 30 分間に 2 回以下の場合（連続した胎動は 1 回と数える）
胎児筋緊張(FT)	四肢が伸展した後，速やかに元の屈曲位に戻る動作，または，手掌の開閉動作が 30 分間に 1 回以上認められたもの	胎動がないか肢体の屈曲伸展運動がない（ゆっくり伸展し完全な屈曲位に戻らないもの，伸展位のままの四肢，手掌が完全に開いていないもの）
羊水量（AFV）	垂直断面の径が 2 cm 以上の羊水ポケットがある	垂直断面の径が 2 cm 以上の羊水ポケットが認められないもの

る．BPP は適応がある患者に対しては週に 1 度の頻度で分娩になるまで繰り返し行う．過期妊娠，糖尿病妊婦，IUGR，高血圧症妊婦などのハイリスク妊婦においては，週に 2 度施行することが推奨されている．状態が不安定な患者に対しては，母体の状況が変わるたびに再評価が必要とされる．

BPP が 8～10 点であれば，胎児は well-being（良好な状態）であると判断してよい．BPP スコアが 6 点の場合はエキボカル（あいまいな）とされ，満期であれば分娩とするが，早産期の場合には 24 時間以内に BPP の再検査を実施する．妊娠 34 週未満の場合に母体に副腎皮質ホルモンの投与を考慮する．エキボカル BPP を繰り返す場合には分娩にするか，test を継続するかは状況次第で決定する．4 点の場合は，きわめて若い週数の妊娠の場合には状況に応じての判断になるが，一般的には分娩させるのが適切である．2 点以下の場合は急速遂娩の適応である．羊水過少症を併発する場合には胎児の検索が必要とされる．

13 血液ガス分析

A 児頭採血 scalp blood sampling

胎児末梢血液ガス分析は Saling が胎児先進部に小切開を加え採血する方法を施行して以来，non-reassuring fetal status の診断法として広く普及されるようになった．しかし，分娩中に胎児血を採取することは決して容易ではなく，同一症例に頻回に実施することはできない欠点がある．non-reassuring fetal status は hypoxia とアシドーシスであるので，胎児からの採血により，pH，Po_2，Pco_2，base deficit を調べることにより，呼吸性アシドーシスか代謝性アシドーシスかを判別できる．

● 適応 ●　① 胎児心拍数監視による胎児心拍数図により異常を示し，non-reassuring fetal status が疑われる場合．
② 羊水混濁が著しい場合．
③ 分娩遷延の場合や，母体側に原因があり，胎児の状態が悪化することが予想される場合（たとえば母体がアシドーシスに陥ったときなど）．
● 禁忌 ●　① 産道の感染があるとき（たとえば，ヘルペス，淋菌，梅毒など）．

②胎勢の異常があるとき（顔面位など）．
　③胎児疾患があるとき（胎児に出血傾向や免疫不全などが予想される場合）．
　④子宮口開大が不十分で大泉門以外の部分が触知できないとき．

●実施方法●　産婦の外陰部および腟内を十分消毒し，無菌的操作で内診し，子宮口の開大度，胎児先進部の高さ，固定の有無を把握する．腟鏡を腟内に挿入し，子宮口内に入れ，胎児先進部に密着させる．胎児先進部を消毒する．破水していなければ人工破膜を行う．ついでメスで胎児先進部に小切開を加える．切開部から溢出する血液を毛細管を静かにあてて，採血する．通常 80〜200 μl で十分である．採血後，切開部を消毒し，ガーゼなどで圧迫止血する（図Ⅰ-119）．

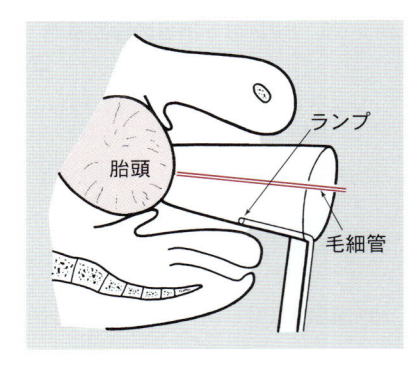

図Ⅰ-119　胎児末梢血採取法

●測定値に影響を及ぼす因子●　①羊水の混入，②空気の混入，③血液の凝固，④採血から測定までの時間（採血後ただちに測定しなければ pH は低下してくる），⑤産瘤が極度に大きい場合．

●採血による合併症●　①切開創からの後出血，②局所の感染．

B 臍帯血 umbilical cord blood

●採取法●
　分娩前（妊娠中），超音波断層法により母体腹壁から針を穿刺し，臍帯より臍帯血を摂取する方法と，出生直後，臍帯より採血して血液ガス分析を行う方法がある．出生直後，児寄りの臍帯を 10〜20 cm の間隔をあけて 2 個所で鉗子を用いて止める．これが 20 秒遅れると pH や Pco_2 が大幅に異なってくる．動脈から採血する．ディスポーザブルの注射器に 18 G の注射針をつけ，シリンジ先端の注射針接続部にごく少量のヘパリンを吸っておく．臍帯の動脈内に針を刺し，血液を引く．採血後すぐに注射器内の空気を排除し，ゴムなどに刺してキャップをする．

●意義●　胎児血液ガス分析において，Po_2，Pco_2 の値は，子宮収縮などにより刻々大きく変化し，また，採血時の空気との接触によっても変化しやすいため，比較的緩徐に変化する pH の値が胎児の状態を反映していると考えられている．また，pH 以外でも，血液ガス分析により，代謝性アシドーシスか呼吸性アシドーシスかを区別することができる．すなわち，hypoxia がそれほど進行していなければ，代謝系において蓄積していたグリコーゲンなどの分解が促進されるが，血中濃度の変動は少なく，CO_2 蓄積による呼吸性アシドーシスがみられるが，hypoxia が進行すると，エネルギー平衡を維持するため嫌気性解糖が亢進し，焦性ブドウ酸や乳酸が蓄積され，さらに脂肪代謝も亢進し代謝性アシドーシスになる．この場合には，塩基欠乏 base deficit が起こる．もちろん，Po_2 は下降するが，Pco_2 は軽度上昇するにすぎない．塩基欠乏は 10 以上の値を示す（表Ⅰ-21）．臍帯静脈血は臍帯動脈血よりも pH，Po_2 が高く Pco_2 は低い．正常成熟児の平均 pH は動脈で 7.28，静脈で 7.34 である．早産児もほぼ同じ値を示す．かつては動脈で 7.20 以下が病的なアシドーシスと診断されていたが，その程度では大半が出生時に何ら問題なく神経学的後遺症も残さないことから，その可能性が高い 7.00 以下が病的

表Ⅰ-21 胎児採血による血液ガス分析値

	pH	PCO₂	PO₂	base deficit
正常	7.25〜7.35	40〜50 mmHg	20〜30 mmHg	<10 mEq/l
代謝性アシドーシス	<7.20	45-55	<20	>10
呼吸性アシドーシス	<7.20	>50	variable	<10

な低酸素症，アシドーシスと考えられている．しかし，血液ガス分析で，低酸素症，アシドーシスという診断はできるが，その事実がいつから，どのくらいの時間，どの程度であったのかは判断できない．

C 新生児採血 neonatal blood sampling

1 静脈血

1 足底採血法

採血法のうち最も簡単で合併症も少ないため，スクリーニングテスト，総ビリルビンや血糖の測定など日常の採血に応用されている．採血前に加温したタオルで足を包んでから行うとよい．まず採血部位を消毒後乾燥させ，足をしっかり把持し，18G位の針を深目に足底の踵から土踏まずにかけて内側部か外側部を穿刺する．組織液の混入を避けるため，最初の1滴は滅菌ガーゼでぬぐい取り，その後の血液を採取する．採血終了後は，滅菌ガーゼで覆い絆創膏で固定する．足を強くしめつけて，しぼり出すような採血を避けて行うこと，さもなくば検査値に大きな誤差を生じることになる（図Ⅰ-120）．

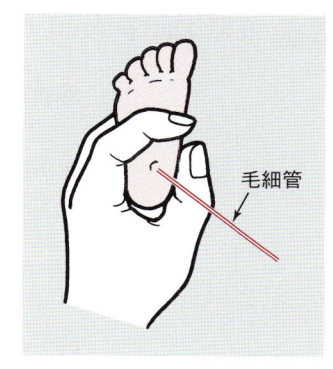

図Ⅰ-120 新生児足底からの採血法

2 肘静脈採血法

成人の場合と変わらないが，腕の把持が重要であり，わずかに動いても採血できなくなる．採血量が多いときや血液培養を提出するときなどに用いる．

3 臍静脈採血法

出生直後の採血法として広く応用されている．

2 動脈血

動脈血採血のおもな目的は血液ガス分析であり，とくに酸素分圧を知りたいときに動脈血採血が用いられる．

1 橈骨動脈採血法

手首の拍動部を確認し，消毒後，翼状針を用いて採血する．動脈血ガス分析ではここからの採血がよい．

2 大腿動脈採血法

大腿部の拍動部を確認し，注射針で採血する．すばやく採血できるため，動脈血培養にはここからの採血がよい．

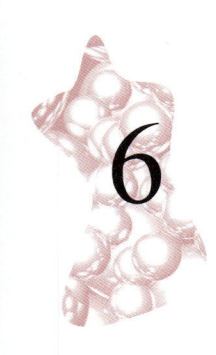

6 Symptomatology of Obstetric and Gynecologic Diseases
産婦人科症候論

A 性器出血 genital bleeding

1 器質性性器出血

① **子宮腟部びらん** cervical erosion：子宮腟部びらんは，子宮頸管内の円柱上皮が腟壁へ露出したもので，生理的なものである．表面は淡紅色，粗大顆粒状を呈する．通常は無症状であり，種々の刺激により分泌物の増量，出血をきたす．性交の刺激によって出血することがある(接触出血)．細胞診，コルポスコピー検査，異常のあるときには組織診を行って子宮頸癌との鑑別を行う．

② **萎縮性腟炎**(老人性腟炎) senile colpitis：更年期以降にみられ，とくに50〜60歳に好発する．卵巣機能低下によるエストロゲン欠乏が原因で，腟粘膜の上皮が剝離し基底層が露出して斑点状発赤を呈す．刺激により出血しやすい．

③ **子宮頸癌** cancer of the uterine cervix：上皮内癌，初期浸潤癌では無症状のことが多いが，進行すると出血がみられる．

④ **子宮体癌** cancer of the uterine body：更年期前後が好発年齢で，出血が主症状である．閉経期の性器出血では本症が疑われる．

⑤ **子宮筋腫** myoma of the uterus：無症状，あるいは過多月経などの月経異常を伴うことが多い．粘膜下筋腫，筋腫分娩などでは，ときに大量の不正出血がみられる．

⑥ **頸管ポリープ** cervical polyp：腟鏡診により，外子宮口から有茎性に腟腔へ突出したポリープが観察される．一般に良性であるが，子宮頸癌との鑑別が重要である．

⑦ **炎症**：トリコモナス腟炎，非特異性腟炎，萎縮性腟炎による腟粘膜の炎症では，刺激により出血することがある．子宮内膜炎でも下腹痛とともに膿性血性帯下がみられることがある．

2 機能性子宮出血 dysfunctional uterine bleeding

子宮に腫瘍，炎症，外傷などの器質性疾患や妊娠を認めず，出血性素因を伴う全身性疾患もないにもかかわらずみられる子宮出血をいう．

① **子宮内膜診で増殖期内膜像を示すもの**：思春期，更年期の機能性出血のほとんどがこれで，内膜は肥厚して，腺囊胞性増殖像を呈する．

② **分泌期内膜像を示すもの**：成熟婦人に多い．月経，排卵はあるが，内膜の不正成熟，剝離不全のために月経前あるいは月経後出血がみられる．

③ **中間期出血**：排卵期に一致してみられ，エストロゲンの一過性低下によって起こる消退出血である．出血量は少なく，1〜3日で止血する．

B 月経異常 menstrual disorder

1 月経異常

月経異常はよくみられる症状ではあるが，正常月経（表I-22）との境界は明確なものではなく，すべての月経異常（表I-23）が治療の対象となるわけではない．

2 無月経の分類

1 ホルモン異常による分類

① 高プロラクチン血症：血中プロラクチンが30 ng/ml以上のもので，乳漏と無月経がみられる．下垂体前葉のプロラクチン産生腫瘍による腫瘍性高プロラクチン血症，および機能性（非腫瘍性）高プロラクチン血症がある．

② 第1度無月経：黄体ホルモン投与で消退出血がみられる．卵胞発育，エストロゲン分泌はあるが，排卵に至らないものである．クロミフェンなどの排卵誘発剤が奏効することが多く，予後がよい．

③ 第2度無月経：黄体ホルモン投与では消退出血がみられず，エストロゲン投与を併用して消退出血がみられるもの．卵胞発育不良で，エストロゲン分泌がないために起こる．経口排卵誘発剤には反応不良で，hMG・hCG投与などが必要である．

2 原因部位による分類

① 間脳（視床下部）性無月経：環境変化，精神的ストレス，神経性食欲不振症などによる，間脳性中枢からのLH-RH放出阻害に起因する．続発性無月経の大部分を占める．

② 下垂体性無月経：Sheehan症候群，Simmonds病，下垂体腫瘍によるゴナド

表I-22 正常月経

月経周期	25〜38日
月経持続時間	3〜7日
月経血量	20〜120 g（日常生活に支障のない程度）
月経随伴症状	日常生活に支障のない軽度のもの

表I-23 月経異常の種類

A．月経発来の異常
　①早発月経 premature menstruation：初経発来が10歳未満
　②遅発月経 delayed menstruation：初経発来が15歳以上
B．月経周期の異常
　①無月経
　　(1)原発無月経 primary amenorrhea：満18歳になっても初経をみない
　　(2)続発無月経 secondary amenorrhea：これまでみられた月経が3カ月以上停止する
　②頻発月経 polymenorrhea：月経周期が24日以内で発来する
　③希発月経 oligomenorrhea：月経周期が39日以上で発来する
　④不整周期 irregular menstruation：月経周期が25〜38日で規則的に発来しない
C．月経持続日数の異常
　①過短月経 hypomenorrhea：出血日数が2日以内
　②過長月経 menorrhagia：出血日数が8日以上
D．月経量の異常
　①過多月経 hypermenorrhea：月経血量が異常に多い
　②過少月経 hypomenorrhea：月経血量が異常に少ない
E．月経随伴症状がある
　①月経困難症：月経期間中に月経に随伴して起こる病的症状
　②月経前緊張症：月経開始前3〜10日位前から始まる精神的，身体的症状

トロピン分泌低下，または高プロラクチン血症による．
　③ **卵巣性無月経**：両側卵巣摘出術後，早発閉経，卵巣萎縮などによる．
　④ **子宮性無月経**：高度子宮発育不良，子宮腔癒着，結核性子宮内膜炎などによる．エストロゲンと黄体ホルモンの投与で消退出血がみられない．
　⑤ **その他**：副腎性器症候群，Cushing症候群，Addison病などによる副腎性無月経．甲状腺機能亢進症および低下症，糖尿病，肝疾患などの代謝系異常による無月経．体重減少，神経性食欲不振症，過度の運動による無月経．

③ 月経随伴症状の異常について

１　月経困難症 dysmenorrhea
　① **原発性（機能性）**：器質的原因がないもので，子宮筋の過度の収縮，骨盤内充血，自律神経失調などによる．下腹部の痙攣性激痛，悪心嘔吐を伴う．月経開始から2〜3日目までが強く，徐々に軽快する．
　② **続発性**：炎症（子宮付属器炎，子宮傍結合織炎，骨盤腹膜炎），子宮筋腫，子宮内膜症などの器質的原因による．過多月経を伴うことが多い．

２　月経前症候群 premenstrual syndrome
　月経前10日くらいから精神症状，頭痛，浮腫，乳房痛，下腹部膨満感などの不定症状が現れ，月経が開始すると消失する．黄体期の内分泌系，自律神経の変化が原因で，無排卵性月経ではみられない．

C　妊娠 pregnancy

妊娠の異常によって起こる症状には次のようなものがある．

① 出血 hemorrhage（表Ⅰ-24）

表Ⅰ-24　妊娠中の出血

妊娠初期	着床期出血，流産，子宮外妊娠，絨毛性疾患
妊娠中期	流産，早産，前置胎盤，常位胎盤早期剥離，胞状奇胎，腹膜妊娠
妊娠末期	産徴，前置胎盤，常位胎盤早期剥離，子宮破裂
その他	子宮筋腫，子宮腺筋症，子宮内膜癌，子宮頸癌，子宮頸管ポリープ，子宮内膜（脱落膜）ポリープ，腟炎，外陰炎，外傷，痔，膀胱炎，消化管出血

② 悪阻 hyperemesis

　正常妊娠経過として，妊娠8〜12週前後には，悪心嘔吐，食欲不振などの消化器症状がみられることが多く，**つわり**とよばれる．悪阻は，つわりの程度が著しく，栄養・代謝障害をきたすものをいう．頻回の嘔吐と，これに伴う脱水，電解質異常，栄養摂取不十分による代謝異常と体重減少がみられ，さらに肝機能障害や神経系の障害が現れることもある．

③ 下腹痛 lower abdominal pain

　妊娠前半では流産，子宮外妊娠に伴ってみられることが多い．流産によるものでは，下腹部の鈍痛で始まり，進行性流産においては陣痛様鈍痛となる．子宮外妊娠としては卵管妊娠が最も多く，卵管流産では片側下腹痛を訴える．卵管破裂が起こると突発性激痛が起こる．妊娠後半では常位胎盤早期剥離，子宮破裂などで，突発性激痛がみられる．また切迫流産，早産により陣痛様鈍痛が起こる．

④ 前期破水 premature rupture of the membranes

　分娩開始前に起こる破水を前期破水という．原因は明らかでないことが多いが，頸管無力症による子宮口早期開大，双胎や羊水過多症による羊膜に対する過大な

圧力，腟・頸管炎，子宮筋腫，絨毛膜羊膜炎，急激な腹圧の変化などで起こる．早産と子宮内感染および臍帯の圧迫が問題となる．

D 不妊 infertility

　　生殖年齢にあって，避妊せずに正常な夫婦生活を営んでいる夫婦では，結婚後6カ月で65％，1年で80％，2年で90％，3年で94％が妊娠する．正常の夫婦生活にもかかわらず，一定期間妊娠しない状態を**不妊症**といい，通常2年間をその期間としている．

　　一度も妊娠したことがないものは**原発性不妊症**といい，そのうち性腺の欠損など妊娠の可能性がまったくないものは**絶対不妊症**という．また，一度以上妊娠あるいは分娩の経験があるものは**続発性不妊**とよばれる．

1 男性不妊症 male infertility

　　① 造精機能の障害：多くはこれに入る．精索静脈瘤，Klinefelter症候群，停留精巣などの疾患によるものもあるが，特発性のことが多い．
　　② 精路通過障害：両側副精巣炎，精管欠損，精管結紮後あるいは精管切断後，逆行性射精など．
　　③ 副性器異常：前立腺，精管，精嚢腺の炎症，異常拡張など．

2 女性不妊症 female infertility

　　① 排卵因子：間脳・下垂体・卵巣系の機能的，器質的異常，甲状腺，副腎などの内分泌機能の異常による排卵障害．
　　② 卵管因子：卵の輸送，受精を阻害する卵管の機能的，器質的異常で，女性不妊症の原因として最も多い．
　　③ 子宮因子：着床を阻害するような子宮の異常．
　　④ 頸管因子：精子進入を障害する頸管の形態異常，精子と頸管粘液の化学的，免疫学的不適合など．

3 機能性不妊症 unexplained infertility

　　従来の不妊症の系統的検査で，不妊症患者の約17％にみられるといわれている．器質的にも機能的にも異常の認められない原因不明の不妊症で，生殖生理学とそれに基づく検査法の進歩により，原因の解明が待たされている．

E 帯下，外陰掻痒症，外陰疼痛 discharge, vulvar pruritus and vulvodynia

1 帯下の増加するおもな疾患

　　① 腟トリコモナス症：外陰の不快感，掻痒，疼痛を訴える．腟粘膜の発赤，白色ないし黄色の液状帯下を認める．帯下に泡沫が混ずることがある．
　　② 腟真菌症：自覚症状として強い外陰掻痒感を訴える．帯下は白色粥状，チーズ様であるが，帯下感を欠くこともある．急性期には外陰の発赤，腫脹を伴うことがあり，慢性化すると外陰は湿疹状，潮紅，表皮剝脱，皮膚肥厚，色素脱失などがみられる．
　　③ 淋菌性子宮頸管炎：黄色膿様あるいは粘液性の多量の頸管由来の帯下を示す．
　　④ 非特異性腟炎，非特異性頸管炎：特定の微生物によらない非特異性細菌感染による腟炎あるいは頸管炎で，ブドウ球菌，大腸菌，連鎖球菌，ヘモフィルスなどが原因となる．細菌性腟症ともよばれ，早産の原因にあることがある．帯下感，

掻痒感とともに，漿液ないし粘液膿性分泌物増加，腟粘膜の発赤腫脹を認める．内分泌の異常，頸管の疾患，異物による機械的刺激，腟洗浄液や避妊剤による化学的刺激などが誘因となる．

⑤ **萎縮性腟炎**（老人性腟炎）：閉経後あるいは卵巣摘除後の婦人は，腟粘膜の萎縮性変化，外陰上皮の菲薄化によって炎症を起こしやすい．腟粘膜，子宮腟部の発赤とともに帯下が増加する．

⑥ **小児の腟炎**：小児の腟粘膜は菲薄で，腟の自浄作用が弱いため，細菌感染による帯下が増加する．

② 外陰掻痒の原因となる疾患（表I-25）

表I-25 外陰掻痒の原因

1. 局所的原因
   1) 外陰皮膚疾患：間擦疹，単純慢性外陰炎，乾癬，湿疹，蕁麻疹など
   2) 外陰白斑症，外陰萎縮症
   3) 外陰部潰瘍：軟性下疳，急性外陰潰瘍，Behçet症候群，外陰ヘルペス，外陰Paget病，外陰癌
   4) 非特異性腟炎
   5) 腟トリコモナス症
   6) 腟真菌症
   7) 動物：毛虱症，疥癬，蟯虫など
   8) 化学的刺激
   9) 機械的刺激
   10) 局所の不潔
2. 全身的原因
   1) 黄疸，肝機能障害
   2) 腎機能障害
   3) Hodgkin病
   4) 糖尿病
   5) アレルギー
   6) 精神的要因

③ 外陰疼痛の原因となる疾患

萎縮性腟炎や外陰萎縮症では疼痛を伴うことがある．またBartholin腺囊腫，膿瘍ではBartholin腺の腫脹とともに疼痛を訴える．また外陰ヘルペス，Behçet症候群など外陰部潰瘍を生ずる疾患でも疼痛が著しい．

F 下腹痛，腰痛 lower abdominal pain and low back pain (lumbago)

① 下腹痛（表I-26）

下腹痛は婦人科疾患の症状としてしばしばみられるが，他科疾患によるものも多く，また急性腹症でただちに手術を要する疾患もあり，的確な診断が重要である．

1 下腹痛を伴う重篤疾患（急性腹症）

① **子宮外妊娠**：無月経，性器出血などを伴う．卵管妊娠破裂あるいは流産とともに下腹痛が起こる．腹痛の性状，部位は一様ではない．腹腔内大量出血によりショック症状を呈する．

② **卵巣出血**：突発的な激痛であることが多い．月経周期中間期にみられ，急性貧血症状を伴う．性交により発症することもある．

③ **卵巣腫瘍茎捻転**：突然激痛が起こり，悪心，嘔吐，血圧下降，顔面蒼白，冷汗，腹部刺激症状を示す．触診にて圧痛を伴う下腹部腫瘤を認める．

2 生命の危険の少ない中等度下腹痛

① **鎖陰**：思春期にみられ，初潮がなく，周期的に数日間の下腹痛が起こる．

② **卵巣囊腫破裂**：内診で腫瘤が消失することがある．突然の疼痛または圧痛をみる．子宮内膜症では月経時におこりやすい．

③ **子宮内膜症**：月経に伴う疼痛で，子宮肥大，卵巣腫大または腫瘤が認められ

表 I-26　下腹部痛の原因となるおもな婦人科疾患の鑑別診断

	子宮外妊娠	卵巣腫瘍茎捻転	付属器炎	卵巣嚢腫破裂	流産
疼　痛	患側下腹部の激痛 破裂前は鈍痛	患側下腹部または下腹部全体の疼痛が多い	両側下腹部の疼痛が多い	患側下腹から腹部突然起こる，性交後に多い	下腹部中央の疼痛
嘔気・嘔吐	破裂前はまれ，破裂後はほぼ全例にある	まれにある	ないことが多い	まれにある	ほとんどない
月　経	無月経期間，不正性器出血がほぼ全例にある	月経と無関係	不正性器出血を伴うことが多い	黄体嚢胞破裂では月経遅延	無月経期間後に出血 壊死性の胎盤組織や凝血を伴う
体温・脈拍	微熱 破裂前は正常，破裂後は頻脈	平熱〜微熱 脈拍は正常	微熱〜高熱 体温に比例して脈拍増加	平熱 出血が増加すれば頻脈	平熱〜微熱 感染あれば高熱 出血，感染あれば頻脈
内診所見	頸部の移動痛 患側の圧痛 Douglas窩の圧痛	患側の圧痛腫瘤触知	頸部の移動痛 患側〜下腹部の圧痛	患側の圧痛 腫瘤を触れることは少ない	頸管の開大 子宮腫大・軟 進行すると子宮収縮
検査所見	白血球 15,000/μl以下 赤血球減少 赤沈軽度亢進	白血球 軽度増加 赤血球正常 赤沈軽度亢進	白血球 15,000〜30,000/μl 赤血球正常 赤沈著明に亢進	白血球 10,000/μl以下 赤血球軽度減少 赤沈正常	白血球 10,000〜15,000/μl 感染あればさらに増加 赤血球正常 赤沈軽度〜中等度亢進

ることが多い．
　④ 月経困難症：子宮発育不全，頸管狭窄などでみられる．
　⑤ 子宮筋腫：筋腫分娩において陣痛様下腹痛を訴えることがある．
　⑥ 急性付属器炎：強い下腹痛とともに，発熱，膿性帯下などを認める．
　⑦ 流産：陣痛様疼痛と性器出血．

3 軽症ないし慢性的な下腹痛

腹部手術後の腸管癒着，慢性付属器炎，骨盤内うっ血症候群，心因性下腹痛，排卵痛など．

4 医原性下腹痛

子宮内容除去術による子宮穿孔，ゴナドトロピン療法による卵巣過剰刺激症候群など．

5 他科疾患による下腹痛

虫垂炎，憩室炎，尿管結石，尿路感染症，腸閉塞，鼠径ヘルニア，血栓性静脈炎，便秘など．

2 腰痛 lumbago

女性は男性に比べて腰痛の訴えが多い．これは妊娠，分娩に適した広い骨盤と，男性に比べて複雑な骨盤臓器，循環系，神経系の解剖学的構造，さらに性周期に伴う多様な機能的変化によって，腰痛が起きやすい状態であるためと考えられる．婦人科疾患による腰痛は，月経周期に応じて変動することが多い．

1 腰痛を起こす器質的疾患

　① 性器の炎症：子宮内膜炎，付属器炎，子宮傍結合織炎など．
　② 子宮内膜症：月経，ときに排卵に伴い腰痛をみる．
　③ 良性腫瘍：子宮筋腫，卵巣嚢腫により，周囲組織の圧迫による充血，牽引のために起こる．
　④ 悪性腫瘍：子宮頸癌，子宮体癌，絨毛癌，卵巣癌など．リンパ節転移，周囲組織への浸潤による．末期では激痛となる．

⑤ 開腹手術後：手術部位と腸管，大網との癒着などにより，循環障害，骨盤内うっ血が起こり，牽引性疼痛を生じる．
⑥ 妊娠，産褥期の変化：骨盤内うっ血，充血，妊娠子宮増大による姿勢の変化，陣痛などによる．

2 腰痛を起こす機能的疾患
① 月経困難症．
② 内分泌失調：子宮発育不全，子宮萎縮，更年期障害，卵巣機能不全，機能性性器出血など．
③ 精神神経失調：心身症，骨盤内うっ血．

3 他科疾患
脊椎疾患，リウマチ，中枢・末梢神経疾患，悪性腫瘍の転移，結核，尿路感染症，尿路結石，尿路閉塞，職業および生活環境による腰痛など．

G 腹部膨満 abdominal distension

産婦人科領域でみられるものとしては，以下のようなものがある．

① 妊娠
無月経があっても妊娠と自覚せず，腹部膨満を訴えることがある．妊娠可能年齢の女性では，妊娠の有無を考慮することが重要である．

② 腹部腫瘤
産婦人科領域では下腹部の腫瘤ないし腫瘤様抵抗を認める疾患が少なくない．ことに子宮，卵巣などの骨盤内臓器由来の腫瘤は，ある程度以上の大きさにならないと，腫瘤を同定したり，腹壁より触知することは困難なことが多い．また腫瘤の由来臓器が何であるかの鑑別は診断，治療に重要であり，超音波エコー，MR，CTなどの方法が開発されてきている．

腹部腫瘤の診断には，発育状態や経過，月経異常，腹痛，発熱，消化器症状，排尿異常などの随伴症状の有無を知る必要がある．また腫瘤の診察においては，部位，大きさ，表面の性状，形，硬さ，圧痛の有無，可動性の有無を知ること，腹水との鑑別などが重要である．

③ 腹腔内液体貯留
① 子宮外妊娠などによる血液貯留．
② 腹水：腹水をきたす疾患は多いが，婦人科的には，悪性腫瘍による癌性腹膜炎によるものが多い．このほか，卵巣の過剰刺激，良性卵巣腫瘍でも卵巣線維腫などでは腹水貯留が起こる（Meigs症候群）．まれに結核性腹膜炎によることがある．

④ 脂肪過多
肥満ではとくに他覚所見はなく，腹部膨満を訴えることがある．

⑤ 膀胱尿貯留
膀胱炎，糖尿病，その他の排尿障害による膀胱の尿貯留が原因となる．

⑥ 心因性腹部膨満

⑦ 鼓腸をきたす疾患
消化管，腹膜の疾患が多いが，感染症や神経症によることもある．
① 呑気症：神経質な女性に多い．
② 便秘．

③ 過敏性大腸．
④ 骨盤腹膜炎．

H 腫瘍 tumor

　腫瘍，とくに下腹部腫瘍を主訴として産婦人科にかかることがある．腹部の腫瘍を触知する場合には，まず腫瘍が腹壁にあるのかあるいは腹腔内（後腹膜腔を含めて）にあるかを鑑別することが重要である．巨大な腹部腫瘍の場合には腹部全体が著明に膨隆し鼓腸や腹水の大量貯留との鑑別が必要となることがある．腹腔内の腫瘍の場合には，それが婦人科臓器に由来するものか，それ以外からのものかを判断しなければならない．また，妊娠を自覚せずに来院することもあるので，妊娠可能な年齢の場合には注意が必要となる．外陰部の腫瘍も産婦人科の領域といえる．

1 産婦人科領域の腫瘍

1 卵巣・卵管の腫瘍

　卵巣や卵管は腹腔内の可動性臓器であるため，腫瘍が発生しても無症状のことがあり，比較的大きくなってから発見されることがある．

　① 卵巣の腫瘍：卵巣の腫瘍は類腫瘍性と腫瘍性に大別される．類腫瘍性の場合には腫瘍を主訴とすることは比較的少なく，検診などで偶然発見されたり下腹痛を訴えたりする．一方，腫瘍性の場合には腹部腫瘍を訴えることが多い．しかし，実際にはこの両者を識別することが困難なこともあり，漠然と卵巣嚢腫または卵巣腫瘍と一括される傾向にある．

　卵巣腫瘍は術前の触診や画像診断，術中の肉眼所見などによって，嚢胞性と充実性に大別され，その頻度はおおよそ9：1である．単なる嚢胞性腫瘍の場合にはすべて良性腫瘍であるのに対し，一部にでも充実性部分が存在する腫瘍の場合にはその約80％が臨床的に悪性（または境界悪性）腫瘍の範疇に入るため充実性に分類する．

　② 卵管の腫瘍：卵巣に比較し，卵管に由来する腫瘍の頻度は低い．内診では卵管水腫，卵管妊娠，傍卵巣嚢胞などが腫瘍として触知されることがある．卵管水腫の多くは無症状であり，不妊症の検査中に発見されることがある．卵管妊娠では痛みを伴うことが多い．卵管に発生する腫瘍としては卵管癌があるが，発生頻度は卵巣癌の1/10以下である．

2 子宮の腫瘍

　① 子宮筋腫：産婦人科領域の腫瘍中，最もよく遭遇する疾患で，35歳以後の剖検婦人の約20％に子宮筋腫を認めたという報告もあるほどであるが，その多くは無症状である．好発年齢は40歳代が過半数を占めるが，これは閉経後にはエストロゲンの影響がなくなり症状が軽快あるいは消失することにも関連している．

　筋腫の症状は大きさ，発生部位，発育の速度と方向により異なる．腫瘍として触知するかどうかとは別に，不正性器出血や過多月経，過長月経，月経痛などの月経異常が主症状の場合が多い．圧迫症状としては膀胱圧迫による頻尿，尿管圧迫による背部痛，腸管圧迫による腹部膨満感，排便困難などがあるが，筋腫がかなり大きくなるまでまったく症状を示さないものも多い．腫瘍の退行変性や癒着，妊娠，有茎筋腫の筋腫分娩，捻転などでは疼痛を伴うこともある．

　② 子宮頸癌：子宮頸癌では性器出血や帯下などの症状がまず現れるために腹部腫瘍を主訴とすることは少ない．

③ **子宮体癌**：子宮体癌の頻度は漸次上昇傾向にあるが，腫瘤を主訴とすることは少なく，むしろ主症状は出血や帯下，末期には疼痛などである．内子宮口が癌のため狭窄し分泌物が子宮腔に貯留すると，子宮留膿腫を形成し腫瘤として触知することがある．

④ **子宮肉腫**：比較的まれな疾患で，性器出血や血性帯下を訴えることもあるが，腫瘤触知のために来院する場合もある．また，子宮筋腫として手術したが肉腫という病理結果を得て初めて肉腫とわかることもある．子宮筋腫と診断されても急速に増大軟化し腹部膨大を訴える場合や，閉経後にもかかわらず筋腫が増大する場合，頸部ポリープ様腫瘍の発育などでは肉腫も考える．

⑤ **絨毛性疾患**：子宮内腔に発生する胞状奇胎や侵入奇胎，絨毛癌などの絨毛性疾患も子宮の腫大による腫瘤としての症状を呈することがある．

胞状奇胎は月経が停止して不正出血やつわり症状などの妊娠徴候が一般に強く現れ，早期から浮腫，蛋白尿などの妊娠中毒様症状を示し，子宮が急速に増大し妊娠月数に比し大きい．絨毛からの HCG の過剰産生によって卵巣が刺激されルテイン嚢胞を認めることもある．侵入奇胎や絨毛癌ではほぼ全例に性器出血を認める．肺や肝，脳，腟，外陰などに転移しやすい．

3 外陰の腫瘤

たとえ外陰の腫瘤を訴えても実際にそれが腫瘍性病変であることは少ない．むしろ Bartholin 腺嚢胞，腟口から脱出した子宮（子宮脱），尖圭コンジローマなどを腫瘤として訴えている場合も少なくない．外陰部の腫瘤が腫瘍性病変である場合には，悪性腫瘍（多くは外陰癌）をまず考える．

2 正常妊娠

無自覚であるにしろ故意にしろ，妊娠を主訴とせずに腹部腫瘤あるいは腹痛，性器出血などを訴えて来院することがある．どのような女性であっても，その診察に際して妊娠している可能性を肝に銘じておく必要があり，妊娠が念頭にない場合には検査方法や診断，治療方針などを誤ることがある．

3 腹壁腫瘤

腹壁の中に存在する腫瘤の診断に際しては，腹筋の緊張を解くことが肝腎で，場合によっては麻酔下に触診する．腫瘤であれば，腹筋を緊張させることによりかえってはっきりと触れてくることが少なくない．腹壁の腫瘤性病変としては，①脂肪腫，線維腫，粘液腫，筋腫，腺腫，皮様嚢腫，リンパ管腫などの良性腫瘍，②類腱腫，卵黄腸管や尿嚢管由来の腫瘤，腹壁の子宮内膜症などの類腫瘍性病変，③腹壁ヘルニア，④膿瘍などがある．

4 腹腔内の腫瘤

腹腔内の腫瘤の内，性器以外の腫瘤で触知しうるものとしては，胃の腫瘤が約 60％と大半を占め，次いで腎腫が約 15％，肝および胆嚢の腫瘤が約 10％である．

① **肝臓・胆嚢の腫瘤**：肝臓の腫瘤はふつう心窩部から季肋部にあって上下方向の呼吸性移動を示し，打診上は肝濁音界と連続的に濁音を呈する．肝腫は一般に肘膝位で右腎臓部を圧迫するとき下縁をふれやすく，腫瘤抵抗は上方へと固定された感がある．一方，胆嚢腫瘤はふつう右季肋部にあって西洋梨子状に下方に突出し，呼吸性移動を示して呼吸時に固定しえない．一般に表在性なので小さいものでも触れやすく，痛みや黄疸を伴うこともある．

② **脾臓の腫瘤**：正常の脾臓は触知しないのが一般的であるが，増大した場合には左肋骨弓下から右下方，正中線に向かって斜めに突出し，比較的浅くふれ，呼吸性移動を示す．脾腫は脾自身に器質的変化がない場合が多いので表面はふつう

平滑である．
　③ 膵臓の腫瘤：膵臓自体が解剖学的に深部に横在するために触れ難く呼吸性移動もない．膵囊胞のように比較的浅部へ増大してきたものは腹壁より触知できる場合もある．
　④ 胃の腫瘤：腹部腫瘤中での頻度は高く，胃部に浅在する．
　⑤ 腸管の腫瘤：腫瘤としてふれうる程度の大きな腫瘤が腸管に発育した場合，多くは便秘，下痢，腹痛，潜血便など何らかの消化器症状を有する．
　⑥ 尿路系の腫瘤：腎臓に発生した腫瘤は一般に軽度の呼吸性移動を示す．尿管から発生する腫瘤の多くは尿管の下1/3にみられ，乳頭腫やポリープが多く，悪性のものでは移行上皮癌が多い．膀胱腫瘍の大部分は悪性腫瘍（おもに移行上皮癌）であるが，膀胱内の表在癌が多く，腫瘤として触知できるほどの大きさに達するものは少ない．無症候性の血尿をみることが多い．大きな腫瘤の場合には位置的に性器腫瘤と誤りやすい．
　⑦ 腸間膜・大網の腫瘤：腸間膜や大網に発生する腫瘤は一般に触れやすく可動性を有する．しかし，腸管膜や大網由来と診断することは，その頻度が低いこともあり，しばしば困難である．

5 後腹膜腫瘤

　いわゆる後腹膜臓器を除いた，後腹膜下の結合織，脂肪組織，脈管，筋肉，筋膜，神経組織などから発生した腫瘍を指す．解剖学的位置関係から症状が現れにくく，比較的大きくなるまで気づかれないことが多い．下腹部に多く発生し，腫瘤を触知するようになって初めて来院することもある．しかし，後腹膜から発生した腫瘍であることを開腹せずに診断することは困難で，手術時に初めて後腹膜腫瘍であることが判明することも少なくない．

I 子宮下垂，子宮脱 hysteroptosis and prolapse of the uterus （p. 192, II-6 B 参照）

　子宮下垂および脱は緩慢に進行するため，その間種々の症状をきたす．たとえば，下腹部の緊張感，圧迫感，腰痛，尿意頻数，便秘，外陰部の不快感などである．また，尿管水腫や腎水腫などを併発することもあり，その結果として排尿障害，膀胱障害，残尿感，膀胱，尿道腎盂などの炎症を起こしやすい．
　さらに外界に脱出した子宮および腟の粘膜は，絶えず外界の刺激，障害，感染の危険にさらされ，腟や子宮腟部上皮の浮腫，肥厚，角化，びらん，潰瘍などを生ずる．

J 排尿障害 dysuria

　排尿の異常としては，(1)乏尿や無尿，多尿などの尿量の異常，(2)尿意減少，尿意頻数，頻尿などの排尿回数の異常，(3)排尿痛，尿失禁，排尿困難（尿閉）などの排尿状態の異常，がある．

1 尿量の異常

　正常成人女子の尿量は1日800〜1,200 ml で平均1,000 ml とされている．1日尿量が2,500 ml 以上の場合を多尿，逆に500 ml 以下に減少した場合を乏尿とし，とくに50 ml 以下と高度の減少を示す状態を無尿という．尿は体液調節機構の産物として生成されるので，単に腎機能によるのみでなく，食事の内容や水分摂取量，温度や湿度などにより尿量は大幅の変動を示す．

2 排尿回数の異常

排尿回数は膀胱容量と尿量によって決定される．成熟健康女子では膀胱容量は200〜250 ml であるので，その量まで膀胱内に尿がたまると尿意を催す．したがって，排尿回数は膀胱容量と産生される尿量との相関関係によって決定されるものである．排尿回数の増加は尿意頻数あるいは頻尿といわれ，膀胱容量減少を示す症例において愁訴となることが多い．また，膀胱容量が正常であっても高度の多尿があれば頻尿となる．一方，排尿回数が減る場合の多くは乏尿による．また神経因性膀胱においても排尿回数が減少するが，これは膀胱反射の障害により膀胱内に尿が充満しても尿意を催さず，結果的には排尿回数の減少となって現れるためである．

3 排尿状態の異常

排尿状態の異常としては，①排尿時における疼痛(排尿痛)，②排尿困難，ならびに③尿失禁があげられる．

① **排尿痛**：臨床上排尿痛は ⅰ) 初期排尿痛，ⅱ) 排尿時排尿痛，ならびにⅲ) 終末時排尿痛とに区別され，排尿行為全経過を通じての疼痛を全排尿痛とよんでいる．排尿痛を訴えるものは尿道疾患または膀胱疾患の場合であり，とくに尿道や膀胱の炎症がその大部分を占めている．

② **排尿困難**：比較的頻度の高いものとして広汎子宮全摘出術後の排尿障害がある．子宮や付属器の腫瘍，位置異常などの影響による排尿障害，尿道狭窄などがある．妊娠・分娩・産褥に伴って排尿困難を訴えることもある．また，精神科疾患の薬物治療中に排尿困難をきたすことがあるが，問診時にその情報を得ない場合には膀胱への尿貯留を下腹部腫瘤と診断する場合があり，注意が必要である．

③ **尿失禁**：尿意と無関係に尿の排出される状態を尿失禁という．尿失禁には尿道以外の箇所からの尿漏出（尿管膀胱外開口，膀胱外反症，尿管腟瘻，膀胱腟瘻など）と尿道からの尿漏出（急迫失禁，溢流性尿失禁，奇異性尿失禁，遺尿症など）に大別できる．

④ **尿テネスムス**：高度の頻尿と排尿時の激しい終末時疼痛があり，排尿行為が終了してもなお膀胱内に尿が残留しているような不快感が残り(残尿感)，短時間後にふたたび尿意を催す，というような頻尿＋排尿痛＋残尿感の三者がかみあった状態をとくに尿テネスムスとよぶ．これは膀胱壁に高度の炎症性病変のある場合に起こる．

K 発熱 fever

発熱は産科婦人科疾患においても頻発する症状の1つである．発熱の程度や熱型などによって分類が行われており，正確に発熱を把握することは臨床上重要である．

1 発熱の程度による分類

37℃〜37.9℃を微熱，38℃〜38.9℃を中等度発熱，39℃以上を高熱とする．ただし，微熱という場合には発熱の程度のみならず，その継続期間も問題となる．すなわち一般に微熱とは37.5℃前後の軽微な体温上昇が少なくとも10日〜2週間以上持続するものをいう．

2 熱型による分類

日差1℃内外の高熱が持続するものを稽留熱，日差1.5℃以上の高熱が持続し，かつ，その最低値が正常値より上にあるものを弛張熱，無熱期または微熱期が交

互にくるもので，その昇降の間隔は毎日起こることもあり，また数日間の一定間隔をおいて起こるものを間欠熱という．

3 発熱を伴うことのあるおもな婦人科疾患

① 外陰・腟疾患：急性外陰潰瘍，Bartholin 腺炎，腟内異物による腟炎．
② 子宮疾患：急性子宮体内膜炎，子宮頸癌，子宮体癌，子宮筋腫，子宮留膿腫．
③ 卵管疾患：卵管炎，卵管留膿腫，卵管癌．
④ 卵巣疾患：卵巣炎，卵巣周囲炎，卵巣膿瘍，卵巣腫瘍．
⑤ 骨盤腹膜炎：骨盤腹膜炎は婦人に特有な限局性腹膜炎で，小骨盤腔は人体構造上，炎症の限局化を起こしやすい部位といえる．小骨盤腔を被う腹膜は壁側腹膜と臓側腹膜からなるので，骨盤腹膜炎はこれら腹膜の炎症をすべてを包含する．すなわち骨盤腔内に存在する臓器の外膜の炎症，たとえば子宮外膜炎，卵巣周囲炎，S字状結腸周囲炎，直腸周囲炎などを含んでいる．
⑥ 骨盤結合織炎（子宮傍結合織炎）：骨盤結合織炎とは骨盤腹膜と骨盤底筋膜または骨盤壁との間で，子宮，膀胱，直腸などの周囲間隔を埋める広汎な結合織の炎症をいう．子宮頸結合織炎なる名称は一般に骨盤結合組織炎と同義である．大部分は分娩，産褥，自然あるいは人工流早産時の損傷，各種避妊用具などに起因するが，とくに産褥感染による産褥骨盤結合織炎は全骨盤結合織炎の過半数を占めるといわれる．発熱とともに下腹部の疼痛，Douglas窩の圧痛を伴うことが多い．
⑦ 術後発熱：一般に手術時の吸収熱および子宮外妊娠の場合の腹腔内血液の吸収，手術創傷感染などが発熱の原因となりうる．

4 発熱を伴う産科疾患

妊娠時・分娩時の発熱としてはインフルエンザ，風疹，水痘，流行性耳下腺炎などの急性伝染病，妊娠時の虫垂炎，絨毛羊膜炎・羊水感染などがある．虫垂炎は妊娠中にとくに多いというわけでないが，妊娠に合併した虫垂炎は診断がつきにくく穿孔して腹膜炎を起こしやすいので注意を要する．絨毛膜羊膜炎は陣痛の誘発，破水を招くことがあり，羊水感染が起こると羊水の汚濁や悪臭を伴い，子宮口，腟壁は褐色の帯下で覆われる．

産褥時の発熱としては，①産褥熱，②産褥性乳腺炎，③産褥期の尿路感染症が代表的なものである．

① 産褥熱は分娩時あるいは産褥時に性器の創傷面への病原菌感染による疾患である．実際には外陰腟炎，子宮内膜炎，付属器炎，子宮傍結合織炎，骨盤腹膜炎，腹膜炎，敗血症などが単独あるいは複合した疾患と考えられる．
② 産褥期には乳汁分泌のうっ滞から乳腺炎を起こしやすい．
③ 産褥期の膀胱は分娩時の緊張に続いて漸次正常に回復するが，ときとして緊張が激減せず，感受性の低下，分娩時の児頭による圧迫によって括約筋の不全，神経の障害などのために尿閉をきたすことがある．膀胱や尿道粘膜の浮腫，うっ血，粘膜の出血が起こり，悪露による汚染などのために細菌の上行性感染を受け，尿道炎から膀胱炎や腎盂炎と続発することがある．その発症は産褥1週以内，起因菌としては大腸菌，ブドウ球菌が多い．

L 乳房痛，硬結，乳汁漏出症 mastodynia, induration and galactorrhea

1 乳房痛

健康婦人でも月経前には多少とも乳房の緊満感あるいは軽度の疼痛を訴える

が，これらは生理的なものであり症状も軽く，月経が始まると消失するので特別に治療する必要はない．このような正常範囲を超えた痛みを訴える場合に**乳房痛**とよばれる．乳房痛を訴える疾患としては乳腺症，乳癌，乳腺炎，乳腺痛症などがあげられる．

① **乳腺症**は35〜45歳の婦人に好発し，疼痛を伴った腫瘤ないし硬結を初発症状として訴えることが多い．一般に月経前に増強し月経が始まると軽快するという周期性をとることが多い．

② 早期の**乳癌**では疼痛を訴えることは非常に少ないが，進行癌では癌の浸潤のために強い神経痛を訴えることがある．また，急性乳腺炎に似た症状を呈する場合には，皮膚の発赤，腫脹，熱感とともに，乳房の自発痛，圧痛を訴える．

③ **急性乳腺炎**における乳房の疼痛はきわめて強く，皮膚の発赤や腫脹，熱感などの急性炎症を伴う．初産婦の産褥期に発症することが多く，うっ滞性乳腺炎に始まり化膿性乳腺炎に移行する．

④ **乳腺痛症**は30歳前後の独身婦人や未産婦人に多くみられる乳腺の疼痛であり，疼痛部には硬結を触れないか触れても乳腺のびまん性の腫脹程度のことが多い．症状は月経前に増強し，軽症のものでは月経後に消失ないし減弱するが，重症では月経後も疼痛が持続し，肩や上腕に放散することがある．

2　硬結

乳房にみられる硬結には，自発痛や圧痛を伴うものと，無痛性のものとに大別される．

① **有痛性硬結**の代表は**急性乳腺炎**であり，強い自発痛および圧痛を伴う．乳房皮膚の発赤，腫脹，熱感などの局所症状とともに，発熱，悪寒戦慄，白血球増多などの全身症状をきたす．**乳腺症**の場合にも有痛性のことが多いが，月経周期により疼痛および硬結に変化がみられる．乳癌での有痛性腫瘍は少ないが，乳腺症を合併したり，進行癌や炎症乳癌の場合には疼痛を伴うこともある．

② **無痛性硬結**は線維腺腫や初期乳癌に最も多い．**線維腺腫**の場合には球状または卵形で表面平滑，弾性硬で可動性も良好である．**初期乳癌**の80〜90％は無痛性で，一般に形は不整，表面凹凸不整，境界不鮮明で弾性硬ないし軟骨様硬といわれるが，乳癌のなかでも髄様腺管癌，粘液癌などは境界明瞭で比較的柔らかく，線維腺腫などと間違うことがある．

3　乳汁漏出症

産褥授乳期以外に乳汁の分泌が認められる場合を**乳汁漏出症（乳漏）**という．乳漏は血中プロラクチンの上昇に基づくものが多く，かつ無月経を併発しやすい．乳汁漏出の程度は，強く乳房を圧して始めて乳汁が認められるものから，自然に乳汁があふれ出て困るものまであるが，一般には分泌量が少ないことが多い．プロラクチンの分泌を促進する薬剤としては，降圧剤のレセルピンや α-メチルドパ（ドパミンの生成を抑制するため），向精神薬のフェノチアジンや三環系抗うつ剤および胃腸薬のスルピリドやメトクロプラミド（ドパミンの作用を阻害するため）などがあげられ，問診でこれらの薬剤の使用状況を尋ねることが診断の鍵となることもある．

M　多毛症（毛髪過多症）　hypertrichosis

有毛部に硬毛の発生するものをいい，先天性と後天性とがある．また，部位により全身性と局所性に分類される．

① 全身性多毛症の多くは先天性で，生後うぶ毛が盛んに発育して全身は硬毛で覆われる．後天性のものは思春期頃に現れることが多い．多くは男性ホルモンの過剰産生により，副腎由来と卵巣由来のものがある．前者として，Cushing病，Cushing症候群，副腎性器症候群，ACTHの長期投与などがある．卵巣腫瘍からの男性ホルモン分泌によるものとして，男化腫瘍，卵巣門細胞種，Stein-Leventhal症候群（多嚢胞性卵巣）などがある．また，更年期女性に対する男性ホルモン剤の長期投与，子宮内膜症に対するダナゾールによる男性ホルモン作用によっても起こることがある．

② 局所性多毛症のうち先天性のものは奇形に属する．後天性多毛症は，神経系疾患・内分泌系疾患によって起こる．

N 不定愁訴 indefinite complaint

ある特定の臓器の異常やある特定の疾患から連想されない種々の訴えを患者がする場合があり，これを不定愁訴という．婦人の中には種々の不定愁訴をもって来院する患者はけっして少なくない．そして，これらの中には自律神経症状や更年期障害様症状などの不定愁訴を主徴とするものがあり，疾患名として更年期障害および更年期障害様症候群，自律神経失調症などとよばれる．また，不定愁訴を呈する疾患としては，月経前緊張症，月経困難症，卵巣欠落症状などがあるが，これらの原因は内分泌の不均衡に基づく自律神経機能異常と考えられるため，前者とは区別される．

不定愁訴は自律神経症状が主体であると考えられる．自律神経の失調は原因のうえから，内分泌性の自律神経失調症と心因性の自律神経症とに分けることができる．前者は内分泌の不均衡に基づくもので，大多数の不定愁訴（自律神経失調症）はこれに入る．単に自律神経失調症というときは，これを指すものである．一方，心因性というのは心理的要因が主因となって起こる場合をいう．しかし，この両者は決して明確に区別できるものではなく，内分泌性のものでも心理的な要因が二次的に関与している場合も存在する．以下に不定愁訴を列挙する．

① 血管運動神経障害様の症状：熱感，逆上（のぼせ），冷え症，心悸亢進などがあり．熱感は俗に「ほてる」といわれる症状で，頭部ことに顔に現れることが最も多い．逆上（のぼせ）のことを患者はよく「血がのぼる」と表現する．普通，頭部に現れるが，脊髄に沿って体幹に起こることもある．とくに更年期障害では本症状が主訴となっていることが少なくない．

② 精神神経障害様の症状：頭痛，頭重，目眩，耳鳴，閃光視（眼華閃発），不眠または嗜眠，圧迫感，恐怖感，記憶力減退，判断力不良，イライラ感など．

③ 知覚障害症状：知覚異常があり，局所の血管痙攣のために起こることが多いとされるしびれ感は指趾によく現れる．

④ 運動器官障害様の症状：腰痛，坐骨痛，関節痛，脊柱痛，肩こり，腓筋痛，筋痛など．

⑤ 皮膚分泌系障害症状：頻尿，排尿障害．

⑥ 消化器系障害症状：種々の胃腸障害．

⑦ その他の症状：疲労感，腹痛など．

O 貧血 poverty of blood, anemia

　貧血は産婦人科でよく遭遇する症候の1つである．貧血の成因は，大きく分類すると①出血，②赤血球（血色素）の生成障害，③赤血球破壊の亢進の3群になる．

　女性は成長期における鉄需要が増加する以外にも，性成熟期には1回の月経により約20 mgの鉄分が失われるといわれる．また，胎児の鉄需要が優先されるばかりか，授乳期には母乳中への鉄分の喪失が加わり，鉄欠乏性貧血に傾きやすい宿命にあるといえよう．また，妊娠中は胎盤や子宮自体にも多量の鉄分を要するうえに，生理的水血症，分娩時の出血も加わってくる．一方，体内貯蔵量の比較的少ない葉酸も妊娠に伴う需要亢進により欠乏状態に陥りやすく，大球性貧血となることもある．このように，女性は男性に比較して生理的に貧血になりやすいといえる．

　一方，産婦人科疾患の中には子宮筋腫や子宮頸癌，子宮体癌など，性器出血を主症状とするものがきわめて多い．しかし婦人の場合，貧血症状が前面に出てくることは意外に少なく，慢性化した場合にはかなり高度な貧血であっても不定愁訴としてとらえられがちであることに注意を要する．また，たとえば子宮筋腫を有する女性の場合には貧血を合併することが比較的よくあるために，消化器癌などの重大な基礎疾患が背後に隠れているのを見逃しやすい．貧血は女性によくみられる症候の1つであるが，このような診断の落とし穴に陥り表面的な治療に時間を費やしてしまうことがないように細心の注意が必要である

II 婦人科学各論

1 月経異常

　月経 menstruation とは性成熟期の女性にみられる 28〜30 日周期で繰り返される子宮内膜からの自発的な出血である．平均 12 歳で月経が開始（初経）し，月経の停止（閉経）は平均 50 歳である．

　月経異常には，①月経の開始・閉止時期の異常，②月経量と周期の異常，③無月経，④月経随伴症状の異常，などがある．月経異常の概念を図II-1 に，種々の月経異常を表II-1 に示す．

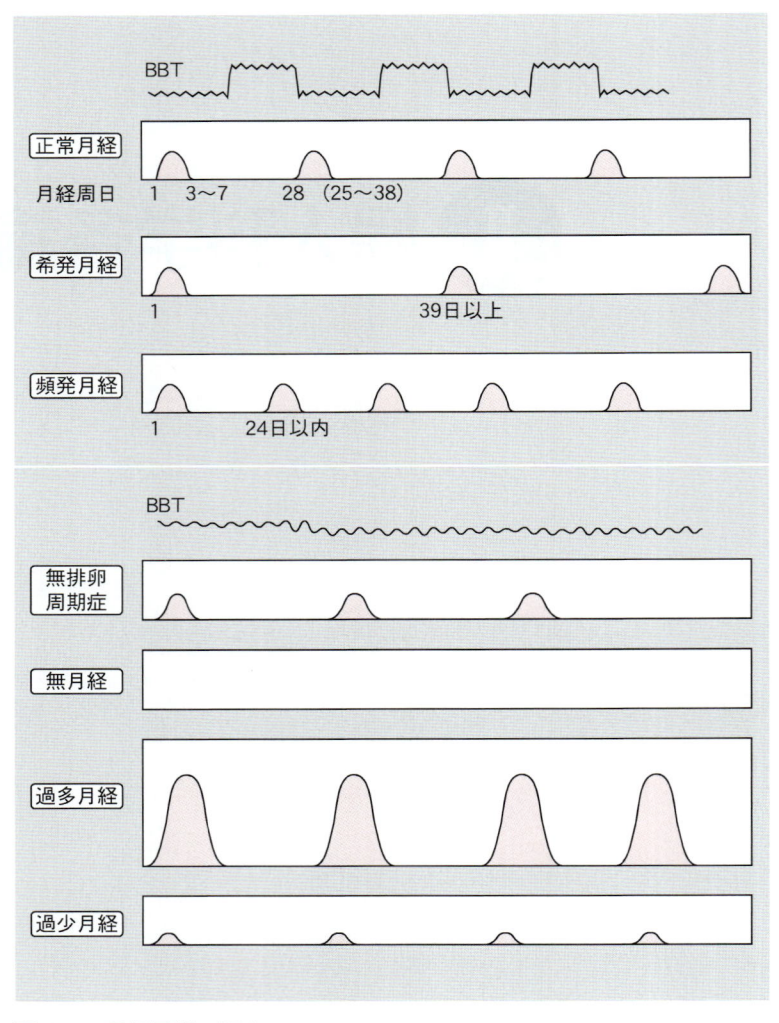

図II-1　月経異常の概念

1 月経異常

表 II-1 月経の異常

<table>
<tr><th colspan="2"></th><th>正　常</th><th colspan="2">異　常</th><th>問　題　点</th></tr>
<tr><td rowspan="5">月経の開始と閉止</td><td rowspan="3">開　始</td><td rowspan="3">12 歳</td><td>早発月経</td><td>10 歳未満</td><td>早発思春期</td></tr>
<tr><td>遅発月経</td><td>15 歳以上</td><td></td></tr>
<tr><td colspan="2">原発性無月経　18 歳で初経をみない</td><td>染色体異常，性の発生・分化の異常</td></tr>
<tr><td rowspan="2">閉　止</td><td rowspan="2">50 歳</td><td>早発閉経</td><td>40 歳未満</td><td>骨粗鬆症，動脈硬化</td></tr>
<tr><td>遅発閉経</td><td>56 歳以上</td><td>乳癌，子宮体癌</td></tr>
<tr><td rowspan="5">月経周期と月経量</td><td rowspan="3">周　期</td><td rowspan="3">25〜38 日</td><td>頻発月経</td><td>25 日未満</td><td rowspan="2">無排卵周期，黄体機能不全</td></tr>
<tr><td>希発月経</td><td>39 日以上</td></tr>
<tr><td>無月経</td><td>3 カ月</td><td>不妊，子宮体癌，骨粗鬆症</td></tr>
<tr><td rowspan="2">経血量</td><td rowspan="2">50〜150 g</td><td>過多月経</td><td>凝血を混じる</td><td>子宮筋腫，子宮腺筋症，貧血</td></tr>
<tr><td>過少月経</td><td></td><td>Asherman 症候群，無排卵周期，黄体機能不全</td></tr>
<tr><td rowspan="2">持続期間</td><td rowspan="2">3〜7 日</td><td>過長月経</td><td>8 日以上</td><td>過多月経と同じ</td></tr>
<tr><td></td><td></td><td>過短月経</td><td>2 日以下</td><td>過少月経と同じ</td></tr>
<tr><td rowspan="2">伴月随経症時状</td><td>月経時の障害</td><td>なし〜軽度</td><td colspan="2">月経困難症</td><td rowspan="2">仕事や日常生活が困難</td></tr>
<tr><td>月経前</td><td>なし</td><td colspan="2">月経前緊張症</td></tr>
<tr><td colspan="2">排卵</td><td>あり</td><td colspan="2">なし</td><td>無排卵周期症</td></tr>
</table>

A 月経の開始・閉止時期の異常

① 月経開始時期の異常

1 早発月経

10 歳未満に初経が発来するもの．早発思春期の重要な症状の 1 つである（p. 168，II-2 ① 早発思春期」の項参照）．

2 遅発月経

15 歳以上で初経をみるもの．18 歳にいたっても初経をみないものは原発性無月経である（p. 168，II-2 ① 参照）．

② 月経閉止時期の異常

1 早発閉経

40 歳未満で閉経すること．閉経後の諸症状（泌尿器・生殖器の萎縮，骨粗鬆症，動脈硬化症など）が強く起こることに注意が必要である．

2 遅発閉経

56 歳以上で閉経すること．内因性エストロゲンレベルが長期に高く保たれるので，子宮体癌と乳癌のリスクが上昇する．

B 月経周期と月経量の異常

① 月経周期の異常

月経周期が異常に長い希発月経 origomenorrhea と，25 日未満の周期で繰り返される頻発月経 polymenorrhea がある．

1 希発月経

正常周期の上限は 38〜45 日とされているので，これを超える周期が希発月経である．39 日以上 3 カ月以内の周期と定義することが多い．

2 頻発月経

25 日未満の周期で繰り返される月経のこと．しばしば無排卵性の周期であり，基礎体温表で排卵の有無を確認することが重要である．排卵周期である場合は黄

体機能不全によって黄体期の短縮がみられることが多い．いずれの診断にも基礎体温表が重要である．

③ 無排卵周期症

排卵はないが，卵胞の発育・消退によるエストロゲンの分泌亢進と消退が起こるため周期的に月経が発来すること．不規則的な月経周期であることが多く，また，希発月経や無月経への移行がみられる．

❷ 月経量の異常

通常月経時の出血量は50〜150 gと考えられているが，これが異常に多い**過多月経** hypermenorrhea と，少ない**過少月経** hypomenorrhea がある．

① 過多月経

患者の訴えによるので客観的判定は困難であるが，経血量が多いと凝血が混じることはよい指標となる．貧血（鉄欠乏性貧血）の有無が重要である．

① 器質的過多月経：子宮筋腫，とくに**粘膜下筋腫**が原因として重要である．子宮腺筋症，内膜ポリープ，内膜増殖症などでも過多月経がみられる．血小板減少症（ITP）や白血病などでみられる血液凝固能の異常も原因として重要である．

② 機能的過多月経：上記の器質的疾患がみられない場合で，ホルモン分泌異常，骨盤内のうっ血などが考えられる．

② 過少月経

経血量が異常に少ないもの．通常，過短月経（後述）を伴う．

① 器質的過少月経：子宮内腔の癒着（**Asherman症候群**）が重要である．癒着が子宮内腔全体に及べば無月経となるが，一部の場合は過少月経となる．子宮内腔の癒着は結核でも起こる．

② 機能的過少月経：無排卵周期症と黄体機能不全などの排卵障害による．

❸ 月経持続期間の異常

正常な月経持続期間は3〜7日である．2日以下の持続の場合は**過短月経** too short menstruation とよび，しばしば過少月経を伴う．原因は過少月経と共通である．8日以上の場合は**過長月経** too long menstruation とよび，しばしば過多月経を伴う．原因は過多月経と共通である．

C 無月経 amenorrhea

無月経とは18歳にいたっても月経が発来しないもの（**原発無月経**），または月経のあった女性に予定日になっても月経が発来しないもの（**続発無月経**）と定義される．原発無月経患者には染色体異常や卵巣・子宮の発生異常が高頻度にみられ治療が困難である．一方，続発無月経は治療可能なことが多い（図II-2）．

無月経は以下のように分類される（表II-2）．
① 原発無月経と続発無月経．
② 無月経の原因となる障害部位による分類．
③ 無月経の重症度による分類．

❶ 原発無月経 primary amenorrhea

●**定義**● 18歳にいたっても初経をみないこと．

●**病態生理**●（表II-2 参照）

① 視床下部性

視床下部性無月経は，続発無月経の場合は軽症な機能異常が多いが，原発無月経の場合は先天的で重症なものが多い．

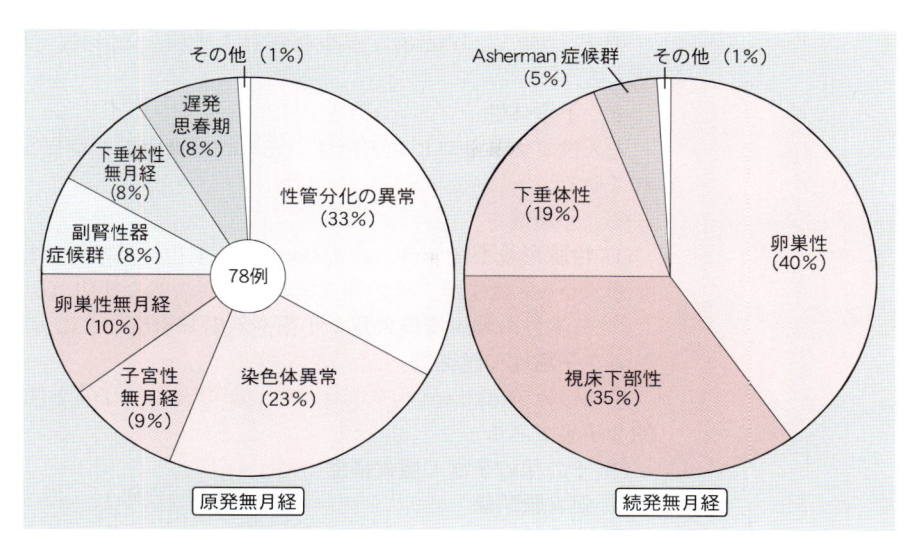

図Ⅱ-2 無月経症の原因部位別頻度(倉智)

表Ⅱ-2 原発無月経と続発無月経の障害部位分類

	原発無月経	続発無月経
視床下部性	Frohlich 症候群 Kallmann 症候群 Laurence-Moon-Biedl 症候群 Prader-Willi 症候群	視床下部の機能障害(最も高頻度)(心因性のものを含む) 神経性食欲不振症 高プロラクチン血症 Chiari-Frommel 症候群 Argonz-del Castillo 症候群
下垂体性	先天性ゴナドトロピン欠損症 放射線・手術などによる脳下垂体破壊 (empty sella 症候群など)	Sheehan 症候群 Forbes-Albright 症候群 脳下垂体破壊(empty sella)
卵巣性	性腺形成不全(gonadal dysgenesis) Turner 症候群	早発閉経 多嚢胞性卵巣症候群(PCOS) 手術による卵巣摘出 放射線による卵巣機能欠落
子宮性	Mayer-Rokitansky-Küster-Hauser 症候群 その他の子宮・腟欠損症 処女膜閉鎖	Asherman 症候群 結核性子宮内膜炎 子宮摘出術後
その他	半陰陽 　先天性副腎過形成(副腎性器症候群) 　とくに,21-ヒドロキシラーゼ欠損症 　アンドロゲン不応症(精巣性女性化症候群) 甲状腺機能低下症 など	Cushing 症候群 Addison 病 Basedow 病 糖尿病
生理的		妊娠・産褥・授乳および閉経

① Frohlich 症候群:脂肪性器性異栄養症 dystrophia adipogenitalis ともよばれる.視床下部の食欲中枢と性中枢の障害により肥満と性機能障害を呈する.
② Laurence-Moon-Biedl 症候群:肥満,性機能障害と知能障害を呈する.
③ Kallmann 症候群:遺伝的に嗅球と視床下部の発生障害がみられ,性機能障害とともに嗅覚異常がみられることが重要.X染色体上のKAL1遺伝子異常が関与する.

④ Prader（-Labhardt）-Willi 症候群：肥満，低身長，性機能障害，知能障害を呈する．

2 下垂体性
先天性ゴナドトロピン欠損症：先天的にゴナドトロピンの産生・分泌が障害されている．

3 卵巣性
① **性腺形成不全** gonadal dysgenesis：染色体異常を伴わない卵巣形成障害．
② **Turner 症候群**：染色体異常を伴う代表的な疾患（p. 166，II-2 F 参照）．
③ 二次性の**卵巣機能欠落**：手術や放射線治療などによる卵巣機能の消失．

4 子宮性・腟閉鎖
① **Mayer-Rokitansky-Küster-Hauser 症候群**：子宮と腟の発生異常を示す代表的な疾患である．
② その他の**子宮・腟欠損症**
③ **処女膜閉鎖**

② 続発無月経 secondary amenorrhea

●定義● 続発無月経は，まず，生理的なものと病的なものに分けられる．**生理的無月経**は表II-2のごとく，妊娠・産褥・授乳期と閉経の2つのみである．

3カ月以上無月経であれば続発無月経と診断する．続発無月経の障害部位別の分類を表II-2に，治療的診断方法を図II-3に示す．視床下部障害と下垂体障害は**GnRH 負荷試験**（p. 48，I-5 G 参照）で鑑別されるが，厳密に分けられるものではなく，両者は卵巣性との比較で，中枢性障害と考えるのが合理的である．中枢性無月経では**ゴナドトロピン値**が正常か低く，卵巣性の場合はゴナドトロピン，とくに**FSH 値**が高値である（図II-3）．

1 視床下部性

視床下部性の多くは機能障害による．ほかに**神経性食欲不振症，乳汁漏出性無月経症候群**の中で Chiari-Frommel 症候群，Argonz-del Castillo 症候群が重要である（p. 158，II-1 G，H 参照）．

```
                            無月経
                       LH, FSH, PRL 測定
        ┌──────────────────┼──────────────────┐
                    PRL 正常                            PRL 高値
    ┌──────────┬──────────┬──────────┐
 (LH) FSH 高値   LH, FSH 正常(低値)   FSH 正常        Chiari-Frommel 症候群
                                    LH 高値          Argonz-del Castillo 症候群
 卵巣性(早発閉経) 間脳-下垂体性      多嚢胞性卵巣症候群 下垂体腺腫(PRL 産生腫瘍)
                ゲスターゲン         (PCOS)           薬剤服用
                  テスト                              甲状腺機能低下症
              ┌────┴────┐
            出血(+)    出血(-)
 通常第2度無月経 第1度無月経  第2度無月経  通常第1度無月経  第1度無月経
 排卵誘発は困難 ゲスターゲン剤で Kaufmann 療法 クロミフェン   薬剤中止
 Kaufmann 療法  出血誘発      ゴナドトロピン ゴナドトロピン ブロモクリプチン
                クロミフェン                 腹腔鏡下卵巣焼灼 Hardy の手術
                ゴナドトロピン
```

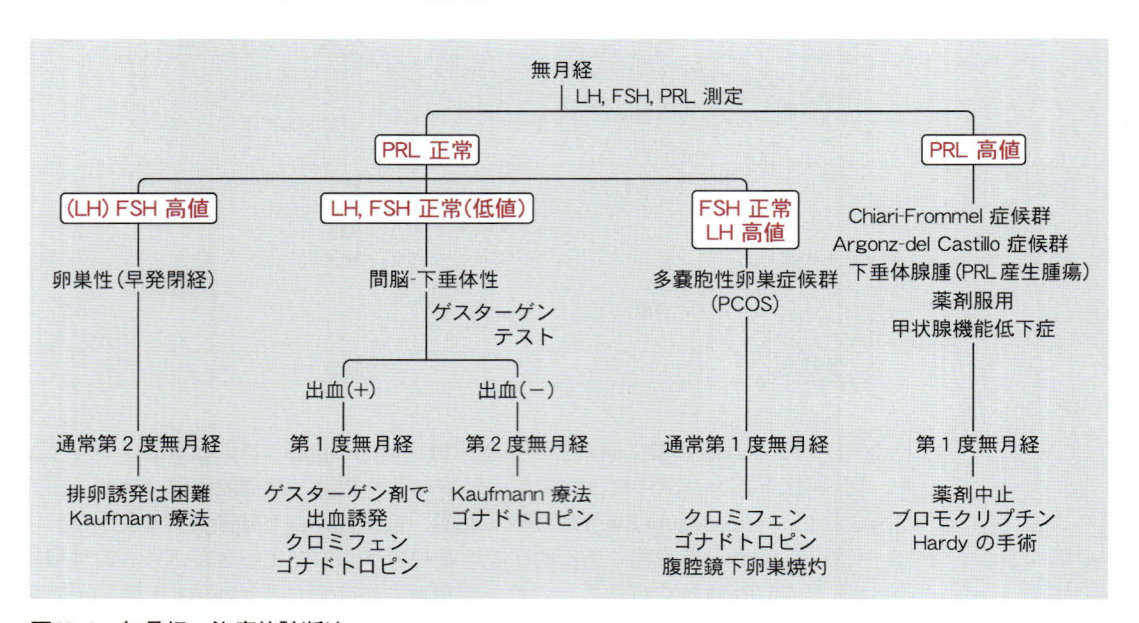

図II-3　無月経の治療的診断法

2 下垂体性

中枢性無月経の中で下垂体性と考えられるのは Sheehan 症候群である（p. 157, F 参照）．Forbes-Albright 症候群はプロラクチン産生性下垂体腺腫（p. 158, G 参照）．

3 卵巣性

① 早発閉経（早発卵巣機能不全 premature ovarian failure）：40 歳未満で閉経となることである．診断ではゴナドトロピン，とくに FSH 値の上昇が重要．

② 多嚢胞性卵巣症候群（PCOS）：視床下部の障害も伴うので，単純に卵巣性とはいえない（p. 159, I 参照）．

4 子宮性

Asherman 症候群が重要．これは搔爬などの子宮腔内操作に引き続いて子宮内腔の癒着が起こるため，内膜が失われ無月経となるものである．

結核性の場合も同じ機序である．

③ 無月経の治療的診断

無月経の治療的診断方法を図 II-3 に示す．

1 プロラクチン値が高値

高プロラクチン血症（p. 158, G 参照）の鑑別を行う．多くは第 1 度無月経（後述）である．治療は，①原因薬剤中止，②ブロモクリプチンでプロラクチン値を低下させること，などによる．

2 プロラクチン値が正常

FSH 値が上昇：卵巣機能が不可逆的に低下しており，挙児希望があれば重大な事態である．通常，エストロゲンとゲスターゲン剤の周期的投与（Kaufmann 療法）によるホルモン補充療法が中心で，排卵に成功することは少ない．第 2 度無月経である．

3 LH, FSH 値が正常

中枢性障害でもっとも多い．多くは視床下部の機能障害．下垂体障害ではゴナドトロピン値は低下する．

① ゲスターゲンテストで出血あり（第 1 度無月経）：出血の誘発はゲスターゲン（黄体ホルモン）剤の周期的投与．排卵誘発はクロミフェンが奏効することが多いが，ゴナドトロピン療法が必要なこともある．

② ゲスターゲンテストで出血なし（第 2 度無月経）：出血の誘発は Kaufmann 療法．排卵誘発にはゴナドトロピン療法が必要である．Kaufmann 療法でも出血が起こらなければ子宮性無月経である．

4 FSH 値が正常で LH が高値

多嚢胞性卵巣症候群（PCOS）である（p. 159, I 参照）．

④ 無月経の重症度による分類と出血の誘発方法

ゲスターゲン（黄体ホルモン）投与で消退出血が起こる場合を第 1 度無月経，起こらない場合を第 2 度無月経という．ある程度以上の卵胞発育があり，内因性エストロゲンが一定（50 pg/ml）以上あれば，ゲスターゲン剤注射 1 週後，あるいはゲスターゲン剤の服用終了後数日で消退出血が起こる．

1 第 1 度無月経

出血の誘発にはゲスターゲン剤の周期的投与（Holmstrom 療法）を行う．視床下部の軽度な機能障害による場合は，排卵誘発ではクロミフェンが奏効することが多い．PCOS と高プロラクチン血症は第 1 度無月経であるが，クロミフェンでの排卵誘発成功率は低い．

2　第2度無月経

視床下部-下垂体-卵巣いずれの部位の障害でも第2度無月経となりうる．とくに，下垂体と卵巣障害は通常，第2度無月経となる．出血の誘発は Kaufmann 療法による．これでも出血がみられないのは子宮性無月経である．排卵誘発はゴナドトロピン療法が行われる．

D　月経随伴症状　menstruation related illness

① 月経困難症　dysmenorrhea

●**概念**●　月経時に下腹痛，腰痛などが強く，就労などの社会生活に障害が起こるもの．月経時は上記の症状以外にも頭痛，吐気・嘔吐や精神的症状（不安など）がみられる．月経時の何らかの症状は 60〜80 ％の女性にみられるので，社会生活に障害が起こるものが月経困難症と定義される．

●**病態**●　① 機能的月経困難症：器質的疾患がない場合で，10 代の終わりから 20 代前半の分娩経験のない患者が圧倒的に多く，骨盤内うっ血や子宮発育不全などが原因としてあげられる．
　② 器質性月経困難症：重要な疾患は，子宮内膜症，子宮腺筋症，子宮筋腫．

●**治療**●　① 経口避妊薬（OC）または低用量エストロゲンプロゲスチン（LEP）薬の投与：月経量が減少し，月経困難症も大幅に軽減する．
　② 非ステロイド性消炎鎮痛剤：インドメタシンなど．

② 月経前症候群（月経前緊張症）　premenstrual syndrome

●**概念**●　月経開始の数日〜10 日前から下腹痛，腰痛，頭痛，体重増加，浮腫，吐気・嘔吐や精神的症状（とくに，うつ症状，不安）がみられ，月経開始あるいは終了でこれらの症状が消失するもの．

●**病因**●　月経前のプロゲステロンの高い時期にみられるので，プロゲステロン過剰説，エストロゲン過剰説など諸説があり，定説はない．

●**治療**●　OC や LEP 薬がしばしば奏効するが，もっともエビデンスが明らかなものはセロトニン再取り込み阻害薬（SSRI）である．ほかに精神療法や安定剤，さらに，しばしばみられる浮腫には利尿剤も使われる．

E　機能性子宮出血　dysfunctional uterine bleeding

●**定義**●　器質的疾患がないのに起こる子宮内膜からの出血で月経と妊娠に関連するものを除いたもの（図Ⅱ-4）．

●**病態生理**●　機能性子宮出血は排卵性と無排卵性に分けられる．

　1　無排卵性

最も代表的な機能性子宮出血は，卵胞の発育がみられるものの排卵には至らず，子宮内膜はエストロゲンで持続的に増殖刺激を受ける場合である．内膜組織像が月経周期に応じた規則的な変化を示さないことが特徴である．

　2　排卵性

　① 排卵期の出血：排卵直前にはエストロゲンがピークに達したあとの低下がみられるが，この低下に伴う少量の出血をみることがある．病的意義は乏しい．
　② 黄体期の出血：黄体機能不全（プロゲステロン分泌不全）による内膜の不正成熟がみられる．
　③ 月経後出血：黄体が月経発来後も完全には退縮せず，プロゲステロンの分泌

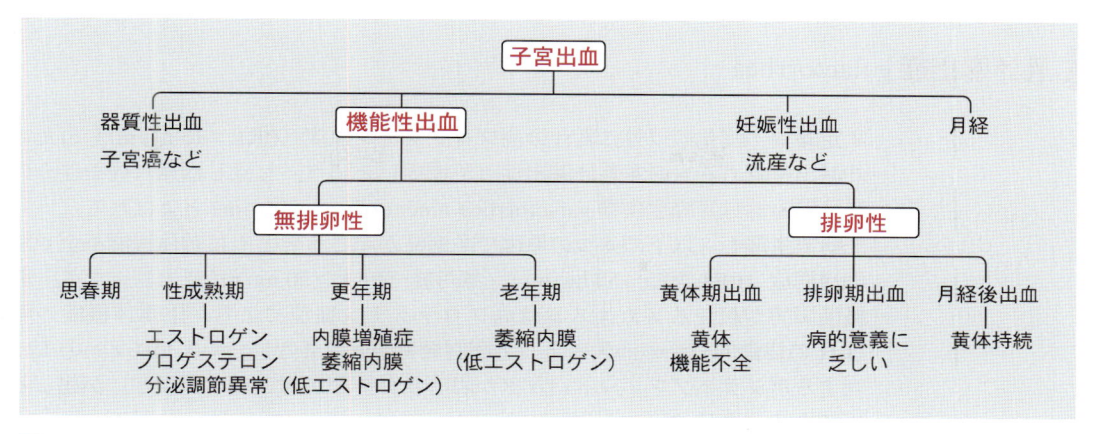

```
                            子宮出血
        ┌──────────┬──────────┼──────────┬──────────┐
     器質性出血   機能性出血              妊娠性出血    月経
     子宮癌など                           流産など
           ┌──────────────────┴──────────────────┐
         無排卵性                              排卵性
    ┌──────┬──────┬──────┬──────┐      ┌──────┬──────┬──────┐
  思春期 性成熟期 更年期  老年期         黄体期出血 排卵期出血 月経後出血
       エストロゲン 内膜増殖症 萎縮内膜        黄体      病的意義に   黄体持続
       プロゲステロン 萎縮内膜 (低エストロゲン)  機能不全   乏しい
       分泌調節異常 (低エストロゲン)
```

図II-4 性器出血の鑑別

が少量持続して月経が長く持続する過長月経となる．

● 診断 ● ① 基礎体温を記録させ排卵の有無を診断する．
② 子宮内膜組織診断を行い，内膜所見の異常を把握するとともに，悪性腫瘍，とくに子宮体癌を否定する．
③ 内診とエコーで器質的疾患を否定する．
④ ホルモン検査：ゴナドトロピン，エストロゲン，プロゲステロン値を測定する．

● 治療 ● 卵胞ホルモンと黄体ホルモンの投与がおもな治療法となる．

F Sheehan 症候群

● 定義 ● 分娩時の大出血とショックによって下垂体の壊死と梗塞が起こり，下垂体前葉機能の障害が起こる疾患を Sheehan 症候群とよぶ．

● 病態生理 ● 下垂体の壊死と梗塞による下垂体前葉機能障害により，甲状腺，副腎，性腺系の機能障害が起こる．

● 症状 ● 下垂体前葉機能障害の程度によって症状はさまざまである．軽症例では乳汁分泌不全，腋毛・恥毛の脱落，無月経にとどまるが，重症例では甲状腺，副腎機能の障害により無気力，易疲労などがみられる．甲状腺，副腎ホルモンの補充を行わないと生命にかかわることもある．

● ホルモン検査 ● ① 性腺機能：ゴナドトロピン値（LH, FSH）は低値で，LH-RH に対する反応も低い．
② 副腎機能：ACTH 低値，副腎皮質ホルモン低値，メトピロンテストに無反応，17-KS, 17-OHCS 低値．
③ 甲状腺機能：TSH 低値，TRH に低反応，甲状腺ホルモン（T_3, T_4）低値．
④ その他：GH 低値．このため低血糖がみられる．

● 診断と鑑別診断 ● 分娩時の大出血の既往，その後の乳汁分泌不全，腋毛・恥毛の脱落，無月経などの症状．下垂体ホルモンの低下．下垂体ホルモンの分泌刺激ホルモン（GnRH, TRH, CRH）に対して低反応．

● 鑑別疾患 ● ① 神経性食欲不振症：無月経は必発であるが，腋毛・恥毛の脱落，無気力，易疲労などの症状がみられないことが鑑別上重要である（表II-3）．
② 頭蓋咽頭腫など．

● 治療 ● 性腺，甲状腺，副腎などのホルモンの補充．挙児希望があれば排卵誘発．

G 乳汁漏出症 galactorrhea

定義 授乳期以外に乳汁の高プロラクチン血症（PRL＞15 ng/m*l*）のため乳汁漏出を認めるものを**乳汁漏出症（乳漏症）**という．しばしば無月経を伴うので**乳汁漏出性無月経症候群** galactorrhea amenorrhea syndrome とよばれる．

病態生理 以下の4つの原因で乳漏症が起こるとともに黄体機能不全や無排卵周期症（PRL＞25〜50 ng/m*l*），無月経（PRL＞50 ng/m*l* 以上）となる．卵巣機能障害が起こるメカニズムは高プロラクチン血症により，下垂体機能の障害（LHの律動的分泌の消失によって卵胞発育が起こらない，エストロゲンのLHに対するポジティブフィードバックが障害され排卵が起こらないなど）が起こるためである（表II-4）．

1 視床下部の機能障害

Chiari-Frommel 症候群，Argonz-del Castillo 症候群：視床下部の機能障害で**ドパミン**（PRL分泌抑制因子）の抑制によって，**高プロラクチン血症**がみられる．産褥授乳期に引き続いて起こるのがChiari-Frommel症候群で，特発性に起こるのがArgonz-del Castillo症候群である．

2 下垂体障害

プロラクチン産生性下垂体腺腫：**プロラクチノーマ**，Forbes-Albright症候群ともよばれる．高プロラクチン血症（PRH＞50 ng/m*l*）と乳汁漏出性無月経症候群がみられる．高プロラクチン血症の原因としては最も高頻度で1/3を占める．

3 原発性甲状腺機能低下症

橋本病などで甲状腺機能低下時にはTRH分泌が亢進し，プロラクチン分泌が促進されるため高プロラクチン血症となる．

4 薬剤服用

一般的な**薬剤**によって高プロラクチン血症がみられるので，薬剤の服用のチェックは非常に重要である．とくに，胃腸薬の**スルピリド**，**向精神薬**のフェノチアジン系，**三環系抗うつ薬**などが重要である（表II-3, 4）．

症状 ① 乳汁漏出．
② 種々の程度の卵巣機能低下，すなわち黄体機能不全や無排卵周期症，無月経がみられる．
③ 下垂体のマクロアデノーマでは周囲組織の圧迫症状として視野欠損がみられることもある．

検査所見 ① 高プロラクチン血症（15 ng/m*l* 以上）．
② 甲状腺機能低下．

表II-3 高プロラクチン血症の原因疾患

1. 間脳障害
   i）機能性（30％）
       a）Chiari-Frommel症候群（分娩後）
       b）Argonz-del Castillo症候群（分娩と無関係）
   ii）器質性
       a）間脳および近傍の腫瘍（頭蓋咽頭腫）
2. 下垂体障害
   プロラクチン産生腺腫（プロラクチノーマ）(35％)
3. 原発性甲状腺機能低下症（5％）
4. 薬剤服用に伴うもの（10％）

表II-4 プロラクチンを上昇させる薬剤

1. ドパミンの合成を抑制
   降圧薬：レセルピン，α-メチルドパ
2. ドパミンの受容体拮抗薬
   向精神薬：
       フェノチアジン系（クロルプロマジン）
       ブチロフェノン系（ハロペリドール）
       三環系抗うつ薬（イミプラミン）
   胃腸薬：スルピリド，メトクロプラミド
3. 下垂体に直接作用
   女性ホルモン：エストロゲン，ピル

③　下垂体の画像診断（MRI，CT，トルコ鞍 X 線）．
　　　④　視野検査．
●治療●　①　薬剤性の場合は可能ならば薬剤の中止または変更．
　　　②　ドパミン作動薬（カベルゴリン，プロモクリプチン）でプロラクチン分泌を抑制する．
　　　③　下垂体腺腫（プロラクチノーマ）は手術（Hardy 手術）適応となることもある．

H　神経性食欲不振症 anorexia nervosa

●概念・症状●　明確な定義・概念は確定していないが，以下の症状のみられる疾患のこと．
　　　①　やせの原因となる器質的疾患や特定の精神疾患がないのに，著しいやせが持続する．
　　　②　食行動の異常（拒食と大食）．
　　　③　やせ願望と身体像のゆがみ．
　　　④　活動性の亢進，女性の場合は無月経が必発である．
●頻度●　ほぼ 1/1,000 程度．近年増加が指摘されている．
●病態生理●　心理的ストレスが原因となって中枢性の摂食調節機構の破綻が起こり，やせに伴って無月経となる．やせの進行で無月経の程度も第 1 度から第 2 度へと進行する．
●ホルモン検査●　ゴナドトロピン値（LH，FSH）は低値で，GnRH に対する反応も低い．
●診断●　①器質的疾患がないのに著しいやせが持続し，②食行動の異常（拒食と大食），やせているのにやせ願望があり，③やせに伴って無月経がみられ，④ LH，FSH は低値である，⑤精神的な要因がみられる．
●鑑別診断●　①　ヒステリーなどの精神疾患．
　　　②　Sheehan 症候群との鑑別：無月経は両者に共通するが，本疾患では，i）食行動に異常がみられ，ii）ゴナドトロピン分泌以外の下垂体機能は保たれ，甲状腺，副腎および成長ホルモンは正常で，iii）活動性の亢進があり，無気力，易疲労などの症状がみられず，iv）腋毛・恥毛の脱落，乳房の萎縮がない．
●治療●　①　精神療法が第 1 選択である．食行動の異常の改善で体重（標準体重の 90 %）が増加すれば，無月経も改善がみられることが多い．
　　　②　無月経に対して Kaufmann 療法で出血を誘発したり，挙児希望者には排卵誘発．
●予後●　死亡率が 6〜10 % におよぶ重篤な疾患である．神経科での管理が必要である．体重が標準体重の 90 % まで回復すると月経が再開することが多いが，30 % は低排卵である．また，体重の回復は容易でないことが多い．

I　多嚢胞性卵巣症候群 polycystic ovary syndrome（PCOS）

●定義●　多嚢胞性卵巣症候群は Stein と Leventhal によって，無月経，不妊，多毛，肥満と白膜肥厚を伴う卵巣腫大がみられる疾患として，1935 年に最初に報告された．その後，PCOS では血中 LH の上昇（LH/FSH 比の上昇），高アンドロゲン血症がみられることが指摘され，最近はその病因としてインスリン抵抗性が注目されている．

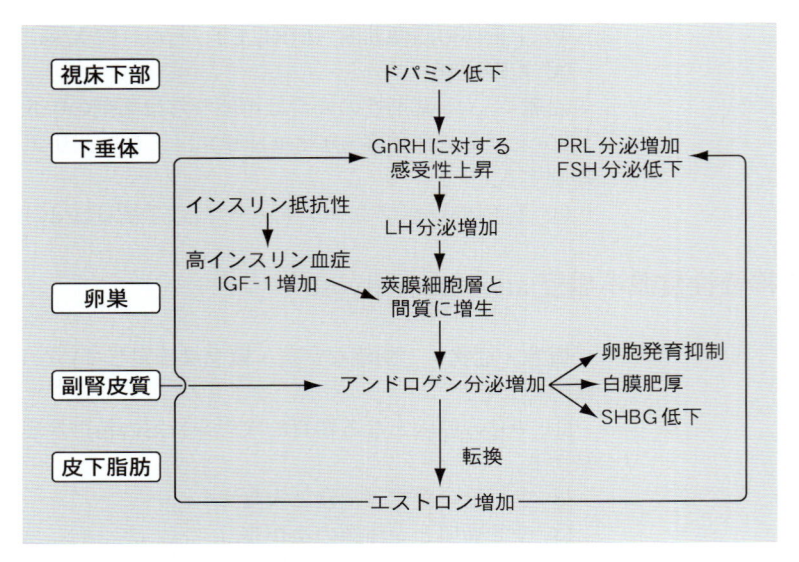

図II-5　PCOSの病態生理のまとめ

● 病態生理（図II-5）●
　1　視床下部-下垂体系
　LHが高値，FSHは正常範囲で，LH/FSH比（1.0以上）が上昇する．視床下部からのGnRH分泌亢進によると考えられるLHのパルス状分泌の頻度と振幅の亢進がみられる．
　2　卵巣
　① 形態：両側性に卵巣が腫大する．肥厚した白膜下に小囊胞が多数（5～10 mmのものが10個以上）存在し，これが多囊胞性卵巣の病名の由来である．白膜下の小囊胞のエコー所見はnecklace signとよばれる．組織学的には内莢膜細胞層の肥厚と間質細胞の増生．
　② 性ステロイドホルモン：内莢膜細胞と間質細胞の増生によってテストステロンとアンドロステンジオンの分泌が亢進する．アンドロゲン過剰は卵巣では卵胞の発育を抑制し，白膜肥厚をもたらす．一方，顆粒膜細胞層は萎縮しアロマターゼ活性は低下するので，卵巣でのエストラジオール産生は増加しない．卵巣で過剰産生されたアンドロステンジオンは末梢組織，とくに，脂肪組織でエストロンに代謝され，エストロン/エストラジオール比は上昇する．
　3　副腎
　副腎でのアンドロステンジオン産生が促進され高アンドロゲン血症の一因となる．卵巣と副腎による高アンドロゲン血症は肝臓でのsteroid hormone binding globulin（SHBG）の産生を低下させ，アンドロゲンの作用を高める．
　4　インスリン抵抗性
　多毛を伴うPCOS患者に高インスリン血症と黒色表皮腫acanthosis nigricansがみられることから，病因としてインスリン抵抗性が注目されるようになった．高インスリン血症によって莢膜細胞が肥厚し，アンドロゲン産生が促進されるので，高インスリン血症はPCOSの病因として重要である．
●症状●　わが国での診断基準と米国NIH（National Institutes of Health）の診断基準を表II-5, 6に示す．わが国のPCOS患者の症状は無月経と不妊がおもで，

表II-5 わが国における多嚢胞性卵巣症候群の新しい診断基準

以下の1～3の全てを満たす場合を多嚢胞性卵巣症候群とする
1. 月経異常
2. 多嚢胞卵巣
3. 血中男性ホルモン高値
   または
   LH基礎値高値かつFSH基礎値正常

多嚢胞性卵巣症候群の新診断基準（日本産科婦人科学会，生殖・内分泌委員会，2007）

注1）月経異常は，無月経，希発月経，無排卵周期症のいずれかとする
注2）多嚢胞卵巣は，超音波断層検査で両側卵巣に多数の小卵胞がみられ，少なくとも一方の卵巣で2～9 mmの小卵胞が10個以上存在するものとする
注3）内分泌検査は，排卵誘発薬や女性ホルモン薬を投与していない時期に，1 cm以上の卵胞が存在しないことを確認の上で行う．また，月経または消退出血から10日目までの時期は高LHの検出率が低いことに留意する
注4）男性ホルモン高値は，テストステロン，遊離テストステロンまたはアンドロステンジオンのいずれかを用い，各測定系の正常範囲上限を超えるものとする
注5）LH高値の判定は，スパック-Sによる測定の場合はLH≧7 mIU/mL（正常女性の平均値＋1×標準偏差）かつLH≧FSHとし，肥満例（BMI≧25）ではLH≧FSHのみでも可とする．その他の測定系による場合は，スパック-Sとの相関を考慮して判定する
注6）クッシング症候群，副腎酵素異常，体重減少性無月経の回復期など，本症候群と類似の病態を示すものを除外する

表II-6 NIHの診断基準（1990）

1. 高アンドロゲン症：臨床病状またはホルモン検査
2. 無排卵
3. 類似症状を示す他の内分泌疾患の除外：
   ① 成人発症型の副腎性器症候群
   ② Cushing症候群
   ③ アンドロゲン産生腫瘍など

※超音波断層法による形態診断は必要とされない

表II-7 欧米およびわが国のPCOS症例における臨床症状の比較

症　状	欧米女性(%)	本邦女性(%)
月経異常	80	92
不妊	74	99
多毛	69	23
男性化	21	2
肥満	41	20
症例数	1,079例	424例

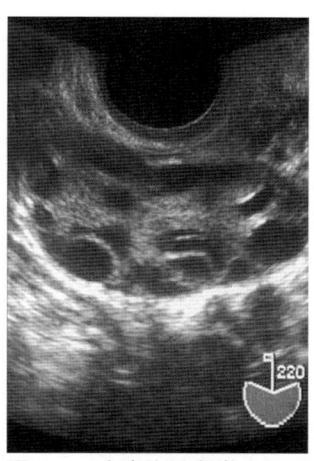

図II-6 多嚢胞性卵巣症候群（PCOS）の経腟超音波断層写真

卵巣の皮膜下に多数の嚢胞があり，necklace signとよばれている

欧米で多い肥満と多毛などの男性化が比較的少ない点で病像が異なる（表II-7）．

● 検査所見 ● ①ホルモン検査：ⅰ）LH高値，LH/FSH＞1.0　ⅱ）テストステロンやや高値，アンドロステンジオン高値　ⅲ）エストロン高値，エストロン/エストラジオール比上昇

② 超音波断層法：卵巣の多嚢胞性腫大，necklace sign（図II-6）．

③ 腹腔鏡所見：卵巣の多嚢胞性腫大，白膜の肥厚（oyster ovary，カキの殻のようにみえる）．

● 診断 ● 症状とホルモン検査および卵巣の形態診断．

● 治療 ●

1 無月経に対する治療

多くの場合第1度無月経で黄体ホルモンによって出血は誘発されるが，多毛な

どの治療には OC または LEP が適している．
2 排卵誘発法
① クロミフェンが第1選択であるが成功しないことも多い．
② ゴナドトロピン療法：排卵は誘発されるが，卵巣過剰刺激症候群（OHSS）と多胎妊娠という副作用が多い．
③ 腹腔鏡下の卵巣の drilling または焼灼．
④ 卵巣の楔型切除：最近は上記の腹腔鏡下手術が主．
3 多毛に対する治療
OC または LEP やスピノロラクトン（抗アルドステロン剤であるが，アンドロゲン受容体に拮抗的に結合して抗アンドロゲン作用を発揮する）．

● **その他** ● 若年発症の子宮体癌の原因となることがあることに注意が必要．

2 性の分化，発育，成熟の異常

A 性の分化の異常 abnormal sexual differentiation

● **定義** ● 性の基準には性染色体の性，性腺の性，身体（性器）の性（内外性器，脳の性的分化，二次性徴），法律上（戸籍上）の性のように多くの性の基準がある．性の分化の異常とは，これらの各基準とは反する方向への性の分化をさす．性分化異常を示す疾患は多岐にわたる．

● **病態生理** ● 性分化異常の病態としては染色体異常によるもの，内分泌疾患に伴うもの，内・外性器分化異常によるものに大別される．染色体異常は**性染色体異常**を指している．性染色体上には性腺分化に必要な遺伝子が存在しており，性染色体の構造，数的異常により性分化異常を生ずることとなる．内分泌異常はおもに性ホルモンの代謝異常による性分化異常（**副腎性器症候群**）があげられる．内・外性器異常は外陰，腟，子宮，卵管，性腺異常に大別される．原因としては染色体異常から Müller 管発生異常まで多岐にわたる．性分化異常を示す疾患の分類としては表II-8 に示す．

表II-8 性分化異常をきたす疾患

I．染色体異常
　1．性染色体数的異常：Turner 症候群，Klinefelter 症候群，super female など
　2．遺伝子異常：男性ホルモン不応症，副腎性器症候群，ＸＸ男性，ＸＹ女性
　　　　　　　　腟欠損症（Rokitansky-Kuster-Hauser 症候群）
II．半陰陽
　1．真性半陰陽
　2．男性半陰陽
　3．女性半陰陽
III．生殖器奇形
　1．外陰奇形
　2．腟奇形：腟閉鎖，腟中隔，腟欠損等
　3．子宮奇形

B 真性半陰陽 true hermaphroditism

●定義● 精巣および卵巣が同一の個体に同時に存在する状態である．

●病態生理● 真性半陰陽の患者の染色体は，おもに 46 XX もしくは 46 XY である．精巣の発生には Y 染色体上の *SRY* 遺伝子が関与している．しかし，46 XX の核型を有する真性半陰陽の患者において *SRY* 遺伝子が発現していることはほとんどなく，別の因子が精巣発生に関与していることが推察される．46 XY の核型を有する真性半陰陽患者においては本来，卵巣発生は Y 染色体の *SRY* 遺伝子により抑制されるはずではあるが，何らかの原因により *SRY* 遺伝子の遺伝子変異が生じ，卵巣発生が起こることが推測される．また，46 XX/46 XY，45 X/46 XY/47 XYY の核型を有する真性半陰陽が検出されることもある．

●分類● 染色体検査にて全体の 2/3 が 46 XX の女性型であり，次いで男性型（46 XY）である．また，モザイク例の報告もある．

●症状● 性腺は腹腔内，鼠径部，陰嚢内とさまざまな部位に存在しうる．一側の性腺に同時に卵巣と精巣が存在する状態（卵巣睾丸 ovotestis）もあれば，一側には卵巣，対側には精巣が存在する状態，また，一側に卵巣，対側に卵巣と精巣が別々に存在するような状態までさまざまなバリエーションがある（表II-9）．内性器は子宮と卵管を有することが多い．外性器に関しては女性型であることが多いが，ときに陰核肥大や男性型の外性器を有することもある．

表II-9 真性半陰陽の分類

	性腺	
	一側	対側
I	卵巣	睾丸
IIa	卵巣睾丸	卵巣睾丸
IIb	卵巣＋睾丸	卵巣＋睾丸
IIIa	卵巣	卵巣睾丸
IIIb	卵巣	卵巣＋睾丸
IIIc	卵巣	卵巣睾丸＋卵巣睾丸
IV	睾丸	卵巣睾丸
V	卵巣＋睾丸	性腺なし
VI	卵巣睾丸	性腺未確認

(Jones&Scott, 1958)

●診断・検査● 臨床症状より本疾患を疑う．診断は性腺の生検により精巣，卵巣の存在を確認することにある．また，染色体検査を行う．

●治療● 本疾患の根治的治療は存在しない．外科的治療としては外性器形成術や性腺摘出術が選択される．治療にあたっては選択した性の状態に可能なかぎり近づけることが重要であり，さらに患者の心理面のフォローが重要である．女性型患者では二次性徴遅延や無月経に対して女性ホルモン補充療法を，男性患者の二次性徴遅延に対しては男性ホルモン補充療法を行う．

C 副腎性器症候群 congenital adrenal hyperplasia（CAH）

●定義● 副腎皮質においては副腎皮質ホルモンをはじめとしたさまざまなホルモン産生が行われている．ホルモン産生には種々の酵素が関与している．これらの酵素活性が欠損もしくは低下することにより，ホルモン産生低下ならびに過剰分泌が起こり，さまざまな症候を呈する病態が副腎性器症候群と定義される．図II-7 に副腎におけるステロイドホルモンの代謝経路を示す．

●分類● 表II-10 に分類を提示する

●病態生理● 代表的な 21-ヒドロキシラーゼ欠損，11β-ヒドロキシラーゼ欠損についての病態生理について解説する．

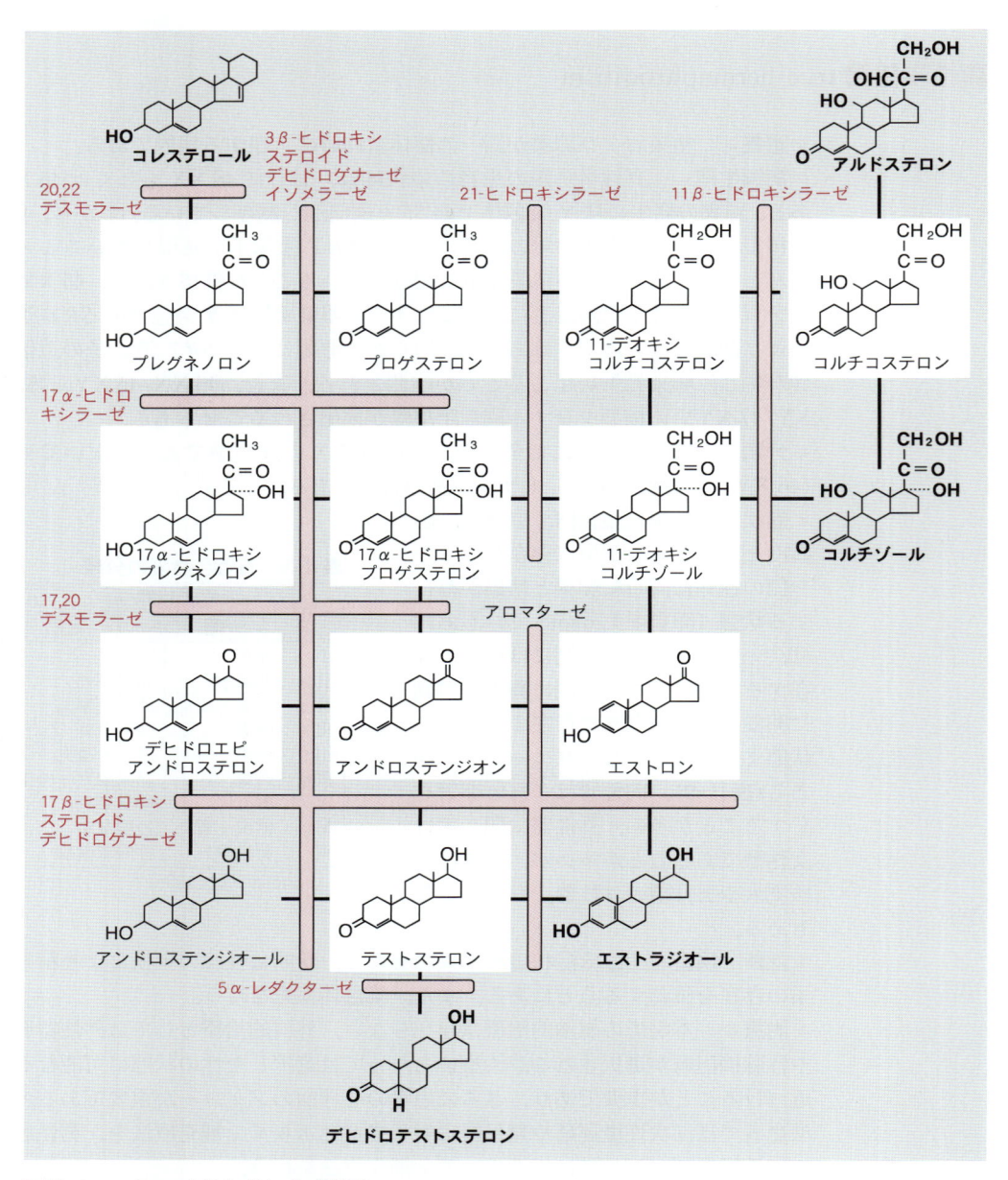

図II-7 ステロイド合成と合成酵素

表II-10 副腎皮質ステロイド合成酵素欠損の種類と病型

副腎皮質の過形成をきたす病型	1．21-ヒドロキシラーゼ欠損 　a．単純男性型 　b．塩類喪失型 2．リポイド過形成 3．11β-ヒドロキシラーゼ欠損 4．17α-ヒドロキシラーゼ欠損 5．3β-ヒドロキシステロイドデヒドロゲナーゼ欠損
副腎皮質の過形成をきたさない病型	1．18-ヒドロキシラーゼ欠損 2．17β-ヒドロキシステロイドデヒドロゲナーゼ欠損 3．17,20-デスモラーゼ欠損

1 21-ヒドロキシラーゼ欠損

21-ヒドロキシラーゼ（21-水酸化酵素）の欠損では，図II-7のようにプロゲステロンから11-デオキシコルチコステロン（DOC）への変換および17α-ヒドロキシプロゲステロンから11-デオキシコルチゾールへの変換が行われなくなる．結果的にコルチゾール，アルドステロンの産生障害が起こる．これに対して下垂体からのACTH産生が亢進する．これに伴い17α-ヒドロキシプロゲステロン産生は結果的に増加し，副腎性アンドロゲン産生過剰となり，副腎性アンドロゲンによる男性化徴候の出現（腟形成不全，陰核肥大，小陰唇癒合等）およびアルドステロン産生低下に伴う低Na，高K血症，アシドーシス，脱水，低血圧症状（塩類喪失症状）を認めることとなる．ただし，女児においては内性器（子宮・卵巣・卵管）の発生は正常である．女児における男性化徴候は顕著であることが多く，出生時の外性器による性別の判断が困難なことがある．男児に関しては陰茎の軽度の腫大を認める程度である．男女ともに未治療例では早発思春期を認め，周囲と比べて高身長となるが，早期の骨端線の閉鎖が起こるために，結果的には周囲と比べて低身長となる．

2 11β-ヒドロキシラーゼ欠損

21-ヒドロキシラーゼ（21-水酸化酵素）欠損と同様にコルチゾールおよびアルドステロン産生の低下を認め，下垂体からのACTH産生が亢進する．これに伴い副腎性アンドロゲン産生過剰となり，女児においては男性化徴候を呈することとなる．また，デオキシコルチコステロン蓄積に伴い高血圧を呈することもある．

● **頻度** 副腎性器症候群はすべて常染色体劣性遺伝である．21-ヒドロキシラーゼ欠損は新生児マススクリーニングの対象疾患である．21-ヒドロキシラーゼ欠損は15,000〜20,000出生に1例の頻度で発生するとされている．副腎性器症候群のうち約90％を21-ヒドロキシラーゼ欠損が占めていると報告されている．

● **診断・検査**

1 21-ヒドロキシラーゼ欠損
① 血中17-ヒドロキシプロゲステロン値上昇
② 尿中17-KS高値
③ 低Na，高K血症
④ ACTH高値
⑤ 血中テストステロン高値

2 11β-ヒドロキシラーゼ欠損
① 血中デオキシコルチコステロン高値
② 尿中17-KS高値
③ 血中ACTH高値
④ 血中アルドステロン値低値

● **治療** 糖質コルチコイド，鉱質コルチコイドの投与を行う．これによりACTH分泌を抑制して副腎性アンドロゲン産生を抑制する．女児に対しては必要な場合外陰形成，陰核形成を行う．

D 非進行性の女性半陰陽

● **定義** 出生時に外陰部に男性化徴候を認めるが，副腎性器症候群などとは異なり男性化徴候の進行を認めないものをいう．

● **病態生理** おもにステロイドホルモンを母体が胎児の器官形成期にあたる時

期に摂取した際に女児の外陰の男性化が生ずるとされている．原因薬剤としてはダナゾール，テストステロン，メチルアンドロステンジオール，6α-メチルテストステロン，エチステロン，ノルエチンドロン等があげられる．ただし，実際に胎児の外陰部に男性化が生ずるには多量の薬剤を要するとされている．
● 治療 ● 外陰形成術を行う．

E 男性ホルモン不応症（精巣女性化症候群）androgen insensitivity syndrome

● 病態生理 ● アンドロゲン受容体の欠損もしくは異常を認めるため，アンドロゲン作用発現が起こらず，種々の症状を呈する．伴性劣性遺伝である．
● 分類 ● 完全型・不完全型に分類される．
● 頻度 ● 完全型はわが国では男性13万人に1人，欧米では5万人に1人とされている．完全型の頻度が高い．
● 症状 ● 外性器は女性型である．思春期になると女性型の二次性徴を認める（これは精巣より分泌されるテストステロンが性腺外でエストロゲンに転換されることによる）．腟は浅く，盲端におわる．精巣が存在し，通常，腹腔内・鼠径部に認められる．抗 Müller 管ホルモン antimullerian hormone（AMH）は精巣の Sertoli 細胞より生成されるホルモンであり，本疾患においても精巣は存在することから，正常男性と同様に存在する．よって，本来 Müller 管より発生する子宮・卵巣・卵管は欠如している．恥毛は欠如するか，もしくはごく少量存在する．乳房の発達も認められる．
● 診断 ● 染色体検査および画像診断にて行う．
● 検査 ● ① 染色体検査：46 XY．
② 血液検査：血中テストステロン高値．
③ 画像診断：超音波検査，MRI 等にて子宮，卵巣，卵管の欠如，精巣の存在の確認．
④ 精巣生検．
● 治療 ● 染色体異常であり，根本的な治療方法は存在しない．ただし，十分なカウンセリングを行い，女性として社会生活を行えるように配慮する必要がある．伴性劣性遺伝であることから家族へのカウンセリングも重要である．
● 予後 ● 年齢とともに精巣腫瘍の発生率が高くなるため，二次性徴が完成したら精巣摘出を行うことが勧められる．摘出後はエストロゲン補充を行う．

F Turner 症候群

● 定義 ● 染色体検査にて X 染色体の完全もしくは部分的欠損を認めるもの．
● 病態生理 ● X 染色体の完全もしくは部分的欠損を認める．典型例は核型が 45 X である．ただし，45 X/46 XX，46 XXq，46 XXp 等の核型を有する例も認められる．X 染色体の短腕（p）の近位端と長腕（q）が卵巣機能と関連し，短腕に身長と関連する遺伝情報が存在すること（図II-8）から，低身長，卵巣機能異常の症状を呈することとなる．
● 頻度 ● 女児 2,000 の出生に対して 1 例程度．
● 臨床症状 ● 低身長，翼状頸，外反肘，二次性徴の欠如を呈する．そのほかに糖尿病，本態性高血圧，心・血管奇形，甲状腺機能障害を認めることもある．胎児では，子宮内発育遅延を認めることが多い．また，卵巣が索状に萎縮（streak

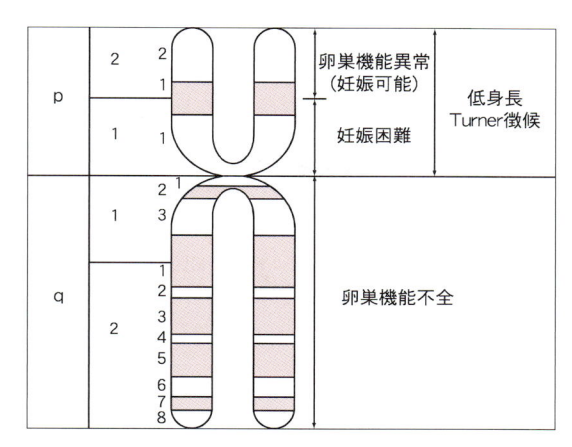

図Ⅱ-8　X染色体と性機能

表Ⅱ-11　Turner症候群における臨床症状，合併症

代表的3徴候	低身長，翼状頸，外反肘
リンパ管形成異常による症状	翼状頸，短頸，四肢浮腫，眼瞼浮腫頸部皮膚過剰，被髪部低位
骨形成異常による症状	外反肘，漏斗胸，楯状胸，高口蓋，中手骨短縮
卵巣機能異常による症状	二次性徴遅延，無月経，初経発来遅延，不妊症
合併症	大動脈縮窄症等の心血管系異常，色素性母斑，甲状腺機能異常馬蹄腎等の腎尿路異常，耐糖能異常

ovary）していることが多く，卵巣性無月経，不妊症を呈することが多い．月経を認めるとしても早発閉経となることが多い．症状，所見については表Ⅱ-11に列挙する．

● **診断**　臨床症状にあわせて染色体検査を行い，診断を確定する．
● **検査**　染色体検査を行う．さまざまな合併症に対する留意も必要である．
● **治療**　染色体異常であることから，根本的な治療方法は存在しない．しかし，以下の治療を行うことが重要である．

　① 成長ホルモン：低身長を予防する目的にて成長ホルモン療法を行う．2～5歳に開始することが望ましい．
　② Kaufmann療法：成長ホルモン投与にて十分な身長を得た後にエストロゲン・プロゲステロンを周期的に投与する（エストロゲン投与により骨端線閉鎖が生じるため）．これは性成熟を促すことと，骨量減少を予防することが主目的である．
● **予後**　妊娠に関しては自然妊娠率は2％程度と報告されている．ただし，高率の流死産，胎児奇形が報告されている．一般的に合併症を有することが多いため，正常人と比べて寿命は短い傾向にある．

G Klinefelter症候群

● **定義**　性染色体の数的異常（2個以上のX染色体と1個以上のY染色体）に伴い，精子形成不全，小睾丸等の症状を呈する疾患である．
● **病態生理**　染色体異常の原因としては受精卵の卵割時のX染色体の不分離

と考えられている．2個以上のX染色体と1個以上のY染色体を有する際には性腺は精巣へ分化し，内性器・外性器ともに男性に分化するものの，精巣機能は正常に働かない．これにより種々の症状を呈することとなる．

●**分類**● 染色体パターンとしては47 XXYが最も一般的であるが，その他にさまざまな報告がある．（表II-12）

表II-12　Klinefelter症候群の染色体

47 XXY，48 XXXY，49 XXXXY，49 XXXYY
モザイク：46 XX/47 XXY，47 XXY/48 XXXY，48 XXXXY/49 XXXXY
46 XY/46 XX/47 XXY，46 XY/47 XXY/48 XXXY 等

●**頻度**● 男性500〜1,000出生に1例程度．
●**症状**● 精子形成不全，小睾丸，無精子症などの頻度が高い．男性不妊を呈する．その他に乳房の女性化，四肢の長い類宦官症体型や精神異常（精神薄弱，性的異常行動等）も特徴的である．
●**診断・検査**● 臨床症状より当疾患を疑い以下の検査を行う．
　① 染色体検査：表II-12のような染色体パターンを確認する
　② 思春期のゴナドトロピン値の上昇，血中テストステロンの低値を認める．
●**治療**● 染色体異常であり，根本的な治療方法は存在しない．男性ホルモン補充療法を行うことがあるが，造精能の回復は見込めない．

H　その他

1　子宮奇形
●**病態生理**● 子宮奇形は左右のMüller管の癒合不全により生ずる．
●**分類**● 図II-9のごとく分類される（Toaffの分類）
●**頻度**● 正確な頻度は把握できないが，400例に1例程度との報告がある．
●**症状**● 不妊，流早産等の症状を呈することがある．
●**診断**● 腟鏡診，内診，超音波検査，骨盤MRI検査等にて行う．
●**治療**● 手術療法（単頸双角子宮に対するJones & Jones手術，中隔子宮に対するTompkins手術）が行われることがある．

2　Mayer-Rokitansky-Küster-Hauser症候群
腟欠損，痕跡子宮を認める疾患で，腎尿路系，骨格異常を合併することがある．卵巣は正常に存在する．治療としては造腟術を行う．

3　純粋型性腺形成不全症 pure gonadal dysgenesis
染色体は46 XXもしくは46 XYであるもので，表現型は女性を示す．性腺は索状streak gonadである．乳房発育は認めず，子宮は小児様である．発症原因は不明であるが，46 XYの染色体を有する症例では，性腺に胚細胞性腫瘍を発生することが多いため，性腺除去術を行うことが望ましい．治療としては女性ホルモン補充療法を行う．

I　早発思春期 precocious puberty

●**定義**● 女性においては早発月経（10歳未満の初経発来），乳房発達が7歳未満，または陰毛発生が9歳未満で開始することと定義づけられる．

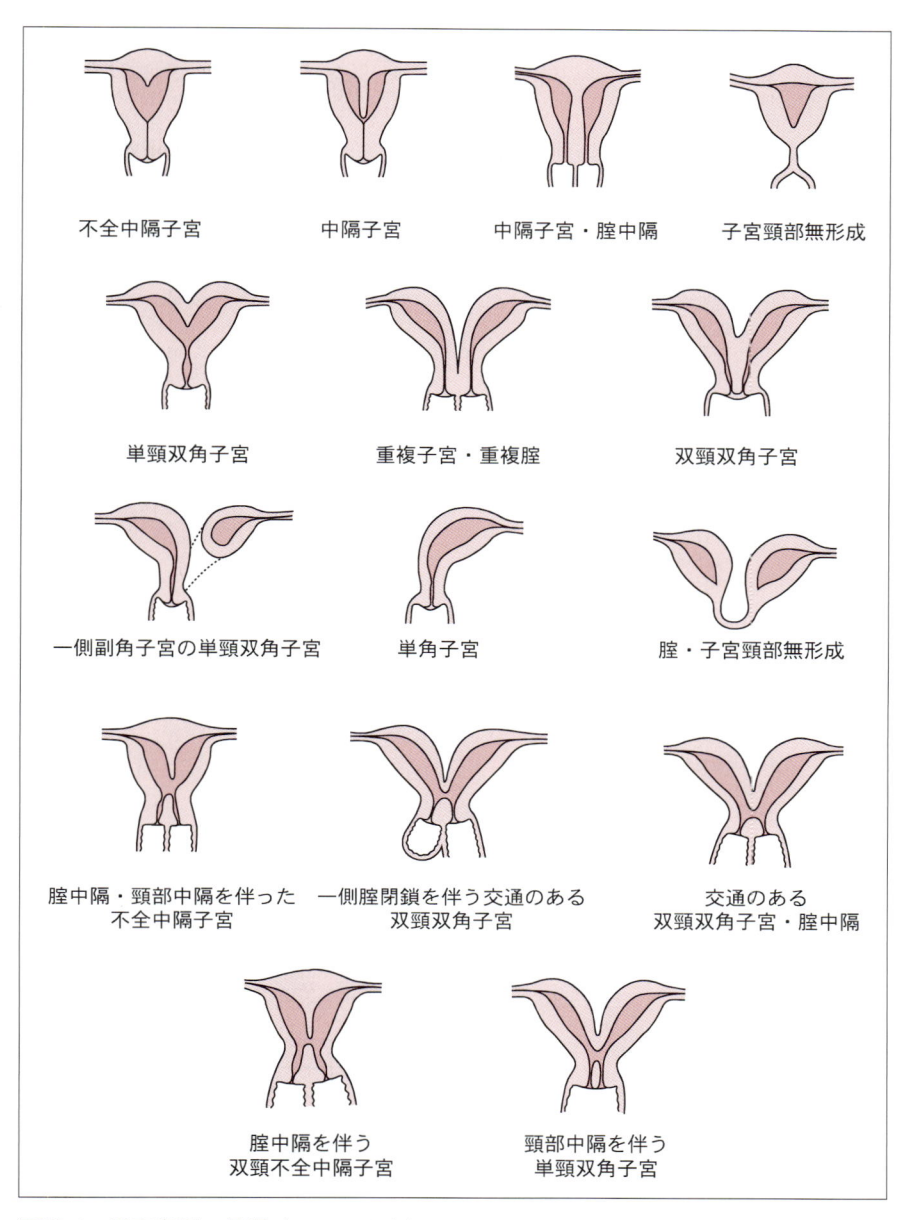

図II-9　子宮奇形の分類（Toaff の分類）

●**病態生理**●　種々の原因にて早発思春期は生ずる．真性早発思春期と仮性早発思春期に大別することができる．前者は視床下部-下垂体系のホルモン分泌異常（GnRH 分泌の増加もしくはゴナドトロピン分泌の増加）を原因とするものである．後者はおもに卵巣腫瘍や副腎腫瘍のような性ステロイドホルモン産生腫瘍により早発思春期を生じるものである．また，ゴナドトロピン産生腫瘍，甲状腺機能低下症により早発思春期が生じることもある．つまり，正所性，異所性のホルモン分泌が誘因となり思春期が早期に起こる．

●**分類**●　原因により**表II-13**のように早発思春期は分類されうる．

●**頻度**●　最も頻度が高いのは真性思春期早発症のうち特発性もしくは体質性の

表II-13　早発思春期の原因

I．真性早発思春期
　①体質性早発思春期
　②視床下部腫瘍
　③Langerhans-cell-type histiocytosis
　④放射線照射による影響
　⑤外傷
　⑥感染
II．仮性早発思春期
　（1）ゴナドトロピン産生腫瘍
　　①hCG（ヒト絨毛性ゴナドトロピン）産生腫瘍
　　　絨毛癌
　　　奇形種
　　　肝芽腫　等
　　　LH産生腫瘍（下垂体腺腫）
　　②性ステロイドホルモン産生腫瘍
　　③エストロゲン産生腫瘍
　　　顆粒膜細胞腫
　　④アンドロゲン産生腫瘍
　　　男性胚細胞腫
　　　奇形腫
　（2）副腎性器症候群
　　①21-ヒドロキシラーゼ欠損症
　　②11β-ヒドロキシラーゼ欠損症
　　③3β-ヒドロキシラーゼ欠損症
　（3）副腎腫瘍
　　①腺腫
　　②癌
　（4）その他
　　McCune-Albright症候群
　　医原性（エストロゲン製剤内服等）

表II-14　遅発思春期の原因

I．女性器の解剖学的異常
　Rokitansky-Küster-Hauser症候群
　処女膜閉鎖
　腟横隔膜，腟中隔等
　男性ホルモン不応症
II．高ゴナドトロピン性性腺機能低下症
　Turner症候群
　性腺形成不全症
III．低ゴナドトロピン性性腺機能低下症
　体質性遅発月経
　Kallmann症候群，Prader-Willi症候群
　Laurence-Moon-Biedl症候群等
　神経性食思不振症
　甲状腺機能低下症
　低栄養状態
IV．視床下部-下垂体腫瘍
　頭蓋咽頭腫
　下垂体腺腫
　その他の腫瘍

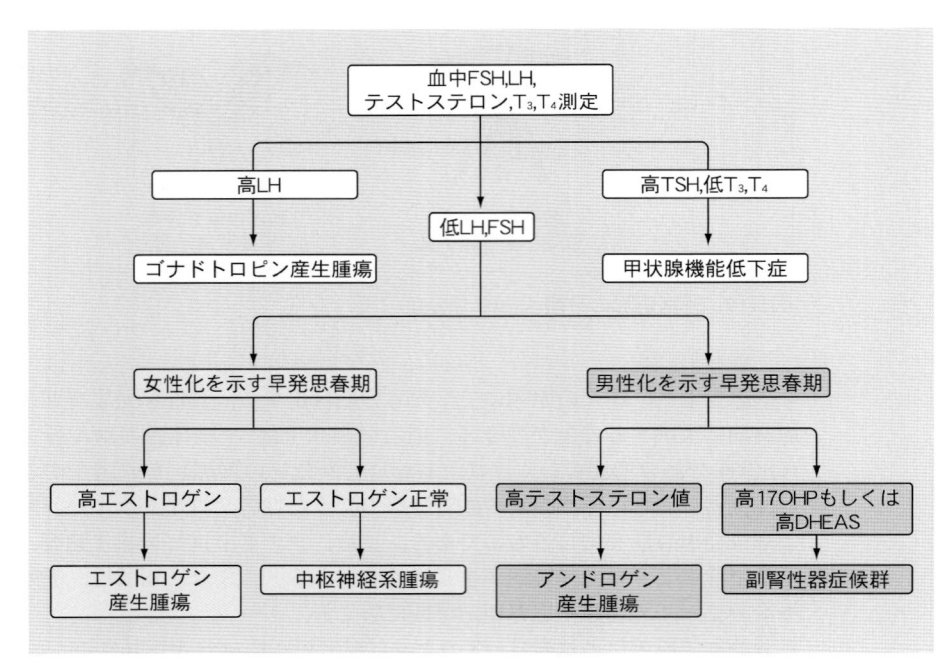

図II-10　早発思春期フローチャート

早発思春期である．文字どおり，病因もなく性的早熟が生ずるものである．
- **症状**　10歳未満に起こる初経，乳房発育，恥毛発育などがあげられる．
- **診断・検査**　早発思春期の原因は多岐にわたる．第1にホルモン値測定（LH，FSH，TSH，T_4，テストステロン）が重要である．診断のフローチャートは図II-10に従う．
- **治療**　特発性，体質性早発思春期に対してはGnRHアゴニスト療法を行うことによってゴナドトロピンを抑制する．腫瘍が原因となる早発思春期に対しては腫瘍に対する適切なアプローチ（手術療法等）が必要とされる．甲状腺機能低下に対しては甲状腺ホルモン補充を行う．

J 遅発思春期 delayed puberty

- **定義**　適正な年齢になっても乳房発育，陰毛発生，初経のいずれもみないものをいう．具体的な年齢としては，乳房発育11歳，陰毛発生13歳，初経年齢14歳があげられる．
- **病態生理・分類**　原因は視床下部-下垂体-卵巣系の異常，甲状腺疾患，副腎疾患，染色体異常等と多岐にわたる．表II-14に遅発月経を起こす疾患を列挙する．
- **症状**　適正な年齢になっても乳房発育，陰毛発生，初経のいずれもみない
- **診断・検査**　① 身体所見の評価：身長，体重，乳房や陰毛の発育の程度を確認する．また，性器の診察（陰核および腟，子宮の状態）を行う．
  ② 内分泌機能検査：基礎体温を測定する．血中 LH, FSH, PRL, エストラジオール，甲状腺機能（TSH, FT_3, FT_4）を測定する．また，プロゲステロンテストもしくはプロゲステロン-エストロゲンテスト，GnRHテスト，TRHテスト等の負荷テストを行い，障害部位を確認することもある．
- **治療**　原因疾患に基づいた治療を行う．各疾患の治療に関しては他項に譲る．

3 炎症

A 外陰炎 vulvitis

- **定義・原因**　細菌やウイルス，原虫のような微生物の感染により，外陰皮唇部に炎症が発生する．単に外陰部の感染が原因となることもあるが，多くは腟内に発症した感染による帯下の増加や，その原因菌が腟内より外陰に波及して発症する．
- **症状**　帯下流出や原因菌の感染による外陰部の発赤と掻痒感，強い掻痒に伴う擦過により外陰表皮が傷つき，疼痛を示すこともある．
- **診断**　視診により外陰部の変化が認められ容易に診断されるが，起炎菌の同定には，培養や外陰表面の皮膚を削り取ったものの染色鏡検により行う．
- **合併症**　多くは腟炎や子宮頸管炎が先行する．
- **治療**　起炎菌が同定されれば，その感受性ある薬剤投与を行う．また，皮膚炎については対症療法も行う．

B 急性外陰潰瘍 simple acute ulcer of the vulva

●**定義・原因**● 急性に発症する外陰部粘膜面の潰瘍性病変をいう．ヘルペスウイルスや，グラム陰性桿菌，ブドウ球菌による感染などのほか，梅毒感染の第1期と第2期にも外陰部潰瘍が出現する．
●**症状**● 梅毒では全身性の発赤とともに発症する．ヘルペスでは特有の潰瘍を形成するが，女子の初感染では激しい疼痛を発症する．
●**診断**● 梅毒，ヘルペスは抗体価測定のほか，潰瘍部からそれぞれの細胞の同定が可能なこともある．
●**治療**● それぞれ薬物療法を行うが，点滴静注か内服による．また，消炎鎮痛作用も加えた外用薬の局所塗布も行う．

C Behçet 病

●**定義・原因**● 原因は不明であるが，ぶどう膜炎，前房蓄膿性虹彩炎および口内炎と，外陰部潰瘍を主症状とする疾患．
●**症状**● 難治性の外陰部潰瘍が発症するが，女性の場合は外陰部潰瘍が出現してから眼症状などが現れることもある．
●**診断**● 小陰唇とその周辺に有痛性の潰瘍ができる．ヘルペス性潰瘍と異なり速やかに消退するが，容易に再発する．ヘルペス潰瘍との鑑別はヘルペス抗体価を調べる．陰性の場合，Behçet 病を疑う．
●**治療**● 原因不明のため副腎皮質ホルモン軟膏を含有する抗生物質による対症療法を行い，全身管理は専門医にゆだねなければならない．

D 外陰ヘルペス herpes vulvae

●**定義・原因**● 単純ヘルペスウイルス herpes simplex virus（HSV）の感染により発症する．性行為によって伝播する．Ⅰ型，Ⅱ型という2つの血清タイプが確認されている．
●**症状**● Ⅰ型は口唇，口腔，眼，脳に感染することが多く，Ⅱ型は性器に感染するといわれてきたが，わが国ではⅠ型の40％，Ⅱ型の60％が性器に発症するといわれている．

　HSV は感染した細胞を強力に破壊するため，きわめて激しい疼痛を伴う潰瘍を形成する．また，初感染の激しい症状は，再感染の場合はやや軽くなる．さらに不顕性感染のこともあり，この場合，腰髄神経節に潜伏し，最寄りの神経を伝って再活性化し，発症を繰り返す．

　感染後2〜7ヵ月後に発症し，発熱，リンパ節腫脹を伴い，激しい痛みのある潰瘍部が尿で刺激されるため，排尿障害や歩行障害すら引き起こす．

　急性型はこのように激しい症状を示すが，再発型では潰瘍病変も小さく浅く，症状も軽度である．一方，誘発型とよばれるタイプもある．これは婦人科的診察や手術，副腎皮質ホルモン投与，月経発来などで誘発されて出現してくるが，同じことで症状は軽い．
●**診断**● 陰唇粘膜に有痛性潰瘍が出現する．左右両側相接する面に発症する（kissing ulcer）ことが多い．

潰瘍面の水疱を破り擦過して細胞診を行うと，ヘルペスウイルス感染による多核巨細胞と核内封入体が確認される．
　EIA 法による抗原検出もできる．また，抗ヘルペス抗体の測定も診断の補助となりうる．
●治療●　抗ヘルペス剤，アシクロビル，ファンシクロビルの内服．劇症例ではアシクロビル点滴投与を行う．

E Bartholin 腺炎 Bartholinitis

●定義・原因●　各種細菌感染により Bartholin 腺体に炎症が波及し，開口部が閉鎖され，膿が貯留されることもある．ブドウ球菌，大腸菌，淋菌，*Chlamydia trachomatis* などが起炎菌である．
●症状●　疼痛，腫脹，発赤，進行すれば歩行困難，排尿・排便の障害も起こる．
●診断●　Bartholin 腺部位に発赤，腫脹，痛みを認める．
●治療●　切開排膿と抗生剤投与．

F 腟炎 colpitis, vaginitis

① 小児腟炎 vaginitis infantum
●定義・原因●　細菌感染により小児の腟に炎症が発症する．低エストロゲン状態のため，腟自浄作用が低いことも原因である．カンジダ，ブドウ球菌，大腸菌，トリコモナス原虫によることもあり，蟯虫症もありうる．
●症状●　帯下感と掻痒感を訴える．また，性器粘膜面と外陰皮膚に発赤を認める．
●診断●　外陰部の細菌感染により炎症性病変がみられる．周辺分泌物の細菌培養による菌の同定．
●治療●　それぞれトリコモナス，蟯虫症を含めて感受性ある薬剤を投与する．

② 非特異性腟炎 non-specific vaginitis
●定義・原因●　特定の病原菌が発見されないにもかかわらず，腟炎が存在するもの．
●症状●　白色または黄色漿液性帯下を認める．帯下感に加えて，外陰・掻痒感を伴うことがある．
●診断●　腟分泌物の染色鏡検にて，トリコモナス原虫，カンジダ真菌などは認められない．わずかに白血球の増加を認める程度である．
　高齢者の場合には，エストロゲン欠乏性の萎縮性腟炎というべきものも含まれる．
●治療●　腟洗浄と腟錠抗生剤投与も効果がある．ときにエストロゲン製剤の投与も行う．

③ トリコモナス腟炎 trichomonas vaginitis
●定義・原因●　トリコモナス原虫が腟感染し，繁殖し，腟炎を引き起こす．
●症状●　黄色帯下が増加し，悪臭を伴うこともある．炎症が外陰部に及ぶと強い掻痒感を自覚する．
●診断●　トリコモナス原虫（20×14 μm）の顕微鏡下における確認が確定診断となる．固定しない標本を見れば顕微鏡下で活発に動き回るトリコモナス原虫が確認できる．分泌物の培養によっても検出できる．
●治療●　トリコモナス原虫に感受性のあるニトロイミダゾール系の腟錠を 7 日間連続で腟洗浄後に局所投与する．同薬剤の経口投与も治療効果がある．内服投

与でも十分に完治する．

④ 腟カンジダ症 vaginal candidiasis

●**定義・原因**●　腟カンジダ症の原因となるのは，数多く存在するカンジダのなかで *Candida albicans* が最も多い．次いで *Candida glabrata* といわれている．口腔内および消化管に常在するカンジダ菌が肛門周辺の皮膚炎を引き起こし，やがて腟内に移行する．

●**症状**●　外陰掻痒感が主訴であるが，白色帯下の増加も認められる．外陰部発赤，腫脹，浸潤を認める．また，帯下はチーズ状，粥状を呈する．感染後長時間を経過すると外陰部皮膚は肥厚し，亀裂をみることもある．

●**診断**●　腟分泌物のメチレンブルー染色により顕微鏡下で有節板状に延びる真菌の菌糸の確認．真菌の簡易培養によれば48時間程度でカンジダを確認できる．無症状でも検出されることがあるが，これは常在菌と考えるべきで，治療の対象とはならない．

●**治療**●　抗真菌剤の局所投与（腟錠）が第1選択である．ときには全身投与（内服，静脈内）を行うが，外陰腟炎に対しては局所投与が効果的である．掻痒感に対しても，抗真菌剤のクリームを1日3回塗布する．

⑤ *Haemophilus vaginalis* 腟炎

⑥ 老人性腟炎 vaginitis senilis

●**定義・原因**●　更年期以後の婦人または手術による卵巣摘出後に発症する．エストロゲン低下による腟壁の萎縮と腟自浄作用の低下により，感染に対する抵抗力の減退も原因となる．多くは大腸菌感染による．

●**症状**●　帯下感の増加．ときに掻痒感も伴う．

●**診断**●　腟鏡診にて萎縮平滑化した腟壁粘膜のところどころに斑点状の発赤を認める．腟円蓋にもしばしば同様の発赤を認める．

●**治療**●　エストロゲン腟錠の局所投与，もしくは内服による全身投与を行う．

G 子宮腟部びらん cervical erosion

●**定義・原因**●　子宮腟部が赤色に変色しているものをいう．**真性びらん**は子宮腟部先端部の粘膜が欠損して発症する．**仮性びらん**とよばれるものは子宮頸管部が外反して子宮腟部にせり出し，円柱上皮がみえる．形態はこの2つに分けられる．

●**症状**●　帯下増加と不正出血．

●**診断**●　不正出血に関して，癌性びらんとの鑑別診断は必須である．また，びらん面への細菌感染に伴う帯下の増加の有無も確認しておくことが必要である．

●**治療**●　感染には対症療法を行う．悪性変化もなく，無症状のものは放置してよい．著明なびらんによる血性帯下に対しては，冷凍療法，レーザー治療，高周波凝固などを行う．性成熟婦人ではエストロゲンの関与をうけて発症しており，治療を行ってもしばしば再発する．

H 子宮頸管炎 cervicitis

●**定義・原因**●　子宮頸部に微生物の感染が起こり発症する．男子の尿道炎に対して子宮頸管炎が存在し，性病や性感染症の初期感染部位となる．急性子宮頸管

炎の典型的なものとして淋菌性子宮頸管炎があるが，近年，*Chlamydia trachomatis* 感染によるものも頻度が増加している．

●症状● 主症状は帯下増加．淡黄色もしくは淡黄白色の粘液膿性の分泌物が流出する．*Chlamydia trachomatis* によるものは淋菌感染によるものほど症状がなく，感染の自覚をされないことも多い．

●診断● 子宮頸管分泌物の細菌培養，もしくは酵素抗体法による起炎菌の抗原検査による診断をする．クラミジア検査においては，核酸増幅法による感染の同定が主流になっている．

●治療● 起炎菌同定後は，感受性ある抗生剤の投与を行う．淋病は耐性をつくりやすいので，その時期の感受性薬を選択する．クラミジアに関しては，1日 1,000 mg 1回内服で治療させる薬剤がある(アジスロマイシン，ジスロマック®)．

I 子宮内膜炎，子宮筋層炎 endometritis and myometritis

1 急性子宮内膜炎，子宮筋層内膜炎

●定義・原因● 子宮頸管から侵入した細菌感染によって発症するが，腫瘍性病変に細菌感染が合併して発生するものもある．多くは分娩，流産，産褥後の感染により子宮が閉鎖状態となり子宮内に膿が貯留すると，子宮筋層内膜炎に進展する．

●症状● 発熱と下腹痛，悪臭ある帯下の増加．

●診断● 子宮口より膿性分泌物の排出．細菌の同定．多くは，大腸菌，ブドウ球菌による．

●治療● 抗生物質の経口または静脈内投与と，子宮口を開大し子宮内洗浄を行う．

2 慢性子宮内膜炎

●定義・原因● 分娩後1ヵ月以上を経ても膿性の帯下が持続するもの．ほかに長期間のIUDの装着などが原因となり，細菌感染を引き起こす．起炎菌は大腸菌，ブドウ球菌，嫌気性菌．

●症状● 下腹痛，発熱，膿性帯下の増加．

●診断● 腟鏡診にて悪臭ある帯下と，子宮頸管よりの膿性分泌物の確認．

●治療● 抗生剤の投与とIUDなどの抜去．子宮腔内の洗浄．

3 老人性子宮内膜炎

●定義・原因● 高齢者の子宮内感染．多くは，子宮体癌に細菌感染が起こり，膿性分泌物を排出する．

●症状● 発熱と軽度下腹痛，悪臭ある帯下．

●診断● 細菌培養．子宮内膜組織診．

●治療● 単なる細菌感染には抗生剤投与，悪性腫瘍には抗癌化学療法または子宮全摘術．

J 子宮付属器炎 adnexitis

●定義・原因● 腟・子宮頸管・卵管と細菌感染が上行性に腔内に波及したもので，卵管および卵管采周辺，卵巣の周囲で細菌が感染するもの，下腹痛と発熱を伴うことが多い．起炎菌は大腸菌，ブドウ球菌，嫌気性菌と *Chlamydia trachomatis* や淋菌のこともある．

●症状● 下腹痛，内診痛，性交痛と，ときに帯下増加時に激症の下腹痛のため救急外来へ転送されるほどのものもある．

●**診断**● 内診により感染部に圧痛を認める．
●**治療**● 抗生剤，ニューキノロン製剤の投与．急性腹症を呈する場合は，点滴により抗生剤の投与．

K 卵管留膿症(腫) pyosalpinx

●**定義・原因**● 細菌感染などの原因で疎通性を失った卵管に上行性感染が起こったため，閉塞卵管内に膿が貯留した状態．
●**症状**● 子宮付属器炎と同様に，下腹痛，内診痛，性交痛が自覚されることが多いが，ときに激しい症状を伴い急性腹症を示す．さらに膿貯留により腫大した卵管が卵巣腫瘍の茎捻転のように捻転し，激症の急性腹症を引き起こすこともまれにはある．
●**診断**● 内診，画像診断，ラパロスコープ．急性腹症として開腹後に診断されることもありうる．
●**治療**● 抗生剤投与による保存療法が主体であるが，開腹治療が必要な場合もある．

L 子宮留膿症(腫) pyometra

●**定義・原因**● 子宮内に細菌感染が発症したものの，子宮頸管から子宮口への膿の排出が不良のため，子宮内に膿瘍を形成するものである．
●**症状**● 膿性，ときに悪臭を伴う帯下を自覚するが，著明ではない．下腹痛など症状を示すまでの時間の経過が長いものもある．
●**診断**● 内診，腟鏡診，画像診断．
●**治療**● 子宮口ドレナージ，子宮内洗浄，ときに子宮単純全摘術．

M 子宮傍(結合)組織炎 parametritis

●**定義・原因**● 小骨盤腔内の骨盤壁，骨盤底筋膜と骨盤腹膜の間にあって，子宮，膀胱，直腸を含む広い結合組織に発症した炎症をいう．骨盤内感染と異なり，腹膜外，後腹膜の炎症である．
分娩に伴う軟産道の損傷や流産後の子宮内操作，人工妊娠中絶施行時の子宮および頸管の損傷が誘因となることがある．子宮摘出後に発症することもある．
●**症状**● 激しい下腹痛と発熱．
●**診断**● 著明な内診痛，膿瘍形成による有痛性の腫瘤を触知する．
●**治療**● 有効な化学療法，グラム陰性菌，ブドウ球菌，嫌気性菌，クラミジア感染を考慮して，ニューキノロン製剤，テトラサイクリン製剤も選択される．Douglas窩穿刺による排膿も有効である．

N 骨盤腹膜炎 pelvic peritonitis

●**定義・原因**● 骨盤内性器感染は腹痛や性交痛の原因としてだけではなく，妊孕性の維持を損なうことがあり，きわめて重大な疾患である．消化管の穿孔に伴う以外は，ほとんどが子宮腟部からの上行性感染が腹腔，とりわけ骨盤に及んで発症する．

起炎菌は主として淋菌，大腸菌，*Chlamydia trachomatis*，ブドウ球菌などである．
- **症状**　下腹痛，内診痛，性交痛，ときに急性腹症を呈する．
- **診断**　内診にて子宮圧痛と Douglas 窩膨隆と著明圧痛，Douglas 窩穿刺により膿性分泌物が吸引される．細菌培養，同定を行う．
- **治療**　抗生剤投与による保存療法，もしくは Douglas 窩開放．

O 性器結核 genital tuberculosis

1 子宮付属器の結核 tuberculosa adnexitis

- **定義・原因**　女性性器結核は，現在ではまれな疾患である．そのうえ，症状が比較的軽微なことから診断に至ることが少ない．結核性腹膜炎の一部として発症する．性器結核のうちで最も卵管結核が頻度が高い．原因は，結核菌の感染である．
- **症状**　慢性子宮付属器炎の症状を示すが，局所の圧痛などの所見には乏しい．卵管外膜（漿膜）の表面に粟粒結核を生じ，これが周辺から骨盤腹膜に広がるものと，卵管内膜に感染が及び，発赤腫脹，癒着，閉塞を起こすものとがある．この結果，結核性卵管炎，結核性卵管留膿腫を形成する．卵管炎症状に加えて，微熱，全身衰弱，腹水を認め，無月経，不妊を示す．この無月経から不妊の検査によって診断されることも少なくない．
- **診断**　不妊に伴う月経血結核菌培養，子宮卵管造影（HSG）による針金状卵管の描出，子宮内膜組織診などにより，結核菌が証明されることがある．全身結核の一部として腹水の貯留があり，腫瘍マーカーである CA 125 が高値を示し，診断の助けとなることがある．
- **治療**　不妊症の検査で診断されたものも，腹水貯留などがきっかけで診断されたものもストレプトマイシン，パラアミノサリチル酸（PAS），イソニアジド（INAH）による全身抗結核療法により治癒をはかる．完治すれば，月経はふたたび発来する．

2 子宮結核 uterine tuberculosis

- **定義・原因**　全身結核で下行性または血行性に子宮に結核菌の感染が及んだもの．
- **症状**　不妊，無月経．結核性子宮内膜炎から子宮留膿腫をきたすため，悪臭ある帯下をみる．臨床的には子宮頸管炎と診断されるものもある．
- **診断**　結核菌の培養同定で確実となるが，長時間を要するため，現在では PCR 法により DNA 診断が行われるようになった．また，子宮内膜組織診で病理学的に結核菌感染が証明される．
- **治療**　子宮付属器の結核に同じ．

3 腟結核，外陰結核 tuberculosa vaginalis, tuberculosa vulvae

- **定義・原因**　結核菌感染による皮膚潰瘍形成を示すものと，乳嘴状増殖の2つのタイプがある．この疾患はまれではあるが，発症すれば若年女性に多い．外傷が誘因となることがある．
- **症状**　外陰潰瘍を形成する場合は搔痒感が著明で，ときにほかの菌，大腸菌の感染が合併し，強い疼痛も訴える．
- **診断**　直接診断されることは少ない．全身結核や性器結核があれば総合的に診断される．
- **治療**　ほかの性器と同様，抗結核療法．

④ **Bartholin 腺結核** tuberculosa Bartholini
●定義・原因● 結核菌が Bartholin 腺に感染することにより発症する膿瘍．きわめてまれである．
●症状● Bartholin 腺に結核菌が感染し膿瘍を形成する．
●診断● 結核菌同定．
●治療● 全身抗結核療法と Bartholin 腺膿瘍根治摘出術．

⑤ **女性性器結核の診断**
　処女の卵管炎，流産，分娩後の感染が否定できる卵管炎は STD とともに性器結核を疑うが，症状に乏しく診断されにくい．
　内診により両側付属器に不定形の硬い腫瘤を触れたり，卵管が数珠玉様に連なる場合は卵管結核を疑うといわれるが，なかなか双合診では診断されにくい．
　不妊症の検査のために施行された HSG で疎通性ある両側卵管が針金状に捻転しているような場合は，性器結核が疑われる．しかしながら，月経血培養や子宮内膜組織診による確定診断が必要である．
　近年，PCR 法による DNA 診断により短時間で結核菌の同定ができる．不妊症と関連のない対象では，慢性付属器炎などの場合，まれに診断がされうるが，症状に乏しいため決め手がない．全身結核ことに腹腔内結核の場合，腹水の貯留があり，腹膜に対する刺激から腫瘍マーカー CA 125 が高値になるため，1 つの診断材料となりうる．また，この CA 125 高値と卵管腫大，卵管膿瘍を悪性卵巣腫瘍の疑いにより開腹手術を行い，術後病理診断にて初めて結核性卵管膿瘍と結核性腹膜炎が診断されることがある．
●治療● 抗結核化学療法を行う．主としてストレプトマイシン，PAS, INAH を併用する．かつては放射線療法もよく行われたが現在は行わない．また，従来は手術療法は行われなかったが，現在では結核性の卵管膿瘍などは手術療法を行ったのち抗結核療法を行う．

P 骨盤内炎症性疾患 pelvic inflammatory disease（PID）

●定義・原因● 外性器から上行性に感染が波及して，骨盤内に炎症を起こすことをいう．起炎菌として大腸菌が最も多く，ブドウ球菌，*Chlamydia trachomatis*，淋菌などがある．
●症状● クラミジア性のものは症状がない無症候性骨盤内感染症を発症し，子宮付属器周辺の癒着などを起こすが，宿主が自覚しないことのほうが多い．不妊の原因となる．
　ほかの細菌の場合は，多くが下腹痛を伴う．
●診断● 内診痛，性交痛の存在，下腹痛の自覚などと発熱，白血球増加などが診断の決め手となる．
●治療● それぞれ感受性が異なるが，有効な抗菌剤の投与により保存的に治療できる．

4 STD

　性行為により伝播する疾患をすべて性（行為）感染症 sexually transmitted disease（STD）と称する．80 種類以上が現在知られている（表 II-15）．早期診断と

表II-15　おもなSTDの種類

	病原体	疾患
細　　　菌	Neisseria gonorrhoeae Treponema pallidum Haemophilus ducreyi Calymmatobacterium granulomatis	淋菌感染症（淋疾） 梅毒 軟性下疳 鼠径肉芽腫症
クラミジア	Chlamydia trachomatis L_1-L_3 Chlamydia trachomatis D-K	性病性リンパ肉芽腫症（第4性病） 非淋菌性尿道炎・子宮頸管炎
ウ イ ル ス	Herpes simplex virus Human papilloma virus Molluscum contagiosum virus Hepatitis type B virus Cytomegalovirus Epstein-Barr virus HIV (Human Immunodeficiency Virus)	性器ヘルペス感染症 尖圭コンジローマ 陰部伝染性軟属腫 B型ウイルス性肝炎 サイトメガロウイルス感染症 伝染性単核症 AIDS（後天性免疫不全症候群）
マイコプラズマ	Ureaplasma urealyticum	非淋菌性尿道炎・子宮頸管炎
真　　　菌	Candida albicans	外陰・腟カンジダ症
原　　　虫	Trichomonas vaginalis Entamoeba histolytica	腟トリコモナス症 アメーバ赤痢（腸管感染症）
寄　生　虫	Sarcoptes scabiei var. hominis Phthirus pubis	疥癬 毛虱症

表II-16　性器感染症の診断法

子宮頸管分泌物の細菌同定	淋菌検出法 クラミジア検出法	AMPLICOR C.trachomatis（PCR） APTIMA Combo 2 BD Probe Tec ET
	一般細菌培養同定	

適切な治療が行われなければ，さまざまな後遺症を残す（表II-16）．

A　淋菌感染症 gonococcal infection

●定義・原因●　淋菌 Neisseria gonorrhoeae の感染による．男性では主たる感染部位は尿道である．排膿とともに強い排尿痛があり，明らかな自覚症状があり，治療の対象となる．女性の場合は子宮頸管が初発部位であり，自覚症状が乏しいため，治療の着手が遅れる．この結果，子宮頸管から上行性に子宮内膜炎，卵管炎，さらに骨盤内感染へと進み，骨盤腹膜炎を発症し，下腹痛などの症状をみて初めて治療が開始されるようなこともまれではない．しかし，この頃には卵管周辺や卵管の疎通性に異常を生じ，妊孕性が障害されていることも少なくない．
●症状●　感染初期は明らかな症状に乏しいが，膿性帯下，性交痛を認めることがある．
●診断●　子宮頸管内分泌物からの淋菌同定，腟および子宮頸管の分泌物の培養が最も確実な診断方法であるが，淋菌の培養は技術的に容易ではないため，しばしば false negative となる．したがって，グラム染色により白血球が貪食されたグラム陰性双球菌の確認が的確な診断になる．近年，PCR 法による抗原検出が可能となり，診断は迅速になりつつある．

◉**治療**◉　必ずパートナーと同時に治療を行う．合成ペニシリン製剤，セフェム製剤が第1選択であったが，耐性化が進み，ほとんど有効なものはない．現在の日米のガイドラインではともに単回注射療法を推奨している．セフォジジム，セフトリアキソンあるいはスペクチノマイシンのワンショット療法が最も有効である．

　女性の場合は，感染初期に治療開始が行われにくいので，骨盤内へ感染が波及した後は注射剤の1週間程度の長期投与も必要なことがある．

B　梅毒 syphilis

◉**定義・原因**◉　紀元前より性病として知られ不治の病といわれたが，梅毒トレポネーマ *Treponema pallidum* の感染が原因であることが判明し，駆梅薬としてサルバルサンが開発された．以後，治療が可能となり，さらに抗生物質に感受性があることがわかり，診断後は治療に困難性はない．

◉**症状**◉　病状は局所 *Treponema pallidum* が侵入したところに硬結ができるのが始まりで，以後，全身に広がるまで4段階に分かれる．

　第1期：*Treponema pallidum* 侵入部の硬結の出現．
　第2期：バラ疹（うす赤い皮膚疹）が全身にでる．外陰部に扁平コンジローマとよばれる丘疹がでる．
　第3期：感染3年後に結節性梅毒といわれる母指頭大の結節ができ，潰瘍化する．
　第4期：感染後10年ほどして心血管系，神経系が侵され，脊髄癆などが現れる．

◉**診断**◉　血清抗体価の測定により診断する．感染機会があって約3週間後から抗体が陽性となる．治療後も抗体陽性は続くが，治療が確実に行われ完了していれば治癒したとみなしてよい（表II-17）．

◉**治療**◉　合成ペニシリン，アンピシリン（ABPC），アモキシシリン（AMPC）

表II-17　梅毒感染の機会があった場合の検査結果と判断のめやす

検査結果			判　定	
STS	TPHA	FTA・ABS		
−	−	−	非梅毒	繰り返してSTS再検
−	−	＋	FTAの非特異反応	繰り返してSTS再検
−	＋	−	治癒後の梅毒	
−	＋	＋	治癒後の梅毒または先天梅毒	
＋	−	−	BFPまたはときに感染後4〜5週以内の梅毒	3〜4週後にTPHA再検
＋	−	＋	早期梅毒	1〜2週後にTPHA再検
＋	＋	−	古い梅毒またはFTA抗体消失	
＋	＋	＋	梅毒	

（日本母性保護医協会，研修ノートより）

の1カ月間投与，セフェム系製剤，テトラサイクリン系（ミノマイシン®，ビブラマイシン®），ニューキノロン系（クラビット®）も有効である．

確実な継続投与と，パートナーの治療も必要である．

C 軟性下疳 chancroid

- **定義・原因** *Haemophilus ducreyi*（Ducrey連鎖桿菌）の感染による．外陰部に潰瘍を形成する．
- **症状** 有痛性陰部潰瘍を形成し，鼠径リンパ節が腫大する．感染当初は赤色斑点が出現する．これが丘疹を形成，化膿し，潰瘍化する．周辺は発赤し，鼠径リンパ節も潰瘍化する．
- **診断** 分泌物の塗抹標本のグラム染色により特徴ある菌を同定するが，培養もできる．
- **治療** 抗生剤に感受性がある．

D 鼠径リンパ肉芽腫 inguinal lymphogranuloma

- **定義・原因** 外陰・腟・子宮腟部に *Chlamydia trachomatis* L_1, L_2, L_3 の感染が起きて，丘疹，疱疹を形成するもの．
- **症状** 外陰・腟・子宮腟部に丘疹が出現し，鼠径リンパ節が腫大し，潰瘍を形成する．
- **診断** *Chlamydia trachomatis* の検出，抗原検出をするか，培養同定．
- **治療** テトラサイクリン系（ミノマイシン®），ニューキノロン系（クラビット®）に感受性あり．

E 非淋菌性尿道炎 non-gonococcal urethritis

① クラミジア・トラコマティス *Chlamydia trachomatis*
- **定義・原因** 男性尿道炎の多くは淋菌性尿道炎であった時代が長く，そのなかで淋菌以外の起炎菌で発症する尿道炎を非淋菌性尿道炎と称した．

② *Ureaplasma urealyticum*
- **定義・原因** Mycoplasmataceae 科に属する *Ureaplasma urealyticum* の尿道感染により尿道炎症状が発症するもの．
- **症状** 感染により尿道炎症状を発症するが，なんら自覚症状のないものでも尿の培養により検出される．したがって，症状があり，ほかの菌が同定されない場合は，*Ureaplasma urealyticum* 尿道炎といえるが，症状を示さず，常在菌的に検出される場合もありうる．
- **検出** 血清反応による検査は困難である．したがって，分離培養を行う．
- **治療** テトラサイクリン系（ミノマイシン®）かマクロライド製剤（クラリス®）の7日間投与が有効である．

③ *Mycoplasma hominis*
- **定義・原因** 尿道炎の際の尿道分泌物から，さまざまな病原体が検出される．*Mycoplasma hominis* もその1つである．尿道炎の際に他に混在するものが多く，単一で分離されるとき，尿道炎の原因とされる．
- **症状** ほかの尿道炎と同じで，排尿痛，頻尿など．

- 診断 　分離培養による．
- 治療 　テトラサイクリン，マクロライド製剤が有効．

F 性器クラミジア感染症 genital chlamydial infection

- 定義 　*Chlamydia trachomatis* の感染により発症する．
- 病態 　性行為により男性精子内に混入したクラミジアが腟内に入り，子宮頸管炎を発症する．このまま増殖したクラミジアは上行性に子宮内から卵管を経由して卵管采より腹腔内へ広がり，骨盤内で骨盤腹膜炎のほか，子宮卵管付属器炎を発症し卵管性不妊症の原因となる．

骨盤内から上腹部へ広がり，急性肝周囲炎を発症し，急性腹症を示し救急外来へ搬送されることもある．若年女性に多い（表II-18）．

また，オーラルセックスの結果，咽頭にクラミジア感染することもある．
- 頻度 　厚生労働省の研究班の調査「モデル県における STD に関するセンチナルサーベランス」によれば *Chlamydia trachomatis* による感染症は推計で 100 万人存在するといわれている（表II-19）．
- 症状 　感染後長期間を経過して骨盤腹膜炎や肝臓周囲炎などを発症すれば激痛もみられるが，初感染時にはまったく症状がなく宿主は感染を自覚しないことのほうが多い（表II-20）．
- 診断 　子宮頸管か腟分泌物から核酸増幅法により *Chlamydia trahomatis* を検出する（表II-16）．

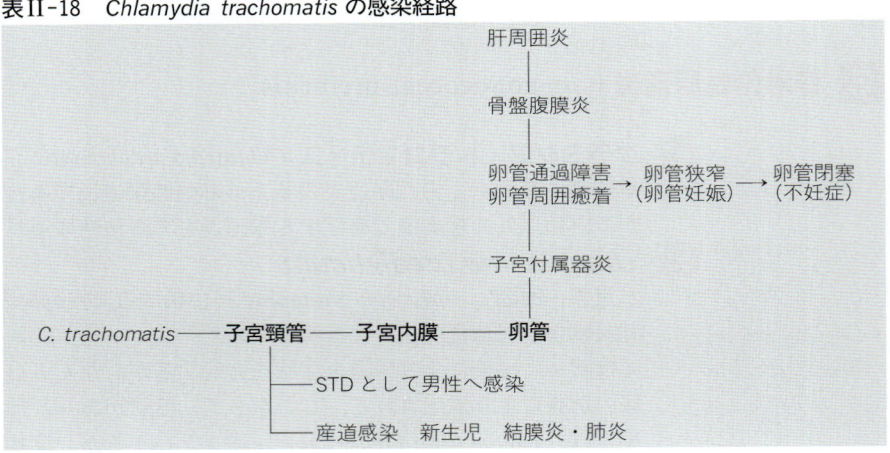

表II-18　*Chlamydia trachomatis* の感染経路

```
                                            肝周囲炎
                                            
                                            骨盤腹膜炎
                                            
                     卵管通過障害    卵管狭窄    卵管閉塞
                     卵管周囲癒着 → （卵管妊娠）→（不妊症）
                                            
                                            子宮付属器炎
                                            
C. trachomatis ── 子宮頸管 ── 子宮内膜 ── 卵管
               │
               ├── STD として男性へ感染
               │
               └── 産道感染　新生児　結膜炎・肺炎
```

表II-19　性器クラミジア感染症の流行度（2000年現在）

1．女性の罹患率 （10万人・年対罹患率）		15〜19歳	20〜24歳
	有症状例	850.4	1,342.5
	無症状の潜在例 （有症状例の4倍）	3,401.5	5,370
	推計罹患例	4,252（4.3％） 1/23.5人	6,712.5（6.7％） 1/15人
2．感染者数	女性　862,723.5人 男性　142,415.4人	合計 1,005,139人	

表II-20 *Chlamydia trachomatis* 感染と症状

・感染直後（子宮頸管炎）には自覚症状がほとんどない
・初期治療の機会を逃す
・子宮付属器炎，骨盤腹膜炎，Fitz-Hugh Curtis症候群を発症する
・不妊症につながる腹腔内癒着が発症する

表II-21 *Chlamydia trachomatis* 感染症の治療法

a．経口		
1）アジスロマイシン（ジスロマック®）	1日 1,000 mg×1	1日間
2）アジスロマイシン（ジスロマックSR®）	1日 2 g×1	1日間
3）クラリスロマイシン（クラリス®，クラリシッド®）	1日 200 mg×2	7日間
4）ミノサイクリン（ミノマイシン®）	1日 100 mg×2	7日間
5）ドキシサイクリン（ビブラマイシン®）	1日 100 mg×2	7日間
6）レボフロキサシン（クラビット®）	1日 500 mg×1	7日間
7）トスフロキサシン（オゼックス®，トスキサシン®）	1日 150 mg×2	7日間
8）シタフロキサシン（グレースビット®）	1日 100 mg×2	7日間
b）注射		
劇症例においては，ミノサイクリン® その後内服にかえてもよい．	100 mg×2 点滴投与	3〜5日間

日本性感染症学会ガイドライン（2011年版）より

●**治療**● 劇症の肝周囲炎で救急外来へ送られてきたものまで，すべて感受性がある抗菌薬を投与すれば軽快する．しかし，ペニシリン系，セフェム系，アミノ配糖体系薬などは無効であり，感受性があるものはテトラサイクリン系薬と一部のマクロライド系，ニューキノロン系だけであり，十分その抗菌力を理解して投与薬剤を選択しなければならない（表II-21）．

G 腟トリコモナス症 trichomonas vaginalis

●**定義・原因**● トリコモナス原虫の感染により発症する．
●**症状**● 帯下感，とくに黄色帯下の増加と強い搔痒感が出現する．腟粘膜に著明な発赤が現れる．
●**診断**● 腟分泌物の直接鏡検によりカバーグラス下にトリコモナス原虫の動くのをとらえることができる．ほかに培養同定も可能．
●**治療**● 抗トリコモナス腟錠の局所投与か内服治療も効果的である．

H カンジダ症 candidiasis

●**定義・原因**● 真菌の感染による外陰搔痒症と腟炎症的帯下増加をきたす．
●**症状**● 強い外陰部搔痒感と外陰の発赤，殿部，下腹部に至る広い範囲に及び，かゆみが現れることもある．帯下感も多く，チーズ様，ヨーグルト様帯下を呈する．
●**診断**● 腟分泌物や外陰皮膚の擦過検体からの真菌の検出．真菌は多数種類があるが，*Candida albicans*，*Candida glabrata* が多い．
　確定診断には培養同定を行う．
●**治療**● 抗真菌腟錠の7日間の腟内投与．ときに内服治療も有効である．

I 性器ヘルペス症 genital herpes

定義・原因 単純ヘルペスウイルス herpes simplex virus（HSV）の感染により発症する．血清型によりⅠ型とⅡ型の2つのタイプがあるが，近年Ⅰ型，Ⅱ型ともに性器に感染する．一度感染すると，三叉神経節や腰髄神経節に潜伏し，宿主の状況により再活性化して再発する．

症状 ① 急性型：初感染は2～7日の潜伏期の後，発症する．女子の場合，外陰部の広汎な潰瘍と強い疼痛を示し，排尿痛，これによる排尿障害や痛みのため歩行障害をきたす．鼠径リンパ節の腫大と発熱も伴う．

② 再発型：再活性化による再発であるが，潰瘍病変もきわめて小さく浅く，症状も軽い．

③ 誘発型：これも再発型同様，症状は軽いがささいなことで再発するので，この呼名がある．

婦人科的診察や処置，月経発来，副腎皮質ホルモン投与，放射線照射によっても誘発され，再発する．

診断 性器に出現した有痛性潰瘍，左右両側に相接する面に kissing ulcer が発症すれば，ほぼ間違いないが，ウイルス抗原検出かペア血清による血清抗体価の推移によっても診断できる．

治療 抗ヘルペス剤，アシクロビル内服（ゾビラックス®）5錠/日，5日間投与により症状の改善は早くなった．さらに，パラシクロビル（バルトレックス®）は2錠/1日2回内服でより治療しやすくなった．しかし，殺菌的には働かず，腰髄神経節に潜伏し再発する．

妊婦に外陰ヘルペス症が発症した場合は，経腟分娩による産道感染の頻度は高く，しかも新生児には重篤な症状を示すので，帝王切開による分娩を行わなければならない（表Ⅱ-22）．

表Ⅱ-22 性器ヘルペス症合併妊娠の管理方式

1．発症時	a) 診　断…ウイルス分離・同定	
	b) 感染型…血清抗体の測定	
2．妊娠中	a) 産道からのウイルス分離	
	b) 血清抗体の測定	
3．分娩様式	a) 急性型…発症より1カ月以内	帝切
	発症より1カ月以上	経腟
	b) 誘発型〉発症より1週間以内	帝切
	再発型〉発症より1週間以上	経腟
4．新生児…生後1週以上は入院観察する		

（日本母性保護医協会，日母研修ノートより）

J 尖圭コンジローマ condyloma acuminatum

定義・原因 human papilloma virus の感染により，性器に発症する良性腫瘍．先の尖った独特な形を呈する．子宮腟部や頸部・腟壁にも発症する．性行為感染と，産道感染により新生児にも発症する．human papilloma virus の6型と11型により発症する．

症状 先の尖った乳頭腫状の病変が多数出現する．有痛性のことが多い．子宮頸部には扁平な形で出現する．

診断 視診にても判断可能であるが，細胞診，組織診により確定診断する．酵素抗体法もしくは HPV-DNA 診断も可能である．

治療 2007年イミキモド5％クリーム（ベセルナクリーム5％）が登場し外用薬治療が可能となった．隔日で週3回局所に塗布する．治癒までに時間を要す

ることも多く16週まで継続する．再発することもあるが消失効果は高く現在では治療の第一選択となっている．電気メスによる焼灼，ドライアイスによる冷凍療法，CO_2レーザー，抗癌剤軟膏の塗布．5％ポドフィリン液も有効といわれているが，わが国では認可されていないため治療には用いられない．

K 毛虱 pediculosis pubis

- **定義・原因** 毛虱がヒトの毛に寄生して発症する．
- **症状** 外陰部の毛に寄生し発症する．有毛外陰部に強い搔痒感を訴え，搔破により浸潤化し，ここに他の細菌感染が起こる．
- **診断** 毛虱の鏡検と虫卵（1 mm弱）の確認ができる．
- **治療** 剃毛，γ-BHCとプロピレングリコールを混ぜワセリンと混合した軟膏の局所塗布．

L 後天性免疫不全症候群 acquired immunodeficiency syndrome（AIDS）

- **定義・原因** ヒト免疫不全ウイルス human immunodeficiency virus（HIV）の感染による．1981年アメリカで確認された．アフリカが原発とされ，アフリカに多発．以後，南北アメリカ，欧州，東南アジアへも広がっている．
- **症状** 潜伏期が長く，発症までに数ヵ月から7年以上に及ぶものもある．発症までの間は無症候性の状態で経過する．発症すると，さまざまな特徴的病態を示す（表II-23, 24）．
- **検査・診断** 酵素抗体法（ELISA）によるHIV抗体スクリーニングをまず行う．この陽性例にWestern blot法か蛍光抗体法を行い，さらに陽性が確認された場合はHIV感染者である診断がつく．
- **治療** HIV感染のためのAIDS治療薬は開発が進み，3種類の系統の異なる薬剤を併用することによりAIDSの進行を止め，良好な治療成績が得られるようになった．

治療目標は，血漿中ウイルス量（HIV-RNA量）を検出限界以下に抑え続けることである．このため強力な多剤併用療法（HAART：Highly Active Antiretor-

表II-23　サーベイランスのためのHIV感染症/エイズ診断基準

I．HIV感染症の診断
1．HIVの抗体スクリーニング検査法（酵素抗体法〔ELISA〕，粒子凝集法〔PA〕，免疫クロマトグラフィ法〔IC〕など）の結果が陽性であって，以下のいずれかが陽性の場合にHIV感染症と診断する 　　(1)抗体確認検査(Western Blot法，蛍光抗体法〔IFA〕など) 　　(2)HIV抗原検査，ウイルス分離および核酸診断法(PCRなど)などの病原体に関する検査（以下，「HIV病原検査」という）
2．ただし，周産期に母親がHIVに感染していたと考えられる生後18カ月未満の児の場合は少なくともHIVの抗体スクリーニング法が陽性であり，以下のいずれかを満たす場合にHIV感染症と診断する 　　(1)HIV病原検査が陽性 　　(2)血清免疫グロブリンの高値に加え，リンパ球数の減少，CD4陽性Tリンパ球の減少，CD4陽性Tリンパ球数/CD8陽性Tリンパ球数比の減少という免疫学的検査所見のいずれかを有する
II．エイズの診断
Iの基準を満たし，IIIの指標疾患（Indicator Disease）*の1つ以上が明らかに認められる場合にエイズと診断する

*IIIの指標疾患は表II-24に示す

表II-24 エイズの指標疾患（indicator diseases）

A．真菌症	1．カンジダ症（食道，気管，気管支，肺） 2．クリプトコッカス症（肺以外） 3．コクシジオイデス症 　①　全身に播種したもの 　②　肺，頸部，肺門リンパ節以外の部位に起こったもの 4．ヒストプラズマ症 　①　全身に播種したもの 　②　肺，頸部，肺門リンパ節以外の部位に起こったもの 5．ニューモシスティス肺炎
B．原虫症	6．トキソプラズマ脳症（生後1カ月以後） 7．クリプトスポリジウム症（1カ月以上続く下痢を伴ったもの） 8．イソスポラ症（1カ月以上続く下痢を伴ったもの）
C．細菌感染症	9．化膿性細菌感染症（13歳未満で，ヘモフィルス，連鎖球菌等の化膿性細菌により以下のいずれかが2年以内に，2つ以上多発あるいは繰り返して起こったもの） 　①　敗血症，②　肺炎，③　髄膜炎，④　骨関節炎，⑤　中耳・皮膚粘膜以外の部位や深在臓器の膿瘍 10．サルモネラ菌血症（再発を繰り返すもので，チフス菌によるものを除く） 11．活動性結核（肺結核または肺外結核）※ 12．非結核性抗酸菌症 　①　全身に播種したもの 　②　肺，皮膚，頸部，肺門リンパ節以外の部位に起こったもの
D．ウイルス感染症	13．サイトメガロウイルス感染症（生後1カ月以後で，肝，脾，リンパ節以外） 14．単純ヘルペスウイルス感染症 　①　1カ月以上持続する粘膜，皮膚の潰瘍を呈するもの 　②　生後1カ月以後で気管支炎，肺炎，食道炎を併発するもの 15．進行性多巣性白質脳症
E．腫瘍	16．カポジ肉腫 17．原発性脳リンパ腫 18．非ホジキンリンパ腫（LSG分類により，①　大細胞型（免疫芽球型），②　Burkitt型） 19．浸潤性子宮頸癌※
F．その他	20．反復性肺炎 21．リンパ性間質性肺炎/肺リンパ過形成：LIP/PLH complex（13歳未満） 22．HIV脳症（認知症または亜急性脳炎） 23．HIV消耗性症候群（全身衰弱またはスリム病）

※ C 11 活動性結核のうち肺結核およびE 19 浸潤性子宮頸癌については，HIVによる免疫不全を示唆するTリンパ球数比の減少という症状または所見がみられる者に限る．

（厚生労働省エイズ動向委員会，2007）

表II-25　現在使用可能な抗HIV薬

逆転写酵素阻害薬		プロテアーゼ阻害薬	インテグラーゼ阻害薬
核酸系	非核酸系		
AZT（レトロビル®）	NVP（ビラミューン®）	IDV（クリキシバン®）	RAL（アイセントレス®）
ddI（ヴァイデックス®）	EFV（ストックリン®）	SQV（インビラーゼ®）	
ddI-EC（ヴァイデックスEC®）	DLV（レスクリプター®）	RTV（ノービア®）	
3TC（エピビル®）	ETR（インテレンス®）	NFV（ビラセプト®）	
d4T（ゼリット®）		LPV+RTV（カレトラ®）	CCR 5阻害薬
ABC（ザイアジェン®）		ATV（レイアタッツ®）	MVC（シーエルセントリ®）
TDF（ビリアード®）		fAPV（レクシヴァ®）	
FTC（エムトリバ®）		DRV（ダルナビル®）	
AZT+3TC（コンビビル®）			
ABC+3TC（エプジコム®）			
TDF+FTC（ツルバダ®）			

（　）内は商品名

（日本性感染症学会：性感染症 診断・治療 ガイドライン 2011.）

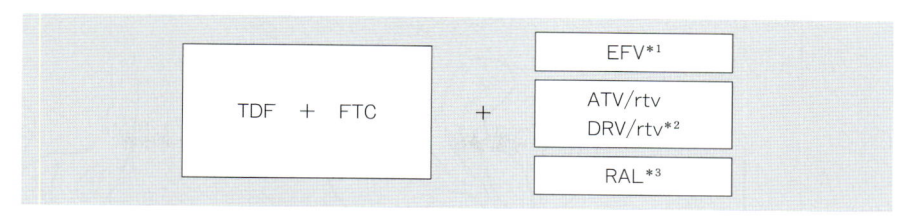

```
          ┌─────────────────┐       ┌──────────────┐
          │                 │       │    EFV*¹     │
          │                 │       ├──────────────┤
          │   TDF  +  FTC   │   +   │   ATV/rtv    │
          │                 │       │  DRV/rtv*²   │
          │                 │       ├──────────────┤
          │                 │       │    RAL*³     │
          └─────────────────┘       └──────────────┘
```

図II-11　多剤併用療法における薬剤の組み合わせ
*¹ 非ヌクレオシド系逆転写酵素阻害薬．妊婦や妊娠の可能性のある女性には投与しない．
*² プロテアーゼ阻害薬

(日本性感染症学会：性感染症 診断・治療 ガイドライン 2011.)

oviral Therapy）を行うことが基本になる．

　HIVは，高度に変異を起こすためウイルスの複製を十分に抑えなければ薬剤耐性ウイルスが出現する．したがって，治療の初めから強力な治療でウイルス複製を抑え続けることが重要である．抗HIV薬は，表II-25に示す3つのカテゴリーに分けられるが，原則として3剤以上を用いた強力な抗HIV多剤併用療法で開始し，高い服薬率を保持すべきである．

　抗HIV療法（HAART）としては核酸系逆転写酵素阻害薬2剤＋プロテアーゼ阻害薬もしくは非ヌクレオシド系逆転写酵素阻害剤1剤による3剤併用療法が臨床試験により，その長期効果が認められている．これを図II-11に示す．

5 性器の形態異常

A 外陰 vulva

① 腟肛門 vaginal anus
　肛門が本来の位置になく，腟に開口している先天異常をいう．胎生の初期に尿直腸中隔の発育不全により，尿生殖洞と直腸とが分離していないものである．正常肛門も同時に存在すれば腟直腸瘻 vaginorectal fistula とよぶ（図II-12）．

② 腟前庭肛門 vestibular anus
　尿直腸中隔の発育が不十分で，肛門が腟前庭に開口し，性器肛門堤が分離していないものである．正常肛門が同時に存在すれば直腸腟前庭瘻 recto vestibular fistula となる（図II-13）．

③ 鎖肛，直腸閉鎖 anal atresia, rectal atresia
　尿直腸中隔が排泄腔の肛門側に癒着し閉鎖して起こる．新生児期に発見されるが緊急手術を要する．

④ 陰唇癒合 labial adhesion
　大陰唇および小陰唇が癒着し閉鎖したものである．幼児期の後天的な炎症によるものが多い．妊娠初期の19ノルステロイド系のゲスターゲンによってもみられることがある．陰唇を剥離あるいは切開分離する．エストロゲン含有の軟膏を癒合部に塗布することもある．

⑤ 小陰唇延長症 Hottentot apron, Elongatio labiorum minorum
　先天的，後天的な小陰唇肥大をいう．異常を訴えないかぎり，とくに治療を必要としない．

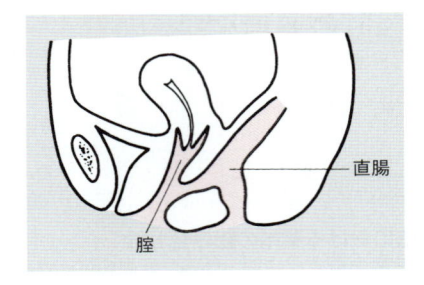

図Ⅱ-12 腟直腸瘻
正常肛門があり，腟にも開口している場合をいう．正常肛門部がなく，腟への開口だけ存在すれば腟肛門となる

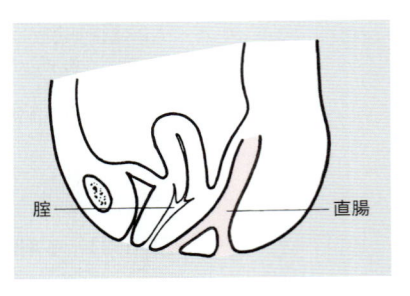

図Ⅱ-13 直腸腟前庭瘻
正常肛門があり，かつ腟前庭にも開口している場合をいう．正常肛門部がなければ腟前庭肛門となる

⑥ 処女膜閉鎖症 imperforate hymen

尿生殖洞の発育の異常による．処女膜の穿孔が起こらないもので，非穿孔性処女膜である．

● 症状・診断 ● 月経発来前は無症状である．月経発来後も月経血は腟外に出ず，潜伏月経 cryptomenorrhea となる．したがって，腟留血症 hematocolpos を形成し，進行すると子宮留血症 hematometra，卵管留血症 hematosalpinx となる．月経時に一致して下腹痛を起こす．留血症が大きくなると便秘，尿閉を起こすことがある．処女膜は膨隆して，血液が暗青色に透けてみえる（図Ⅱ-14）．

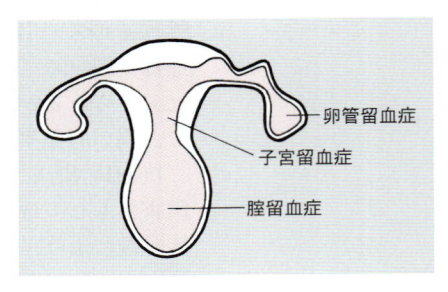

図Ⅱ-14 処女膜閉鎖症
月経発来後も月経血が腟外に出てこないため，腟留血症を形成し，処女膜は膨隆して血液の存在を知ることができる．進行すると子宮留血症，卵管留血症を形成する

● 治療 ● 処女膜切開を行い，貯留した月経血の自然排出をはかる．圧迫すると卵管留血症の破裂の危険がある．抗生剤を投与して感染を防止する．感染すると子宮留膿症 pyometra を形成することがある．

⑦ 半陰陽 hermaphroditism

外陰部の分化，発育に異常があり，性別の判定が紛らわしいものをいう．以下に分類される．

① 真性半陰陽 true hermaphroditism
② 男性(偽)半陰陽 male (pseudo) hermaphroditism
③ 女性(偽)半陰陽 female (pseudo) hermaphroditism

（詳細は，p.162,「Ⅱ-2 性の分化，発育，成熟の異常」の項参照．）

B 腟 vagina

腟はその上部1/3はMüller管から発生し，下部2/3は尿生殖洞から発生する．Müller管の上部は癒合せず左右の卵管を形成するが，中部と下部は胎生初期に癒合して子宮と腟になる．その癒合の障害の程度によって種々の重複奇形が生ずる．

① 重複腟 double vagina

縦方向の腟中隔 vaginal septum で腟腔が左右に分離しているものをいう．中隔には，腟腔の全域に及ぶ完全中隔と，一部にだけ存在する不全中隔とがある．隆

起が腟の前後壁にみられるだけのものもある．
　性交障害などの症状はなく，ほかの診察目的で受診して発見されることが多い．妊娠時には腟中隔は軟化する．
　●治療●　腟中隔は放置しておき，分娩障害が起きたら切開する．

② 一側腟 unilateral vagina
　Müller 管の一側が退化し，もう一側だけの発育で生じる．単角子宮に合併することがある．腟は狭く，分娩時には腟壁の裂傷を起こしやすい．

③ 腟狭窄症 vaginal stenosis
　先天的な発育異常では腟の上 1/3 と中 1/3 の付近に発生することが多い．後天的な腟炎，損傷，Ra 照射などで発生することもある．腟横中隔 transverse vaginal septum も腟狭窄の一種である．
　●治療●　狭窄の程度が強ければ性交障害を起こすので非妊時に手術を行う．分娩障害については，分娩時に児の通過が妨げられるようであれば切開を行う．高度の場合は帝王切開が必要となる．

④ 腟閉鎖症 vaginal atresia
　先天的な癒合異常によるものは発生部位が腟狭窄症と同じである．後天的な腟炎によっても閉鎖を起こすことがある．
　●治療●　閉鎖が膜状で薄ければ切開だけで十分である．厚い例では切開除去をするが，基底部まで広く除去すると瘢痕化し，分娩時に産道の通過障害を起こす．

⑤ 腟欠損症 absence of the vagina
　腟を欠くもの．Rokitansky-Küster-Hauser 症候群が有名である．この症候群は，腟欠損のみでなく，子宮も痕跡的である．しかし，Müller 管上部の卵管の発育は正常である．染色体構成は 46, XX であり，卵巣はまったく正常で，正常の内分泌機能を有し，排卵が周期的に認められる．外陰，恥毛，乳房など二次性徴の発達も十分である．しかし，子宮，腟がないために，原発性無月経で，性交は不可能である．
　●治療●　性交を可能にするために造腟術が行われる．造腟術には非観血的方法と観血的方法がある．非観血的方法ではプロテーゼを用いて持続圧迫することにより陥没部を拡大し，腟腔を形成する．観血的方法には，人工腟として前庭粘膜，皮膚，S 状結腸腹膜などが用いられる．造腟術により性交は可能となるが，妊娠は不可能である．

C 子宮 uterus

Müller 管の癒合障害で種々の重複奇形を生じる（図II-15）．
① **分離重複子宮** uterus duplex：2 つ互いに分離している子宮をいう．
② **双頸双角子宮** uterus bicornis bicollis：重複子宮の下部が癒合しているもの．
③ **単頸双角子宮** uterus bicornis unicollis：子宮体部はそれぞれの筋層をもち，頸部のみが共通した筋層でできている．
④ **完全中隔子宮・不全中隔子宮** uterus septus, uterus subseptus：子宮腔内に縦の中隔を認めるもので，共通の単一の筋層で囲まれている．
⑤ **弓状子宮** uterus arcuatus：子宮体の癒合がごく一部不完全なもので，子宮腔の単一化が一部障害されている．
⑥ **単角子宮** uterus unicornis：Müller 管の一側がまったく発育しなかったもの．
⑦ **副角子宮** uterus rudimentarius partim excavatus：Müller 管の一側の発育が

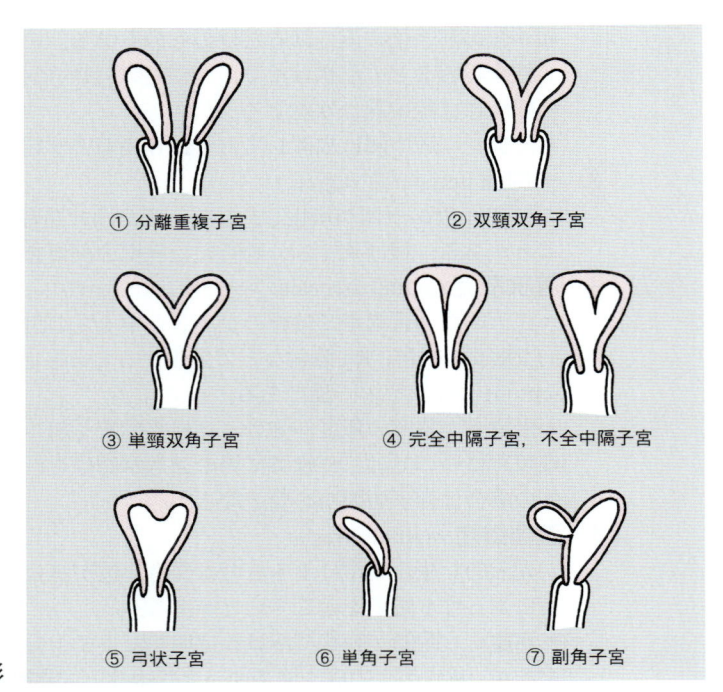

図II-15 子宮の重複奇形

① 分離重複子宮
② 双頸双角子宮
③ 単頸双角子宮
④ 完全中隔子宮, 不全中隔子宮
⑤ 弓状子宮
⑥ 単角子宮
⑦ 副角子宮

一部抑制されると，副角を有する双角子宮となる．

● 症状 ● 自覚症状はない．不妊症・不育症の検査目的で子宮卵管造影法を行い，発見されることが多い．ただ副角子宮では，主角と交通がなければ副角子宮内に月経血が貯留することにより留血症を形成し，症状が現れる．次第に大きな腫瘤を形成し，月経時には下腹部の疼痛を訴える．自然破裂を起こすこともある．

● 診断 ● 子宮卵管造影法は必須の検査法であるが，双角子宮と中隔子宮との鑑別は困難である．内診，超音波断層法，腹腔鏡診を併用する．

● 妊娠・分娩への影響 ● 中隔子宮，弓状子宮，単頸双角子宮では流産率が高い．妊娠の後期では胎位の異常，胎勢の異常を起こしやすく，骨盤位も高率である．重複子宮，双頸双角子宮では頸管の開大障害が起こりやすく，微弱陣痛による分娩の遷延もみられる．副角子宮の妊娠では，妊娠の経過中に副角破裂を起こすので危険である．子宮外妊娠との鑑別が必要である．

● 治療 ● 不妊症，流産との関連があれば，双角子宮に対して子宮腔単一化手術(Strassmann 手術)，中隔子宮に対して中隔切除術(Jones & Jones 手術，子宮鏡下切除術)を行う．

6 性器の位置異常

A 子宮の異常変位 displacements of the uterus

① 正常子宮の位置

子宮は骨盤腔内のほぼ中央に位置し，前方に膀胱，後方に直腸がある．子宮頸軸は骨盤縦軸と一致せず，前方に傾いており，腟軸に対して 70°～90°前方に傾く．

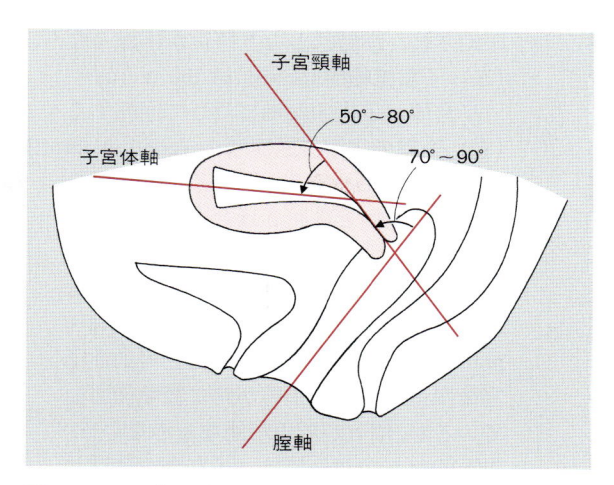

図Ⅱ-16 正常子宮の位置
子宮頸軸は骨盤縦軸に対して前方に傾斜する．腟軸に対しては70°～90°前方に傾く．これを子宮の前傾という．また子宮体軸は子宮頸軸に対して50°～80°前方に傾いている．これを子宮の前屈という

これを**子宮の前傾** anteversion という．また，子宮体軸は子宮頸軸に対して50°～80°前方に傾いている．これを**子宮の前屈** anteflexion という．すなわち子宮は生理的に前傾前屈の位置をとるものと考えられている（図Ⅱ-16）．

しかし，正常子宮は可動性前傾前屈であり，固定位置をとらない．すなわち膀胱および直腸の充満によりある程度移動可能であり，後方あるいは前方に傾く．子宮は懸垂装置である基靱帯，仙骨子宮靱帯，膀胱子宮靱帯，子宮広靱帯，子宮円靱帯と，下方から支える作用をもつ支持装置，すなわち骨盤隔膜 pelvic diaphragm，尿生殖隔膜 urogenital diaphragm により保持されている．

❷ 子宮の位置および姿勢の異常
（1）傾 version の異常
　①病的前傾 hyperanteversio：子宮頸軸が過度に強く前傾するものをいう．
　②後傾 retroversio：子宮頸軸が後方に傾くものをいう．
　③側傾（左傾，右傾）lateroversio：子宮頸部で左右いずれかに傾くものをいう．
（2）屈 flexion の異常
　①病的前屈 hyperanteflexio：正常例では子宮体軸は子宮頸軸に対して50°～80°前方に傾いているが，この前屈位がさらに強いものをいう．発育不全子宮に多く，月経痛を伴うことが多い．
　②無屈 straight：子宮体軸と子宮頸軸が同一線上にあるものをいう．
　③後屈 retroflexio：子宮体軸が子宮頸軸に対し後方に屈曲するものをいう．
　④側屈 lateroflexio：子宮体軸が子宮頸軸に対し側方に屈曲するものをいう．
（3）子宮の偏位
　正常の位置より前後，左右，上下に偏位するものをいう．前位，後位，左位，右位，上昇，脱垂 descensus and prolapsus という．
（4）子宮内反症 inversion of the uterus
　子宮内膜面が外方に反転するもので，ほとんどが胎盤剝離前に臍帯を強く牽引しながら Credé 胎盤圧出法を行ったときに生じる．きわめてまれである．出血とショックを起こす．全身麻酔下に早期に整復を行うが，時間がたつと子宮頸部で

圧迫され，浮腫状となり整復が困難となり，手術的な処置が必要となる．

（5）子宮捻転症 torsion of the uterus

子宮体が子宮頸縦軸に対して回転するものをいう．

（6）子宮の後傾後屈症 retroversio et retroflexio uteri, posterior displacement of the uterus（子宮後転症）（図II-17）

子宮の後傾と後屈とは合併することが多い．可動性子宮後傾後屈症 mobile posterior displacement of the uterus と癒着性子宮後傾後屈症 fixed posterior displacement of the uterus がある．可動性子宮後傾後屈症は，子宮が常に後傾後屈しているが，位置が矯正可能なものをいう．先天的なものとしては，子宮支持装置および懸垂装置の発育不良があるものに多くみられる．後天的なものとしては，子宮支持装置および懸垂装置の分娩による損傷がある．

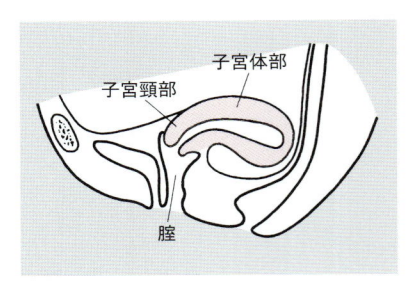

図II-17　後傾後屈症
双合診で矯正できれば可動性子宮後傾後屈症であり，子宮後面が後方と癒着すると癒着性子宮後傾後屈症となる

癒着性子宮後傾後屈症は，腹腔内の炎症，腹腔内出血あるいは子宮内膜症などが原因で子宮が後方に癒着して生じる．双合診で子宮の可動性がなく，位置の矯正ができない．

● 症状　可動性子宮後傾後屈症では症状はほとんどない．骨盤内臓器のうっ血 pelvic congestion を伴うと，腰痛，下腹痛を訴えるものもある．癒着性子宮後傾後屈症では下腹痛，腰痛，月経困難症などを訴える．

● 診断　双合診で子宮の後傾後屈を診断し，用手整復法で可動性か癒着性かを鑑別する．

● 治療　症状がなければ治療の必要はない．従来は矯正手術が行われたが，最近は，可動性子宮後傾後屈症ではほとんど適応にならない．子宮円靱帯短縮法，子宮前方固定法などがある．Alexander-Adams 法は腹膜外子宮円靱帯短縮法である．Webster-Baldy 法は子宮円靱帯を子宮後面に縫合する方法であり，その変法が癒着性子宮後傾後屈症によく用いられる．

（7）病的子宮前傾前屈症 pathologic anterior displacement of the uterus

子宮頸軸が過度に前傾し，子宮体軸が子宮頸軸に対して鋭角で前屈するものをいう．発育不全子宮 hypoplasia uteri にみられる．

● 症状　無症状のものもあるが，月経困難症を伴うことが多い．月経血の子宮外への排出が障害され，子宮筋の収縮が起こり，疼痛を訴える．

● 治療　子宮発育不良の治療を行う．

B 子宮下垂，子宮脱 descensus and prolapse of the uterus（図II-18）

● 定義　正常の子宮位置よりも下方へ子宮が変位したものである．子宮腟部が坐骨棘よりも下降するが，まだ腟内にあれば子宮下垂といい，子宮腟部が腟外まで脱出すれば子宮脱という（図II-19）．全子宮が腟外に脱出すると全子宮脱 complete prolapse of the uterus，一部が腟内にとどまれば不完全子宮脱 incomplete prolapse of the uterus とよぶ．

● 病態生理　子宮の支持装置（骨盤隔膜，尿生殖隔膜）の障害と，子宮懸垂装

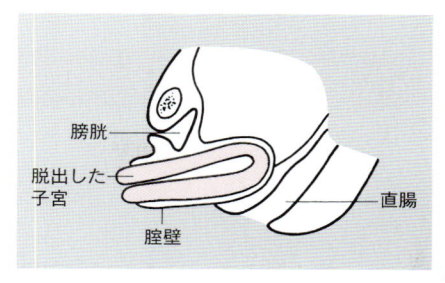

図Ⅱ-18　子宮脱
脱出した子宮は容易にみることができ，先端に外子宮口が認められる

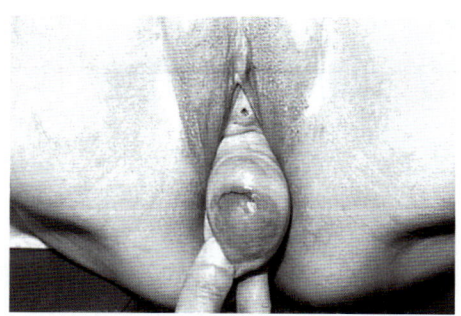

図Ⅱ-19　子宮脱（秋谷）

置（基靱帯，仙骨子宮靱帯，膀胱子宮靱帯など）の障害によるが，どちらが主因かはまだ議論がある．子宮脱の発生は，腟の下垂 descensus vaginae，脱出 prolapsus vaginae を伴う．とくに前腟脱 prolapsus vaginae anterior を伴うことが多い．子宮体部まで脱出してくると，後腟円蓋も脱出してくる．子宮下垂は慢性の経過をとり子宮脱へと進む．

● 症状 ●　子宮下垂では，性器の下垂感，下腹部の違和感がある．頻尿，便秘，帯下の増加などを訴える．子宮脱では下垂感が著明で，脱出子宮により歩行障害をきたす．脱出子宮や脱出腟壁は乾燥し，出血，感染などを起こす．

● 検査・診断 ●　子宮下垂は腟鏡診，触診で診断する．腹圧を加えると下垂の程度が強まり，診断が容易となる．子宮脱は視診によるが，子宮下垂と鑑別する．

● 治療 ●　一時的にペッサリーを用いることもあるが，根治療法には手術が必要である．

① 腟式子宮全摘出術：腟式に子宮を全摘出し，断端を固定する．
② 前腟壁縫合術（前腟壁形成術 anterior colporrhaphy）：前腟壁脱，膀胱瘤に対して行われる．膀胱を支えている膀胱腟中隔の弛緩を修復する．
③ 後腟壁会陰縫合術（後腟壁会陰形成術 posterior colporrhaphy）：後腟壁，会陰の切除縫合を行い，解離した肛門挙筋を中央で縫縮する．
④ Manchester 法：延長した基靱帯を切断し，子宮頸部前面に固定し，同時に子宮頸部を切断し，子宮下端の位置を正常位にする．前腟形成術を行う．
⑤ Le Fort 式腟不全閉鎖術：前後腟壁を中央で縫合閉鎖する．性交不能となるのでハイリスクの高齢者が適応となる．

C 膀胱瘤 cystocele

子宮脱は前腟脱を伴うことが多いが，前腟脱は経腟膀胱脱を合併しやすい．膀胱瘤の有無は尿道からゾンデを挿入して診断する．前腟形成術を行う（図Ⅱ-20）．

D 直腸瘤 rectocele vaginalis

分娩で肛門挙筋が損傷され離解して発生する．直腸腟中隔も弛緩する．直腸に挿入した指で直腸瘤を知ることができる．後腟会陰形成術を行う．

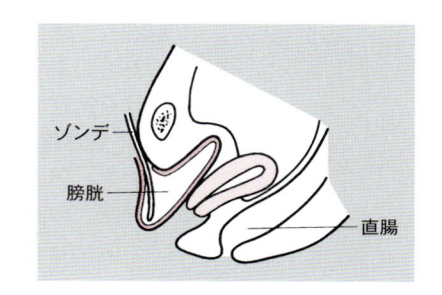

図Ⅱ-20　膀胱瘤
尿道からゾンデを挿入して診断できる

7 類腫瘍性病変

A 子宮内膜症 endometriosis

●**定義**● 子宮内膜症は，子宮内膜あるいはその類似組織が異所性に存在する疾患で，病理学的には良性の増殖性変化に属する．

●**病態生理**●

1 基本的な組織像

基本的には，子宮内膜の基本的な組織すなわち子宮内膜腺細胞とそれを取り囲む内膜間質類似細胞からなる．これに腺腔内出血，間質内出血，ヘモシデリン沈着，色素貪食マクロファージなどもみられる（図Ⅱ-21）．しかし，内膜腺細胞，間質細胞を伴わないもの，基本的な組織像を欠きヘモシデリンの沈着のみのものなどもみられる．

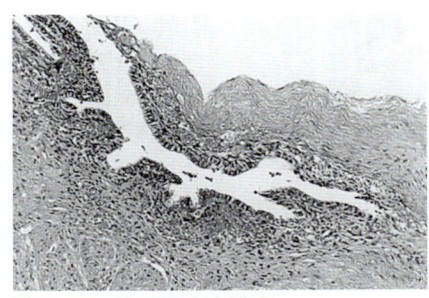

図Ⅱ-21 骨盤子宮内膜症

2 病理発生機序

種々の発生説があるが，定説はない．現在，子宮内膜逆流説，腹膜上皮化生説を支持するものが多い．

① **子宮内膜逆流説**：子宮内膜が何らかの原因により異所性に移植するとの説である．

② **腹膜上皮化生説**：腹膜上皮が化生により子宮内膜類似組織になるとの説であるが，化生の機序が明らかではない．

3 分類

① **発生部位と名称**：従来，子宮内膜症は子宮筋層に発生する内性子宮内膜症と子宮外に発生する外性子宮内膜症とに大別されていたが，近年，内性子宮内膜症は**子宮腺筋症** adenomyosis とよぶこととし，別途取り扱うようになった．卵巣の子宮内膜症については，病巣が表面にあるものを**卵巣子宮内膜症**とよび，囊胞を形成して膨大化したものを**卵巣チョコレート囊胞**とよぶ．また，骨盤腔内に発生したものを**骨盤子宮内膜症**とよぶことがあるが，骨盤内外を問わず，とくに発生部位を特定する必要がある場合は臓器名を初めにつける（例：肺子宮内膜症）．

② **臨床進行期分類**

ⅰ）アメリカ生殖医学学会分類（改訂版）Re-ASRM 分類：腹腔鏡下（ときに開腹）の直視下所見による評価法である．病変と癒着を臓器別に採点する以前の Re-AFS 分類に病変の色（red, white, black）の頻度を追加記入するように改編された（表Ⅱ-26）．骨盤子宮内膜症の臨床進行期は原則的にこの方法による．

ⅱ）Beecham 分類：古典的な内診所見による評価法であり，直視下所見が得られない場合に使用する（表Ⅱ-27）．

4 頻度および年齢

① **子宮内膜症の頻度**：子宮内膜症の頻度は新外来患者の5％，開腹手術例の5

表 II-26 アメリカ生殖医学会分類改訂版 (Re-ASRM 分類：直視下用)

病　巣		～1 cm	1～3 cm	3 cm～	points
腹膜	表在性	1	2	4	
	深在性	2	4	6	
卵巣 右	表在性	1	2	4	
	深在性	4	16	20	
卵巣 左	表在性	1	2	4	
	深在性	4	16	20	

癒　着		～1/3	1/3～2/3	2/3～	points
卵巣 右	フィルム様	1	2	4	
	強固	4	8	16	
卵巣 左	フィルム様	1	2	4	
	強固	4	8	16	
卵管 右	フィルム様	1	2	4	
	強固	4*	8*	16	
卵管 左	フィルム様	1	2	4	
	強固	4*	8*	16	
Douglas 窩閉鎖	一部	4			
	完全	40			

*卵管采が完全に閉塞している場合は16点とする
赤色 R（　　　）％　白色 W（　　　）％　黒色 B（　　　）％
I期：1～5，II期：6～15，III期：16～40，IV期：40以上

表 II-27　Beecham 分類（内診用）

stage I	散在性の 1～2 mm の内膜症小斑点を骨盤内にみる．開腹時にはじめて診断される
stage II	仙骨子宮靱帯，広靱帯，子宮頸部，卵巣がいっしょに，あるいは別々に固着し，圧痛，硬結を生じ，軽度に腫大している
stage III	第 II 期と同じだが，少なくとも卵巣が正常の 2 倍以上に腫大している．仙骨子宮靱帯，直腸，付属器は癒合し一塊となっている．Douglas 窩は消失している
stage IV	広範囲に及び，骨盤内臓器は内診でははっきりと区別できない

～15％といわれる．腹腔鏡施行例では，不妊症の30％，原因不明不妊症の50％，月経困難症の50％，下腹痛・腰痛等の15％である．

② 子宮内膜症の年齢別頻度：子宮腺筋症は30代後半～40代が好発年齢であり，子宮筋腫と同様の年齢分布を示す．骨盤子宮内膜症は20代後半～30代の生殖年齢と一致する．

5　卵巣チョコレート囊胞の悪性化

近年，卵巣チョコレート囊胞の悪性化により卵巣明細胞腺癌や卵巣類内膜腺癌が発生することが明らかとなった．発癌率は約0.7％程度と言われており，年齢が40歳以上，チョコレート囊胞の長径が10 cm以上で癌の合併は急増する．

●症状●　骨盤子宮内膜症は疼痛と不妊を主訴とする疾患である．疼痛には，月経困難症，下腹痛，腰痛，性交時痛，排便痛などの自覚症状がある．重症の例では不妊を伴うことが多い．一方，不妊症を主訴とし疼痛を訴えない例であっても，腹腔鏡を施行すると高頻度に骨盤子宮内膜症が確認される．臨床進行期による重症度と月経痛の重症度には相関がない．月経過多症は臨床進行期にとくに一定の傾向は認められなかったが，不正出血，性交時痛，排便痛は重症例に多い傾向がある．子宮腺筋症は月経困難症，ときに性器出血，月経過多症を伴う．

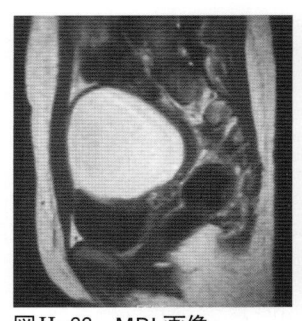

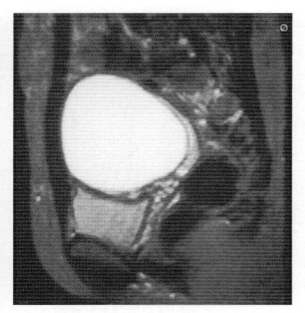

図II-22 MRI画像
左：T1強調画像，右：T2強調画像

● 検査所見 ●

1 画像診断

① 超音波断層法：卵巣子宮内膜症の特徴的な超音波所見としては，壁肥厚を有する単房性，ときに多房性の囊胞性腫瘤で内部に移動性の砂状陰影が認められることがある．しかしながら，微細点状内部エコーは皮様囊腫や甲状腺腫，出血性黄体囊胞，骨盤内膿瘍などでも認められ，その診断には注意が必要である．また，子宮腺筋症に対する特徴的な超音波所見はなく，子宮筋層の肥厚像が共通した超音波所見である．

② CT（computed tomography）：CT画像での卵巣子宮内膜症（チョコレート囊胞）のCT値は水に近く，囊胞の壁は厚いことも薄いこともある．子宮腺筋症のCT像は均一な腫大した子宮像として描出され，子宮筋腫の合併がなければ，その辺縁は平滑であり，結節状の不整な辺縁像は認められない．子宮筋腫や付属器腫瘍との鑑別もしばしば困難であるが，contrast enhancement（CE）を行うとある程度鑑別に有用となる場合がある．

③ MRI（magnetic resonance imaging）：MRI画像では，チョコレート囊胞はT1強調画像，T2強調画像ともに明瞭な高信号をもつ卵巣腫瘤としてとらえられる（図II-22）．T1強調画像で均一な高信号を呈していても，T2強調画像では囊胞内部にshadingとよばれる明瞭な低信号部分が出現することがあり，しばしば多数の小囊胞の重積として描出される．子宮腺筋症の性状を知るうえで，MRIを行うときにはT2強調画像が必須である．T2強調画像での子宮腺筋症病変の特徴は，筋層内に広がる辺縁不明瞭な低信号病変として描出される．この低信号病変はjunctional zone（JZ）と非常に似ており，JZのびまん性，または限局性の肥厚（5mm以上）のようにみえる．また，病変内には点状の明瞭な高信号が認められることが多い．

さらに，腟と直腸にゼリーを注入にて撮影するMRIゼリー法は深部子宮内膜症や直腸子宮内膜症の診断に有効である．

④ 子宮卵管造影（HSG）：子宮内膜症の診断におけるHSGの目的は癒着の診断である．子宮卵管造影の所見としては，骨盤子宮内膜症では卵管閉塞が起こることもあり，拡散像で骨盤腔内の癒着を思わせる所見を認めることがある．さらに，卵巣子宮内膜症では卵管の延長像をみることがある．また，子宮腺筋症では筋層部分に脈管像をみることもある．

2 血清学的診断
CA 125は子宮内膜症で陽性にでることがある．子宮内膜症のRe-AFS進行期ごとのCA 125陽性率は1～2期：30％，3期：50％，4期：約75％である．

● 診断 ●

1 内診所見

骨盤子宮内膜症では，子宮の癒着性後屈，内診時の圧痛，Douglas窩の硬結，卵巣腫大，子宮および付属器の可動制限などがある．子宮腺筋症では，子宮の軽度腫大以外に特徴的な所見はない．

2 腹腔鏡（図II-23）

子宮内膜症によって直接引き起こされる病変（一次所見 primary findings）と間

図II-23　腹腔鏡所見（Re-AFS4期）

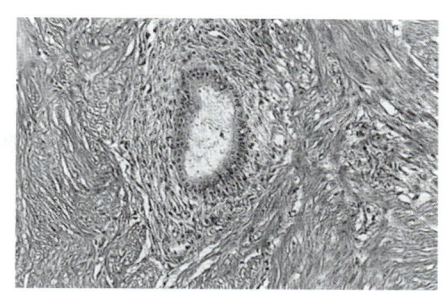

図II-26　子宮腺筋症

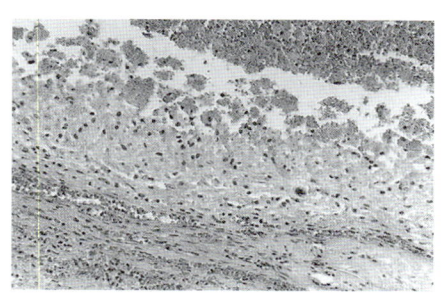

図II-24　チョコレート嚢胞（弱拡大）

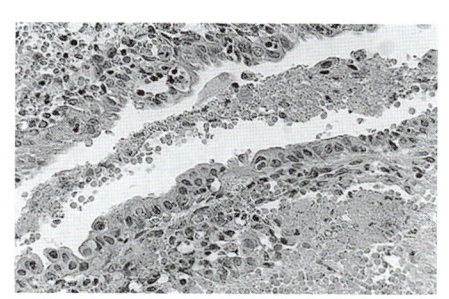

図II-25　チョコレート嚢胞（強拡大）

接的に生じた所見（二次所見 secondary findings）とに大別される．一次所見は血性色素によって着色された色素性病変と非色素性病変とに分類される（表II-28）．癒着によって骨盤内臓器が一塊となった状態を**凍結骨盤** frozen pelvis とよぶ．

3　組織学的診断

　子宮内膜症の組織診断には，基本的な組織の項で述べたような定型的なものと非定型的なものとに分けられる．実際には，むしろ非定型的な例のほうが多いくらいである．卵巣チョコレート嚢胞では子宮内膜腺細胞が欠如し，内膜間質細胞のみが観察されることが多い．また，周囲組織には，出血，色素沈着，色素貪食マクロファージなどが認められる（図II-24, 25）．子宮腺筋症では，これらの所見が子宮筋層の中に観察される（図II-26）．

●**鑑別診断**●　子宮内膜症と鑑別すべき疾患は，子宮筋腫，子宮体癌，子宮肉腫，慢性子宮筋層炎，慢性付属器炎，骨盤うっ血症候群，痙攣性メトロパチー，卵巣腫瘍（良性，悪性），直腸・結腸癌などがあげられる．

　月経困難症および下腹部痛などの疼痛の場合には，超音波断層法，子宮卵管造影法，CT，MRIなどの画像診断により子宮筋腫，付属器腫瘍と鑑別し，WBC，CRP，ESRにより炎症性疾患と鑑別する．性器出血や子宮の増大をみるときには，子宮体部細胞診，子宮内膜組織診により子宮悪性腫瘍と鑑別し，子宮卵管造影，子宮鏡などにより機能性子宮出血，粘膜下筋腫などと鑑別する．Douglas窩に硬結や腫瘤を触れるときには，直腸鏡，注腸造影などにより直腸癌，結腸癌と鑑別する．卵巣腫瘍では，各種の画像診断や腫瘍マーカーにより，ほかの卵巣腫瘍とりわけ悪性卵巣腫瘍との鑑別を行う．

●**治療**●　本疾患の治療にあたって，まず妊孕性の保持の必要性の有無が基本的な治療法の選択基準となる．妊孕性を保持する必要のない例では，まず対症療法（鎮痛剤，抗炎症剤など）を行い，対症療法で無効な場合には根治手術を行う．対症療法が無効で手術療法を希望しない場合や手術実施まで期間がある場合には，

表II-28 子宮内膜症の直視的所見分類

```
I. 一次所見          primary findings
  1. 色素性病変       pigmented lesions
    ① ブルーベリー斑          blue berry spot
    ② 血性囊胞              blood bleb
    ③ 散布状黒斑            powder burn
    ④ ヘモシデリン沈着       hemosiderin stain
    ⑤ 点状出血斑            ecchymosis
    ⑥ 漿膜下出血            subserous hemorrhage
    ⑦ 卵巣チョコレート囊胞    ovarian chocolate cyst
  2. 非色素性病変     non-pigmented lesions
    ① 小水疱               vesicle
    ② 漿液性囊胞           serous bleb
    ③ 充実性隆起           surface elevation
II. 二次所見          secondary findings
    ① 癒着                 adhesion
    ② ひだ状瘢痕           puckering scar
```

ホルモン療法を実施してもよい．妊孕性を保持する必要のある例では，薬物療法単独，手術療法単独，両者を組み合わせた治療法の選択を腹腔鏡所見により決定する．妊孕性を保持する必要のある例でも妊娠を急がない例（未婚，若年）では臨床診断により薬物療法を行い，その後に腹腔鏡を施行して将来の長期的治療方針を決定する場合もある．

1 対症療法

子宮内膜症での対症療法とは月経困難症に対する治療であるから，非ステロイド性鎮痛消炎剤，とりわけプロスタグランジン合成阻害剤が有効なことが多い．重症の場合は鎮痙剤，精神安定剤の併用も有効なことが多い．さらに，漢方薬（芍薬甘草湯，桂枝茯苓丸，桃核承気湯，当帰芍薬散など）やロイコトリエン受容体拮抗剤も用いられている．

2 ホルモン療法

① **低用量ピル・LEP 療法**（ルナベル®配合錠，ヤーズ®）：低用量ピルは排卵を抑制することを目的として投与されているが，その副効用として月経痛の軽減，月経量の減少，卵巣癌発生の抑制などが知られている．低用量ピルは子宮内膜の増殖を抑制し，プロスタグランディン産生を低下させることにより，月経痛が改善すると考えられている．子宮内膜症に対して，プラセボを対照としたルナベル®配合錠の RCTs が報告され，4 周期の投与により，プラセボに比べて有意な月経困難症のスコア低下が示され，現在子宮内膜に伴う月経困難症の治療薬として使用されている．主な副作用として不正性器出血，悪心，頭痛，希発月経，上腹部痛，乳房痛および乳房不快感が報告されている．

② **ダナゾール療法**：ダナゾール danazol は 17α-エチニルテストステロンの誘導体で，下垂体と子宮内膜両者に作用するといわれている．下垂体に対しては LH，FSH を軽度下降させ，その結果，エストラジオールを中等度下降させる．子宮内膜には，下垂体からの間接的な低エストロゲン環境と同時に，子宮内膜のアンドロゲンレセプターと結合して増殖を抑制し萎縮を起こさせる．このため投与中にスポッティングを起こすことがある．月経出血の減少経過は，投与開始第 1 周期から無月経となる例から，16 週投与終了まで徐々に減少する例までいろいろなパターンがある．投与期間は原則的に 16 週とされているが，24 週投与したほうがよい例が多々ある．副作用は体重増加と肝機能障害がおもなものであり，まれに過敏症や血栓症のでることがある．そのため肝機能検査，凝固系の検査は月 1 回は実施する必要がある．AST，ALT が軽度上昇しても投薬を継続してよいが，頻繁にチェックし，150〜200 U 以上になれば休薬したほうがよい．

③ **GnRHa 療法**：GnRH は 6 位のアミノ酸と N 末端を置換することにより種々のアナログが合成されている．現在市販されている GnRHa はアゴニストで天然の GnRH よりレセプターに対する親和性が約 50 倍強く，LH，FSH 放出作用は 10〜100 倍といわれている．元来 GnRH は下垂体に作用してゴナドトロピンの分泌を促進するが，GnRH を長期間大量投与すると逆にゴナドトロピンの分泌が抑制され低エストロゲン環境となる．これは GnRH の反復刺激により下垂体の

GnRHレセプター数が減少し，下垂体の反応性が低下するといわれている（ダウンレギュレーション）．注意すべきことは，GnRH投与2週間程度はGnRHの本来の作用によりゴナドトロピンの分泌は促進され高エストロゲン環境をつくりだすことである．副作用は，低エストロゲン環境の結果として更年期障害様の症状を示すことが多い．すなわち頭痛，肩凝り，のぼせなどである．通常は24週間投与であるが，長期投与では低エストロゲン環境が持続すると骨塩量の減少が起こり関節痛などを発生することがあるので，6カ月以上の持続投与に避ける．最近では，GnRHaにより血中のエストロゲンを十分に低下させた後で，ある程度のエストロゲンを補充して至適濃度を維持させ，副作用を少なくして治療を行うアドバック療法を行い，長期間のGnRHaの投与も行われている．

④ ジェノゲスト（ディナゲスト®）：本剤は第4世代プロゲスチンであり，強い子宮内膜分化作用をもつが，ゴナドトロピン分泌抑制作用や抗エストロゲン作用は弱く，アンドロゲン作用をもたず，比較的強い抗アンドロゲン作用を有しているという特徴がある．本剤の子宮内膜症に対する作用機序として1)排卵抑制作用，2)卵胞発育抑制作用によるエストロゲン産生抑制作用，3)子宮内膜の分化作用および子宮内膜細胞に対する増殖抑制作用，4)子宮内膜症細胞に対する直接的な増殖抑制作用およびサイトカイン産生抑制作用が示されている．重大な副作用として不正出血と貧血があり，子宮筋腫や子宮腺筋症を有する患者には慎重に投与する必要がある．

3 手術療法

① 妊孕性温存のための手術

ⅰ）腹腔鏡下手術

　a）焼灼術：ブルーベリー斑 blue berry spots や血性嚢胞などの微小チョコレート嚢胞など小病変に対し適応となる．電気メス，レーザーなどを使用．

　b）癒着剝離術：フィルム様癒着に対し適応となる．電気メス，レーザーなど凝固器を使用すれば強固な癒着に対しても可能ではあるが，十分な注意と慣れを要する．

　c）卵巣嚢腫穿刺術およびアルコール固定術：卵巣チョコレート嚢胞 endometlioma の穿刺のみでなく，穿刺後の穿刺針を通じて純エタノールを注入・洗浄・吸引することにより子宮内膜症組織の壊死を起こさせる．ある程度以上の大きさをもった卵巣チョコレート嚢胞が適応となる．

　d）卵巣嚢腫核出術：最近は，腹腔鏡下卵巣嚢腫核出術が多くの施設で行われている．

　e）仙骨子宮靱帯切断術（LUNA）：月経痛の治療として仙骨子宮靱帯に存在する知覚神経を切断する方法で，一般に腹腔鏡下で行われている．

ⅱ）開腹術によるもの

　a）癒着剝離術：妊孕性の回復・保持が目的であるから，再癒着の防止に十分な配慮が必要である．

　b）卵巣嚢腫核出術：卵巣病変に対して行われる．卵巣でも小病変の場合は焼灼のみでもよい．子宮内膜症はマルチフォーカスな疾患であり再発の頻度も高いので，妊孕性を保持する必要のある例では，たとえ片側でも卵巣摘出術，付属器摘出術は行うべきではない．

　c）Webster-Baldy 法手術：凍結骨盤 frozen-pelvis で Douglas 窩の完全閉塞例に癒着剝離術を施行し，再癒着の防止法がうまくいかない際に実施する．一見妊娠の可能性が低いような術式であるが，術後の薬物投与と組み合

わせると妊娠する例もある．
②　根治手術
　　 i ）子宮および付属器摘出術：子宮内膜症に対する根治手術である．月経困難症はもちろんなくなるが，術後に卵巣欠落症状がでるので，症状の程度，年齢などから適応を決定する．
　　 ii ）子宮摘出術（卵巣温存）：子宮内膜症は子宮筋腫と比べ発症年齢が若いため用いられやすい術式である．しかし，子宮内膜症の主病変が腹膜である例では，卵巣機能が温存されかつ腹膜病変が残存しているため，症状が持続してしまうことがあるので注意を要する．

B 粘膜ポリープ mucosal polyp

子宮腔を覆う粘膜が肥厚増殖して，内腔に突出したものを**粘膜ポリープ**という．子宮の粘膜ポリープは，発生部位により子宮頸管ポリープと子宮内膜ポリープの2つに区別される．

① 子宮頸管（粘膜）ポリープ endocervical polyp

● **定義**　子宮頸管腺上皮の一部が限局的に増殖したもので，外子宮口より露出し，深赤色の粘膜ポリープである．ポリープの茎は細いものが多いが，基底の広いものもある．

● **病態生理**　成因は明らかではないが，慢性炎症の結果として生ずる場合が多い．上皮成分の過形成によるものと間質組織の増殖によるものとがある．

● **頻度**　日常診療でしばしば遭遇する．30〜60歳代および多産婦に多い．

● **症状**　無症状で腟鏡診にて偶然発見される場合が多い．性交時出血，血性帯下，粘液性帯下などが認められる．

● **検査所見・鑑別診断**　腟鏡診にて容易に診断される．肉眼的に頸管ポリープと診断されても0.2〜0.7％に悪性疾患が発見されており，組織診にて鑑別する必要がある．

● **治療**　ポリープの茎をペアン鉗子でつかんで捻除する．

② 子宮内膜ポリープ endometrial polyp

● **定義**　子宮内膜が限局性に肥厚・増殖して内腔に突出した粘膜ポリープである．

● **病態生理**　内膜間質組織のエストロゲンに対する過剰反応の結果，起こるとされているが，成因は明らかではない．

● **頻度**　40〜50歳代に最も多く，閉経後に比較的多く認められる．

● **症状**　不正性器出血が最も多く，帯下の増量，過多月経，過長月経，月経困難症などが認められる．ポリープが大きいと不妊の原因となることがある．

● **検査所見**　経腟超音波断層法にて子宮内膜の肥厚あるいは子宮腔内の高エコー腫瘤像として描出される．子宮鏡，子宮内膜搔爬にて診断するが，子宮卵管造影（HSG）で子宮内の欠損像で発見される場合もある．

● **鑑別診断**　小さな粘膜下子宮筋腫は子宮内膜ポリープと鑑別困難な場合がある．子宮内膜増殖症を合併することがあり，子宮体癌とともに鑑別する必要がある．

● **治療**　子宮腔の全面搔爬や子宮鏡下ポリープ摘出術によって治癒させることができる．子宮内膜増殖症を伴う場合には，酢酸メドロキシプロゲステロン（MPA）を投与する場合もある．

● **予後**　内膜ポリープから癌などの悪性腫瘍が発生することがあるが，その頻

度は低い（0.5％程度）．また，再発は4％程度に認められる．

C 卵巣貯留嚢胞 ovarian retention cyst

- **定義** 腫瘤を形成しても真の腫瘍ではなく，分泌物の貯留によって生じたもの．
- **種類** 次のものが含まれる．①卵胞嚢胞，②多嚢胞性卵巣，③黄体嚢胞，④ルテイン嚢胞，⑤子宮内膜症性嚢胞．

① 卵胞嚢胞 follicule cyst
- **病態生理** 閉鎖卵胞またはGraaf細胞（成熟卵胞）内に内容液が貯留したもの．通常は単房性で直径は5 cm以下のものが多い．組織学的には壁上皮は顆粒膜細胞であるが，変性または消失していることもある．卵胞内に出血した場合には卵胞血腫を形成する．
- **症状** 茎捻転や破綻などを起こさないかぎり無症状．
- **診断** 開腹時あるいは診察時に偶然，発見されることが多い．
- **治療** 自然治癒するので，症状がなければ治療の必要はない．

② 多嚢胞性卵巣 polycystic ovary
- **病態生理** 多数の小卵胞嚢胞が存在する．通常，両側性で卵巣は2～3倍に腫大し，まれに鶏卵大に達する．内容は卵胞液で無色透明．ときに卵胞が認められるが，多くは消失している．組織学的には壁上皮は圧迫された顆粒膜細胞で覆われ，ときに血管増生，内莢膜細胞層の肥厚やルテイン化が認められる．
- **症状** 未婚婦人では無月経，既婚婦人では不妊を主訴として来院することが多い．
- **診断** 経腟超音波断層法で多数の小嚢胞を認める．血中FSH値は正常またはやや低値，血中LH値は高値を示す．血中テストステロン値は正常婦人より高値を示す．
- **治療** 無月経に対してはKaufmann療法を，無排卵症例には排卵誘発を行う．また，卵巣の楔状切除を行うと排卵が起こり，性周期が回復し妊孕力を得ることが多い．
- **予後** 自然治癒することはない．

③ 黄体嚢胞 corpus luteum cyst
- **病態生理** 排卵後の黄体に内容液が貯留したもので，組織学的には壁は黄体組織からなる．
- **症状** 一般に無症状．
- **診断** 診察時に内診や超音波断層法で発見されることが多い．
- **治療** 自然消失し，治療の必要はない．

④ ルテイン嚢胞 lutein cyst
- **病態生理** 胞状奇胎，破壊胞状奇胎，絨毛癌，ときに妊娠初期に認められるクルミ大ないし鶏卵大の嚢胞で，手拳大になることもある．性腺刺激ホルモンの過剰によって発生する．黄体嚢胞と異なり，ルテイン嚢胞壁はルテイン化した卵胞膜細胞からなる．ほとんどが両側性に発生する．最近では，不妊治療でゴナドトロピンを使った排卵誘発による卵巣過剰刺激症候群（OHSS）症例でみられ，その発生頻度は増加している．
- **症状** 一般に無症状．大きくなれば腹部膨満感，茎捻転を起こせば下腹痛（急性腹症）を起こす．

● **診断** 超音波断層法，CT，MRI を行い，さらに原因疾患の鑑別診断が必要となる．
● **治療** 原因除去後，次第に縮小することから，茎捻転を起こさないかぎり摘出などの手術は必要ない．

5 子宮内膜症性嚢胞 endometrial cyst

● **病態生理** 卵巣子宮内膜症の1症状として認められるもので，内容がタール状，チョコレート様の陳旧性の血液であるため，タール嚢胞あるいは**チョコレート嚢胞**ともよばれる（詳細は p. 194，A 参照）．

D 腹膜偽粘液腫 pseudomyxoma peritonei

● **定義** 腹膜原発の腫瘍ではないが，卵巣あるいは虫垂の粘液性腫瘍に伴って，ゼラチン様粘液物質および腫瘍細胞が骨盤腔あるいは腹腔に貯留した状態をいう．
● **病態生理** 原発巣の腫瘍は腸上皮型の粘液性腫瘍であるが，卵巣が原発の場合は通常，腫瘍細胞の異型は軽度であり，境界悪性粘液性腫瘍に分類される．卵巣原発よりは虫垂原発の腹膜偽粘液腫の報告が圧倒的に多い．
● **頻度** 粘液性腫瘍全体に占める割合は2～5％で，50～70歳の高齢者に比較的多い．
● **症状** 慢性的な経過をたどり，粘液物質の貯留に起因する消化管の通過障害，閉塞，全身的栄養障害をきたす．
● **診断** 開腹および腹腔鏡あるいは組織診にて診断される．
● **治療** 卵巣腫瘍あるいは虫垂腫瘍の摘出と粘液物質の除去が行われる．再発症例が多く，シスプラチンなどの抗癌剤の投与も試みられている．
● **予後** 報告によりかなり異なるが，卵巣の境界悪性腫瘍は予後良好であるのに対して，腹膜偽粘液腫は明らかに予後不良である．

8 外陰の腫瘍

A Bartholin 腺嚢胞 Bartholin's gland cyst

● **定義** Bartholin 腺の炎症により導管が閉じ，腺分泌液が腺内に貯留し嚢胞形成する．
● **病態生理** Bartholin 腺や導管の炎症により導管が閉鎖すると腺分泌液が貯留して嚢胞形成する．起炎菌は大腸菌，ブドウ球菌，淋菌その他複数菌感染による．
● **症状** Bartholin 腺炎の急性期には小陰唇後方部に発赤，腫脹，疼痛を認めるが，導管の炎症による閉鎖で腺腔に膿が貯留し，波動性をもつ Bartholin 腺膿瘍を形成することがある．慢性化すると無症状のこ

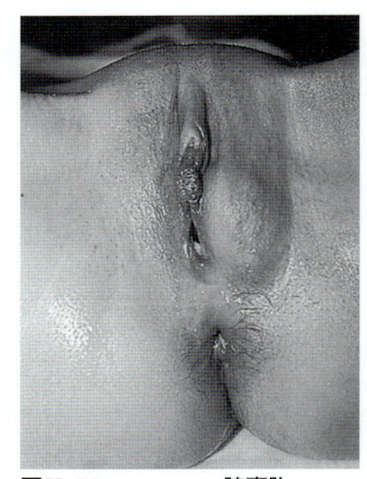

図II-27 Bartholin 腺嚢胞

ともあるが，分泌物貯留により囊胞が大きくなると大陰唇後方部に異物感を訴える（図II-27）．二次感染により疼痛増強と，囊胞腫大を訴える．

●**診断**　成熟婦人の片側または両側の大陰唇後方部皮下に卵円形の浮腫状または硬結様腫瘤を触知する．大きいものは舟状窩，外尿道口，肛門に達する腫瘤形成により外陰部は変形する．

●**治療**　小囊胞で無症状の場合は経過をみるが，感染や違和感などの症状があれば囊胞摘出術か，腺機能温存のため囊胞造袋術を行う．

B 尖圭コンジローマ condyloma acuminatum

性感染症の1つであり，外陰部皮膚表面に多発する疣状結節を呈し，通常，無症状のことが多いが，広範囲になると熱感や搔痒感を訴える．human papilloma virus（HPV）のおもに6，11型が原因と考えられる（p.184，II-4 J 参照）．

C 外陰ジストロフィー vulvar dystrophies

●**定義**　ジストロフィー（異栄養症）とは発育異常または栄養障害に基づく病変．従来用いられた白斑(板)症 leukoplakia，外陰萎縮症 kraurosis vulvae，硬化性苔癬 lichen sclerosis などの病名は一括して外陰ジストロフィーの名称でよばれる（1989，International Society for the Study of Vulvar Disease，ISSVD）．

●**病態生理**　外陰上皮には同一患者でも時期によって病型は交替し，同一時期でも場所によって違った病型を認める．組織学的所見より次の3型に分類される．

1　増殖性ジストロフィー hyperplastic dystrophy（扁平上皮細胞増殖症 squamous cell hyperplasia）

従来，神経性皮膚炎，慢性単純性苔癬とよばれたものも含まれるが，主として白斑症で，表皮は肥厚し皺壁著明となり，境界は明瞭で周囲皮膚より隆起する．限局性白色斑は羊皮紙様外見を呈する．大，小陰唇に好発するが，会陰大腿内側に達するものもある（図II-28）．

組織像は，表皮は過形成，過角化 hyperkeratosis，有棘層肥厚 acanthosis，錯角化 parakeratosis などの所見を特徴とし，表皮異型 atypia を伴うものもある．乳頭は延長し浮腫状で，網突起は指状となる．真皮は浮腫状で形質細胞，コラーゲンを認め，弾力線維は消失傾向にある．白斑部は角層が柔軟化し，湿潤化する．

2　硬化性苔癬 lichen sclerosis

外陰萎縮症とよばれていたもので，はじめ辺縁が不規則な白色扁平丘疹として

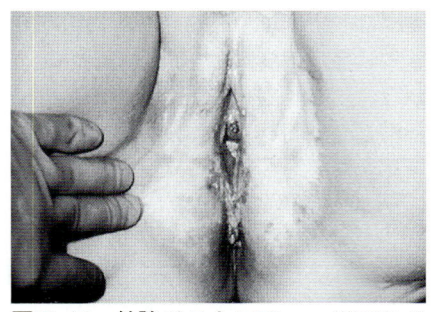

図II-28　外陰ジストロフィー(増殖性ジストロフィー)

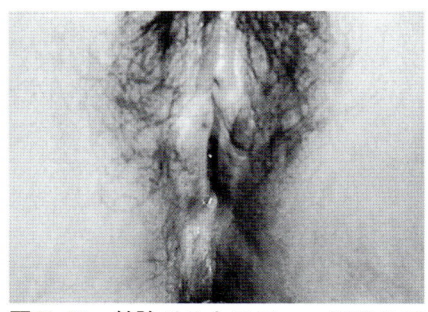

図II-29　外陰ジストロフィー(硬化性苔癬)

みられ，次第に癒合し，境界鮮明な斑状を呈する．進行すると皮膚萎縮のため皺壁を形成し，さらに小陰唇，陰核の消失，大陰唇の縮小，腟口の狭窄をもたらす（図II-29）．本症の5％に外陰癌併発を認める．

組織像は表皮角層は不変もしくは過角化を呈し，扁平菲薄化，網突起は消失する．真皮は帯状の浮腫，硝子様化を呈し，毛包角栓をみることがある．

3 混合型ジストロフィー mixed dystrophy

皮膚の同一部位に増殖性と萎縮性の混在した病変を認め，細胞異型を伴うことがある．

● **症状** ● ① 年齢：増殖性ジストロフィーは50歳以下に多く，硬化性苔癬は50歳以上に多いが，各年代層に認める．

② 掻痒感：硬化性苔癬に強いとされ，掻痒感を訴え始めて6カ月以内では皮膚生検の組織像は正常であることが多いが，それ以上長期間訴える症例には表皮病変を認める．掻痒感が強いと擦過のため表皮剥離や皮膚肥厚をきたす．

③ 外陰部皮膚の硬化，変形，白色斑を認め，性交障害，排尿障害をきたすことがある．

● **診断** ● 肉眼所見と生検組織像によるが，ほかの外陰部掻痒をもたらす疾患，たとえば，糖尿病など全身疾患，腟感染症，アレルギー疾患，寄生虫疾患，心因性など，また，上皮内癌や浸潤癌との鑑別が重要である．

● **治療** ● ① 外陰部萎縮には局所の通気と湿潤防止を配慮した下着を選ぶ．

② 抗掻痒には抗ヒスタミン軟膏，コルチゾン軟膏，テストステロン軟膏，エストロゲン軟膏などを塗布し，トランキライザーを服用することもある．

③ 手術療法として病巣切除術，外陰神経切除術が試みられる．

D 外陰 Paget 病 Paget's disease of the vulva

● **定義** ● 一種の表皮内腺癌病変であるが，外陰では特徴的 Paget 細胞やその他の所見から，外陰表皮内癌とは別に取り扱う（ISSVD）．

● **病態生理** ● Paget 病は，①乳房型が多く，乳頭や乳暈に発生する．②乳房外型は閉経後婦人の外陰に好発するが，まれである．いずれもアポクリン腺に富む領域である．

大陰唇に好発し，会陰，肛門周囲にひろがる．初期では外陰の湿疹様変化をきたし，紅斑を形成する．きわめて慢性に経過し，境界は不規則で明瞭．過角化または表在性の潰瘍を生じ，白色や紅斑を呈する（図II-30左）．

組織像：肥厚し異角化を伴う表皮内に存在する Paget 細胞は大型で円形または卵円形の明るい細胞質と多形性の核をもち，細胞質は中性および酸性粘液を含み，PAS陽性，アルシャン青陽性を示す．この Paget 細胞は表皮の網突起部に胞巣を形成し，表層に向かって単細胞の浸潤像を示す（図II-30右）．表皮外への浸潤は少ないが30％に認められ，その半数に鼠径リンパ節転移がある．また10％に乳癌併発を認める．Paget 細胞は表皮内起源説およびアポクリン腺導管上皮の基底層由来が考えられている．

● **症状** ● 60歳以上の高齢者に多いが30歳代もみられる．局所に掻痒，焼灼感，疼痛を認める．

● **診断** ● 肉眼的所見を参考にして生検組織検査によって確定診断される．

● **治療** ● 再発が多いことから広汎外陰摘出術が勧められ，浸潤があれば鼠径リンパ節郭清を行う．

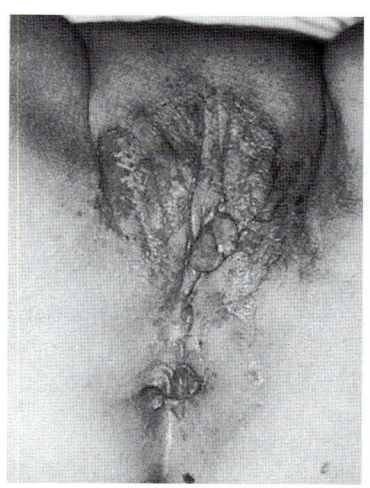

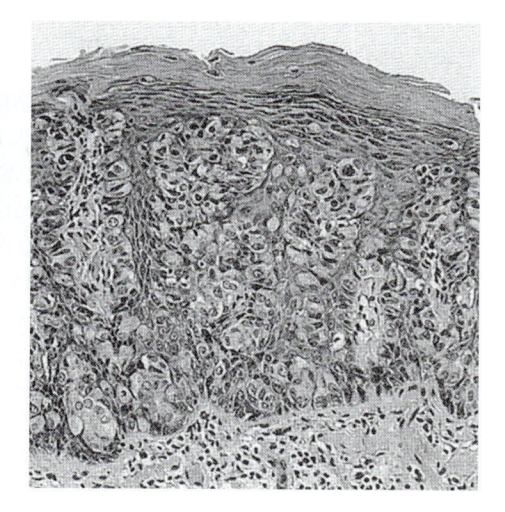

図Ⅱ-30　外陰 Paget 病
　右：組織像．肥厚し異角化した表皮内に明るい細胞質をもつ大型円形の Paget 細胞が胞巣を形成

E 外陰表皮内癌 squamous cell carcinoma *in situ* of the vulva

●定義●　外陰の扁平上皮内癌 squamous cell carcinoma *in situ* であり，癌細胞は表皮内全層にみられるが，基底膜の破壊は示さない．
　ISSVD は Bowen 病，紅色皮膚肥厚症 erythroplasia of Queyrat もこのカテゴリーに入れている．
　子宮頸部上皮内腫瘍 cervical intraepithelial neoplasia(CIN)に対応して，外陰表皮内腫瘍 vulvar intraepithelial neoplasia(VIN)という連続病変としてのとらえ方では表皮の異型度に応じ，① VIN Ⅰ（軽度異形成），② VIN Ⅱ（中等度異形成），③ VIN Ⅲ（高度異形成）の 3 型に分類するが，VIN Ⅲ は外陰表皮内癌と区別が難しい．

●病態生理●　大・小陰唇，腟口後部，肛門に好発する．単発または多発で，辺縁は明瞭で，周囲皮膚よりわずかに隆起する斑状または丘疹状病変としてみられる．表皮は過角化，過形成の程度で白色を呈したり，また，真皮血管網を反映して赤褐色を呈するが，人種皮膚色によっても異なる．表面は平滑，粗糙，肉芽様，角化など，さまざまである（図Ⅱ-31）．病変部は酢酸加工，ルゴール液または 1％トルイジンブルー液塗布によって明らかになる．

　組織像：肥厚した表皮には全層に異型細胞がみられ，層形成欠如，極性の乱れを呈す．Bowen 型では多核大型異型細胞（Bowen 細胞），異常核分裂像，過形成，異角化などが認められる．

　本疾患には HPV，とくに 16/18，31，42 型が関係しているといわれ，尖圭コンジローマと合併する頻度も

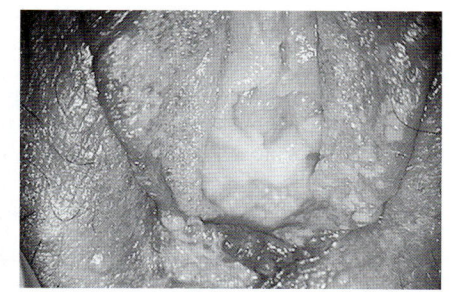

図Ⅱ-31　外陰表皮内癌
　両側小陰唇，腟口右側後部の白色部

多い．また，妊娠などの免疫抑制状態が本症を進展させ，出産後は自然消退がみられる．

● **症状** ● 従来60～70歳代に多いとされたが，妊娠，ウイルス感染症を伴う20歳代にもみられる．50％は無症状であるが，主症状は搔痒で，腫瘤の触知，出血，分泌液増加は浸潤癌(本症の10％)を疑う．

● **診断** ● 組織診断による．

● **治療** ●
① 妊娠後半では経過観察．
② レーザー光線療法で深さ3 mmまで蒸散．
③ 病巣切除 wide local excision を行うが，高年者や免疫不全患者に単純外陰摘出が適用される．
④ 抗癌剤軟膏(bleomycin，5-FU)．

F 外陰癌 carcinoma of the vulva, vulva cancer

● **定義** ● 外陰部に発生する原発性癌をいう．

● **病態生理** ● 女性性器癌の3～5％，全婦人悪性腫瘍の1％の頻度である．高血圧症，肥満，出産回数の少ない女性で高齢者(平均年齢：本邦61歳，国際統計68歳)に多い．

外陰でも大・小陰唇で，その前方に好発する傾向がある．初期には単一，硬結性，小隆起であるが増大して結節状丘状となり，辺縁は隆起して境界明瞭，やがて表面に潰瘍を形成する．

組織像：85～95％が扁平上皮癌で，メラノーマ，Bartholin 腺性腺癌，基底細胞癌，Paget 病などは少ない．

外陰部リンパ流は，①外陰-浅鼠径リンパ節-深鼠径リンパ節-内・外腸骨リンパ節，②外陰-閉鎖リンパ節，③外陰-内・外腸骨リンパ節と流れる．浅鼠径リンパ節に転移(＋)の場合20～25％で骨盤内リンパ節転移が認められ，転移(－)の場合5％に同側鼠径部再発が認められる．

● **症状** ● 外陰部の搔痒感や腫瘤，潰瘍形成，または排尿時灼熱感，分泌物や出血の増加を認める．

● **診断** ● 肉眼的所見，生検による．鼠径リンパ節腫大には針生検を行う．

臨床進行期分類(表Ⅱ-29)：扁平上皮癌では，鼠径リンパ節の転移頻度は，組織がより低分化(G 3で55％)，腫瘍最大径1 cm以上(13％以上)，浸潤深度1 mm以上(7.7％以上)になるのに比例して増すが，進行期別頻度はⅠ期：5～15％，Ⅱ期：21～49％，Ⅲ期：39～80％，Ⅳ期：33～100％である．

5年生存率は鼠径リンパ節転移数3個以上で不良(25％)であるが，進行期別ではⅠ期：91.1％，Ⅱ期：80.9％，Ⅲ期：48.4％，Ⅳ期：15.3％である．

表Ⅱ-29　臨床進行期分類(1994, FIGO分類)

Ⅰ期	癌は外陰，会陰に限局，最大径2 cm以下．リンパ節転移なし．間質浸潤の深さ1 mm以下（Ⅰa），間質浸潤の深さ1 mm以上（Ⅰb）
Ⅱ期	癌は外陰，会陰に限局，最大径2 cm以上．リンパ節転移なし
Ⅲ期	大きさは問わず，癌は尿道下部および（または）腟または直腸に及ぶもの，および（または）片側リンパ節に転移があるもの
Ⅳ期	尿道上部，膀胱粘膜，直腸粘膜，骨盤骨のいずれかに浸潤，および（または）両側所属リンパ節に転移があるもの(Ⅳa)，骨盤リンパ節を含むいずれかの部位に遠隔転移を認める(Ⅳb)

◉治療◉　Ⅰ，Ⅱ期では手術療法が，Ⅲ，Ⅳ期では放射線治療が優れた成績を示す．

1　手術療法

進行期 0 期：病巣切除 wide local excision か単純外陰摘出術 simple vulvectomy．

Ⅰ期：単純性外陰摘出術（広汎外陰摘出術 radical vulvectomy）＋鼠径リンパ節郭清．

Ⅱ期：広汎外陰摘出術＋鼠径（骨盤）リンパ節郭清．

Ⅲ期：広汎外陰摘出術＋鼠径・骨盤リンパ節郭清．

Ⅳa期：広汎外陰摘出術＋鼠径・骨盤リンパ節郭清＋骨盤除臓術．

2　放射線療法

外陰・鼠径部に 40～60 Gy の外照射，骨盤リンパ節への深部照射のほか，^{192}Ir，^{198}Au 線源による組織内照射がワイア線源を用いて行われる．疣状癌には禁忌．

3　化学療法

集学的治療の一環として，ブレオマイシン，ペプロマイシン，クロモマイシン A_3，マイトマイシン，シスプラチン，5-FU が，単剤もしくは多剤併用で静注，動注，局注として使用される．また，これらを軟膏や坐剤（腟，直腸）として使用することもある．

4　温熱療法，免疫療法

G　外陰悪性黒色腫 malignant melanoma of the vulva

◉定義◉　神経堤 neural crest 起源のメラニン色素形成細胞より生ずる悪性腫瘍である．

◉病態生理◉　黒色腫は白人に多く，黒人に少ない．下肢に多く，頭頸部がこれに次ぎ，外陰はまれである．しかし，外陰悪性腫瘍では 5％を占め，扁平上皮癌に次ぎ 2 番目に多い．

組織像：多形性の腫瘍細胞が細胞質にメラニン顆粒を有し，クロマチンは不規則凝集を呈し，核小体は大型である．メラニン顆粒は組織球に貪食され大きな顆粒となる．

鼠径リンパ節転移は 25％にみられる．

◉症状◉　好発年齢は 50～60 歳代で，80％以上は小陰唇，陰核に好発し，搔痒を伴う．小結節，斑点状，または辺縁不規則な潰瘍を形成し，黒色，褐色，黒青色を呈し，表面は平滑または乳頭状で，易出血性である．

◉診断◉　特徴的な色調とその生検所見による．浸潤深度 0.75 mm 以上は予後不良である．

◉治療◉　浸潤深度 0.75 mm 以下で脈管・リンパ管浸潤のない病変は局所摘出 wide local excision でよいが，それ以上の病変は外陰癌に準ずる．手術不能例ではシスプラチン，タモキシフェン，ダカルバジン，カルムスチンなどの抗癌剤が用いられる．最近 BCG 接種による免疫化学療法が試みられ，よい成績をあげているという．

9 腟の腫瘍

A Gartner 管嚢胞 Gartner's duct cyst

●定義● Wolff 管（中腎管）Wolffian duct 下部の遺残組織である Gartner 管で，腟円蓋部より，腟下1/3 に至るまでの間より発生する．

●病態生理● Gartner 管に沿って腟の前側壁に発生する嚢胞は，小さいものから膀胱脱にみえるほどの大きさのものまであり，単発性である．組織は単層，円柱または立方上皮細胞で，透明な漿液性の内容液を含む．

●症状● 嚢胞が小さければ無症状であるが，大きくなると性交や分娩障害となる．

●治療● 小さいものは経過観察でよく，大きく増大したものは嚢胞摘出する．

B 腟癌 carcinoma of the vagina, vaginal cancer

●定義● 原発性腟癌と続発性(転移性)癌がある．腟部癌が子宮腟部に及ぶ場合は頸癌へ，外陰に及ぶ場合は外陰癌へ分類する．

●病態生理● 原発性腟癌は女性性器悪性腫瘍の1～2％の発生頻度である．組織学的分類では，原発性腟癌336例中，扁平上皮癌80％，腺癌14％，黒色腫/肉腫6％との報告がある．すなわち，大部分が扁平上皮癌で角化型が多い．

腟悪性腫瘍の組織型は発生年齢によって異なる傾向があり，幼児期はブドウ状胎児性横紋筋肉腫 botryoid embryonal rhabdomyosarcoma，内胚葉洞腫瘍 endodermal sinus tumor，思春期にはブドウ状腫瘍 botryoid tumor, diethylstilbestrol 関連腺癌，中年後期には平滑筋肉腫，70～80歳代は扁平上皮癌と悪性黒色腫が特徴的に多い頻度でみられる．

扁平上皮癌は外向性発育型が多く，好発部位は腟上1/3部：50％，中1/3部：13％，下1/3部：32％で，前壁(40％)，後壁(30％)，側壁(28％)に発生する．

転移はリンパ行性が主で，リンパ流は腟下部は鼠径部リンパ節へ，腟上部は骨盤内リンパ節へ，腟円蓋部は頸管部と同様で閉鎖節，腸骨節，または仙骨節へと流れる．したがって，腟上部癌は子宮頸癌と，腟下部は外陰癌と同じ転移経路をとる．

●症状● ① 不正性器出血：閉経後出血や接触出血を認める．
② 帯下：初発症状は水様，褐色であるが，進行すると肉汁様で悪臭を伴う．
③ 疼痛：癌浸潤が骨盤結合織に及ぶと強い腰痛がみられ，膀胱や直腸に及ぶと尿失禁，排尿痛，排便痛を認める．

●診断● 腟壁の肉眼所見，腟・直腸の触診のみならず，鎖骨上，および鼠径部リンパ節の触診に注意する．腟細胞診，コルポスコピーおよび組織生検で確定診断する．腫瘍マーカーは SCC，CEA，CA 125 が用いられる．

国際臨床期分類(FIGO)は，I期：腟壁に限局，II期：腟傍組織浸潤，III期：骨盤壁に達する浸潤，IV期：隣接臓器へ浸潤(a)，遠隔臓器へ転移(b)，とする．近年，若年者に腟上皮内腫瘍 vaginal intraepithelial neoplasia(VAIN)が増加傾向にあるという．

腟の扁平上皮癌およびメラノーマ進行期別5年生存率は，Ⅰ期：69.4％，Ⅱ期：48.8％，Ⅲ期：31.7％，Ⅳ期：12.6％（FIGO，1986）であり，予後は不良である．

● 治療 ● 　腟癌は高齢者が多いことから放射線療法が多用され，手術療法も放射線療法が併用される．

　① 手術療法：初期癌には広汎子宮全摘術に，部分または全腟摘出術を併用し，さらに骨盤内，鼠径リンパ節郭清を行うことがある．Ⅱ期では骨盤除臓術がなされる．

　② 放射線療法：外部照射40～50 Gyに続いて線源後詰法RALSによる腔内照射と組織内照射（25～40 Gy）をinterstitial-intracavitary implantを用い追加する．また，術前照射することもある．

　③ 化学療法：補助療法としてブレオマイシン，ペプロマイシン，マイトマイシン，シスプラチン，5-FUを静注，動注，局注，および軟膏，腟内坐薬として用いることがある．

C 腟肉腫 vaginal sarcoma

　成人には平滑筋肉腫 leiomyosarcoma が多いが頻度はまれである．多くは幼児または小児にみられるブドウ状肉腫 sarcoma botryoides である．その組織は胎児性横紋筋肉腫 embryonal rhabdomyosarcoma で膀胱，直腸に浸潤し，またリンパ行性，血行性に転移するので予後は悪い．

● 症状 ● 　ブドウ状の腟腫瘤を気づく，また，性器出血，帯下増加を認める．
● 診断 ● 　陰裂外に突出するブドウ状腫瘤の視診と組織診による．
● 治療 ● 　① 多剤併用化学療法：ビンクリスチン，アクチノマイシンD，シクロホスファミド（VAC療法）が有効である．

　② 放射線療法：化学療法との併用により効果が認められる．

　③ 手術療法：単独では骨盤除臓術を行っても予後が期待できず，化学療法，放射線療法後の残存腫瘍の切除が有効である．

10　子宮の腫瘍

A 子宮筋腫 uterine myoma（Leiomyoma, fibroma, fibroid）

● 定義 ● 　平滑筋線維束で構成される良性の腫瘍で，Müller管のどの部位からでも発生するが，ほとんどは子宮筋層に発育する．

● 病態生理 ●

1　発生頻度

子宮筋腫は発育が緩徐であるため正確な頻度は明らかではないが，好発年齢の40歳代で，20％の婦人に認める．

2　原因

明らかでないが，発育はエストロゲン依存性であり，更年期に筋腫は萎縮する．正常子宮筋に比べ筋腫はエストロゲン受容体が多い．

組織発生は，①正常成熟筋細胞由来，②筋層内未熟筋遺残由来，③子宮血管壁

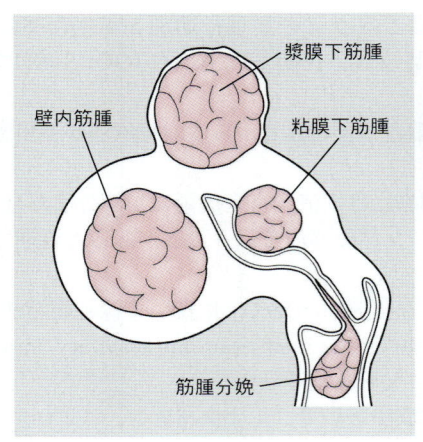

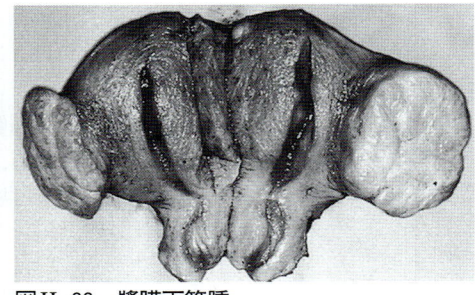

図II-33　漿膜下筋腫

図II-32　子宮筋腫の種類

胎児細胞由来などが考えられている．

3　分類
① 発育方向による分類（図II-32）

　i ）**漿膜下筋腫** subserous myoma：子宮漿膜(外膜)下に発育したもので（図II-33），全筋腫の20％に認める．漿膜下に突出してポリープ状に発育した有茎漿膜下筋腫や，子宮広間膜の前後葉間に発生した**靱帯内筋腫** intraligamentous myoma がある．

　ii ）**壁内筋腫** intramural myoma：子宮壁筋層内に発育したもので70％に認める（図II-34）．

　iii ）**粘膜下筋腫** submucous myoma：子宮内膜下に発生し，子宮腔内に向かって発育したもので10％に認められる(図II-35)．有茎粘膜下筋腫は大きくなると子宮腔より懸垂状態となり，子宮頸管を通り，さらに子宮口から腟内に脱出してくるが，これを**筋腫分娩** myoma delivery という．

② 発生部位による分類

　i ）**体部筋腫**：子宮体に発生した筋腫で大部分はこれに属する．
　ii ）**頸部筋腫**：子宮頸部に発生した筋腫である．

4　病理組織
① 肉眼的所見：硬い筋腫結節をつくり，多発のことが多く，大きさは直径数 cm のものから大人頭大までさまざまである．割面は白色で，渦巻状を呈す．周囲の筋層との境界は明瞭である．

② 組織学的所見：柵状に配列する平滑筋細胞とその間を織り交じるようにして結合織線維がみられる．核の分裂像や異型は認めない．血管は乏しい(図II-36)．

5　続発変化
筋腫は血管に乏しく，周囲からの血液供給も不十分であるため循環障害が生じ，そのため続発変化が起きる．
① 壊死：腫瘍中心部は無血管性壊死を起こすが，約10％にみられる．
② 硝子様変性：血行障害で筋腫が無構造になる．
③ 液化と囊胞化：硝子様部内部で変性が進行する．
④ 石灰化変性：高齢者で，石灰沈着が生じ，X線単純撮影でも明らかになる(図II-37)．
⑤ 赤色変性：静脈還流の阻止や血管破裂による．妊娠合併にみられる．

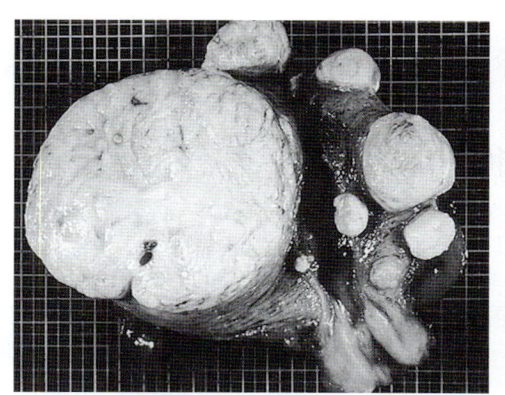

図Ⅱ-34　壁内筋腫
漿膜下，粘膜下を伴う

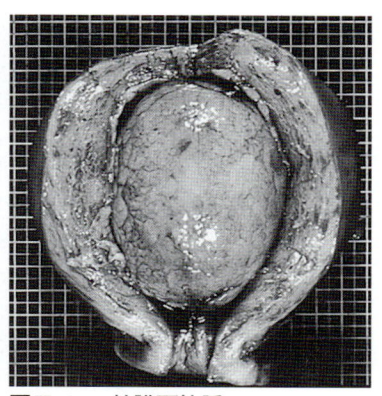

図Ⅱ-35　粘膜下筋腫

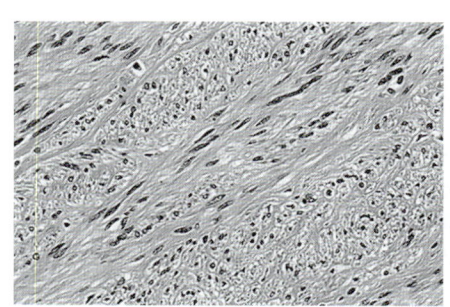

図Ⅱ-36　子宮筋腫組織像

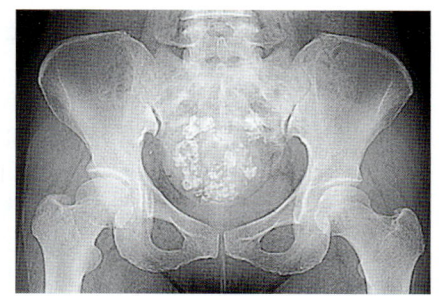

図Ⅱ-37　X線単純撮影
筋腫核石灰化変性

⑥ 脂肪変性．
⑦ 感染：粘膜下筋腫に起こりやすく，直接感染，リンパ行性感染，血行性感染がある．
⑧ 茎捻転：有茎漿膜下筋腫に起こりやすく，血行障害，壊死を起こす．
⑨ 悪性変化：肉腫変性は約0.2％にみられる．

● 症状 ●　筋腫の大きさ，発生部位によって症状の種類と程度が左右されるが，多くの女性は腫瘤を触知するまで無症状である．

① 月経過多：通常月経周期に異常なく，月経第2～3日目が多量で，凝血塊を認めることもあり，貧血が強くなる．筋腫それ自体からの出血でなく粘膜下筋腫上の子宮内膜の肥厚や点状萎縮による．鉄欠乏性貧血，慢性失血性貧血，筋腫心（心肥大）を呈す．
② 不正性器出血：有茎性粘膜下筋腫に多く，接触性性器出血をみる．
③ 圧迫症状：腫瘤による骨盤内臓器の圧迫や充血による．腰痛，下肢痛，膀胱部の不快感，頻尿，排便痛，便秘を訴える．さらに大きくなると消化器圧迫による消化器障害を起こす．
④ 疼痛：月経困難症，腫瘤圧迫痛，牽引痛，有茎筋腫捻転痛などである．
⑤ 不妊：筋腫患者の不妊率は一般女性の3～4倍といわれるが，子宮腔変形がその原因と考えられる．
⑥ 筋腫合併妊娠では流早産を起こすことがあり，分娩時には産道通過障害，微弱陣痛，弛緩出血，分娩後には子宮復古不全になりやすい．

●診断● ① 上記症状．
② 視診：下腹部膨大．腟内に筋腫分娩をみることがある．
③ 双合診：子宮は腫大し，形状は不整で多様．表面に硬い筋腫結節を触知することがある．
④ 超音波断層検査：筋腫核の部分は球形の低輝度塊 hypoechoic mass を認めることが多いが，石灰化など変性部では一部高輝度 hyperechoic な部分をみることがある（図Ⅱ-38）．
⑤ CT スキャン：骨盤内筋肉と同等の density で均一な腫瘤陰影を示すが，変性部は low（液化）または high（石灰化）density area を示す（図Ⅱ-39）．
⑥ MRI：一般に T2 強調画像で辺縁明瞭な結節状低信号域を呈す．内部に変性あれば高信号構造が散在する（図Ⅱ-40）．矢状断，前額断，水平断，いずれの方向でも撮影でき，筋腫核の形状とその輪郭，子宮頸管や内膜との位置関係などがきわめてよく描出されるので，子宮腺筋症，子宮体癌，卵巣腫瘍との鑑別や手術術式決定には重要な検査である．
⑦ 子宮卵管造影法：子宮腔の形状異常や，粘膜下筋腫腔内突出による陰影欠損像を認める．
⑧ 子宮鏡：小さな粘膜下筋腫を確認するのに適している．
⑨ 腹腔鏡：漿膜下筋腫の有茎性か否か，周囲との癒着有無を観察する．
●鑑別診断● 子宮奇形，妊娠子宮，子宮体癌，子宮肉腫，子宮内膜症，卵巣腫瘍（とくに卵巣線維腫）．
●治療● 超手拳大以上の大きさ，疼痛，圧迫症状，出血多く貧血強度などの症状がなければ定期的診察のみで経過をみる．

1 手術療法

① 子宮全摘術：腹式または腟式に子宮のみ摘出するが，近年，minimally invasive surgery の社会的要求により，腹腔鏡併用腟式子宮全摘術 laparoscopic-assisted vaginal hysterectomy（LAVH）が用いられ，腟式の適応が拡大されてきた．
② 子宮腟上部切断術：体部筋腫を対象として体部のみ切除するが，残存頸部から将来頸部癌発生の可能性があるため，現在ではあまり行われない．
③ 筋腫核出術：妊孕性温存のため，筋腫のみの核出を開腹あるいは内視鏡下に行う．内視鏡下手術の場合は，通常術前に GnRH agonist により筋腫の縮小をはかり，漿膜下および筋層内筋腫（10 cm 以下，3 個程度）は腹腔鏡を用いた筋腫核出術が，粘膜下筋腫（5 cm 以下）には resectoscope による経頸管的子宮鏡下筋腫削除が適応となる．
④ その他：最近，子宮動脈塞栓術による筋腫縮小が試みられている．

2 薬物療法

一時的にエストロゲンの分泌を抑制し，筋腫の縮小と過多月経や月経困難を抑えることを目的とする．
① GnRH アゴニスト：酢酸ブセレリンや酢酸ナファレリンを経鼻噴霧や皮下注投与する．反復投与によりゴナドトロピン分泌抑制が起こりエストロゲン分泌を抑制する．副作用として骨塩量低下が問題になる．
② ダナゾール danazol（17 α-ethinyl testosterone 誘導体）：下垂体ゴナドトロピン分泌抑制と卵巣直接作用でエストロゲン分泌抑制する．
その他，鎮痛・鎮痙剤，止血剤など対症療法を行う．

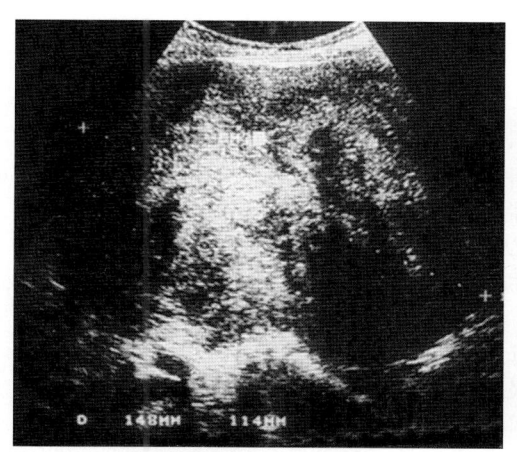

図Ⅱ-38　超音波断層像
低輝度部分と高輝度部分の混在する筋腫核

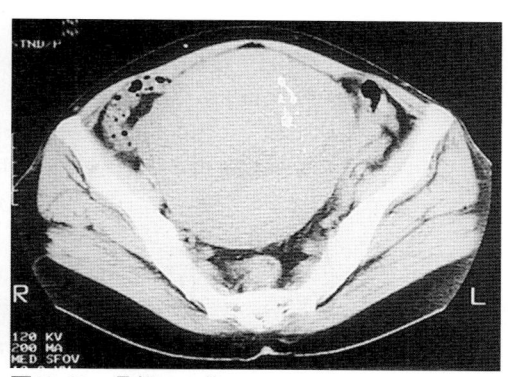

図Ⅱ-39　骨盤CT像
筋腫は均一なdensity, 石灰化変性部分はhigh density

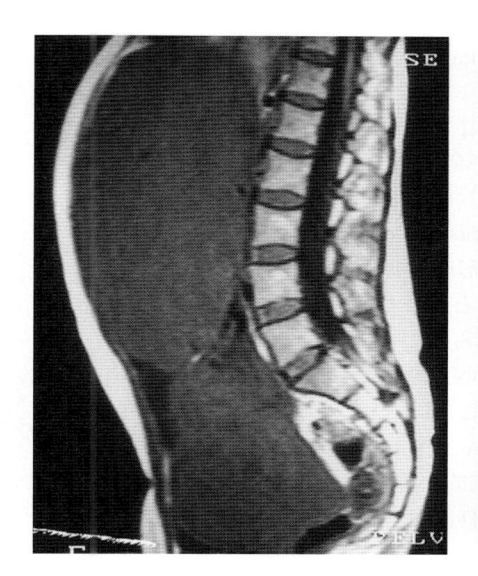

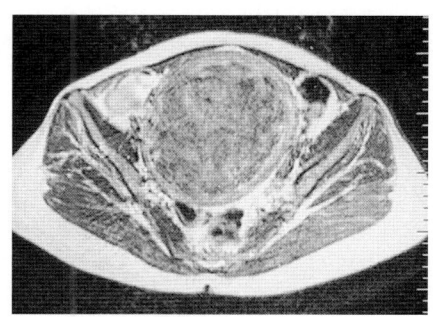

図Ⅱ-40　子宮筋腫 MRI
　上左：矢状断T1強調画像
　下：骨盤水平断T2強調画像

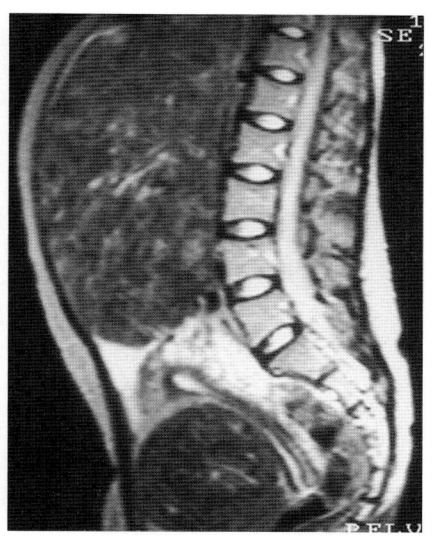

　上右：矢状断T2強調画像．子宮頸部前部と底部に発生した巨大漿膜下筋腫

　子宮頸部前壁に大きな球形の低信号域と，その背部やや頭側寄りに小さな球形の低信号域を示す．2個の筋腫核に挟まれて，高信号域の頸部および体部内膜が頭側へと前傾して描出されている．体部内膜高信号域は，ややまだら状に描出されているが，避妊用子宮内装置 intrauterine device である．その外側は低信号域に囲まれている（junctional zone）．水平断は子宮前壁筋腫の背側に頸管内膜の高信号域がみえ，後壁筋腫水平断では腹側に子宮体部内膜高信号域が描出されている

　同症例超音波断層像では球形の hypoechoic space として筋腫核が描出されている

B 子宮頸部の上皮異常

1 頸部上皮異形成 dysplasia of cervical epithelium

●**定義**● 子宮頸部の重層扁平上皮または化生扁平上皮の一部あるいは全部の層に種々の程度の異型を示す細胞がみられるが，上皮内癌の基準を満たさない．

●**病態生理**● 細胞異型および構造異型の程度によって，次の3段階に分類する．

① **軽度異形成** mild dysplasia：上皮層の下1/3に軽度細胞異型を認めるが，上皮の**層形成** stratification や**極性** polarity の乱れはきわめて軽度である（図II-41）．

② **中等度異形成** moderate dysplasia：上皮層の下1/3から中1/3にかけて細胞異型を認める．

③ **高度異形成** severe dysplasia：上皮の層形成や極性の乱れは著しいものの，まだ保持されている．上皮細胞の核は増大，濃染著明，核分裂著明など細胞異型の出現が全層に及ぶ（図II-42）．

近年 human papilloma virus（HPV）感染との関連が問題にされており，異形成病変の90％以上に HPV-DNA が存在するといわれる．HPV サブタイプは16型を主に，18, 31, 33, 35, 52, 58型が aneuploid（異数性）DNA をもつ浸潤癌や高度異形成に随伴しており，6, 11, 42, 44型は polyploid（倍数性）DNA をもつ軽度異形成や良性コンジローマに原則的にみられる．

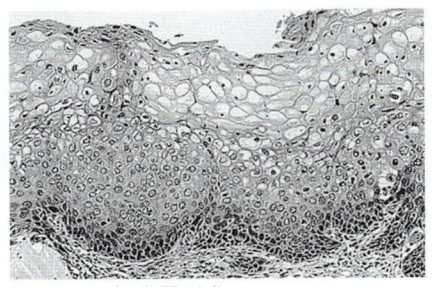

図II-41 軽度異形成

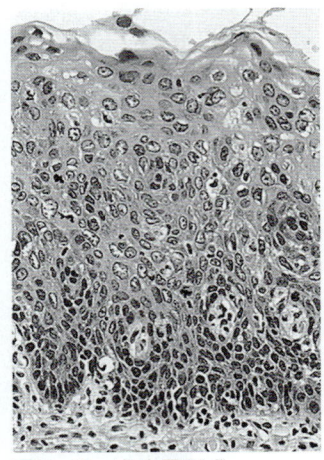

図II-42 高度異形成

●**症状**● 帯下の増加，接触性出血を認めるが，無症状のこともある．

●**診断**● ① 細胞診：軽度異形成はクラスIIIa，高度異形成はクラスIIIbの**核異常細胞** dyskaryotic cell を認めることが多い．**核周囲明庭** koilocytosis（細胞質の核周囲空洞化）を認めることがあり，HPV 感染を示唆する．

② コルポスコピー：モザイク，赤点斑，白色上皮など，HPV 感染 flat 型と同じ所見を呈す．Schiller 反応陽性．

③ 組織診：前述のごとく上皮異形成を認める．

●**治療**● 軽度・中等度異形成は原則的に経過観察する．高度異形成は検査と治療を兼ね円錐切除（Sturmdorf 手術）するが，単純子宮全摘出術を行うこともある．

2 上皮内癌 carcinoma in situ（CIS）

●**定義**● 癌細胞が上皮全層を置換しながら増殖するが，間質には浸潤していない．

●**病態生理**● 組織像は以下の所見がみられる（図II-43）．

① 異型細胞：細胞大小不同，形の不整，N/C 比増大，クロマチンの粗大，核縁

の肥厚と不整．
　②　細胞配列不規則で層形成を失う．
　③　極性の喪失．
　④　全層にわたり核分裂像がみられ，**異常核分裂像** atypical mitosis を認める．
　⑤　基底層の破綻はない．
　⑥　腺侵襲 gland involvement を伴う．
● 症状 ●　上皮異形成と同様である．
● 診断 ●　①　細胞診ではクラスⅣが主である．
　②　組織診は前述の所見どおりである．
　③　コルポスコピーでモザイク，赤点斑，白色上皮，異型血管を認める．Schiller 反応陽性．
● 治療 ●　原則として，単純子宮全摘出術．若年者や妊孕性保持のためには，**円錐切除**(cold knife，高周波電気，laser など)を行う．

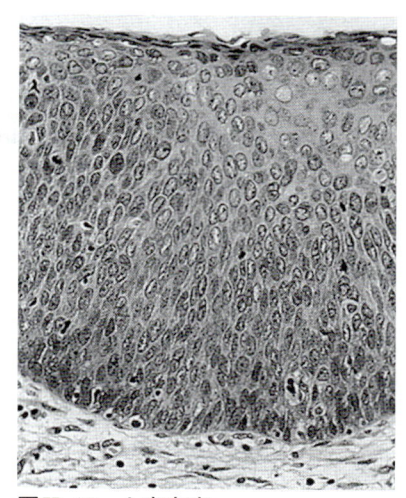

図Ⅱ-43　上皮内癌

③ 子宮頸部異常上皮の自然史

わが国(宮城県)子宮頸癌集団検診の結果(野田，井上，1991)によれば，頸部病変の高度異形成は30歳代後半に発生し，高度異形成・上皮内癌・微小浸潤癌の3者がいずれも2～3年の持続をもって進行癌に移行していくことが，各病変検出平均年齢(表Ⅱ-30)によって示唆された．実際，集団検診によって長期フォローアップされた軽度異形成691例，高度異形成654例，連続2年以上異常を認めず後に高度異形成が発見された121例の3群におけるその後の自然史は，半年～7年で病変の自然消退する症例はそれぞれ94％，75％，56％あり，一方，7～12％は1～5年で上皮内癌へ進展した．

表Ⅱ-30　各病変の平均年齢

初発確認の高度異形成	38.8 歳
高度異形成	40.2 歳
初発確認の上皮内癌	41.8 歳
上皮内癌	43.8 歳
微小浸潤癌	45.7 歳
I_b＋Ⅱ期	48.7 歳

C 子宮頸癌 carcinoma of the uterine cervix, cervical cancer

● 定義 ●　子宮は解剖学的に頸部と体部に大別されるが，子宮頸部に原発した癌を**子宮頸癌**とよぶ．
● 病態生理 ●
1 疫学
①　子宮癌の日本人年齢調整罹患率(人口10万対)は24.8で，上皮内癌を除けば頸癌：体癌の比率は67.7：32.3である(厚生省人口動態統計資料，1993年)．頸癌は高齢者を除くと減少傾向にある．好発年齢は40歳代で，ついで50歳代，30歳代に多い．近年，若年層の上皮内癌，浸潤癌罹患率上昇が欧米同様わが国でも報告されている．
②　集団検診による調査(野田，井上，1991)では，浸潤癌，上皮内癌，高度異形成の発見率はどの病変とも
　　ⅰ）若年(とくに20歳以前)で結婚
　　ⅱ）妊娠，分娩の回数が多い

　　　　　　　ⅲ）夫が性交前入浴の習慣のない者および包茎である
などの婦人により高率にみられた．
　　③　リスク（危険度）の高い男性は陰茎癌罹患者，子宮頸癌婦人との離婚歴のある者，性感染症罹患者，多数の性交相手をもっている者といわれる．
　　④　女性では，リスクは売春婦，囚人，性病診療所関係者に高く，尼僧や戒律の厳しい宗教信者（モルモン，アーミッシュ，ユダヤ，モスレムなどの宗教）には低いとされる．
　　⑤　女性のリスク因子として，初交年齢が低い（16歳以下群），性交相手多数（4人以上群），性器疣の既往，喫煙などがあげられる．
　　⑥　腎移植後の免疫抑制剤使用者やHIV感染者はリスクは高い．
　　⑦　ヒトパピローマウイルス human papilloma virus（HPV）感染との関連が近年問題にされている．頸部浸潤癌の90％以上がHPV陽性で，癌組織からHPVサブタイプ16，18，31，33，35，39，45，51，52，56，58，68型が検出されている．
　HPV感染細胞は，E7/E6蛋白を発現し，無制限増殖，細胞遺伝子変異蓄積環境提供，染色体異変を誘導することによって癌化へと進む．

2　病理

1）組織分類における新規約と旧規約の対比

　新・旧取扱い規約組織分類の対比（日産婦，1997）を表Ⅱ-31-①に示すが，特記すべきは上皮性腫瘍と関連病変に関連するもので，

　①　**扁平上皮病変**
　　ⅰ）異形成と上皮癌を1つの連続病変としてとらえる子宮頸部上皮内腫瘍 cervical intraepithelial neoplasia（CIN）分類を用い併記した．
　　ⅱ）HPV感染による細胞異型コイロサイトーシスは軽度異形成に含まれる．
　　ⅲ）小細胞非角化型の大部分は a-5)-b) 非角化型に分類され，神経分泌顆粒を有するものは c-6) 小細胞癌として別に分類された．
　　ⅳ）頻度は少ないが a-5)-c) 特殊型として(1)～(4)があげられた．

　②　**腺上皮病変**
　内頸部型腺癌は a) 粘液性腺癌と名称変更となり，細胞の特殊により(1)内頸部型と(2)腸型に分類された．また腺癌に e) 中腎性腺癌が加わった．

2）旧分類の病理

　子宮頸癌は旧分類では組織学的に，扁平上皮癌，腺癌，腺癌・扁平上皮癌混合型，未分化癌に分類されていた．

　①　**扁平上皮癌** squamous cell carcinoma：扁平-円柱上皮境界 SCJ 内側の円柱上皮下に存在する予備細胞 reserve cell の増殖や化生から発生する，扁平上皮に類似した細胞からなる癌で，胞巣状ないし索状の充実性癌巣からなる．頸癌の90％を占め，角化の有無，細胞の大きさから次のごとく分類する．
　　ⅰ）角化型 keratinizing type：腫瘍細胞巣に角化ないし錯角化の出現，癌真珠 cancer pearl の形成を認める．扁平上皮癌の約20％の頻度である（図Ⅱ-44 a）．
　　ⅱ）大細胞非角化型 large cell non-keratinizing type：大型で，好塩基性または淡明な細胞質を有する癌細胞であり，扁平上皮癌のうち最も高頻度で70％にみられる（図Ⅱ-44 b）．
　　ⅲ）小細胞非角化型 small cell non-keratinizing type：小型で，細胞質が狭く，N/C比大，細胞境界不明瞭な癌細胞よりなり，頻度約10％である（図Ⅱ-44 c）．
　②　**腺癌** adenocarcinoma：WHO分類には記録されていないが，子宮頸癌取扱

HPV感染予防ワクチン
わが国でも2009年9月使用が認可された．HPV 16/18に6/11を加えた四価ワクチンとHPV 16/18の二価ワクチンがあり，血清中和抗体を誘導して，細胞への感染を阻止する

表 II-31-① 子宮頸癌取扱い規約組織分類（新規約と旧規約の対比）

新規約	旧規約
A．上皮性腫瘍と関連病変 　Epithelial Tumours and Related Lesions 　a．扁平上皮病変 SQUAMOUS LESIONS 　　1）扁平上皮乳頭腫 Squamous papilloma 　　2）尖圭コンジローマ Condyloma acuminatum 　　3）異形成-上皮内癌 Dysplasia-carcinoma in situ 　　　子宮頸部上皮内腫瘍 Cervical intraepithelial neoplasia（CIN） 　　　a）軽度異形成 Mild dysplasia（CIN1） 　　　b）中等度異形成 Moderate dysplasia（CIN2） 　　　c）高度異形成 Severe dysplasia（CIN3） 　　　d）上皮内癌 Carcinoma in situ（CIN3） 　　4）微小浸潤扁平上皮癌 Microinvasive squamous cell carcinoma 　　5）扁平上皮癌 Squamous cell carcinoma 　　　a）角化型 Keratinizing 　　　b）非角化型 Nonkeratinizing 　　　c）特殊型 Special type 　　　　(1)疣（いぼ）状癌 Verrucous carcinoma 　　　　(2)コンジローマ様癌 Condylomatous carcinoma 　　　　(3)乳頭状扁平上皮癌 Papillary squamous cell carcinoma 　　　　(4)リンパ上皮腫様癌 Lymphoepithelioma like carcinoma 　b．腺上皮病変 GLANDULAR LESIONS 　　1）内頸部ポリープ Endocervical polyp 　　2）ミュラー管乳頭腫 Mullerian papilloma 　　3）腺異形成 Glandular dysplasia 　　4）上皮内腺癌 Adenocarcinoma in situ 　　5）微小浸潤腺癌 Microinvasive adenocarcinoma 　　6）腺癌 Adenocarcinoma 　　　a）粘液性腺癌 Mucinous adenocarcinoma 　　　　(1)内頸部型 Endocervical type 　　　　　(a)悪性腺腫 Adenoma malignum 　　　　　(b)絨毛腺管状乳頭腺癌 Villoglandular papillay adenocarcinoma 　　　　(2)腸型 Intestinal type 　　　b）類内膜腺癌 Endometrioid adenocarcinoma 　　　c）明細胞腺癌 Clear cell adenocarcinoma 　　　d）漿液性腺癌 Serous adenocarcinoma 　　　e）中腎性腺癌 Mesonephric adenocarcinoma 　c．その他の上皮性腫瘍 OTHER EPITHELIAL TUMOURS 　　1）腺扁平上皮癌 Adenosquamous carcinoma 　　2）すりガラス細胞癌 Glassy cell carcinoma 　　3）腺様嚢胞癌 Adenoid cystic carcinoma 　　4）腺様基底細胞癌 Adenoid basal carcinoma 　　5）カルチノイド Carcinoid 　　6）小細胞癌 Small cell carcinoma 　　7）未分化癌 Undifferentiated carcinoma	1）異形成 　a）軽度異形成 　b）中等度異形成 　c）高度異形成 2）上皮内癌 3）微小浸潤癌 4）扁平上皮癌 　a）角化型 　b）大細胞非角化型 　付）紡錘形細胞癌 　c）小細胞非角化形 付）疣状癌 1）腺異形成 2）上皮内腺癌 3）微小浸潤癌 4）腺癌 付1）粘膜性腺癌 　a）内頸部型腺型 　b）類内膜腺癌 　c）明細胞腺癌（類中腎腺癌） 付2）漿液性腺癌 1）腺扁平上皮癌 2）腺棘細胞癌 3）腺癌・扁平上皮癌共存型 　付1）粘表皮癌 　付2）すりガラス細胞癌 　d）腺様嚢胞癌 d．カルチノイド e．未分化癌
B．間葉系腫瘍 Mesenchymal Tumours 　1）ブドウ状肉腫（胎児性横紋筋肉腫）Sarcoma botryoides（embryonal rhabdomyosarcoma）	
C．上皮性・間葉性混合腫瘍 Mixed Epithelial and Mesenchymal Tumours 　1）腺線維腫 Adenofibroma 　2）腺筋腫 Adenomyoma 　　　異型ポリープ様腺筋腫（変異型） 　　　　Atypical polypoid adenomyoma（variant） 　3）腺肉腫 Adenosarcoma 　　a）同所性腺肉腫 Adenosarcoma, homologous 　　b）異所性腺肉腫 Adenosarcoma, heterologous 　4）癌肉腫 Carcinosarcoma 　　a）同所性癌肉腫 Carcinosarcoma, homologous 　　b）異所性癌肉腫 Carcinosarcoma, heterologous 　　（悪性中胚葉性混合腫瘍，悪性ミュラー管混合腫瘍 Malignant mesodermal mixed tumours, Malignant mullerian mixed tumours）	
D．その他の腫瘍 Miscellanous Tumours 　1）悪性黒色腫 Malignant melanoma 　2）悪性リンパ腫 Malignant lymphoma	
E．続発性腫瘍 Secondary Tumours	

（子宮頸癌取扱い規約第2版一部改変）

表II-31-②　病理組織学的分類

- A．上皮性腫瘍と関連病変 Epithelial tumours and related lesions
    - a．扁平上皮病変 squamous lesions
        1) 尖圭コンジローマ condyloma acuminatum
        2) 扁平上皮乳頭腫 squamous papilloma
        3) 子宮頸部上皮内腫瘍 cervical intraepithelial neoplasia (CIN)
            a) CIN 1
            b) CIN 2
            c) CIN 3
        4) 微小浸潤扁平上皮癌 microinvasive squamous cell carcinoma
        5) 扁平上皮癌 squamous cell carcinoma
            a) 角化型扁平上皮癌 squamous cell carcinoma, keratinizing type
            b) 非角化型扁平上皮癌 squamous cell carcinoma, nonkeratinizing type
            ◆特殊型 special types
                (1) 類基底細胞癌 basaloid carcinoma
                (2) 疣（いぼ）状癌 verrucous carcinoma
                (3) コンジローマ様癌 condylomatous (warty) carcinoma
                (4) 乳頭状扁平上皮癌 papillary squamous cell carcinoma
                (5) リンパ上皮腫様扁平上皮癌 lymphoepithelioma-like squamous cell carcinoma
    - b．腺上皮および関連病変 glandular lesions and related lesions
        1) 腺異形成 glandular dysplasia
        2) 上皮内腺癌 adenocarcinoma in situ (AIS)
        3) 微小浸潤腺癌 microinvasive adenocarcinoma
        4) 腺癌 adenocarcinoma
            a) 粘液性腺癌 mucinous adenocarcinoma
                (1) 内頸部型粘液性腺癌 mucinous adenocarcinoma, endocevical type
                (2) 腸型粘液性腺癌 mucinous adenocarcinoma, intestinal type
                (3) 印環細胞型粘液性腺癌 mucinous adenocarcinoma, signet-ring cell type
                (4) 最小偏倚（へんい）型粘液性腺癌 mucinous adenocarcinoma, mininal deviation type
                (5) 絨毛腺管状粘液性腺癌 mucinous adenocarcinoma, villoglandular type
            b) 類内膜腺癌 endometrioid adenocarcinoma
            c) 明細胞腺癌 clear cell adenocarcinoma
            d) 漿液性腺癌 serous adenocarcinoma
            e) 中腎性腺癌 mesonephric adenocarcinoma
        5) 腺扁平上皮癌 adenosquamous carcinoma
            a) すりガラス細胞癌 glassy cell carcinoma
        6) 腫瘍類似腺病変 tumour-like grandular lesions
            a) 反応性腺異型 reactive glandular atypia
            b) 卵管化生 tubal metaplasia
            c) 深部ナボット囊胞 deep nabothian cyst
            d) トンネル・クラスター tunnel clusters
            e) 微小腺管過形成 microglandular hyperplasia
            f) 内頸部腺過形成 endocervical glandular hyperplasia
                分葉状内頸部腺過形成 lobular endocervical glandular hyperplasia (LEGH)
            g) 中腎遺残／中腎過形成 mesonephric remnant／mesonephric hyperplasia
    - c．その他の上皮性腫瘍 other epithelial tumours
        1) ミュラー管乳頭腫 mullerian papilloma
        2) 扁平移行上皮癌 squamotransitional carcinoma
        3) 腺様囊胞癌 adenoid cystic carcinoma
        4) 腺様基底細胞癌 adenoid basal carcinoma
        5) 神経内分泌腫瘍 neuroendocrine tumours
            a) カルチノイド carcinoid
            b) 非定型的カルチノイド atypical carcinoid
            c) 小細胞癌 small cell carcinoma
            d) 大細胞神経内分泌癌 large cell neuroendocrine carcinoma
        6) 未分化癌 undifferentiated carcinoma
- B．間葉性腫瘍 Mesenchymal tumours
    1) 平滑筋腫 leiomyoma
    2) 平滑筋肉腫 leiomyosarcoma
    3) 低悪性度類内膜間質肉腫 endometrial stromal sarcoma, low grade
    4) ブドウ状肉腫 sarcoma botryoides
    5) 胞巣状軟部肉腫 alveolar soft part sarcoma
    6) 悪性末梢神経鞘腫瘍 malignant peripheral nerve sheath tumour
    7) 未分化肉腫 undifferentiated sarcoma
- C．上皮性・間葉性混合腫瘍 Mixed epithelial and mesenchymal tumours
    1) 腺線維腫 adenofibroma
    2) 腺筋腫 adenomyoma
    3) ウィルムス腫瘍 wilms tumour
    4) 腺肉腫 adenosarcoma
    5) 癌肉腫 carcinosarcoma
- D．その他の腫瘍 Other tumours
- E．二次性腫瘍 Secondary tumours

(WHO 2003)

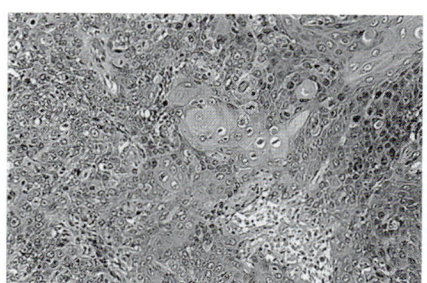

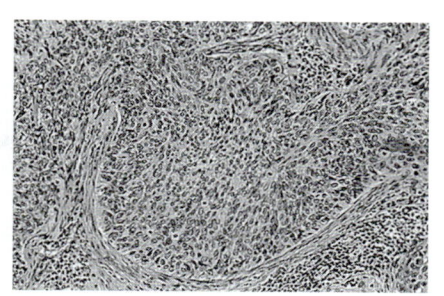

a．角化型　　　　　　　　　　　　b．大細胞非角化型

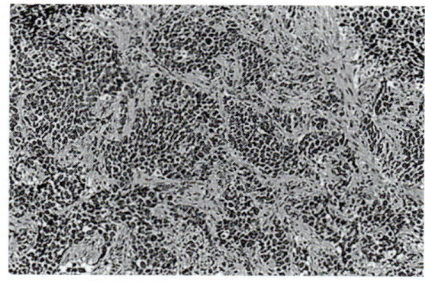

c．小細胞非角化型

図II-44　扁平上皮癌

FIGO：Federation Internationale de Gynecologie et d'Obsterique(仏), International Federation of Gynecology and Obstetrics

UICC：Union Internationale Contre le Cancer(仏), International Union Against Cancer

日本産婦人科学会の子宮頸癌取扱い規約（2012年4月 第3版 金原出版）では，臨床進行期分類はFIGO 2008（表II-32-②）を，病理組織学的分類はWHO 2003を採用した（表II-31-②）．この規約における主な改訂点は，以下のとおり（図II-45-②）．
Ⅰ臨床進行期分類
1. 進行期分類 0期（上皮内癌）は削除され，CIN 3として子宮頸部上皮内腫瘍に含められた．
2. IIA期を原発巣のサイズ（4 cm）によって亜分類（IIA 1期，IIA 2期）が追加された．
3. 子宮頸癌所属リンパ節から鼠径上リンパ節を除外
4. CT，MRIなど画像診断は腫瘍進展度合い，腫瘍サイズの評価に用いても構わない．
5. TNM治療前臨床分類でMX，MAは削除

い規約には，腺異形成 glandular dysplasia，上皮内腺癌 adenocarcinoma *in situ* (ACIS)，微小浸潤腺癌 microinvasive adenocarcinoma の判定基準が示されている．腺癌は子宮頸部癌の 5～20 ％を占めるが，近年増加傾向にあるといわれる．発生平均年齢は 52 歳で扁平上皮癌とほぼ同じであるが，ACIS は 10 年若い．腺癌も扁平上皮癌と同様移行帯 transformation zone に発生する．CIN を伴うことが多い．

3　進行期分類

日本産科婦人科学会では国際的な比較を可能にするため FIGO（国際産婦人科連合）による臨床進行期分類と UICC（国際対癌連合）による新 TNM 分類を採用している．

1）臨床進行期分類

臨床進行期分類（表II-32-①，図II-45-①）は 1998 年以降に治療された患者から適用されたので，後述の臨床データは旧分類（日産婦 1971 年）によるものを記載する．旧分類が新分類と異なるのはⅠ期の亜分類（表II-33）のみであり，0期とⅡ・Ⅲ・Ⅳ期の定義は同じである．

新分類で特記すべき事項は
　ⅰ）Ⅰa は脈管浸潤を認めても進行期変更はされない．
　ⅱ）Ⅰa 期分類は扁平上皮癌のみに適用され，腺癌はⅠa1 期，Ⅰa2 期などの亜分類をしない．
　ⅲ）Ⅰb 期 "occ" は省かれた．また，"ch" 群は治療統計に含めず別に報告する．
　ⅳ）リンパ管造影，動・静脈撮影，腹腔鏡，画像診断（超音波検査，CT，MRI）は治療計画決定には用いても，進行期決定には使用しないのは旧分類と同様である．
　ⅴ）Ⅰa1 期とⅠa2 期の診断は病巣がすべて含まれる円錐切除標本により診断することが望ましい．

表II-32-①　臨床進行期分類（日産婦 1997, FIGO 1994）

0期　上皮内癌[注1]
　[注1]　FIGO 分類の 0 期には上皮内癌と CIN3 が併記してある
I期　癌が子宮頸部に限局するもの（体部浸潤の有無は考慮しない）
　　Ia 期：組織学的にのみ診断できる浸潤癌．肉眼的に明らかな病巣はたとえ表層浸潤であってもIb 期とする．浸潤は，計測による間質浸潤の深さが 5 mm 以内で，縦軸方向の広がりが 7 mm をこえないものとする．浸潤の深さは，浸潤がみられる表層上皮の基底膜[注2]より計測して 5 mm をこえないものとする．脈管（静脈またはリンパ管）侵襲があっても進行期は変更しない
　　　Ia1：間質浸潤の深さが 3 mm 以内で，広がりが 7 mm をこえないもの
　　　Ia2：間質浸潤の深さが 3 mm をこえるが 5 mm 以内で，広がりが 7 mm をこえないもの
　　Ib 期：臨床的に明らかな病巣が子宮頸部に限局するもの，または，臨床的にあきらかではないが Ia 期をこえるもの
　　　Ib1 期：病巣が 4 cm 以内のもの
　　　Ib2 期：病巣が 4 cm をこえるもの
　[注2]　浸潤の深さについて FIGO 分類では腺上皮の基底膜からの計測も併記されている
II期　癌が子宮頸部を超えて広がっているが，骨盤壁または腟壁下 1/3 には達していないもの
　　IIa 期：腟壁浸潤が認められるが，子宮傍組織浸潤は認められないもの
　　IIb 期：子宮傍組織浸潤の認められるもの
III期　癌浸潤が骨盤壁にまで達するもので，腫瘍塊と骨盤壁との間に cancer free space を残さない．または，腟壁浸潤が下 1/3 に達するもの
　　IIIa 期：腟壁浸潤は下 1/3 に達するが，子宮傍組織浸潤は骨盤壁にまでは達していないもの
　　IIIb 期：子宮傍組織浸潤が骨盤壁にまで達しているもの．または，明らかな水腎症や無機能腎を認めるもの．ただし，明らかに癌以外の原因によると考えられる水腎症や無機能腎は除く
IV期　癌が小骨盤腔をこえて広がるか，膀胱，直腸の粘膜を侵すもの
　　IVa 期：膀胱，直腸の粘膜への浸潤があるもの
　　IVb 期：小骨盤腔をこえて広がるもの

［分類にあたっての注意事項］
(1) 臨床進行期分類は原則として治療開始前に決定し，以後これを変更してはならない
(2) 進行期分類の決定に迷う場合には軽い方の進行期に分類する．FIGO では習熟した医師による麻酔下の診察を勧めている
(3) 進行期決定のために行われる臨床検査は以下のものである
　　a）触診，視診，コルポスコピー，診査切除，頸管内掻爬，子宮鏡，膀胱鏡，直腸鏡，排泄性尿路造影，肺および骨の X 線検査
　　b）子宮頸部円錐切除術は，臨床検査とみなす
(4) リンパ管造影，動・静脈撮影，腹腔鏡，CT，MRI 等による検査結果は治療計画決定に使用するのは構わないが，進行期の決定に際しては，これらの結果に影響されてはならない．その理由は，これらの結果が日常的検査として行われるには至っておらず，検査結果の解釈に統一性がないからである
　　CT や超音波検査で転移が疑われるリンパ節の穿刺吸引細胞診は，治療計画に有用と思われるが，進行期決定のための臨床検査とはしない
(5) Ia1 期と Ia2 期の診断は，摘出組織の顕微鏡検査により行われるので，病巣がすべて含まれる円錐切除標本により診断することが望ましい
　　Ia 期の浸潤の深さは，浸潤が起こってきた表層上皮の基底膜から計測して 5 mm をこえないものとする．浸潤の水平方向の広がり，すなわち縦軸方向の広がりは 7 mm をこえないものとする．静脈であれリンパ管であれ，脈管侵襲があっても進行期は変更しない．脈管侵襲や癒合浸潤が認められるものは将来治療方針の決定に影響するかもしれないので別途記載する
　　ただし子宮頸部腺癌については Ia1，Ia2 期の細分類は行わない
(6) 術前に非癌，上皮内癌，または Ia 期と判断して手術を行い，摘出子宮に Ia 期，Ib 期の癌を認めた場合は(1)の規定にかかわらず，それぞれ Ia 期，Ib 期とする．従来用いられていた Ib 期 "occ" は省かれている
(7) 術前に非癌，上皮内癌，または Ia 期と判断して子宮摘出を行ったところ，癌が子宮をこえて広がっていた場合に従来は一括して "Ch" 群としていたが，このような症例は臨床進行期の分類ができないので治療統計には含まれない．これらは別に報告する
(8) 進行期分類に際しては子宮頸癌の体部浸潤の有無は考慮しない
(9) IIIb 期とする症例は子宮傍組織が結節状となって骨盤壁に及ぶか原発腫瘍そのものが骨盤壁に達した場合であり，骨盤壁に固着した腫瘍があっても子宮頸部との間に free space があれば IIIb 期としない
(10) 膀胱または直腸浸潤が疑われるときは，生検により組織学的に確かめなければならない．膀胱内洗浄液中への癌細胞の出現，あるいは胞状浮腫の存在だけでは IVa 期に入れてはならない．膀胱鏡所見上，隆起と裂溝（ridges & furrows）が認められ，かつ，これが触診によって腫瘍と硬く結びついている場合，組織診をしなくても IVa 期に入れてよい

旧分類子宮頸癌 Ia 期分類基準：日本産科婦人科学会は，1979 年の治療症例から次の分類に沿ってわが国の Ia 期の分類を行っていた．

　　Ia 期は子宮頸部において癌上皮の間質内浸潤を組織学的に確認することができ，かつ浸潤の深さが表層基底膜より計測して 3 mm を超えないものとする．

　［注意］　i）浸潤の最深部が 3 mm 以内であっても癒合浸潤 confluent invasion，脈管侵襲 vessel permeation の認められるものは Ib 期とする．

表II-32-② 臨床進行期分類（日産婦 2011，FIGO 2008）

I期：癌が子宮頸部に限局するもの（体部浸潤の有無は考慮しない）
　IA期：組織学的にのみ診断できる浸潤癌
　　　　肉眼的に明らかな病巣は，たとえ表層浸潤であってもIB期とする．浸潤は，計測による間質浸潤の深さが5mm以内で，縦軸方向の広がりが7mmをこえないものとする．浸潤の深さは，浸潤がみられる表層上皮の基底膜より計測して5mmをこえないものとする．脈管（静脈またはリンパ管）侵襲があっても進行期は変更しない．
　　　IA1期：間質浸潤の深さが3mm以内で，広がりが7mmをこえないもの
　　　IA2期：間質浸潤の深さが3mmをこえるが5mm以内で，広がりが7mmをこえないもの
　IB期：臨床的に明らかな病巣が子宮頸部に限局するもの，または臨床的に明らかではないがIA期をこえるもの
　　　IB1期：病巣が4cm以下のもの
　　　IB2期：病巣が4cmをこえるもの
II期：癌が子宮頸部をこえて広がっているが，骨盤壁または腟壁下1/3には達していないもの
　IIA期：腟壁浸潤が認められるが，子宮傍組織浸潤は認められないもの
　　　IIA1期：病巣が4cm以下のもの
　　　IIA2期：病巣が4cmをこえるもの
　IIB期：子宮傍組織浸潤の認められるもの
III期：癌浸潤が骨盤壁にまで達するもので，腫瘍塊と骨盤壁との間に cancer free space を残さない，または腟壁浸潤が下1/3に達するもの
　IIIA期：腟壁浸潤は下1/3に達するが，子宮傍組織浸潤は骨盤壁にまでは達していないもの
　IIIB期：子宮傍組織浸潤が骨盤壁にまで達しているもの，または明らかな水腎症や無機能腎を認めるもの
IV期：癌が小骨盤腔をこえて広がるか，膀胱，直腸粘膜を侵すもの
　IVA期：膀胱，直腸粘膜への浸潤があるもの
　IVB期：小骨盤腔をこえて広がるもの

進行期分類は，治療法の決定や予後の推定あるいは治療成績の評価などに際し，最も基本となるものである．日本産科婦人科学会では国際的な比較を可能にするため，FIGOによる臨床進行期分類とUICCによるTNM分類を採用している．

表II-33　旧臨床進行期分類（日産婦，1987）

I期：癌が子宮頸部に限局するもの（体部浸潤の有無は考慮しない）
　Ia期：組織学的に微小浸潤癌（初期間質内浸潤）が確認されたもの．ただし，この場合の組織採取法は診査切除，頸管内搔爬，円錐切除，頸部切断，子宮摘出のいずれでもよい
　Ib期：Ia期以外のI期癌
　　　Ib期 "occ"：通常の臨床検査では認められなかったが，大きい診査切除，円錐切除，頸部切断や摘出子宮で組織学的に明瞭な浸潤癌が見いだされたもの
　"ch"：術前診断が良性疾患，または，Ia期までの症例で子宮摘出を行ったところ，癌が子宮を超えて広がっている場合は "ch" 群とする

　　ii）計測の基点は浸潤巣の直上域の最も浅い表層基底膜とする．
　　iii）浸潤発育が疑われても，その確認の得られないものは0期に入れる．
　　iv）基底膜の破壊，消失のある場合は炎症性細胞浸潤が強度であっても浸潤とみなす．
　　v）浸潤像の判定には癌巣変性の有無を問わない．
　　vi）腺侵襲癌巣 gland involvement 内に間質が認められる場合は浸潤とみなす．
　　vii）上記の診断は円錐切除またはそれに準じた方法による．
　　viii）上記浸潤基準は扁平上皮癌に適用し，腺癌には適用しない．

2）TNM分類

新TNM分類（UICC 1997年）は1998年の症例より適用される．次の3つの因子に基づいて病変の解剖学的進展度を記述する．T：原発腫瘍の進展度，N：所属リンパ節の状態，M：遠隔転移の有無，各々のひろがりについては数字で付記する．

　① TNM治療前臨床分類（表II-34）
　② pTNM術後分類：pT，pN，pMはそれぞれTMN分類に準ずる．

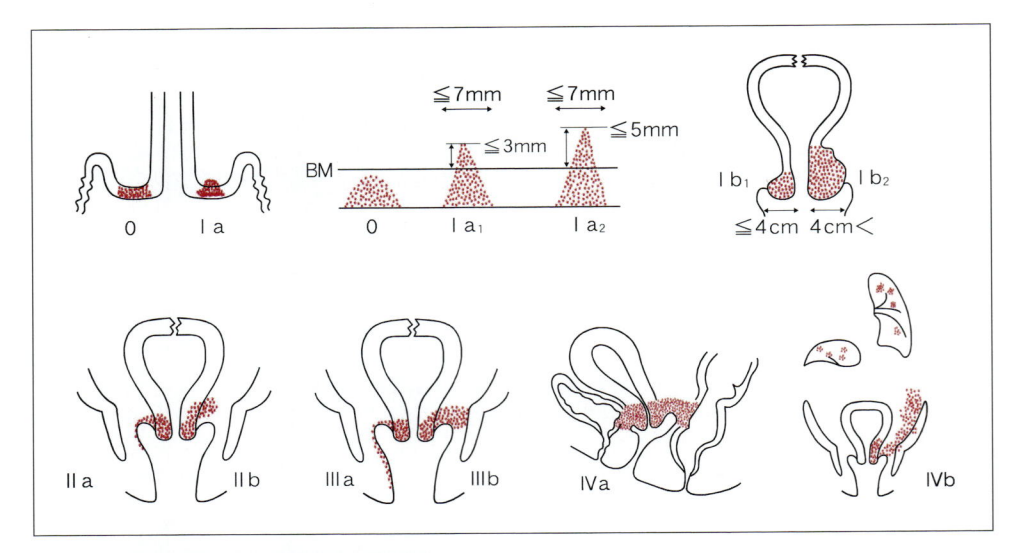

図II-45-① 子宮頸癌の臨床進行期分類
BM：basement membrane（基底膜）

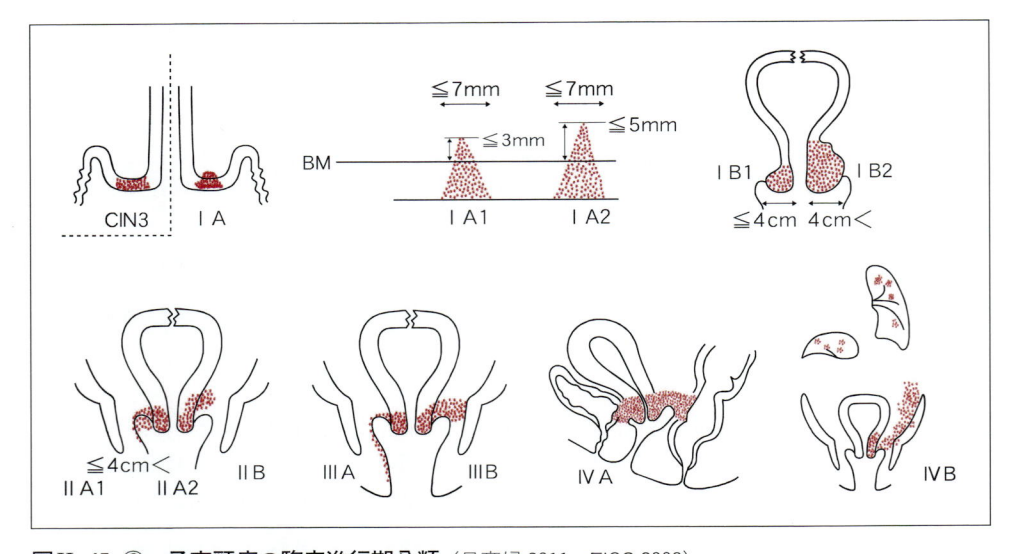

図II-45-② 子宮頸癌の臨床進行期分類（日産婦2011，FIGO 2008）
BM：basement membrane（基底膜）

● 症状 ● 初期ではほとんど症状を訴えない．
① 不正性器出血：閉経後出血，月経不順および性交後や診察後の接触性出血で，少量出血である．未婚，未亡人，高齢者は症状発見が遅れる．
② 帯下：水様や血性肉汁様帯下で悪臭を伴う．
③ 進行癌の場合は，尿路系障害（頻尿，排尿痛，膀胱腟瘻，尿管水腫，水腎症），直腸障害（テネスムス，粘液便，血便，直腸腟瘻），腰仙骨神経叢刺激による腰痛，下肢神経痛，また，下肢浮腫をきたす．末期には，尿毒症，敗血症，出血，悪液

表II-34　TNM治療前臨床分類

> T：原発腫瘍の進展度（T分類はFIGOの臨床進行期分類に適合するよう定義されている）
>   TX：原発腫瘍の評価できないもの
>   T0：原発腫瘍を認めない
>   Tis：浸潤前癌（carcinoma in situ）
>   T1：子宮頸部に限局；T1a1, T1a2, T1b1, T1b2に亜分類
>   T2：骨盤壁に達しない，腟下1/3に達しない；T2a, T2bに亜分類
>   T3：T3a, T3bに亜分類
>   T4：小骨盤をこえる，膀胱／直腸粘膜を臨床的に侵す
> N：所属リンパ節
>   NX：所属リンパ節を判定するための最低必要な検索が行われなかったとき
>   N0：所属リンパ節に転移を認めない
>   N1：所属リンパ節に転移を認める
> M：遠隔転移
>   MX：遠隔転移の有無を判定するための最低必要な検索が行われなかったとき
>   M0：遠隔転移を認めない
>   M1：遠隔転移を認める
>   MA：傍大動脈リンパ節に転移を認める

質にて死亡する．

●**診断**●　① 視診：腟鏡にて子宮腟部を観察すると，初期はびらんを呈するが，進行するといろいろな型を呈する．
　　　 i ）花菜状 cauliflower：外向発育型 exophytic growth
　　　ii ）樽形状：浸潤型，内向発育型 endophytic growth
　　　iii）噴火口状 volcano：潰瘍型
② 内診：頸管の変形と可動性，腟壁への浸潤，子宮体部や卵巣の形状と可動性．
③ 直腸診：子宮傍組織，骨盤壁への浸潤の程度をみる．
④ 細胞診：頸管腟部や頸管内の擦過法による．
⑤ コルポスコピー．
⑥ 組織診：狙い生検，頸管内搔爬，円錐切除．
⑦ 尿路系検査：膀胱鏡，腎盂尿管撮影．
⑧ 単純X線撮影：胸部，骨の撮影．
⑨ 画像診断
　 i ）超音波断層像：腫瘍は不規則びまん性の hyperechoic（高輝度）を呈し，頸部の腫大，辺縁不整などを認める（図II-46）．
　 ii ）CT像：子宮頸部は癌によって iso density area（IDA）が拡大，腫瘍内が変性すると内部に淡い low density area（LDA）を認めることもある．頸部の辺縁不整，境界不明瞭，周囲へIDAの突出などが認められ，直腸・膀胱壁の不整肥厚は浸潤を疑う．骨盤内リンパ節や傍大動脈リンパ節が2cm以上腫大していれば，淡いIDAとして摘出される（図II-47）．
　 iii）MRI像：おもにT2強調画像で診断される．正常組織では子宮頸管間質，腟周囲静脈叢は low intensity（低信号）であり，頸管や体部の内膜は high intensity（高信号），その周囲の junctional zone は低信号である．癌組織は比較的高信号を呈するため，腫瘍範囲は判別しやすい．膀胱，直腸，基靭帯，仙骨子宮靭帯などに浸潤があれば，高信号，低信号の変化でそれぞれの臓器の輪郭に乱れや断絶がみられ，辺縁部の不整化，左右非対称的形状などを認める．Gd-DTPA 静注後の dynamic MRI では，癌の早期濃染を認める．リンパ節転移の診断には CT が優れるが，浸潤の診断には MRI が優れる（図II-48）．
⑩ 血清腫瘍マーカー：SCC，CEA，CA 125（腺癌）．

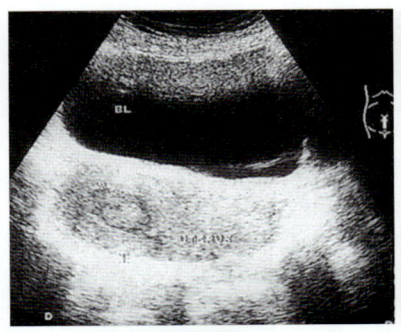

図II-46　超音波断層像
　　子宮頸部の癌による腫大と子宮留膿症

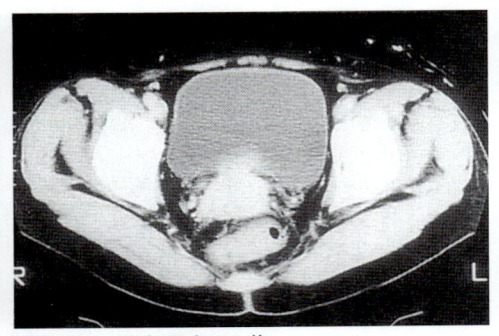

図II-47　子宮頸癌 CT 像
　　頸部腫大と辺縁不整

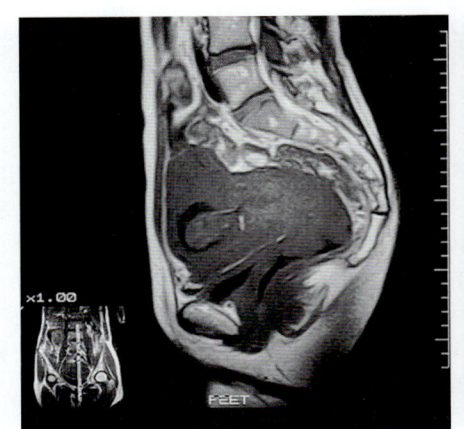

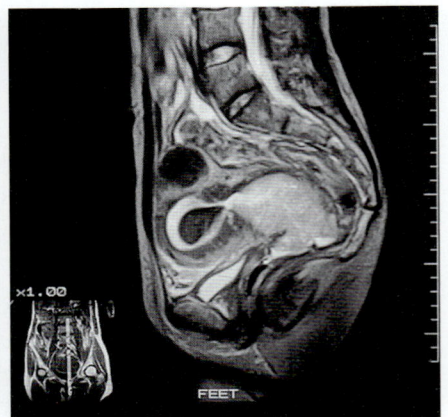

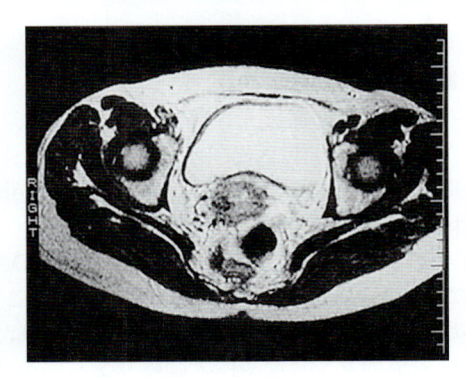

図II-48　子宮頸癌 MRI
　　上左：矢状断 T1 強調画像．子宮体部後壁に筋腫核
　　上右：矢状断 T2 強調画像．頸部癌による腫大と子宮留膿症
　　下：水平断 T2 強調画像

　⑪　リンパ管造影．
　⑫　ガリウムシンチグラム．
●転移蔓延様式●　①　連続浸潤：腟，子宮体部，子宮傍組織，さらに膀胱，直腸，骨盤壁に向けて浸潤する．
　②　リンパ行性転移：子宮頸部より周囲リンパ管を経て，基靱帯節，閉鎖節，内腸骨節，外腸骨節などの一次リンパ節に，さらに総腸骨節，腹大動脈節，仙骨節，浅・深鼠径節などの二次リンパ節へ転移する．また，鎖骨上リンパ節転移 Virchow metastasis など遠隔部へ転移する．
　③　血行性転移：末期には肝，肺，骨に認められる．

●治療● 子宮頸癌の治療は，①手術療法，②放射線療法，③化学療法があるが，臨床進行期，組織型，全身状態，年齢，妊孕性温存有無を考慮して決定する．

1 手術療法

① 子宮頸部円錐切除 conization of the cervix：Sturmdorf 術式や Scott 術式の変法がある．cold knife, laser（YAG, CO_2, KTP/YAG），高周波電気切除などを用いる．対象は CIS, Ia．

② 単純子宮全摘出術 total hysterectomy：腹式または腟式に子宮を摘出．対象は CIS, Ia．

③ 準広汎子宮全摘出術（拡大子宮全摘出術）modified radical hysterectomy：前部子宮支帯前層を切断し，尿管を側方に寄せた後に全子宮支帯と腟壁を子宮頸部から，やや離れて切断する．リンパ節郭清の有無を問わない．対象は CIS, Ia．

④ 広汎子宮全摘出術 radical hysterectomy：所属リンパ節を郭清し，膀胱側腔，直腸側腔を展開して全子宮支帯切断後，傍腟結合織および腟を切断する．
Wertheim 術式，岡林術式が基本となり変法がある．対象はIb, II, III．
広汎子宮全摘出術後合併症には，ⅰ）排尿障害（膀胱麻痺，残尿，尿閉），ⅱ）尿管腟瘻，水腎症，尿管水腫，ⅲ）リンパ嚢胞 lymphocyst, 下肢浮腫，ⅳ）骨盤死腔炎，ⅴ）排便障害がある．

⑤ 超広汎子宮全摘出術 extended radical hysterectomy：内腸骨動静脈，下殿動静脈，内陰部動静脈を含めた基靱帯摘出術を行い広汎子宮全摘を行う．対象はⅢb．

⑥ 骨盤除臓術 pelvic exenteration（total, anterior or posterior）：膀胱，直腸など骨盤内臓器全部含めて摘出する全除臓術のほかに，尿路変更後膀胱切除し，直腸を温存する前方除臓術，人工肛門造設し直腸切除して，膀胱温存する後方除臓術がある．遠隔転移がある場合は適応とならない．対象はⅣa．

2 放射線療法

高齢者，Ⅲ期，Ⅳa 期，または合併症がある患者は手術より放射線照射を primary therapy として行うが，①病巣切除後 microscopic に癌の残存が疑われる，②リンパ節転移有，③骨盤壁近くまで浸潤，④脈管内侵襲がある，⑤腟摘出不十分な症例は adjuvant therapy（補助療法）として術後照射する．原則として，外部照射（体外照射）と腔内照射とを併用する．

放射線単独より，同時化学放射線療法が推奨される．

① 外部照射 external irradiation：骨盤リンパ節を十分含めて，前・後対向2門照射で，X線（lineac, betatron）や γ線（telecobalt）を用い，週5回単純分割照射で病巣総線量 40 Gy（4,000 rad）以上行う．

② 腔内照射 intra-cavitary irradiation：線源支持器として子宮内線源に tandem を子宮底まで挿入し，腟内線源には ovoid を Manchester 法で用い，併用照射する．^{137}Cs, ^{226}Ra を低線量率照射，^{60}Co, ^{137}Cs, ^{192}Ir を高線量率照射として用いる．術者の被曝を少なくするため，

ⅰ）after loading 法：模型線源で腔内照射の正しい位置を決め，その後に実際に線源を入れ替える．

ⅱ）遠隔操作式高線量率腔内照射法 remote after loading system（RALS）：遠隔操作にて高線量率腔内照射を施行するが，腔内照射の病巣線量はA点（図Ⅱ-49）線量を基準にする．基準治療法は，表Ⅱ-35のごとくである．

3 化学療法

抗腫瘍剤は単独投与，手術または放射線療法との併用が行われる．投与法は全身投与法や動注法がある．放射線増感剤 radiosensitizer として cisplatin, 5-FU が

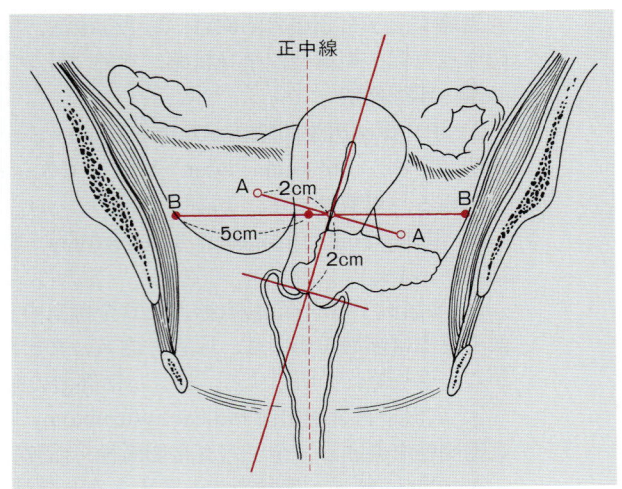

図II-49　A点，B点の概念図（子宮頸癌取扱い規約より）
　腔内照射の病巣線量はA点線量を基準にする
　A点の定義：外子宮口を基準として，前額面上，子宮腔長軸に沿って上方2cmの高さを通る垂線上で，側方に左右それぞれ2cmの点とし，腔内照射の病巣線量の基準点に用いる
　B点の定義：骨盤腔内にて，前額面上の左右A点の中間の高さで正中線より側方5cmの点．B点線量は腔内照射の線量分布の評価のためA点・B点線量比として利用される

表II-35　子宮頸癌標準治療

照射方法 病気 （癌の大きさ）		外部照射		腔内照射		
		全骨盤	中央遮蔽	高線量率 治療の場合 （A点線量）	中線量率 治療の場合 （A点線量）	低線量率 治療の場合 （A点線量）
I		0	45〜50 Gy	29 Gy/5分割	50 Gy/5分割	50 Gy/4分割
II	（小）	0	同上	同上	同上	同上
	（大）	20 Gy	30（外部照射合計50）	23/4	40/4	40/3
III	（小〜中）	20〜30	20〜30（合計50〜55）	同上	30/3〜40/4	30/2〜40/3
	（大）	30〜40	20〜25（合計50〜55）	15/3〜20/4	同上	同上
IV	a	30〜50	10〜20（合計50〜60）	15/3〜20/4	20/2〜40/4	20/2〜40/3
	b	対症的	対症的	対症的	対症的	対症的

（子宮頸癌取扱い規約，1997）

用いられ，その他 nedaplastin, carboplatin も用いられる．

4　免疫療法
放射線照射後また制癌剤後の免疫不全に非特異的免疫療法剤を用いる．

5　温熱療法
放射線抵抗性低酸素細胞を選択的に障害し，放射線感受性の低いS期細胞に最も感受性が高いので，放射線療法との併用が用いられる．

● **予後** ● ① 年齢：高齢者は診断時すでに進行していることが多く，また，他疾患合併により加療が制限されるため，高齢者の予後はより悪い．

② 組織型：5年生存率は大細胞非角化型が最もよく，腺癌・扁平上皮癌混合型は不良である．

大細胞非角化型扁平上皮癌は放射線療法が有効であるが，腺癌には効きが悪い．リンパ節転移は角化型や小細胞非角化型で多い．腺癌は扁平上皮癌より予後が悪

表II-36 組織型と治療法別にみた成績（1989年に治療を開始した疾患を対象）

進行期	組織型	放射線療法単独			手術単独あるいは併用療法			その他の治療法		
		症例数	5年生存率		症例数	5年生存率		症例数	5年生存率	
			生存数	%		生存数	%		生存数	%
Ib	扁平上皮癌	74	40	54.1	775	623	80.4	22	10	45.5
	腺癌	1	1	100.0	95	68	71.6	1	0	0.0
	その他	10	5	50.0	138	108	78.3	1	1	100.0
II	扁平上皮癌	233	128	54.9	656	447	68.1	117	57	48.7
	腺癌	4	2	50.0	47	22	46.8	3	0	0.0
	その他	8	1	12.5	80	35	43.8	2	1	50.0
III	扁平上皮癌	383	149	38.9	52	31	59.6	211	67	31.8
	腺癌	7	0	0.0	8	3	37.5	6	2	33.3
	その他	16	3	18.8	10	4	40.0	13	0	0.0
IV	扁平上皮癌	76	11	14.5	8	1	12.5	91	15	16.5
	腺癌	4	1	25.0	4	1	25.0	7	1	14.3
	その他	9	1	11.1	3	0	0.0	8	0	0.0
計	扁平上皮癌	766	328	42.8	1,491	1,102	73.9	441	149	33.8
	腺癌	16	4	25.0	154	94	61.0	17	3	17.6
	その他	43	10	23.3	231	147	63.6	24	2	8.3

（日本産科婦人科学会，2003 より改変）

い（表II-32）．
　③ 癌の大きさ：骨盤リンパ節転移頻度と相関する．
　　〔＜1 cm：11 %，1～3 cm：25 %，3 cm＜：47 %〕
　④ 癌の深さおよび進行期：骨盤リンパ節転移頻度と相関する．
　　〔Ia期：4.0 %，Ib期：13.3 %，II期：26.5 %，III期：50.7 %〕
　⑤ 脈管侵襲：原発巣のリンパ管・血管侵襲は骨盤リンパ節転移頻度と 5 年生存率とに相関する．
　⑥ 進行期：Ia期 5 年生存率は 92.5 %であるが，進行期が進むほど段階的に生存率は不良となる（表II-36）．

D 妊娠合併子宮頸癌 pregnancy complicated with cervical cancer

　妊娠中に遭遇する癌は子宮頸癌が最も多く，頻度は 1/1,500～8,000 分娩，また，浸潤頸癌の 3.9 %は妊娠中か産褥期である．癌発育が妊娠によって促進されるという説と，反対に抑制されるという説があり，結論は得られていない．
● 症状　性器出血が主であるが，診断時 30 %の患者は無症状である．
● 診断　腟細胞診とコルポスコピーによる．生検は cone biopsy より浅い coin biopsy が勧められる．
● 治療　妊娠終結時ただちに子宮摘出術（＋リンパ節郭清）する場合と，子宮縮小を待ち摘出しやすくしてから行う場合があり，また，放射線照射を術前または術後に併用するのは非妊娠時の場合と同様である．表II-37 のごとき治療方針がとられるが，児生存と治療のどちらを優先するかは患者および家族と十分話し合いのうえ決定する．
● 予後　① 担癌母体および児の生存率は経腟か帝王切開かの分娩様式による差はなく，様式によって癌発育の加速や転移促進に影響があるという証拠はない．

表II-37

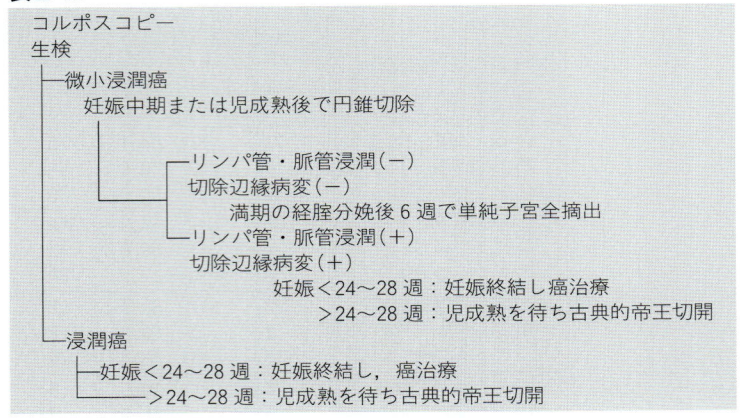

```
コルポスコピー
生検
├─微小浸潤癌
│   妊娠中期または児成熟後で円錐切除
│       ├─リンパ管・脈管浸潤（−）
│         切除辺縁病変（−）
│             満期の経腟分娩後6週で単純子宮全摘出
│       ├─リンパ管・脈管浸潤（＋）
│         切除辺縁病変（＋）
│             妊娠＜24〜28週：妊娠終結し癌治療
│             ＞24〜28週：児成熟を待ち古典的帝王切開
└─浸潤癌
    ├─妊娠＜24〜28週：妊娠終結し，癌治療
    └─＞24〜28週：児成熟を待ち古典的帝王切開
```

E 子宮体癌 carcinoma of the uterine corpus

●定義● 子宮体部に原発した上皮性悪性腫瘍（子宮内膜癌 endometrial carcinoma とほぼ同義である）をいう．子宮頸部と体部に同時に癌が認められ，原発部位を明確に決定できない場合は，その組織学的所見が腺癌であれば子宮体癌に，扁平上皮癌であれば子宮頸癌に分類する．

●病態生理●

1 病因

子宮体癌には，エストロゲン依存性に発生するもの（タイプI）とエストロゲン非依存性に発生するもの（タイプII）の2つのタイプが存在する（表II-38）．頻度はタイプIが圧倒的に多い．タイプIでは肥満，不妊・未経産，糖尿病，閉経遅延や多囊胞性卵巣などが危険因子としてあげられる．更年期障害に対する長期間のエストロゲン補充療法など，黄体ホルモンの拮抗がないエストロゲン過剰状態 unopposed estrogen が持続することが発癌のリスクとなる．エストロゲンの慢性的な増殖刺激による子宮内膜増殖症の過程を経て，類内膜腺癌が発生する．一方，タイプIIは内膜増殖症を経由しないで癌化する（*de novo* 発癌）もので，漿液性および明細胞腺癌からなる．

両者ともに，発癌過程では多段階的に癌遺伝子ならびに癌抑制遺伝子の変異が起こるとされている．

2 頻度

わが国における子宮体癌の罹患率（女性人口10万対）は約7.5であり，年間約

表II-38 子宮体癌のタイプ分類

	タイプI	タイプII
エストロゲン依存性	あり	なし
組織型	類内膜腺癌	漿液性・明細胞腺癌
分化度	高・中分化	低分化
予後	比較的良好	不良
前駆病変	異型増殖症	不明
遺伝子変異	PTEN	p 53
患者年齢	中高年	老年
頻度	90 %	10 %

6,000人が体癌に罹患するとされている．この罹患率は欧米諸国に比べて低率であるが，生活様式の欧米化，とくに食生活の変化による肥満の増加や，晩婚化および少子化に伴う妊娠・分娩回数の減少等により，体癌罹患率は近年，著しく増加している．

子宮体癌が全子宮癌に占める割合は，1970年時には5％といわれていたが，1999年度の患者年報では30％にまで増加している．

3 肉眼分類

子宮体癌は，その発育様式から限局型 localized type とびまん型 diffuse type に分けられる．また，その発育方向により，腫瘍が主として子宮腔内へ結節状に突出する外向型 exophytic type と腫瘍が筋層内に進展する内向型 endophytic type に分類される．

4 組織分類

① 類内膜腺癌 endometrioid adenocarcinoma：正常子宮内膜腺に類似した形態を示す癌腫をいう．体癌では最も高頻度にみられる組織型である．腺癌成分の形態により，grade 1, 2, 3 に分類される（表Ⅱ-39）．

表Ⅱ-39 組織学的分化度

充実性増殖 solid growth の占める割合と細胞異型の程度により grade 1, 2, 3 に分類される
grade 1：充実性増殖の占める割合が腺癌成分の5％以下のもの
grade 2：充実性増殖の占める割合が腺癌成分の6〜50％のもの，あるいは充実性増殖の割合が5％以下でも細胞異型の著しく強いもの
grade 3：充実性増殖の占める割合が腺癌成分の50％を超えるもの，あるいは充実性増殖の割合が6〜50％でも細胞異型の著しく強いもの

② 漿液性腺癌 serous adenocarcinoma：乳頭状に入り組んだ構造と細胞の芽出を特徴とする腺癌で，しばしば砂粒小体を伴う．

③ 明細胞腺癌 clear cell adenocarcinoma：おもに明細胞ないしホブネイル hobnail 細胞からなる腺癌で，充実性，管状嚢胞性，乳頭状ないしこれらの混在した組織構造を示す．

④ 粘液性腺癌 mucinous adenocarcinoma：ほとんどの癌細胞が細胞質内に粘液を多量にもつ腺癌をいう．

⑤ 扁平上皮癌 squamous cell carcinoma：扁平上皮に類似を示す癌腫である．子宮内膜では扁平上皮癌はまれである．

⑥ 混合癌 mixed carcinoma：複数の組織型が混在する癌腫で，各成分は腫瘍全体の少なくとも10％を占めるものをいう．ただし，腺扁平上皮癌，腺棘細胞癌は除く．

⑦ 未分化癌 undifferentiated carcinoma：既述のいかなる組織型にも該当しない未分化な癌腫をいう．

5 進行期分類

子宮体癌は，FIGOによる手術進行期分類に基づいて分類される（表Ⅱ-40）．

● 症状 ● 不正性器出血（子宮出血）は子宮体癌患者の90％以上に認められる．子宮内感染を伴えば膿性帯下となる．体癌が進行して病変が頸部に及ぶと頸管の狭窄・閉鎖が起こり，子宮留膿症をきたす．このために子宮収縮が起こり，陣痛様疼痛を訴えることがある（Simpson徴候）．

若年の子宮体癌患者では，多嚢胞性卵巣を背景に月経不順や不妊を主訴として

表Ⅱ-40 手術進行期分類（日産婦 1995，FIGO 1988）

0期	子宮内膜異型増殖症
Ⅰ期	癌が子宮体部に限局するもの
	Ⅰa：子宮内膜に限局するもの
	Ⅰb：浸潤が子宮筋層1/2以内のもの
	Ⅰc：浸潤が子宮筋層1/2をこえるもの
Ⅱ期	癌が体部および頸部に及ぶもの
	Ⅱa：頸管腺のみを侵すもの
	Ⅱb：頸部間質浸潤のあるもの
Ⅲ期	癌が子宮外に広がるが，小骨盤腔をこえていないもの，または所属リンパ節転移のあるもの
	Ⅲa：漿膜ならびに／あるいは付属器を侵す，ならびに／あるいは腹腔細胞診陽性のもの
	Ⅲb：腟転移のあるもの
	Ⅲc：骨盤リンパ節ならびに／あるいは傍大動脈リンパ節転移のあるもの
Ⅳ期	癌が小骨盤腔をこえているか，明らかに膀胱または腸粘膜を侵すもの
	Ⅳa：膀胱ならびに／あるいは腸粘膜浸潤のあるもの
	Ⅳb：腹腔内ならびに／あるいは鼠径リンパ節転移を含む遠隔転移のあるもの

＜分類にあたっての注意事項＞
(1) 初回治療として手術がなされなかった例（放射線療法など）には，従来からの臨床進行期分類が適用される
(2) 各期とも腺癌の組織学的分化度により，それぞれ分類される
(3) 0期は治療統計には含まれない．FIGOでは0期は設定されていないが，日本産科婦人科学会では従来の分類との整合性により0期を設定した
(4) 所属リンパ節とは基靱帯リンパ節，仙骨リンパ節，閉鎖リンパ節，内腸骨リンパ節，鼠径上リンパ節，外腸骨リンパ節，総腸骨リンパ節，傍大動脈リンパ節をいう
(5) 子宮傍結合織浸潤例はⅢc期とする
(6) 本分類は手術後分類であるから，従来Ⅰ期とⅡ期の区別に用いられてきた部位別搔爬などの所見は考慮しない
(7) 子宮筋層の厚さは腫瘍浸潤の部位において測定することが望ましい

来院することが多い．

● **診断** ● 子宮体癌のスクリーニングとしては内膜細胞診が一般的である．細胞診が陽性，疑陽性の場合は内膜組織診を行う．

● **検査** ● ① 内膜細胞診：内膜細胞診による体癌検出率は90％以上である．

② 内膜組織診：子宮内膜の試験搔爬によって組織片を採取する．小さなキューレットによるひとかき搔爬診では小病変を逃してしまうことが多いため，子宮腔の前後左右4方向からの組織採取が望ましい．

③ 子宮鏡検査：子宮体癌では，内膜の異常肥厚と隆起，表面の怒張蛇行する異常血管像や潰瘍形成などがみられる．子宮鏡検査によって頸管への癌進展の有無を診断し，手術術式を決定する．

④ 超音波断層法：経腟超音波断層法において，異常な内膜肥厚を認めれば体癌を疑う．閉経後女性では厚さ5mm以上の症例，閉経前であっても20mmを超える内膜肥厚は要精査の対象となる．

⑤ MRI：子宮体癌病巣の筋層浸潤や頸部浸潤の把握に優れている．体部病変の検出にはT2強調画像が適している．閉経前女性では，高信号の正常内膜，帯状低信号のjunctional zone（内膜直下筋層）と中等度信号の体部筋層の明瞭な3層構造を示す．癌病巣は子宮陰影内の高信号域として多彩に描出され，正常組織とは識別できる．junctional zoneが欠損する場合は筋層浸潤が疑われる．

● **治療** ● 子宮体癌の治療は手術療法が第1選択となる．手術不能の進行癌症例，75歳以上の高齢者や重篤な合併症を有する場合は放射線療法が適応となる．化学療法の有効性は高くないが，進行癌症例に対する寛解導入療法として，また，術

後の追加療法として試みられている．

　妊孕性温存が必要となる若年者体癌においては，grade 1 の高分化癌で Ia 期と診断される場合は黄体ホルモン療法を考慮する．

　① 手術療法：体癌に対する手術術式として，単純子宮全摘術，準広汎子宮全摘術，広汎子宮全摘術などがある．両側付属器は原則として摘出する．
　② 放射線療法：外部照射と腔内照射を組み合わせて行う．
　③ 化学療法：プラチナ製剤を中心とした多剤併用療法を行う．
　④ ホルモン療法：高用量の黄体ホルモン療法を行うが，副作用としての血栓症には十分注意をする必要がある．

●予後●　子宮体癌の予後因子は，進行期，リンパ節転移，筋層浸潤および組織分化度である．従来の臨床進行期に基づいた5年生存率を表Ⅱ-41に示す．

表Ⅱ-41　子宮体癌の臨床進行期別5年生存率

臨床進行期	5年生存率(%)
Ⅰ	79.0
Ⅱ	66.8
Ⅲ	37.5
Ⅳ	8.5

（日本産科婦人科学会婦人科腫瘍委員会による子宮体癌治療成績，2001より）

F 子宮内膜増殖症 endometrial hyperplasia

●定義●　子宮内膜腺の過剰増殖をいう．

●病態生理●

1 病因

　子宮内膜は代表的な性ホルモン標的組織である．エストロゲンは内膜上皮および間質細胞の分裂・増殖を促進する．一方，黄体ホルモンは間質細胞に対して増殖・分化をともに促進するが，上皮細胞には分化を誘導し，細胞増殖を抑制する．内因性あるいは外因性を問わず，黄体ホルモンの拮抗のないエストロゲン過剰状態が持続すると上皮の過剰増殖が起こり，内膜が肥厚すると考えられている．

2 組織分類

　上皮の細胞異型の有無により子宮内膜増殖症と子宮内膜異型増殖症の2つの範疇に分け，さらに，腺構造の異常の程度により単純型と複雑型に分類する．

　① 単純型子宮内膜増殖症 endometrial hyperplasia, simple：細胞異型を伴わない子宮内膜腺の過剰増殖からなり，腺は増殖期内膜腺に類似する．腺の拡張を伴うことが多い．通常，内膜間質の過剰増殖を伴う．
　② 複雑型子宮内膜増殖症 endometrial hyperplasia, complex：細胞異型を伴わない子宮内膜腺の過剰増殖からなり，腺の形態は著しく複雑で，腺の密度は高く，腺の極性は乱れている．
　③ 単純型子宮内膜異型増殖症 atypical endometrial hyperplasia, simple：細胞異型を伴う子宮内膜腺の過剰増殖からなり，腺の形態は正常内膜腺に類似するか，あるいは拡張している．
　④ 複雑型子宮内膜異型増殖症 atypical endometrial hyperplasia, complex：細胞異型を伴う子宮内膜腺の過剰増殖からなり，腺の形態は著しく複雑で，腺の密度

は高く，腺の極性は失われている．

- **症状**　主たる症状は不正子宮出血であるが，無排卵性周期や月経異常を伴うことが多い．
- **診断**　内膜細胞診と内膜組織診を行う．

　子宮内膜異型増殖症と子宮体癌との間には形態学的類似性があり，両者の共存もしばしばみられることから，子宮内膜増殖症の診断においては癌の存在を完全に否定することが最も重要である．子宮鏡を用いた子宮内腔の観察と内膜全面搔爬による組織診が必須である．

- **治療**　① 細胞異型のない子宮内膜増殖症：不正子宮出血を伴う例には止血剤を投与し，症状のない例ではそのまま経過観察する．再度の検査で増殖症病変が存続する症例に対しては黄体ホルモンを投与する．挙児希望のある症例には排卵誘発を行う．

　② 子宮内膜異型増殖症：異型増殖症に対する治療法は，単純子宮全摘術が原則となる．しかし，若年者や挙児希望例では高用量黄体ホルモン療法が選択される．本療法中，2〜3カ月ごとの子宮鏡検査と内膜組織診は必須である．挙児希望例では，病変の消失が確認されたのち，排卵誘発を行い早期の妊娠成立を図る．挙児希望がなく月経異常を訴える場合には，Holmstrom 療法や Kaufmann 療法が適応となる．

- **予後**　細胞異型のない子宮内膜増殖症が癌化することはきわめてまれであるが，子宮内膜異型増殖症では約 20 ％が癌化するといわれている．

G 子宮肉腫 sarcoma of the uterus

- **定義**　子宮に発生する非上皮性悪性腫瘍をいう．
- **病因**　発生機序は不明である．
- **頻度**　子宮体部から発生する悪性腫瘍の 5 ％以下とまれな腫瘍である．好発年齢は 50 歳代である．
- **組織分類**

　① 子宮内膜間質肉腫 endometrial stromal sarcoma：子宮内膜間質細胞に類似した細胞よりなる肉腫である．子宮肉腫の 10 ％以下を占め，比較的まれである．

　② 平滑筋肉腫 leiomyosarcoma：平滑筋細胞の悪性腫瘍をいう．子宮肉腫の 35〜40 ％を占める．高い細胞密度，著しい核の多形性，異常分裂像を含む高頻度の核分裂像および腫瘍境界部の浸潤性所見により，子宮筋腫とは区別される．

　③ 癌肉腫 carcinosarcoma：癌腫と肉腫の両成分よりなる悪性腫瘍をいう．子宮肉腫の 50 ％を占める．

- **症状**　不正性器出血を主訴とする場合が多い．ときに下腹痛を訴える．閉経後女性で子宮腫瘤が急速に増大する場合は，子宮肉腫を疑って精査すべきである．
- **診断**　子宮内膜間質肉腫と癌肉腫の多くは内膜組織診で診断される．しかしながら，平滑筋肉腫は術前の組織診で発見されず，子宮筋腫の診断で手術された摘出子宮の組織所見で確定診断されることが多い．
- **治療**　原則として，単純子宮全摘術と両側付属器摘出術を行う．術後の補助療法として放射線療法や化学療法が考慮される．
- **予後**　低悪性度の子宮内膜間質肉腫を除いて，子宮肉腫は一般的にきわめて予後不良である．

11 卵巣腫瘍

● **組織分類** ● 卵巣には多種多様な腫瘍が発生する．表層上皮性・間質性腫瘍，性索間質性腫瘍，胚細胞腫瘍の3つに大別される．

1 表層上皮性・間質性腫瘍

卵巣腫瘍の約2/3を占め，腺腫，腺癌が大半を占める．卵巣には腺組織は存在せず，胎児期の体腔上皮 coelomic epithelium に由来する卵巣の表層上皮が腫瘍化する．形態的には卵管や子宮など，同じく体腔上皮に由来する Müller 管 müllerian duct から派生した臓器の上皮を原則的に模倣する．すなわち，漿液性腫瘍は卵管上皮，粘液性腫瘍は子宮頸管腺上皮，類内膜腫瘍は子宮内膜にそれぞれ類似しており，明細胞腫瘍は妊娠子宮内膜でみられる Arias-Stella 現象に対応すると考えられる．このように国際的に組織発生を重視した WHO 分類（1973）に基づいた卵巣腫瘍の組織分類（1990）が日本産科婦人科学会と日本病理学会により提唱され 2009 年改訂された．それぞれ，良性，低悪性度，悪性腫瘍に区分される（表II-42）．近年新たに，漿液性腺腫瘍は卵管上皮内腫瘍から発生するという概念が示されている．さらに，WHO 組織分類（2014）が改訂され，日本産科婦人科学会でも改訂準備に入った．

① **低悪性度腫瘍（境界悪性腫瘍）**：良性と悪性の中間病変として区分される．一般的に予後が良好な腫瘍群で，腹膜播種が認められても約 80％の 5 年生存率が

表II-42 卵巣腫瘍の臨床病理学的分類（日本産科婦人科学会・日本病理学会，2009）

	良性腫瘍	低悪性度腫瘍（境界悪性腫瘍）	悪性腫瘍
表層上皮性・間質性腫瘍	漿液性腺腫 粘液性腺腫 明細胞腺腫 類内膜腺腫 腺線維腫（上記の各型） 漿液性表在性乳頭腫 ブレンナー腫瘍	漿液性境界悪性腫瘍 粘液性境界悪性腫瘍 類内膜境界悪性腫瘍 明細胞境界悪性腫瘍 境界悪性腺線維腫（上記の各型） 漿液性表在性境界悪性腫瘍 境界悪性ブレンナー腫瘍	漿液性腺癌 粘液性腺癌 類内膜腺癌 明細胞腺癌 腺癌線維腫（上記の各型） 癌肉腫 腺肉腫 未分化卵巣肉腫 悪性ブレンナー腫瘍 移行上皮癌 未分化癌
性索間質性腫瘍	莢膜細胞腫 線維腫 硬化性間質性腫瘍 セルトリ・間質細胞腫（高分化型） ライデッヒ細胞腫 ［門細胞腫］ 輪状細管を伴う性索腫瘍	顆粒膜細胞腫 セルトリ・間質細胞腫（中分化型） ステロイド細胞腫瘍（ライデッヒ細胞腫，間質性黄体腫を除く） ギナンドロブラストーマ	線維肉腫 セルトリ・間質細胞腫瘍（低分化型）
胚細胞腫瘍	成熟嚢胞性奇形腫 ［皮様嚢腫］ 成熟充実性奇形腫 卵巣甲状腺腫	未熟奇形腫（G1，G2） カルチノイド	ディスジャーミノーマ（未分化胚細胞腫） 卵黄嚢腫瘍 胎芽性癌 多胎芽腫 絨毛癌 悪性転化を伴う成熟嚢胞性奇形腫 未熟奇形腫（G3）
その他	腺腫様腫瘍	性腺芽腫（純粋型）	小細胞癌 大細胞神経内分泌癌 肝様癌

（日本産科婦人科学会・日本病理学会編：卵巣腫瘍取扱い規約．金原出版，2009 より）

a．漿液性　　　　　　　　　　b．粘液性

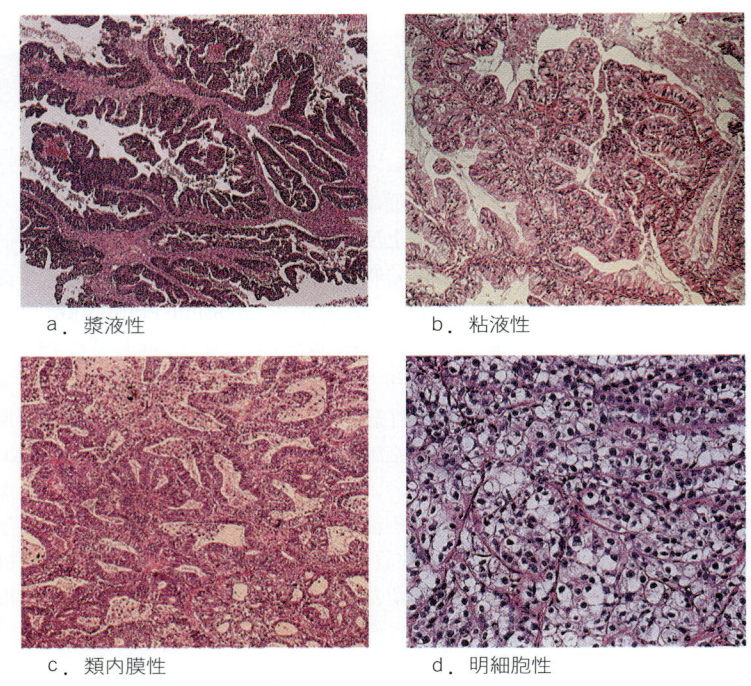

c．類内膜性　　　　　　　　　d．明細胞性

図II-50　上皮性卵巣癌（腺癌）

得られる．治療は卵巣癌に準じて手術療法が行われ，化学療法や放射線療法は標準的でない．

② **悪性腫瘍（卵巣癌）**：組織亜型（図II-50）により生物学的態度が異なる．腺癌は組織構築・核異型度により組織学的分化度 grade 分類が決定される．

　i）**漿液性腺癌** serous adenocarcinoma：上皮性癌のうち最も高頻度（約40〜50％）で，III/IV期癌が60％以上を占める．grade は予後を強く反映する．卵巣表層上皮や卵管上皮細胞に類似した形態を示す．小型で細胞質に乏しい腫瘍細胞が，細い樹枝状に分枝した血管結合織を被覆し増殖する乳頭状腺癌が基本である．卵巣が正常大で腹腔内に広範に播種が認められる場合もあり，共通の発生起源を有する腹膜癌の形を呈する．砂粒体の存在はほかの腺癌との鑑別に役立ち，これが顕著な漿液性砂粒癌は比較的予後が良好である．$p53$ の変異が多い．

　ii）**粘液性腺癌** mucinous adenocarcinoma：10〜15％と低頻度であり，豊富な粘液をもつ多房性構造や15 cm を超える巨大腫瘤を形成しやすい．好発年齢（平均44歳）は漿液性腺癌（平均55歳）より若い．上皮は，子宮頸部粘膜上皮あるいは腸上皮に類似する．腸上皮型粘液性腫瘍には，腹腔内に大量の粘液を産生する腹膜偽粘液腫（多くは虫垂原発）が含まれる．抗癌剤感受性は低く，進行癌の予後は不良である．

　iii）**類内膜腺癌** endometrioid adenocarcinoma：子宮内膜に発生する類内膜腺癌に組織学的に類似し，卵巣癌の10〜15％を占める．扁平上皮細胞への分化がしばしば認められる．

　iv）**明細胞腺癌** clear cell adenocarcinoma：わが国では欧米に比較して高頻度で，卵巣癌の20〜25％を占めるが，施設により25％を超えている．細胞胞体は明るく，胞体内にはグリコーゲンが豊富で，硝子様の封入体を認める場合

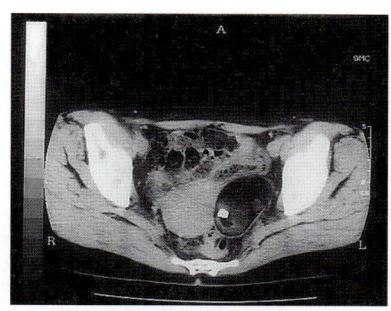

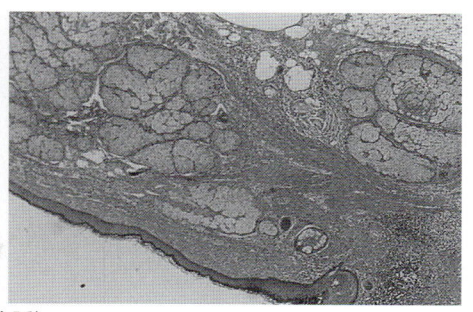

図Ⅱ-51　成熟嚢胞性奇形腫瘍（皮様嚢胞腫）
CTにて皮下脂肪と同等の低輝度領域と石灰化が特徴，ヘアーボールが淡い陰影として描出される．組織学的には皮下組織を模倣する部分が典型である

もある．シート状や丸釘状 hobnail を呈する嚢胞乳頭状構造をとる．臨床的には，Ⅰ期癌（とくに Ic 期）が多く，子宮内膜症をしばしば合併し，多くは子宮内膜症から癌化すると考えられている．また，血栓症や高カルシウム血症も合併することがある．プラチナ感受性がきわめて低く，予後が不良である．

　　v）移行上皮癌 transitional cell carcinoma：まれであるが，抗癌剤感受性が高いと考えられている．

2　胚細胞腫瘍

卵巣腫瘍の 20～25 ％を占めるが，悪性腫瘍はまれで卵巣悪性腫瘍の 5 ％に満たない．良性では成熟嚢胞性奇形腫（皮様嚢腫）が大半を占め，成熟した外胚葉を主とした 3 胚葉成分からなり，肉眼的に腫瘍内は皮脂や毛髪をみることが多い（図Ⅱ-51）．

悪性腫瘍で最も高頻度なのはディスジャーミノーマ（未分化胚細胞腫）で（悪性胚細胞腫瘍の約 40～50 ％），精巣のセミノーマに相当する．臨床進行期Ⅰ期が多く，両側性の頻度が高く（10 ％），放射線感受性を有することが臨床的特徴である．しばしば，LDH が高値を示す．組織学的に腫瘍細胞は類円形で，結合組織にはリンパ球が遊出する．次いで未熟奇形腫が多く，充実性増殖が優勢であり，2，3 胚葉性の未熟な組織からなるが成熟した組織もみられる．組織学的な未熟度により grade 分類され，grade 1，2 は低悪性度腫瘍に，grade 3 は悪性腫瘍に分類される．実際，再発の危険はこの grade と相関する．これ以外の卵黄嚢腫瘍，胎芽性癌や絨毛癌はまれであるが，より悪性度は高い．また，これらの組織型が混在する混合性胚細胞腫瘍では，最も悪性度の高い組織型の量が予後因子となる．

3　性索間質性腫瘍

全卵巣腫瘍の約 6 ％程度と最もまれな腫瘍群である．多くは機能性腫瘍で女性型（エストロゲン分泌）を示す顆粒膜細胞腫，莢膜細胞腫と男性型（アンドロゲン分泌）を呈するライデッヒ細胞腫，セルトリ・間質細胞腫瘍さらに線維芽細胞類似の間質細胞が単独あるいは混合して出現する．良性腫瘍では，ホルモン活性を有さない線維腫が大半を占める．低悪性度腫瘍では顆粒膜細胞腫が代表的であり，成人型と若年型に分けられる．

4　転移性腫瘍

原発巣として胃癌，大腸癌などの消化器癌が多く，ついで乳癌，子宮癌などがあげられる．消化器癌（胃癌が大多数を占める）からの低分化粘液性腺癌の転移腫瘍は Krukenberg 腫瘍と称され，間質の増生と印環細胞からなる特異的な組織像を呈する（図Ⅱ-52）．両側性に充実性（一部嚢胞性）腫瘍を形成しやすい．し

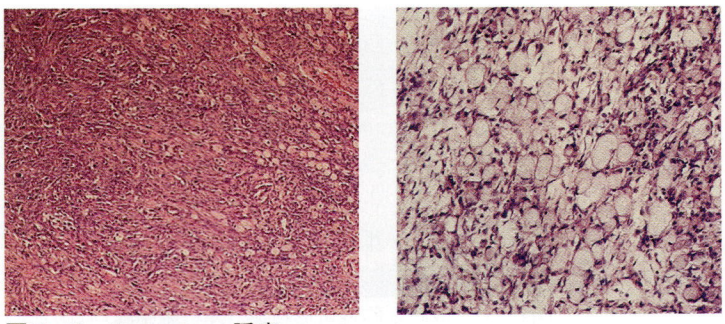

図Ⅱ-52　Krukenberg 腫瘍
　消化器癌,とくに胃癌からの転移腫瘍で,印環細胞型の粘液産生細胞がびまん性に幼若線維細胞と混在し,硬性癌類似の組織像が典型

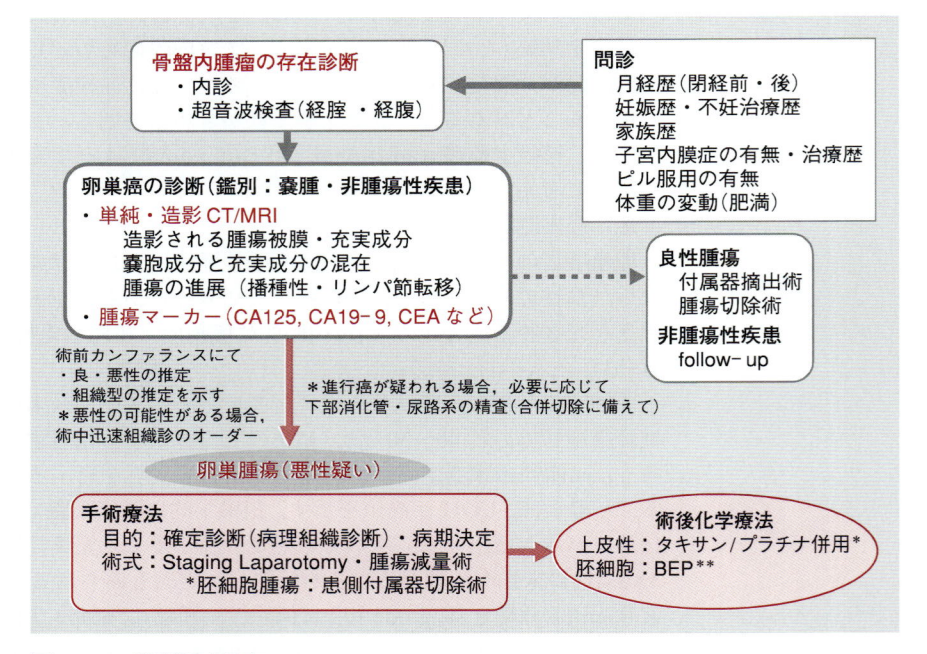

図Ⅱ-53　卵巣腫瘍取扱いシェーマ
　*　第1選択はパクリタキセル 175 mg/m²（3時間投与）＋カルボプラチン AUC 5〜6
　**　ブレオマイシン/エトポシド/シスプラチン

しばしば腹水を伴う．循環血液量が豊富な成熟期に多く,閉経後は少ない．

● 診断（図Ⅱ-53）●

1 症状

　良性・悪性どちらにおいても早期症状は非常に乏しく,卵巣癌は silent killer と呼称される．診断時に進行癌（Ⅲ/Ⅳ期）が過半数を占める．

　① 腹部膨満感：腫瘍の増大に伴い,腹囲の増大,腹部膨満感,異常な下腹部痛あるいは下部背部痛が出現する．

　② 不正出血・月経異常：性索間質性腫瘍でみられることがある．エストロゲンを分泌する顆粒膜細胞腫,莢膜細胞腫では月経異常や不正出血をきたす．一方,アンドロゲンを分泌するセルトリ・間質細胞腫瘍やライディッヒ細胞腫では男性化徴候がみられる．これに対し,上皮性腫瘍では月経異常や不正出血は出現しな

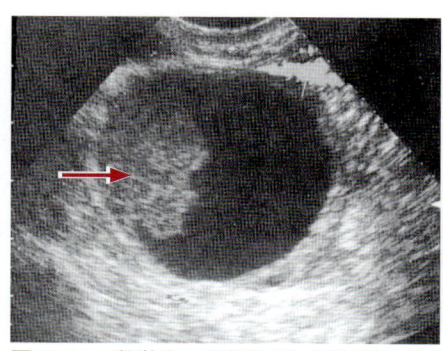

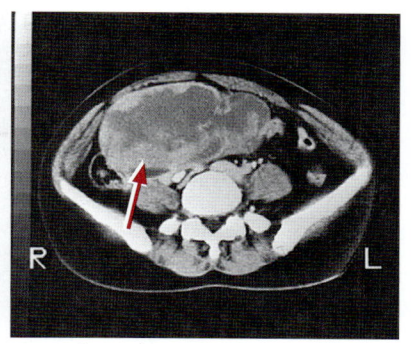

図 II-54 卵巣癌の画像診断（経腟超音波診，CT スキャン）
悪性では囊胞成分に充実成分（→）を種々の割合で伴い，充実部分は造影効果を示す

いが，まれに間質の黄体化によりホルモン分泌を伴うことがある．

③ 急性腹症：ときに腫瘍茎の捻転を起こし，緊急手術になる場合がある（茎捻転：皮様囊腫などの良性腫瘍に多い）．また，卵黄囊腫瘍や混合性胚細胞腫瘍などでは腫瘍被膜の破綻による急性腹症を呈することがある．

④ 胸腹水：線維腫では胸腹水を認める場合があり（Meigs 症候群），悪性と鑑別を必要とする．

2　診断方法・手順

現病歴，月経の状況，妊娠歴，既往歴，家族歴を聴取後，まず外診・触診にて腹部や表在リンパ節の所見をみる．

① 内診：大きな腫瘤は触知できるが，4〜5 cm 程度の腫瘤ではしばしば見落とされる．良性腫瘍は可動性良好であるが，卵巣癌では進行すると可動性が不良になる．

② 超音波診：内診に続いて，超音波診（経腟・経腹）を行うことが標準的診察手段である．腫瘍の存在，大きさを確認後，腫瘍内部構造を観察する．良性腫瘍であれば囊胞性（線維腫では充実性）であるのに対し，悪性腫瘍であれば囊胞成分に必ず腫瘍壁の肥厚や種々の割合で充実成分が混じる（図 II-54）．

③ CT/MRI：良・悪性の鑑別が不十分な症例や進行癌が疑われる症例では，CT や MRI が必要となる．悪性腫瘍では，囊胞成分に必ず腫瘍壁の肥厚や種々の割合で充実成分が混じる（図 II-54）．また，胸部 X 線撮影や，必要に応じて下部消化管造影，骨シンチ，尿路造影を追加し，病変の広がりを術前に評価しておく．一方，良性の皮様囊腫では，CT は診断的価値を有し，腫瘍内容の皮脂が皮下脂肪と同等の low density を呈する（図 II-51）．

④ 腫瘍マーカー：悪性腫瘍の補助診断として用いられるが，初期癌の半数以上は偽陰性となることに留意が必要である．CA 125 を含む 3 項目以内の測定にとどめるのが原則とされる（表 II-43）．

⑤ 細胞診：胸・腹水の細胞診は診断や進行期決定に有用であるが，腫瘍穿刺は被膜破綻をきたし，予後を不良にする可能性があるため原則的に禁忌である．

⑥ 鑑別診断：類腫瘍病変．

　　i ）黄体囊胞（ルテイン囊胞）：hCG 高値による卵巣の囊胞性腫大で，通常は両側性にみられる．hCG 低下により自然に消失する．

　　ii）子宮内膜症性卵巣囊胞（チョコレート囊胞）：画像的に周囲と境界が不明瞭な囊胞として描出され，囊胞内容は均一な微細粒状エコーを呈する．MRI は腫瘍内容が血液（血腫）であることを反映し，T1, T2 強調画像とも高信号を呈し，診断的価値を有する．最近，0.7 ％程度に癌化（とくに明細胞腺癌，類内膜

表II-43 組織型別に有用な腫瘍マーカー

上皮性腫瘍
　漿液性腺癌：CA 125[*1]
　粘液性腺癌：CA 19-9[*2]，CA 72-4，CEA
胚細胞腫瘍
　卵黄嚢腫瘍：AFP[*3]
　絨毛癌：hCG
　ディスジャーミノーマ（未分化胚細胞癌）：LDH[*4]
　悪性転化を伴う成熟嚢胞性奇形腫（扁平上皮癌）：SCC
性索間質性腫瘍（ホルモン）
　顆粒膜細胞腫，莢膜細胞腫：エストロゲン
　セルトリ・間質細胞腫瘍，ライディッヒ細胞腫：テストステロン

[*1] 上皮性腫瘍中で最も有用．類内膜腺癌，明細胞腺癌でも陽性を示す．子宮内膜症，炎症，妊娠初期も軽度～中等度上昇
[*2] 成熟嚢胞性奇形腫で陽性を示すことがある
[*3] 胎芽性癌，混合性胚細胞腫瘍でも陽性を示す
[*4] 非特異的

腺癌）することが明らかになっており，閉経周辺期，閉経後婦人ではこのリスクが高まり，治療（手術）を行うことが推奨される．

● 悪性卵巣腫瘍の疫学 ●

1 年齢

上皮性卵巣癌は閉経後婦人に好発し，多くは50～75歳に分布するが，年齢とともに罹患率の増加がみられる．一方，胚細胞腫瘍は，10代，20代の若年層に好発し（中央値は約18～20歳），妊娠中や分娩後早期に診断されることがある．

2 罹患状態，死亡数

約9,000人が卵巣癌に罹患し約5,000人以上が毎年死亡していると推察され，上皮性腫瘍での粗死亡率は年々上昇し，2008年度女性人口10万対死亡率は7.1である．この50年間で8倍以上となり，欧米レベルに到達しつつある．

3 上皮性腫瘍（卵巣癌）の危険因子

① 年齢：閉経後．
② 家族性発生：5％程度に家族性発生が報告され，このうち約70％にBRCA1の変異が関与する．
③ 月経・妊娠歴：未妊婦，早発初経，晩期閉経は危険群に入る．
④ 肥満：body mass index（BMI）の増加とともに危険が高まる．

● 卵巣癌の予防 ●

1 ピル内服 oral contraceptive use

米国では3年間のピル服用で相対危険率は30～40％低下し，年間約2,000人の卵巣癌が予防されている．

2 卵管結紮術

BRCA1の変異を有する症例では発癌リスクを60％減少できることが報告された．

3 予防的卵巣摘出術

術後に長期のホルモン補充療法が必要となり乳癌のリスクが上昇する可能性があること，腹膜癌のリスクはなくならないこと，さらに遺伝子診断が技術的・倫理的・法律上で解決できていないことより，標準的には行われていない．

近年，遺伝性乳がん・卵巣がん症候群として予防的乳房切除や付属器切除が試行されている．

4 癌検診

検診にて早期癌を検出できるエビデンスは得られていない．

表Ⅱ-44　卵巣癌，卵管癌，腹膜癌の手術進行期（日産婦 2014，FIGO 2014）

Ⅰ期　卵巣あるいは卵管内限局発育
　　ⅠA期：腫瘍が一側の卵巣（被膜破綻がない）あるいは卵管に限局し，被膜表面への浸潤が認められないもの．腹水または洗浄液の細胞診にて悪性細胞の認められないもの
　　ⅠB期：腫瘍が両側の卵巣（被膜破綻がない）あるいは卵管に限局し，被膜表面への浸潤が認められないもの．腹水または洗浄液の細胞診にて悪性細胞の認められないもの
　　ⅠC期：腫瘍が一側または両側の卵巣あるいは卵管に限局するが，以下のいずれかが認められるもの
　　　　ⅠC1　手術操作による被膜破綻
　　　　ⅠC2　自然被膜破綻あるいは被膜表面への浸潤
　　　　ⅠC3　腹水または腹腔洗浄細胞診に悪性細胞が認められるもの
Ⅱ期　腫瘍が一側または両側の卵巣あるいは卵管に存在し，さらに骨盤内（小骨盤腔）への進展を認めるもの，あるいは原発性腹膜癌
　　ⅡA期：進展ならびに／あるいは転移が子宮ならびに／あるいは卵管ならびに／あるいは卵巣に及ぶもの
　　ⅡB期：他の骨盤部腹腔内臓器に進展するもの
Ⅲ期　腫瘍が一側または両側の卵巣あるいは卵管に存在し，あるいは原発性腹膜癌で，細胞学的あるいは組織学的に確認された骨盤外の腹膜播種ならびに／あるいは後腹膜リンパ節転移を認めるもの
　　ⅢA1期：後腹膜リンパ節転移陽性のみを認めるもの（細胞学的あるいは組織学的確認）
　　　　ⅢA1（ⅰ）：転移巣最大径 10 mm 以下
　　　　ⅢA1（ⅱ）：転移巣最大径 10 mm をこえる
　　ⅢA2期：後腹膜リンパ節転移の有無にかかわらず，骨盤外に顕微鏡的播種を認めるもの
　　ⅢB期：後腹膜リンパ節転移の有無にかかわらず，最大径 2 cm 以下の腹腔内播種を認めるもの
　　ⅢC期：後腹膜リンパ節転移の有無にかかわらず，最大径 2 cm をこえる腹腔内播種を認めるもの（実質転移を伴わない肝および脾の被膜への進展を含む）
Ⅳ期　腹膜播種を除く遠隔転移
　　ⅣA期：胸水中に悪性細胞を認める
　　ⅣB期：実質転移ならびに腹腔外臓器）（鼠径リンパ節ならびに腹腔外リンパ節を含む）に転移を認めるもの

● 臨床進行期 ●　卵巣癌は腹腔内播種性転移やリンパ行性転移を起こす．当初，血行性転移は少ない．この特性は FIGO 臨床進行期分類に反映されている（表Ⅱ-44）．すなわち，臨床進行期は surgical staging として決定され，おおまかに臨床進行期は，Ⅰ期：20〜25％，Ⅱ期：10〜15％，Ⅲ期：40〜45％，Ⅳ期：15％に分布する．

● 治療 ●

① 良性腫瘍：若年者では腫瘍摘出術 cystectomy を行い卵巣を温存し，閉経後婦人では付属器摘出術 oophorectomy を行う．術前診断で良性と確診される症例では，開腹術に代わって腹腔鏡下手術も選択される．

② 悪性腫瘍：手術療法と化学療法での複合的治療が標準的である．放射線療法は，化学療法後の限局した病巣に対しての二次的治療あるいは緩和治療として用いられる．

1　手術療法（図Ⅱ-53）

① 上皮性腫瘍（卵巣癌）

ⅰ）Staging laparotomy：腹水（洗浄液）細胞診後に腫瘍摘出を行い，（必要なら術中迅速組織診を行って）診断を確定する．Douglas 窩，膀胱子宮窩などの腹膜や横隔膜の生検（細胞診）を行う．続いて，子宮全摘術，両側付属器摘出術を行う．骨盤内および傍大動脈領域のリンパ節の生検（郭清）と大網切除術も確実に行う．

ⅱ）腫瘍減量術：進行癌では上記の手技に加え，腹膜上の播種巣はすべて，可能なかぎり摘出を図る．しかし，初回手術で完全摘出できるのは約 50〜60％の症例にとどまる．初回腫瘍減量術 primary debulking surgery により自然耐性クローンや低酸素環境の腫瘍塊を除去でき，化学療法が効率的に作用すると考えられている．残存腫瘍を最大径 1 cm 未満に減量ができれば（optimal disease），以後の化学療法効果が高く予後が良好となる．報告をまとめると，全生存期間(中央値)は optimal disease では 50〜57 カ月で，1 cm 以上の残存を有する suboptimal disease の 38 カ月より有意に良好である．さらに，初回手術で大きな残存腫瘍が残った場合(suboptimal disease)，化学療法を3コースほど施行し，増悪例を除く症例に対して再度，腫瘍減量術 interval debulking surgery（IDS）が行われることが多く，術後にさらに化学療法が3コースほど追加される．

② 悪性胚細胞腫瘍

抗癌剤に高感受性を有し，若年者に好発し，大半が片側性であり，さらに術後残存腫瘍径と予後の相関は証明されていないことより，妊孕性温存手術が初回治療として標準的に施行される．すなわち，妊孕性温存を必要とする症例では進行期にかかわらず患側の付属器摘出術が基本手技となる．

③ Secondary debulking surgery（SDS）

化学療法終了後に認められる残存，あるいは再発腫瘍に対して行われる腫瘍減量術である．初回治療が終了して6〜12カ月以上して再発した薬剤感受性を有する再発癌が主な対象となる．

④ Second-look operation（SLO）

SLO は予定された化学療法が終了し，臨床的無病(内診，画像，腫瘍マーカー)の無症状患者を対象に行われる系統的な手術的検索であり，病勢を病理学的に正確に判定し，SLO 陰性であれば治療終了が決定されてきた．しかし，SLO 陰性後の再発率が高く，また，陽性でも有効な二次治療法が確立していない．現在，SLO は標準的管理上，必須の手術ではなく，新しい治療法を評価する臨床試験に限定して行われる．

2 化学療法

① 上皮性腫瘍(卵巣癌)

ⅰ）早期癌（FIGO Ⅰ期癌）：早期癌では low-risk 群と high-risk 群とに区分される．low-risk 群には Ia あるいは Ib 期で組織分化度 grade 1（高分化型腺癌）の症例が含まれ，手術のみで約 95％ の 5 年生存が期待できる．一方，high-risk 群は，a）Ic 期，b）grade 3（低分化型腺癌），c）明細胞腺癌が含まれる．これら high-risk 群は初回術後にプラチナ製剤を含んだ補助化学療法を行うことが標準的である．

ⅱ）進行癌（FIGO Ⅱ〜Ⅳ期癌）：1980 年代からプラチナ製剤（シスプラチン，カルボプラチン）とシクロホスファミドやアドリアマイシンを併用した CAP 療法や CP 療法が標準的初回化学療法として行われてきた．1990 年代に入り，再発卵巣癌に対するタキサン系薬剤（パクリタキセル，ドセタキセル）の高い有効性が証明され，臨床試験が欧米で相次いで行われた．その結果，それまでの標準的な治療法であった CP 療法より，タキサン系薬剤とプラチナ製剤の併用療法が薬剤効果や生存期間において優れていることが高いエビデンスとして証明された．現時点では，タキサン系薬剤（パクリタキセル，ドセタキセル）とプラチナ製剤（シスプラチン，カルボプラチン）2剤併用療法が第1に推奨される（図Ⅱ-53）．これら新規薬剤は特有な非血液毒性（パクリタキセル；末梢神経障害，筋肉・関節痛，脱毛，ドセタキセル；浮腫，アレルギー）を有するので，その毒性により薬剤の選択が必要である．しかし，依然としてその大半は再発・死亡することに変わりなく，増悪までの期間は 18〜24 カ月，生存期間は 3〜5 年内にとどまっている．

ⅲ）二次化学療法 second-line chemotherapy：再発卵巣癌は治癒可能な範疇にはなく，緩和治療としての認識が必要である．十分なインフォームドコンセント

下に効果とQOLを考慮した治療を行う．初回治療終了から再発までの期間が長いほど，再度の薬剤効果が高いことが証明されている．一般的に初回治療終了後6カ月以上して再発した場合，薬剤感受性腫瘍と判断され，再度プラチナ製剤を用いた治療で奏効が期待できる．逆に，初回治療終了後6カ月未満の再発，あるいは初回治療に反応しなかった症例（薬剤抵抗性腫瘍）の予後はきわめて不良であり，初回投与された薬剤と交叉耐性を有さない薬剤を選択する．リポソーマルドキソルビシン，イリノテカン，トポテカン，ゲムシタビン，エトポシド（経口）などが用いられる．

iv）分子標的治療薬：卵巣がんに抗血管新生阻害薬として bevacizumab が追加承認された（2013）．

② 胚細胞腫瘍

手術とそれに続く併用化学療法が標準的治療である．本腫瘍における化学療法の進歩は，胚細胞腫瘍の発生が卵巣の約10倍と高頻度である精巣での治療成績によるところが大きい．1970〜1980年代にVAC療法（ビンクリスチン＋アクチノマイシンD＋シクロホスファミド）やPVB療法（シスプラチン＋ビンブラスチン＋ブレオマイシン）が標準的とされた．現時点では，無病生存率や末梢神経障害の比較よりビンブラスチンをエトポシドに置き換えたBEP療法が最も標準的なレジメンと考えられている（図II-53）．特異的な腫瘍マーカー（AFP，hCG）の推移は病勢と相関し，治療効果や経過観察の重要な指標となる．

12 卵管腫瘍

1 良性腫瘍

平滑筋腫，腺腫様腫瘍が非常にまれに発生するが，臨床的意義は少なく，手術的に摘出する．

2 原発性卵管癌

全婦人科癌の約1％前後のまれな腫瘍である．多くは閉経後に発症し，無症状である．組織学的には漿液性乳頭状腺癌であり，卵巣癌との鑑別が必要である．多くは無症状であるが，性器出血が最も高頻度にみられる．画像診断にてソーセージ状の不整な囊胞成分，充実成分が混在する像がみられるが，しばしば卵巣癌との鑑別が困難である．ときに，子宮頸部・内膜細胞診にて腫瘍細胞が認められることがある．CA 125が高値を示す．卵巣癌と同様な進展を示すため，臨床進行期や治療法は卵巣癌に準じて行われる．

13 絨毛性疾患

●定義● 胎盤絨毛細胞の異常増殖によって特徴づけられる病変を包含する．一般に，絨毛性疾患 trophoblastic disease といえば妊娠性絨毛性疾患を意味する．まれに卵巣などに胚細胞腫瘍として非妊娠性に発生することがある．

●病因●

1 胞状奇胎・侵入胞状奇胎

成立した妊娠における妊卵の異常が病因である．**全胞状奇胎**では，その染色体構成はほとんどの例で2倍体（46, XX，少数例で46, XY）であり，これら染色体

表II-45 絨毛性疾患の分類

```
＜臨床的分類＞
 1）胞状奇胎 hydatidiform mole
   (1) 全胞状奇胎（全奇胎）complete hydatidiform mole（complete mole）
   (2) 部分胞状奇胎（部分奇胎）partial hydatidiform mole（partoal mole）
 2）侵入胞状奇胎（侵入奇胎）invasive hydatidiform mole（invasive mole）
   (1) 侵入全胞状奇胎（侵入全奇胎）invasive complete hydatidiform mole
   (2) 侵入部分胞状奇胎（侵入部分奇胎）invasive partial hydatidiform mole
 3）絨毛癌 choriocarcinoma
   (1) 妊娠性絨毛癌 gestational choriocarcinoma
      a．子宮絨毛癌 uterine choriocarcinoma
      b．子宮外絨毛癌 extrauterine choriocarcinoma
      c．胎盤内絨毛癌 intraplacental choriocarcinoma
   (2) 非妊娠性絨毛癌 non-gestational choriocarcinoma
      a．胚細胞性絨毛癌 choriocarcinoma of germ cell origin
      b．他癌の分化異常によるもの choriocarcinoma derived from dedifferentiation of
        other carcinomas
 4）胎盤部トロホブラスト腫瘍 placental site trophoblastic tumor
 5）類上皮性トロホブラスト腫瘍 epithelioid trophoblastic tumor
 6）存続絨毛症 persistent trophoblastic disease
   (1) 奇胎後 hCG 存続 post-molar persistent hCG
   (2) 臨床的侵入奇胎 clinical invasive mole
   (3) 臨床的絨毛癌 clinical choriocarcinoma
＜病理学的分類＞
 1）胞状奇胎 hydatidiform mole
   (1) 全胞状奇胎（全奇胎）complete hydatidiform mole
   (2) 部分胞状奇胎（部分奇胎）partial hydatidiform mole
   (3) 侵入胞状奇胎（侵入奇胎）invasive hydatidiform mole
 2）絨毛癌 choriocarcinoma
 3）中間型トロホブラスト腫瘍 intermediate trophoblastic tumor
   (1) 胎盤部トロホブラスト腫瘍 placental site trophoblastic tumor
   (2) 類上皮性トロホブラスト腫瘍 epithelioid trophoblastic tumor
```

（日本産科婦人科学会・日本病理学会，2011）

のすべてが父方精子に由来しており，これを**有核発生** androgenesis とよんでいる．一方，**部分胞状奇胎**では，多くの例で3倍体（69,XXY, 69,XXX, 69 XYYなど）であり，その2/3は精子に由来している．

このように，胞状奇胎，侵入胞状奇胎は染色体異常をもつ病的妊卵の表現型であり，流産の一型ともみなされ，少なくとも腫瘍性病変ではないと理解されている．

2 絨毛癌

きわめて悪性度の高い癌である．胞状奇胎を含むあらゆる妊娠に伴う絨毛細胞が，その母細胞となりうる．その癌化の機序はまだ明らかにされていない．

●**分類**● わが国で広く用いられている分類は，日本産科婦人科学会・日本病理学会分類（2011）（表II-45）であり，WHO分類（2002）と内容的にはほぼ同じであり，基本的に，胞状奇胎，侵入胞状奇胎，絨毛癌とに分類される．胎盤部トロホブラスト腫瘍と類上皮性トロホブラスト腫瘍は，まれな病変である．なお，存続絨毛症は，組織診断が得られず，臨床的にのみ診断できる絨毛性疾患である．

●**肉眼・組織所見**●

1-1 胞状奇胎

1）全胞状奇胎

① 肉眼所見

妊娠絨毛が水腫様に腫大し，ぶどう房状外観を呈し，子宮腔に充満する．腫大絨毛を**奇胎嚢胞**とよび，多くは球状でこれが絨毛全体にみられ，胎芽/胎児成分を認めない（図II-55）．

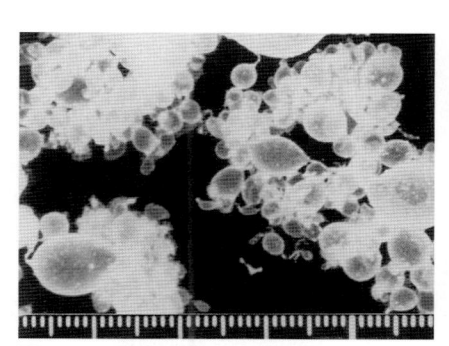

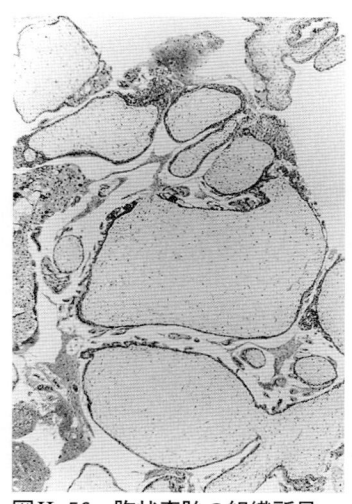

図II-55　胞状奇胎の肉眼所見 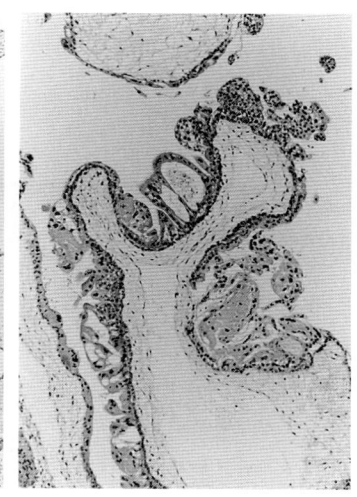　　図II-56　胞状奇胎の組織所見
　　　　　　　　　　　　　　　　　　　左：弱拡大，右：強拡大
　　　　　　　　　　　　　　　　　　（金澤浩二：標準産科婦人科学．医学書院，p. 154, 1999 より）

　② 組織所見
　　ｉ）絨毛の水腫様腫大：絨毛間質は浮腫/水腫様となり，高度になるとその中心部に槽形成がみられる．通常，この絨毛間質に血管を認めない．
　　ⅱ）絨毛細胞の増殖：絨毛のほぼ全周において，絨毛細胞/栄養膜細胞が種々の程度に増殖し，細胞異型を伴うことがある．
　　ⅲ）胎芽/胎児成分の欠如：胎芽の発生はないか，あってもごく初期に死亡するとされ，通常，胎芽/胎児，臍帯，羊膜を認めない（図II-56）．
　2）部分胞状奇胎
　① 肉眼所見：腫大した囊胞が部分的にみられ，同時に正常な外観を呈する絨毛もみられる．囊胞の多くは細長く棍棒状で比較的小さく，全体としての容量も多くない．正常な絨毛がみられなくても，胎芽/胎児，臍帯，羊膜が認められる場合には部分胞状奇胎とする（図II-57）．
　② 組織所見：絨毛の水腫様腫大は，全胞状奇胎に比較して軽度である．絨毛間質には胎芽/胎児赤血球（有核赤血球）を含む血管を認める．絨毛辺縁は不規則皺状を呈し，絨毛細胞の増殖は，おもに合胞体栄養細胞にみられ，局所的で軽度であり，細胞異型もみられない．胎芽/胎児（多くは胎生 6～7 週に死亡），臍帯や羊膜を認めることがある（図II-58）．
　なお，まれに正常胎児と胞状奇胎が共存していることがあり，胎児共存胞状奇胎とされる．この場合，一方が正常妊娠，他方が胞状奇胎妊娠からなる双胎妊娠であることが多い．

1-2　侵入胞状奇胎

　全胞状奇胎であっても部分胞状奇胎であっても，その絨毛組織が子宮筋層にまで入り込んでいる場合，侵入胞状奇胎という．この病態は，通常の妊娠における嵌入胎盤 placenta increta になぞらえて理解してよい．

2　絨毛癌

　① 肉眼所見：病巣の境界は，比較的明瞭なもの，破壊性で不整不明瞭なものなどさまざまである．中心部は出血・壊死が強く，辺縁部は黄白色でこの部分に新鮮な癌細胞が存在する（図II-59）．

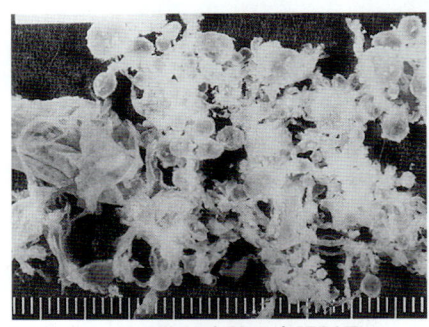

図II-57　部分胞状奇胎の肉眼所見
（金澤浩二：標準産科婦人科学．医学書院，p. 155，1999 より）

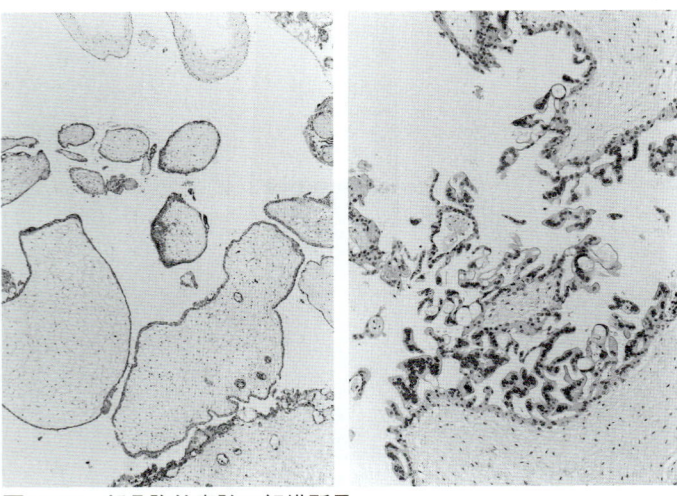

図II-58　部分胞状奇胎の組織所見
左：弱拡大，右：強拡大
（金澤浩二：標準産科婦人科学．医学書院，p. 155，1999 より）

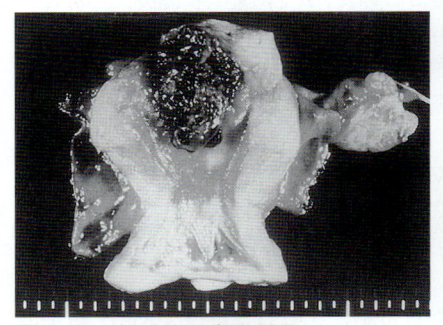

図II-59　絨毛癌の肉眼所見
（金澤浩二：NEW 産婦人科学．南江堂，p. 580，1997 より）

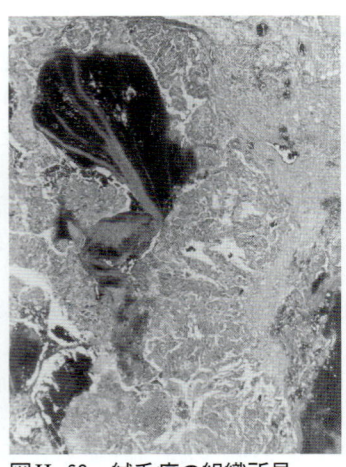

図II-60　絨毛癌の組織所見
左：弱拡大，右：強拡大

> 絨毛細胞（トロホブラスト）または栄養膜細胞は，細胞性，合胞体，中間型栄養膜細胞に分類される

②　組織所見：形態的に細胞性，合胞体，中間型栄養膜細胞に類似した癌細胞が破壊性増殖を示し，種々の程度に細胞異型がみられる．いわゆる絨毛形態/構造 villous pattern を認めない．出血凝血，壊死が広範囲に認められる（図II-60）．

● 頻度 ● 日本を含む東南アジア，中東，ラテンアメリカに多い．わが国において，その頻度は年々減少しており，最近では，胞状奇胎，侵入胞状奇胎は年間約2,500例程度，絨毛癌は年間約50例程度と推計されている．人口10万人あたりにすると，胞状奇胎，侵入胞状奇胎は約2.0，絨毛癌は約0.05となる．

A 胞状奇胎 hydatidiform mole　侵入胞状奇胎 invasive hydatidiform mole

● 臨床症状 ● HBEsT で表される所見が認められる．すなわち，① history（病歴）：無月経，つわり，など妊娠の成立を示す所見，② bleeding（子宮出血）：切迫

流産様の異常出血，③ enlargement and softness（子宮の増大と軟化）：妊娠週数に比して過度に腫大して軟化，④ toxemia（妊娠高血圧症候群）：浮腫，高血圧，蛋白尿など．また，ルテイン囊胞による卵巣腫大を認める．これらの症状は，全胞状奇胎で定型的，部分胞状奇胎では非定型的である．

●**検査・診断**● 胞状奇胎が疑われれば，まず超音波断層検査 ultrasonography（USG）を行うとともに，尿中/血中の**ヒト絨毛性ゴナドトロピン** human chorionic gonadotropin（hCG）の定性/定量を行う．

USG にて，全胞状奇胎では子宮腔全体に小胞状エコー像が観察され，臨床診断は容易である（図Ⅱ-61）．また，卵巣の囊胞性腫大の有無を観察する．部分胞状奇胎ではこのような特徴的エコー像は不明瞭/部分的であり，臨床診断は困難なことが多い．

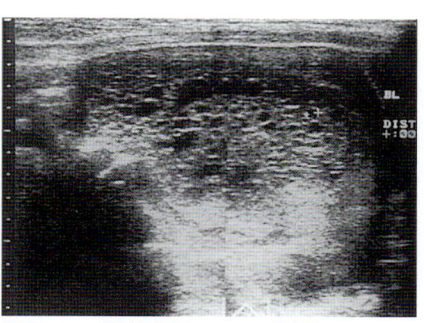

図Ⅱ-61 胞状奇胎のUSG所見

hCG 値は正常妊娠時の測定域を超えて上昇し，100 万 mIU/ml を超えている場合もある．部分胞状奇胎では数万 mIU/ml，あるいはさらに低値であることが少なくない．

胸部 X 線撮影は，肺転移の検索上，必須の検査である．コンピュータ断層撮影 computed tomography（CT），磁気共鳴映像法 magnetic resonance imaging（MRI）などは，通常，胞状奇胎の子宮内容除去術後に，侵入胞状奇胎が疑われた場合に行われる．このほか，尿，血液，生化学検査を行い，蛋白尿，貧血，重要臓器機能障害の有無などをチェックする．

臨床症状，検査所見から，全胞状奇胎の臨床診断は容易であり，さらに子宮内容除去術により奇胎囊胞を認め，組織診断により確定診断に至る．部分胞状奇胎の臨床診断は容易ではなく，稽留流産と診断し，子宮内容除去術により奇胎囊胞に気づき，組織診断により確定診断に至ることが多い．

●**治療**● まず子宮内容除去術を行い，1 週間後に再度内容除去術を行う．その後，子宮腔内に胞状奇胎組織の遺残がないとすれば，hCG 値は漸次低下し，通常，5 週で 1,000 mIU/ml 以下，8 週で 100 mIU/ml 以下，24 週までに測定カットオフ値以下となり（図Ⅱ-62），子宮も正常に復古する．

この経過において，hCG 値の低下が遷延する場合には，子宮内の胞状奇胎組織遺残か侵入胞状奇胎を想定して検査を進め，もう一度子宮内容除去術を行う．その後もなお hCG 値の低下が遷延する場合，画像検査などによっても子宮病巣が認められなければ奇胎後 hCG 存続症の診断となり，子宮病巣が認められれば臨床的侵入胞状奇胎の診断となる（後述の存続絨毛症の項を参照）．さらに子宮摘出術によって病巣の組織診断が得られれば侵入胞状奇胎の確定診断となる．

侵入胞状奇胎に対する化学療法は，メトトレキサート（MTX），アクチノマイシン D（ACTD），エトポシドによる単剤化学療法が一般的であり，十分な効果が得られる．

●**予後**● 胞状奇胎，侵入胞状奇胎そのものの予後は 100％良好である．しかし，胞状奇胎組織/細胞は，流早産や満期産の絨毛組織/細胞に比較し，より体内に存続しやすく，それだけ癌化の危険性が高いと推測される．したがって，治癒と診断した後も定期的フォローアップが必要であり，通常 3〜5 年程度の管理が望ましい．

> ヒト絨毛性ゴナドトロピン（hCG）は，妊娠における胎盤の絨毛細胞あるいは，絨毛性疾患の病巣細胞から産生分泌される糖蛋白ホルモンであり，血中，尿中に検出される

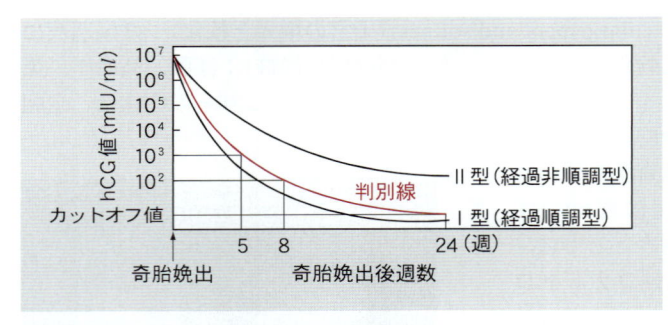

図Ⅱ-62　奇胎娩出後のhCG値の推移パターンの分類

奇胎娩出後5週で1,000 mIU/m*l*，8週で100 mIU/m*l*，24週で血中hCG値カットオフ値の3点を結ぶ線を判別線 discrimination line とし，いずれの時期でもこの線を下回る場合を経過順調型（Ⅰ型）とし，いずれか1つ以上の時期でこの線を上回る場合を経過非順調型（Ⅱ型）と分類する

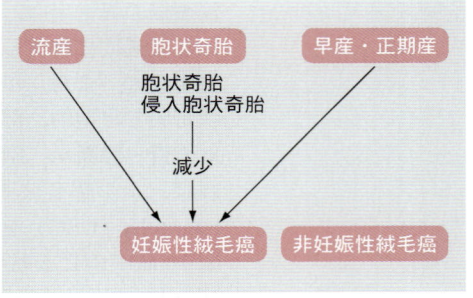

図Ⅱ-63　各種妊娠と絨毛癌との関係

なお，胞状奇胎，侵入胞状奇胎治癒後の新たな妊娠には，原則として特別な制約はない．

B　絨毛癌 choriocarcinoma

●**臨床症状**●　妊娠を経験したすべての女性に発生する可能性がある（図Ⅱ-63）．しかし，既述のように，胞状奇胎の既往をもつ女性では要注意である．臨床症状は，原発巣および転移巣の病態により多彩である．

定型的には子宮に原発し，子宮近接組織，腟や外陰，肺などに血行性に転移する．子宮腫大，異常子宮出血，月経異常などを呈する．腟壁や外陰に易出血性腫瘤を形成する．肺は血行性転移の好発部位であり，咳嗽や血痰をきたすこともある．肺を越えれば，脳，消化管，肝，腎など広範な転移をきたし，それぞれに多彩な症状を呈する．まれに絨毛癌は肺などに原発することがある．

●**検査・診断**●　絨毛癌が疑われれば，まず尿中/血中hCGの定性/定量を行う．これが陽性であれば，絨毛癌の可能性が強くなる．hCG値は症例によってまちまちであり，概して腫瘍量ないし病勢を反映する．

胸部X線撮影，USG，CT，MRIなどを駆使し，全身性に転移病巣を検索する．その他，尿，血液，生化学検査，また，凝固線溶系検査も行う．とくに広範な転移がある場合には，全身状態の把握が重要である．

絨毛癌の診断は，病巣摘出の機会が得られない場合には臨床的絨毛癌の診断となる（次頁を参照）が，実際には，このような症例が多い．また，胞状奇胎妊娠の既往の有無やこれとの連続性が不明であり，かつ組織診断が得られない場合には，次項のように，絨毛癌診断スコア（表Ⅱ-46）により，臨床的に絨毛癌であるか否かを鑑別診断する．

●**治療**●　絨毛癌の治療は，化学療法が中心であり，絨毛癌は化学療法によって治癒しうる癌とされてきている．MTX，ACTD，エトポシド，シクロホスファミド，シスプラチン，ビンクリスチンなどを中心とした強力な多剤併用化学療法を行う．副作用への十分な対応が必要である．子宮病巣，肺病巣は手術の対象となることがあり，これにより組織診断が得られれば，絨毛癌の確定診断となる．脳転移の治療は困難なことが多く，しばしば致命的となる．

●**予後**●　絨毛癌の寛解/治癒判定は慎重になされなければならない．すなわち，

表 II-46　絨毛癌診断スコア

スコア （絨毛癌である可能性）		0 （～50％）	1 （～60％）	2 （～70％）	3 （～80％）	4 （～90％）	5 （～100％）
先行妊娠*1		胞状奇胎	—	—	流産	—	正期産
潜伏期*2		～6カ月	—	—	—	6カ月～3年	3年～
原発病巣		子宮体部・子宮傍結合織・腟	—	—	卵管 卵巣	子宮頸部	骨盤外
転移部位		なし・肺・骨盤内	—	—	—	—	骨盤外 （肺を除く）
肺転移巣	直径	～20 mm	—	—	20～30 mm	—	30 mm～
	大小不同性*3	なし	—	—	—	あり	—
	個数	～20	—	—	—	—	20～
尿中 hCG 値		～10⁶ mIU/m*l*	10⁶～10⁷ mIU/m*l*	—	10⁷ mIU/m*l*～	—	—
BBT*4 （月経周期）		不規則・一相性 （不規則）	—	—	—	—	二相性 （整調）

合計スコア { 4点以下…臨床的侵入奇胎と診断する
　　　　　　 5点以上…臨床的絨毛癌と診断する

*1 直前の妊娠とする
*2 先行妊娠の終了から診断までの期間とする
*3 肺陰影の大小に直径1cm以上の差がある場合に大小不同とする
*4 先行妊娠の終了から診断までの期間に少なくとも数カ月以上続いてBBTが二相性を示すか，あるいは，規則正しく月経が発来する場合に整調とする．なお，整調でなくともこの間に血中hCG値がカットオフ値以下であることが数回にわたって確認されれば5点を与える

　臨床症状，検査所見が正常化し，かつhCG値が測定カットオフ値以下になり，これが4週間以上持続すれば寛解と判断する．この場合，hCG定量は，高感度アッセイ系により正確に判定されなければならない．絨毛癌の寛解/治癒率は近時飛躍的に向上し，5年生存率にして90〜59％に達している．
　なお，時に再発がみられるため，少なくとも2年間は厳重な経過観察が必要であり，その後も定期的なフォローアップが望ましい．

C 存続絨毛症 persistent trophoblastic disease

　胞状奇胎，侵入胞状奇胎をはじめあらゆる妊娠の後に，hCG値の測定や画像検査などにより絨毛性疾患の発症が疑われるが，組織診断が確定できない場合，存続絨毛症と臨床診断する．奇胎後hCG存続症，臨床的侵入胞状奇胎，臨床的絨毛癌の3病態が想定される．
　●**臨床症状**　無症状なこと，不正子宮出血など，臨床的絨毛癌の場合には肺病巣，脳病巣，消化管病巣などによるさまざまな症状まできわめて多彩である．hCG値のチェックが行われない場合には診断が遅れてしまうこともある．
　●**検査・診断**　まず絨毛性疾患を疑うことが肝要である．hCG値を測定して高値であることを確認した後，画像検査を中心に全身的に病巣の検出につとめる．奇胎後hCG存続症と臨床的侵入胞状奇胎は，既述のように（243頁），胞状奇胎の子宮内容除去術/胞状奇胎娩出後の経過において，hCG値の低下が遷延する場合に診断される．一方，臨床的絨毛癌は，胞状奇胎と侵入胞状奇胎が治癒した後の婦人に，あるいは，これを経験していない婦人に発症し，とくに後者の場合には診断が容易ではない．さらに，臨床的侵入胞状奇胎か臨床的絨毛癌かの識別が重要であり，この場合，絨毛癌診断スコア（表II-46）にのっとり両者を鑑別診断する．
　●**治療・予後**　奇胎後hCG存続症と臨床的侵入胞状奇胎の治療は，侵入胞状奇胎に準じて行い，予後はいずれも良好である．臨床的絨毛癌の治療は，絨毛癌に準じて行い，予後は絨毛癌と同等である．

14 性器の損傷および瘻

A 尿瘻 urinary fistula

●**定義**● 尿瘻とは意図しない尿路以外の部位に尿が流出する状態をいう．尿路とは腎盂から外尿道口に至る尿の排泄路である．水腎症に対する治療である腎盂皮膚瘻（腎瘻）は尿瘻とはいわない．

●**病因**● ① 手術時の尿路損傷により発症するもの．
② 子宮頸癌の膀胱壁や尿管壁への浸潤，膀胱癌の腟壁への浸潤により発症するもの．
③ 放射線治療の合併症として発症するもの．
④ 分娩第2期の遷延により，児頭と骨産道によって圧迫された膀胱や尿管に壊死が生じて発症するもの．
⑤ その他：外傷により発症するもの．

●**分類**● ① **尿管腟瘻**：尿管と腟の間に瘻孔を形成するものをいう．ほとんどが手術操作の合併症として発症する．直接に損傷した場合には手術直後に発生するが，尿管の局所的循環障害や癒着屈曲が原因である場合には，術後1～2週間頃に腟への尿漏が始まる．尿漏に先立ち発熱や腰痛があり，腟への尿漏の開始によりこれらの症状は消失することが特徴である．
② **膀胱腟瘻**：膀胱と腟壁の間にできた瘻孔である．尿漏量が多いために腟炎，外陰炎を併発する．上行感染による腎盂炎を反復し，水腎症となることもある．
③ **尿道腟瘻**：尿道と腟壁との交通で，きわめてまれである．尿失禁はないが，排尿時に外尿道口と腟から尿が流出する．

●**診断**● ① 色素排泄試験：青色素としてインジゴカルミンを使用する．膀胱内へ希釈したインジゴカルミン液（インジゴカルミン原液1A 5 ml を生食100 ml で希釈）100～200 ml を注入することにより，腟内に留置したガーゼあるいは綿球が青染すれば膀胱腟瘻と診断できる．膀胱内インジゴカルミン液注入では青染せず，インジゴカルミン原液1A静注後に青染する場合には，尿管からの尿漏と診断される．
② 逆行性腎盂尿管造影法：尿管カテーテルから水溶性造影剤を注入し，尿管の損傷部位を診断できる．

●**治療**● 瘻孔が小さい場合には保存的に治療する．膀胱腟瘻であれば膀胱内にバルーンカテーテルを，尿管腟瘻であれば腎盂と膀胱との間にDouble Jカテーテルを留置する．瘻孔が大きい場合や，保存的治療で改善されない場合には，手術療法を行う．

B 糞瘻 fecal fistula

●**定義**● 糞瘻とは意図しない肛門以外の部位に便が漏出する状態をいう．人工肛門は糞瘻とはいわない．

●**病因**● 尿瘻と同様の原因により直腸腟瘻，まれに小腸腟瘻が発生する．子宮頸癌の診断時，治療中には注意深く視触診をする必要がある．直腸癌の浸潤や

Behçet病による腟潰瘍により直腸腟瘻が発生することがある．
- **症状** 腟から排ガスを認め，あるいは下痢便のときに，腟からの便失禁を認める．便失禁がある場合には外陰部は不潔となり頑固な腟炎，外陰炎を合併する．
- **診断** 小さな瘻孔は通常の視診では同定できない．直腸内に注入されたインジゴカルミン希釈液の腟内への漏出を検索することにより瘻孔部位を同定できる．この際，肛門を圧迫し肛門からの排出をとめておくことが必要である．小腸腟瘻が疑われる場合には，小腸造影により瘻孔部位の同定に努める．
- **治療** 中心静脈カテーテル挿入の後，高カロリー輸液による栄養支持下に絶食とする．外科手術後に発生した糞瘻は手術療法により閉鎖する．直腸腟瘻では，後腟壁と直腸壁との間を剥離し，瘻孔部周囲の瘢痕組織を十分に切除し，直腸壁と腟壁を別々に縫合する．放射線療法後に生じた瘻孔は局所の血流状態が不良であり，縫合不全を起こして再発するために手術療法の適応とはならず，一時的ないし永久的な人工肛門の適応となる．小腸腟瘻では開腹により瘻孔部の小腸を切除し再縫合する．

C 月経瘻 menstrual fistula

- **定義** 月経瘻とは子宮腔と腹壁との間に瘻孔が存在し，月経時にこの瘻孔から月経血が排出するものである．
- **病因** 腹式帝王切開術時の子宮壁切開創に縫合不全と感染を合併し，ここにできた膿瘍が腹壁に穿孔し発症することが最も多い．子宮筋腫核出術や子宮奇形の術後にも，同様の機序で発症することがある．
- **症状** 帝王切開術，子宮筋腫核出術，子宮奇形形成術後に，腹壁と子宮壁に難治性の感染が長期間持続する．治療後に月経時に一致して腹壁感染部位から血性分泌物をみる．月経時以外にも水様性または膿性の分泌物が排出されることがある．
- **診断** 手術後の腹壁感染症の存在に加えて，腹壁の瘻孔から外科ゾンデの挿入，瘻孔からの造影剤注入により，腹壁の瘻孔が子宮腔内に連続していることを確認する．子宮卵管造影法の際に側面撮影を行い，子宮腔内から瘻孔への造影剤の漏出を確認すれば診断できる．腹壁，臍部の子宮内膜症との鑑別も必要である．
- **治療** 手術的に瘻管を含む壊死組織を切除したうえで縫合する．壊死が広範囲にわたり，このような手術操作が困難な場合，挙児希望がなく子宮摘出の同意が得られる場合には子宮摘出術を行う．

D 性器損傷 genital injuries

- **定義** 外傷性，分娩時の産道損傷，性交時，手術操作により発生した外性器や内性器の損傷をいう．
- **病因** 外傷による裂傷，血管断裂による血腫形成，性交による腟壁裂傷，子宮内操作による子宮穿孔によって発症する．
- **分類** ① **外陰損傷**：多くは外傷による裂傷，血腫形成である．外陰部を強打する状況，鞍馬状に落下，スキー外傷，水上スキーなどである．
  ② **性交による損傷**：処女膜損傷から多量の出血を伴う腟壁損傷がある．
  ③ **産科的損傷**：分娩時にみられる会陰損傷や肛門筋断裂，直腸損傷がある．
  ④ **子宮穿孔**：子宮内操作により発生する．

● **症状**　外陰損傷や腟損傷では疼痛および出血，子宮穿孔では腹膜症状として下腹部痛や嘔吐がみられる．

● **診断**　視診，腟鏡診，子宮損傷の場合には子宮内容物に腸管組織が確認されることがある．血腫が広範囲に広がってしまった場合にはCTやMRIが有用である．強姦による損傷の場合には，顕微鏡的に精子の存在を確認するとともに，性感染症の診断が必要である．

● **治療**　軽傷の場合には局所麻酔で損傷の修復が可能である．出血量が多い場合や血腫が大きい場合には，血管確保をしたうえで麻酔管理下に確実な損傷の修復が必要である．輸血が必要になることもある．

E　子宮穿孔 perforation of the uterus

● **定義**　子宮穿孔とは子宮壁を完全に穿孔，損傷させた状態である．

● **病因**　① 術者の未熟・不注意に起因するもの：子宮内操作（子宮ゾンデ診，子宮内膜搔爬術，IUD挿入，長期間放置されたリング状のIUD抜去，胎盤鉗子操作）に起因する．子宮頸管，とくに内子宮口の拡張が不十分で，位置方向を誤認した場合に発生することがある．

② 子宮の性状に起因するもの：熟練者が注意深く操作しても妊娠子宮の性状に個人差があり，胞状奇胎の場合のように子宮が非常に柔らかく，また，子宮壁が薄くなっていて，抵抗なく穿孔してしまうことがある．子宮内操作が盲目的であり，手探りであるために，まれではあるが発生の可能性がある．このような子宮に対して処置を行わなければならない場合には，腹部超音波検査下の操作を心がけるべきである．

● **症状**　穿孔の部位，損傷の程度により出血，疼痛，腹膜刺激症状などが出現する．子宮内感染がある場合の穿孔や腸管まで穿孔した場合には，症状はさらに重篤になる．

● **診断**　子宮穿孔の原因となる病歴があり，症状とによる．Douglas窩穿刺，腹腔鏡などで診断を確定する．

● **治療**　子宮ゾンデによる小さな穿孔で症状の軽い場合には，安静，子宮収縮剤，抗生剤，止血剤などの投与により自然に治癒することが多い．穿孔による損傷が大きい場合，出血の多い場合，腸管損傷が疑われる場合，腹膜炎症状が現れたものでは，ただちに開腹して損傷部位を修復し，あるいはその程度に応じて子宮摘出を行う．腹膜炎併発例あるいはその可能性がある場合には，ドレーンを留置し，感染症に対して十分な抗生剤を投与する．

F　子宮腔内癒着症（Asherman症候群），外傷性子宮内腔癒着症 traumatic intra-uterine adhesion

● **定義**　子宮内腔の機械的操作，とくに分娩後や自然流産，人工妊娠中絶時の過度の子宮内膜搔爬により子宮内膜基底層の剝奪，欠損を生じ，さらに局所感染が加わって子宮腔の部分的，あるいは広汎な癒着を生じたものをいう．

● **症状**　癒着の部位，程度により不妊，子宮性無月経，過小月経，月経困難症を認める．

● **診断**　① 既往歴：子宮内操作の有無．

② 子宮ゾンデ診：子宮腔内癒着の有無，部位を検査する．

③ 子宮卵管造影法：陰影欠損像を認め，脈管像を伴うこともある．
　　④ 子宮鏡：癒着部位の同定および程度を直接診断可能である．
　　⑤ 子宮内膜組織診：子宮内膜の発育が悪く，組織球浸潤が著しいときや結合織成分が多いときに本症を疑う．

●治療●　軽症の場合，子宮ゾンデやキュレットで癒着を剝離できる．癒着が高度の場合には，Hegar頸管拡張器で，あるいは子宮鏡観察下に鈍的にあるいは鋭的に切離する．また，子宮を切開し，直視下に鋭的に剝離することもある．再癒着防止のため，切離術後は一定期間，子宮腔内にバルーンあるはIUDを挿入し，Kaufmann療法を行って子宮内膜の増殖を促す．

●予後●　子宮内膜の再生が不完全な場合には，不妊を継続したり，妊娠しても流早産に終わることがある．

15 乳房疾患

① 乳腺の検査

　乳房疾患に対しては，以下の検査手順に従って診断する．①現病歴，家族歴，月経歴，妊娠・授乳歴などの問診を詳細に聴取する．乳癌では家族性や未婚・未産婦が多いため，問診での調査は重要である．次に，②視触診により乳頭の形態変化，乳汁分泌，腫瘤・硬結の有無をチェックし，乳腺炎などが考えられる場合には一般血液検査などを行う．③乳房疾患における触診での腫瘤の発見率は低いので，可能なかぎり画像診断を併用する．通常はマンモグラフィ（MMG），超音波断層法（USG；7.5 mHz以上のプローブが必要）を行い，必要に応じてMRIやCT検査を追加する．④異常が発見されれば，生検による吸引細胞診，組織診などを実施する．

　MMGの読影には読影基準がガイドラインで示されている．読影のポイントである①腫瘤 masses，②石灰化 calcifications，③その他の所見について判定し，判定基準の系統樹を利用して5種のカテゴリー（1：異常なし，2：良性，3：良性，しかし悪性を否定できず，4：悪性の疑い，5：悪性）に分類し，カテゴリー3以上を要精査とする．MMGは病気の診断ではなく，カテゴリーに分ける作業である．

② 乳腺炎

　授乳期の乳腺炎は，乳頭や周辺の小さな傷から細菌感染が起こった結果である．疼痛，発赤，発熱などの炎症所見から診断は容易である．抗生物質の投与が基本である．授乳は乳汁うっ滞を起こさないためにも続けるほうがよい．

　非授乳期の乳腺炎には**乳輪周囲炎**と**乳腺膿瘍**がある．糖尿病や長期ステロイド使用などの時に起こりやすい．抗生物質の投与により軽快するが，軽快しない場合は腫瘍の存在などに留意する．

③ 良性乳腺疾患

　良性乳腺疾患としては，乳腺症と線維腺腫が代表的である．
　乳腺症は病理学的には乳腺の増殖，化生，退行などの病変が混在した状態であり，機序としては退行変性過程における正常からの逸脱と考えられている．原因としては相対的エストロゲン過剰であるため，性成熟期，すなわち30〜40歳代の女性に多い．女性乳房疾患の30〜50％を占める頻度の高い疾患である．主訴は腫瘤，硬結，乳頭異常分泌の順に多く，診断としては触診で腫瘤・硬結を触れ，乳癌との鑑別のためMMGやUSGで確認する．判断が困難な場合には生検を行う．

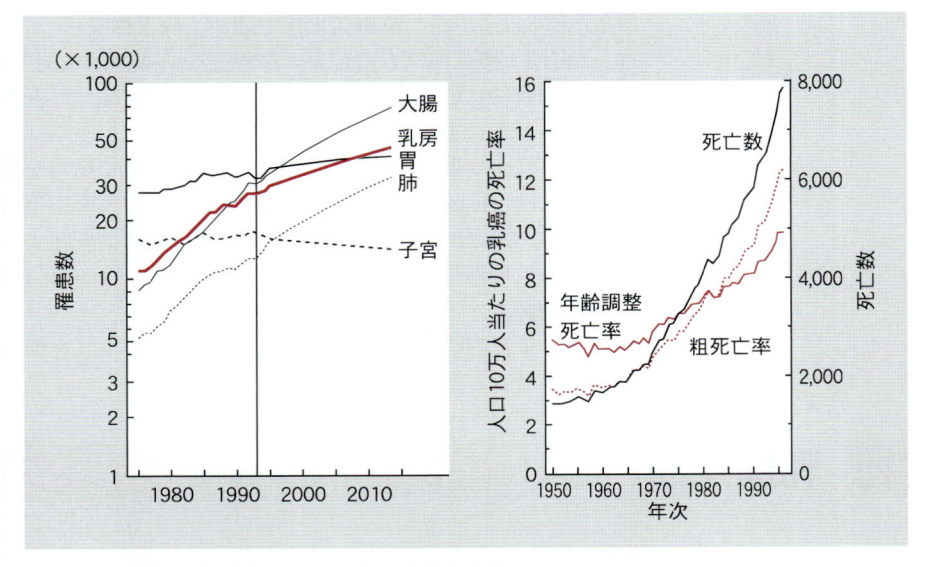

図Ⅱ-64　日本人女性の乳癌罹患数と死亡数（率）
（資料：厚生省統計情報部（編）：人口動態統計，1950〜1996．厚生統計協会）

線維腺腫は乳腺症同様比較的頻繁にみられる良性疾患で，乳腺上皮からなる腺腫成分と結合織からなる線維成分の混合腫瘍である．好発年齢は20〜30代，腫瘍の表面は平滑で無痛性，可動性は良好である．診断は触診，USGやMMG等の画像診断で判断し，診断がつかない場合は生検を行う．

④ 乳癌

高齢初産化，少産化，動物性脂肪摂取量の増加などで日本における乳癌の罹患率は増加傾向あり，女性の悪性腫瘍の第2位を占めるに至っている（図Ⅱ-64）．近年，MMGやUSGを中心とした検診の普及により早期癌の発見率が高まっている．

診断としては，視触診，MMG，USGなどで異常をみつけ，吸引細胞診や組織診で確定診断する．また，MMG，MRIやCT検査で癌のひろがりを判断する．

治療としては手術療法が中心である．従来から行われていた胸筋まで切除する定型的乳房切断術の頻度は低下し，乳房のみの切断術（約50％），あるいは長径3 cm以下の腫瘍では乳房部分切除による温存療法（約40％）が選択されている．補助療法としては，腫瘍のホルモンレセプター陽性例では，GnRHアゴニスト，抗エストロゲン製剤などのホルモン療法が行われている．また，レセプター陰性の場合は抗癌剤を中心として化学療法を行う．

16 不妊症

●**定義**●　生殖年齢にある男女（夫婦）が，妊娠成立を希望して正常な性生活を営んでいるにもかかわらず，2年以上経過しても妊娠の成立をみない状態を**不妊**という．また，このような不妊状態にある男女が挙児を希望して妊娠の成立を得るために，何らかの医学的診断，治療を必要とする場合を**不妊症** infertility と称する．

●**病態生理**●　不妊症とは，原因の有無いかんにかかわらず，ある一定の期間内

に妊娠が成立しないという状態を不妊の診断根拠としている．妊孕性の低下は単一の疾患による病態ではないので，不妊に特有の病態というものはなく，それぞれの原因疾患に基づく異なる症状と病態生理がある．

　正常な妊孕能を規定する要因は，基本的には内分泌環境に基づく排卵と排精による配偶子 gamete とよばれる成熟卵子（第2減数分裂中期）と受精能 capacitation を獲得した精子の存在，卵管機能として卵管采の卵子ピックアップ現象，受精の場（卵管膨大部）に至る精子の通過路，先体反応 acrosome reaction と受精現象，卵割と正常胚発生および胚の移送，胞胚 blastocyst 形成と子宮内着床環境である．これらの生殖生理機能に障害を与える要因となる原因疾患による異常は，どの段階においても妊孕性の低下につながり不妊となる．

● **分類** ●　不妊症はその病歴や病因によりそれぞれ分類するが，原因の有無いかんにかかわらず，妊娠の不成立状態を不妊の診断根拠としている．したがって，不妊症と診断した場合に，その因果関係を求めて男女両性の原因疾患を追求することが診断，治療に必要である．

1　器質性不妊症と機能性不妊症

　不妊原因が明らかな不妊の場合を器質性不妊症といい，原因不明あるいは現時点で原因疾患の診断不可能な不妊症を原因不明不妊症（機能性不妊症）と分類する．

2　原発性不妊症と続発性不妊症

　原発性不妊症 primary infertility とは挙児を希望して正常な性生活を営む男女間に過去2年間以上1回も妊娠の経験がない場合であり，続発性不妊症 secondary infertility とは過去に同一男女間において少なくとも1回の妊娠経験があるにもかかわらず，その後，生殖可能な年齢にありながら，挙児を希望して2年間以上妊娠成立しない場合である．再婚者の場合や婚姻関係以前の第三者との性生活における，過去の妊娠・出産歴はこの中に含まれない．

3　難治性不妊症

　不妊原因は単一とは限らず，多岐にわたっている場合もあり，原因探究を進めながら，原因の明瞭なものから順次治療を開始していく．その間に妊娠成立が得られなければ，さらに，ほかの原因がないかどうかを系統的に診断していき，最終的には複数原因か，あるいは原因不明などの判断が必要になる．一般に不妊は経過年数が長くなるほど治療が困難となり，妊孕性が低下してくる．一般的不妊治療を開始してから2年以上経過しても妊娠成立しない場合，あるいは一般的な不妊治療では妊娠成立の見込みがないような不妊症の場合に難治性不妊症とよばれる．

4　男性因子不妊症と女性因子不妊症

　不妊原因は大きく分類すれば，不妊原因が男性側にある場合の男性因子不妊と，不妊原因が女性側にある場合の女性因子不妊，および両性の適合性に基づく不妊原因がある場合を両性適合性因子不妊，また両者ともにそれぞれ不妊原因を有している場合の混合因子不妊とに分けられる．女性因子および男性因子不妊の原因別分類表を表Ⅱ-47,48に掲げる．

　女性因子不妊には以下にあげるような多くの病因があり，多くの病因が重複していることもある．

　① 内分泌因子：女性因子不妊とは，内分泌因子は間脳-視床下部-下垂体-卵巣系の障害やその他の内分泌臓器の異常による不妊症のことである．無排卵の原因は間脳の障害が最も多く，器質的障害よりも，ストレスや体重減少などによる機

表II-47 女性因子不妊症の病因

女性不妊症の病因	原因疾患など
内分泌因子 (排卵因子)	無排卵 卵胞発育不全, 黄体機能不全 甲状腺疾患, 副腎皮質疾患 原因部位により 　間脳-下垂体系 　卵巣性
卵管因子	卵管通過障害(クラミジア, 淋菌) 卵管周囲癒着(虫垂炎, 付属器炎, 子宮内膜症など) 卵管留水症, 留膿症
子宮因子	子宮奇形 子宮筋腫, 子宮腺筋症 子宮腔癒着症(Asherman症候群) 子宮内膜ポリープ
頸管因子	頸管粘液分泌不全 頸管炎 抗精子抗体
腟・会陰因子	腟炎, 腟閉鎖, 腟欠損 処女膜閉鎖 半陰陽
その他の不妊因子	免疫学的不妊 原因不明不妊

表II-48 男性因子不妊症の病因

男性不妊症の病因	原因疾患など
造精機能障害 　精子減少症 　無精子症 　精子無力症 　奇形精子症 　死滅精子症	精索静脈瘤 停留精巣(両側性) 精巣炎(耳下腺炎性, ウイルス性) Klinefelter症候群 内分泌異常, 放射線障害 原因不明
精路通過障害	副精巣炎 両側精管欠損 両側精管結紮術後 逆行性射精 医原性要因(鼠径ヘルニア術後など) 原因不明
副性器障害 　精液減少症 　血・膿精液症	前立腺炎 精囊腺炎 精管, 精囊腺の異常拡張
性機能障害 　勃起不全症 　射精障害	心因性 脊髄損傷 内分泌性(原発性性腺機能低下症, 糖尿病) 直腸癌, 前立腺癌, 膀胱癌術後

能的障害の頻度が高い．副腎皮質や甲状腺機能異常，全身性消耗性疾患も排卵障害を引き起こす．

② **卵管因子**：卵管因子は，最近，増加傾向にある *Chlamydia trachomatis* や淋菌などの性感染症(STD)による子宮頸管炎，子宮内膜炎，卵管炎や，骨盤腹膜炎を併発する．治癒後も卵管周囲癒着，狭窄，閉塞などを起こし，これによる卵管機能障害が卵管性不妊の主原因となっている．また，子宮内膜症などによる卵管機能障害なども原因疾患である．結核菌などによる性器感染症は最近ほとんどみられない．これらの原因疾患により卵管采では卵子の捕捉 pick up 障害，卵管膨

大部では受精障害，その他の部位では精子・卵子・受精卵の通過障害などが起こる．

③ **子宮因子**：子宮因子は着床因子ともよばれ，先天性子宮奇形や後天的な子宮筋腫，子宮腺筋症，子宮内膜ポリープ，子宮腔癒着症や黄体機能不全による子宮内膜増殖不全などがある．

④ **頸管因子**：頸管因子は頸管炎や頸管の外科的手術後などに頸管狭窄，陳旧性裂傷，頸管の短縮や頸管腺の分泌不全などが起こり，精子の子宮腔内への上昇が阻害される．また，頸管粘液の量的不足，質的不良や粘液中に分泌される抗精子抗体の一種である精子不動化抗体も精子の運動性を障害する．

⑤ **腟・会陰因子**：腟・会陰因子では先天性異常による機械的閉塞，欠損による場合と重度の炎症により腟内環境の悪化，すなわち雑菌，好中球の増加，pHの上昇などによる精子機能障害，貪食などが原因である．

⑥ **その他の因子**：その他の不妊因子では精子受精能 capacitation 獲得障害，加齢による卵子の質の低下，卵子捕捉障害，卵管分泌不全，子宮内膜ホルモン感受性異常，マイコプラズマ感染症などの現時点で臨床的検査や診断が不能な原因不明不妊や，抗精子抗体，抗透明帯抗体，卵巣自己抗体などの存在による免疫性不妊がある．

⑦ **男性因子**：男性因子不妊は，造精機能障害，精路通過障害，副性器障害，男性性機能障害 erectile dysfunction（ED）などに分類される．大部分の原因は，無精子症，乏精子症，精子無力症，奇形精子症などの造精機能障害が主である．造精機能障害はほとんどが原因不明であり，特発性造精機能障害とよばれている．後天的な造精機能障害をきたす原因には精索静脈瘤，停留精巣，精巣炎などがある．

● **頻度** ● わが国における不妊期間2年という期間に関しては，通常の性生活を営んで挙児を希望する場合，生殖機能が正常な夫婦であれば1回の排卵周期あたりの生殖効率は25〜30％と考えられている．したがって，3カ月以内に50％，6カ月以内に70％，1年で約80％の夫婦が，また2年で90％の男女が妊娠成立することになる．したがって，満2年以上が経過した男女が不妊の範疇に入る．しかし，これはわが国における統計的事実による基準であり，頻度は10組の男女に1組（約10％）である．

男性因子，女性因子の頻度は各施設における取り扱い患者の傾向にもよるが，近年，男性因子，女性因子はそれぞれほぼ1/2ずつとする報告が多い．すなわち女性因子では，卵管障害30％，排卵障害20％，子宮因子10％の計60％，男性因子が40％である（図Ⅱ-65）．

男性因子不妊は近年ストレス，性感染症（STD）の増加や環境ホルモン，公害物質の暴露による造精機能障害，精路通過障害，性機能障害が増加傾向にある．最も多いのは造精機能障害で90％以上．このうち原因不明の特発性造精機能障害が60％であり，Klinefelter症候群などの染色体異常が2〜3％に認められる．男性性機能障害では勃起不全が来院患者の90％を占める．そのほかでは，性欲低下，射精障害，内尿道口の閉鎖不全による逆行性射精などがある．

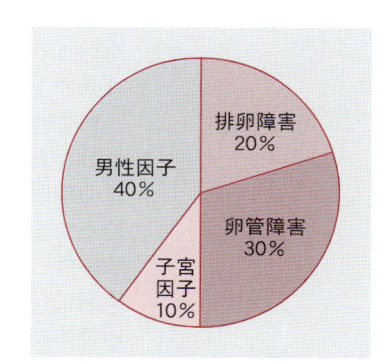

● **診断** ● 不妊症の診断には，まず問診を

図Ⅱ-65　不妊因子別の頻度

表Ⅱ-49　女性不妊因子別の初期検査と特殊検査

	初期（一次）検査	特殊（二次）検査
内分泌因子	BBT測定 内分泌検査 頸管粘液検査 経腟超音波検査	LHRH負荷試験 プロゲステロンテスト エストロゲン-プロゲステロン その他の内分泌学的検査 染色体検査
卵管因子	子宮卵管造影法（HSG） 通気法（ルビンテスト） クラミジア抗体	腹腔鏡 骨盤腔鏡 通色素検査 卵管鏡
子宮因子	HSG 経腟超音波子宮内膜検査 月経血培養	子宮内膜日付診 子宮鏡 MRI CT
頸管因子	頸管粘液検査	Huhnerテスト（性交後試験） Miller-Kurzrokテスト（ガラス板試験）
腟・会陰因子	腟鏡診 帯下培養	クラミジア抗原染色体検査
その他の因子	抗精子抗体	抗透明帯抗体 卵巣自己抗体 抗リン脂質抗体

行う．問診内容としては，夫婦の年齢，既往症，結婚歴，避妊歴，挙児希望歴，月経，妊娠・分娩歴および基礎体温（BBT）の記録の有無などである．BBTは月経周期，排卵日，性交タイミング，黄体機能など，その夫婦の生殖歴に関する重要な要素が含まれており，不妊の診断に重要な資料となる．また，体重の増減，胃薬，降圧剤，向精神薬などの高プロラクチン血症，エストロゲン作用の強い補助食品の摂取など内分泌異常を引き起こす因子を含め，常用薬，嗜好品，家庭，職場内環境なども患者夫婦から十分に聴取する．その後，外診による身体的状況，とくに性器，乳房などの発育状況の把握後，内診による内性器の発育，異常の把握に努める．必要最低限の必須スクリーニング検査へ移り，原則的治療方針を決定し，初期治療に移るという順序が重要である．

● 検査 ● 治療方針決定のための初期検査には，BBTの測定，経腟超音波検査，内分泌学的検査（E_2，プロゲステロン，テストステロン，FSH，LH，PRL），クラミジアIgA，IgG抗体価，子宮卵管造影法（HSG），精液検査，帯下培養検査，頸管粘液検査，抗精子抗体などが必須である．これらの検査を実施してはじめて以後の治療計画がたてられるので，初診時にこの点を患者夫婦によく説明して，十分な理解を得ておく．初期検査で異常を認めた場合には必要に応じて特殊検査を行う（表Ⅱ-49）．通常，月経周期の特定な時期に実施しなければならない検査は効率よく，短期的に順序立てて行わなければならない．

　検査時期の設定を誤ると結果の解釈が不明瞭となり，再検査の必要など患者に余計な負担を強いることとなる．ゴナドトロピン値測定やLH-RH負荷試験などは卵胞期初期に行わないと評価が困難となる．プロゲステロン値は黄体期中期に検査するほうが黄体機能をよく反映することになる．頸管粘液検査〔頸管粘液量，牽糸性，シダ状結晶形成（図Ⅱ-66）〕やHuhnerテスト（性交後試験）などは排卵前期に行わなければ意味がない．クラミジア抗原検査は頸管からの分泌液の少ない黄体期に実施するほうがよい．また，CA-125は月経期には高値をとることがあるので避けるほうがよい．なお，一般的にホルモン値は排卵期周辺で内分泌動態

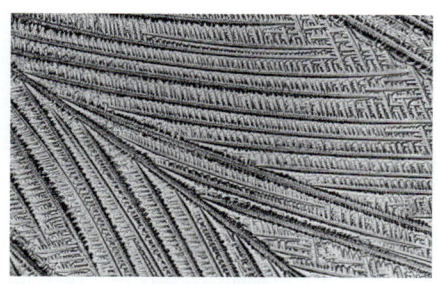

図II-66 シダ状結晶形成

表II-50 正常精液の基準値

精液量	2.0 ml 以上
精子濃度	$20×10^6$/ml 以上
総精子数	$40×10^6$以上
精子運動率	運動精子 50％以上 高速運動精子が25％以上
精子奇形率	形態正常精子が15％以上
精子生存率	75％以上
白血球数	$1×10^6$/ml 未満

(WHO laboratory manual 4th ed, 1999 より)

の急激な変動（LHサージ，E_2ピーク）がみられ，検査の実施時期や結果の解釈にあたっては十分に注意する必要がある．

BBT上，無排卵あるいは続発性無月経が疑われた場合，原因探究のためにプロゲステロンテストやエストロゲン-プロゲステロンテストを実施する．

男性不妊症の検査には精液検査を行う．精液検査は必ずしも精子の受精能を反映しているわけではないが，男性不妊症の診断根拠として重要かつ不可欠な検査である．精液検査の診断基準はWHOの精液性状基準がある（**表II-50**）．

● 治療 ●

1 排卵障害，無月経，黄体機能不全

続発性無月経では，プロゲステロンテスト，エストロゲン-プロゲステロンテストにより，第1度，第2度あるいは子宮性無月経の診断を行う．第1度無月経あるいは無排卵周期症では，間脳性の無排卵，無月経であり，治療はクエン酸クロミフェン（クロミッド®）を月経5日目より5日間，1日1錠（50 mg）～3錠までの投与量で内服する．クロミフェンに反応しない第1度無月経の場合，あるいは第2度無月経ではFSH, LHの測定ならびにLHRHテストを実施する．この結果により以下のごとく治療方針を決定する．

① 高プロラクチン血症（>15 ng/ml）：ブロモクリプチンまたはテルグリドを1日1～2錠持続内服させる．PRLが100 ng/ml以上の高値の場合には，下垂体腺腫（プロラクチノーマ）を検索（頭部トルコ鞍断層X線撮影，CT，MRI）する必要がある．

② 下垂体性排卵障害：クロミフェン療法が無効で，LH, FSHが正常値下限か低値である場合には間脳-下垂体性の排卵障害であり，hMG-hCG療法を施行する．

③ 多嚢胞性卵巣症候群（PCOS）：LH値が高値で，FSHが正常な場合で，超音波にて卵巣皮質に多数の中小嚢胞が認められる場合（necklace sign）（図II-67），PCOと診断し，プレドニゾロン-クロミフェン療法やFSH（hMG）-hCG療法などの薬物療法や内視鏡下レーザー蒸散術などがある．

④ 卵巣性無排卵症：FSH基礎値が25 mIU/ml以上と高値であれば卵巣障害型であり，排卵誘発は困難であることが多く，Kaufmann療法で月経周期を調整することなどがおもな治療法になる．

⑤ 黄体機能不全：高温期6～8日目，子宮内膜日付診，プロゲステロン測定を行う．プロゲステロン8 ng/ml以下の低値では，黄体機能不全を考慮し，hCG 150 IU隔日か，プロゲステロン剤を投与して，黄体補充療法を実施する．

図Ⅱ-67　necklace sign

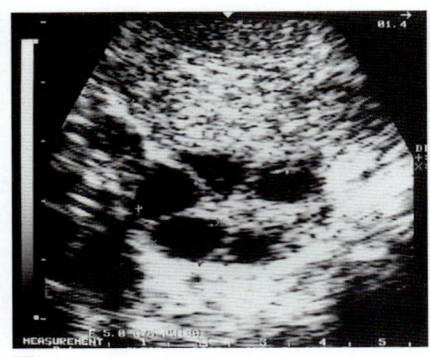

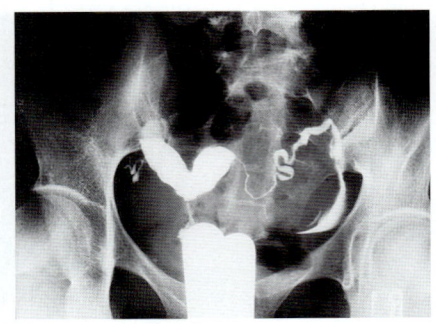

図Ⅱ-68　双角子宮

2　卵管因子不妊

① 非観血的治療法：卵管通気，通水療法がある．それぞれ CO_2 ガス，生食水の注入圧により閉塞，狭窄部位を拡張して，疎通性を回復させる治療法である．卵管鏡下卵管形成術は，卵管鏡で観察下にバルーンカテーテルを用い，卵管内癒着部を剝離する．

② 観血的治療法：開腹手術により卵管形成術を行うことは，腹腔内再癒着や侵襲度の問題から最近ほとんど行われなくなってきている．その代わり，腹腔鏡下手術により卵管周囲癒着剝離術，卵管開口術，卵管端々吻合術などを行う．術中，卵管疎通性の確保を通色素法 chromohydrotubation によって確認する．これにより卵管の疎通性を回復して2年が経過しても妊娠成立しなければ生殖補助医療（ART）に移行する．

3　子宮因子不妊

先天性の重複子宮や単角子宮では経過をみながら妊娠努力を継続，流産歴のある双角子宮（図Ⅱ-68）には Strassmann 手術，弓状子宮，中隔子宮では子宮鏡下切除術（TCR），Jones & Jones 手術がある．

後天的病変である子宮筋腫で粘膜下筋腫，筋層内筋腫などで子宮内腔の変形，延長を伴う場合，月経困難，過多月経などの自覚症状，卵管閉塞の原因，そのほかに不妊原因が見当たらず長期不妊が継続している場合などには，手術療法を考慮する．5 cm 以下の粘膜下筋腫では子宮鏡下に TCR を行う．筋層内または漿膜下筋腫の場合には GnRHa 療法後に腹腔鏡下筋腫核出術を行う．外傷性子宮腔癒着症（Asherman 症候群）は TCR または子宮内膜全面搔爬術によって内腔を形成し，IUD を挿入して再癒着を防止するとともに，内膜再生のために Kaufmann 療法を行う．子宮内膜ポリープはレゼクトスコープ下に TCR を行い，ポリープを切除する．

4　頸管因子不妊

頸管粘液分泌不良の場合にはエストロゲン剤（プレマリン® 0.625 mg/日）を内服させ，hMG 製剤により排卵を誘発する．Huhner テスト陰性で抗精子抗体陽性の場合には，3ヵ月以上コンドームによる精液暴露を遮断してから妊娠を許可するか，副腎皮質ホルモン投与による免疫抑制療法を行う．その後，配偶者間人工授精（AIH）を行う．

5　男性不妊

① 薬物療法：精液性状の異常所見による分類を表Ⅱ-51 に示す．造精機能障害に対して，精子形成に必要な栄養素やホルモン補充，障害となる物理学的，化学的，生物学的悪条件の除去が治療の主体であり，薬物療法としてゴナドトロピン

表II-51 造精機能障害の精液性状

乏精子症	精子濃度 $20\times10^6/ml$ 未満
精子無力症	運動精子が50％未満 高速直進運動精子が25％未満
奇形精子症	形態正常精子が15％未満
乏精子-精子無力-奇形精子症	精子濃度,運動率,奇形率すべてが異常
(臨床的)無精子症	精液中に精子が存在しない
減精液症	精液量が1 ml 未満
無精液症	精液が射精されない

ART: assisted reproductive technology

IVF: *in vitro* fertilization

ET: embryo transfer

GIFT: gamete intrafallopian transfer

AIH: artificial insemination with husband's semen

ICSI: intracytoplasmic sperm injection

AID: artificial insemination with donor's semen

TESE: testicular sperm extraction

TESA: testicular sperm aspiration

MESA: micro-epididymal sperm aspiration

PESA: percutaneous epididymal sperm aspiration

療法（hCG 1,000〜5,000 IU，hMG 75〜300 IU），抗エストロゲン療法（クエン酸クロミフェン 25〜50 mg/日），抗プロラクチン剤，漢方薬，ビタミン療法などがある．治療効果が期待できるのは，FSH，LHが正常の中等度乏精子症に限られ，FSH，LHが高値の症例，精巣容積が8〜10 ml 以下の症例，精巣生検で高度造精機能障害と診断された症例では薬物療法の効果は期待できない．

精囊，前立腺の炎症が原因の場合は抗生剤投与，症状がなくても膿精液症があり，運動率が低下していれば治療対象となる．クラミジアなどのSTDによる炎症が最近増加している．

② 手術的療法：精索静脈瘤には高位結紮術か顕微手術による低位結紮術，停留精巣には精巣固定術，精路通過障害には，精路再建術として閉塞部位により精管-精管吻合術，精巣上体精管吻合術などがある．しかし，男性不妊の原因の約90％は造精機能障害で，さらにその約60％が特発性障害であるため，手術的療法はこれらの原因の明らかなものに限られる．

6 生殖補助医療（ART）

両側卵管閉塞，重症子宮内膜症や原因不明不妊などの難治性不妊症および重度の造精機能障害や閉塞性無精子症などの重症男性因子不妊症の場合，一般的不妊治療では挙児を得られない．このような症例がARTの適応となる．卵管因子には体外受精-胚移植（IVF-ET），原因不明不妊には配偶子卵管内移植（GIFT）かIVF-ETが，軽度男性因子には人工授精（AIH）またはIVF-ETが，重度男性因子には顕微授精-胚移植（ICSI-ET）（図II-69）が，絶対的無精子症には非配偶者間人工授精（AID）がおもに用いられている．また顕微授精に用いる精子の採精法の違いによって，精巣精子採取法（TESE），精巣精子吸引法（TESA），精巣上体精子吸引法（MESA），経皮精巣上体精子吸引法（PESA）などがある．

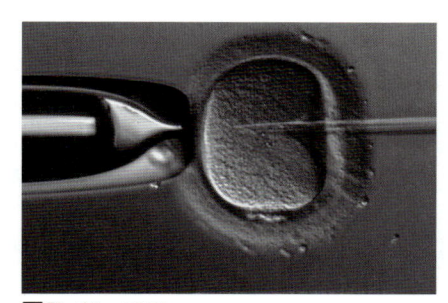

図II-69 ICSI

17 不育症

●定義● 日本産科婦人科学会編集の産科婦人科用語解説集によると，不育症とは「生殖年齢の男女が妊娠を希望し，妊娠は成立するが流産や早産を繰り返して生児が得られない場合」で，「習慣流産と同義語とも考えられる」とされている．

しかし，厳密な医学的定義はされておらず，反復する妊娠中期以降の子宮内胎児死亡なども含まれると考えられ，さまざまな病態を含む症候群である．

● **分類** ● 習慣流産，反復死産以外の正常妊娠の既往のない原発性不育症と，正常妊娠の既往のある続発性不育症に分類する場合もある．また妊娠 12 週未満の妊娠初期流産を繰り返す場合と妊娠中期以降の流産，死産を繰り返す場合とは違う病態と考えられる．

● **頻度** ● 1 回流産の頻度は約 15％とされ，統計学的に 2 回連続流産（反復流産）の確率は 2.25％，3 回連続流産は 0.34％（習慣流産）となる．したがって，反復流産の場合は病的意義をもたない場合が多いとも考えられるが，習慣流産の場合は偶然の繰り返しだけとは考えにくく不育症の精査を行う．

● **病因** ●

1 胎児因子

妊卵の異常：妊娠初期流産の 50〜60％は絨毛あるいは胎児に染色体異常を認めるとされており，流産の最も多い原因である．

2 母体因子

① 染色体異常：不育症夫婦における染色体異常の頻度は 5〜10％とされている．その多くは相互転座，Robertson 転座，逆位である．染色体異常の場合の配偶子は減数分裂によって，正常核型，均衡型，不均衡型が形成される．

正常児を得る確率は，染色体再配列の部位や大きさの違いにより異なる．Robertson 転座が同一染色体間（相同染色体間）で起きると，すべての配偶子は不均衡型転座となり，正常児を得る可能性はない．

② 自己免疫異常：以前より SLE（全身性エリテマトーデス）などの自己免疫疾患には妊娠中期の流産，子宮内胎児死亡が多いと知られていた．現在は抗リン脂質抗体症候群が不育症の原因として重要である．不育症における抗核抗体を含めた自己抗体陽性率は 10〜20％とされている．

③ 内分泌異常：不育症では黄体機能不全，高プロラクチン血症，甲状腺機能異常，糖尿病などの内分泌異常が 10〜20％に認めるとされている．

④ 子宮の異常：子宮頸管無力症，子宮奇形（中隔子宮，弓状子宮，双角子宮，単角子宮など），子宮筋腫，子宮腺筋症などを 10〜15％に認める．

⑤ 感染症：クラミジア，結核など．クラミジアなどによって子宮頸管炎がある場合は流産に結びつく可能性がある．

3 男性因子

染色体異常：相互転座，Robertson 転座，逆位など．

4 夫婦間因子

① 同種免疫異常：最近は母体の免疫担当細胞が胎児・胎盤系の抗原を認識し，着床の局所において各種のサイトカインや細胞増殖因子を産生し，これらが絨毛細胞の増殖を促進し妊娠が維持されるという免疫刺激説 immunotrophism が唱えられている．免疫学的妊娠維持機構が崩れると流産に至るとする考えである．原因不明の不育症は約 50〜60％とされ，この中に同種免疫異常が含まれると考えられる．

② 血液型不適合妊娠：児の血液型抗原が母体にない場合，母体に産生された抗体が胎児に移行し胎児溶血を起こす．母体の抗体価が高い場合には胎児に重症な貧血を起こし死亡することがある．代表的なものは母体の Rh 血液型が D 陰性の場合である．

表 II-52　抗リン脂質抗体症候群の分類基準

＜臨床所見＞
1. 血栓症
2. 産科的臨床所見
   a. 妊娠 10 週以降の原因不明子宮内胎児死亡（形態学的異常なし）
   b. 妊娠 34 週未満の重症妊娠高血圧腎症，子癇，胎盤機能不全による早産（形態学的異常なし）
   c. 妊娠 10 週未満の 3 回以上の連続した原因不明の習慣流産

＜検査所見＞（12 週以上の間隔で 2 回以上陽性）
1. ループスアンチコアグラント陽性：
   検査方法と基準は国際血栓止血学会ガイドラインに準ず
2. 抗カルジオリピン抗体 IgG か IgM が中高力価：
   標準化された方法で ＞40 GPL, ＞40 MPL あるいは ＞99 パーセンタイル
3. 抗カルジオリピン β_2GP I 抗体 IgG か IgM が陽性：
   標準化された方法で ＞99 パーセンタイル

臨床所見と検査所見のそれぞれ 1 項目以上が存在するとき抗リン脂質抗体症候群とする

5　原因不明

診断方法が確立されてない原因不明の不育症は約 50〜60％を占める．

● 診断・検査 ●

1　胎児・絨毛染色体検査

不育症患者が流産に至った場合，流産手術の際に絨毛を無菌的に採取し，染色体検査を行うことは次回妊娠の治療方針を決定するために有用である．

2　夫婦間染色体検査

夫婦の末梢血をヘパリン加採血し，細胞分裂過程にあるリンパ球に発現する染色体を分析する．一般的には G バンド法によって染色体のスクリーニング検査を行う．

3　自己免疫学的検査

血算，APTT，抗リン脂質抗体（抗カルジオリピン β_2-グリコプロテイン I 抗体，ループスアンチコアグラント），抗核抗体など．抗リン脂質抗体症候群は不育症の原因としては明らかであるが，不明な点が多く診断基準も議論が続いている．現在の分類基準を示す（表 II-52）．代表的な自己抗体である抗核抗体は健常婦人でも 5〜10％が陽性で，抗核抗体自体の病原性は明らかにされていない．

4　内分泌検査

① 黄体機能検査（血中プロゲステロン値）：黄体は妊娠初期の妊娠継続に重要であり，黄体機能不全が不育症の原因の 1 つとする考えである．しかし，プロゲステロン値の低下が流産の原因なのか結果なのかは判断が困難な場合がある．

② プロラクチン：黄体機能不全患者の 20％前後に高プロラクチン血症が認められるが，高プロラクチン血症が流産に直接関係しているかどうかはいまだ不明である．

③ 甲状腺機能検査（free T_3，free T_4，TSH）：甲状腺機能異常では流産，死産率が高い．

④ 糖尿病検査（空腹時血糖値）：既往歴によって空腹時血糖を測定し，耐糖能異常が疑われる場合は糖負荷試験を行う．

5　子宮卵管造影検査

中隔子宮，双角子宮など子宮の形態異常を精査する．

6　クラミジア抗原検査

子宮頸管のクラミジア抗原検査，血中クラミジア抗体検査を行う．

7 同種免疫検査

夫婦間リンパ球クロスマッチ検査，夫婦間リンパ球混合培養試験 mixed lymphocyte reaction（MLR 試験）：原因不明の不育症患者に対して夫リンパ球を用いた免疫療法が適応かどうかの判断や，免疫療法後の効果判定として，夫婦間リンパ球クロスマッチ検査による夫リンパ球抗体（夫 B リンパ球に対する cold B 抗体など）の測定や MLR 試験を行う．

● 治療 ●

1 夫婦の染色体異常

染色体異常の治療法はないため，検査をする前に染色体異常であった場合を説明し，検査に同意を得ておく．染色体異常が判明したときは，正常児を得る可能性について説明する．

2 抗リン脂質抗体症候群

① プレドニゾロン，低用量アスピリン併用療法：プレドニゾロン 40 mg/日～5 mg/日とアスピリン 81 mg/日を併用する．プレドニゾロンで抗リン脂質抗体価を抑え，低用量アスピリンで抗血小板作用を期待する方法である．プレドニゾロンは妊娠高血圧症候群などの合併症頻度が高いため，SLE など基礎疾患がある抗リン脂質抗体症候群の場合に 15～20 mg/日以下の維持量を使用するようになってきている．しかし，プレドニゾロンは抗カルジオリピン β_2-グリコプロテイン I 抗体が高値な難治症例の抗体価を下げる効果がある．

② 低用量アスピリン単独療法：アスピリン 81 mg/日を単独で妊娠 35～36 週頃まで使用する．

③ 低用量アスピリン，ヘパリン併用療法：アスピリン 81 mg/日投与とヘパリン 2,500～5,000 IU を 1 日 2 回皮下注射する．ヘパリンは分娩の 1 日前には中止．

3 内分泌異常

① 黄体機能不全：妊娠初期の黄体ホルモンの補充療法．妊娠前にクロミフェンによる排卵誘発法．

② 高プロラクチン血症：ブロモクリプチン（1.25～5 mg/日）療法を妊娠するまで投与する．

③ 甲状腺機能異常：甲状腺機能低下症では甲状腺ホルモン剤を，甲状腺機能亢進症では抗甲状腺剤で甲状腺機能を正常化する．

④ 糖尿病：食事療法，インスリン療法．

4 子宮形態異常

中隔子宮：子宮鏡下中隔切除術．

5 子宮頸管無力症

子宮頸管縫縮術（McDonald 手術，Schirodkar 手術）．

6 クラミジア頸管炎

アジスロマイシン 1,000 mg/日または 2,000 mg/日を 1 日投与する．

7 原因不明

夫リンパ球皮内注射による免疫療法：不育症の原因が不明で夫リンパ球抗体がなく，自己免疫異常（抗リン脂質抗体，抗核抗体）がない場合に考慮する．放射線照射を行った夫リンパ球を 2 週間間隔で 3 回妻に皮内注射し，2 週間後に夫リンパ球抗体の測定や MLR 試験で効果判定をする．妊娠後に 1 回追加免疫する．妊娠継続率は 70～80 ％とされ，コントロールに比べ約 10 ％の改善を認めるとの報告がある．作用機序はいまだ不明であり，有用性は無作為試験においてはおおむね否定的である．

18 婦人科心身症

　われわれが日常臨床において接している多くの疾患は，程度の差はあれ，社会的，心理的，経済的な種々の背景を有している．ということは，疾患は広義にとれば，すべて心身症ともいえる．このことは心身症をメインに扱う心身医学はすべての医療の根底をなすものともいえる．また，心身症は器質的疾患のみならず機能的疾患も合併しているが，通常の診療ではまず器質的疾患にのみ目がいきがちで，内在している機能的疾患は見過ごされていることが多い．すなわち，通常の治療で表在した身体症状が軽快・消失せず，難治化・遷延化してはじめて，心の症状，精神症状が内在していることに気づかされる．そこで，心身医学的対応の必要性に迫られるわけである．

●**定義**●　心身医学の新しい診療指針（日本心身医学教育研修委員会編，1991年）によると，**心身症**とは「身体疾患の中で，その発症や経過に心理社会的な因子が密接に関与し，器質的ないし機能的障害が認められる病態をいう．ただし，神経症やうつ病など，他の精神障害に伴う身体症状は除外する」と規定されている．このように，心身症というのは独立した疾患単位を指す言葉ではなく，身体疾患の中で心身相関の病態が認められる場合をいう．この定義は狭義の心身症と考えてよいだろう．また，器質的・機能的障害のない身体症状を呈するものを広義の心身症としてよいだろう．

　心身症関係の研究班が平成2年から厚生省（現厚生労働省）関連で組織され，研究が進められてきた．これら一連の研究から，心身症として独立した疾患単位ではないものに対し，極力EBMに基づいた，またexpert concensusで補充した心身症 診断・治療ガイドライン2002が作成され，さらに同2006が刊行されている．2006のガイドラインでは，2002の過敏性腸症候群，functional dyspepsia，アトピー性皮膚炎，気管支喘息（成人と小児），緊張性頭痛，慢性疼痛，片頭痛，心身的愁訴を有する不登校，摂食障害の9疾患（症候群）に，糖尿病，高血圧，更年期障害の3疾患を加えて作成されている．ここでも記載されているが，取りあげた疾患が心身症のすべてではない．

　そこで，本項では産婦人科として密接な関わりをもつ月経前症候群（ガイドラインでは取り上げられていない），摂食障害の2疾患について取りあげ，更年期障害は次項に分けて取り上げる．

1　月経前症候群 premenstrual syndrome（PMS）

●**定義**●　月経前症候群は日本産科婦人科学会の定義によると，「月経開始の3～10日前から始まる精神的，身体的症状で，月経開始とともに減退ないし消失するもの」とされている．また，Mortola, J.F.らは本症の定義を「黄体期に繰り返し起こるイライラまたはうつと疲労で，腹部または四肢のbloated sensation, 乳房圧痛または頭痛を伴うもの」としている．なお，症候群としているが，精神・身体症状があまりに多いので，特異的な症状・病因・治療が存在する疾患単位，すなわち症候群であるかどうかの議論があることも事実である．

　また，米国の精神医学会DSM-Ⅲ-Rでは，本症候群を上記の観点からか，luteal phase dysphoric disorder（LLPDD：黄体期後期の不機嫌性障害）としており，**表Ⅱ-53**の症状のうち，少なくとも5症状が黄体期の後半に出現し，月経開始後2～3日以内に消失するもので，かつ，その症状によって仕事や日常の社会活動，他人

表II-53　黄体期後期の不機嫌性障害
1. 著しい感情不安定性（たとえば，突然悲しくなり，涙もろくなる．イライラし，怒りっぽく感じる）
2. 持続的で著明な怒り，またはイライラ感がある
3. 著しい不安や緊張がある．緊張が高かったり，いらだっている感情がある
4. 著しい抑うつ的な気分，悲観的感情または自己卑下の観念
5. 日常生活（仕事，友人，趣味など）における興味の減退
6. 易疲労性または気力の著しい減退
7. 集中困難を自覚する
8. 食欲の著明な変化（過食あるいは特別な食べ物へのこだわり）
9. 過眠あるいは不眠
10. 身体症状（乳房痛，乳房腫脹，頭痛，関節痛，筋肉痛，むくみ，体重増加）の自覚

との人間関係を著しく妨げるものとしている．

●**病因**●　本症は月経困難症とともに月経に随伴する障害のおもなものの1つであるが，月経困難症は月経時に限られていることから，そのほとんどが産婦人科医を受診する．しかし，本症の場合，月経の発来とともにその症状が急速に消失するが，長期のものは半月に及ぶことから，月経との関係が定かではなく，産婦人科以外の一般臨床医を受診することも少なくない．

身体症状のうち，乳房腫脹，腹部膨満，四肢浮腫，体重増加は体内臓器への一時的水分貯留として説明可能であり，その他のほとんどの身体症状は説明しうるものである．抑うつを中心とした精神症状については，その発症の説明は十分にはなされていない．しかし，月経周期内の内分泌的変動として，排卵後は気分の良さに影響を与える卵胞ホルモンの分泌低下や，黄体ホルモンによる卵胞ホルモンの抑制作用があり，その影響下で月経前症候群の発症をみるという考え方もある．

●**頻度**●　本症は年齢，排卵の有無，出産回数には関係なく，程度の差はあるが，有経女性の約半数が症状を呈するといわれている．一方，米国の女性では20〜40％の頻度と報告されている．

●**症状**●　その症状は，身体症状と精神症状に大別される．身体症状としては頭痛，乳房痛，乳房腫脹，腹部膨満，四肢浮腫，にきび，便秘，体重増加と多彩である．また精神症状としては，イライラ感，不安，緊張感，抑うつ感，疲労感などのほか，口渇，食欲亢進，嗜好の変化などがある．

●**診断**●　診断としては，月経前に存在した多種多様な心身の失調が月経の発来とともに消失し，次回月経周期の後半にも同じような状態が繰返されることから，比較的容易である．身体症状のみならず不定愁訴的な精神症状もあること，また，それらの症状が月経周期に関連して出現し，消失することを患者から聴取することが重要である．

●**治療**●　治療には，まずピル（卵胞ホルモンと黄体ホルモンの合剤）あるいは黄体ホルモン剤，ないしはGnRHによる排卵抑制が著効を示す．しかし，効果が有効ではないときには強い身体症状に応じて，乳房腫脹，乳房痛などの乳房症状に対してはブロモクリプチンを，体重増加，浮腫に対しては利尿剤を，下腹痛に対しては抗プロスタグランジン剤をおのおの投与する．

また，不定愁訴的な精神症状に対しては向精神薬を投与すると著効する．身体症状と精神症状をともに改善すべく，その方面の薬物療法が必要である．なお，本症候群の根底にうつ病などの精神神経科疾患がある場合があり，上記の治療によって改善しない場合には，専門医にコンサルトしたほうが無難である．

② 摂食障害 eating disorder（ED）

●**定義**●　摂食障害とは通常，神経性食欲不振症あるいは神経性無食欲症 anorexia nervosa（AN）と神経性過食症あるいは神経性大食症 bulimia nervosa（BN）

ICD-10による摂食障害の診断基準

摂食障害に対して，米国精神医学会による「精神障害の診断と分類のための手引き（DSM-IV）」が最も広く用いられているので，本項ではそれに準拠した．しかし，その他にWHOによるICD-10の診断基準もよく知られている．

ANの診断基準について，DSM-IVの診断基準との相違は，ICD-10では体重減少の基準の1つとして，quetatet's body-mass indexが用いられていることと，体重を減少させる方法が診断基準の1つとして採用されていること，さらに男性や前思春期のEDについても触れていることなどである．

BNの診断基準としては，過食の期間と頻度については記載がないか，ANの病歴がしばしば認められると明記している．以上の点が両者の相違に関するおもな点である

を含有したものをいう．

● **分類** ● 米国精神医学会による「精神疾患の分類と診断の手引き（DSM-IV-TR）」では，EDは神経性無食欲症，神経性大食症，特定不能，摂食障害の3つに分類されている．またEDでは，ANとBNの両者の症状が混在していることが多い．すなわち，ANの患者の50％は過食症状を併発し，過食症状で発症した患者のいくらかもANを併発するという．

● **病因** ● 本症の発症要因は，身体的次元から心理・社会的次元まで多次元にわたっている．身体因説や心理因説，社会因説，認知行動論的病因説，家族システム論的病因説などがあるが，一元論的に理解するよりも，これらの各因子が複雑に作用しあうとする多元的病因説のほうが有力である．

諸因子が間脳，とくに視床下部の機能障害を引き起こし，拒食や食思不振，無月経などの症状を出現させる．その後は飢餓状態，嘔吐，ボディイメージの障害などの持続因子により症状は持続し，また，場合によっては悪化するという．

● **頻度** ● EDの頻度や罹患者数は調査方法によって異なるが，女性のANの生涯罹患率は0.5〜9.7％といわれ，またBNは1.1〜4.2％といわれている．このEDには明らかに性差があり，その男女比は1：6〜10といわれている．わが国は欧米先進諸国とともにEDが持続的に増加しており，最近の調査では受診者は24,000人と推計されている．病識に対する乏しさから，受診していない患者も多いといわれており，実際の患者数は受診者の数倍もいると考えられている．

● **症状** ● EDでみられる臨床症状の多くは栄養失調や準飢餓状態による結果である．食物への執着，食物の貯め込み，味覚の嗜好異常，無茶食いなどの食欲制御の障害が，抑うつ強迫症状，無気力，イライラ，性格変化などの精神症状とともに認められる．身体状況さえ正常に戻れば，かなり時間はかかるが，上記の準飢餓状態に伴う諸症状は回復する．

BNの患者では，身体的には標準体重の範囲内であるが，準飢餓状態と似た心理的・生物学的症状をきたす．これは，おそらく体重は正常の範囲内であっても，その人の生物学的に設定された基準にはおそらく達していないためだと考えられている．

ANに認められる身体所見の特徴の1つとして無月経に伴う骨粗鬆症があげられる．10代から成人期にかけて，エストロゲン値の低下に伴う無月経をきたすと，わずか数カ月であっても，回復しえない骨粗鬆症が潜在的に生じるリスクがある．高じると骨密度の低下ばかりでなく，腰椎や骨盤部に病的骨折を高率に生じるようになる．ANの重大な合併症としては脱水・電解質異常などがあり，死に至ることもある．その死因としては心停止が最も多く，次いで不整脈である．

● **診断** ● EDのうちANもBNも**DSM-5® 精神疾患の分類と診断の手引**（表II-54, 55）が広く国際的に用いられている．

● **検査** ● 精神疾患の診断基準であるDSM-IVを一般医にも用いやすいものにするための作業は米国メンタルヘルス国立研究所を中心に行われ，英語版は1996年に出版され，わが国でも翻訳され入手可能となっている（図II-70）．このアルゴリズムは5つのステップからなっており，ここに含まれる症状としては，過度の体重減少，過食/無茶食い，体重増加の過度の恐れ，無月経，食欲変化などがあり，これに従い検査を進める．

● **治療** ●

1 ANおよびBNの栄養管理

著明な低体重では，栄養状態の回復が不可欠である．それには目標体重を決め

表II-54 神経性やせ病/神経性無食欲症（Anorexia Nervosa）

A．必要量と比べてカロリー摂取を制限し，年齢，性別，成長曲線，身体的健康状態に対する有意に低い体重に至る．**有意に低い体重**とは，正常の下限を下回る体重で，子どもまたは青年の場合は，期待される最低体重を下回ると定義される．
B．有意に低い体重であるにもかかわらず，体重増加または肥満になることに対する強い恐怖，または体重増加を妨げる持続した行動がある．
C．自分の体重または体型の体験の仕方における障害，自己評価に対する体重や体型の不相応な影響，または現在の低体重の深刻さに対する認識の持続的欠如

コードするときの注：神経性やせは ICD-9-CM では病型にかかわらず 307.1 にコードされる．ICD-10-CM コードは下位分類（下記参照）による．

▶いずれかを特定せよ
　（F 50.01）**摂食制限型**：過去3カ月間，過食または排出行動（つまり，自己誘発性嘔吐，または緩下剤・利尿薬，または浣腸の乱用）の反復的なエピソードがないこと．この下位分類では，主にダイエット，断食，および/または過剰な運動によってもたらされる体重減少についての病態を記載している．
　（F 50.02）**過食・排出型**：過去3カ月間，過食または排出行動（つまり，自己誘発性嘔吐，または緩下剤・利尿薬，または浣腸の乱用）の反復的エピソードがあること

表II-55 神経性過食症/神経性大食症（Bulimia Nervosa）

A．反復する過食エピソード．過食エピソードは以下の両方によって特徴づけられる．
　(1) 他とはっきり区別される時間帯に（例：任意の2時間の間に），ほとんどの人が同様の状況で同様の時間内に食べる量よりも明らかに多い食物を食べる．
　(2) そのエピソードの間は，食べることを抑制できないという感覚（例：食べるのをやめることができない，または，食べる物の種類や量を抑制できないという感覚）．
B．体重の増加を防ぐための反復する不適切な代償行動．例えば，自己誘発性嘔吐；緩下剤，利尿薬，その他の医薬品の乱用；絶食；過剰な運動など
C．過食と不適切な代償行動がともに平均して3カ月間にわたって少なくとも週1回は起こっている．
D．自己評価が体型および体重の影響を過度に受けている．
E．その障害は，神経性やせ症のエピソードの期間にのみ起こるものではない．

▶該当すれば特定せよ
　部分寛解：かつて神経性過食症の診断基準をすべて満たしていたが，現在は一定期間，診断基準のすべてではなく一部を満たしている．
　完全寛解：かつて神経性過食症の診断基準をすべて満たしていたが，現在は一定期間，診断基準のいずれも満たしていない．

▶現在の重症度を特定せよ
　重症度の最も低いものは，不適切な代償行動の頻度に基づいている（以下を参照）．他の症状および機能の能力低下の程度を反映して，重症度が上がることがある．
　軽度：不適切な代償行動のエピソードが週に平均して1～3回
　中等度：不適切な代償行動のエピソードが週に平均して4～7回
　重度：不適切な代償行動のエピソードが週に平均して8～13回
　最重度：不適切な代償行動のエピソードが週に平均して14回以上

て徐々に体重を増やしていくのがよい．しかし，必要なカロリーを補給しても体重増加のみられない患者は，食べ物を捨てたり，嘔吐したり，過活動やそわそわするなど，小さな動作でエネルギーを消費している可能性があるので注意を要する．栄養管理としてビタミンやミネラルの補充も必要である．

2 AN/BN の心理社会的介入

AN については，精神療法を導入し，治療関係を維持することが有効である．患者の体重が増加し始める時期には，とくに精神療法をきちんと行うとよい．ただし，どのような精神療法が最適なのか明らかではない．心理社会的介入は，精神力動的葛藤，精神発達・心理防衛・家族の問題・ED 以外の精神障害などを理解したうえで行う必要がある．ただし，重症な低栄養状態の AN に精神療法だけを施行しても，一般的に効果は不十分である．

3 AN/BN の薬物療法

向精神薬だけで AN を治療してはならない．抗うつ剤は患者の栄養状態が回復

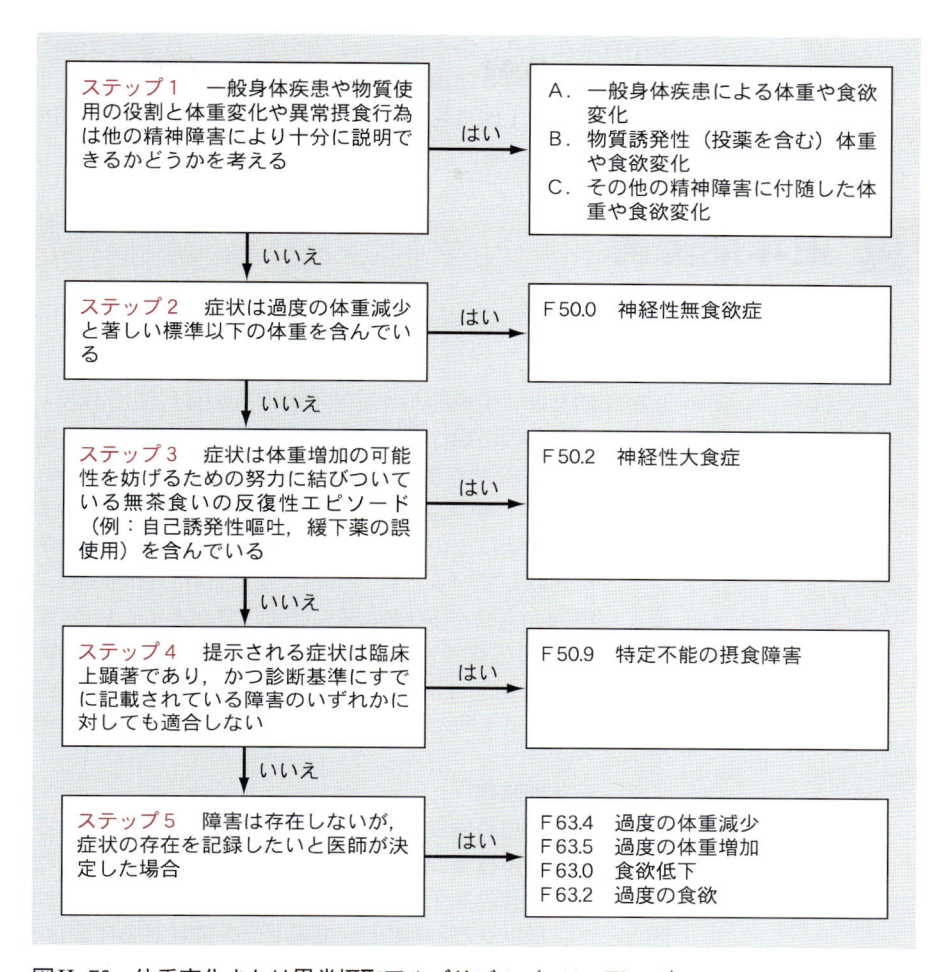

ステップ1 一般身体疾患や物質使用の役割と体重変化や異常摂食行為は他の精神障害により十分に説明できるかどうかを考える	→はい→	A. 一般身体疾患による体重や食欲変化 B. 物質誘発性（投薬を含む）体重や食欲変化 C. その他の精神障害に付随した体重や食欲変化
↓いいえ		
ステップ2 症状は過度の体重減少と著しい標準以下の体重を含んでいる	→はい→	F50.0 神経性無食欲症
↓いいえ		
ステップ3 症状は体重増加の可能性を妨げるための努力に結びついている無茶食いの反復性エピソード（例：自己誘発性嘔吐，緩下薬の誤使用）を含んでいる	→はい→	F50.2 神経性大食症
↓いいえ		
ステップ4 提示される症状は臨床上顕著であり，かつ診断基準にすでに記載されている障害のいずれかに対しても適合しない	→はい→	F50.9 特定不能の摂食障害
↓いいえ		
ステップ5 障害は存在しないが，症状の存在を記録したいと医師が決定した場合	→はい→	F63.4 過度の体重減少 F63.5 過度の体重増加 F63.0 食欲低下 F63.2 過度の食欲

図II-70 体重変化または異常摂取アルゴリズム（DSM-IV-PC）

し，体重が増え続ける時期に有効とされている．薬物療法は体重が回復した患者の再発予防や，抑うつ気分，強迫症状などの精神症状を治療するために利用すべきものである．

BNの薬物療法として，抗うつ薬は初期治療に用いられることが多い．中でも，選択的セロトニン再取り込み阻害剤（SSRI）は，現在のところ最も安全性の高い抗うつ薬である．とくに抑うつ，不安，強迫症状，衝動的症状などを有する患者で，ほかの心理社会的治療に反応の悪い場合には有用である．そのほかの各種抗うつ剤は，無茶食いや排出の症状軽減や再発予防に役立つ．三環系抗うつ剤やMAO阻害剤もBNの治療に用いられることがある．

● **予後** ANで完治に至るものはわずかである．症状的には改善しても，多くは身体イメージの障害，歪んだ食生活，その他の精神症状が残ることが多い．発症から4年以上にわたる大規模追跡調査研究では，44％が良好（体重が標準体重の85％以上に回復し，月経が戻っているもの），24％が不良（体重が標準体重の85％以上に回復せず，月経はないかあっても散発的），28％は良好と不良の間で，5％は死亡という．

BNについては，1～2年の短期調査では，自然寛解はわずかで，無茶食い，自己嘔吐，下剤の乱用が軽減していたのは約25～30％であったという．心理社会的治

療や投薬を受けた患者の短期予後調査では，改善率は50〜70％といわれている．治療で改善から6年後の大規模予後調査によれば，60％は良好，29％は中程度，10％は不良，1％は死亡という．このように，予後は症例により微妙に異なることに注意を要する．

19 更年期障害

● 定義 ●

1 更年期

更年期とは「生殖期から生殖不能期への移行期である」と定義されている．すなわち，卵巣の活動性が消失し，永久に月経が停止する閉経の前後期間に該当する．わが国における閉経年齢の中央値は50.54歳であることから，年齢的には45〜55歳くらいが更年期の時期に相当すると通常考えられている．

しかし，55歳以上の女性においても更年期の不定愁訴を訴えることが少なくないことを経験している．わが国の女性における閉経年齢の90％タイル値が約56歳で，10％の女性が57歳以降もなお月経があるという現実がある．その一方で，閉経年齢の10％タイル値は45歳で，10％の女性が40歳くらいから更年期を迎えることになる．

以上から，更年期の世代を幅広くとらえるならば，45〜65歳未満と考えるべきであろう．

2 更年期障害

産科婦人科用語解説集（日本産科婦人科学会編）によると，**更年期障害**は「更年期に現れる多種多様の症候群で，器質的変化に相応しない自律神経失調症を中心とした不定愁訴を主訴とする症候群」であると定義されている．さらにその原因として，「性腺機能の変化が視床下部の神経活動に変化をもたらし，神経性・代謝性の様々な生体変化を引き起こすことによると考えられ，心因的要素も大いに関係している」と付記されている．

以上のように，更年期障害はエストロゲンの消退を中心としたホルモン的要因に心因的要因が関与する．すなわち，更年期の年代における対人関係や家族関係など，社会的・環境的な要因と，生来の性格や生育歴など性格的・心理的な要因が複雑に絡みあって，多様な症状を発症する（図Ⅱ-71）．

● 病因 ●　更年期障害は，エストロゲンの低下によるホルモン的な要因と，精神的負荷・ストレスなどの心理的な要因等が複雑に絡みあって発症するといわれているが，その発症メカニズムの詳細については未解明な点も少なくない．

まず，エストロゲンの低下は，閉経に一致して生じるものではなく，図Ⅱ-72に示すごとく，エストラジオール estradiol（E_2）のみならずエストロンも閉経の2年位前から低下し，それに伴い性腺刺激ホルモン gonadotropin である**卵胞刺激ホルモン** follicle stimulating hormone（FSH）と**黄体形成ホルモン** luteinizing hormone（LH）は上昇をきたす．つまり，エストロゲンの低下によって，その negative feedback 機構が作動すべく，視床下部-下垂体-卵巣系に変化が生じ，その上位中枢である視床下部は持続的な機能亢進状態を生ずることになる．このことは，視床下部に自律神経中枢が存在することから，自律神経中枢にも影響を及ぼし，自律神経失調症を招くといわれている．

一方，精神負荷・ストレスなどの心理的要因は，精神神経症状を惹起するばか

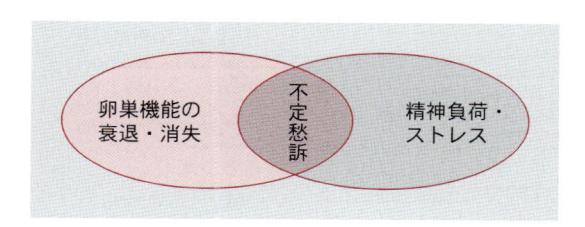

図II-71　更年期障害の成因

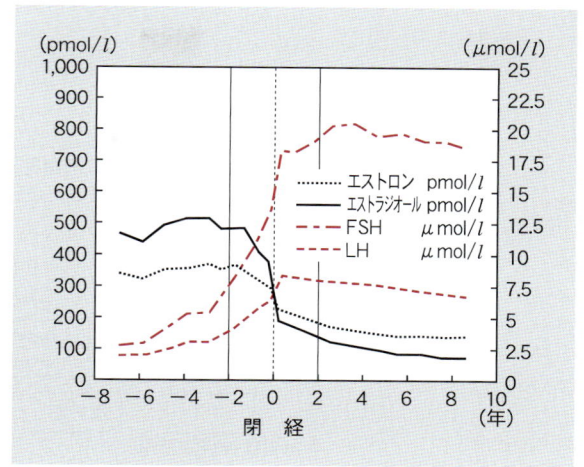

図II-72　閉経前後における平均ホルモン値の推移
（Rannevik G, et al. 1995 より改変）

りでなく，大脳皮質-大脳辺縁系を刺激するために，その刺激による情報は視床下部に集束することになり，ひいては自律神経中枢にも影響を及ぼし，自律神経失調症状を呈するようになる．以上から，ホルモン的な要因ばかりでなく，心理的要因によっても自律神経機能の失調がもたらされると考えられている．

● **分類** ●　更年期障害の実際の診療にあたっては，問診・調査表による症状や愁訴の把握を行いつつ器質的疾患を除外する必要があり，さらに必要に応じ，しかるべき科へコンサルトする．その後，心理テストにて神経症傾向とうつ病傾向を判別しつつ，面接にて中等度以上の神経症，うつ病，ヒステリーであるならば，精神神経科へコンサルトをする．更年期の年代における不定愁訴のうち，器質的疾患と中等度以上の神経症・うつ病・ヒステリーが除外されると，あと残りは更年期障害である．

更年期障害は図II-73のごとく，自律神経性と心因性に大別され，前者は身体症状が主体で，いわゆる自律神経失調症である．後者は精神神経症状が主体で，さらに心身症と不定愁訴症候群，軽度の神経症・うつ病・ヒステリーと分けることが可能である．心身症は精神神経症状が主体であるが，身体症状も多少あるものをいい，不定愁訴症候群，軽度の神経症・うつ病・ヒステリーになるに従い，精神神経症状が強くなる．

● **頻度** ●　更年期の世代を幅広く考えた45歳以上65歳未満の女性は，わが国では約1,800万人にも上ると推計されている．これらの女性のうち，愁訴をまったく自覚していないものは約20％，愁訴は自覚しているが日常生活にそれほどの支障を感じない，いわゆる更年期症状といえるものが40％，そして，愁訴を明らかに自覚しており，日常生活に少なからず支障を感じている，いわゆる更年期障害といえるものが40％存在すると考えられ，約700万人にも上る．

● **症状** ●　その症状は自律神経系の失調の有無により，自律神経失調症状と精神神経症状の2つに大別される．前者は主としてホルモン的要因が関連していると考えられ，自律神経機能の不安定傾向を示し，のぼせ，ほてり，発汗などの症状を呈することが多く，これらの症状は比較的安定している．一方，後者は精神負荷やストレスなどの要因が関係し，自律神経機能は安定しているものの，症状は

どのような場合に専門医に紹介すべきか

精神神経科専門医へ
● 更年期以前から精神神経症状を認めるとき
● 不定愁訴がきわめて多岐で，かつ執拗で頑固であり，愁訴が日々，時々刻々激しく変化するとき
● 通常の更年期障害の治療でまったく改善しない精神神経症状があるとき
● 問診および心理テストにて中等度以上の神経症・うつ病・ヒステリーなどの精神神経科的疾患の可能性があるとき

内科専門医へ
● 甲状腺機能低下症が認められるとき

整形外科専門医へ
● 肩こり，関節・筋肉痛があり，対症療法で改善がみられないとき

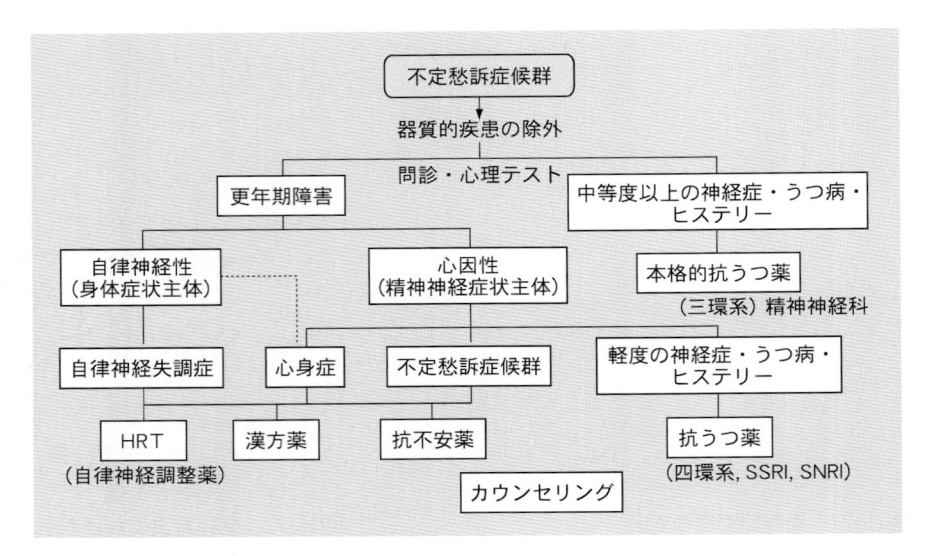

図II-73 更年期障害の分類とその治療の目的

表II-56 日本人女性の更年期症状評価表

症　状	症状の程度		
	強	弱	無
1. 顔や上半身がほてる（熱くなる）			
2. 汗をかきやすい			
3. 夜なかなか寝付かれない			
4. 夜眠っても目をさましやすい			
5. 興奮しやすく，イライラすることが多い			
6. いつも不安感がある			
7. ささいなことが気になる			
8. くよくよし，憂うつなことが多い			
9. 無気力で，疲れやすい			
10. 眼が疲れる			
11. ものごとが覚えにくかったり，物忘れが多い			
12. めまいがある			
13. 胸がどきどきする			
14. 胸がしめつけられる			
15. 頭が重かったり，頭痛がよくする			
16. 肩や首がこる			
17. 背中や腰が痛む			
18. 手足の節々（関節）の痛みがある			
19. 腰や手足が冷える			
20. 手足（指）がしびれる			
21. 最近音に敏感である			

（日本産科婦人科学会，生殖・内分泌委員会報告，2001）

抑うつ，不眠をはじめ，多種多様で特定しにくく，かつ執拗なものが多い．

日本人女性に比較的頻度の高い症状としては，表II-56に記載された21症状がある．

●診断● 更年期障害の診断は除外診断の上に成り立っているので，重篤な器質的疾患を見逃さないことがとくに重要である．そして，更年期障害の診断にあた

っては，まず多岐にわたる不定愁訴を把握し，整理する必要がある．これらの不定愁訴を把握するために心理テストは不可欠であり，さらに症状を整理するために系統だった問診および各種調査表を用いることが必要である．

診断のポイントとしては，典型例では，更年期の狭義の年代（45〜55歳）に相当する．しかし，55歳以上でも更年期障害は存在するので，年代ばかりに固執することなくトータルに診るという柔軟な対応が必要である．トータルに診るためのチェック項目としては，月経が不順になっているか閉経になっている，もしくは婦人科疾患で両側の卵巣摘出術を受けていることがあげられる．そして多岐にわたる愁訴がみられ，しかもその愁訴が固定的でなく，時々刻々変化に富むという特徴をもつ．症状としては，まず「のぼせ」，「ほてり」，「発汗」といった血管運動神経症状を主体とする身体症状がみられることが多い．そのうえに「憂うつ」，「意欲がわかない」，「不眠」などの精神・神経症状が加わることがしばしばある．

確定診断のポイントとしては，診断のポイントに記載した年代，月経状態，愁訴があるということがまずあげられる．また，多岐にわたる愁訴に対応する器質的疾患が検査上認められない．血液検査上では，FSH 高値および E_2 低値が特徴で，その値としては，FSH が 40 mIU/ml 以上か E_2 が 30 pg/ml 以下を呈する卵巣機能の低下がある．

● 検査 ●

1 心理テストの活用とその読み方

① **CMI（Cornell Medical Index）健康調査表**：心理テストとしては，CMI 健康調査表が最も頻用されている．この調査表は神経症傾向の有無を判別することを目的としている．ⅠおよびⅡ領域は正常，ⅢおよびⅣ領域は神経症的と診断される．

② **自己抑うつ評定法 self rating depression scale（SDS）**：うつ病傾向の診断を目的とした心理テストとしては自己抑うつ評定法がある．抑うつに関する 20 項目の質問に対する回答を点数化し，総合点 40 点未満は「抑うつ傾向に乏しい」，40〜49 点は「軽度抑うつ傾向」と診断する．50 点以上は「中等度抑うつ傾向」と診断し，精神神経科へコンサルトするほうがよい．

③ **谷田部ギルフォード性格テスト Yatabe-Guilford character test（Y-G test）**：Y-G test は性格傾向の診断を目的とし，120 の質問に「はい」，「いいえ」，「わからない」の 3 つのうちから 1 つ選んで答えてもらい，それを点数化したものをベースに点数分布のパターンを求める．そのパターンから，平均型 average type，不安定適応積極型 black list type，安定適応消極型 calm type，安定積極型 director type，不安定不適応積極型 eccentric type の 5 つに判別する．

④ **文章完成テスト sentence completion test（SCT）**：生活史の把握を目的とし，刺激文として文章の半分が示された 60 項目の設問からなり，被験者はそれらに続けて自分の考えを記入して 1 つの文章を完成させるものである．これらの文章を解析することで，被験者の生育歴を含めた生活史や自己の思想，感情などが現在，過去，未来まで示されるが，その解析には専門的な知識が要求される．

2 更年期調査票の活用

わが国で用いられている更年期の各種調査票の中では，従来より使用されてきた **Kuppermann 更年期指数**や，それを使いやすいように簡略化した**簡略更年期指数** simplified menopausal index（SMI）が現在頻用されている．前者の場合には日本人に必ずしも適合しなかったり，後者の場合には簡便であるが多岐にわたる不定愁訴を網羅しきれないなど，専門外来では物足りない点などもあり，臨床の場

では若干の問題点が指摘されている．

そこで，日本産科婦人科学会生殖・内分泌委員会では，簡略かつ短時間で実行できる日本人女性に見合った更年期症状の把握のため，「日本人女性の更年期症状評価表」を作成した（表II-56）．この評価表においては，まず項目数が21項目と比較的少ないのが特徴である．また更年期障害は，症状数は少なくとも，症状の程度が強い場合もあるため，点数化するのが本来適当でないとの意見もあり，点数はあえてつけない．また，症状の程度として「中」を加えた場合，多くの場合「中」にチェックしてしまう傾向があることから，あえて「中」という選択肢は省いてある．

● 治療 ●

1　薬物療法

薬物療法の適応とその選択は，更年期障害を身体症状と精神症状の重みづけにより図II-73のように分類すると比較的容易である．

軽度の神経症・うつ病・ヒステリーに対しては，四環系を主体とする抗うつ薬を使用する．**ホルモン補充療法** hormone replacement therapy（HRT）は比較的身体症状を中心に，そして抗不安薬は精神神経症状を中心に，そして漢方薬はその中間のものに対して各々使用されることが多い．

わが国において更年期障害の治療に頻用される薬物療法は，結合型エストロゲン（プレマリン®），当帰芍薬散，エストリオール（エストリール®），加味逍遙散，トフィソパム（グランダキシン®）の順であるとの報告もある．しかし，最も一般的な薬物療法はHRTである．

更年期障害の治療にはHRTが第1選択であることはHERSの報告やNIHによるWHIの中止勧告以降も変わりない．ただし，HRTの施行は可能なかぎり最短期間で，かつ最少有効量を用いるように推奨すべきであると，米国産婦人科医会および北米閉経学会では提唱している．このように，更年期障害およびその関連症状に対して，HRTを積極的に施行することは依然として世界的な流れになっている．

しかしながら，HRTはすべての更年期障害に効果があるわけではない．全身倦怠感や心悸亢進など，効果が少ないと思われる症状も存在し，しかもこれらに対しては漢方薬治療が比較的有用である．また，更年期障害の諸症状の中で，西洋医学にその概念のない「冷え」に対しては，漢方薬治療がとくに有効である．今後は症状に応じ，より個別的な使い分け，すなわちテーラーメイド医療が求められているところから，HRTと漢方薬治療は，その治療における位置づけを明確にする必要がある．

2　非薬物療法（カウンセリング）

一般に更年期を受け入れられない，つまり受容がないときや更年期に適応できないでいる場合などがカウンセリングの適応となる．

● 予後 ●　更年期障害は一生続くものではなく，通常は1〜2年のことが多い．また，長く続く場合でもせいぜい4〜5年である．ただし，この症状は女性における低エストロゲンと加齢による各種疾患の契機となるものであるところから，後の健康管理とQOLの維持に配慮を促す警鐘となるものであることを忘れてはならない．

HERS：Heart and Estrogen/Progestin Replacement Study

WHI：Women's Health Initiative randomized controlled trial

ⅢA 産科学各論（正常編）

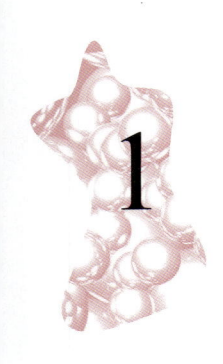

Normal Pregnancy
正常妊娠

　妊娠 pregnancy, gestation とは，受精卵 fertilized ovum の子宮内膜への着床 implantation, nidation（受胎 conception）に始まり，受精卵から発育する胎芽 embryo，胎児 fetus および胎児付属物 fetal appendage（これらを総称して妊卵 conceptus ともいう）を体内に保有する状態をいう．妊娠は，胎児と胎児付属物の排出，すなわち分娩をもって終了する．

　妊娠している婦人を妊婦 pregnant woman といい，第1回妊娠中の婦人を初妊婦 primigravida，すでに1回以上妊娠したことのある妊婦を経妊婦 multigravida，まだ妊娠したことのない婦人を未妊婦 nulligravida という．また，初めての22週以降の分娩にのぞむ婦人を初産婦 primipara，すでに妊娠22週以降（22週を含む）の児娩出を経験する婦人を経産婦 multipara，まだ1回も分娩しない婦人を未産婦 nullipara という．

1 妊娠の生理

A 妊娠の成立と維持

1 配偶子の形成

　遺伝情報を子供に伝える細胞を配偶子 gamete とよぶ．女性側配偶子の卵子 ovum と男性側配偶子の精子 spermatozoon, sperm はともに原始性細胞 primordial germ cell から発生する．原始性細胞は妊娠7週までに卵黄囊 yolk sack から性腺隆起 gonadal ridge に移動する．性腺隆起はY染色体が存在する場合には精巣となり，これが存在しない場合には卵巣に分化する．原始性細胞は，卵巣では卵原細胞 oogonium（複数は oogonia）に，また精巣では精原細胞 spermatogonium（複数は spermatogonia）に分化する．これらの細胞は1回の減数分裂と1回の等数分裂を行い，受精可能な卵子と精子になる．また，46染色体 diploid から23染色体 haploid となる．この2回の細胞分裂を成熟分裂とよぶ．

　卵子の形成は，胎児期に開始し思春期以後に完結する長い行程である．また，卵巣に含まれる卵胞が消費され尽くす更年期に終了する．これに対し，精子の形成は思春期に始まり終生観察される．また，全行程は約64日と短い．さらに，1個の一次卵母細胞から1個の卵子が発生するのに対し，1個の一次精母細胞からは4個の精子が発生することも対照的である（図ⅢA-1）．

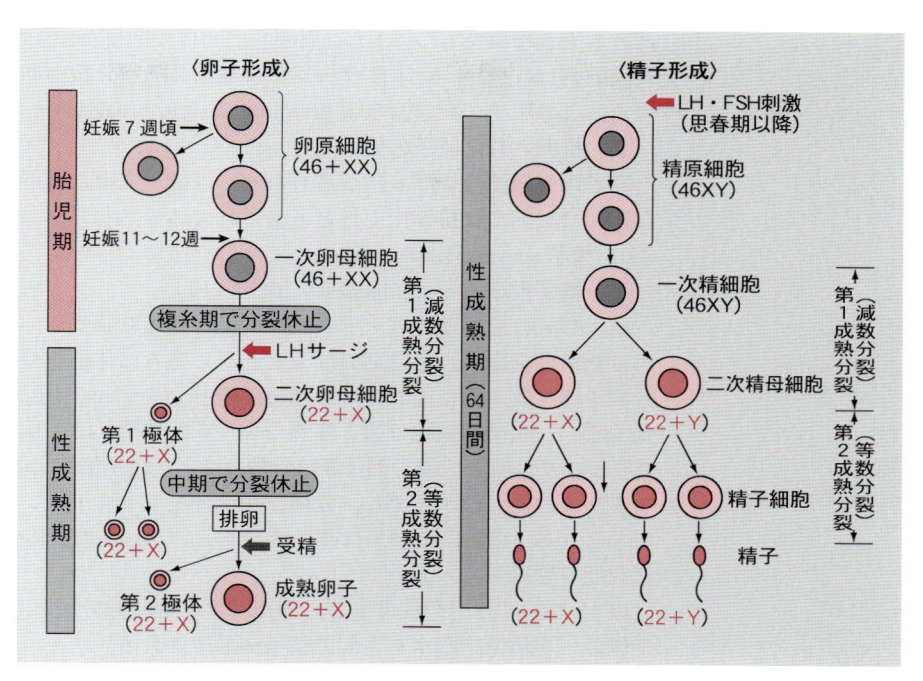

図ⅢA-1　配偶子の形成

(1) 卵子 ovum

1　卵子形成 oogenesis（図ⅢA-1）

卵原細胞は，妊娠10〜11週まで活発に体細胞分裂を繰り返し増加する．妊娠11〜12週になると，すべての卵原細胞がいっせいに一次卵母細胞 primary oocyte（46染色体）となり第1成熟分裂（減数分裂）を始めるが，分裂前期の複糸期でいったん休止する．この休止は思春期後の排卵直前まで長期にわたり，この間に受精と受精後の発生に必要なエネルギーやmRNAを細胞質内に蓄え，卵母細胞の体積も著しく増加する．一次卵母細胞のごく一部は周囲を一層の体細胞（将来の顆粒膜細胞）に囲まれ原始卵胞となり生き残るが，ほとんどの卵母細胞は体細胞に囲まれることなくアポトーシスにより消滅する．

胎生期より休止していた第1成熟分裂は，思春期以降に排卵前の黄体化ホルモン luteinizing hormone（LH）刺激を受けて再開し，第1極体 first polar body を排出して完了する．第1成熟分裂を終えた細胞を二次卵母細胞 secondary oocyte（23染色体）とよぶ．続いて第2成熟分裂（等数分裂）が始まるが，その中期で再び分裂が停止し，この状態で排卵される．第2成熟分裂は精子の侵入により再開し，第2極体 second polar body を排出して完了する．

2回の成熟分裂ともに，ほとんどの細胞質が1つの細胞に引き継がれ，他方は細胞質に乏しい極体となる．この結果，1個の一次卵母細胞から1個の卵子と3個の極体が形成される．

卵子形成の過程で，成熟分裂が休止する機構やLH刺激や受精により分裂が再開する機構はなお明らかでない．

2　卵子の形態

Graaf卵胞に存在する卵子（一次成熟分裂前期で休止中）は直径70〜120 μm で最も大きいヒト細胞である．原形質は卵黄からなり，卵核胞 germinal vesicle とよ

ばれる大きな核をもつ．また，周囲を透明体に囲まれ，さらに外側に卵丘細胞（顆粒膜細胞）が付着する．LH サージにより第 2 成熟分裂中期に至ると卵核胞が消失する．この現象を卵核胞崩壊 germinal vesicle breakdown（GVBD）とよぶ．

3 排卵された卵子の受精能

卵子の受精能は排卵直後が最も高く，以後，次第に低下する．また，卵子の生存期間はヒトでは排卵後 1 日と考えられている．

（2）精子 sperm, spermatozoon

1 精子形成 spermatogenesis（図ⅢA-1）

精子形成は思春期のゴナドトロピン上昇により始まる．胎児期から休止状態にあった精原細胞は，思春期の到来とともに盛んに体細胞分裂し数を増す．また，分裂を繰り返す間に徐々に一次精母細胞 primary spermatocyte（46 染色体）に分化する．一次精母細胞は第 1 成熟分裂（減数分裂）により二次精母細胞（23 染色体）となり，第 2 成熟分裂（等数分裂）により精子細胞 spermatid（23 染色体）となる．その後，核が凝縮し，先体，頸部・尾部・ミトコンドリア鞘が形成されて精子となる．精巣内の精子は運動能に乏しいが，精巣上体 epididymis に移行して運動能を獲得する．

以上は約 64 日の行程である．また，2 回の成熟分裂ともに細胞質は等分され，1 個の一次精母細胞から 4 個の精子が形成される．

2 精子の形態（図ⅢA-2）

精子の長さは 0.05 mm である．頭部は核とこれを帽子のように覆う先体 acrosome からなる．頸部から軸索がのび，体部ではミトコンドリア鞘が，尾部では薄い尾鞘が軸索を囲む．精子は尾部の運動によって回旋しながら 2〜3 mm/分の速度で前進する．

2 受精 fertilization（図ⅢA-2,3）

腟内に射精された精子と卵管内に取り込まれた卵子が，卵管膨大部で出会い合体する現象を受精という．

1 女性性器内での精子の移動

腟内に射精された精子は，腟・子宮・卵管の収縮と自己運動により性器内を上

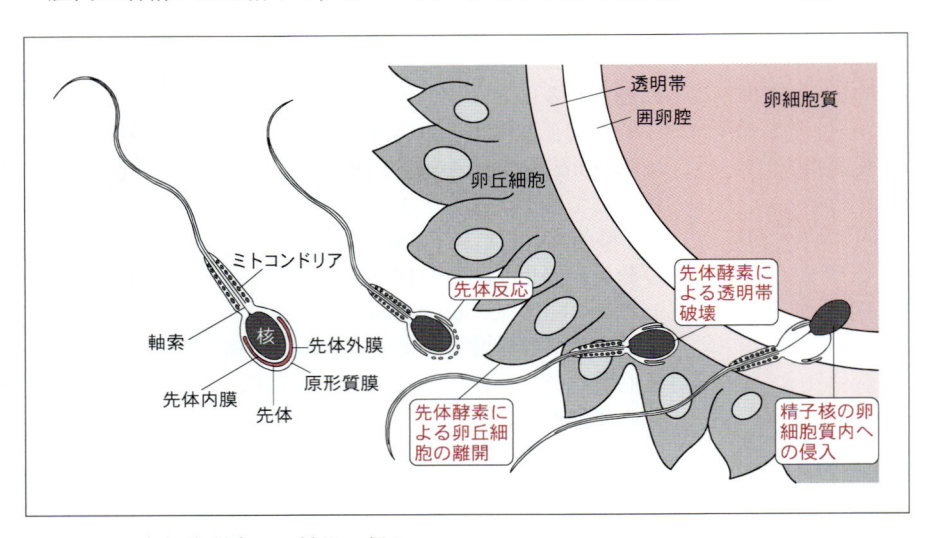

図ⅢA-2　卵細胞質内への精子の侵入
（Speroff, L.: Clinical Gynecologic Endocrinoloyy and Infertility. 6 th editoin., Lippinocott Wiliams & Wilkins, 1999 より改変）

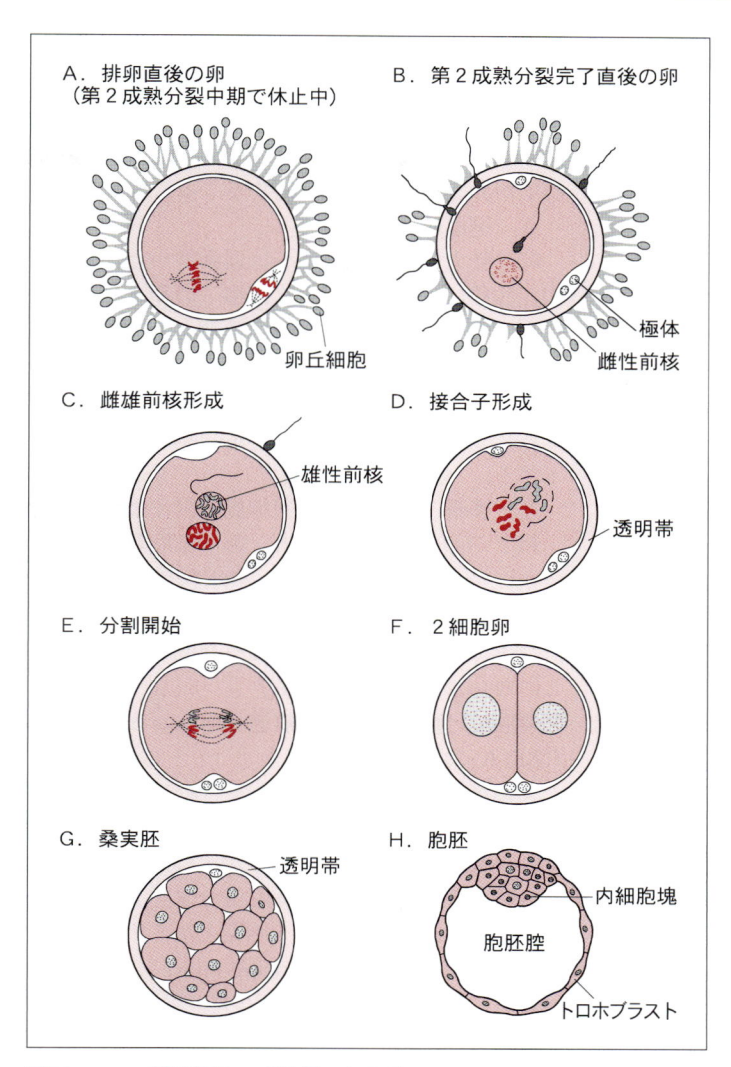

図ⅢA-3 受精過程と受精卵の初期発生

昇する．精子が卵管膨大部に達する時間は，早いものでは約5分といわれる．1回の射精で7,000万〜1億の精子が排出されるが，卵管膨大部に到達する精子数は200以下であり，選別された精子が受精にかかわると考えられる．卵管に達した精子の受精能保有時間は24時間以内であるが，頸管粘液中に受精可能な精子が72時間にわたりとどまることもある．

2 精子の受精能獲得

射精直後の精子には受精能がなく，女性性器内でなんらかの変化を受けて受精能を獲得する．この現象を**受精能獲得** capacitation とよぶ．精漿には受精能獲得を妨げる物質が含まれ，精子が子宮・卵管を上昇するうちに精漿が除かれて受精能を獲得すると考えられている．

3 先体反応

精子頭部の先体には，精子が卵子周囲の卵丘細胞層と透明帯を貫通するために必要な酵素が含まれる．受精能を獲得した精子が卵丘細胞に接近すると，精子表

面の原形質膜と先体外膜が破れ，酵素が放出される．この現象を**先体反応** acrosome reaction という．酵素の働きにより卵丘細胞が離開し，透明帯が融解する．また，原形質膜と先体外膜が消失する結果，先体内膜と卵細胞膜との融合が可能となる(図ⅢA-2)．先体反応がどのような機序で起こるのかは不明であるが，精子が卵胞液や透明帯に接することで惹起されると考えられている．

4 過運動能の獲得

卵管膨大部に達した精子は運動能が亢進する．この現象は精子と卵管上皮との相互作用によりもたらされ，精子の卵子内への侵入に必要と考えられている．

5 卵子の第2成熟分裂の再開と受精の完了（図ⅢA-1，図ⅢA-3 A〜D）

停止していた卵子の第2成熟分裂は，精子の侵入により賦活化され，第2極体を放出し終了する．次いで，卵子核は**雌性前核** female pronucleus となり，精子核は膨化して**雄性前核** male pronucleus となる．さらに両前核が融合して受精が完了する．

6 多精子受精阻止と異種動物間の受精阻止機構

精子が卵子に進入すると，卵子細胞質の表層顆粒が卵子外に放出される（cortical reaction）．その結果，透明帯性質の変化（**透明帯反応** zona reaction）と卵子原形質膜性質の変化が起こり，後続精子の進入が阻止される．

なお，透明帯の表面には種特異的な精子結合部位が存在し，異種間の受精が起こらないようになっている．

③ 受精卵の分割と卵管内輸送 cleavage and transport of fertilized ovum（egg）（図ⅢA-3, 4）

受精後35時間頃に受精卵の細胞分裂（分割）が始まり（図ⅢA-3 E），分割を繰り返しながら卵管内を子宮に向かって輸送される．受精後3日目には16細胞となり，外観が桑の実に似ることから**桑実胚** morula とよばれる（図ⅢA-3 G）．さらに分割が進むと内部に液体を満たす腔（胞胚腔）が形成され，**胞胚** blastocyst となる．胞胚は，将来，胎芽・胎児となる**内細胞塊** inner cell mass と，これを取り囲む一層の**トロホブラスト** trophoblast（栄養胚葉）からなる（図ⅢA-3 H）．受精卵は卵管の蠕動運動と卵管上皮の線毛運動により移送され，エストロゲン，プロゲステロン，プロスタグランジンなどがこれに影響を及ぼす．

受精卵は受精後3〜4日目に桑実胚あるいは初期胞胚の状態で子宮腔に達する．胞胚は子宮腔内でさらに発育し，胞胚を囲む透明帯は受精後5日目に消失する．

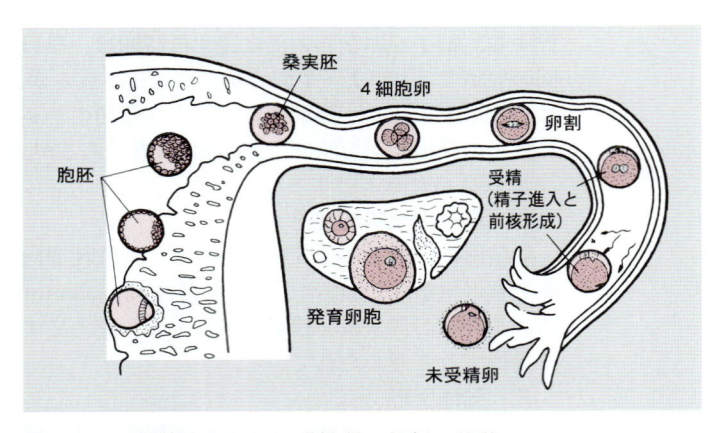

図ⅢA-4　卵管内における受精卵の分割と移動
（鈴木秋悦：トピックス生殖医学．医学書院，1986 より）

❹ 着床 implantation, indation（図Ⅲ A-5, 6）

　着床とは，胞胚のトロホブラストが子宮内膜上皮に接着することに始まり，子宮内膜上皮を貫通して間質に侵入し，胞胚全体が子宮内膜に埋没し，子宮内膜上皮欠損部が完全に修復されるまでの一連の過程をいう．トロホブラストと子宮内膜との接着は受精後6〜7日に始まり，着床は12〜13日頃に完了する．

　生理的な着床部位は子宮体部上半分の前壁または後壁の中央線付近で，内細胞塊が子宮内膜表面に向かう状態で接着する．分泌期子宮内膜の肥厚や子宮腔液の減少による子宮腔の狭小化が生理的部位への着床を助ける．

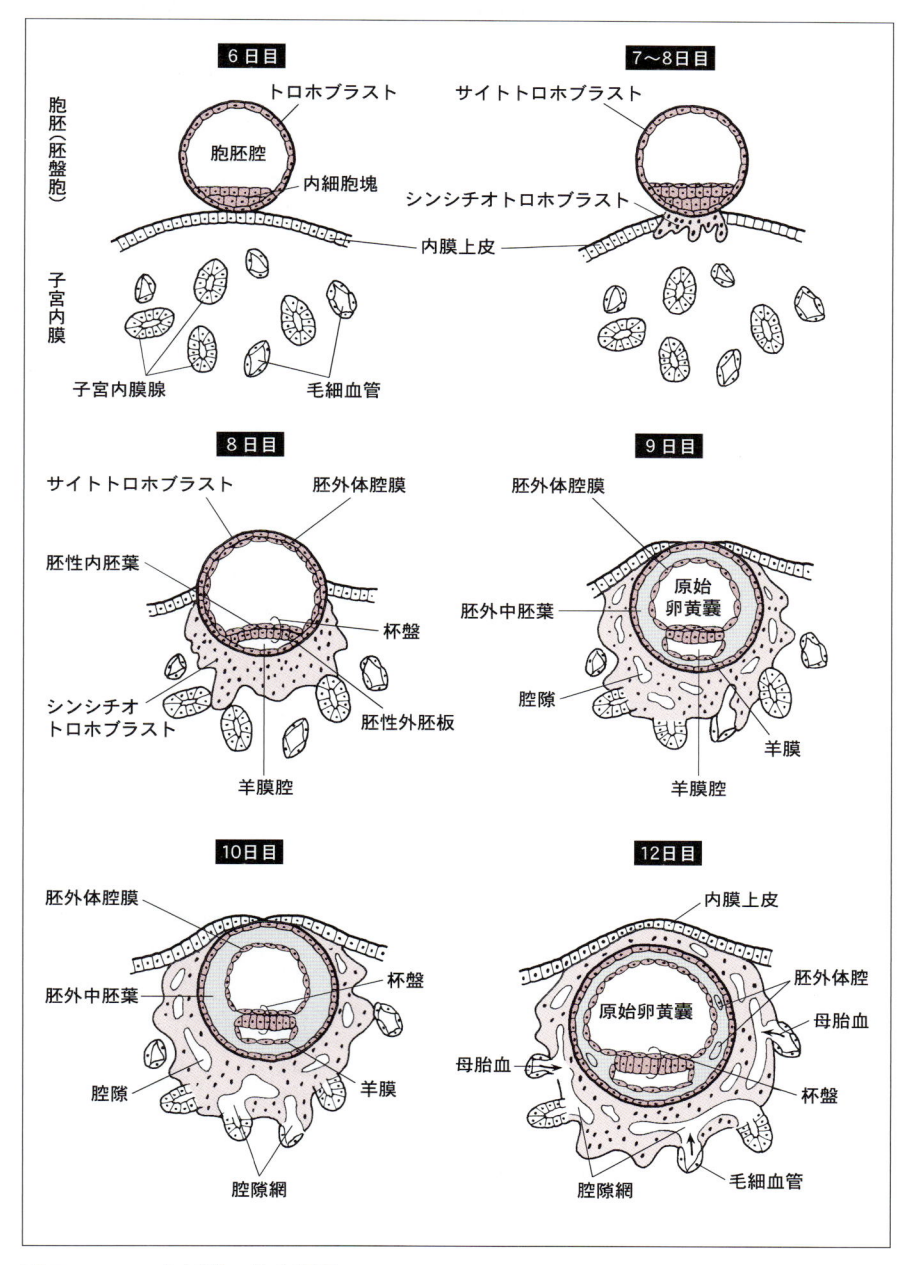

図Ⅲ A-5　ヒト妊卵の着床過程

1 子宮内膜の脱落膜変化：着床受け入れ準備

着床が近づくと子宮内膜は胞胚を受け入れるために次第に形質転換する．これは黄体より分泌されるプロゲステロンや胞胚が分泌するさまざまな物質の働きにより起こる．子宮内膜間質では，浮腫と血管拡張と腺の拡張・分泌が著しくなり，間質細胞は腫大して上皮細胞様となり敷石状の構造を示す．この変化を脱落膜変化 decidual reaction という．

脱落膜が受精卵を受け入れることが可能な期間を implantation window とよび，ヒトでは月経周期の20～24日目にあたる．着床の成立には受精卵の発育と子宮内膜の脱落膜変化との同調が必要であり，この同調にずれがあると着床が成立しない．

脱落膜は，非自己のトロホブラストの侵入を受け入れるが，トロホブラストが脱落膜を越えて母体組織に侵入することを阻止するという免疫学的特性をもつ．

2 トロホブラストの子宮内膜への侵入と子宮胎盤循環の形成

胞胚が子宮内膜上皮に接着すると，接着部のトロホブラストから多核の大きな細胞，すなわちシンシチオトロホブラスト syncytiotrophoblast（シンシチウム細胞，合胞細胞）が形成される．以後，それまでに存在した単核のトロホブラストはサイトトロホブラスト cytotrophoblast（ランゲルハンス細胞）とよばれる．このようにトロホブラストは2種の細胞に分化する（図ⅢA-5：7～8日目）．

シンシチオトロホブラストは，子宮内膜上皮細胞層を貫通し，内膜間質を破壊しながら深部に侵入する．受精後9日目にはシンシチオトロホブラストの細胞質内に腔隙が現れ，次第に増大し，近接するもの同士が融合し腔隙網が形成される（図ⅢA-5：9日目）．受精後10日目頃にはシンシチオトロホブラストが内膜間質の毛細血管を侵食し始め，11～12日目には腔隙網に母体血液が循環し，原始子宮胎盤循環系が形成される．この頃には胞胚全体が子宮内膜に埋没し，子宮内膜上皮欠損部が修復される（図ⅢA-5：10,12日目）．

一方，サイトトロホブラストは局所的に細胞塊をつくりながら増殖し，シンシチオトロホブラスト層の中にのびていく．この結果，2種のトロホブラストからなる構造が形成され原始絨毛 primary villi とよばれる（図ⅢA-6）．また，内側の中胚葉層を含む構造を絨毛膜 chorion とよぶ．以後，それまでの胚外体腔は絨毛膜腔とよばれる．

トロホブラストは，細胞外マトリックス分解酵素の分泌と活発な細胞運動によ

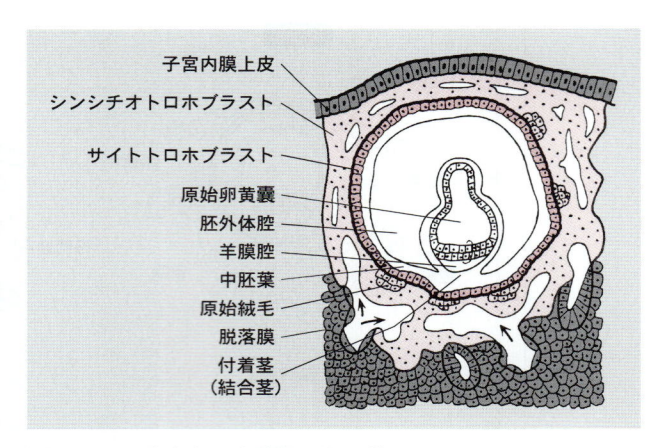

図ⅢA-6　着床完了直後頃の発生像

り基底膜や間質基質を破壊し，子宮内膜に侵入すると考えられている．

5 妊娠維持の機構 mechanism for maintaining pregnancy

1 内分泌機構

着床開始の頃からトロホブラストは**ヒト絨毛性ゴナドトロピン** human chorionic gonadotropin（hCG）を分泌する．卵巣の黄体は hCG 刺激を受け，プロゲステロン，エストロゲン産生を持続し，妊娠の維持に働く．妊娠黄体が妊娠維持に必要なのは妊娠 6〜7 週までで，以後は胎盤がプロゲステロンとエストロゲンを分泌する．

2 免疫機構

母体が非自己である受精卵を受け入れる仕組みは興味深いが，なお明らかでない．現在，①トロホブラストや胎芽は特殊な HLA システムをもつために母体から攻撃を受けない，②トロホブラストは特殊な細胞接着機構をもち，着床初期には脱落膜表面を破壊するプロテアーゼを分泌し，その後はトロホブラストと脱落膜の接着を促すインテグリンを分泌する，③トロホブラストは特殊なフィブロネクチンを分泌し，脱落膜に接着・侵入するなどの諸説が提唱される．

6 妊娠持続期間 duration of pregnancy, gestational age（図ⅢA-7）

妊娠期間は，最終月経の初日より起算し，満日数，満週数で表現する．**分娩予定日** expected date of confinement（EDC）は満 280 日，すなわち満 40 週 0 日とする．ただし，妊娠月数は数えで表現し，妊娠第何月という．

全妊娠期間は，二分する場合は妊娠第 5 月までを妊娠前半期，妊娠第 6 月以後を妊娠後半期という．また，全期間を三分する場合は，妊娠第 4 月までを妊娠初期，妊娠第 5〜7 月を妊娠中期，妊娠第 8〜10 月を妊娠後期とよぶ．欧米では全妊娠期間を 3 等分し，first trimester, second trimester, third trimester という．

分娩は妊娠持続期間により以下のように区分される．

① **流産** abortion：妊娠 22 週未満の妊娠中絶（分娩）．
② **早産** pre-term or premature delivery：妊娠 22〜36 週の分娩．
③ **正期産** term delivery：妊娠 37〜41 週の分娩．
④ **過期産** post-term delivery：妊娠 42 週以後の分娩．

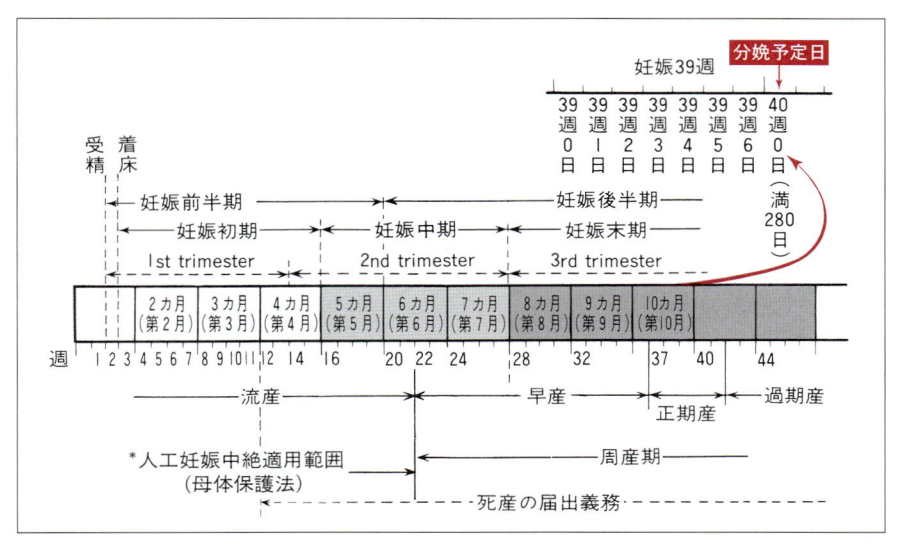

図Ⅲ A-7　妊娠持続期間

なお，妊娠22週（または胎児体重が500 gに達した時期）から生後満7日が終了する時点までの期間）を**周産期** perinatal period という．

B 胎児の発育

産科学では，受精卵の発生が進みヒトの外観を呈するようになる妊娠8週未満のものを**胎芽** embryo, 妊娠8週以後のものを**胎児** fetus という．発生学では，受精（または排卵）を基点として主要器官の形成が終わる第8週（妊娠9週）までのものを embryo, 第9週（妊娠10週）以後を fetus とよぶ．

① 初期胚発生（図ⅢA-5, 6, 8）

受精卵の内細胞塊は着床過程の進行に伴い，外胚板と内胚板の2層からなる扁平な円盤状の**胚盤** embryonic disc を形成する．また，胚盤と侵食中のトロホブラストの間に腔隙，すなわち**羊膜腔** amniotic cavity が生じ，その反対側の胞胚腔は**原始卵黄囊**となる．さらに羊膜と原始卵胞囊のまわりに**胚外中胚葉**が生ずる（図ⅢA-5：9日目）．やがて胚外中胚葉の中に腔隙が発生し，これらの腔隙が癒合して**胚外体腔** extraembryonic celom となる（図ⅢA-5：12日目）．

胚外体腔が拡大すると，羊膜腔と卵黄囊は茎状の中胚葉組織（**付着茎** body stalk, connecting stalk）に囲まれて，胚外体腔に懸垂した状態となる．また，羊膜腔の内面は外胚板由来の細胞により，原始卵胞囊の内面は内胚板由来の細胞で覆われる（図ⅢA-6）．

受精後15～16日頃には胚盤の外胚板は**外胚葉**と**中胚葉**とに分化する．一方，内胚板は**内胚葉**に分化し，3層性胚盤となる．胚盤は卵黄囊の一部を包み込むよう

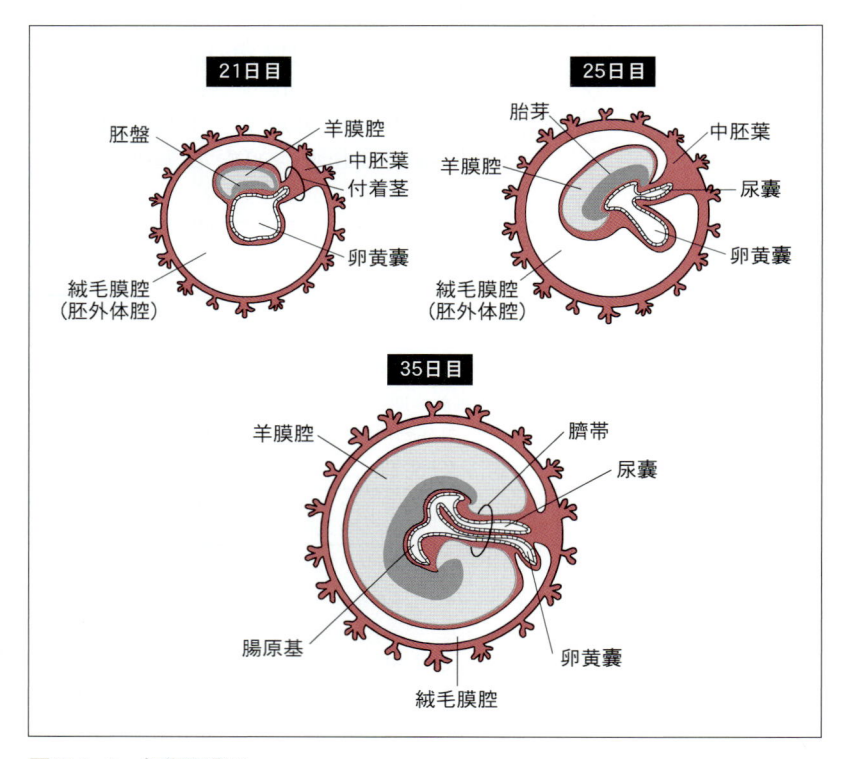

図ⅢA-8 初期胚発生

に急速に発育する．杯盤に包み込まれた卵黄囊は**腸原基**となる．卵黄囊の一部は付着茎内にのび突出して**尿囊** allantois を形成する（図ⅢA-8：25日目，35日目）．

以後，羊膜腔は内部に羊水をためながら急激に増大する．この結果，絨毛膜腔（胚外体腔）は消失し，羊膜が絨毛膜の内側を裏打ちするようになる．また，胚芽と付着茎が羊水腔に浮かぶ形となる（図ⅢA-8：35日目）．

胚芽内に心臓原基と血管が発生し，卵黄囊，付着茎，および原始絨毛内に進入した中胚葉組織に生じた血管，血球，血漿と連結し原始心臓脈管系が形成され，受精後21日頃までに機能を開始する．付着茎は内部に1本の臍帯静脈と2本の臍帯動脈が発生した時点で**臍帯** umbilical cord と称される．

② 器官形成 organogenesis

外胚葉からは中枢，末梢神経系，感覚器，皮膚，乳腺，下垂体，中胚葉からは循環器，生殖器，腎・尿管，筋肉，骨，軟骨，脾，副腎皮質，結合組織，内胚葉からは消化器，呼吸器，膀胱，甲状腺，胸腺，肝臓などの器官，組織が発生する．

発生学的に受精後第4～8週（妊娠6～10週）はすべての主要な器官が形成される時期なので，**器官形成期** period of organogenesis とよばれる．また，器官の形成を阻害する因子の影響を最も受けやすく，阻害因子の作用が及ぶと外観上大きい先天異常を生ずる．これ以後の時期では比較的小さい先天異常となる．

③ 妊娠各月における胎児の特徴

p. 375，ⅢA-4 C 参照．

④ 胎児発育曲線 fetal growth curve

p. 312，図ⅢA-37～39参照．

⑤ 成熟児の特徴

p. 376，表ⅢA-18参照．

⑥ 胎児の生理 physiology of the fetus

(1) 循環系

1 胎児血行の発育

① 浸透：着床後1～2週間は，トロホブラストが接触する周囲の母体内膜組織からの浸透，拡散，あるいは融解により栄養を吸収する．

② 卵黄囊血行：胎生第3～4週には胎芽血管と卵黄囊血管が生じ，卵黄囊内栄養を吸収する．この血行は短時日で消失する．

③ 絨毛膜血行：胎生第4週には絨毛膜に生じた血管と胎芽血管が結ばれ，絨毛を介して母体血液中の栄養物質を摂取する．

④ 胎盤血行：妊娠4カ月末には胎盤が完成し，以後分娩まで，胎盤において胎児血行と母体血行の間でガス・物質交換が行われる．

胎児の心臓は妊娠4週初めから拍動を開始する．心拍数は妊娠初期ほど多く，妊娠末期には1分間140前後となる．心臓の大きさは全身に比べ成人より大きい．これは胎盤血行を負担するためである．

2 胎児血行の解剖学的特徴（図ⅢA-9）

絨毛間腔の母体血から酸素と栄養物質を摂取し動脈性となった血液は，1本の**臍帯静脈**に入る．臍帯静脈は臍輪を経て胎児体内に入ると2本に分かれる．1本は太い **Arantius 静脈管** ductus venosus *Arantii* となり，下大静脈に入る．ほかの1本は門脈と合して肝臓内に入り，肝静脈となり下大静脈に入る．すなわち，下大静脈には Arantius 管からの動脈血と，肝静脈血や下半身からの静脈血が混じて右心房に入る．

右心房の下大静脈注入口付近には **Eustachio 弁** valvula *Eustachii* があるため

に，右心房に入った血液の大部分は左右両心房の中隔にある卵円孔 foramen ovale を通って左心房に流入する．左心房の血液は左心室を経て上行大動脈に入り，大動脈弓で分岐する血管を経て頭部・上肢に，もしくは下行大動脈を経て胸腹部・下肢に循環する．

　頭部・上肢などを循環した静脈血は上大静脈を経て右心房に流入し，右心室に注いだ後，肺動脈に入る．しかし，胎児は肺呼吸を行わないために，大部分は Botallo 動脈管 ductus arteriosus Botalli を通って下行大動脈に入る（肺への流入は少量である）．

　下行大動脈は腹部に分枝しつつ下降し，左右の総腸骨動脈となる．さらに外腸骨動脈と内腸骨動脈に分かれて下半身に分布するが，大部分の血液は左右の内腸骨動脈から分枝した臍動脈（左右 2 本）に入る．臍動脈は膀胱の両側から腹壁前壁を通って臍輪に達したのち，臍帯動脈となって臍帯を経て胎盤に至る．

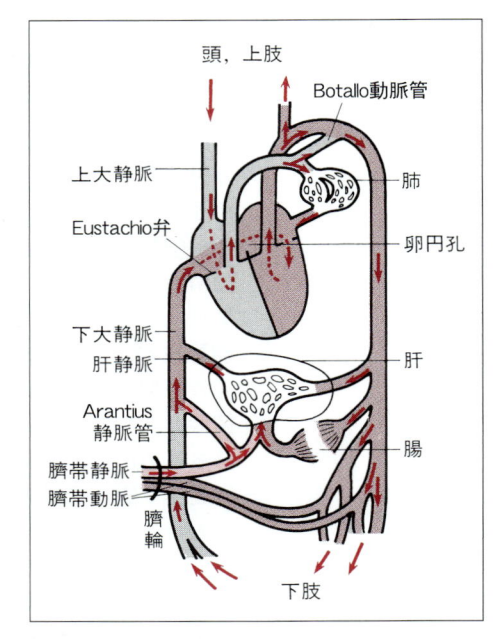

図Ⅲ A-9　胎児血行

3　胎児血行の機能的特徴

　純粋な動脈血が流れるのは，臍静脈とその分枝である Arantius 静脈管，肝分枝に限られる．また，上大静脈と Arantius 静脈管開口部より末梢の下大静脈には純粋な静脈血が流れる．そのほかの大血管内には動脈血と静脈血が混合して循環する．混合の割合は部位によって異なり，最も動脈血の割合が高いのは肝臓，次いで上半身である．そのため胎児では肝臓や上半身の発育が良好である．

（2）造血系

　胎児の造血は，胎生早期に卵黄嚢で行われる．以後，肝臓に移行し，次第に骨髄造血が主となる（図Ⅲ A-10）．はじめは有核赤血球であるが，次第に無核赤血球が増加する．胎児赤血球は，成人のヘモグロビン A よりも酸素親和性の強いヘモグロビン F（胎児ヘモグロビン）を含み，寿命が短く変形性に富む．赤血球数は成人に比べて多く，妊娠末期には 550～600×10⁴/μl に達し，血色素量は妊娠末期に 17～20 g/dl と高い．白血球も平均 13,000/μl と多い．妊娠末期には次第に成人ヘモグロビンが増加するが，なお 3/4 はヘ

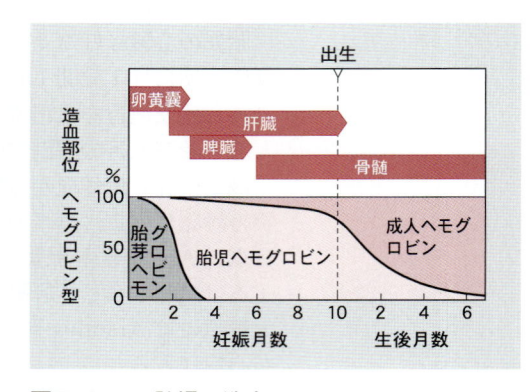

図Ⅲ A-10　胎児の造血

モグロビンFである．

（3）呼吸器系
胎児の肺は機能していないにもかかわらず，妊娠3カ月末から呼吸様胸郭運動が観察される．これは出生直後に開始される肺呼吸の準備態勢と考えられている．

1 肺の発育
妊娠16週頃には気管，気管支が分岐し腺状構造をなす（腺状期）．妊娠16～24週には管状構造を形成し，毛細血管が上皮に接触する（管状期）．以後，肺胞構造が形成され，上皮細胞はⅠ型とⅡ型の2種類に分化する．Ⅰ型細胞は扁平で細長く，肺胞表面の大部分を占め，将来ガス交換の場となる．Ⅱ型細胞は円形大型で封入体が存在し，これに**表面活性物質**（**サーファクタント** surfactant）やその前駆物質が含まれる．妊娠28週頃には，毛細血管が肺胞腔に露出し，肺胞構造はほぼ完成する．

2 表面活性物質
Ⅱ型細胞から分泌される表面活性物質は，肺の成熟を左右する重要な因子である．表面活性物質はおもにリン脂質で，ホスファチジルコリン phosphatidyl-choline（レシチン lecithin）が80％，ホスファチジルグリセロール phosphatidyl-glycerol が10％を占める．このほか数種類のサーファクタントアポ蛋白（SP-A，SP-B，SP-C，SP-D）を分泌する．胎児肺のリン脂質やアポ蛋白は呼吸様運動に伴い羊水中に移行し，羊水中のこれらの物質は胎児肺成熟の指標となる．

（4）泌尿器系
尿細管は妊娠7週で形成され，妊娠10週には腎は尿を排泄するようになる．妊娠5カ月頃から，腎盂，膀胱に尿が貯留し，随意的排尿がみられる．

胎児の老廃物排泄は胎盤に依存し，尿は羊水の産生源として重要である（p. 292，Ｃの項「4．羊水」を参照）．

（5）生殖器
p. 2,「Ⅰ-1-1 生殖腺・性器系の発生と分化」参照．

（6）消化器系
妊娠3カ月末から羊水嚥下運動がみられる．妊娠8カ月頃には消化器機能はほぼ完成する．

1 胎便 meconium
胎便には，嚥下した羊水中のうぶ毛，胎脂，上皮細胞などの未消化物，消化管分泌物，胆汁が混入する．ビリベルジン biliverdin を含むので，暗緑黒色を呈する粘稠物として羊水中に排泄される．

2 肝臓機能
肝臓は妊娠初期には腹腔の大部分を占める．酵素の含量は少なく，代謝機能は不完全で未熟である．ビリルビンの一部は，肝臓でグルクロン酸抱合を受け，胆道から排泄され，腸で酸化されてビリベルジンとなる．ほかは胎盤を経て母体へ移行する．肝臓のグリコーゲン含量は妊娠末期には成人の2～3倍に増加する．

（7）内分泌系（図ⅢA-11）
1 下垂体機能
最も早期に下垂体前葉に存在が確認されるのはACTHであるが，胎児下垂体でつくられるものか胎盤でつくられるものかは明らかでない．妊娠17週末までにすべての下垂体ホルモンが産生蓄積され，下垂体前葉は視床下部ホルモンに反応するようになる．しかし，下垂体前葉ホルモンの胎児発育に対する作用はよくわかっていない．

2 副腎機能

副腎皮質は**胎児層** fetal zone が著しく発達し，**デヒドロエピアンドロステロン** dehydroepiandrosterone (DHA)，**DHA-sulfate (DHAS)** を大量に生成する．胎児層は妊娠末期には皮質の 80％を占めるが，出生後急速に縮小する．また，アルドステロン，コルチゾールの生成能をもち，これらのホルモンの臍帯血濃度は母体血濃度より高い．副腎髄質は，ノルアドレナリン，アドレナリンを分泌し，自己血管系への作用のほか胎盤循環の調節をすると考えられている．

3 甲状腺機能

甲状腺ホルモンの臍帯血濃度は母体血濃度より高い．

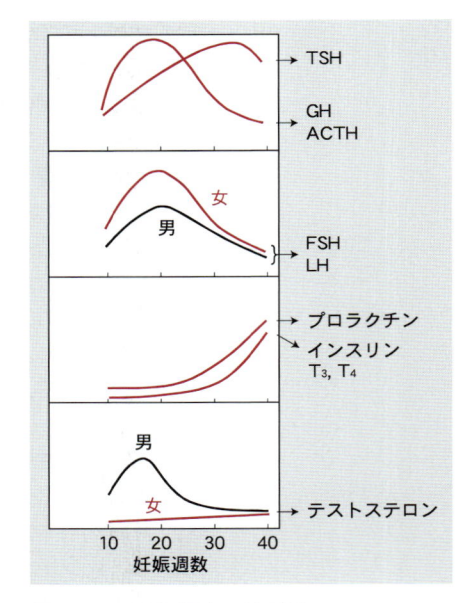

図ⅢA-11 胎児内分泌機能

下垂体-甲状腺系は妊娠 10〜12 週には活動しており，妊娠の経過にともない遊離 T_4，遊離 T_3，サイロキシン結合蛋白（TBG）は漸増する．甲状腺ホルモンは胎児組織，とくに脳組織の発育に重要である（図ⅢA-26 参照）．

出生直後に外気にさらされると T_4，T_3 は一過性に上昇する．先天性甲状腺機能低下などでこの上昇がないと，クレチン病，知能発育障害となる．

4 性腺機能

卵巣には性ステロイド生成酵素は存在するが内分泌活動はない．精巣では **Sertoli 細胞**から **Müller 管退行因子**が分泌され，Müller 管からの卵管，子宮の形成を阻止する．また，**Leydig 細胞**からテストステロンが分泌され，Wolff 管の精管，精嚢，副精巣への分化・発育，外性器の男性化をもたらす．テストステロンは妊娠 9 週頃出現し 13 週に最高となり，女性胎児の 10 倍の血中濃度となる．以後，低下し，妊娠末期には男女差はなくなる．

5 膵臓機能

膵臓には妊娠 9 週頃にインスリンが証明され，妊娠 12 週には胎児血中に検出される．グルカゴンは妊娠 8 週頃すでに膵臓に証明される．

(8) 免疫系

胎児の免疫機能は次第に発達するが未熟である．胎児血中に存在する免疫グロブリンのほとんどが母体から経胎盤移行した IgG である．胎児自身の IgG 産生能は低いが，IgM 生成能を有する．また，成人と異なり IgM 反応は数週から数カ月にわたり維持されるので，臍帯血中 IgM の分析により子宮内感染の診断が可能なことがある．

母体 IgG の胎児への移行は，一般には胎児にとり有利であるが，不利な場合もある．たとえば，母児間の血液型不適合では，母体に生じた Rh 因子抗体が胎児に移行し溶血を起こす（Rh 不適合妊娠を参照）．また，全身性エリテマトーデス，Basedow 病，特発性血小板減少性紫斑病，重症筋無力症などの自己免疫疾患では，母体の自己抗体が胎児に移行し障害をもたらすことがある．

（9）運動系，神経系，感覚系

　超音波断層法による観察では，妊娠 8 週頃から全身浮上運動がみられ，妊娠 9 週頃から上肢・下肢の運動，妊娠 10 週頃から躯幹の回転・屈伸運動，胸郭の呼吸様運動，妊娠 12 週頃から開口運動，指の動き，頭の動き，手と顔の接触運動，あくび様運動，舌の運動，おしゃぶり，飲み込み，妊娠 16 週頃から眼球運動，随意的排尿がみられる．妊娠の進行とともに全身的運動から局所的運動の比率が増える．各々の運動の出現時期が異なるのは，出現を調節する中枢神経系制御機構が段階的に発達することを示す．

　妊娠末期には，全身的動きを示す活動期と活動のない時期とを繰り返すようになる．活動期には胎動に一致して一過性頻脈が出現し，これは自律神経機能の発達を示す．妊娠 36 週以降，20～35 分間の眼球運動期 rapid eye movement（REM）と 10～20 分間の無眼球運動期 non-rapid eye movement（NREM）が交互に出現し，これは生物時計の成熟を示す．また，排尿運動の 70％が眼球運動開始 5 分以内に出現するようになる．

　妊娠 10 週頃から刺激に反応して，口，指，趾，目を動かす．妊娠中期には，聴覚が発達し，妊娠 7 カ月では光を感じ，味覚も発達する．また，成熟した胎児には触覚が備わっている．

C 胎児付属物 fetal appendage

　着床終了後，胚盤は胎芽から胎児へと発育し，付着茎は臍帯となる．また，胎児は羊膜腔の羊水中に浮かび，その周囲を内側から羊膜 amnion，絨毛膜，脱落膜の 3 層が包むようになる．着床部位では絨毛膜と脱落膜が発達して胎盤となる．また，胎盤以外の部分では羊膜，絨毛膜，脱落膜が密着し卵膜となる．

① 卵膜 fetal membrane

　羊膜，絨毛膜，脱落膜の三者を合わせ卵膜という．

（1）羊膜

　卵膜の最内層を占め，羊膜腔の内面を覆う．羊膜は卵膜内面から連続して胎盤の胎児面，さらに臍帯の外面を覆う（図Ⅲ A-12：妊娠 4 カ月）．

（2）絨毛膜

　トロホブラストと中胚葉組織とからなる．トロホブラストは局所的に盛んに増殖し，脱落膜に向かって多数の細胞柱を形成する（図Ⅲ A-13 ①，②参照）．細胞柱の表面はシンシチオトロホブラストで，内部にサイトトロホブラストが芯 core をなし，母体血でみたされた腔隙を貫いて先端は脱落膜に付着する．やがて中胚葉組織が細胞柱の中心部に侵入し，中胚葉組織の中に血管が生ずる．すなわち，血管を含む中胚葉組織を 2 層のトロホブラストが覆うようになる．しかし，脱落膜に付着する部分のトロホブラストには中胚葉組織の侵入は起こらず，トロホブラストは脱落膜面に沿って外側へと増殖し，卵膜全周を取り巻くようになる．これをトロホブラスト殻 trophoblastic shell という（図Ⅲ A-13 ③）．

　やがて母体血に接する部分では細胞柱が細かく枝分かれして樹枝状となる．このような 2 層のトロホブラストと血管を含む中胚葉組織とからなる構造を絨毛 villi とよび，母体血でみたされた腔隙を絨毛間腔 intervillous space という．また，絨毛間腔に浮遊し母体血と直接する絨毛を遊離（自由）絨毛 free villi とよび，脱落膜に付着する部分を付着絨毛 anchoring or fastening villi とよぶ（図Ⅲ A-13，14）．遊離絨毛は母児間の物質交換の場となる．

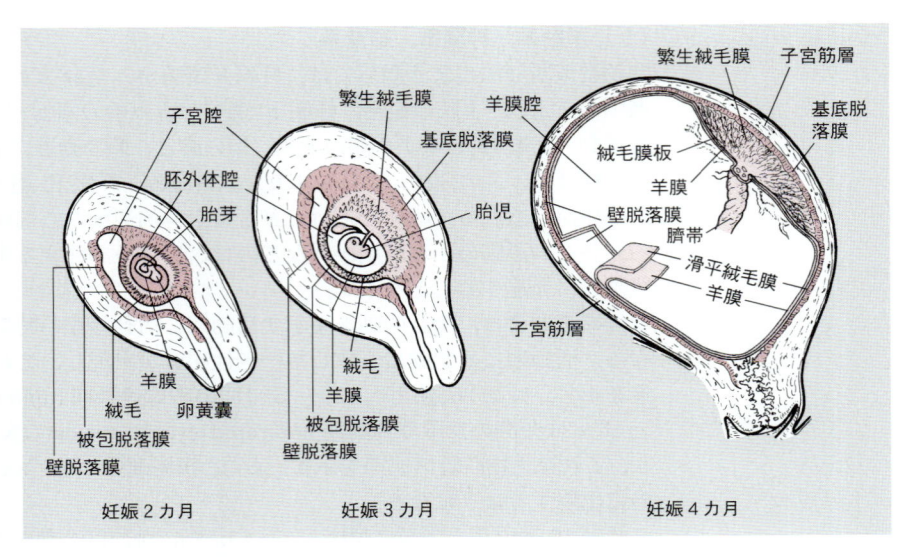

図ⅢA-12 胎児付属物の発育

　妊娠早期には絨毛は絨毛膜の全表面に発達し，栗のイガ状の外観を示す．妊娠が進むにつれ，着床部では絨毛膜が盛んに増殖・発達して**繁生絨毛膜** chorion frondosum（または絨毛膜有毛部 chorion villosum）となる．しかし，着床部以外では絨毛は退化し，妊娠3カ月末には**滑平絨毛膜** chorion laeve（または**絨毛膜無毛部** chorion avillosum）となる（図ⅢA-12）．

　絨毛間腔に面するのはシンシチオトロホブラスト（シンシチウム細胞，合胞細胞）であり，この内層にはサイトトロホブラストが1層に配列する．サイトトロホブラストはシンシチオトロホブラストの予備細胞であり，細胞融合によってシンシチオトロホブラストを形成する．妊娠初期にはトロホブラストの2層構造が明瞭であるが，妊娠の進行につれてサイトトロホブラストは減少し，妊娠末期にはところどころにしかみられなくなる．

（3）脱落膜

　子宮内膜は表層の機能層 functional layer と深層の基底層 basal layer とからなる．着床が成立すると子宮内面全面で機能層は脱落膜に変化する．また，分娩時には基底層を残して剝脱することからこの名がつけられた．

　脱落膜は，着床卵の栄養，トロホブラストの浸潤防御，母体の免疫拒絶反応からの保護作用のほか，内分泌機能（プロラクチン，プロスタグランジンの産生）を有し，妊娠の維持に重要な役割を果たす．

　脱落膜は子宮内の部位により次の3つに分けられる（図ⅢA-12）．

　① **基底脱落膜**（床脱落膜）decidua basalis：着床部の子宮筋層に接する脱落膜で，繁生絨毛膜とともに胎盤を形成する．
　② **被包脱落膜** decidua capsularis：着床部の子宮腔に面する脱落膜で，妊娠が進むにつれて次第に子宮腔内に膨隆し薄くなる．
　③ **壁脱落膜** decidua parietalis（真脱落膜 decidua vera）：着床部以外の子宮腔内面を覆う脱落膜で，子宮の増大に伴い次第に伸展し薄くなる．

　妊娠の進行に伴い，被包脱落膜は次第に子宮腔内に膨隆して壁脱落膜に接近し，妊娠4カ月末頃には両脱落膜は癒合し子宮腔は閉鎖する．

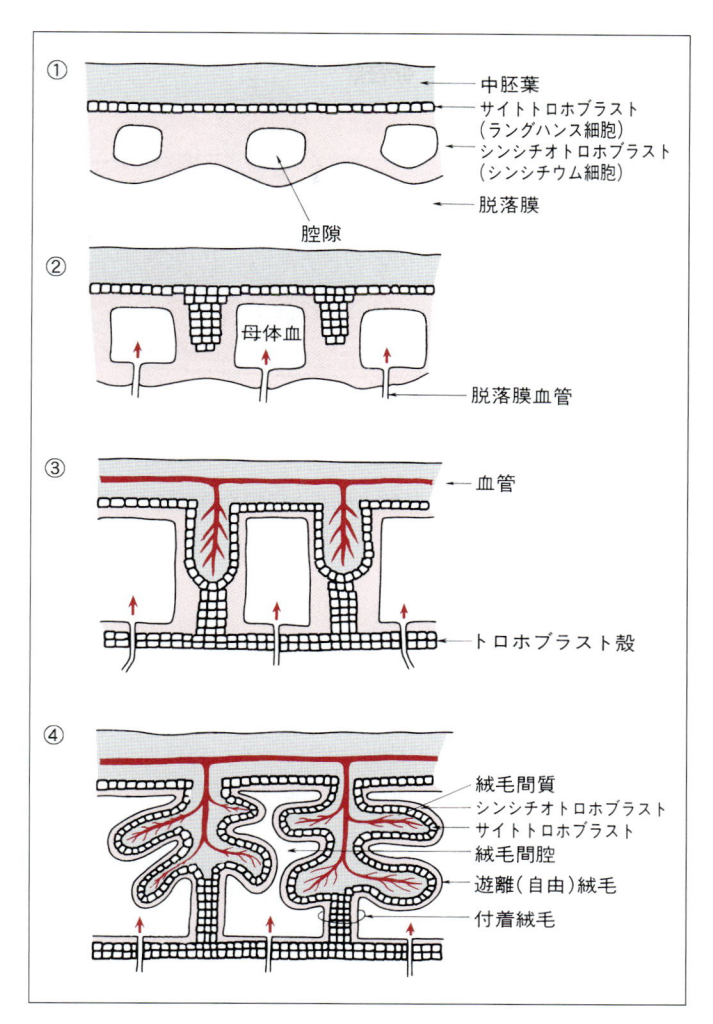

図Ⅲ A-13　絨毛の発生（①→②→③→④の順）

2 胎盤 placenta
（1）形態と構造（図Ⅲ A-14）

　胚由来の羊膜と繁生絨毛膜，母体組織である基底脱落膜からなる円盤状の器官であり，妊娠4カ月末に基本的構造が完成する．その大部分は繁生絨毛膜が占める．胎盤は妊娠の進行に伴い増大し，正期産ではおよそ500 g，直径20 cm，厚さは中央部で2 cmの，扁平な円盤状構造物となる．

　胎盤の羊膜腔に向かう面を**胎児面**，子宮壁に付着する面を**母体面**という．胎児面は羊膜に覆われ，この直下に中胚葉由来の結合組織が板状構造（**絨毛膜板** chorionic plate）を形成する．絨毛膜板から絨毛組織が樹枝状構造を形成して絨毛間腔にひろがる．基底脱落膜とトロホブラスト殻（絨毛膜を参照）からなる部分は**基底板** basal plate とよばれる．基底板は部分的に絨毛間腔に向かって突出し，**胎盤隔壁（胎盤中隔）** placental septa を形成する．このために娩出された胎盤の母体面は，胎盤隔壁の突出に対応する部分が溝状にくぼみ，この溝で境される15～20個の大小不同の部分に分かれ，一見，石垣状を呈する．これを**胎盤分葉** cotyledon とよぶ．

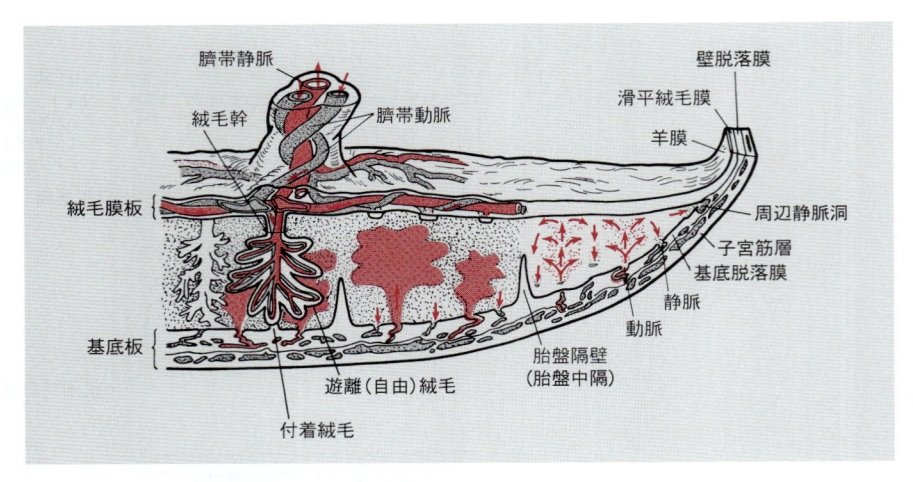

図ⅢA-14　胎盤の構造と母児血液循環（Williams' Obstetrics, 1993 より）

（2）胎盤の血行
　①　臍帯血行：母体面には臍帯が付着し，臍帯動静脈が臍帯付着部より絨毛膜板内を放射状に走行する．また，絨毛内に分枝し毛細血管を形成する．
　②　母体血行：一方，母体の子宮動脈は脱落膜内でらせん動脈となり，基底板を貫通して絨毛間腔に開口する．母体血は絨毛組織を還流したのち基底板に開口する静脈または胎盤辺縁部の**周縁静脈洞** marginal sinus を経て子宮静脈へ循環する（図ⅢA-14）．

（3）機能
　胎盤のおもな機能は，母児間のガス・物質交換と内分泌である．また，胎児や胎盤が母体の免疫学的拒絶反応から免れるための特異な機能を備えると考えられるが，詳細は不明である．

1　母児間のガス・物質交換
　胎盤は，胎児の発育に必要な酸素や種々の栄養物質を母体から胎児へ移送し，胎児から母体へ炭酸ガスや種々の代謝産物を移送する．すなわち，胎児にとって呼吸器，消化器，泌尿器の機能を果たす．
　母児間には血液の直接交流はなく，以下の機序によりトロホブラストが胎児発育に必要なガスや物質交換機を選択的に行うと考えられる．
　①　単純拡散：母体血と胎児血の濃度差によって，高濃度側から低濃度側へ物理的勾配に従って受動的に移送される．
　②　促進拡散：濃度差による物理化学的勾配を上回る速度で高濃度側から低濃度側へ移送されるもので，何らかの担体分子が移送を司ると想像される．
　③　能動移送：母体血と胎児血の濃度勾配に逆らって，低濃度の母体側から高濃度の胎児側へ移送される．移送される物質は担体と結合し，移送には代謝エネルギーが必要である．
　④　トロホブラストの取り込み作用 endocytosis：母体血から取り込んだ物質を選択的に胎児側へ移送する．
　⑤　絨毛破綻：生理的な物質移送機序ではないが，絨毛の破綻により赤血球の大きさぐらいまでの細胞，物質は母児間を相互に移行する．

2　栄養物質の胎盤通過

① 酸素・炭酸ガス：酸素は母体側から胎児側へ，炭酸ガスは胎児側から母体側へ単純拡散の原理により容易に移行する．胎児の動脈血 Po_2 は母体の約1/4であるが，胎児ヘモグロビンが成人ヘモグロビンに比べて高い酸素親和性を有し，かつ胎児は身体の大きさに比べて非常に高い心拍量を有するために体内各組織に十分な酸素を送ることができる．

② グルコース：胎児の第1のエネルギー源であるグルコースは，促進拡散により盛んに母体側から胎児側へ移行する．

③ アミノ酸：能動移送により母体側から胎児側へ盛んに移送され，胎児血中濃度は母体血中濃度よりも高い．

④ ポリペプチドホルモン：一般に胎盤通過性に乏しく，胎盤で生成される蛋白ホルモンの大部分が母体側に分泌される．

⑤ 蛋白：母体血漿蛋白のうち IgG は胎盤を通過して胎児に移行するが，ほかの蛋白の移行はごくわずかである．

⑥ 脂質：脂質の母体血濃度は胎児血濃度よりはるかに高く，脂質は胎盤を通過しにくいと考えられている．遊離脂肪酸は単純拡散，さらに能動移送や飲細胞作用 pinocytosis により母体から胎児側へ移行する．

⑦ 非抱合型ステロイドホルモン：容易に胎盤を通過する．しかし，抱合型のものは胎盤で酵素分解されなければ通過しにくく，また，蛋白に結合しているホルモンも通過しにくい．

⑧ ビタミン：脂溶性ビタミン（A，D，E，K）の胎児血中レベルは母体血中に比べ低く，単純拡散により母体から胎児へ移送される．水溶性ビタミン（B，C）の胎児血中レベルは母体血よりはるかに高く，能動移送により胎児へ移行する．

⑨ 電解質：一般に胎盤を容易に通過する．Na，K はおもに単純拡散により（K は能動拡散も考えられる），Ca，ヨード，Fe，phosphate など大部分のほかのイオンは胎児血中レベルが母体血を上回るので能動移送が考えられる．Fe は母体側のFe の状態には関係なく一方的に母体から胎児へ盛んに移送され，胎児血中 Fe レベルは母体血に比べ高い．

3　薬剤と病原菌の胎盤通過性

母体に投与された薬剤の大部分は単純拡散により胎盤を通過する．一般に脂溶性のもの，分子量が小さいもの（とくに600以下），荷電していないものは通過しやすく，水溶性のもの，分子量1,000以上のもの，荷電しているもの，血清蛋白結合能の強いものなどは通過しにくい．ヘパリンは，例外的に胎盤を通過しない．

また，成人肝臓に比べ胎盤では薬剤代謝酵素活性が低く，胎盤に薬剤通過のバリアがあると考えるのは誤りである．したがって，妊婦に薬剤を投与する際には，常に胎児への影響を念頭におく必要がある．病原微生物ではウイルス，トキソプラズマ原虫，梅毒スピロヘータ，結核菌などは胎盤を通過して胎児に移行する．

4　内分泌機能

胎盤は活発な内分泌機能を有し，ホルモン産生はおもに絨毛のシンシチオトロホブラストで行われる．また，脱落膜細胞はプロラクチンを生成・分泌する．胎盤の産生する種々のホルモンは母体に機能的・形態的変化をもたらし（妊娠による母体の変化を参照），胎児には発育・分化を促す．また，妊娠の維持と分娩発来をコントロールする．したがって，それぞれのホルモン産生量は妊娠の進行，胎盤の発育に伴って変化し，特徴的なパターンを示す（図ⅢA-15）．各種ホルモンの生合成，分泌の調節機序はなお不明である．

(1) 絨毛によるホルモン産生
① 蛋白ホルモン

ⅰ）**ヒト絨毛性ゴナドトロピン（hCG）**：シンシチオトロホブラストで生成される糖蛋白ホルモンで，α および β サブユニットからなり，下垂体 LH と類似の分子構造をもつ．しかし，LH の血中半減期が 2 時間であるのに対し，hCG の半減期は 24 時間と長い．受精後 8〜10 日目から母体血および尿中に検出され，以後急増し，最終月経初日から 60〜70 日頃にピークに達したのち下降し，妊娠中期以後はほぼ一定のレベルを維持する．妊娠初期血中レベルは 10〜100 IU/ml，以後 10〜20 IU/ml を維持し，尿中レベルもほぼ同じである．

〔生物作用〕

a）黄体機能維持：hCG は LH 様の作用を有し，妊娠初期の黄体を刺激し機能を維持させる．

b）胎児精巣でのテストステロン産生促進：胎児精巣の Leydig 細胞からのテストステロン分泌は hCG と同時期（妊娠 8〜10 週）に

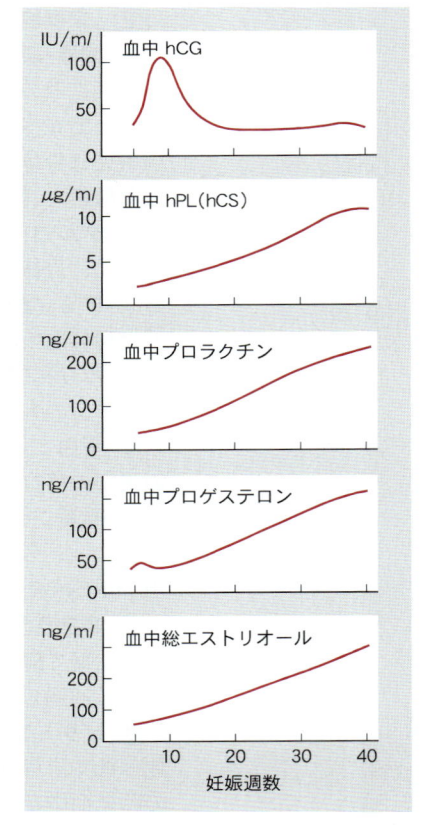

図ⅢA-15 妊婦血中・尿中ホルモン動態

ピークとなり，この上昇は男児への性分化にきわめて重要である．この時期には胎児の視床下部と下垂体前葉の間に血管がない．したがって，LH は精巣に働くことができず，胎児に移行した hCG が精巣を刺激すると考えられている．妊娠が進み hCG 分泌が低下する頃には LH が精巣を刺激するようになる．

c）母体甲状腺刺激作用：甲状腺には LH/hCG 受容体が存在する．また，hCG の亜型ホルモンは甲状腺の TSH 受容体と結合する．したがって，hCG は妊婦甲状腺でのホルモン産生を刺激することが示唆される．

d）黄体からのリラキシン分泌を促進する．

ⅱ）**ヒト胎盤性ラクトーゲン** human placental lactogen（hPL）：成長ホルモン，プロラクチンと類似の分子構造と作用をもつ単純蛋白ホルモンである．絨毛のシンシチオトロホブラストで生成され，もっぱら母体側へ移行する．妊娠早期から母体血中に検出され妊娠進行とともに上昇を続け，妊娠 32〜34 週にプラトーに達する（約 10 μg/ml）．hPL の検出は母体血に限られ尿中には検出されない．

〔生物作用〕hPL は代謝ホルモンであり，以下のような作用をもつ．

a）脂質分解作用により母体血中の遊離脂肪酸を増加させる．

b）抗インスリン作用：母体血中のインスリンレベルを上昇させる．この結果，蛋白合成も盛んとなる．

このような hPL の働きにより，母体血中の糖，遊離脂肪酸，アミノ酸値は上昇し，胎児栄養源として利用される．また，母体はエネルギー源として脂質を利用することになる（糖は胎児に供給される）．

iii）その他の蛋白ホルモン，ペプチドホルモン：胎盤では，ACTH，TSH，リラキシン，副甲状腺ホルモン様蛋白，GnRH，CRH，TRH，GHRH，インヒビン，アクチビン，atrial natriuretic peptide（ANP）が産生されるが，これらのホルモンの生物作用については，なお不明である．

② 性ステロイドホルモン

i）エストロゲン：妊婦の血中，尿中エストロゲンは，妊娠早期から次第に増加する．妊娠末期に最高に達し，非妊時に比べてエストロン，エストラジオールは 100 倍，エストリオールは 1,000 倍となる．エストロゲンの大部分（90％）はエストリオールであり，妊娠末期尿排泄量は約 30 mg/日に達する．エストロゲン生成には胎児・胎盤の両者の存在が必要である（「次頁 D 胎児-胎盤系を参照）．

〔生物作用〕子宮体部筋層の肥大・増殖・収縮性亢進，オキシトシン感受性の亢進，子宮頸部の肥大・軟化，頸管開大，腟・外陰の増殖・軟化，乳房の乳管の発育・増殖，乳頭・乳輪の増大，ホルモン結合蛋白の増量，Na，Cl の体内貯留と腎排泄の低下などの働きがある．

ii）プロゲステロン：胎盤は母体血中に増加するコレステロールを前駆物質としてプレグネノロンを経てプロゲステロンを大量に産生する．妊婦血中プロゲステロンは妊娠初期から上昇し，妊娠の進行に伴い上昇を続け，妊娠末期に最高に達する．尿中にはプレグナンジオール pregnanediol として排泄される．

〔生物作用〕プロゲステロンは，子宮筋の収縮性の低下させ，オキシトシンに対する感受性を低下させる．すなわち，分娩発来を抑制する働きをもつ．また，乳腺腺葉の増殖，Na，Cl，水の排泄促進する．

(2) 脱落膜によるホルモン産生

羊水中には高濃度のプロラクチンが存在する．この産生源は脱落膜である．脱落膜はこのほかにプロスタグランジン（PGE$_2$，PGF$_2\alpha$，PGI$_2$ など），リラキシンを産生する．

羊水中プロラクチン濃度は母体血中濃度の数倍の高値で，卵膜と胎児の水・電解質の調節，胎児の肺成熟促進作用を有する．また，プロスタグランジンやリラキシンは分娩発来と関連すると考えられている．

③ 臍帯 umbilical cord

付着茎の内部に血管が発生した時点で臍帯と称される．妊娠末期には長さ 50 cm，直径 1.5 cm，らせん状に捻転し，表面を羊膜で覆われる索状物となる．内部は Wharton 膠様質 Wharton jelly とよぶ弾性硬の膠様質でみたされ，この中を 2 本の臍帯動脈 umbilical arteries と 1 本の臍帯静脈 umbilical vein が走行する．また，卵黄嚢と尿嚢の遺残を認める（図ⅢA-16）．膠様質には栄養血管はない．

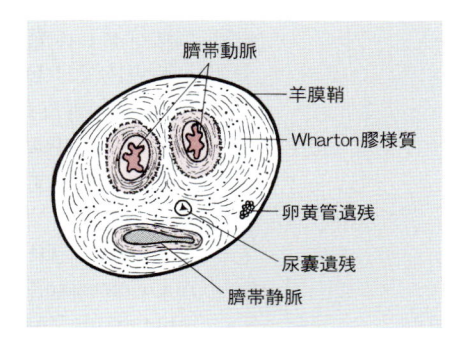

図ⅢA-16　妊娠末期の臍帯横断面

4 羊水 amniotic fluid

羊水は羊膜腔をみたす弱アルカリ性帯黄色透明な液体である．妊娠後半期には，胎児の皮膚，気道，消化管，尿路，性器からの剥脱細胞や分泌物，うぶ毛，羊膜からの剥脱細胞が混じり，わずかに混濁する．

1 産生と吸収

羊水量は産生と吸収により調節される．羊水量の実測は不可能であり，超音波検査によって推定される．羊水量には個人差が大きいが，妊娠 12 週には約 50 ml，中期には約 400 ml，末期には約 1,000 ml となる．

① 羊水の起源：妊娠初期には母体血漿成分の浸出，中期には胎児血漿成分の皮膚からの浸出が中心である．妊娠 20 週以後は，皮膚の角化が進み皮膚からの浸出は減少する．これに代わり胎児尿が主たる起源となり，これに肺からの浸出液が加わる．胎児腎は妊娠 12 週頃より尿を排泄し，18 週では 7〜14 ml/日，妊娠末期には 650 ml/日となる．

② 羊水の吸収：妊娠後半には胎児による嚥下と呼吸用運動による吸入により胎児血中に吸収される．妊娠末期には 200〜760 ml/日を吸収する．

2 羊水の生理的意義

① 物理的役割：妊娠中には，ⅰ）外圧から胎児を保護し，ⅱ）胎児の自由な運動と成長の確保し，ⅲ）胎児の熱の損失を防止する．また，分娩時には，ⅰ）胎胞を形成し子宮頸管を開大し，ⅱ）陣痛の圧力から胎児を保護し，ⅲ）胎盤を子宮壁へ押しつけることで胎盤の早期剥離を防止し，ⅳ）破水後は産道の潤滑油として胎児の通過を容易にする．

② 羊水に含まれる成分と役割：羊水中にはさまざまな成長因子が存在する．胎児が羊水を嚥下あるいは吸入することで消化管や肺の成熟分化が促されると考えられている．羊水中にはそのほかに，電解質，低濃度の蛋白質，アミノ酸，糖質，α-フェトプロテイン，リン脂質，酵素，プロラクチン，性ステロイドホルモンなどが含まれる．

D 胎児-胎盤系 fetoplacental unit（図ⅢA-17）

1 エストリオールの生合成

胎児の肝臓では大量の LDL コレステロールがつくられる．肝で生合成されたコレステロールは副腎皮質の胎児層に移行し，大量のデヒドロエピアンドロステロン dehydroepiandrosterone（DHA）となる．さらに，妊娠中に増加する母体コレステロールは胎盤でプレグネノロンに転換され胎児に移行する．胎児に移行したプレグネノロンは，副腎皮質でやはり DHA に転換される．胎児の副腎皮質は成人に比べ著しく発達・肥大し，その大部分を胎児層が占める．

胎児内では DHA は DHA-sulfate（DHAS）として存在し，大部分が胎児肝臓で（一部は副腎皮質で）16α-ヒドロキシラーゼの作用により 16α-hydroxy DHAS（16α-OH-DHAS）となる．

胎児が産生する大量の 16α-OH-DHAS は，胎盤に移行し，ステロイド転換酵素によりエストリオール（E_3）に転換される．すなわち，16α-OH-DHAS は sulfatase により 16α-OH-DHA となり，次いで 3β-hydroxysteroid dehydrogenase，Δ5-Δ4 isomerase により 16α-OH-androstenedione に転換され，さらに芳香化酵素 aromatizing enzyme，アロマターゼにより 16α-hydroxy estrone となり，最後に 17β-hydroxylation をうけてエストリオールとなる．エストリオールは大部分が

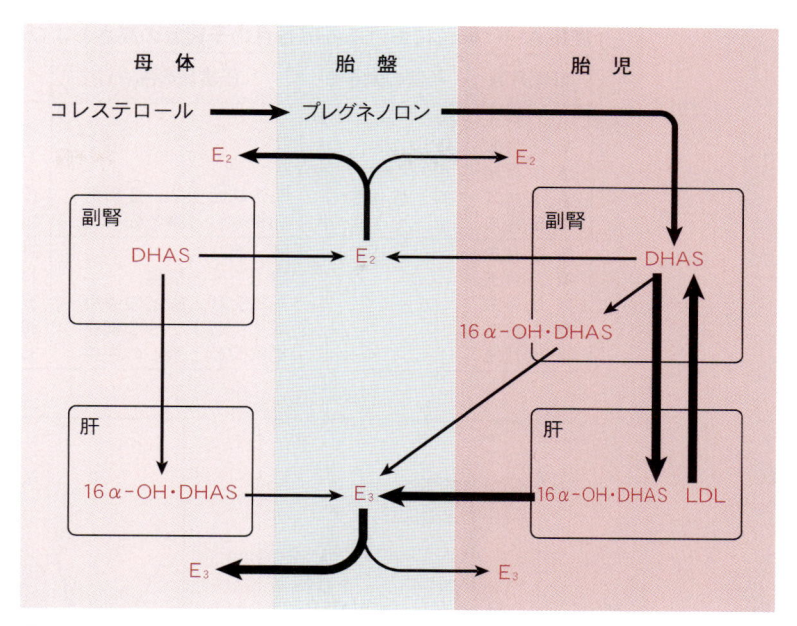

図Ⅲ A-17　胎児・胎盤系でのエストリオール生合成機構

母体血中に分泌され，抱合型として尿に排泄される．
　以上の経路のうち，胎盤にはプレグネノロンを DHA に転換する酵素および DHA を 16α-OH-DHAS に転換する 16α-ヒドロキシラーゼが乏しい．したがって，大量のエストリオール生合成には胎盤だけでなく，胎児副腎と肝臓の関与が必要不可欠である．このように，胎児と胎盤の両者が 1 つの系をなすことから胎児-胎盤系という概念が生まれた．
　一方，母体の副腎でつくられた DHAS もまた，母体肝臓で 16α-OH-DHAS となり，胎盤でエストリオールとなる．しかし母体血中に存在するエストリオールの 90％は胎児副腎でつくられた DHAS に由来する．

② エストラジオールの生合成
　母体や胎児の副腎でつくられた DHAS が胎盤に移行し，エストリオールの場合と同じ酵素によって生成される．すなわち，エストラジオール生合成には胎児肝臓の存在は必要でない．

E　妊娠による母体の変化

　妊娠によって性器のみならず全身の組織・器官に著しい機能・形態変化が生ずる．この変化は胎児や付属物によりもたらされ，妊娠の早期から急速に現れ，分娩後に妊娠前の状態にもどる．全身に起こる共通的変化は，充血，軟化，肥大，増殖，分泌亢進であり，性器に最も著しく現れる．この理解は，妊娠・産褥に発生するさまざまな疾患を診療するうえで，きわめて重要である（p. 419，「Ⅲ B-1-7 合併症妊娠」を参照）．

① 性器の変化
（1）子宮体部
　１　大きさの変化
　非妊時の子宮は約 70 g，10 ml 以下の内容であるが，妊娠の進行とともに子宮壁

表ⅢA-1 頭位における妊娠各月の子宮底の高さおよび長さ

妊娠月数	子宮の大きさ	子宮底の高さ	恥骨結合上縁から子宮底までの長さ	
第 1 月末	鶏 卵 大			
第 2 月末	鷲 卵 大			
第 3 月末	手 拳 大			
第 4 月末	小 児 頭 大	恥骨結合上2～3横指	12 cm	(妊娠月数×3) cm
第 5 月末	成 人 頭 大	恥骨結合と臍との中央	15 cm	
第 6 月末		臍 高	21 cm	
第 7 月末		臍上2～3横指	24 cm	
第 8 月末		剣状突起と臍との中央	27 cm	(妊娠月数×3＋3) cm
第 9 月末		剣状突起下2～3横指	30 cm	
第 10 月末		剣状突起と臍との中央	33 cm	

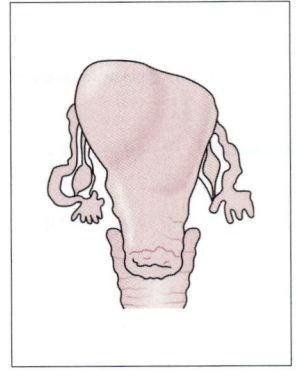

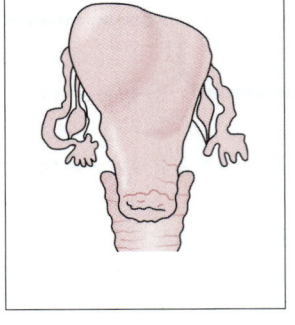

図ⅢA-18 Piskacek徴候　　図ⅢA-19 Hegar徴候

は薄く伸展し容量を増す．妊娠末期には1,100gの重量となり，子宮内容量は5lに達する．

妊娠初期には子宮体部の増大が均等でなく着床部が膨隆するために，内診で子宮に腫瘤が存在するように感じられる．この現象を **Piskacek徴候** という（図ⅢA-18）．

妊娠中の子宮の大きさの表現法：妊娠各月の子宮の大きさは，妊娠3カ月までは内診による子宮全体の大きさで表現する．妊娠4カ月以後は腹部触診（外診）で子宮底を触診できるので，子宮底の位置を恥骨結合上縁を起点として恥骨結合上何横指と表現し，さらに子宮底が高まれば臍，剣状突起を起点として表現する．これを **子宮底の高さ** という．また，恥骨結合上縁と子宮底の最高点の間の距離を **子宮底の長さ** という（表ⅢA-1）．

2 組織学的変化

子宮の増大は子宮筋の伸展と肥大によりもたらされ，筋細胞数の増加はわずかである．また，血管とリンパ管が増加・拡張し，神経線維も肥大・増殖する．とくに子宮壁外層では結合組織（とくに弾力線維）の著増が観察される．

このような組織学的な変化は，子宮内容量の増加に対応し，分娩時に胎児と付属物を排出するための合目的なものである．はじめの数カ月は妊娠中に著増するエストロゲンとプロゲステロンの作用により，また12週頃からはホルモン作用に胎児と付属物による機械的圧迫が加わり，もたらされる．

3 硬さの変化

非妊時の子宮は弾性硬であるが，妊娠子宮はつきたての餅のように軟らかく，押せばへこむが離せば元に戻るような硬さである．著しい充血と漿液性浸潤のた

めであり，妊娠 3〜4 カ月に最も著明となる．

子宮頸部の軟化は子宮体部より遅れるので，妊娠初期に内診で内指と外指で頸部の上部をはさむと内外指が直接触れ合い実質がないように感ずる．これをHegar 第 1 徴候という（図ⅢA-19）(Hegar 第 2 徴候は，子宮体部前壁を内外両指ではさんで圧するとヒダ状に前壁の一部をつまみ上げられることをいうが，流産の危険があり，現在では行われない)．

4 収縮性の変化

妊娠子宮は外力の刺激に敏感に反応して収縮する．これを Braxton-Hicks 徴候という．妊娠が進むほど反応性が高まる．

5 血流量の変化

妊娠の進行とともに増加し，末期には 450〜650 ml/分となる．この変化は胎盤の増大，血管の増加と拡張によりもたらされる．非妊時には子宮全体に均等に血流が分布するが，妊娠初期には子宮内膜に全体の 50％が分布し，末期には 90％が胎盤に分布する．子宮収縮時には収縮圧に比例して血流量は減少する．

(2) 子宮頸部

1 硬さの変化

血管増加，浮腫，頸管腺の増加により軟らかくなる．妊娠末期には子宮内容による圧迫のためにコラーゲン線維に変化が生じ強度は 1/12 に減弱する．これらは分娩時の頸管拡張に対応するための変化である．

2 色の変化

充血のために，妊娠初期には紅紫色〜藍紫色となる．これをリビド着色 livid discoloration という．

3 形の変化

初妊婦では妊娠 7〜8 カ月頃から下降する児頭の圧迫により，子宮腟部が短縮し消失したように触れる．しかし，経産婦では妊娠末期まで児頭は下降しないために子宮腟部は原形をとどめる．

4 頸管の変化

初妊婦では分娩に至るまで頸管は開大しない．経産婦では妊娠 7 カ月頃から，内子宮口以下の頸管は開大し始め，妊娠末期には外子宮口，頸管は 1 指を通ずる．ときに内子宮口も開大し，子宮腔内に指が達することもある．

5 子宮峡の変化

子宮峡とは解剖学的内子宮口と産科的（組織的）内子宮口の間の部分である．非妊娠子宮では 0.5〜1.0 cm であるが，妊娠の進行とともに延長，開大し，子宮体部とともに胎児・胎児付属物をいれるようになる．このことから妊娠子宮では子宮峡のことを子宮下部という（図ⅢA-20）．

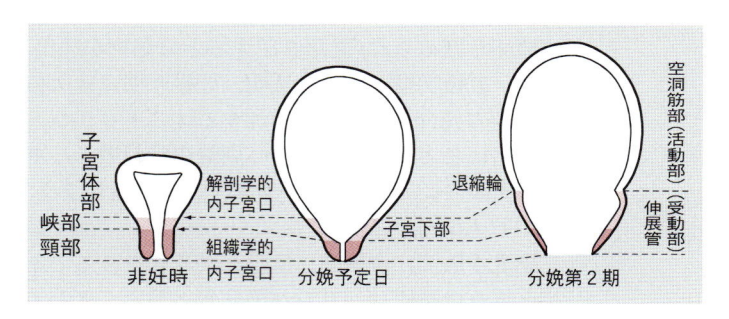

図ⅢA-20 妊娠，分娩に伴う子宮頸管の伸展

（3）腟

軟化，肥厚，伸展性を増し，リビド着色がみられる．腟上皮細胞内のグリコーゲンが増量し，腟内常在の Döderlein 桿菌 Döderlein's bacillus に摂取されたグリコーゲンは乳酸となり，腟内は強い酸性となる．この変化は細菌感染の防御に有利である．しかし，酸性環境に強いトリコモナス，カンジダによる腟炎は妊婦にしばしば発症する．

（4）卵巣

妊娠中には新たな卵胞発育は観察されない．妊娠黄体でのエストロゲン，プロゲステロン生成は妊娠6〜7週に終結するが，リラキシン生成は妊娠の全期間続く．リラキシンには結合組織のリモデリング作用があり，とくに頸管の軟化には重要と考えられている．

（5）外陰

軟化，肥大，色素沈着増加，皮脂腺・汗腺およびその他の腺の分泌亢進，湿潤，静脈怒張などがみられる．

❷ 全身の変化

（1）皮膚

1 色素沈着

多くの妊婦で腹壁正中線が褐色に変化する（linea nigra）．また，顔面にさまざまな大きさの褐色斑を生ずることがあり，妊娠雀斑 chloasma gravidarum という．外陰にも色素沈着は著明である．これらの変化は妊娠早期から始まり，次第に増強し，通常は分娩後，次第に消失する．

色素沈着のメカニズムは不明であるが，妊娠後半に増加する melanocyte-stimulating hormone（MSH）が原因の1つと考えられている．MSH の増加にはエストロゲンやプロゲステロンの関与が指摘される．

2 皮下脂肪沈着

乳房，下腹部，外陰，大腿，殿部にみられる．

3 静脈怒張

下肢，乳房，下腹部，外陰，肛門にみられる．強度になると下肢，外陰に静脈瘤 varix が生ずる．

（2）乳房

妊娠初期より乳房に緊満感が出現する．妊娠2カ月頃から乳房は，乳腺の肥大・増殖，脂肪組織の増加により腫大し始める．皮下には新生血管を認め，乳輪を中心に放射状に走る妊娠線や怒張した静脈をみることがある．乳輪は著明に拡大し色素沈着が著しく暗褐色を呈し，Montgomery 腺 Montgomery gland とよばれる多数の小隆起 Montgomery's tubercle がみられる．乳頭は肥大し色素沈着が著明となり，刺激に対する感受性が高まり勃起しやすくなる．乳腺には妊娠初期から分泌機能が認められ，乳房を圧すると分泌物が圧出される．これを初乳 colostrum という．妊娠初期には水様透明，妊娠末期には灰白色粘稠となる．

乳腺の発育・増殖は，増加するエストロゲン，プロゲステロン，プロラクチンの作用によるが，そのほかに副腎皮質刺激ホルモン（ACTH），コルチゾール，甲状腺ホルモン（TSH），インスリン，胎盤性ラクトーゲン（hPL），成長ホルモン（GH）も関与する．

副乳：腋窩，側胸部，側腹部に乳腺をみることがある．産褥期には乳汁分泌開始とともに腫脹し，リンパ節病変と誤ることがある．

(3) 腹壁

1 妊娠線 striae gravidarum

妊娠子宮と皮下脂肪沈着の増加により腹壁は急速に過度伸展する．このために生じた皮下組織の断裂による縞状の線を妊娠線という（図ⅢA-21）．新鮮なものは血管が透見され赤色を呈する（新妊娠線）．分娩後は退色し，白色瘢痕状となる（旧妊娠線）．初妊婦では新妊娠線，経産婦では新・旧両妊娠線が混在する．腹壁以外にも，大腿，乳房，殿部に好発する．

2 腹直筋離開

増大する子宮の圧迫により，しばしば左右の腹直筋が離開する．

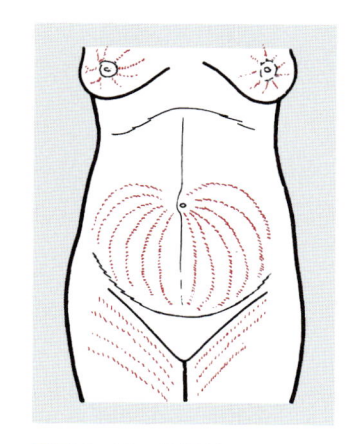

図ⅢA-21　妊娠線

(4) 物質代謝

急激に発育する胎盤の影響により，また，胎児の成長に対応するために，妊娠中の母体はほかに例をみない著しい代謝変化を呈する．基礎代謝は，胎児と胎盤をサポートするために妊娠3カ月頃から上昇しはじめ，妊娠末期には非妊娠時の20～30％増加する．酸素消費量も同様に増加する．

また，胎児の主たるエネルギー源がグルコースであることから，胎児にグルコースを供給するために母体には特殊な代謝変化がみられる．

1 体重

胎児，付属物，子宮重量，乳房，循環血液量，細胞外液の増加により，妊娠末期には非妊娠前と比べて10～12 kg増加する．

2 水分代謝

非妊時に比べると，妊娠末期には胎児・胎盤・羊水に3.5 *l*，母体の循環血液量と細胞外液が3.0 *l* 増加する．この変化は，血漿膠質浸透圧の低下，毛細血管透過性の亢進，Na蓄積などによりもたらされる．

3 蛋白代謝

妊娠早期から蛋白の蓄積が起こり窒素平衡は正となり，全妊娠期間に約1.2 kgの蛋白が蓄積される．蓄積される蛋白の約50％は胎児と胎盤に，残りの50％は子宮，乳房，母体血中のHb・蛋白に蓄えられる．

4 糖代謝

妊婦では非妊婦に比べ，①食後の血糖値とインスリン値が高く，しかも持続すること，②空腹時にはインスリンの基礎分泌は非妊婦に比べて高く血糖値は逆に低いことが特徴である（図ⅢA-22）．この傾向は妊娠の進行とともに顕著となる．

食後の高血糖と高インスリンの持続は，妊娠により末梢組織のインスリン抵抗性が上昇する結果と考えられ，胎児に糖を供給するために好都合な変化である．インスリン抵抗性はhPLによるもたらされる（hPLの項を参照）．またhPLの作用により上昇する遊離脂肪酸や，同じく妊娠の進行とともに分泌が亢進するエストロゲンとプロゲステロンの関与も指摘される．インスリン抵抗性は妊娠の進行とともに亢進し，妊娠末期には初期の4倍に達する．

5 脂質代謝

妊娠中期から血中脂質（総脂質，コレステロール，リン脂質，中性脂肪，リポ蛋白，遊離脂肪酸）が急増し，脂質合成は亢進し，大量の脂肪が母体に蓄積される．脂肪の蓄積は妊娠中期からとくに躯幹部に認めるようになる．妊娠末期には

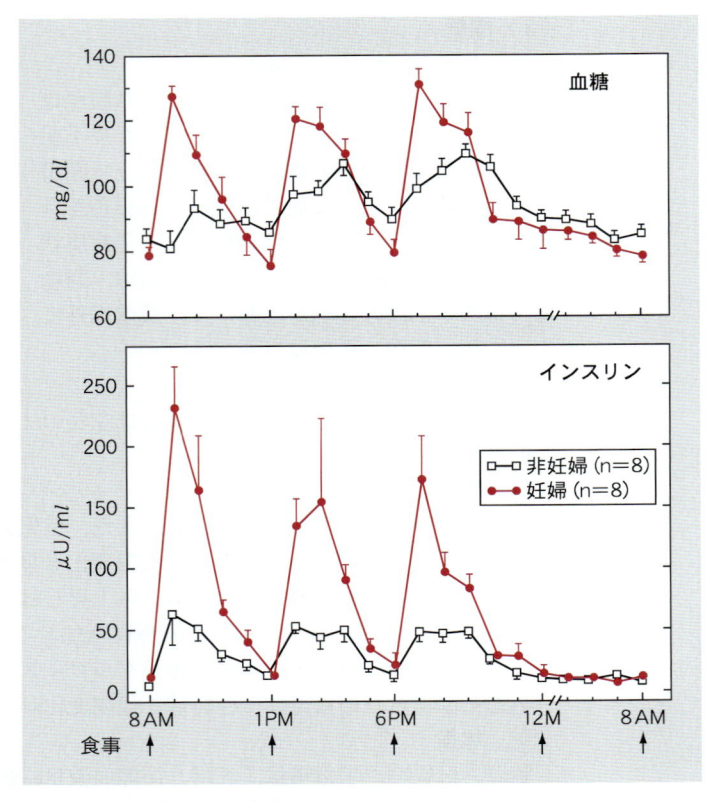

図ⅢA-22　妊娠による血糖値と血中インスリン値の変化
(Phelps, R. L. et al.：*Am. J. Obstet. Gynecol.*, 140：730, 1981 より改変)

胎児での栄養源需要が著明に亢進することから，母体の脂肪蓄積量は減少する．分娩後には血中脂質は低下し，とくに授乳はこの低下を促進する．

母体はエネルギー源としてできるだけ脂質を利用し，胎児へのグルコース供給を円滑にする．また，コレステロールは胎盤で大量に産生されるプロゲステロン，エストロゲンの前駆物質として重要である．

妊娠中の血中脂質濃度は hPL やエストロゲン，プロゲステロン濃度と相関することから，これらのホルモンの働きが脂質代謝の変化をもたらすメカニズムと考えられている．

6　電解質代謝

胎児・胎盤の発育，母体赤血球増加のためにとくに Fe の需要が著しく増大する．Fe の摂取が不十分であると鉄欠乏性貧血となる．また，カルシウム，リン，銅，すべてのビタミンの需要も増大する．血清カルシウムとマグネシウムはやや低下するが，これは血清蛋白の低下に伴う変化と考えられる．血中 Ca^{2+} はやや増加する．

（5）血液

1　循環血液量

母体の全血液量は妊娠初期から増加し，妊娠 34 週頃に最高となり，以後やや下降傾向を示す．個体差があるが，最高時には非妊時に比べ 40〜45％ 増える．分娩後は産褥 4〜6 週で非妊娠レベルに戻る．胎盤血行を維持するためと，分娩時の出血に備えての変化と考えられる．

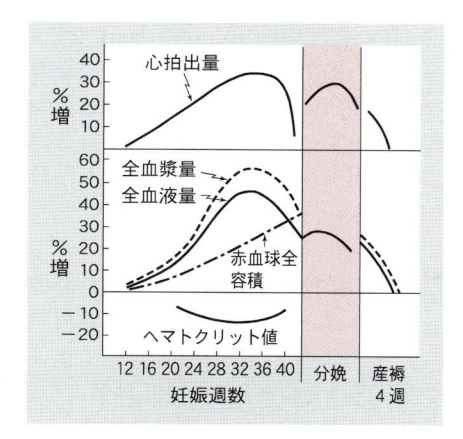

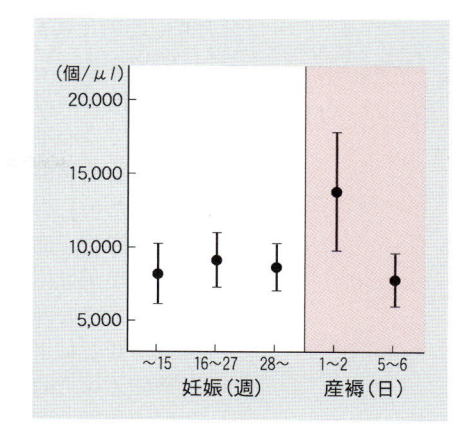

図ⅢA-23　妊娠，分娩，産褥における循環動態

図ⅢA-24　妊娠，産褥における白血球数

2　ヘモグロビン，ヘマトクリット

妊娠中には赤血球形成は亢進する．しかし，血漿量の増加が赤血球の増加を上回ることから，妊娠末期には赤血球数，ヘモグロビン値，ヘマトクリット値は低下する（図ⅢA-23）．この結果，血液粘度は低下する．

3　白血球

白血球数は増加する．個人差が大きいが，5,000～12,000/μl（平均9,000/μl）である．分娩時，産褥早期には，12,000～16,000/μl，ときに25,000/μlに達する（図ⅢA-24）．多核白血球の増加が主である．妊娠，産褥時の白血球数の変化をもたらすメカニズムは不明である．

4　凝固能

血液凝固能は亢進状態に，一方，線溶能は抑制状態にある．したがって，妊娠はごく軽い播種性血管内凝固症候群 disseminated intravascular coagulation syndrome（DIC症候群）の持続状態とみなす見解もある．この変化は，妊娠中期から著明となり，分娩時，産褥早期にピークとなる．

Ⅺ，Ⅷ因子を除くすべての凝固因子濃度は増加する．とくにフィブリノーゲン濃度は著増（約50％）する．妊娠中の血漿量の増加を考慮すると，凝固因子の生成は著明に亢進すると考えられる．血小板はやや腫大し，数も増加傾向を示す．妊娠中は血小板消費が亢進する結果と考えられる．プラスミノーゲンは著増するがプラスミン活性は低下する．

凝固時間，出血時間は非妊娠時と変わりなく，プロトロンビン時間，部分トロンボプラスチン時間は軽度短縮する．赤血球沈降速度は，ヘマトクリット低下，アルブミン減少，グロブリン増加，フィブリノーゲン増加などにより亢進し，妊娠末期には1時間値が30～50mmとなる．

（6）循環機能

1　心臓

心臓活動は亢進する．これは循環血液量の増加，胎盤循環の維持，全身代謝亢進に伴う酸素消費量の増大などに対応するためである．心臓は軽度肥大し，妊娠末期には妊娠子宮の圧迫により横隔膜は挙上し，心臓は左上方に転位する．心臓の転位による肺動脈の捻転や血液性状の変化のため，大動脈および肺動脈の収縮期雑音をきくことがある．心拍出量（分時）は妊娠4カ月から増加し始め，妊娠

30〜34週に最高となり（非妊娠時の約40％増），以後やや減少する．心拍数は徐々に増加する．したがって，心拍出量の増加は1回拍出量の増加が主である．

心拍出量が最大となる妊娠30〜34週頃に最大の負荷が心臓にかかり，心疾患合併妊娠では心不全を起こしやすい．なお，分娩時には分娩労作に加え，子宮収縮に伴う胎盤循環からの血液駆出が加わるために，また，分娩後数日間は静脈還流増加のため心臓の負担は大きい．

2 血管，血圧

心拍出量は増加するが，末梢血管抵抗は減少するため血圧には著変がない．末梢血管抵抗の減少は，血管拡張，血管緊張低下，血管周囲組織の弛緩，血液粘稠度低下などによる．

静脈圧は上肢では不変である．しかし，下肢では増大した妊娠子宮が下大静脈，骨盤内静脈を圧迫するために上昇し，うっ血をきたす．

（7）消化器

1 つわり（妊娠嘔吐）emesis gravidarum, vomiting of pregnancy, morning sickness

妊娠初期にみられる食欲不振，悪心，嘔吐，嗜好の変化，胸やけ，唾液分泌過多などの症状である．妊娠2カ月半ば頃から6〜8週間続く．悪心は早朝空腹時に多く，morning sicknessともよばれる．つわりの程度は個人差が大きいが，一般に初妊婦に多い．つわりは生理的なものであるが，脱水，栄養障害，代謝障害などの全身障害をきたすものは**妊娠悪阻**（おそ）hyperemesis gravidarum という．

2 胃，腸管

緊張度と運動性は低下し，胃排出と腸通過は遅延し便秘に傾く．

3 肝臓

充血，血流量増加，軽度増大がみられる．AST（GOT），ALT（GPT），LDH，膠質反応は非妊娠時と変わりはない．血清のアルブミン低下，グロブリン上昇，A/G比低下，コリンエステラーゼ低下，γ-GTP低下をみる．総アルカリホスファターゼ，LAPは著増するが，これは胎盤に由来するものである．

4 胆嚢

弛緩，拡張する．また，胆道Oddi筋の感受性亢進などによる胆汁うっ滞と，コレステロール代謝の変化のために，妊婦には胆石症が起こりやすい．

（8）呼吸器

胸郭は弛緩し，増大する妊娠子宮により横隔膜は挙上される．横隔膜挙上により予備呼気量と残気量は減少するが，これに対応して1回換気量が増加するために，肺活量は非妊娠時と変わらない（図ⅢA-25）．妊婦では呼吸数が増し，呼吸

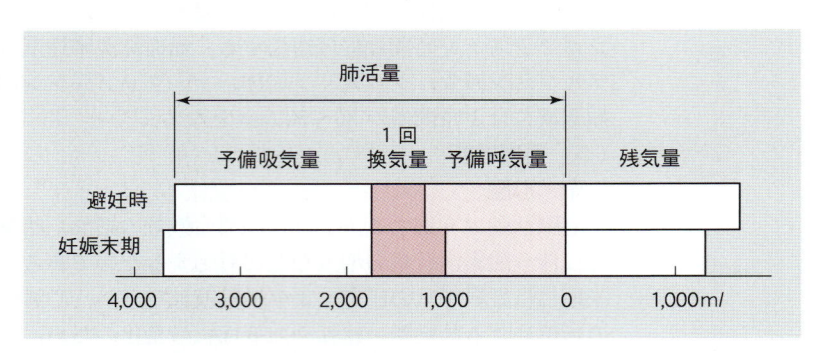

図ⅢA-25 妊娠における呼吸機能の変化

は深く胸式呼吸に傾く．

1回換気量が増加し残気量が少ないので換気効率は上昇し，分時換気量は妊娠末期には40〜50％増加する．これは妊娠による酸素消費量増加に見合う変化である．すなわち，妊婦は過換気 hyperventilation の状態にあり，血液ガスの Pao_2 は上昇し $Paco_2$ は低下する．

以上は，胎盤由来のプロゲステロンの作用により呼吸中枢のPCO・2反応閾値が低下するための変化と考えられている．

（9）泌尿器

尿路系は弛緩，拡張し運動性に乏しくなる．腎盂は拡大し，尿管は拡張，弛緩，延長，屈曲する．この結果，尿うっ滞傾向となり尿路感染を起こしやすい．分娩後6〜8週間でこれらの変化は消失する．

1 腎機能

糸球体濾過値（GFR），腎血漿流量（RPF）は妊娠初期から著しく増加し，妊娠中期にはGFRは非妊娠時の50％増，RPFはこれをやや下回る増加となる．GFRは分娩まで高値を維持するが，RPFは妊娠末期には下降する．分娩後は急速に非妊娠時レベルにもどる．

正常妊婦の血中クレアチニン，尿素窒素（BUN）の値は，GFR上昇のため非妊娠時より低く，クレアチニンは0.2〜0.7（非妊娠時0.8〜1.5），BUNは6〜12 mg/dl（非妊娠時8〜15）である．妊娠末期には体位により腎機能検査値が変化するので注意が必要である．

尿量は増加し，比重はやや低下する．妊娠後半期にときに腎の糖排泄閾値の低下による生理的な尿糖をみることがある（妊娠糖尿 glycosuria of pregnancy）．妊婦尿には非妊婦尿より多量のアミノ酸，水溶性ビタミンが排泄され，また，多量のエストロゲン，プロゲステロン代謝産物，hCGなどのホルモンを含む．

2 膀胱

粘膜は肥厚，充血する．妊娠初期には前屈妊娠子宮の圧迫と粘膜の充血のため，また，妊娠末期には胎児下向部の下降による圧迫のために頻尿となる．

（10）内分泌系

1 下垂体前葉

妊娠時，下垂体は軽度肥大する．妊娠細胞 pregnancy cell とよばれる大型細胞が著増し，プロラクチンを分泌する．下垂体摘出患者でも妊娠は正常に進むことから，妊娠維持には下垂体の存在は必須ではない．

プロラクチンは妊娠進行とともに上昇を続け，妊娠末期には非妊時の10倍（150〜200 ng/ml）に達する．妊婦血中のゴナドトロピンは低下傾向を示す．成長ホルモン，甲状腺刺激ホルモンの値は不変である．副腎皮質刺激ホルモンは妊娠初期には一過性に低下するが，以後，妊娠進行とともに上昇する．

2 下垂体後葉

オキシトシン oxytocin の血中濃度は妊娠進行に伴い上昇する．抗利尿ホルモン（ADH）には著変はない．

3 甲状腺

妊娠中の甲状腺機能には以下の3つの変化が観察される．

① エストロゲンの増加のために，肝臓でのサイロキシン結合蛋白 thyroxine-binding globulin（TBG）生合成が亢進する．

② 甲状腺機能は，胎盤由来のhCGと母体甲状腺刺激ホルモン（TSH）の両者によりコントロールされると考えられる．

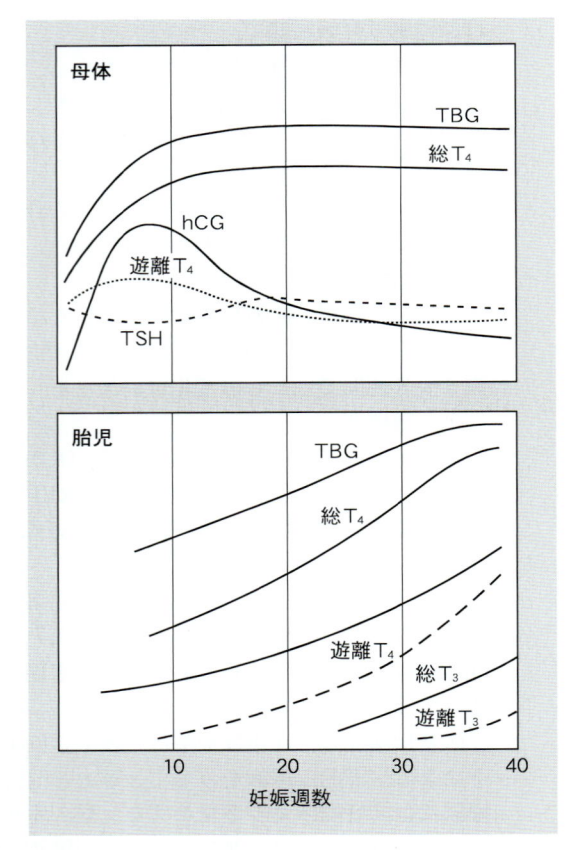

図ⅢA-26　妊娠中の母体・胎児甲状腺機能の推移
(Burrow, G. N. et al. : *N. Engl. J. Med.*, **331** : 1072, 1994 より改変)

③ 胎児や胎盤でヨードが使われるために，母体甲状腺でのヨードの利用は低下する．

妊娠中の甲状腺機能の変化を図ⅢA-26に示す．血中TBGは妊娠初期より上昇し始め，20週以降妊娠終了まで非妊時の約2倍の値を維持する．**血中サイロキシン（T_4），トリヨードサイロニン（T_3）**値は，妊娠6～9週から急激に上昇し（非妊娠時の30～40％増），18週以後は一定レベル（50～70％増）を維持する．T_4，T_3の大部分は，サイロキシン結合蛋白と結合する．生物学的活性をもつ**遊離T_4**は妊娠初期に一過性に上昇するが，中期以降は非妊娠時の正常域に回復する．

血中甲状腺刺激ホルモン（TSH）濃度はhCGと逆の動きを呈し，妊娠初期には低下し，hCG分泌の低下とともに正常に復する．hCGにより上昇した遊離T_4が下垂体にfeedbackしてTSH分泌を抑制し，hCGと遊離T_4の低下に伴いTSH分泌が回復すると考えられる．

4　副腎

① コルチゾール：副腎でのコルチゾール生合成は妊娠中には低下の傾向にある．しかし，コルチゾールの血中半減期が約2倍となりmetabolic clearance rateが低下するために，血中コルチゾール値は妊娠の進行に伴い上昇し，妊娠末期には非妊娠時の3～4倍となる．血中コルチゾールの大部分はエストロゲンの作用により増加するコルチゾール結合蛋白に結合するが，遊離コルチゾールも妊娠の

進行とともに上昇する．このようなコルチゾールやACTH分泌の変化の生物学的意義はわかっていない．

　②　アルドステロン：妊娠中には**レニン**，**アンギオテンシンⅡ**産生が亢進し，とくに妊娠後半に著明となる．上昇したアンギオテンシンⅡが副腎のzona glomerulosaに働き，著しいアルドステロン産生亢進をもたらす．この変化は妊娠中に増加するプロゲステロンやnatriuretic peptideのナトリウム排泄増加作用に拮抗するための変化と考えられる．

　5　膵臓

　p. 297，「(4)物質代謝，4 糖代謝」の項を参照．

(11) 骨・筋肉系

　骨盤諸関節の靱帯は弛緩し可動性を増す．妊娠末期には増大した妊娠子宮により身体の重心が前方に移動する．このために腰仙部は前彎の度を強め，肩を後ろに引く姿勢となり，背部の筋・靱帯に大きい負担がかかる．

(12) 精神神経系

　妊娠12週頃より軽度の睡眠障害を自覚することが多く，この傾向は産褥期に強くなる．また，妊娠産褥期には軽度の集中障害や記憶力低下を認めるという報告もある．

(13) 免疫系

　先天免疫innate immunityは亢進する．白血球は貪食能を高め，さらに数を増すことでバクテリアなどの侵入を阻止する．一方，semi-allogenic fetusを受け入れるために獲得免疫adoptive immunityは抑制されている．

2　妊婦の診察

　新しい生命を産み出す生殖現象の際には，母体ならびに胎児・胎児付属物にさまざまな異常が発生することが多く，定期的な診察によって妊娠の経過を確認することは重要なことである．もし，何らかの異常が発見されれば，最近の周産期医療の進歩に伴って治療可能となった疾患も多く，適切な治療を行うことができる．幸いに異常を認めない症例にとっては，順調な経過をたどっていることが確認でき，大きな安心と満足感を得ることができる．280日もの長期にわたる妊娠期間中の定期的な妊婦の診察は，健康人としてはきわめて密度の高い医療機関受診の機会となるが，この少子化時代に平均80年以上の寿命をもつ新たな生命を健康に誕生させるためには必須なことである．

A　妊娠の診断 diagnosis of pregnancy

> **胎芽と胎児**
> 妊娠10週未満の器官形成も不十分で胎児としての特徴が十分備わっていない胎児を胎芽という．ただし，両者の境界が鮮明ではないため，現在日本産科婦人科学会においても定義を検討中である

　女性が正常に妊娠していることを診断するためには，女性の子宮内に**胎芽**embryoもしくは**胎児**fetusが存在することを確認すればよい．現在では超音波診断法の進歩によって妊娠5～6週頃には容易に確認できるようになったが，かつては妊娠による女性の身体の各種変化である**妊娠徴候**signs of pregnancyの有無によって妊娠の診断を行っていた．妊娠に伴う性器や母体の変化を理解することを目的として，まず妊娠徴候について解説し，次いで妊娠診断のための各種検査方法を述べる．

1 妊娠徴候（図ⅢA-27）

妊娠によって女性の身体には，性器のみならず全身に変化が生じる．これらの変化は必ずしも妊娠の場合にのみ認められるばかりではなく，非妊娠の場合にもみられることもある．これらの徴候は妊婦自身が自覚できる自覚徴候と医師などが診察によって確認できる他覚徴候の2つに分類され，また徴候の発生する場所によって性器内徴候と性器外徴候に分けられる．

（1）自覚徴候 subjective signs

発生する順序と妊娠診断における重要性に従って述べる．

1 無月経 amenorrhea

成熟女性は通常月経周期が25〜38日の間にあり，その変動が6日以内とされている．したがって，規則的な月経周期をもつ女性の場合には，次回予定月経の初来日がおおむね予測でき，その日を過ぎても月経が生じない場合は，月経の遅れを自覚する．続発性無月経は通常月経が3ヵ月以上停止したものをいうが，妊娠などの生理的な原因の場合には期間にとらわれることなく，このような月経の遅れを無月経といい，妊娠初期の性器内徴候かつ自覚徴候の代表的なものである．ただし，それまで規則的な月経周期であった女性でも，妊娠以外の理由で月経の遅れがみられることもあるので，本徴候だけでは妊娠の確診はできない．また，月経周期が不規則な女性の場合には，既往の月経周期よりはるかに遅れた場合に本徴候とみなされるため，他の徴候のほうが先に生じることも十分ありうる．

なお，妊娠が成立した場合であっても，約10％の女性には，予定月経期頃に少量の出血を認めることがある．また，初期の流産の症状として出血を認める場合もある．これらの出血と通常の月経とは，量的にも質的にも異なっており，鑑別は比較的容易である．

2 つわり emesis gravidarum

妊娠5〜6週頃に発現する悪心 nausea，嘔吐 vomiting，食欲不振 loss of appetiteなどの消化器症状であり，早朝空腹時に症状が強いことから，早朝嘔吐 morning sickness ともいわれる．全妊婦の50〜80％にみられる性器外徴候の代表的なものであり，妊娠12〜16週頃までには自然に消退することが多い．原因としては，ヒ

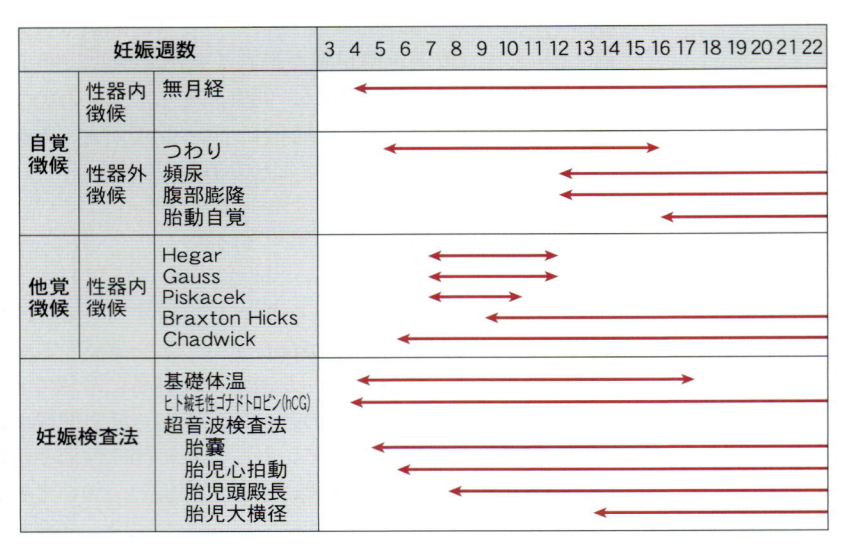

		妊娠週数	3 4 5 6 7 8 9 10 11 12 13 14 15 16 17 18 19 20 21 22
自覚徴候	性器内徴候	無月経	
	性器外徴候	つわり 頻尿 腹部膨隆 胎動自覚	
他覚徴候	性器内徴候	Hegar Gauss Piskacek Braxton Hicks Chadwick	
妊娠検査法		基礎体温 ヒト絨毛性ゴナドトロピン(hCG) 超音波検査法 　胎囊 　胎児心拍動 　胎児頭殿長 　胎児大横径	

図ⅢA-27　妊娠徴候・検査法とその出現時期

ト絨毛性ゴナドトロピン human chorionic gonadotropin (hCG)，チロキシン，卵巣性ステロイドホルモンなどの内分泌変化，ビタミンB群などの欠乏による代謝性変化，さらに精神医学的要因などもあげられているが，確立した原因論はない．一部の妊婦においては，悪心，嘔吐などの消化器症状が強く，入院加療を要することもあり，そのような場合には妊娠悪阻 hyperemesis gravidarum という．

3 頻尿 pollakisuria

妊娠子宮体積の増大によって膀胱容量が減少し，頻尿が生じる．妊娠12週頃に子宮が手拳大となって小骨盤腔全体を占めるようになるころから，分娩に至るまで続く徴候である．

4 腹部膨隆 abdominal distention

妊娠12週頃になると大きくなった妊娠子宮によって腹部の膨隆が認められる．ただし，元来の体型が肥満型の場合には本徴候の発現が遅く，逆にやせ型の場合には早く本徴候が認められる．

5 胎動自覚 awareness of fetal movement

胎児は妊娠10週頃から躯幹と四肢の屈曲，伸展，回旋などの運動を行っているが，この胎動を母体が自覚できるようになるのは妊娠16～20週くらいである．経産婦のほうが初産婦より早く感じる．

6 その他

ほかに妊娠の自覚徴候として，全身倦怠感，色素沈着，乳房緊満感，妊娠線などがあげられているが，いずれも妊娠の早期診断には有用とはいえない．

（2）他覚徴候 objective signs

婦人科的診察によって明らかになることが多いため，ほとんどが性器内徴候である．

1 子宮における変化

着床ならびに引き続く胎芽・胎児の発育によって子宮は妊娠8週で鵞卵大，12週で手拳大へと増大する．それに伴って，次のような徴候が生じる．

① 子宮の軟化と Hegar 徴候（図ⅢA-19参照），Gauss 徴候：妊娠初期にはエストロゲンやプロゲステロンの作用によって子宮体部を中心に軟化が起こる．この軟化はさらなる子宮の増大に寄与する合目的的な変化である．これに対し，子宮頸部は比較的硬いままであるので，双合診を行うと頸部と体部が分離しているように感じられる．これを Hegar 徴候 といい，妊娠7～12週に顕著である．また，この時期に内診により子宮頸部を動かしても，体部が移動しないように感じる Gauss 徴候 も認められる．

② 子宮の形態的変化と Piskacek 徴候（図ⅢA-18参照）：前後に扁平な洋梨状の形態の子宮は，妊娠による子宮内容物の容積の増大によって，妊娠12週頃には最も球形に近い形態となる．その直前の妊娠7～10週では，着床部位の変化が大きく，子宮は Piskacek 徴候 といわれる図ⅢA-18に示す左右非対称な形態をとる．

③ 子宮筋収縮と Braxton Hicks 徴候：子宮筋は子宮内腔の増大による伸展によって刺激を受け，妊娠8週頃から内診時などに軽度の無痛性収縮を認める．これを Braxton Hicks 徴候 という．

2 腟における変化

妊娠5週頃から腟壁や子宮腟部が通常の鮮紅色から紫色の混じった紅紫色へと変化し，さらに週数が進行すると暗い藍紫色を呈するようになる．これを リビド livid 着色，もしくは Chadwick 徴候 という．エストロゲンの作用によるとされて

生物学的 hCG 測定法

免疫学的 hCG 測定法が開発される前は，妊婦の尿を動物に注射し，動物の性腺で妊婦尿中 hCG により排卵や排精が起こることを確認することによる生物学的 hCG 測定法が広く行われていた．代表的な方法は以下のとおりである

Aschheim-Zondek test：幼若マウスに妊婦尿を皮下注射し，5日後に開腹し排卵の有無を出血卵胞や黄体の有無で確認する

Friedman test：成熟メス家兎の耳静脈に妊婦尿を投与し，卵巣での排卵の有無を確認する

Galli Mainini test：雄のガマガエルに妊婦尿を注射し，排精の有無を確認する

免疫学的 hCG 測定法

1960 年に Wide & Gemzell により hCG の immunoassay が開発されて以来，より高感度で簡便な試薬が開発されてきた．その手法としては赤血球凝集阻止反応 hemagglutination inhibition reaction (HAIR)，ラテックス凝集阻止反応 latex agglutination inhibition reaction (LAIR)，赤血球凝集反応 hemagglutination reaction (HAR)，ラテックス凝集反応 latex agglutination reaction (LAR) などがあるが，現在では本文中で述べる免疫クロマトグラフィー法にかわり，上記の各方法はほとんど用いられなくなった

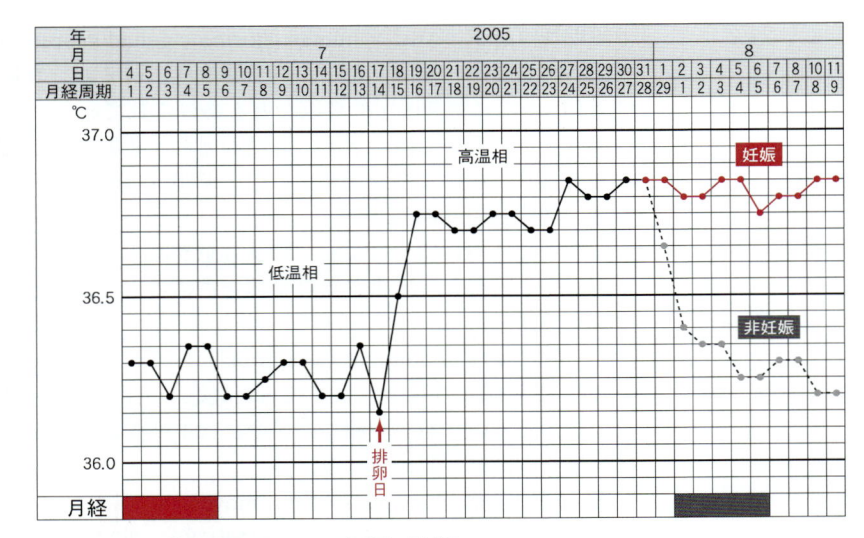

図ⅢA-28　基礎体温法による妊娠の診断

いるが，一部には静脈還流の障害によるうっ血も関与していると考えられている．

3 その他

妊娠の進行に伴って，腹壁からの胎児部分の触知などが可能となるが，次項で述べる諸検査法によって妊娠の診断はそれ以前に容易に確立でき，妊娠徴候としての意味は少ない．

② 妊娠診断のための各種検査方法（図ⅢA-27）

妊娠を確実に診断するためには，妊娠のみによって生じる現象を的確に把握することが必要である．現在まで，この目的のためにさまざまな検査方法が行われてきたが，多くはすでに過去のものとなってしまっている．現在，臨床的に広く用いられている方法のみを本文で記述し，歴史的な方法については欄外記事を参照されたい．

1 基礎体温 basal body temperature（BBT）（図ⅢA-28）

排卵後形成される黄体から分泌されるプロゲステロンの中間代謝産物（Δ-epiandrosterone）は，体温中枢に作用して体温を 0.3℃ 以上上昇させる作用がある．通常の黄体は高名な荻野学説で明らかにされたとおり約 2 週間の寿命であるが，妊娠した場合には絨毛から分泌される**ヒト絨毛性ゴナドトロピン** human chorionic gonadotropin（hCG）などの作用により**妊娠黄体**となって発育を続け，体温上昇は少なくとも 2 カ月以上持続する．したがって，女性が毎朝覚醒時に安静な状態で体温を計測して高温相が 16～21 日以上継続し，ホルモン剤の投与，熱性疾患が否定されれば妊娠と診断することができる．最も簡便な方法であるが，毎日体温を計測しなければならないわずらわしさがあり，広く普及しているとはいえない現状である．

2 ヒト絨毛性ゴナドトロピン測定法

妊娠によって形成される絨毛から分泌される hCG を測定し，妊娠の診断を行う方法である．hCG は分子量約 38,000 の糖蛋白ホルモンで図ⅢA-29 に示すように α と β のサブユニットから形成されており，絨毛性疾患やごく特殊な卵巣腫瘍を除くと妊娠時以外に生体内に存在することがないため，hCG の存在の証明はきわめて有用な妊娠診断法である．

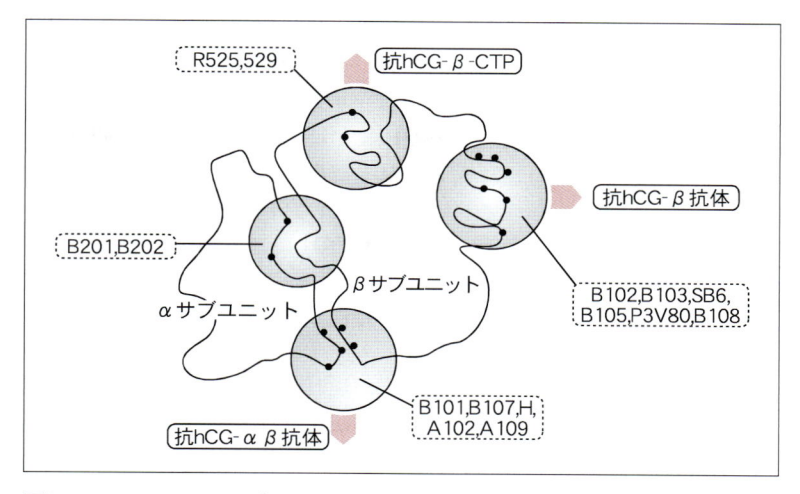

図Ⅲ A-29　hCG のサブユニットと抗原決定基
（鈴木正利，他：周産期医学，23（増）：2，1993 より）

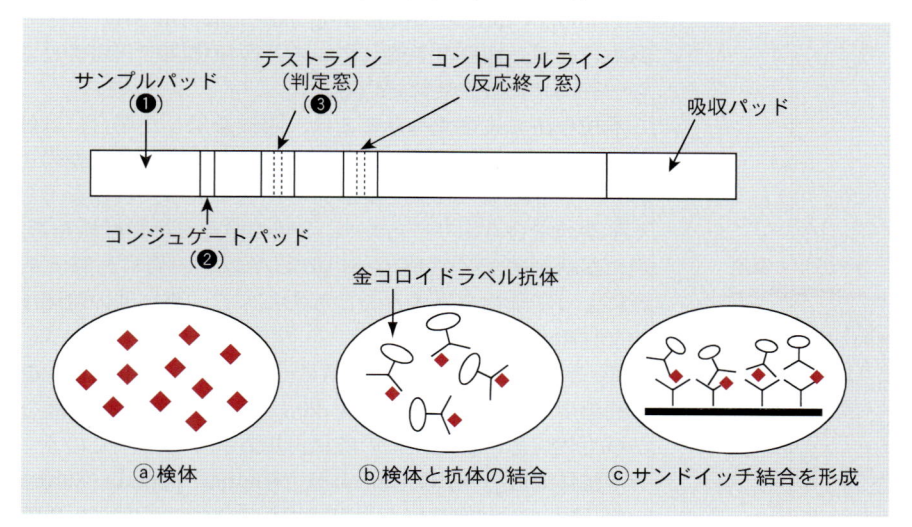

図Ⅲ A-30　免疫クロマトグラフィー法

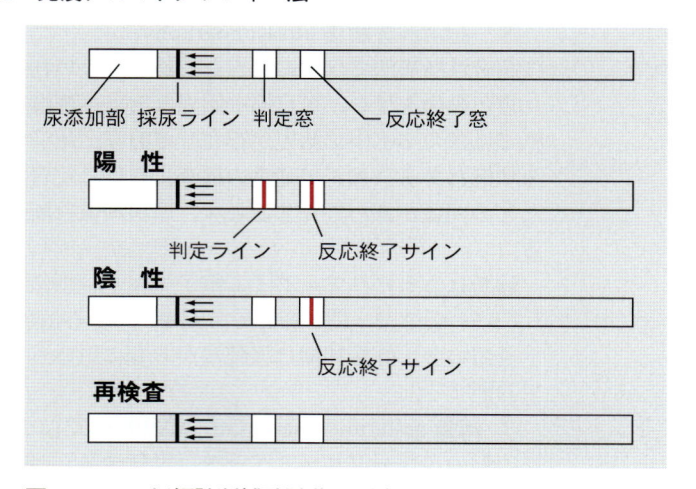

図Ⅲ A-31　妊娠診断補助試薬の判定法

① **免疫クロマトグラフィー法**：現在，hCGの定性測定法として最も一般的に行われている方法は，免疫クロマトグラフィー法（図ⅢA-30）である．試験紙上の左端のサンプルパッド（❶）をhCGを含んだ検体尿（ⓐ）に浸し，毛細管現象で尿が金コロイド色素で標識された抗hCG抗体を塗布したコンジュゲートパッド（❷）に移動して第1反応を起こし，hCGと抗hCG抗体感作金コロイドの結合物を形成させる（ⓑ）．この結合物は尿とともにさらに右方に移動し，固定化されたテストライン（判定窓❸）にある別種の抗hCG抗体に達して第2反応を起こして発色する（ⓒ）ことを利用した方法である．尿中にhCGがなければ第1反応も第2反応も起こらず発色しない．実際の試薬ではさらに右方に尿が到達した際に発色するコントロールライン（反応終了窓）が設置されており，判定窓と反応終了窓の2個所に反応が現れた場合を陽性，反応終了窓のみに反応が現れた場合を陰性，両方の窓に反応が現れなかった場合は再検査としている（図ⅢA-31）．

本法は反応に要する時間が約2分と簡便であり，感度も25 IU/l と高感度で，次回予定月経前の妊娠3週後半頃から陽性を呈するとされている．また，構造の似たヒト黄体化ホルモン human luteinizing hormone（hLH），ヒト卵胞刺激ホルモン human follicle stimulating hormone（hFSH）などとの交差反応もほとんど認められず，特異度も優れている．医療機関で利用されるばかりでなく，薬局でも一般向けに販売されている．

本検査法で注意すべきことは，陽性を呈した場合には妊娠していることはまず間違いないが，子宮外妊娠や胞状奇胎などの異常妊娠の可能性もありうることであり，必ず産婦人科医を受診するべきである．陰性を示した場合でも，妊娠のごく早期の場合もありうるため，1回の検査だけで妊娠を否定することはできない．逆に胞状奇胎などでhCGが 10^6 IU/l 以上の異常高値である場合には prozone 現象によって陰性を呈することもあるので，常に他の臨床所見などとあわせて総合的な判断が必要である．

② **その他**：妊娠の早期診断に一般的に用いられているとはいえないが，hCGの高感度測定法として図ⅢA-29に示す各種抗原決定基を用いた酵素免疫測定法が絨毛性疾患の経過観察の際に汎用されている．このうち抗β-hCG C末端ペプチド抗体 anti-β-hCG carboxyl terminal peptide antibody（anti-β-hCG CTP antibody）では，血清中ならびに尿中のhCG感度が 0.2 IU/l とされており，より早期に妊娠診断が可能である．

3　超音波診断法 ultrasonography

超音波断層法では水のような透過性のよい物質は低輝度の信号としてとらえられ黒色画像を呈し，子宮筋や胎児などは高輝度の白色画像として描出される．妊娠では常に羊水中に胎児が存在しており，超音波診断法が最もその特性を生かせる状況にある．加えて通常の検査における超音波量では，胎児に対して催奇形性などの問題が認められておらず，産科画像診断法として最も有用な検査法といえる．

診断はおもにリアルタイム電子スキャン画像で行い，必要に応じて画像を停止（フリーズ）させ，長さなどの計測を行う．心拍動やそのリズムの解析にはMモードを用いる．妊娠初期は経腟法がおもに用いられ，胎児が発育してくると経腹法で診断する．

① **胎嚢 gestational sac（GS）（図ⅢA-32）**：妊娠4週後半頃になると子宮腔内に円形のエコーフリースペース（黒色画像）が描出される．これが胎嚢であり，画像診断で最も早く確認できる妊娠所見である．GSの最大径を**胎嚢径**とする．GS

---

prozone 現象

抗原または抗体量が極端に多いと抗原と抗体の混合物で観察可能な現象が起こらなくなる現象．hCG測定においては胞状奇胎などのように異常高値を示す場合に認められることがある

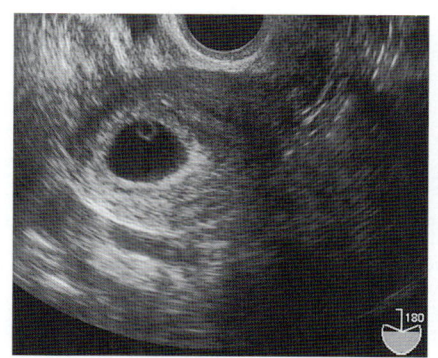

図ⅢA-32　超音波検査法：胎嚢
妊娠5週

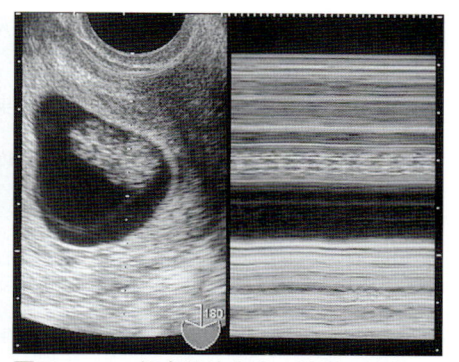

図ⅢA-33　超音波検査法：胎児心拍動
左：Bモード，右：Mモード

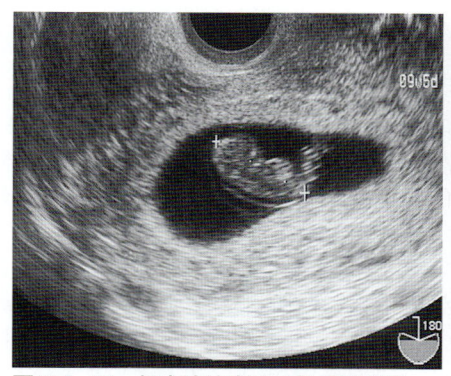

図ⅢA-34　超音波検査法：胎児頭殿長

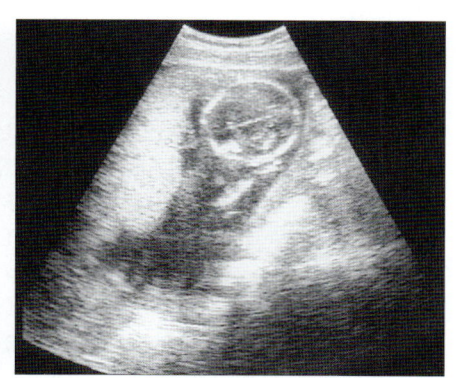

図ⅢA-35　超音波検査法：胎児大横径

を子宮腔内に確認できれば，正常な子宮内妊娠と診断できる．逆に子宮外妊娠では，卵管などにGSを認める．

② **胎児心拍動** fetal heart beat（FHB）（図ⅢA-33）：胎児の心臓は妊娠5〜6週に形成され，拍動を開始する．リアルタイム電子スキャン画像では，胎児心臓が拍動を開始するとともに確認可能である．一度みえていた胎児心拍動が消失したり，妊娠7〜8週以降になっても胎児心拍動が検出できない場合は，稽留流産 missed abortion と診断される．

③ **胎児頭殿長** crown rump length（CRL）（図ⅢA-34）：妊娠7〜8週以降になると，胎児の形態が明らかになり，頭部や殿部を確認できるようになる．この際の胎児の頭部から殿部までの直線距離を頭殿長といい，胎児発育の重要な指標の1つである．

④ **胎児大横径** biparietal diameter（BPD）（図ⅢA-35）：妊娠12週頃になると胎児の各臓器はほぼ形態的には完成してくる．とくに中枢神経系の中心である脳は頭蓋骨により完全に覆われて胎児の頭部が鮮明になる．このときの児頭大横径も胎児発育の重要な指標の1つである．

B　妊娠時期の診断 diagnosis of gestational week

産科学的にはヒトの妊娠期間は最終月経初日を0日とし，分娩予定日を40週0

表ⅢA-2 妊娠時期の各種定義と妊娠転帰の名称

A	妊娠週数（週）	0	1	2	3	4	5	6	7	8	9	10	11	12	13	14	15	16	17	18	19	20	21	22	23	24	25	26	27	28	29	30	31	32	33	34	35	36	37	38	39	40	41	42	43
B	妊娠月数	第1月				第2月				第3月				第4月				第5月				第6月				第7月				第8月				第9月				第10月				第11月			
C	胎齢	0	1	2	3	4	5	6	7	8	9	10	11	12	13	14	15	16	17	18	19	20	21	22	23	24	25	26	27	28	29	30	31	32	33	34	35	36	37	38	39	40	41
D	妊娠区分	妊娠初期															妊娠中期												妊娠末期																
E	trimester	1st trimester													2nd trimester													3rd trimester																		
F	分娩の種類	流産																						早産															正期産					過期産	

表ⅢA-3 分娩予定日の各種決定因子

a. 最終月経開始日
b. 性交日
c. 基礎体温
d. 排卵日
e. 生殖補助技術（ART）による妊娠
f. 妊娠反応陽性日
g. つわり
h. 胎嚢径
i. 胎児心拍動確認日
j. 胎児頭殿長
k. 胎児大横径
l. 胎動の自覚時期
m. 子宮底長

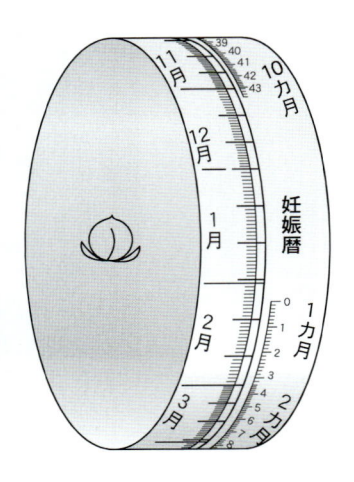

図ⅢA-36 岡林式妊娠暦

日（280日）目としている．これは産科学的に理想とされる月経周期が28日の女性における場合であり，月経周期が不規則な女性や周期が極端に延長している女性の場合には，修正が必要である．ただし，この場合でも分娩予定日はあくまで妊娠40週0日とし，妊娠の管理を行う．

妊娠時期については，原則として満の週数（表ⅢA-2 A）でよぶこととされているが，わが国ばかりでなく諸外国でも一般人の間では4週を1カ月として数えの月数（表ⅢA-2 B）でよぶことが多い．また，生物学的には受精の時点で新しい生命がはじまるので，胎齢（表ⅢA-2 C）というよび方もある．

妊娠期間の分類もわが国では表ⅢA-2 Dの分類が原則とされているが，最近は欧米で用いられているtrimester法（表ⅢA-2 E）も普及してきている．しかし，いずれにしろ妊娠22週未満の分娩を流産，22週以上37週未満の分娩を早産，37週以上42週未満の分娩を正期産，42週以上の分娩を過期産と定義し，胎児胎盤機能を考えると正期産の時期に分娩を終了するように努めることが望ましい．

すべての女性が基礎体温を記録し，性交渉の日付を覚えていれば，分娩予定日の算出も正確でかつ容易に行えるが，現実にはそのようにはいかないので，表ⅢA-3に示す各種因子を用いてできるだけ正確な分娩予定日を算出する．正確な分娩予定日を決定しておくことは，後の妊娠管理や分娩誘発などの際にきわめて有益となる．

1 分娩予定日の各種決定因子（表ⅢA-3）

a 最終月経開始日

月経周期が28日でほぼ一定であれば，最終月経開始日から280日目を分娩予定日とする．この場合，簡単に最終月経開始日から280日目を算出する方法としてNaegele概算法がある．これは最終月経開始日をX月Y日とすると，280日目は

$$(X+9) \text{ or } (X-3) \text{ 月 } (Y+7) \text{ 日}$$

であるというものである．うるう年などで数日の誤差はあるが，簡易に計算できる方法である．より正確に算出するためには，岡林式妊娠暦（図ⅢA-36）やコンピュータを用いる．

月経周期が28日でなくともほぼ周期が一定であれば，次のように分娩予定日を算出できる．たとえば40日の女性の場合は，排卵日が，

$$40\,日 - 28\,日 = 12\,日$$

遅れるため，分娩予定日も12日遅れ，

$$280\,日 + 12\,日 = 292\,日$$

292日目が分娩予定日となる．なお，この場合でも，分娩予定日はあくまで妊娠40週0日とし，妊娠の管理を行う．月経周期がまったく不規則な女性の場合には，最終月経開始日では正確な予定日を算出できない．

b 性交日

性交日が明らかであり，その前後にほかの性交日がない場合には，性交日を妊娠2週0日として，分娩予定日を算出する．

c 基礎体温

基礎体温を規則的に測定していた女性の場合は，基礎体温から推定される排卵日を妊娠2週0日として，分娩予定日を算出する．

d 排卵日

不妊症治療などで定期的に産婦人科を受診し，卵胞の消失によって排卵日が特定できる場合は，排卵日を妊娠2週0日として，分娩予定日を算出する．

e 生殖補助技術 assisted reproductive technology（ART）による妊娠

生殖補助技術の手法によってさまざまであるが，a〜dに述べた正常妊娠の経過に準じて分娩予定日を算出する．

f 妊娠反応陽性日

現在，通常使われている妊娠反応の測定キットは妊娠3週後半には陽性を呈するようになっている．したがって，妊娠反応が陽性であった日が妊娠3週後半以降であることは診断できるが，それだけで正確な妊娠週数は算出できない．ただし，頻回に妊娠反応検査を繰り返していて，陰性から陽性になった日が特定できれば，妊娠週数の算出に有用である．

g つわり

つわりは通常妊娠5〜6週頃に始まるので，その開始時期から分娩予定日を算出する方法である．つわりの開始時期には個人差があるため，正確な診断は期待できない．

h 胎囊径

正常妊娠における胎囊の大きさは図ⅢA-37と報告されており，受診日の胎囊の大きさからこの図上で妊娠週数を算出し，分娩予定日を決定する．

i 胎児心拍動確認日

毎日胎囊を観察していて胎児心拍動を確認できた場合は妊娠5〜6週と診断できるが，たまたま胎児心拍動を認めた場合は，その日が妊娠5〜6週以降であると判断できるだけで，分娩予定日の算出はむずかしい．

j 胎児頭殿長

正常妊娠における胎児頭殿長の大きさは図ⅢA-38と報告されており，受診日の胎囊の大きさからこの図上で妊娠週数を算出し，分娩予定日を決定する．妊娠7〜11週における最も誤差の少ない指標とされている．

k 胎児大横径

図ⅢA-39に胎児大横径の正常値を示す．本図から分娩予定日を算出する．妊娠12〜20週における最も誤差の少ない指標である．

l 胎動の自覚時期

胎動の自覚は妊娠16〜20週頃に感じられるといわれているが，胎児は妊娠10週頃から運動を行っているので，母体の感受性によって大きく個人差がある．し

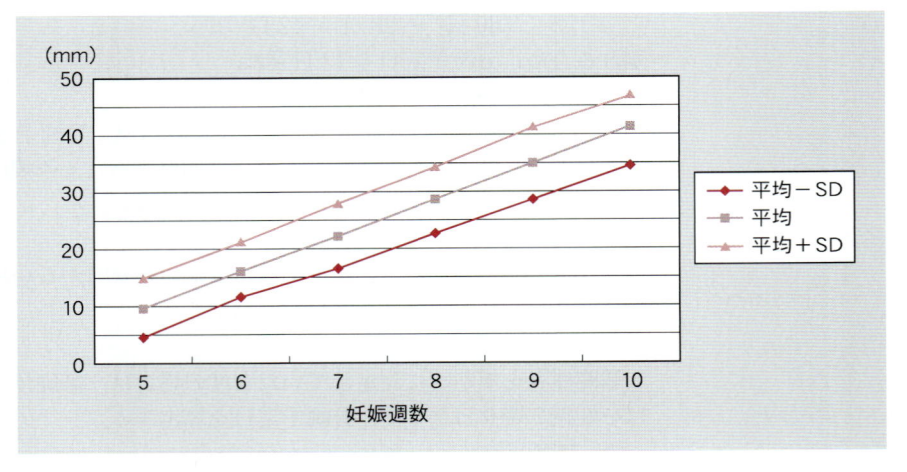

図Ⅲ A-37　胎嚢径の正常値
（青野敏博（編）：産婦人科ベッドサイドマニュアル第3版．医学書院，p. 409，1998 より）

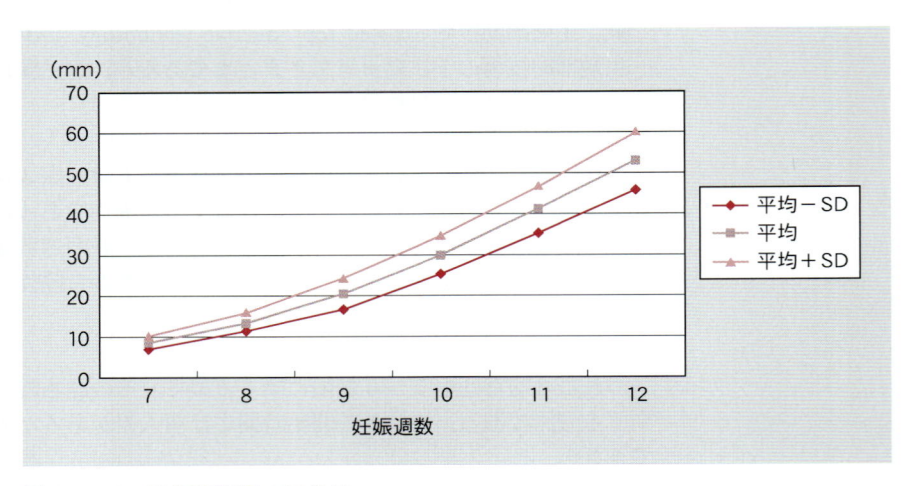

図Ⅲ A-38　胎児頭殿長の正常値
（青野敏博（編）：産婦人科ベッドサイドマニュアル第3版．p. 409，医学書院，1998 より）

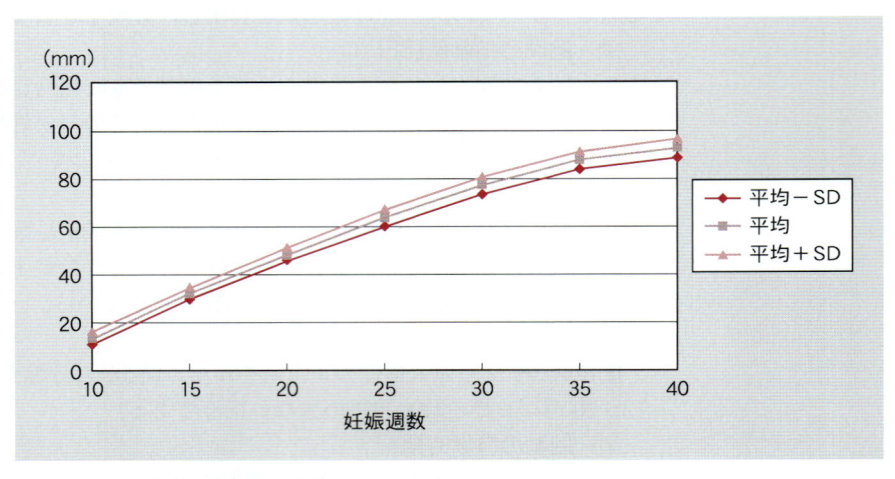

図Ⅲ A-39　胎児大横径の正常値
（青野敏博（編）：産婦人科ベッドサイドマニュアル第3版．p. 410，医学書院，1998 より）

たがって，あまり有効な指標とはいえない．

m 子宮底長

各妊娠 n 月末における子宮底長の長さは，おおむね n×3〜(n+1)×3 cm の間にあるとされている（図ⅢA-40）．これを利用して分娩予定日の算出を行う．子宮底長は腹囲と比べると個人差の少ない指標ではあるが，超音波による諸計測値のほうが誤差が少なく有用である．

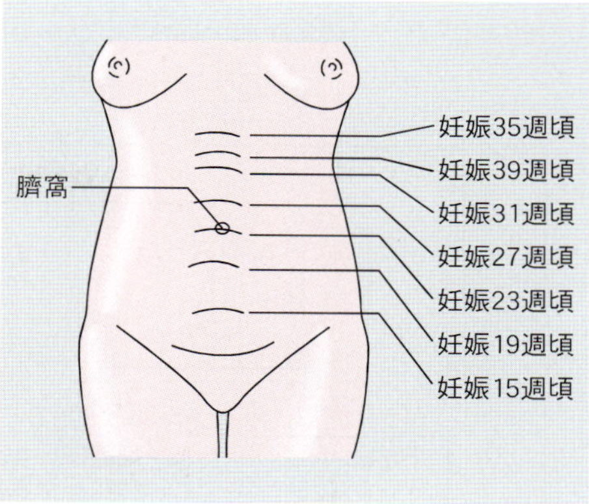

図ⅢA-40 子宮底長の変化

2 実際の分娩予定日決定法

実際の産科臨床の場においては，上述した b〜e のケースはまれであり，多くは月経の遅れを主訴として受診する．すなわち，その時点では最終月経や性交渉のあった日から1カ月近く経過していることが多く，最終月経開始日などをちゃんと記録していない場合には，あてになる情報とはいえないことが多い．そこで，現在の妊娠週数の診断，ひいては分娩予定日の診断は記憶に頼ることなく，個人差の少ない計測値を用いて行うことになる．そのために最もよく用いられるのは超音波診断法であり，次いでhCG検査法である．以下に妊娠診断のフローチャート（図ⅢA-41）を示す．まず，妊娠を疑って受診した女性には超音波検査を行う．

a 子宮腔内に GS−

① hCG−なら非妊娠もしくは妊娠3週前半以前であるので，2週間後に hCG を再検する．

　ⅰ）2週後 hCG−で，その2週間に性交渉が行われていなければ非妊娠と診断する．

　ⅱ）2週後 hCG＋なら妊娠3週後半以降なので経腟超音波検査を再度行う．

② hCG＋なら妊娠であるが，妊娠3週後半から4週後半までの時期か，もしくは子宮外妊娠を疑う．

　ⅰ）2週後超音波検査を行い，GS が子宮腔内に認められれば正常子宮内妊娠である．

　ⅱ）GS が認められなければ，子宮外妊娠の可能性が高いので精査を行う．

b 子宮腔内に GS＋

正常子宮内妊娠であり，GS 径で分娩予定日を仮に算出する．2週後 CRL を再度測定し正式の予定日を算出する．

c CRL＋

最も正確な妊娠週数と分娩予定日が算出できる．最終月経などからの妊娠週数が決まっていた場合には修正を行う．念のため2週後に再度測定し，妊娠週数の確認を行う．

d BPD＋

妊娠12〜20週の大きさであれば，ほぼ正確な妊娠週数，分娩予定日が算出できるが，それ以上の大きさであれば，妊娠時期の診断は不正確となる．大腿骨長や胎児推定体重などを用いてできるだけ修正するが，正確な診断は不可能である．

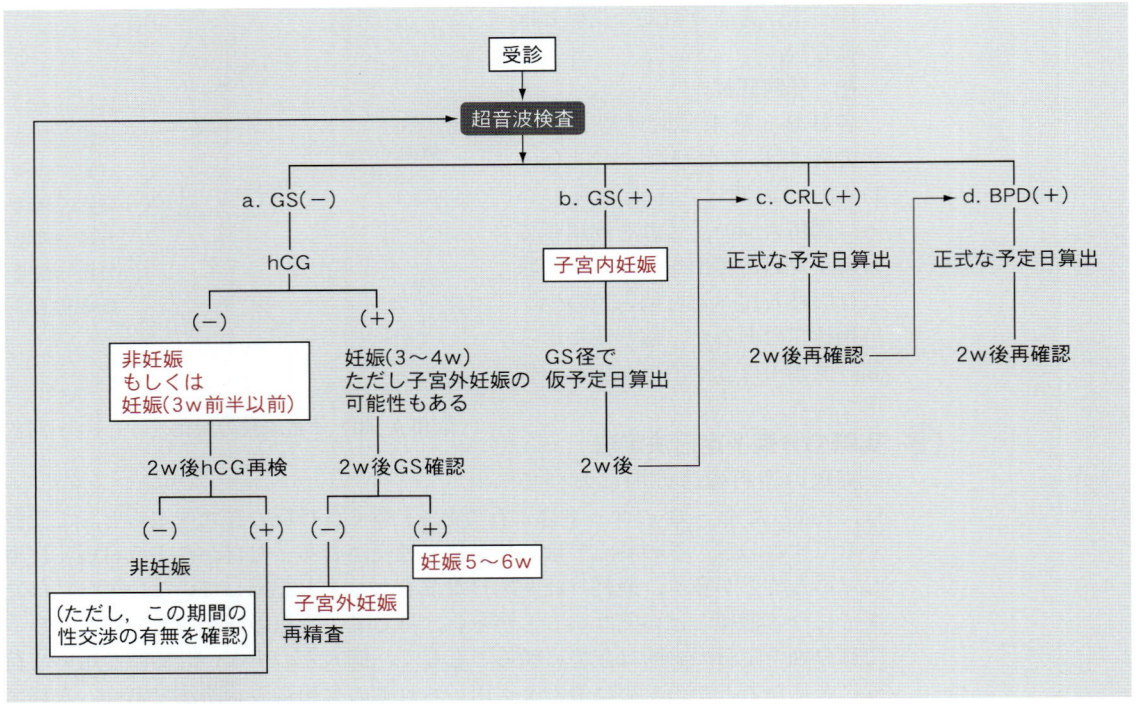

図ⅢA-41　妊娠診断のフローチャート

C 妊婦健康診査 antenatal examination

　すべての妊娠が母児ともに健康な予後を迎えるために，母子保健法に基づいて妊婦健康診査が行われている．妊娠した者は母子保健法第15条により届出を行うことになっており，届出を受けると同法第16条により**母子健康手帳**が交付される．母子健康手帳には毎回の健診時に妊婦・胎児の健康管理を行うための最低限の項目が記載されている（**表ⅢA-4**）．

① 妊婦健康診査の回数

　妊婦健康診査の施行回数は，
　　ⅰ）妊娠初期から妊娠23週まで……4週間に1回
　　ⅱ）妊娠24週から妊娠35週まで……2週間に1回
　　ⅲ）妊娠36週以降分娩まで……1週間に1回
と厚生省の児童家庭局長通知(平成8年)には記載されている．ただし，これは必要最低限の回数であって，個々の妊婦の状況によっては頻度を増やす必要がある．
　たとえば，妊娠初期に正確な妊娠週数の把握をすることは，その後の妊娠管理方針にとってきわめて重要であり，妊娠6～10週には少なくとも2週間の間隔で胎児CRLを測定し妊娠週数を確認することが望ましい．また，既往に頸管無力症がある妊婦の場合には，一般の妊婦にとって安定期といわれている妊娠中期であっても1週間に1回の頻度で受診させ，必要があれば頸管縫縮術などの処置を行うべきである．高血圧などの妊娠高血圧症候群の徴候が現れてきたら，2週間に1回とされる妊娠後期でも頻度を増すべきである．このように妊婦健康診査は上記の頻度を最低限の回数として，妊婦の状況をみながら適宜追加する必要がある．

表III A-4　母子健康手帳の検診項目

妊娠中の経過（1）

このページは、担当者が替わった場合でも参考になりますから、診察を受けるときはいつでも持参しましょう。

診察月日	妊娠週数	子宮底長	腹囲	血圧	浮腫	尿蛋白	尿糖	その他特に行った検査（含むヘモグロビン）	体重	特記指示事項（安静・休業、母性健康管理指導事項連絡カードに記載された措置など）	施設又は担当者名
		cm	cm		－ ＋ ＃	－ ＋ ＃	－ ＋ ＃		kg		
		cm	cm		－ ＋ ＃	－ ＋ ＃	－ ＋ ＃		kg		
		cm	cm		－ ＋ ＃	－ ＋ ＃	－ ＋ ＃		kg		
		cm	cm		－ ＋ ＃	－ ＋ ＃	－ ＋ ＃		kg		
		cm	cm		－ ＋ ＃	－ ＋ ＃	－ ＋ ＃		kg		
		cm	cm		－ ＋ ＃	－ ＋ ＃	－ ＋ ＃		kg		

梅毒血清反応	年　月　日　実施	血液型検査	年　月　日実施	ABO		Rh	
B型肝炎抗原検査	年　月　日　実施						

妊婦自身の記録

最終月経開始日	年　月　日
この妊娠の初診日	年　月　日
胎動を感じた日	年　月　日
分娩予定日	年　月　日

○赤ちゃん誕生を迎える両親の気持ちを記入しておきましょう。
また、心配なこと、相談したいことなども記入しておきましょう。

※出血・破水・おなかの強い張りがあったらすぐみてもらいましょう。

表ⅢA-5　妊娠中における検診・検査施行例

4週0日 5週0日 6週0日 7週0日	初診（超音波，血液型，血算，梅毒，B・C型肝炎，風疹，HIV，子宮癌検診，帯下培養など）	24週0日 25週0日 26週0日 27週0日	2週間おきの検診 帯下培養
8週0日 9週0日 10週0日 11週0日	妊娠11週までは1～2週間おきに超音波等を行い予定日を確定 確定後母子手帳申請用紙交付	28週0日 29週0日 30週0日 31週0日	2週間おきの検診 貧血の検査
12週0日 13週0日 14週0日 15週0日	4週間おきの検診	32週0日 33週0日 34週0日 35週0日	2週間おきの検診
16週0日 17週0日 18週0日 19週0日	4週間おきの検診	36週0日 37週0日 38週0日 39週0日	週1回の検診 帯下培養 37週以降　NST
20週0日 21週0日 22週0日 23週0日	4週間おきの検診 貧血の検査	40週0日 41週0日 42週0日	

2　妊婦健康診査の内容

妊娠が確認されたならば，妊娠初期にスクリーニングをかねて各種検査を行う．血液型，梅毒などの必須検査は当然のことながら，ほかの新興感染症などの項目も十分なインフォームド・コンセントをとって可能なかぎり行っておいたほうがよい．現在ではほとんどの疾患で治療法があり，また，治療法のない疾患でも垂直感染予防などの方策があるからである．

妊娠中には鉄欠乏性貧血になる可能性が高く，血球検査は妊娠中さらに2回ほど施行する．そのほか妊娠の時期に応じて表ⅢA-5のような検査が適宜施行されている．

毎回の妊婦健康診査は母子健康手帳の項目（表ⅢA-4）を中心に行われる．以下に各項目の意味と，さらに行うべき検査を述べる．

1　診察月日

妊娠は時間の経過によって大きく変化する．本項目を記載忘れすることなどありえないと思われるが，正確な日付の記載がされていないと，妊娠後期になって子宮内胎児発育遅延や過期産などで，妊娠週数の再検討を行う場合に不都合が生じる．

2　妊娠週数

妊娠初期の詳細な検討から決められた分娩予定日に応じた妊娠週数を記録する．以下の項目が妊娠週数に応じた変化であるかどうかを判定するために重要である．

3　子宮底長

妊婦を仰臥位にした場合の恥骨結合上縁から子宮底の最高点までの距離である（安藤法）．妊娠16週くらいから計測可能となる（図ⅢA-39）．この項目は胎児の発育に伴って子宮が大きくなることを利用した胎児発育の指標である．この発育が正常値以下であれば，羊水過少，胎児発育遅延などが疑われ，逆に正常値以上であれば羊水過多，双胎，巨大児などを疑う．

現在では多くの施設で超音波検査による胎嚢径（図ⅢA-37），胎児頭殿長（図ⅢA-38），胎児大横径（図ⅢA-39），胎児大腿骨長，推定胎児体重（図ⅢA-42）

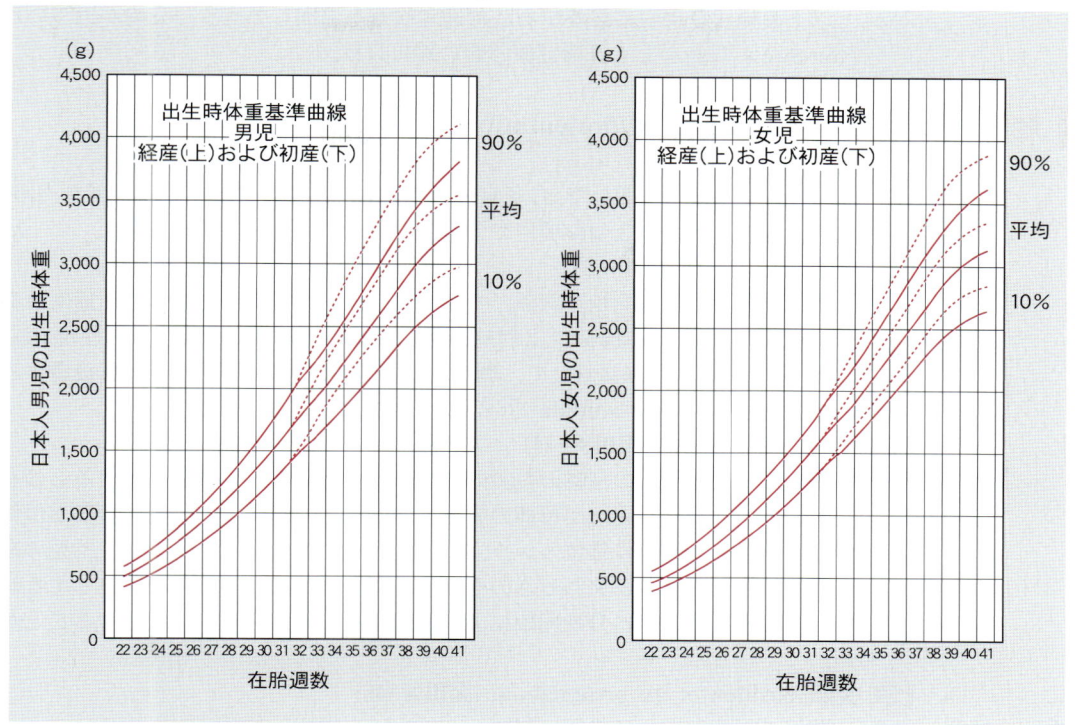

図ⅢA-42　出生時体重基準曲線
点線：経産例，実線：初産例

などが子宮底長の代わりに，胎児発育の指標として用いられている．羊水過少・過多，双胎などの診断も超音波検査できわめて容易に行われる．

4　腹囲

臍部における腹壁の周囲径である．肥満の場合には基礎値が高く，耐糖能異常の検査などが勧められる．妊娠の進行に伴う変化は子宮底長ほど顕著ではない．

5　血圧

妊娠高血圧症候群の代表的症候であり，収縮期圧 140 mmHg 以上，拡張期圧 90 mmHg 以上で妊娠高血圧症候群と診断される．

6　浮腫

妊娠中はホルモン環境の変化をはじめとする種々の原因によって浮腫を生じやすくなる．浮腫によって体重の異常増加をみることもあり，日常生活の活動性に影響を与えない範囲に浮腫を維持することが重要である．

7　尿蛋白

妊娠高血圧症候群の症候の 1 つであり，要請が認められたら定量法で測定する．ただし，過労などによっても陽性を呈することがある．

8　尿糖

妊娠時には耐糖能異常が生じやすい．また，糖尿病合併妊娠などもある．陽性が続く場合には OGTT を行うことが望ましい．

9　体重

妊娠の全期間を通じて 10 kg 以内の増加が理想である．浮腫によっても増加を認める．

以上の項目を中心に必要があれば適宜検査を追加して行う．分娩が近づいたら Non-Stress Test なども妊婦健康診査の際に行う．

D 胎位・胎向の診断 diagnosis of presentation

分娩様式の決定においては，子宮内の胎児の向きや姿勢が重要な要素を占める．胎勢，胎位，胎向の 3 つの項目で子宮内の胎児の向き，姿勢を表す．

① 胎勢 attitude（図ⅢA-43）

胎児各部分の位置的相互関係，すなわち胎児の姿勢のことをいう．通常は脊柱が軽く前彎し顎が胸壁に接し，肘・股・膝関節がいずれも屈曲している**屈位** flexion attitude である．これに対して，顎が胸壁を離れ，児頭や脊椎が伸展・後彎するものを**反屈位** deflexion attitude というが，きわめてまれである．

② 胎位 presentation（図ⅢA-44）

胎児の縦軸と子宮の縦軸の位置的関係をいい，両者の縦軸が一致するものを**縦位**という．このうち児頭が母体の骨盤に向かうものを**頭位**，胎児の骨盤が母体の骨盤に向かうものを**骨盤位**という．妊娠末期では 95％が頭位となる．胎児の縦軸が子宮の縦軸と直角に交わるものを**横位**，ななめに交わるものを**斜位**とするが，いずれもまれであり，分娩開始によって頭位もしくは骨盤位に変化することが多い．

③ 胎向 position of the presentation（図ⅢA-45）

胎児の母体左右・前後側に対する向きをいう．頭位，骨盤位の場合は児背の向きで表し，児背が母体の左側を向くものを**第 1 胎向**，右側を向くものを**第 2 胎向**とし，さらに児背が母体の前方に傾くものを**第 1 分類**，後方に傾くものを**第 2 分類**とする．横位の場合は，児頭が母体の左側にあるものを**第 1 横位**，右側にあるものを**第 2 横位**としている．

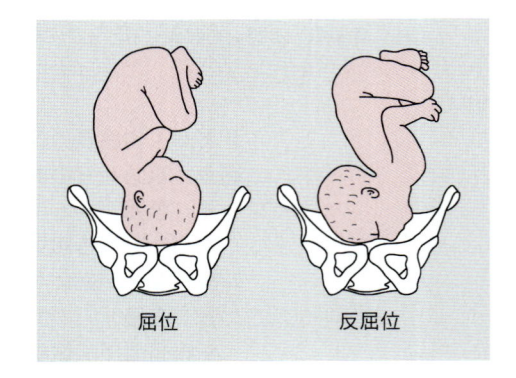

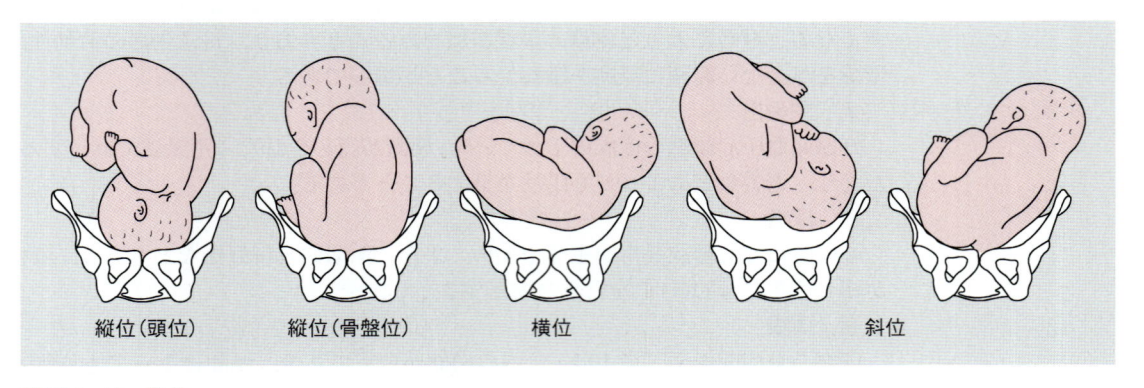

図ⅢA-43　胎勢

図ⅢA-44　胎位

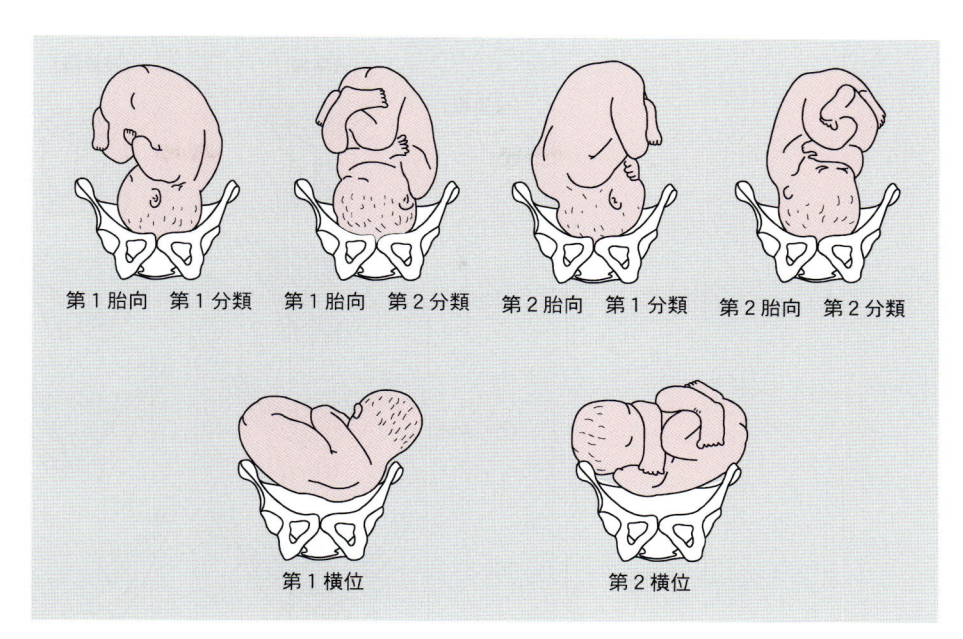

第1胎向 第1分類　第1胎向 第2分類　第2胎向 第1分類　第2胎向 第2分類

第1横位　　　　　　第2横位

図Ⅲ A-45　胎向

4　Leopold 触診法 Leopold's maneuver

上述した胎勢，胎位，胎向は，いずれも超音波検査法で容易に確診できるが，いつも超音波装置が身近にあるとは限らないので，触診による診断法としてLeopold 触診法がある（図Ⅲ A-47 参照）．

E　頸管成熟度 cervical ripeness

分娩が近づくにつれて子宮頸管ではコラーゲン分解酵素（コラゲナーゼ，カテプシン D など）の作用によってコラーゲン組織が溶解され，組織が軟らかく伸展性に富むようになる．この現象は分娩の際の子宮口開大にとって好ましい現象であり，この状態を頸管の成熟という．

したがって，頸管成熟度とは子宮頸部がどれだけ分娩に近づいているかを表す指標であり，子宮頸部の硬度，子宮頸管の短縮（展退）度および頸管の開大度をもって表すこととされている．これらに加えて外子宮口が腟より後方の仙骨側を向いている場合には，分娩発来までに時間がかかるとされ，この外子宮口の向きと，児頭の下降度を加えた Bishop スコア（表Ⅲ A-6）が実地臨床の場で広く用いられている．このうち頸管成熟度に関する項目について解説する．

表Ⅲ A-6　Bishop スコア

因子＼点数	0	1	2	3
頸管開大度（cm）	0	1～2	3～4	5～6
展退（％）	0～30	40～50	60～70	80～
児頭の位置	−3	−2	−1～0	+1
硬度	硬	中	軟	—
位置	後	中	前	—

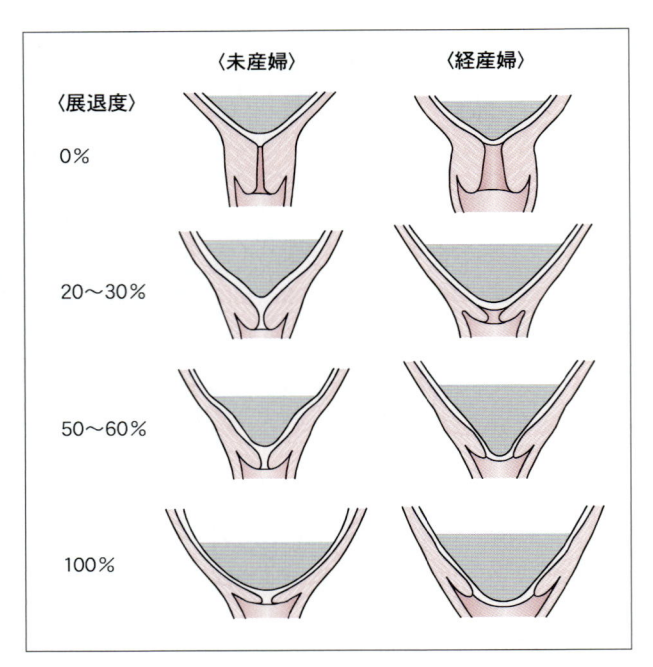

図ⅢA-46　子宮頸管の展退（短縮）度

1　子宮頸部の硬さ

軟化する子宮頸部の硬度を硬，中，軟の3段階に分けてスコア化する．ただし，硬さの感覚は診察者各人によって異なることが多く，初心者と経験者の間で最も所見の違いがみられる項目である．

2　子宮頸管の短縮（展退）度

子宮頸管は本来図ⅢA-46上段のような形態をとっており，分娩の進行に伴って内子宮口側から開大していく．内子宮口側からの開大によって頸管長は短縮していくので，この際の消失した長さを展退度とし，パーセントで表す．実際には子宮頸管長を3 cmとして，残存頸管長をa cmとした場合，$(3-a)/3 \times 100\%$と表記する．ただし，最近の経腟超音波法の発達で，妊娠時の頸管長は決して3 cmではなく，もっと長いことが明らかになってきており，若干の矛盾が認められている．

3　子宮頸管の開大度

子宮口全開大を10 cmとし，頸管内の最狭部の直径（cm）で表す．

Bishopスコアは検者による内診所見から得られる主観的な所見に基づいて子宮頸管の潤軟度や開大度を評価する方法であるため，客観性や普遍性に乏しい欠点があるが，ほかに有効な点数化された診断方法がないため広く使われているのが現状である．

3　妊婦管理

わが国では，母子保健法に基づいて，すべての妊娠した女性は妊婦定期健康診査を受けるように勧められている．また，各市町村長には妊婦の健康を守る義務

がある．妊婦健診は以上の趣旨に基づき，市町村長より医療機関に委託されている．したがって，妊婦健診を通じて妊婦の生活指導を行っていく必要がある．また，妊産褥婦が摂取すべき栄養についてもきめ細かい指導が必要である．妊娠経過中には，妊娠の進行に伴い多くの体の変化をきたし，妊婦自身も不安になることがあり，妊婦健診を担当する医師・助産師はその不安を除去するように努めなければならない．ときに重大な疾患の前兆としてマイナートラブルを訴える場合があり，注意深い観察が必要とされる．以下に妊娠中の生活指導，栄養，マイナートラブルに関して説明する．

A 妊婦の生活指導 maternity lifestyle guidance

1 妊婦と職業

男女平等社会の実現と女性の意識の変化により，女性の社会進出は増加し，勤労女性が妊娠する割合も増加してきている．このため，就労の妊娠・分娩に及ぼす影響の検討は，母子保健上の重要な課題となっている．長時間労働，深夜労働，有害物取扱い労働，劣悪環境での労働などは，異常な妊娠・分娩経過を引き起こす要因になると考えられている．男女雇用機会均等法や労働基準法では，妊産褥婦の就労について細かく規定されており，事業主には母性健康管理を担う義務がある．母子健康手帳に添付される母性健康管理指導事項連絡カードなどにより，通勤の緩和措置や，休憩に関する措置など，当該妊婦に対して必要と考えられる事項を指導する．

2 妊婦と衣食住

1 衣生活

原則として，非妊時と異なる衣生活は必要としない．しかし，妊娠中には体型が大きく変わること，および発汗，分泌物が増加することから，以下の点に注意を払う必要がある．

① 季節に応じて，快適な日常生活が可能で，ゆったりとした動きやすい衣服を着用する．

② ブラジャーやガードルは，身体を締めつけることのないようにする．腹帯は医学的に必ず着用しなければいけないものではない．個々の嗜好に応じて着用すべきである．

③ 体型の変化により体の重心が高くなり転倒しやすいことから，靴は柔軟性に富みヒールの高くないものがよい．

2 食生活

規則正しく，栄養価に配慮した食事であれば，とくに非妊娠時と変わりない．細部は別項に譲る．

3 住居

現代の住居は高齢者に配慮してバリアフリー化されてきており，このような住居であれば妊婦には問題ない．しかし，急な階段や手すりのない階段は転倒しやすく，妊婦には不向きである．トイレについても同様の観点で，洋式トイレが妊婦の負担になることは少ない．空調設備もフィルターの掃除が十分になされていれば，妊娠高血圧症候群の発生頻度が低くなると考えられている．核家族化により，妊婦が1人で居住する場合が増えているが，妊娠中の不測の事態に対応できないことがあり，注意が必要である．

③ 年齢と妊娠

1 若年妊娠

欧米では，15歳以下の妊娠は若年妊娠と定義されている．しかし，日本では問題視するほど多くはない．その数は，1960年頃より一定である．若年妊娠の問題点は，就学中である場合が多いこと，経済的な余裕がないことなどの社会的な環境に由来することが多い．これにより，医療機関への受診が遅れ，十分な妊婦健診を受けられないことにつながる．また，就学中であることから周囲からの協力が得られにくく，母性発達が未熟なために育児が不十分となり，育児放棄から児童虐待につながる場合もあり，社会問題となっている．逆に，これらの問題点が解決されている場合には，10代後半の妊娠・分娩は身体的にはむしろ好ましいものであり，環境に注意して指導することが求められる．

2 高齢妊娠

世界産科婦人科連合は，高年出産を初産で35歳以上，経産では40歳以上と定義している．わが国では35歳以上の初産婦を高年初産婦と定義し，経産婦での定義はない．母体の高年齢は，異常妊娠（流産，胎児奇形，胞状奇胎，種々の合併症など），異常分娩（早産，遅延分娩，non-reassuring fetal status，急速遂娩など）の頻度を増加させる危険因子である．とくに，高齢出産では染色体異常児の出生頻度は100人に1人以上にまで上昇すると考えられている．これは，母体が高年齢になるにしたがって，卵子の第2減数分裂に異常をきたすことによると考えられている．以上のことを踏まえて，現在では，クアトロテストや妊娠初期羊水検査などにより，染色体異常の検索を行う施設も増えてきている．しかし，十分なインフォームドコンセントが必要である．

④ 喫煙・飲酒・嗜好品

1 喫煙

タバコのニコチンは，直接あるいはカテコールアミン分泌を亢進させることにより末梢血管を収縮させ，子宮胎盤循環障害をきたす．また，一酸化炭素は母体血中のHbCO濃度を上昇させ，慢性的な胎児低酸素状態を引き起こす．こうした原因により，以下の状況をきたすと考えられている．

① 1日の喫煙本数の増加に伴い，子宮内胎児発育不良児の出生率の増加が認められる．
② 喫煙妊婦では，流産，死産，周産期死亡の率が高いといわれている．
③ 母親だけでなく，父親の喫煙に伴う受動喫煙により，児の周産期死亡や児の奇形発生に関係があると報告されている．

平成15年5月1日に施行された健康増進法では，この受動喫煙の防止を図るよう努力する義務が明記されており，妊婦周囲から喫煙者を遠ざけることが医師・助産師の指導項目の1つとなった．

2 飲酒

母体血中に入ったアルコールおよびその中間産物は，胎盤を通じて代謝能力の小さい胎児に容易に移行し，神経毒として直接胎児に作用する．少量の飲酒は問題にならないと考えられているが，多量のかつ慢性的な飲酒行為では，以下のような影響が指摘されている．

① 胎児性アルコール症候群の児はアルコール依存症の妊婦から出生し，精神発達遅滞，出生前後の発育障害，小頭症，女性性器異常などを示す．
② 大量に飲酒する妊婦においては，早産の発生率や低出生体重児の頻度が高い傾向が認められる．

アルコール摂取量の安全域はまだ確立されていない．大量飲酒（アルコール量として 2.2 g/kg/日以上の常用）により，胎児性アルコール症候群の起こる確率は高くなると考えられるが，それ以下でも起こることが知られている．さらに，器官形成期での飲酒は形態異常を，妊娠中期以降での飲酒では成長障害をきたしやすくなることから，妊娠中のアルコール摂取は控えるべきである．

3 嗜好品

嗜好品，とくにコーヒーや紅茶はともにメリットとデメリットがあり，一概に禁忌とはいえない．

① メリット：コーヒーや紅茶はストレスを和らげ解消することにもつながるものであり，精神衛生上有用と考えられる．

② デメリット：コーヒーや紅茶は成分としてカフェインを含んでおり，大量に摂取すると容易に胎盤を通過する．カフェインは胎児の胎内に蓄積され，出生後に**薬物離脱***を引き起こし，被刺激性や興奮性が上昇する．したがって，1日に20杯など大量に摂取する妊婦に対しては減量させることが望ましい．また，コーヒーや紅茶には少量のテオフィリンが含まれている．テオフィリンは気管支拡張薬として用いられており，気管支喘息などでテオフィリンにより治療されている妊婦では，血中濃度をあまり増加させないようにコーヒーや紅茶は避けたほうがよい．

*薬物離脱症候群：withdrawal syndrome

5 妊娠中の運動

原則的には，過度の運動は避けるべきであると考えられている．しかし，有酸素運動で時間的に短いものであれば，妊娠経過に有益に作用することが知られている．したがって，散歩（ウォーキング），妊婦体操，妊婦水泳，エアロビクスやジャズダンスなどがおもに取り入れられている．いずれの場合においても，切迫流・早産の危険性があり，医学的なチェックを受けてから行うことが望ましい．

6 妊娠中の性交

妊娠中の性交の是非について一定した見解はない．ただし，妊婦が絶頂感を感じるような性行為では，子宮収縮が誘発され，早産にいたることがあり，注意が必要である．また，精液中にはプロスタグランジンが大量に存在することから，腟内への射精行為により子宮収縮を誘発する場合がある．さらに，精液中の細菌により上行性感染が成立すると，絨毛羊膜炎から切迫早産および前期破水へと移行する場合もある．妊婦の乳頭への刺激は，内因性のオキシトシン分泌を亢進させ二次的な子宮収縮をきたすことから，切迫流・早産の危険性の有する妊婦や治療中の妊婦では性交は避けることが望ましい．以上のことから，妊娠中の性行為に関しては，夫に対してはフェラチオ，妻に対してはソフトタッチなどによる愛情表現など，種々の工夫を凝らす必要がある．さらに，夫のコンドーム装着や，妊婦の腹部を圧迫しない後背位を用いるなども重要である．

7 妊娠中の旅行

従来，妊娠中の旅行による精神的および身体的ストレスは妊婦および胎児に対して何らかの悪影響を及ぼす可能性があると考えられていた．しかし現在では，妊娠中の旅行と切迫流早産の発症に関しては積極的な根拠がないとされている．また，妊娠中の航空機の搭乗やX線による手荷物検査が胎児の奇形発症に関与すると考えられていた．しかし現在では，そのような証拠はなく，問題ないと考えられている．海外旅行に関しては，新興・再興の感染症に注意する．流行地への旅行には十分な注意が必要である．とくに予防接種が必要である国への旅行は避けるべきである．また，国内旅行であっても妊娠36週以降の妊婦では，航空機搭乗の際に医師の診断書が必要とされる場合が多い．

妊婦の航空機搭乗：日本の航空会社では，一般的には妊娠9カ月までは自由に乗れるところが多い．また，妊娠10カ月では医師の診断書が必要となり，妊娠39週では医師の同伴が必要となる場合が多い．航空会社によっては本人の誓約書を必要とする場合もある

⑧ ハイリスク妊産婦

ハイリスク妊娠とは，母体の身体的・精神的要因，社会環境などにより，妊娠および分娩に際し母児に危険が及ぶ恐れのある妊娠をいう．妊娠高血圧症候群，内科疾患合併妊娠，高年齢，前回帝切，既往流・早産，多胎妊娠，胎児位置異常，子宮内胎児発育遅延などが代表的因子である．産科外来の使命は，これらのハイリスク妊娠を的確にスクリーニングして，適切な対応を行うことにある．

B 妊産婦の栄養 maternal nutrition

① 生活活動強度とエネルギー量

非妊娠時と，とくに異なる食事をとる必要はない．ただし，妊娠中は必要なエネルギー量が増加していることから，身体活動レベルにかかわらず，妊娠初期には 50 kcal/日を，妊娠中期には 250 kcal/日を，妊娠後期には 450 kcal/日を付加する．カロリーの取り過ぎから肥満にいたることがあり，肥満は多くの異常妊娠，異常分娩の原因ともなるので注意が必要である．妊婦健診の際には，体重増加が規定以上とならないように指導する．日本人成人女子の身体活動レベル別の食事摂取基準を表ⅢA-7 に示す．身体活動レベルとは，身体活動の指標であり，二重標識水法で測定された総エネルギー消費量を基礎代謝量で除したものである．具体的には以下のようになる．

① 低い（Ⅰ）：生活の大部分を座っているような状態であり，長時間の運動・労働などの中等度の活動が一日のうちに1時間以内程度である場合．

② 普通（Ⅱ）：座位中心の仕事ではあるが，職場内での移動や立位での作業・接客など，あるいは通勤・買い物・家事，軽いスポーツ等の中等度の活動が一日のうちに1時間程度である場合．

③ 高い（Ⅲ）：移動や立位の多い職業を有するものである．または余暇などで活発にスポーツを行っているなどの習慣を有する場合である

一般的にわが国の国民のほとんどが身体活動レベルⅡのふつうに分類される．したがって，1日1時間程度は散歩などの身体活動を行うことが推奨されている．

表ⅢA-7 日本人成人女子のエネルギーの食事摂取基準 (kcal/日)

年齢区分		身体活動レベル		
		Ⅰ	Ⅱ	Ⅲ
18-29 歳		1,700	1,950	2,250
30-49 歳		1,750	2,000	2,300
妊婦付加量	初期	+50	+50	+50
	中期	+250	+250	+250
	末期	+450	+450	+450
授乳婦付加量		+350	+350	+350

(2010 年版　日本人の食事摂取基準より)

② 栄養素

個々の栄養素に関しては表ⅢA-8 に示した．非妊娠時の食事摂取基準をもとに妊娠中の付加量が規定されていることに注意する．耐容上限量が示されていない栄養素に関しては，非妊娠時の値を参考とする．妊娠期間は，妊娠中期を妊娠16〜28週未満とし，初期は16週未満，末期は28週以降と規定している．非妊娠

表III A-8　妊産婦における栄養素の食事摂取基準

		目標量	
炭水化物（%エネルギー）		50 以上 70 未満	
脂質（%エネルギー）	18-29 歳 30-49 歳	20 以上 30 未満 20 以上 25 未満	
食物繊維（g/日）		17 以上	
		必要量～推奨量（目安量）	耐容上限量
タンパク質（g/日） 　妊婦付加量	初期 中期 末期	40～50 ＋0 ＋5 ＋20	
脂溶性ビタミン			
ビタミンA（μgRE/日） 　妊婦付加量	18-29 歳 30-49 歳 初・中期 末期	450～650 500～700 ＋0 ＋60～＋80	2700 2700
ビタミンD（μg/日） 　妊婦付加量		(5.5) (＋1.5)	50
水溶性ビタミン			
ビタミンB1（mg/日） 　妊婦付加量	初期 中期 末期	0.9～1.1 ＋0.0 ＋0.1 ＋0.2	
ビタミンB2（mg/日） 　妊婦付加量	初期 中期 末期	1.0～1.2 ＋0.0 ＋0.1～0.2 ＋0.2～0.3	
ナイアシン（mgNE/日）	18-29 歳 30-49 歳	9～11 10～12	250 250
ビタミンB6（mg/日） 　妊婦付加量		1.0～1.1 ＋0.7～0.8	45
ビタミンB12（μg/日） 　妊婦付加量		2.0～2.4 ＋0.3～0.4	
葉酸（μg/日） 　妊婦付加量		200～240 ＋200～240	1400
ビオチン（μg/日） 　妊婦付加量		(50) (＋2)	
ビタミンC（mg/日） 　妊婦付加量		85～100 ＋10	
ミネラル			
マグネシウム（mg/日） 　妊婦付加量	18-29 歳 30-49 歳	230～270 240～290 ＋30～40	
鉄（mg/日） 　妊婦付加量	18-29 歳 30-49 歳 初期 中・末期	5.0～6.0 5.5～6.5 ＋2.0～2.5 ＋12.5～15.0	40 40

（2010 年版　日本人の食事摂取基準より）

時に比較して，妊娠中にとくに必要とされる栄養成分としては，葉酸，鉄，マグネシウムがあげられ，これらの成分を含む食品を摂取するように心掛ける必要がある．

1　葉酸の摂取

最近，胎児の神経管閉鎖症の発症リスクが，葉酸の摂取により低減することが明らかとなり，妊娠前より葉酸の摂取を心掛けるように指導することが重要とな

ってきている．摂取方法としては，野菜を1日300g以上とることで達成される．しかし，葉酸は熱に弱いことから調理によって50%近くは溶出することを理解させる必要があり，場合によっては栄養補助食品によって補給することも考慮する．

C マイナートラブル minor troubles

妊娠により各種の母体変化が惹起されるが，妊婦が訴える生理的範囲での種々の症状をマイナートラブルという．以下，おもなものについて説明する．マイナートラブルは，ときに重大な疾患の前症状として表れることがあり，注意が必要である．

1 立ちくらみ fainting

起立性低血圧と呼称される．非妊娠時は起立時に末梢血管が収縮して，血圧および循環血液量を維持しようとするが，妊娠時にはこの調節機転が働かないことにより，一過性の脳虚血の状態となることが原因である．眼前暗黒感，動悸，悪心，冷汗などを伴うことが多い．急に立ち上がること，長時間の座位姿勢を避けることを指導する．貧血との鑑別も必要である．

2 腰痛 lumbago, low back pain

基礎疾患を有することなく腰痛を訴える妊婦は非常に多い．原因は明らかでないが，子宮重量の増大により腰仙部脊椎の前彎が増強されることや，子宮の後方支持組織や椎間板などに過大な負担がかかることによると考えられている．腹筋を鍛えておくことが重要である．発症時は，マッサージ，冷湿布，腹帯などによる圧迫による治療を行うが，効果は少なく，分娩まで待機するだけの場合もある．

3 頻尿 frequent micturition

循環血液量の増加，急激に増大する妊娠子宮の膀胱への圧迫，ホルモン作用による膀胱の充血などが原因である．尿検査で膀胱炎が否定されれば，治療は必要としない．切迫早産の前兆でも同様の症状を示すことから，注意が必要である．

4 便秘 constipation

妊娠時に増加するステロイドホルモンの影響により，大腸平滑筋が弛緩，増大した妊娠子宮の腸への圧迫などにより弛緩性便秘として認められる．ほかに，自律神経の不安定状態から大腸に痙攣性収縮が起こる痙攣性便秘，痔疾患に伴う疼痛により便意が抑えられる排便障害などもある．規則正しい食事，睡眠などにより予防する．食物繊維や乳酸菌を多く含む食事の摂取により改善される．以上の対処により改善しない場合に薬物療法の適応となる．浸潤性の緩下剤を就寝前に内服させることにより，多くは軽快する．長期にわたる便秘により直腸などに硬い便がある場合は，坐薬（テレミンソフト®，レシカルボン®）により排便させてから緩下剤を使用する．上記にても排便しえない場合は，摘便も考慮される．浣腸などは子宮収縮を誘発させることがあり，注意を要する．

5 静脈瘤 varix, varicose veins

子宮の増大により骨盤内圧が上昇し，下肢からの静脈還流が減少することにより発生する．多くは外陰部，腟壁，肛門，下肢などの表在静脈に認められる．ときに有痛性のこともある．分娩時には，腟壁や外陰部の静脈瘤が破裂をきたし大量出血に至ることもある．予防として，長時間の起立を避ける，下肢を挙上させて休む，腹部圧迫しているガードルや腹帯を着用しないなどがある．発症した場合には，弾性ストッキング，弾力包帯などがあるが対症療法でしかない．有痛性の場合には，温湿布，下肢の挙上などにより静脈瘤を増大させないようにする．

6 腟分泌物 vaginal discharge

妊娠中は正常でも腟分泌物が増加する．しかし，妊娠中期以降の流・早産の原因の多くが絨毛膜羊膜炎によると考えられることから，腟分泌物の多い妊婦に対しては，積極的に子宮頸管・腟内容の細菌培養や顆粒球エラスターゼ測定を行う．また，腟部びらんが強く汚い感じがする場合は，クラミジアおよび淋菌感染のチェックを行い，必要に応じて早期に治療しておくことが重要である．妊婦には，こまめな入浴と外陰部を清潔に保つように指導し，性交は清潔にして行うように指導する．

7 歯痛 toothache

唾液のpHの変化，分泌量・性状の変化などが原因となって口腔内細菌が増殖し，妊娠性齲蝕症，エストロゲンの増量とプラスミン活性の上昇などのために妊娠歯肉炎を妊娠初期に訴える．とくに歯肉の鬱血が著明となり，腫脹を伴うと妊娠性エプーリスとなる．したがって，口腔衛生に努めることが重要である．齲歯の治療は妊娠中でも可能であり，妊娠中の歯科受診を積極的に勧めることが必要である．

8 手根管症候群 carpal tunnel syndrome

妊娠後期の妊婦の約5％に観察される．手根管に浮腫をきたすために，内部の正中神経を圧迫することにより発症する．症状として，朝の手のこわばりや指（第3または4指）のしびれとして現れる．通常は分娩後に自然軽快することから，経過観察のみでよい．

9 下腿痙攣 leg cramp

局所の循環不全，浮腫，下腿筋の疲労，カルシウム摂取不足，呼吸性アルカローシスで起こる．予防は，足首の屈伸運動とカルシウムの摂取により行われる．過換気に対しては不安の除去に努める．

10 下腹部痛 lower abdominal pain

病的な下腹部痛を除外する必要がある．最も多いのは子宮円靱帯の牽引痛で，子宮下部で鼠径部頭側に片側性（ときに両側性）の圧痛を認めるが，子宮収縮は認められない．長時間の立位での仕事や歩行後に生じやすい．安静により軽快する．胎児心拍数陣痛図により子宮収縮と鑑別することが必要である．多くは妊娠の経過とともに消退する．

11 不正性器出血 atypical genital bleeding

妊娠中の不正出血については，妊婦もその背景に重篤な疾患が潜んでいる可能性があることを知っているので，非常に神経質になる．出血の原因を探り，速やかに適切な処置を施行して，妊婦の不安を取り除くことが重要である．

① 妊娠初期の出血

　ⅰ）生理的出血：月経発来予定の頃に7日以内に止血する少量の無痛性出血をみることがあり，着床出血という．全妊娠の8〜25％にみられ，経産婦に多いとされる．その後もときに少量の出血を認めることがあるが，子宮内に胎芽または胎児の生存が確認されれば放置してよい．

　ⅱ）病的出血：流産，子宮外妊娠，胞状奇胎，頸管ポリープ，子宮腟部びらんによる出血がこれに相当する．それぞれの疾患の特徴を十分に把握し，適切に対処する．

② 妊娠中・後期の出血

　ⅰ）生理的出血：分娩予定日前後に，少量の鮮血として自覚されることが多い．分娩開始徴候のひとつで産徴（おしるし）と称される．内診後にも認めら

れる場合がある．多量かつ持続的でなければ，経過観察のみでよい．
　　ⅱ）病的出血：妊娠中・後期の性器出血は，重篤な疾患が隠れていることがあり，十分な観察が必要である．切迫流・早産，頸管無力症，絨毛膜下血腫，前置胎盤，常位胎盤早期剥離，前置血管などがあり，疾患に応じた適切な対処が必要とされる．

12　病的腹痛 abdominal pain

① 妊娠初期：上腹部痛は消化器疾患を考える．下腹部痛では，急性虫垂炎と鑑別を要することが多い．産科的には，切迫流産，子宮外妊娠破裂（流産），卵巣腫瘍の茎捻転などが問題となる．

② 妊娠中・後期：妊娠中期には，子宮筋腫の変性による痛み，切迫流・早産，前置胎盤や低置胎盤からの出血時にみられる子宮収縮による痛みなどがある．後期には，切迫早産，常位胎盤早期剥離，子宮破裂などが下腹部痛の代表である．上腹部痛では，HELLP症候群，急性妊娠脂肪肝，急性膵炎など重篤な疾患の合併が危惧される．

13　発熱 fever

① 感染症：多くは急性上気道炎である．ウイルス感染のみであれば対症療法でよいが，細菌感染を伴う場合には抗生物質も使用する．二次的な脱水をきたすことがあり，水分補給を十分に行うように指導する．

② 尿路疾患：急性腎盂腎炎によるものがほとんどである．十分な水分補給と抗生物質の投与を行う．尿管結石により二次的に腎盂腎炎を発症していることがあり，注意を要する．

③ 消化器疾患：急性虫垂炎，急性胆囊炎，急性膵炎を考慮する．末梢血検査を行い，外科に依頼する．

④ 内分泌疾患：甲状腺機能亢進症では，基礎代謝の亢進により微熱が認められることがある．

14　浮腫 edema

女性では，非妊娠時でも長時間の立位または座位により下肢の浮腫を生じやすい．しかし，腹部，顔面，全身性の浮腫をきたす場合には，妊娠高血圧症候群，慢性腎炎，心不全などを考慮する．また，妊娠後期に500 g/週以上の体重増加を認める場合にも妊娠高血圧症候群を考慮する．体重の増加や，尿量・血圧・尿蛋白に十分に注意しながら管理するが，水分摂取を制限してはならない．塩分摂取や糖質の摂取を控えるように指導する．

15　黄疸 jaundice

妊娠時に黄疸が出現したら，母児にとって危険な症状と判断すべきである．ときに重症の貧血により，皮膚が黄色を呈して見えることがあり，貧血の除外は重要である．

① 妊娠時反復性黄疸：妊娠後半期に全身性搔痒感を伴って始まる黄疸で，分娩後には消退するが，次回妊娠時に再発する．肝細胞障害はない．一般に母児の予後はよいとされているが，子宮内胎児死亡例もみられることがある．妊娠中期からみられる**妊娠性痒疹**では，胆汁うっ滞を認める例があるが，通常，黄疸は伴わない．

② 急性妊娠脂肪肝：妊娠後期に心窩部痛または右季肋部痛と嘔吐で発症し，その後，黄疸が出現する．妊娠高血圧症候群類似疾患と考えられている．二次的に肝不全やDICをきたし，母児の予後は不良である．

4 胎児の診察

A 胎児の位置の診断 diagnosis of fetal position

　妊娠中期以降では，子宮筋が弛緩していれば，母体腹部を触診することにより胎児の位置を知ることができる．腹部触診法の基本は **Leopold 触診法**（図ⅢA-47）である．この手技は4段階からなっており，第1段は手指をそろえて軽く屈曲させ，子宮底部を囲うように両手を置き，胎児部分を触知するとともに，手指にて軽く圧迫を加え可動性をみる．頭部が子宮底にあるときは，体部との間にくびれをもつ硬く大きな球形を触れ，圧迫により浮動感を認める．殿部の場合には大きな塊を触れ，くびれや浮動感を認めない．第2段は左右の手を側腹部へ移動し，その部に存在する胎児部分を触知する．第3段は利き手を恥骨上に移動し，骨盤入口上の胎児下降部をつかむ．第4段は両手指を胎児下降部と恥骨との間に静かに圧入し，下降部の種類と進入度を知る．

　胎盤が子宮前面に付着している場合，大きな子宮筋腫を合併する場合，多胎妊娠，羊水過多などでは，触診により胎児位置を知ることが困難なことがある．そのようなときには超音波断層法を用いて容易に胎児の位置を診断することができる．

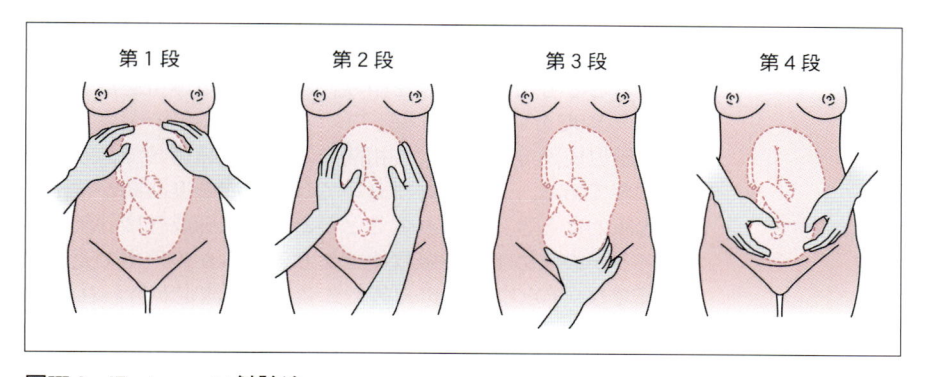

図ⅢA-47　Leopold 触診法

B 胎動 fetal movement

　母体の胎動自覚は感受性に差があるものの，胎動の指標として重要である．胎動自覚の減少あるいは消失は，胎児の健康状態の悪化と関連がある．客観性をもたせるための方法として，**胎動カウント法**が考案されている．胎動が増加する午後7〜11時の間に，10回の胎動を自覚するのに要する時間を測定する方法である．2時間以上要する場合には異常が疑われる．胎動をモニターするための検査法としては，胎動計を用いる方法と超音波断層法を用いる方法とがある．**胎動計**は超音波ドプラ法により得られる胎動信号を記録する方法であり，胎動の質的評価は困難であるが，胎児の活動期，安静期の区別が容易である．**超音波断層法**は妊娠初期から胎児の運動を詳細に観察することができるが，児の発育に伴い全体像をとらえることが困難となる．四肢の運動，体幹の運動，呼吸運動，口・眼球の運動など，焦点を絞った胎動の観察に適している．

C 胎児心拍数の測定 measurement of fetal heart rate

　妊婦健診では胎児心拍数を測定し，徐脈，頻脈，不整脈の有無をチェックする．従来は Traube 聴診器が用いられていたが，近年は**超音波ドプラ法**が広く用いられている．超音波ドプラ法では妊娠 12 週でほぼ 100％胎児心音を聴取できる．胎児部分が触知できない場合は子宮体部中央部にプローブをおき，角度を少しずつ変えていくことにより，胎児心音が聴取できる場所を探す．胎児部分を触知できる場合には，胎児心臓部に近い胸部あるいは背部にプローブをあてることにより容易に聴取される．正常心拍数は 110～160/分であり，規則正しいリズムを有している．母体大動脈や子宮動脈からの信号が拍動音として聴取されることがあるので，母体頻脈などがある場合には，とくに胎児心音と間違わないよう注意を要する．胎児心拍数の連続記録は健康状態評価法の中心的役割を担っている（p. 128，「Ⅰ-5-12 C ノンストレステスト」の項参照）．

D 発育成熟の診断 diagnosis of fetal development and maturation

　子宮底長は胎児の発育と相関が高く，妊婦健診における主要なチェック項目の 1 つであるが，胎児の大きさを直接計測できる**超音波断層法**は，多胎妊娠・子宮筋腫合併などの特殊な例を含め，発育評価の信頼性が高く広く用いられるようになった．計測部位としては児頭大横径，胎児躯幹径（あるいは断面積），大腿骨長などがあり，それぞれの計測値を標準発育曲線にあてはめて各部位の発育を評価するとともに，それらを組み合わせて推定体重を算定する．体重の推定誤差は±10％程度といわれている．

　胎児成熟度と最もよく相関するのは**妊娠週数**であり，正確な妊娠週数の算定が重要である．正常妊娠においては胎児成熟度診断が特別に行われることはない．臨床的にときに行われることがあるのは肺成熟度評価である．胎外生活が可能かどうかの決め手は呼吸機能であり，何らかの理由で児の早期娩出が考慮される状況では，羊水中の肺サーファクタントの測定が行われる．レシチン/スフィンゴミエリン比の測定，シェイクテスト，マイクロバブルテストなどがある．

E 出生前診断 prenatal diagnosis

　胎児異常の出生前診断に関しては多くの方法があり，どの検査を誰に対して行うかという点に関する統一した見解はない．羊水検査・絨毛検査などの特殊検査が必要な場合には遺伝カウンセリングが必要である．一般に用いられているのは，超音波断層法と母体血清マーカー測定である．超音波断層法は大きな形態異常をもたらす胎児異常の診断に有用である．無脳症，水頭症，胸水・腹水，胎児水腫，心肥大，消化管閉鎖，臍帯ヘルニア，尿路閉塞，四肢短縮などが診断される．そのほか，脳，顔面，肺，心臓，腎臓，脊椎などの身体各部位の異常の出生前診断に関する多数の報告がある．**母体血清マーカー測定**は妊娠 15～16 週に母体血中の α-フェトプロテイン，非抱合型エストリオール，β-ヒト絨毛性ゴナドトロピンなどを測定することにより，染色体異常や二分脊椎の罹患確率を統計的に算出するものである．この方法では確率が求められるだけであるため，診断するためには羊水検査などの精密検査が必要である点に注意する必要がある．近年，母体血中の胎児由来 DNA を利用した診断法が開発され，注目されている．

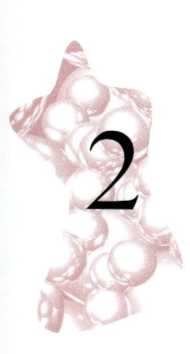

2 *Eutocia, Normal Labor*
正常分娩

1 分娩の生理

A 分娩の3要素 three factors of labor

娩出物，娩出力 expulsive force，産道 birth canal の3者を分娩の3要素という．娩出物とは胎児およびその付属物，娩出力とは娩出物を母体外に排出する母体の力，産道とは分娩時の娩出物が通過する部分をいう．

胎児，産道，娩出力の3者が相互に関係し合って，全体として胎児の娩出が円滑に行われることが生理的な分娩である．すなわち円滑な分娩経過をとり，母児ともに健全なものを正常分娩 eutocia, normal labor という．一方，分娩の3要素のいずれか1つでも異常があると，病的な分娩となりうる．このように分娩に異常のあるもので母児に危険を伴うものを異常分娩 dystocia, abnormal labor という．

B 産道 birth canal

産道は分娩に際して児が通過する管腔で，外層の骨産道と内層の軟産道とからなる．

1 骨産道 bony birth canal

女性の骨盤は男性のそれに比べ幅広く，やや浅く，空間容積も大きい．また，腸骨翼はフラットでも恥骨弓も広い．

骨盤は分界線 linea terminalis により大骨盤 false pelvis と小骨盤 true pelvis に分けられる．分界線の後方は岬角（仙骨岬）promontorium, promontory から前方は恥骨稜 pecten ossis pubis を経て恥骨結合 symphysis pubica に至る（図ⅢA-48）．分界線より上の大骨盤は直接分娩に関与することはないが，臨床上その広狭を外計測法で計測して小骨盤の大小や形状を推定する1つの手段となる．直接分娩に関係するのは分界線以下の小骨盤である．したがって，産科学上，骨盤といえば小骨盤を意味する．

小骨盤の後壁は仙骨，尾骨，側壁は腸骨体，坐骨体，坐骨枝，前壁は恥骨体，恥骨上枝，恥骨下枝からなる．これらの骨は靱帯により硬く結合しており，腸骨，坐骨，恥骨の3者は化骨化して寛骨 hipbone を形成するが，ほかの関節は妊娠性

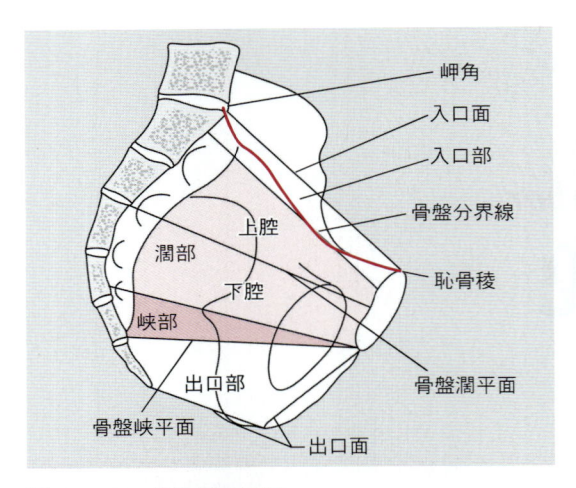

図ⅢA-48　骨産道の区分

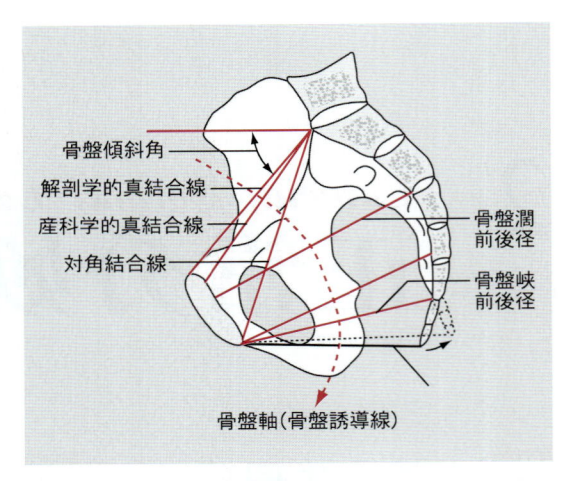

図ⅢA-49　骨盤の各種径線

変化を受けてやや潤軟弛緩し，分娩に際してはとくに恥骨結合および仙腸関節において多少の離開が起こる．初産婦では骨盤峡部を児頭が通る際に，いわば軽い続発性陣痛微弱を起こすが，経産婦では仙骨が後上方にやや挙上され，各靱帯は弛緩して骨盤は初産婦に比べ幾分拡大しやすい．

小骨盤の内腔を骨盤腔 pelvic cavity とよび，骨盤入口部，骨盤潤部，骨盤峡部および骨盤出口部の4部に分けられる．上部の最も広い部分を骨盤潤部，下部の最も狭い部分を骨盤峡部という．骨盤腔はやや前方に彎曲した円筒形をなす．

1　骨盤入口部 area of the pelvic inlet

前方は恥骨結合および恥骨稜上縁，後方は岬角，側方は腸骨弓状線からなる．したがって，これらによる骨盤入口平面は，完全な平面ではなく多少ゆがんでいる．すなわち岬角と恥骨結合上縁を含む面と，骨盤分界線の下縁を含み，それと平行した平面に囲まれた部分をいう．骨盤入口に前後径，横径，第1および第2斜径の4つの径線を設ける．それぞれの長さによって骨盤入口部の大小を知ることができ，形を数量的に表示することができる．

① 前後径 occipitofrontal diameter（縦径 conjugate）：これには以下のものがある（図ⅢA-49）．

　ⅰ）解剖学的真結合線 true conjugate：岬角の中央と恥骨結合中央上縁に至る距離．平均11 cm．

　ⅱ）産科学的真結合線 true obstetric conjugate：岬角の中央と恥骨結合後面の間の最短距離で平均10.7 cm（10.5〜12.5 cm），骨盤諸径線の中で産科学的に最も重要な径線である．解剖学的真結合線よりも恥骨の長さの一部だけ減るのでやや短くなる．一般に真結合線 true conjugate といえば，産科学的真結合線をさす．

　ⅲ）対角結合線 diagonal conjugate：岬角中央から恥骨結合下縁までの距離で平均13 cm．

② 骨盤横径 transverse diameter：左右腸骨弓状線間の最大距離．平均13 cm．

③ 骨盤斜径（第1および第2斜径 first and second oblique diameter）：一側の仙腸関節から他側の腸恥隆起 eminentia iliopubica に至る最短距離．左の腸恥隆起より右の仙腸関節に至るものを第1斜径（右斜径），これと反対のものを第2斜径（左斜径）という．長さはそれぞれ平均12.5 cm である．

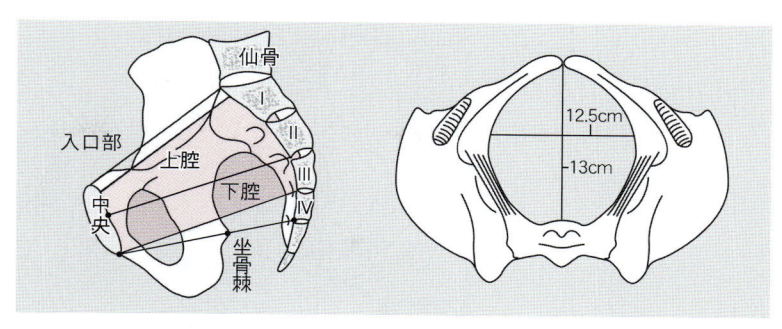

図ⅢA-50　骨盤濶部

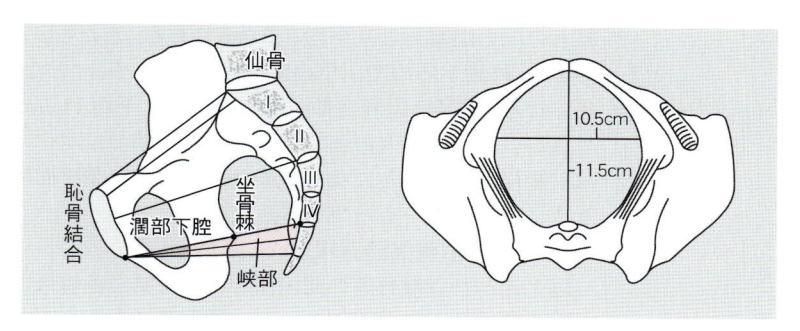

図ⅢA-51　骨盤峡部

2 骨盤濶部 Beckenweitesraum

後方は第2，第3仙椎の癒合部，側方は寛骨臼底の内面中央，前方は恥骨結合後面中央を結ぶ平面を**骨盤濶平面** wide pelvic plane といい，その上下にわたる空間を含める．この空間は骨盤入口の下界を上界とし，また，恥骨結合下縁から左右の坐骨棘を通って仙骨前面に至る平面を下界とするもので，骨盤腔の中では最も広い部分である（図ⅢA-48, 50）．

骨盤濶平面の前後径は，第2，第3仙骨癒合部中央から恥骨結合後面中央に至る最短距離で13cm，横径は左右寛骨臼底の内面中央間の距離で平均12.5cm，また，斜径は大坐骨切痕上縁中央から他側の閉鎖孔上縁に至る距離で，両端が軟部組織よりなるため特定し難く，平均13cmである．

3 骨盤峡部 narrow pelvic part

骨盤腔の中でも最も狭い部分で，骨盤濶部の下界を上限とし，下面は恥骨結合下縁と仙骨先端を結ぶ平面（**骨盤峡面** narrow pelvic plane）で構成される部分をいう（図ⅢA-51）．

骨盤峡面の前後径は仙骨の先端より恥骨結合下縁中央すなわち恥骨弓の頂点に至る距離で平均11.5cm，横径は左右坐骨棘間距離で平均10.5cm，斜径は両計測点が軟部組織であるため距離の測定は難しい．

4 骨盤出口部 area of the pelvic outlet

上面は骨盤峡部下面で，下面は2つの面からなる．すなわち坐骨結節間径を底辺としこの底辺と恥骨結合下縁を結ぶ面と，この底辺と尾骨先端を結ぶ平面である．これら上面と下面からなる腔間を**骨盤出口部**という（図ⅢA-52）．

骨盤出口面 plane of the pelvic outlet は上述の骨盤出口部の下部を構成する面である．したがって，前後径は尾骨の先端より恥骨弓頂点，すなわち恥骨結合下

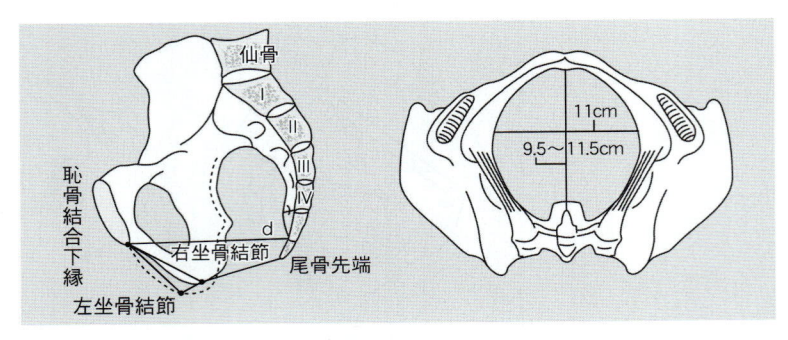

図ⅢA-52　骨盤出口部

縁との間の距離となり平均 9.5 cm である．ただし，分娩時には尾骨先端は後方に約 2 cm 移動するので出口の前後径が約 11.5 cm となり，出口部の諸径線中，最も長くなる．横径は両側坐骨結節間の距離は平均 11 cm，斜径は軟部組織のため測定できない．一般に入口部では横径が，濶部ではすべての径線が，峡部と出口部では前後径が長いことになる．また，濶部では濶平面横径の後方（濶平面後節）がとくに広い面積をもっている．

5　骨盤軸（骨盤誘導線）pelvic axis

以上述べた骨盤各部の前後径の中点を結ぶ曲線は前方に屈曲しており，これを骨盤誘導線または骨盤軸といい，濶面を過ぎるあたりまではほぼ入口に垂直に入った直線でそれ以下は曲線的に前下方に向かい，濶部と峡部の境からは次第に前方に向かう（図ⅢA-49）．この方向変換点を産道の膝部 knee of birth canal とよぶ．分娩時には胎児は，この軸方向に娩出されることになる．児頭の第 2 回旋は膝部に達して行われることが多い．

6　Hodge 骨盤平行平面区分法 Hodge's system of parallel pelvic planes

図ⅢA-69 参照．

2　軟産道 soft birth canal

胎児が分娩時に通過する産道の中で，軟部組織からなる部分をいう．分娩に際し，子宮体を構成する子宮洞筋 hollow muscle of the uterus は収縮して胎児娩出の原動力になるが，それ以下に存在する子宮峡と子宮頸管はただ受動的に拡張して通過管 Durchtrittsschlauch を形成する（図ⅢA-53）．

1　軟産道内管

狭義の軟産道．子宮下部 lower uterine segment，子宮頸管，腟および外陰からなる．

2　骨盤筋（軟産道外管）

骨盤底を形成する骨盤底筋肉群は，小骨盤の内外に付着する筋肉の中で，分娩に最も大きな影響を与える．すなわち分娩時に伸展される．

骨盤腔には大きな筋肉は存在せず，分娩に関係しない．また，小骨盤腔には膀胱，直腸があるが，いずれも充満していなければ産道形成には支障はない．以下に示す筋肉が軟産道外管として機能する．

① 骨盤隔膜 pelvic diaphragm：骨盤底筋肉群の最内層を占める．強大な肛門挙筋（腸骨尾骨筋，恥骨尾骨筋，恥骨直腸筋より構成される）と坐骨尾骨筋より形成される．

② 尿生殖隔膜 urogenital diaphragm：骨盤底筋肉群の中間層で結合組織からなる．左右の恥骨弓間を走る結合織からなる三角形の板状膜で，中を尿道と腟が

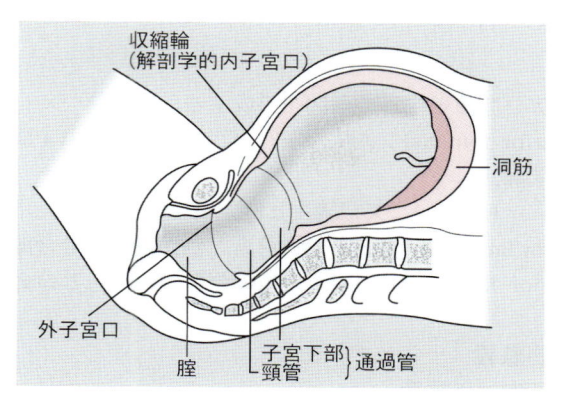

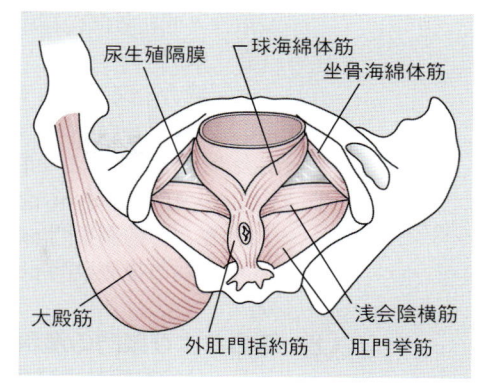

図ⅢA-53　通過管

図ⅢA-54　分娩時における骨盤底諸筋の伸展状態

貫くが，その後端にて横走する深会陰横筋と尿道，腟を囲む弱い尿性器括約筋（外尿道括約筋，尿道腟括約筋）がある．

③ 閉鎖筋層：軟産道外管の表層を形成する．浅会陰横筋，球海綿体筋，外肛門括約筋が薄い筋層を形成する（図ⅢA-54）．

C　胎児 fetus

1　児頭 fetal head

成熟児の頭部は胎児部分中最大の周囲径をもち，卵形に近い形状を呈する．また大きいだけでなく硬いので，母体骨盤に対して最も大きな抵抗を与え，分娩機序の成立に重要な役割を果たす．頭蓋は左右1個ずつの前頭骨 frontal bone，頭頂骨 parietal bone，および1個の後頭骨 occipital bone よりなるが，これらは化骨が不十分であり，骨縁相互間は多少の間隙を残し，膜様の靱帯で結合されて縫合 suture ならびに泉門 fontanel を形成する（図ⅢA-55）．

1 縫合 suture

胎児および新生児では，皮膚上より縫合を触知することができる．

① **矢状縫合** sagittal suture：左右頭頂骨間を前後に走る縫合で，前端は大泉門，後端は小泉門である．

② **前頭縫合** frontal suture：左右前頭骨間の縫合．

③ **冠状縫合** coronal suture：前頭骨と頭頂骨間の縫合．

④ **三角（ラムダ状）縫合** lambdoid suture：後頭骨と左右頭頂骨間の縫合．

⑤ **側頭縫合** temporal suture：

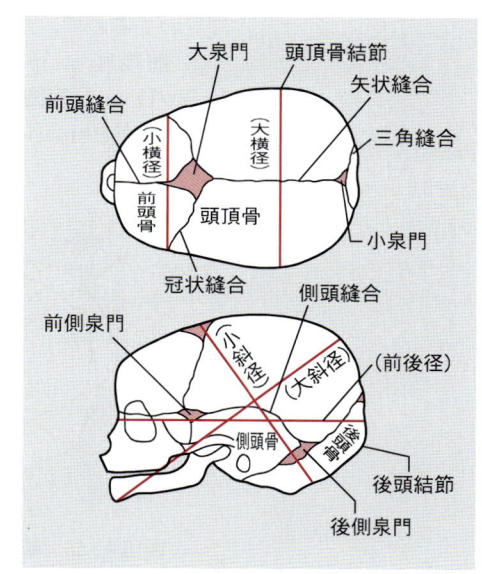

図ⅢA-55　児頭の頭蓋とその径線

頭頂骨と側頭骨間の縫合.

2 泉門
上記縫合の交差部はやや広い間隙を生じ，泉門を形成する．
① **大泉門** greater or anterior fontanel：矢状，左右冠状および前頭の4縫合の出会う部分に生じる菱形の間隙.
② **小泉門** lesser or posterior fontanel：矢状縫合と側頭縫合の会合部分.
③ 左右の**前側泉門** anterior lateral fontanel：冠状縫合と側頭縫合の会合部分.
④ 左右の**後側泉門** posterior lateral fontanel：三角縫合と側頭縫合との会合部分.

② 縫合および泉門の産科学的意義

1 分娩機転および機転における意義
上述のとおり，各頭骨は縫合，泉門により互いにゆるく結合されている．したがって，分娩時，児頭が産道を通過する際には，各頭骨は縫合および泉門の部分で相接近し，重なり合って（**骨重積** overlapping of bones），骨盤腔あるいは産道の形に適応し変形（**頭蓋の応形機能** molding of the fetal head）し，児頭の産道通過を容易にしている（図ⅢA-56）．

2 内診上の意義
上記縫合および泉門の中で，分娩時に臨床上意義のあるものは大泉門，小泉門および矢状縫合である．大泉門は前方に鋭角，後方に鈍角をもつ膜様部分で，泉門中最も大きく，内診で矢状縫合の前端に矢先のような形で触れる．これに対し，小泉門は矢状縫合の後端に三角形の間隙として触れ，成熟児ではほとんど閉鎖してふつうは膜様の部は触れない．

これらを内診することにより，児頭の回旋状態や，骨盤内下降度を知ることができる．

3 児頭の諸径線（図ⅢA-55）
分娩の際には胎勢によって産道を通過する児頭の断面の大きさには差があり，分娩の難易を左右する．その大きさは，児頭の2点間の**径線** diameter と，その断面周囲の長さである**周囲** circumference によって次のように表されている．分娩時に変形するので，産後数日後に再計測を要する．

① **前後径** occipitofrontal diameter：眉間と後頭結節間の最大距離で平均10.5〜11 cm，前後径周囲 occipitofrontal circumference は平均33 cm.
② **大横径** biparietal diameter：両側頭頂骨結節間の距離で平均9 cm.

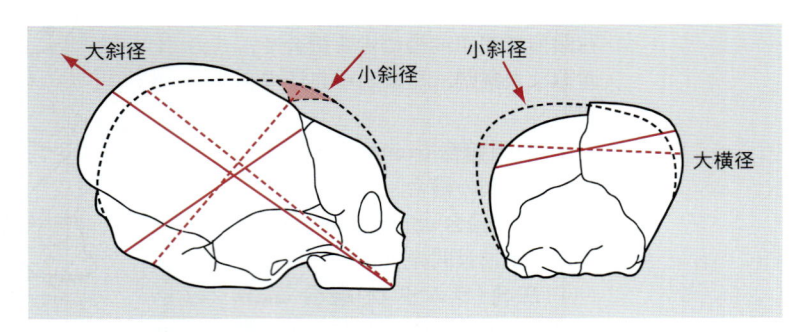

図ⅢA-56 第1後頭位における児頭頭蓋の骨重積の状態
左：側面，右：後面．
点線：骨重積の起こる前，実線：骨重積の生じた状態

③ 小横径 bitemporal diameter：両側冠状縫合の下端間の距離で平均 7.5 cm．
　④ 大斜径 occipitomental diameter：頤部先端と後頭間の最大距離で平均 13 cm．大斜径周囲 occipitomental circumference は平均 35 cm で，児頭周囲中最長である．
　⑤ 小斜径 suboccipitobregmatic diameter：項窩，すなわち後頭結節の後下方に存在する陥凹部と大泉門の中央に至る距離で平均 9 cm．その周囲である小斜径周囲 circumferentia suboccipitobregmatica, suboccipitobregmatic circumference は平均 32 cm．

D　娩出力 expulsive force

　娩出力とは，娩出物である胎児および胎児付属物を母体外に娩出させる自然の力で，主として陣痛 labor pains と腹圧 abdominal pressure とからなる．

1　陣痛 labor pains

　陣痛とは不随意に周期的に反復して起こる子宮洞筋の収縮である．陣痛の強さは子宮内圧で表現される．
　狭義には分娩時の子宮洞筋の収縮を意味するが，広義には妊娠中および産褥時のものをも含まれる．
　① 妊娠陣痛 pregnant pains, Braxton Hicks' contraction：妊娠中に起こる軽度の子宮収縮をいう．不規則でほとんど疼痛を伴わない．妊娠末期に不規則ながら比較的強い子宮収縮をきたすことがあるが，これを前陣痛 false pains ともいう．分娩に対する準備的なものといえるが，分娩陣痛の開始と誤ることがある．
　② 分娩陣痛 labor pains：分娩開始分娩経過中の陣痛をいう．以下のように時期により分類する．
　　ⅰ）開口期陣痛 dilating pains：分娩第 1 期の陣痛で子宮頸管を開大する．
　　ⅱ）娩出期陣痛 expulsive pains：分娩第 2 期の陣痛で胎児の圧出に寄与する．
　　ⅲ）後産期陣痛 afterbirth pains：分娩第 3 期の陣痛で最も弱い．
　③ 後陣痛 afterpains：産褥初期の子宮収縮である．子宮復古の作用があり，一般に不規則で弱い．経産婦で強い傾向がある．

2　陣痛の特性と種類

　陣痛は子宮筋の不随意な収縮であって，自覚的には疼痛として感じる．この疼痛は主として下腹部に感じるが，仙骨部や大腿部などにも放散し腰痛などに感じることもある．一般に疼痛の程度は個人差が大きい．
　分娩陣痛は筋収縮と筋弛緩がほぼ規則正しく交互に繰り返される（図ⅢA-57）．それぞれ陣痛発作 uterine contraction，陣痛間欠 interval という．陣痛が起こると子宮は硬くなるので腹壁を介して子宮の収縮が明らかにわかるようになる．
　陣痛の経過で，間欠の状態から極度の収縮に至るまでを上昇期 increment phase といい，この時期の疼痛は比較的弱い．しかし，極期 acme phase に達すると，強い収縮がしばらく持続し疼痛は強い．引き続き収縮は比較的速やかに減弱していき，下降期 decrement phase を経て発作の間の休止期に戻る．極期が最も短い．進行期

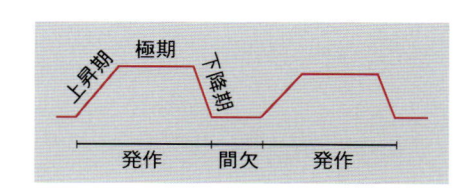

図ⅢA-57　陣痛の発作と間欠

が娩出力としての効力が大きく，極期の発作はほとんどその作用を欠く．

陣痛発作と間欠の状態は，分娩の時期によって異なる．分娩初期には，陣痛発作は短く弱く（約10〜20秒），陣痛間欠は長いが（約10〜20分），分娩の進行とともに逆に陣痛発作は徐々に長く強くなり（約30〜90秒），陣痛間欠は短くなる（約1〜2分）．

陣痛発作時には子宮は収縮し，胎児への血流は障害されるが，間欠によって血流障害が解除される．一方，母体では発作時に子宮体に一過性の貧血と筋線維の疲労がもたらされるが，間欠によりこれらは回復する．

③ 腹圧 abdominal pressure

分娩陣痛は不随意な子宮収縮であるが，腹圧は子宮収縮に合わせて随意に加えることができる．腹圧は子宮体に作用し，陣痛時の子宮内圧上昇に加わり，汎子宮内圧となり，胎児の娩出を助ける．ただし，分娩が進行して胎児下向部が骨盤底に達し，直腸を圧迫するようになると，反射的に腹圧が生じ，努責 bearing down が生じる．この状態のものを共圧陣痛 bearing down pains という．

2 正常分娩経過

A 分娩の前徴 prodromes of labor

分娩の準備状態は子宮筋収縮性の亢進，胎児先進部の固定と骨盤入口への嵌入，子宮頸管の熟化，子宮腟部の位置移動などの各因子が互いに関連し合って分娩開始へと進行する．多くの場合，分娩の前徴が現れるが，おもなものは以下の通りである．

① 前陣痛 false pains

妊娠末期になり分娩が近づくと，不規則で弱い子宮収縮が起こる．妊婦の自覚症状としては，下腹部痛や下腹緊満感，腰痛などがあげられる．一般に前陣痛は自然に消失することが多いが，引き続き真の分娩陣痛に移行することもある．

② 血性分泌，産徴 signs of labor, bloody show

前陣痛により徐々に子宮頸管は開大し，卵膜の下端部が子宮壁から剝離し，脱落膜血管が破綻し，出血する．この出血と子宮頸管の粘液栓が排出されることにより生じる．

③ その他の前徴

子宮底の下降，尿意の頻数，胎動の減少や腟および頸管分泌物の増加などがあげられる．

B 分娩開始 onset of labor

臨床的分娩開始時期について日本産科婦人科学会産科諸定義委員会は「周期的かつ次第に増強して分娩（胎児娩出）まで持続する陣痛が開始した場合に，周期が約10分あるいは頻度が1時間6回以上になった時点を分娩開始時期とする」としている．したがって，厳格な分娩開始時期を決定することが難しい場合もある．

C 分娩時期 stage of labor

分娩開始から後産娩出終了までの全分娩経過を次の3期に分ける．

1　第1期（開口期）first stage, stage of dilatatio
分娩開始より子宮口全開大（約10 cm 開大）に至るまでの期間．

① 開口陣痛 first stage pains：初め陣痛の発作は10〜20秒，間欠15〜30分と弱いが，徐々に強くなり，規則的かつ間欠も短くなり，やがて発作30秒〜1分，間欠2〜5分となる．この陣痛により子宮頸管は短縮し，子宮口は次第に開大する．

② 陣痛発作時には子宮上部である子宮洞筋は硬くなり，子宮体部は腹面に隆起する．陣痛が始まって子宮洞筋が収縮すると，この部と子宮下部である子宮峡は受動的に伸展し，解剖学的内子宮口に一致する部位に，子宮腔内に輪状隆起が生じる．これを収縮輪 contraction ring（Bandle's ring）とよぶ．この収縮輪は，子宮口の開大および胎児の下降にほぼ平行して上昇し，子宮口が全開すると，およそ恥骨結合上4横指径，すなわち約6 cm の部位に達する．

③ 胎胞 bag of waters：子宮上部の収縮によって，通過管の上部，すなわち子宮峡は受動的に次第にのびる．この伸展に従って子宮峡筋層と，これに付着していた卵膜との間にずれが生じ，後者は前者から剥離する．この剥離した卵膜は，発作によって子宮内圧が上昇するごとに抵抗の弱い頸管内に膨隆進入し，頸管を上方から徐々に開大する．頸管内に胞状に進入したこの卵膜の部分を胎胞とよび，胎胞内の羊水を前羊水 forewater，子宮内の羊水を後羊水 afterwater とよぶ．

2　第2期（娩出期）second stage, stage of expulsion
子宮口全開大より児娩出までの期間．陣痛は著しく強くなり，その発作は1〜2分に延長し，間欠は1分以下に短縮して，いわゆる娩出期陣痛になる．

3　第3期（後産期）third stage, stage of placental delivery
胎児娩出直後より胎盤娩出終了までの期間．胎児娩出後，いったん休止した陣痛は，5〜15分後に再度発来（後産期陣痛）する．

分娩に要する時間（分娩持続時間 duration of labor）は個人差があり，妊婦の年齢や分娩回数も影響を与える．一般に初産婦では，経産婦に比べて分娩持続時間は長い．また，分娩時間は娩出力の強弱，胎児の大小，胎位や胎勢の状態，産道の抵抗などによって左右される．

日本人における分娩持続時間の平均値は初産婦12〜15.5時間，経産婦6〜8時間とされている．

頸管の開大過程には初産婦と経産婦で相違がある．すなわち初産婦では，まず内子宮口が開いて徐々に展退が進み，最後に外子宮口が開大する．これに対し，経産婦では内子宮口は閉じており，外子宮口は多少開いている状態から，分娩が始まると内子宮口も外子宮口も同時に開いてくる（p. 349，ⅢA-2-3 D 頸管開大度を参照）．

D 破水 rupture of the membrane

子宮口が開大し，児頭が骨盤内に下降し固定すると，前羊水と後羊水との交通はなくなり，胎胞は絶えず緊張したままとなる．この状態では，児頭の産道通過周囲は産道壁と帯状に密着し，いわゆる接触帯 zone of contact を形成する．陣痛間欠時にも胎胞は緊張している状態が続くが，さらに陣痛が強くなると，胎胞の

緊張は極度に達し，やがて発作時に破裂する．この現象を**破水**という．一般に破水は子宮口全開大頃に起こるのが正常とされ，**適時破水**という．一方，分娩開始前に生じた破水を**前期破水** premature rupture of the membranes（PROM）といい，分娩開始後で子宮口全開大以前に生じた破水を**早期破水**という．子宮口全開大後の破水を**遅滞破水**という．また何らかの原因で，頸管腔に面しない，より上方の部分で起こった破水を**高位破水**という．この場合，羊水の流出を認めるが，内診指で胎胞を触知することにより診断できる．

E 児頭の浮動，下降，進入，固定 floating, descent, engagement and fixation of the fetal head

妊娠期間中，児頭は**浮動**の状態にあるが，妊娠末期で分娩が近づくと前陣痛により胎児の下降が生じ，下向児頭は骨盤入口内に圧入し，児頭の最大周囲径面（正常分娩の前方後頭位の場合，小斜径周囲の面）は骨盤入口に一致し，**固定** fixation of the fetal head する．

1 児頭の下降の程度に関する診断

児頭の下降度を示すのに，De Lee による station 法（p. 347，図ⅢA-70 参照）と Hodge 平行平面（p. 347，図ⅢA-69 参照）の2つの方法がある．

2 児頭の固定

固定は，初産婦では多くがすでに分娩の3～4週前より，また，経産婦では分娩開始近くにして起こっていることが多い．正常分娩（前方後頭位）の場合，固定の診断は①児頭の先端が坐骨棘間線まで下降している（station 0 あるいは Hodge 平行平面3），②内診指が恥骨結合上縁を触知しえない，③固定していない場合(恥骨上縁を触知可能)，児頭は骨盤入口上で依然浮動している，によりなされる．

3 児頭の進入

児頭が骨盤入口に進入するとき，矢状縫合は骨盤入口の横径に一致するようになるが，一般に入口上にあるときは第1胎向では**第1分類** left occiput anterior position，第2胎向では**第2分類** right occiput posterior position となることが多いこともあって，完全に横径に一致して進入するものではない．また，矢状縫合が常に恥骨結合と岬角のちょうど中間にくる**正軸進入（順軸進入）** synclitism でなく，仙骨側に偏在するもの（**前頭頂骨進入** anterior asynclitism），あるいは矢状縫合が恥骨側に偏在するもの（**後頭頂骨進入** posterior asynclitism）などの**不正軸進入（傾軸進入）** asynclitism をとることがあり，これらの軽度のものはほとんど生理的に起こり，後頭頂骨進入であるものは前頭頂骨進入に変わると進入が比較的容易となり，児頭か軽度の前頭頂骨進入，後頭頂骨進入を繰り返しながら下降することもある（図ⅢA-58）．

このように分娩第1期は児頭の下降・進入により外子宮口を開大させることに費やされる．外子宮口が全開大すれば軟産道は1本の管となる（図ⅢA-53 参照）．この時期から分娩第2期（娩出期）に入り，強い陣痛を伴い，児頭は産道内を下降する．児頭の下降は分娩第1期には軽度であり，第2期に入って著明となる．

分娩第1期では児頭が骨盤入口へ固定し，あるいは，さらに骨盤腔へわずかに進入する程度であるが，児頭の下降に従い，これが直接産道を圧迫する．このとき頸管にある神経叢は刺激され，陣痛は次第に強くなってくるのみならず反射的に腹圧も加わって陣痛に協力する．

A. 正軸進入

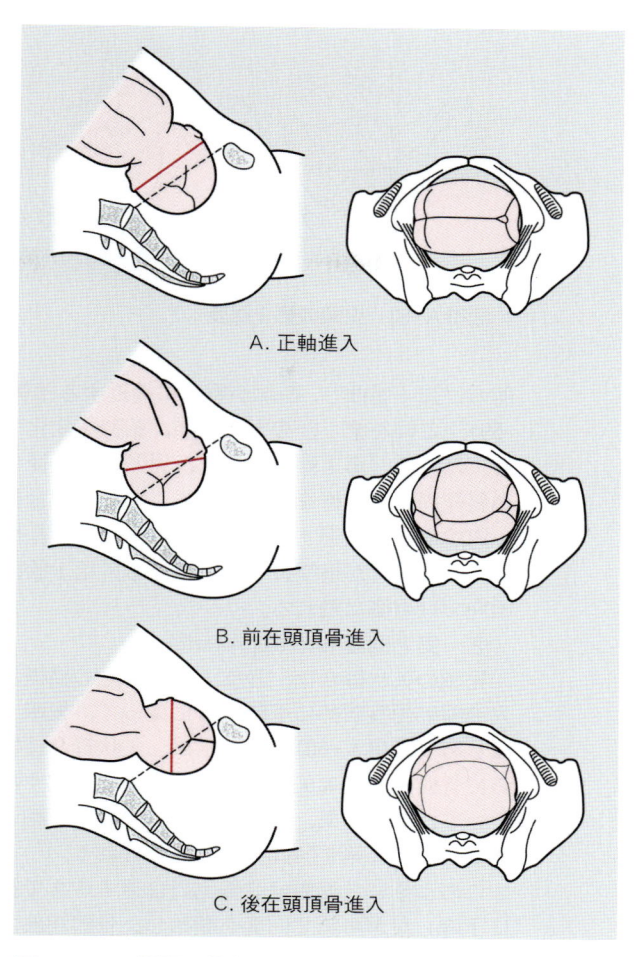

B. 前在頭頂骨進入

C. 後在頭頂骨進入

図ⅢA-58　児頭の骨盤内進入

F　回旋 rotation

　分娩は軟産道の開大による産道形成，胎児の産道通過，胎児付属物の娩出という一連の現象により遂行される．これらの機序を理学的に説明する場合を**分娩機転** mechanism of the labor という．とくに胎児が産道を通過するためには骨産道の各部位に適合するように，種々の方向への屈曲と回旋を行わねばならない．ここでは正常分娩である前方後頭位の児頭の分娩機転について述べる．

　児頭は下降するにつれて以下の回旋運動を行う．

1　第1回旋 flexion

　分娩初期において，児頭は骨盤入口に進入するにつれて，脊柱に続く後頭部が前頭部よりも強く押される．その結果，児頭は

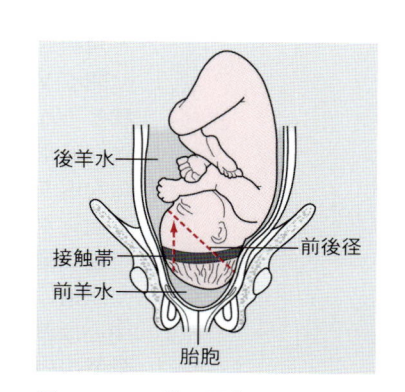

後羊水
接触帯
前羊水
前後径
胎胞

図ⅢA-59　第1回旋

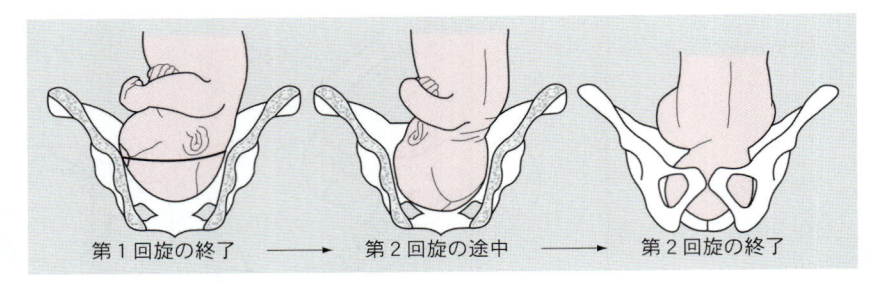

図ⅢA-60 児頭の第2回旋

前方に強く屈曲し，頤部が胸部に接近する胎勢 attitude をとるようになる（図ⅢA-59）．これを第1回旋というが，胎勢を変化する回旋であるので第1胎勢回旋ともよばれる．第1回旋により，児頭は前後径34 cm よりもさらに小さい32 cm の小斜径周囲で骨盤を通過できることになり合目的的である．

内診すると先進する後頭部を触れ，その指標は小泉門で，骨盤入口ではそれに続く矢状縫合が横径に一致している．第1胎向では小泉門を母体の左側に，第2胎向では右側に触れる．

2　第2回旋 internal rotation

児頭の矢状縫合は，骨盤入口ではその横径あるいは斜径に一致している．児頭先進部が骨盤濶部に下降するに従って，後頭（小泉門）は側方から前方へ回旋しはじめ（図ⅢA-60），その結果，矢状縫合は骨盤腔では骨盤の斜径に一致し，さらに骨盤出口では矢状縫合が前後径に一致するようになる．この回旋を第2回旋という．この結果，矢状縫合は胎児縦軸を軸とする縦軸回旋であり，胎向を変化させるために第1胎向回旋ともよばれる．

このように，児頭は骨盤出口に達するまで後頭が常に先進しており，骨盤濶部に下降しながら第2回旋を開始し，骨盤濶部では児頭の矢状縫合は骨盤斜径に一致するようになる．第1胎向では第1斜径に（図ⅢA-61），第2胎向では第2斜径に一致する（図ⅢA-62）．そして，児頭の先進部は児頭が坐骨棘のレベルに達する頃になると前方に向かっていく．もちろんなかには児頭が骨盤底に到達して初めて回旋するものもあるが，これは経産婦に多く，初産婦でも約1/4にみられる．児頭の第2回旋が過度に行われた場合（過剰回旋）も，再度徐々に正常状態に戻ることが多い．

第2回旋の要因としては，まず母体骨盤の最大径が入口では横径，濶部では斜径，峡部では前後径であるため，児頭の前後径がそれに一致するように回旋すると説明される．また，骨盤底には骨盤底筋肉群の解剖学的配置によって，前上方に開くV字型の樋（trough）が形成されている．この骨盤底における trough の形状とそれの弾力性とが回旋を起こす偶力となり，下降してきた児頭先進部が前方に回転するとの説明もある．さらに子宮は収縮すると上下に延長し，前後に扁平になろうとする．したがって側方にある児背が前方へ回旋し，これに伴って児頭を回旋するという説もある．

3　第3回旋 extension

産道は骨盤出口部で前方に彎曲している．骨盤底に児頭の先端が達すると頭の中心はおよそ産道の膝を通過する頃となる．児頭はこの膝部に沿って回旋する．骨盤出口部では児頭の矢状縫合は骨盤出口の前後径に一致し，小泉門が前方に最も下降し，児頭に続く児背は恥骨結合に向かう．この際，これまで屈曲していた

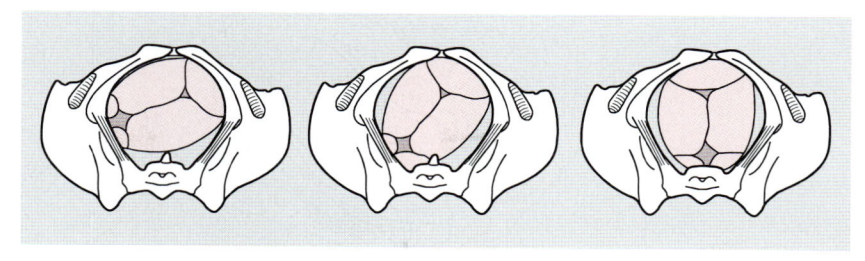

図Ⅲ A-61　第1後頭位における第2回旋の内診所見
左：骨盤入口では矢状縫合がほぼ横径に一致
中央：潤部では第1斜径に一致
右：峡部ではほぼ前後径に一致している

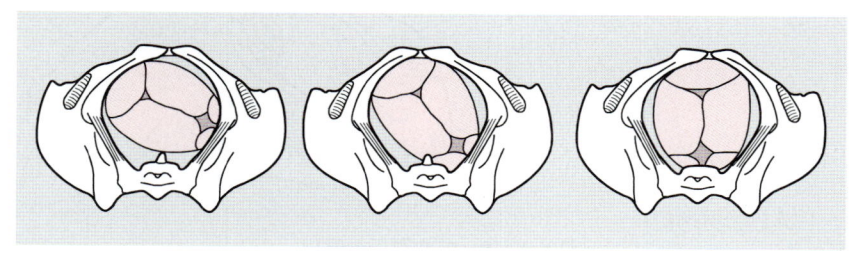

図Ⅲ A-62　第2後頭位における第2回旋の内診所見
左：骨盤入口では矢状縫合がほぼ横径に一致
中央：潤部では第2斜径に一致
右：峡部ではほぼ前後径に一致している

児頭は漸次伸展に転ずる（図Ⅲ A-63）．やがて児頭は恥骨弓下，陰裂に現れる．そして遂には後頭結節下方の頂部が恥骨結合下縁に支えられ，これが支点となり児頭はますます伸展される．この伸展の過程で排臨し発露する．この間に胎児の頤部は胸壁を離れて児頭は伸展，次いで反屈し，後頭から頭頂，前頭，額，顔面，最後に頤部が会陰を通過して会陰より現れる．これを**第3回旋**といい，横軸回旋で，胎勢を変ずる回旋であるので**第2胎勢回旋**ともいう．娩出直後，児の顔面は後方，会陰に向く．

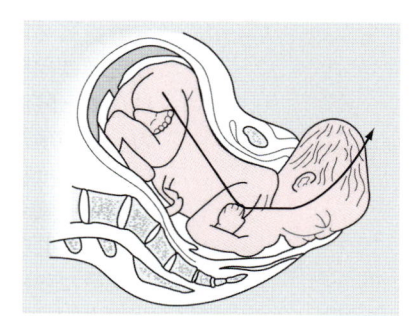

図Ⅲ A-63　児頭の第3回旋

4　第4回旋 external rotation

肩甲はその通過面の最大径線である肩幅が骨盤の各最長径線に一致して回旋する．すなわち骨盤入口ではそのほぼ横径に一致しているが，骨盤腔ではその斜径に一致するように通過する．そして，児頭娩出直後，肩甲が骨盤出口を通過する際には，肩幅は骨盤出口の前後径に一致するように回旋する．このように肩甲の回旋につれて，娩出直後後方を向いていた顔面は母体の側方を向くようになる．これが**第4回旋**である．したがって，肩甲は第1胎向では母の右側に顔が向くように回旋し右の肩甲部が前にあり（前在肩甲）（図Ⅲ A-64），前在肩甲が露出され（図Ⅲ A-65），この部分が恥骨結合に支えられて後在の肩甲部が会陰を通過する（図Ⅲ A-66）．第2胎向ではこの反対に回旋する．

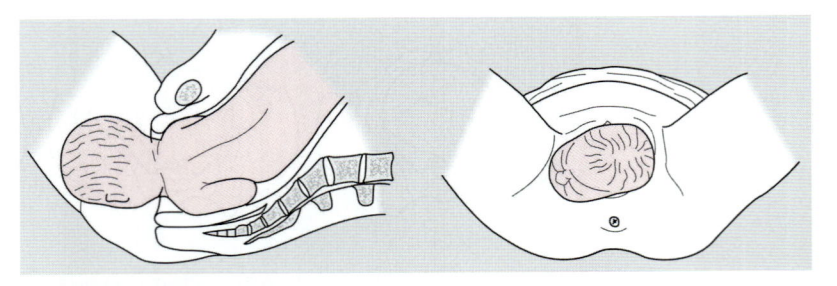

図ⅢA-64　児頭の第4回旋

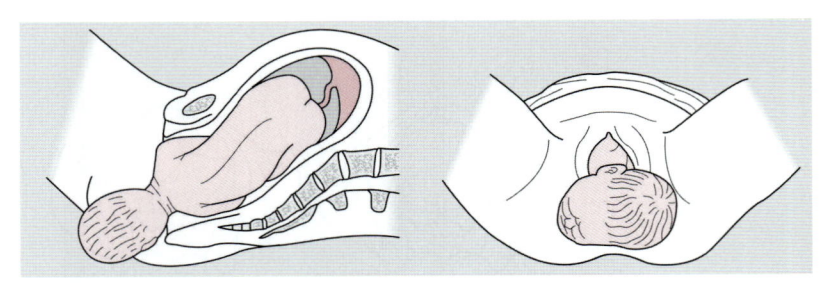

図ⅢA-65　前在肩甲の露出

G 児の娩出 explusion

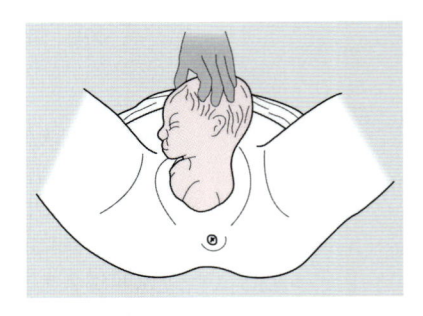

図ⅢA-66　後在肩甲の露出

　分娩第2期には，陣痛は著しく強くなり児頭は次第に下降し，第2期終わり頃になると陣痛発作によって陰裂から児頭の一部が現れる．しかし，陣痛間欠時に児頭は再度後退し，陰裂も閉じる．この状態を**児頭の排臨** appearing という．
　さらに共圧陣痛が加わるとともに児頭は次第に露出する面積を増大させ，ついに間欠時にも先進児頭は絶えず陰裂間に現れ，後退しなくなる．これを**発露** crowning という．この時点で会陰は極度に伸展されて薄くなり，光沢を呈してくる．この頃になると，産婦は強い痛みのために不安になり，顔面は紅潮，発汗，興奮をきたして戦慄することもある．このときの陣痛を**戦慄陣痛** convulsive pains ともいう．
　発露後2，3回の陣痛により，児頭は娩出され，さらに躯幹が娩出され，完全な児娩出となる．胎児が完全に娩出されると同時に羊水と少量の出血が流出する．胎児の娩出とともに陣痛はしばらく休止し，産婦は爽快感を感ずる．

H 胎盤の剝離と娩出 placental separation and delivery of the placenta

　分娩第3期（後産期）は，児娩出直後より胎盤が卵膜，臍帯を伴って排出されるまでをいう．
　胎児娩出後，いったん休止した陣痛は5〜15分すると再び発来する．これを**後

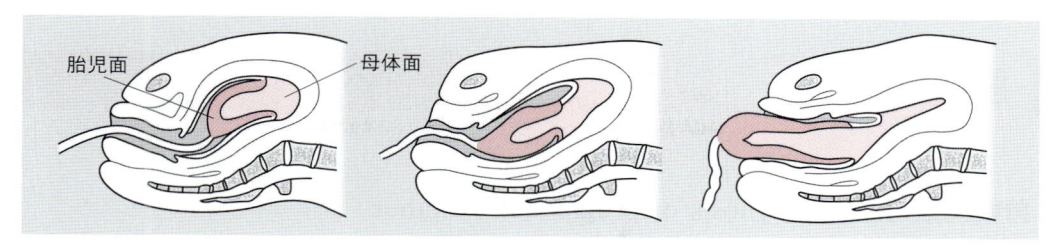

図ⅢA-67　Schultze 型

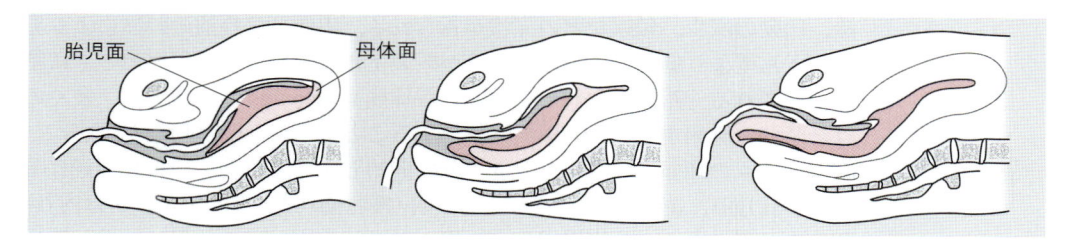

図ⅢA-68　Duncan 型

産期陣痛という．これは4〜5分毎に反復する弱い陣痛である．胎盤はこれにより子宮壁から剝離する．こうして子宮の収縮，ある程度の腹圧，胎盤の重力などにより胎盤は排出される．

排出されたときは多少の出血を伴い，凝血を混ずることもある．これは胎盤と子宮壁との間に，剝離に際し胎盤後血腫 retroplacental hematoma が形成されることによる．500 ml までの出血は生理的とされる．これ以上出血する場合は異常出血であり，出血の原因を調べる必要がある．

1　胎盤の剝離徴候

後産期陣痛によって胎盤が剝離すると，子宮はさらに収縮する．胎盤は下降し，臍帯もさらに10〜15 cm程陰裂より出てくる（Ahlfeld 徴候）．子宮は右に傾き細長くなり，硬くなって子宮底は臍上3横指くらいにまで上昇する（Schröder 徴候）．手指で恥骨結合直上部を押さえると，胎盤剝離には臍帯は少し押し出される．もし剝離していなければ臍帯は腟内に引き込まれる（Küstner 徴候）．一側の手で臍帯を持ち，他側の手で子宮底を叩くと，剝離前は臍帯を持った手にひびくが，剝離後はひびかない（Strassmann 徴候）．

2　胎盤の娩出様式

胎盤の娩出様式には以下の3つのタイプがある．

① Schultze 型：胎盤のほぼ中央部より剝離し次第に拡大していき，胎盤辺縁まで剝離し，胎児面が先に娩出される様式である（図ⅢA-67）．

② Duncan 型：胎盤下方の辺縁から剝離が始まり徐々に上方まで剝離し，母体面が先に娩出される様式（図ⅢA-68）である．

③ 混合型：これら両者の混合した排出様式もあり，胎盤辺縁から娩出されるものを混合様式という．

3 産婦の診察

A 分娩時期の診断 diagnosis of progression of labor

　　分娩発来機序の詳細は不明であるが，分娩が近づくと出血や陣痛を訴え受診することが多い．分娩の前兆としては，胎児下降に伴う下降感，上腹部圧迫感の解除，胎動の減少，頻尿などの症状がみられる．出血は分娩前の陣痛により卵膜下極が子宮壁より剝離し，脱落膜血管が断裂することによる．出血とともに粘液栓が排出される（産徴 bloody show）．前駆陣痛 false pains は不規則で，多くの場合は一時的に減弱するが分娩陣痛に移行することもある．陣痛周期が 10 分ごと（1 時間に 6 回の陣痛）になったときを分娩開始とする．その後の分娩経過は分娩第 1 期（開口期），第 2 期（娩出期），第 3 期（後産期）に分け，その診断は内診所見，陣痛の評価による．分娩経過中の胎児心拍数陣痛図による胎児心拍数と陣痛の評価は必須である．

1 分娩第 1 期（開口期）period of dilatation

　　分娩開始から子宮口が全開大するまでの期間．Friedman 曲線の緩徐期 latent phase は 1〜2 時間ごとに，活動期 active phase は 30 分〜1 時間ごとに内診を行う．子宮口開大 3〜4 cm までの分娩進行は緩徐であるが，その後の陣痛発作時間は 40〜60 秒に延長し，間欠時間は 2 分に短縮して分娩は急速に進行する．子宮洞筋が収縮することにより，子宮下部（子宮峡部）は受動的に伸展し，解剖学的内子宮口に一致して収縮輪 contraction ring を触れる．生理的収縮輪は臍上にまで達することはない．子宮口全開大に近い時期に破水がみられる（適時破水 rupture of the membranes）．

2 分娩第 2 期（娩出期）expulsive stage of labor

　　子宮口全開大から胎児娩出までの期間で 15〜30 分ごとに内診を行う．陣痛発作時間はさらに 1〜2 分に延長し，間欠時間は 1 分以下に短縮する．さらに腹圧も加わる共圧陣痛により陰裂から胎児先進部が現れる．陣痛発作時のみに現れる状態が排臨 appearing，陣痛間欠時も現れる状態が発露 crowning で，その後に胎児は娩出される．

3 分娩第 3 期（後産期）stage of afterbirth

　　胎児娩出後から胎児付属物娩出までの期間．胎児娩出後子宮は収縮（後産期陣痛 afterbirth pains）し，胎盤剝離徴候がみられた後に胎盤が娩出される．胎児付属物娩出後の 2 時間は出血の危険性がある時期で分娩第 4 期として十分な注意が必要である．

B 胎児下降度の診断・表現法 evaluation of fetal descent

　　外診（Leopold 手技）により胎児下降状態の概略を知る方法と，内診により胎児先進部の骨盤内の位置を評価する方法がある．児頭が骨盤内に下降しなければ外診により母体腹壁から浮動 floating する児頭を触れる．また，児頭が恥骨結合前面より高い位置にある場合（Seitz 法陽性）には児頭骨盤不適合の可能性がある．内診による下降度の表現法は Hodge の平行平面法と De Lee の station 法がある．

図Ⅲ A-69　Hodge の骨盤平行平面

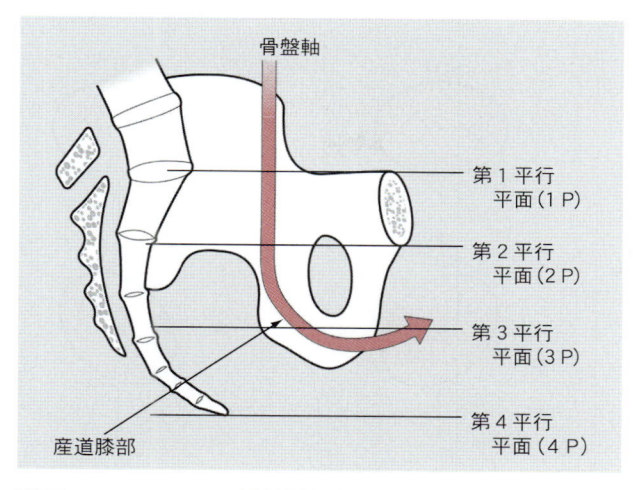

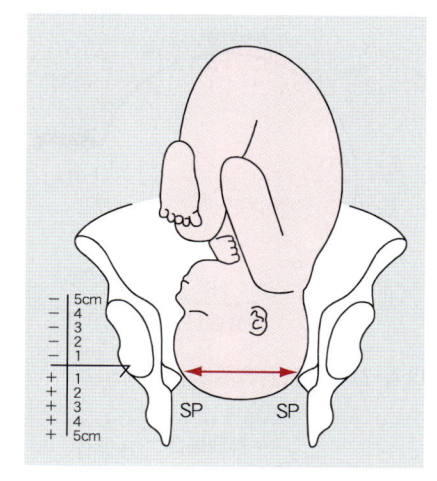

図Ⅲ A-70　De Lee の station

1　Hodge の平行平面法（図Ⅲ A-69）

　骨盤入口面に平行した4つの平面により骨盤を区分し，胎児先進部との関連から下降度を診断する．恥骨結合上縁と仙骨岬角を結んだ入口面が第1平行平面（1 P）で，この面に平行し，恥骨結合下縁を通過する面が第2平行平面（2 P）である．坐骨棘間を結ぶ面が第3平行平面（3 P）で，第3平行平面に平行し尾骨先端を通過する面が第4平行平面（4 P）である．先進児頭が第1平行平面より上方にあれば内診指により恥骨結合上縁を触れることができる．第2平行平面まで下降すれば恥骨結合後面の下半分，坐骨棘は触れるがそれ以上は触れない．De Lee の station-2 に相当する．第3平行平面まで児頭が下降すれば恥骨後面は触れない．これは station±0 に相当し，児頭最大通過面すなわち児頭大横径を含む面が骨盤入口面を通過した状態である．児頭が骨盤腔に下降し，浮動性を失った状態が固定 fixation で，先進部が Sp±0 か，それ以下にある場合を嵌入 engagement という．第4平行平面まで下降すれば骨盤前後壁のどの部も触れない．

　なお，骨産道の中心を結ぶ線を仮定し，これを骨盤誘導線 pelvic axis という．骨盤濶部までほぼ直線で，濶部と峡部の中間付近で前方に屈曲するが，この屈曲部を産道膝部 knee of birth canal という．

2　De Lee の station 法（図Ⅲ A-70）

　坐骨棘間を結ぶ面を station 0 とし，そこから先進部までの距離（cm）で表現する．先進部が坐骨棘間線より上方にあれば－1，－2，－3 と表現し，下方にあれば＋1，＋2，＋3 と表現する．SP－2 は先進部が坐骨棘間線のレベルより上方2 cm に位置すること，SP＋1 は坐骨棘間線より1 cm 下方に位置することを意味する．坐骨棘間線（station 0）は Hodge の第3平行平面に一致する．

C　児頭回旋の診断・表現法 evaluation of internal rotation of fetal head

　児頭は骨盤内を回旋しながら下降する．内診指により先進部を確認し，方位点 point of direction として骨盤横断面を8区域にわけて方位点の存在部位で表現する（英米式表現，図Ⅲ A-71）．方位点が後頭（小泉門）の場合は O（occiput），額は F（frons），頤は M（mentus），仙骨は S（sacrum），肩甲骨は Sc（scapula）と表す．大泉門は前頭縫合，左右冠状縫合および矢状縫合により構成されダイアモ

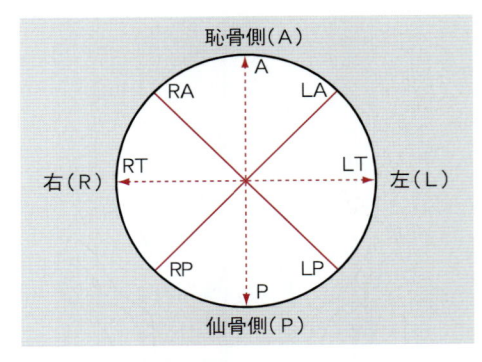

図ⅢA-71　骨盤内表示法

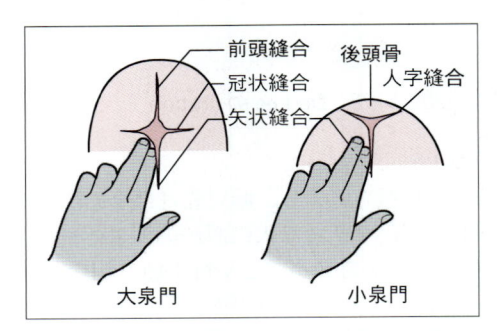

図ⅢA-72　内診指による小泉門，大泉門の確認

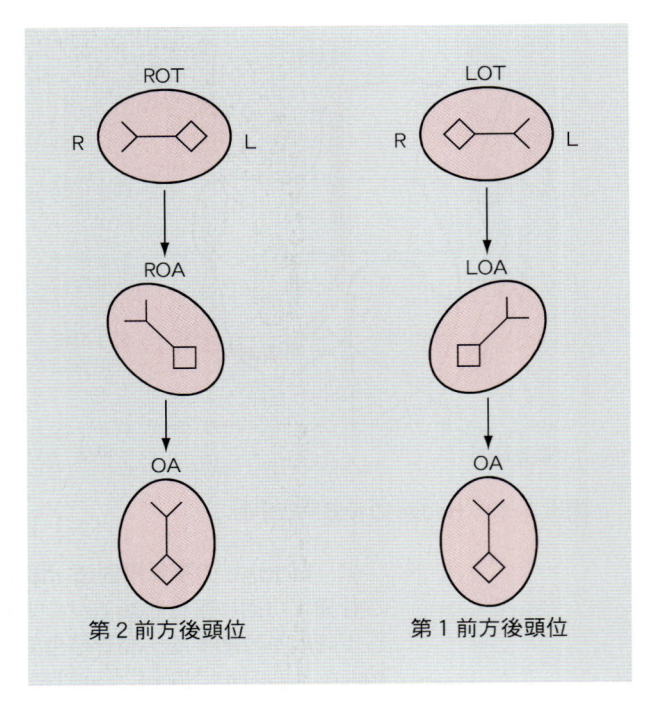

図ⅢA-73　前方後頭位分娩での児頭回旋の表示法

ンド形に触れ，小泉門は左右人字縫合と矢状縫合でできる三角形の間隙として触れる（図ⅢA-72）．以下に第1前方後頭位分娩の児頭回旋の診断・表現法について記載する．第2前方後頭位の表現は左右が異なるだけである（図ⅢA-73）．

1　第1回旋 flexion

骨盤入口部で矢状縫合は恥骨結合と仙骨の中央に位置する（正軸進入 synclitism）．前在頭頂骨が進入すれば（前不正軸進入 asynclitism）矢状縫合は後方に変位し（Naegele 傾斜），後在頭頂骨が進入（後不正軸進入）すれば前方に傾斜する（Litzmann 傾斜）．

骨盤入口部で児頭は屈曲回旋を行い，頤部が胸壁に密着するよう屈曲することで小泉門 occiput が先進し，方位点となる．小泉門は母体の左に位置し，矢状縫合は横径に一致する．したがって，この時点は LOT（left occuput transverse）と表現できる．屈曲回旋により胎児は最も小さい小斜径周囲径で骨盤内を下降することができる．

2　第2回旋 internal rotation

児頭先進部である小泉門は恥骨結合側に内回旋する．すなわち時計と反対方向に回旋しながら下降する．骨盤濶部では第1斜径に一致し（LOA），出口部では小泉門は恥骨結合下に位置し，矢状縫合はほぼ縦径に一致する（OA）．

3　第3回旋 extension

後頭結節下方の項部が恥骨結合下縁に支えられ，ここを支点として反屈し児頭は娩出する．

4　第4回旋 external rotation

児頭は第2回旋と逆方向，すなわち時計回りに90度外回旋し，胎児は母体右側

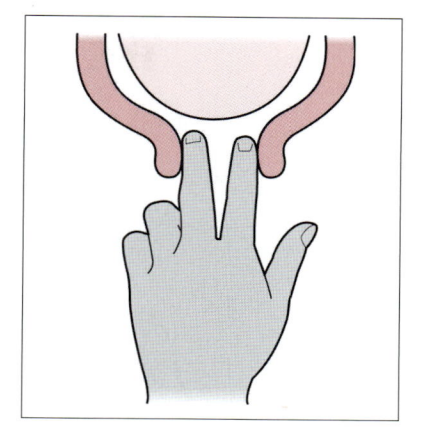

図ⅢA-74 子宮口開大度の表現

大腿部を見る形となる．この時点で胎児肩甲は縦径に一致し，前在肩甲，次いで後在肩甲が娩出し，引き続き躯幹が一気に娩出する．

D 頸管開大度 cervical dilatation

頸管所見はBishop scoreにより評価する．Bishop scoreは頸管開大度に加え，展退率，先進部の下降度，頸管の位置，硬度からなり，13点満点で評価する（p.319，表ⅢA-6参照）．9点以上であれば頸管は十分に成熟した状態にあると判断できるが，4点以下は頸管熟化不全であり，この場合は分娩誘発を行っても難産となる可能性が高い．頸管開大度は頸管内に挿入した示指と中指の内診指間の開大をcmで表す（図ⅢA-74）．分娩開始時には経産婦の場合，内子宮口は閉じているが外子宮口は2cm近く開大しており，分娩進行とともに，頸管上部，外子宮口は開大する．初産婦の場合は内子宮口，外子宮口ともに閉鎖に近い状態から分娩進行とともに内子宮口から開大し，児の下降とともに外子宮口が開大する（図ⅢA-75）．分娩開始後の時間経過とともに頸管開大度を評価すれば（Friedman曲線），分娩進行状況を評価できる．

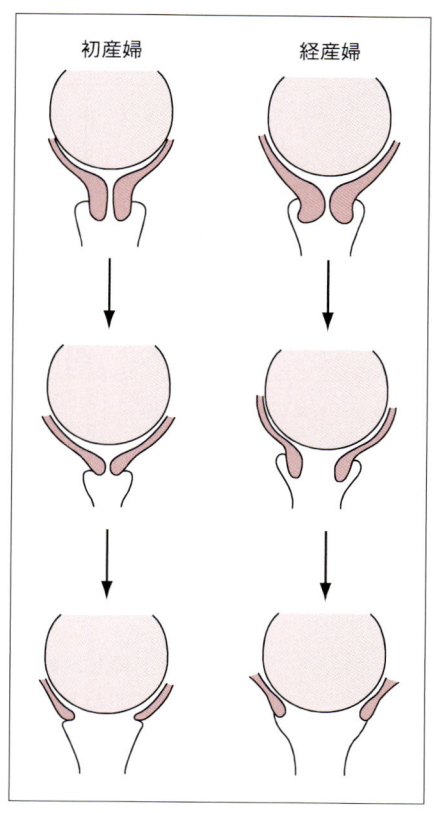

図ⅢA-75 分娩時の子宮口開大

E 陣痛の観察 evaluation of labor pains（図ⅢA-76, 77）

陣痛は子宮筋の不随意な収縮で，周期的に陣痛発作 onset of labor painsと間欠 intervalを繰り返す．自覚的には疼痛を伴うが，痛みの程度は個人差が大きい．

妊娠後半期にみられる不規則な子宮収縮を妊娠陣痛 pregnant pains（Braxton Hicksの収縮）という．妊娠陣痛により頸管熟化が促進する．末期には分娩開始前の前駆陣痛 false painsがみられ，次第に協調的収縮となり，10分ごと（1時間に6回）の陣痛発来が分娩開始である．分娩陣痛 labor painsは分娩第1期の開口期陣痛 dilating pains，第2期の娩出期陣痛 expulsive pains，第3期の後産期陣痛 afterbirth painsに分類される．分娩進行とともに次第に陣痛発作時間は延長，内

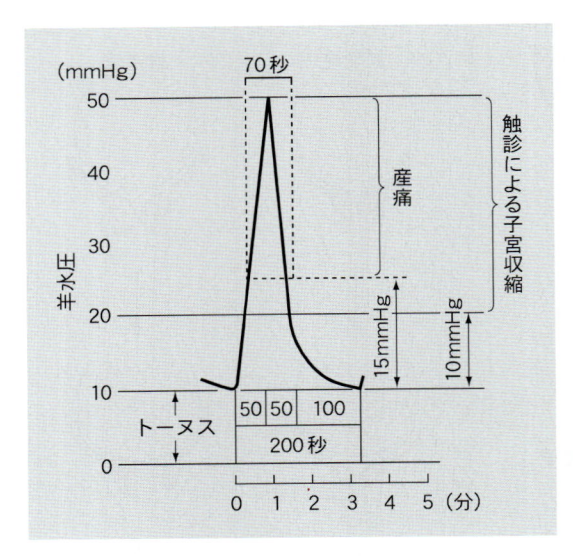

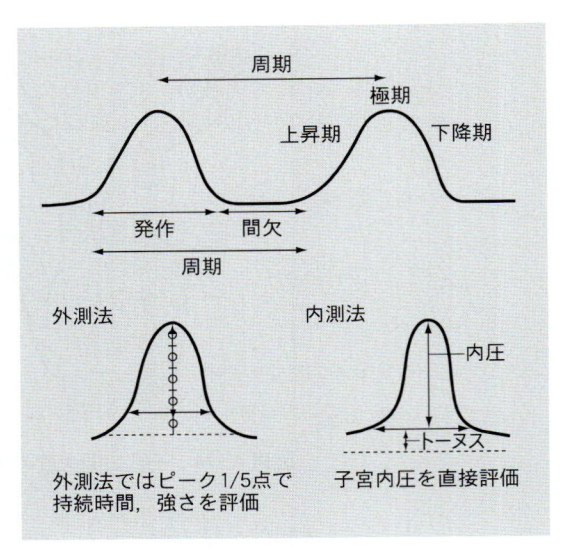

図ⅢA-76　子宮内圧と触診, 疼痛の関係（Caldeyro-Barcia）

図ⅢA-77　子宮収縮（陣痛）の評価法

圧は上昇し，娩出力としての子宮仕事量は増強する．第2期には不随意に起こる腹圧も加わる（**共圧陣痛** bearing down pains）．

　陣痛は外測法あるいは内測法により評価する．外測法は腹壁上の圧変化を変位計測器により測定し，内測法は子宮腔内に留置したオープンエンドカテーテルにより羊水圧を測定する．触診によっても評価は可能であるが，子宮内圧より10 mmHg以上高くならないと感知できない．間欠期から陣痛が開始しピークまでの**上昇期** increment phase，ピークとなる**極期** acme phase，次第に弱まり間欠期に移行する**下降期** decrement phase に区分される．上昇期が最も長く，下降期がこれに次ぎ，極期は最も短い．陣痛発作開始から次の発作開始まであるいは発作の極期から極期までを**陣痛周期** cycle of labor pains という．外測法では陣痛の持続時間，頻度は評価できるが，間接的に腹壁上の変位を測定するため強さは正確には評価できない．

　陣痛の観察はきわめて重要であり，分娩進行には適度な陣痛は不可欠で弱すぎれば分娩は進行せず，強すぎれば胎児にとって低酸素負荷となる．

F　パルトグラム partogram

　パルトグラム（分娩経過図）の目的は分娩進行に伴う母児の状態，変化を連続的に記録し，異常を早期に発見し速やかな対応を可能にすることである．パルトグラムには胎児心拍数陣痛図モニタリングによる胎児心拍数所見，陣痛の発作時間，間欠時間，頸管開大度，先進部下降度，先進部の回旋状況に加え，母体血圧，脈拍，呼吸数，体温や行った処置などを記載する．分娩の進行状況の評価には **Friedmanの頸管開大度曲線** が有用である．

　Friedman曲線（図ⅢA-78）は，横軸に時間，縦軸に頸管開大度（cm）をプロットするもので，分娩経過が正常であればS字状曲線となる．分娩開始時の子宮収縮は弱く，頸管開大は緩徐で**準備期** latent phase とよばれる．初産婦で8時間，経産婦で5時間である．次第に子宮収縮の頻度，強さが増強し，子宮口開大4 cm

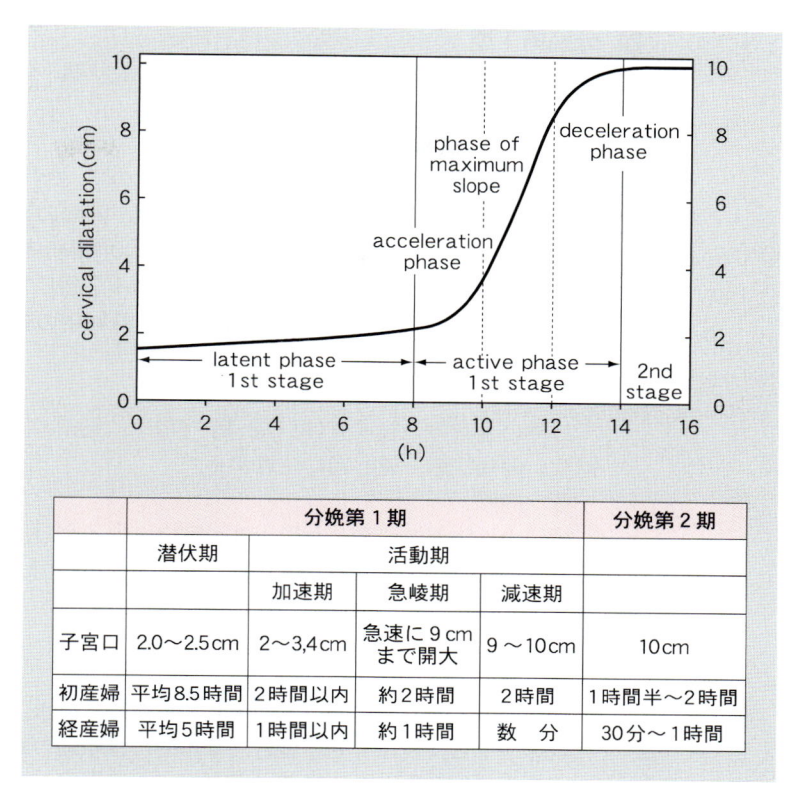

	分娩第 1 期				分娩第 2 期
	潜伏期	活動期			
		加速期	急峻期	減速期	
子宮口	2.0～2.5cm	2～3,4cm	急速に 9 cm まで開大	9～10cm	10cm
初産婦	平均8.5時間	2時間以内	約2時間	2時間	1時間半～2時間
経産婦	平均5時間	1時間以内	約1時間	数分	30分～1時間

図III A-78　Friedman 曲線（Friedman E.A., 1955）

頃より加速度的に子宮口は開大する．初産婦は 1.2 cm/時間以上，経産婦は 1.5 cm/時間以上である．この時期が **活動期** active phase で **加速期** acceleration phase，**急峻期** phase of maximum slope，**減速期** deceleration phase に区分される．減速期は分娩第 1 期の終わりで，児頭の下降が著しい時期であるが減速期は存在しないとの意見もある．

4　分娩管理

A　分娩各期の取扱い management duning labor

① 分娩介助の基本概念

　正常分娩とは，分娩が終了し，経過を振り返って，異常が起こらず，無事にすんだ場合をいうため，分娩にあたっては，いつ異常が突発するかわからないので，常時救急体制をとっておくことが重要である．異常がないかぎり，自然経腟分娩を原則とする．不幸にしていずれか一方のみ救命しえない場合には，母体のほうを優先する．危険性が高いハイリスク妊娠の場合には，その危険度に応じ，設備・人員の整った施設分娩を原則とする．分娩室は原則として手術室に準じ，消毒は厳重にする．

❷ 分娩第1期

分娩第1期の取扱いの原則は，産婦の一般状態，陣痛，胎児心音を監視しながら待機的に処理すること．

① 問診

分娩第1期に多くの産婦は入院してくるので，まず入院時の処置より列記する．問診では，しるし，赤色帯下，破水の有無，陣痛の発来した時期とその状態，真の陣痛の場合は規則的に発来し，次第にその間隔が短くなる．その強さも増強してくる．痛みは下腹のみでなく背中にも痛みを感じてくる．子宮頸部が開大してくることで偽陣痛と区別できる．既往歴，妊娠中の経過のカルテ再チェックも重要である．

② 外診

母体の全身の一般検査(視・触・聴・打診)，児頭の固定状態，Leopold法による診察，陣痛状態，児心音に注意する．

③ 内診

産婦の外陰部を消毒した後，外子宮口，内子宮口，頸管の厚さ，開大度，展退度，先進部，児頭の場合，矢状縫合の位置，小泉門，大泉門の位置，恥骨結合後面，坐骨棘をどの程度触知するか，固定しているかどうか，胎胞形成の有無，破水の有無，出血の色，量などを診断する．

④ 就床・体位

陣痛が強くなり，子宮口が開大し始めたら，破水，臍帯下垂，脱出を防ぐために就床させる．就床させる場合，基本的には産婦の好む楽な体位にしたほうがよい．通常は仰臥位をとらせる．児頭がいまだ固定していない場合には，児頭を骨盤入口部に近づけるため，第1胎向ならば左側を，第2胎向ならば右側を下にする側臥位とする．体力の消耗を避けるため，産婦をうつ伏せ気味にした側臥位で上方の脚を伸展もしくは緩やかに屈曲させ，下方の脚を屈曲させる．頭部および上方の脚の下には枕を挿入して安定を図り，全身の力をできるだけ抜くようにする，いわゆる，**Sims体位**をとらせるとよい．

⑤ 排便・排尿

浣腸は陣痛を誘発・促進するとともに，直腸の便は産道拡張の障害となる．また，児娩出時に排便が起これば汚染につながる．子宮頸管開大後，浣腸施行すると早期破水を起こし，臍帯脱出などが起こることや，墜落分娩などが起こる可能性があるので便所に行かせず，排便をベッドのそばで行う．排尿は原則として感染の危険を避ける意味から自然排尿とするが，児が骨盤腔内へ進入している場合，自然排尿が困難になるのでカテーテルで導尿し，児頭の下降および順調な陣痛発来を促す．

⑥ 母体全身状態の監視

一定時間ごとに血圧測定，脈拍測定，検温および全身状態の観察を行う．分娩時嘔吐による気道閉塞の危険を避けるため，また，いつでも帝王切開になる可能性があるため禁食とする．水分は，のどが渇けば少量の水で口を湿らす程度か氷片をしゃぶる程度にするほうがよい．

⑦ 分娩進行・胎児の監視

必要最小限度で，厳重な消毒の下で内診を施行し，子宮口の開大度，胎児下降度，回旋の状態，胎胞の状態，破水の有無，出血，陣痛の状態を調べ，必ず記載する．陣痛の発作，間欠時間を測定するとともに，胎児心音(心拍数)をなるべく頻回に聴取する．

どの程度の頻度で胎児心拍数を確認すればよいかは決まってはいない．低リスク例では分娩第1期には30分ごと，第2期には15分ごと，子宮収縮終了後1分間聴取するのがよいとされている．高リスク例では，第1期15分ごと，第2期に5分ごとに確認することがよいとされている．胎児監視装置を使用して胎児心拍数陣痛図を連続的に記録することが望ましい．

③ 分娩第2期

全分娩期を通じ，母児に異常が突発することが最も多い時期で，十分な母児の監視が必要な時期である．

1 破水

子宮口が全開大もしくは全開大近くなっているにもかかわらず，いまだ破水していない場合は，陣痛の発作時にコッヘルの先端で卵膜を破って人工破膜を行う．破水の際は，羊水の量，性状を調べ，次いで胎児心音を聴取する．また内診を行い，子宮開大度とともに，臍帯または胎児の手などの脱出の有無，児頭の回旋状態，骨盤内下降度，産瘤の状態を調べる．胎児心拍数を監視する場合は，直接児頭に電極をつけることが望ましい．すべての操作は無菌的に行う．

2 胎児・母体監視

前述したごとく，胎児心拍数を監視する．この時期に，胎児は低酸素症，アシドーシスに陥りやすい．また，non-reassuring fetal status の診断で，児頭皮下末梢血のpH測定もできる時期でもある（p.131，「Ⅰ-5-13 血液ガス分析」の項参照）．

3 体位・腹圧

一般に仰臥位がとられ，腰部を高くし，会陰保護など分娩介助の操作をしやすくする．その他，側臥位，座位などがある（次項B 分娩体位を参照）．腹圧は陣痛発作時にのみ加えさせる．

4 外陰消毒・排尿

外陰部の消毒は，分娩第2期で児先進部が骨盤峡部に達した頃行う．排尿は，ネラトンカテーテルで導尿する．児頭が出口部付近まで下降すると糞便が排出することがあるので，この際，会陰が汚染されぬように，後方に向かってぬぐって消毒する．

5 娩出時の介助

娩出には自然の経過を尊重し，やむをえないときのみ人工介助を行う．児頭や肩甲部が陰門を通過するときに会陰が伸展され，裂傷を生じたり骨盤底筋を損傷したりする．とくに，伸展性の十分でない初産婦では会陰裂傷を起こしやすいので，これを防ぐために会陰保護を行う（p.356，ⅢA-2-5 A 参照）．

6 会陰切開（p.357，ⅢA-2-5 B 参照）

7 分娩直後における新生児の取扱い（p.385，ⅢA-5-3 A 参照）

④ 分娩第3期

1 胎盤娩出

胎盤剝離徴候がでたら静かに腹圧を加え，軽く下腹部を圧下し，胎盤を娩出させる．この際，臍帯などを強く牽引すると，子宮内反症を起こすことがあるので決して強く牽引しない．卵膜の一部が子宮壁に付いて娩出困難な場合は，排出された胎盤を両手で包むようにして，一定方向に捻転するか，手術用腟鏡をかけて子宮口を露出し胎盤鉗子で卵膜をはさんで牽引する（図ⅢA-79,80）．胎盤娩出が遅延した場合，現在のところ出血が異常に多くない場合，いつまで待機するか決まっていないが，30分待機しても胎盤が娩出しない場合は，胎盤用手剝離を行う．

胎盤の娩出が遅れている場合には十分な子宮収縮をはかるため，従来は麦角薬

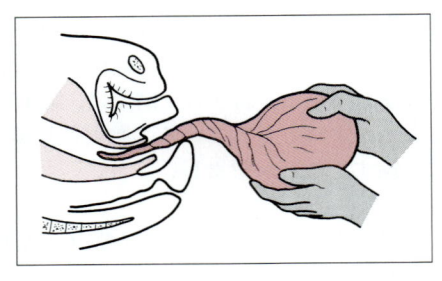

図ⅢA-79　胎盤用手娩出法

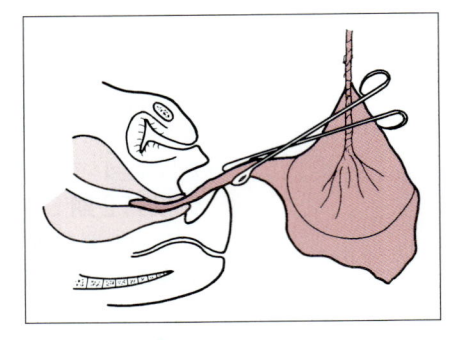

図ⅢA-80　胎盤鉗子による娩出法

の筋注あるいは静注が行われていたが，最近はプロスタグランジンまたはオキシトシンを点滴静注する．麦角剤はショック，冠動脈攣縮による心筋梗塞，狭心症などによる心不全症を起こすことがあり，とくに虚血性心疾患またはその既往歴には禁忌であり，最近は使用されなくなっている．

2　胎盤剥離徴候

胎盤が剥離下降するにつれて，陰門外に垂れ下がった臍帯が次第に下降する（Ahlfeld 徴候）．恥骨結合上を腹壁から圧すると，剥離前には臍帯が腟内に引き上げられるが，剥離後は外方に圧出させる（Küstner 徴候）．胎盤が剥離下降するにつれて子宮体は硬く狭くなり，子宮底は上昇して臍上3〜4横指となる．産婦に腹圧を加えさせると剥離後は臍帯は下降し，腹圧を止めるとそのままとどまるが，剥離前では再び上昇する．

3　胎盤の検査

胎盤娩出後，胎盤胎児面を下にして手掌の上にのせ，卵膜を反転して母体面を出し，表面に付着した凝血を除き，分葉 cotyledon の欠損の有無を調べる．欠損がある場合，その部は不規則に陥凹して絨毛が露出し，欠損がなければ平面は平滑で薄い脱落膜に覆われている．次いで，臍帯を握り胎盤を懸垂し，卵膜の欠損の有無を調べる．さらに，胎盤の重量・大きさ・厚さを計測し，石灰沈着と梗塞の有無を調べる．また，臍帯断面の血管奇形の有無を調べる．胎盤欠損の有無の鑑定法とし，臍帯静脈から牛乳を注入し，欠損していれば欠損部から牛乳が漏出する（Küstner 牛乳試験法）．胎盤を水中に入れ，臍静脈から空気を注入すると欠損のない胎盤は浮遊する（Sacks 浮遊試験法）．

4　産道検査

胎盤の娩出後，腟鏡をかけて産道の検査を行う．産道の損傷および子宮出血の有無を調べる．胎盤鉗子と長摂子を用いて，頸管の辺縁をたどって，頸管裂傷の有無を検査する．また，子宮収縮の良否を確かめ，外陰部に滅菌ガーゼおよび脱脂綿をあててT字帯をほどこす．さらに腹部には腹帯をする．

5　胎盤娩出後の監視

胎盤娩出後，産婦の汚れを清拭した後に分娩台上で2時間くらい出血および全身状態の観察を行う．軟産道損傷からの出血，子宮収縮の状態を調べ，異常がないとき産婦を病棟褥室に運ぶ．

B　分娩体位 posture in labor

分娩時の産婦の体位は立位と臥位に大別される．原始の時代より基本的分娩体

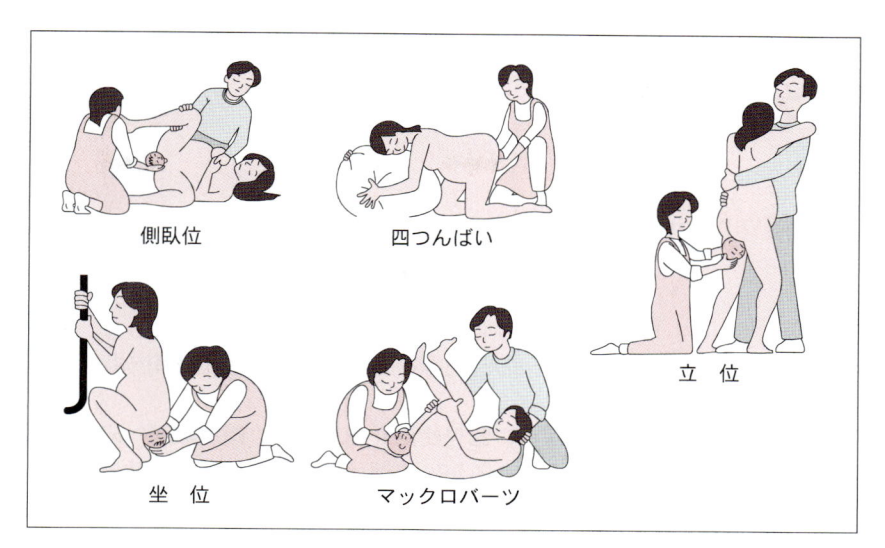

図ⅢA-81　さまざまな分娩体位
（日本産婦人科医会研修ノート，No. 68，平成15年3月より）

位は立位であったが，産科学の進歩に伴い臥位が導入され，現代では分娩介助に都合のよい横臥位，砕石位が主流である．立位（縦型体位）としては立位，蹲踞位，膝位，坐位，半坐位などがあり，臥位（横型立位）としては仰臥位，側臥位，腹臥位などがあげられる．仰臥位では仰臥位低血圧症候群や胎児の低酸素血症を招く危険があり，側臥位が推奨されている．坐位では分娩第2期が短縮する（図ⅢA-81）．分娩時の体位には一般的に仰臥位，側臥位，坐位が取り入れられている．

1　仰臥位

この体位が通常最も多く用いられている方法である．この体位は，分娩介助をする側にとっては，非常に有利な体位であり，産婦の全身状態や腹部の観察に便利で，会陰保護もやりやすい．産婦にとっても陣痛間欠時に弛緩して休息できる利点がある．しかし，長時間仰臥位をとっていると仰臥位低血圧症候群に陥る場合がある．

2　側臥位

側臥位は産科的処置や診察に際し不便であり，分娩介助の操作はやや不自由であるけれど，会陰の観察がしやすい．努責の緩和によい体位である．仰臥位低血圧症候群に陥った産婦，過強陣痛の場合，急産経験者らの分娩には側臥位がよい．

3　坐位

歴史的にみても坐位分娩が仰臥位分娩より先にとられていたが，前述したごとく，産婦を管理する面から仰臥位分娩が通常のこととなったが，近年，再び坐位分娩を見直す傾向になってきている．坐位では，腹部の観察や産科的処置がしにくいなどの欠点はあるが，重力に即した努責ができ，したがって分娩第2期の短縮ができる．骨盤の伸張も容易で，胎児の骨盤内通過が容易である．仰臥位低血圧を防ぐことができる．しかし，急産と軟産道裂傷を起こしやすい．初産婦，陣痛微弱，仰臥位低血圧症候群の産婦によい．従来，胎児心音をトラウベで聴取していた頃は，この体位では聴取しにくい欠点があったが，胎児心拍数監視装置の開発により胎児心拍数を監視するうえで坐位でも支障はなくなった．

5 分娩介助法

A 会陰保護 protection of the perineum

① 目的

会陰および骨盤底筋などの損傷を防ぐとともに，その後に発生しやすい感染を予防する．また，児頭の急激な娩出による頭蓋内出血の危険性を避けるために行う．

② 方法

会陰保護，胎児娩出介助手技は，指導機関，病院，助産婦などによって若干異なる場合があるが，原則は自然の娩出経過を助け，母体および児の安全をはかることである．

① 児頭の最小周囲径で腟口を通過するようにする．
② non-reassuring fetal status が認められないかぎり児頭娩出をゆっくり行う．
③ 会陰腟口の組織の伸展を十分に行われるようにする．
④ 胎児を正しく骨盤誘導線方向に進行させ，第3回旋を正しく回旋するように助け，会陰の過度伸展を防ぐ．

③ 会陰保護の実際

1 仰臥位における方法（図ⅢA-82）

通常最も多く用いられている方法である．この体位であれば妊婦の全身状態や腹部の観察に便利で会陰保護もやりやすい．

産婦に仰臥位をとらせ，膝を曲げて両脚を広く開かせる．殿部や会陰部を高くして操作を容易にする．介助者は産婦の右側に立ち，左手掌を恥丘を越えて児頭にあてる．指先は母体の肛門側に向く．右手は母指と示指を十分に開いて陰門に沿って手掌をあてる．この際，手掌と肛門の間に保護ガーゼを入れ，手指の汚染・滑脱・脱肛を防ぐとともに，努責の誘導も行う．

児頭が発露したとき，右手で前頭・前額を圧抵し，その先進を防ぎ，左手の指腹で後頭部を下方(会陰)に向かって圧抵して後頭の先進を助ける．後頭結節が恥骨弓下縁からはずれたら，そのまま大泉門が後交連近くまで進むのを待って，もう一度後頭結節を下内方に圧し，項窩が恥骨弓下に現れたところで，左右の頭頂結節を片方ずつ陰唇からはずす．この際，左右の指先で陰唇を傷つけぬように操作する．

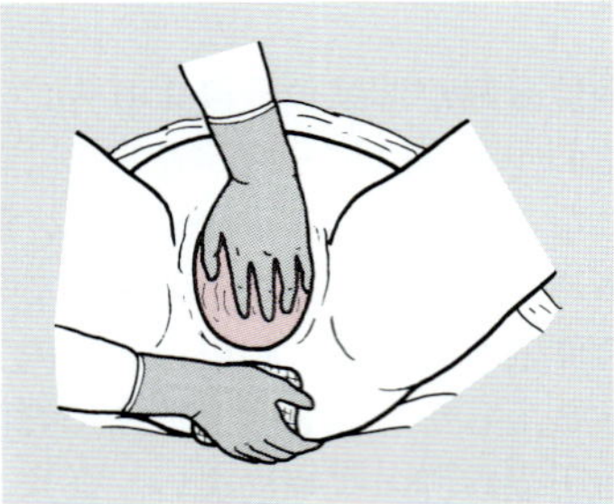

（その1） 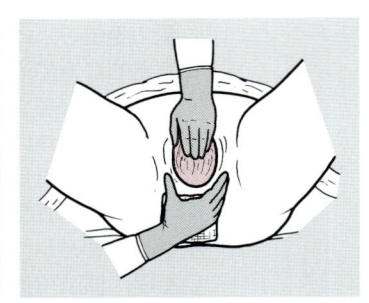　　　　　　（その2）

図ⅢA-82　仰臥位における会陰保護法

次に産婦には努責を禁じ，口を大きく開かせ浅く短い呼吸(短促呼吸)にさせ，児頭の第3回旋を助ける．すなわち，左手の手掌を後頭に，指先をそろえて小指側を下方に児の前頭に横にあてる．児頭娩出後，急速遂娩の必要がない場合，次の陣痛発来を待って自然に児頭の第4回旋を行わせ，次いで肩甲の娩出に移る．前在の側頭部に左手掌をあて，ゆっくり肛門の方向に頭を軽く押し下げ，恥骨弓下から前在肩峰を滑脱させる．次いで前在上腕を支点として後在肩甲の娩出をはかる．両肩甲が娩出し上腕の1/3ぐらいまでになったとき，左右の示指または中指を児の両腋窩に入れ骨盤誘導線に沿うように母体側に向けて，ゆっくり体幹を引き上げる．

2 側臥位における方法（図ⅢA-83）

仰臥位に比べ手の操作が比較的不自由であること，分娩時の診察，処置に際し不便で，体位をそのつど変換しなければならない欠点はあるが，腹圧を減じ，会陰の観察が十分できる利点があり，仰臥位低血圧症候群，過強陣痛，急産の既往のある産婦にはよい．

産婦を側臥位とし，股膝両関節をほとんど直角に曲げて膝間に枕をはさみ，両脚を広く開く．助手に上になった脚をもってもらうのもよい．術者は産婦の後方から一手(左側臥位のときは右手)を会陰にあて，他手を恥丘を越えて児の後頭部に置く．両手の操作は仰臥位の場合と同様にする．

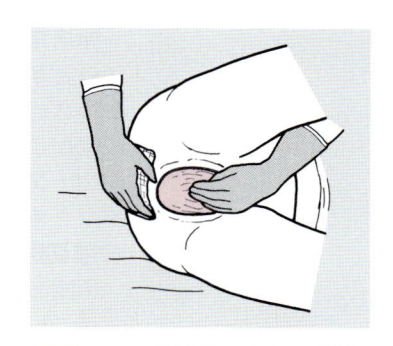

図ⅢA-83　側臥位における会陰保護法

3 坐位における方法

坐位の場合は重力に即した努責ができ，分娩第2期が短く，骨盤の伸張も容易であり，胎児の骨盤内通過がよい．そのため，会陰保護にあたっては，急産と裂傷に十分注意せねばならない．陣痛微弱や仰臥位低血圧症候群の産婦には適した分娩方法である．

会陰保護を正面介助で行う方法と，児頭発露時分娩台を30〜45°に倒し，仰臥位と同様に行う方法とがある．

正面介助の場合は児頭排臨近くまで一手で会陰の伸展を助け，他手で脱肛を予防しながら陣痛発作時腹圧を加えさせる．排臨の頃からは児頭の急速な下降に注意し，後頭結節が恥骨弓下をはずれるまでは第3回旋が行われることのないように調節する．後頭結節が恥骨結合を外れやすくするように，児頭を後下方に圧下してはならない．この操作により会陰裂傷を大きくし，第4度会陰裂傷を招く場合があるためである．児頭発露になったら陣痛発作時は短促呼吸をさせ，発作の終わり頃から間欠時にかけて努責を促し，児頭の娩出をはかる．会陰保護の右手は仰臥位の場合と同様である．

B 会陰切開 episiotomy

1 目的

会陰裂傷 perineal laceration, Dammriss が予想される場合，その後の縫合の困難さや創傷治癒の面からも，会陰切開が施行される．また，急速遂娩のときにも行われる．

❷ 会陰切開の時期

会陰切開の時期が早ければ，児が娩出するまでに出血量が多くなり，時期が遅れると，すでに腟壁や会陰に裂傷を起こしてしまっている場合がある．そのため，会陰切開の時期は，会陰が膨隆し，腟口が開大して児頭が5～6 cm径ほどみえるようになれば切開する．また，急速遂娩，とくに鉗子分娩や吸引分娩術の際に技術的に多少困難な場合が多いが，鉗子を装着してから切開すればただちに牽引できるし，切開創からの出血も少なくてすむ．術者によっては，吸引分娩術のときも同様であるが，ある程度牽引し，会陰がかなり伸展してから切開する場合がある．

❸ 会陰切開と麻酔

陣痛発作時に切開を行う場合，産婦は陣痛発作とともに強く努責しているので，このとき切開しても強い痛みを訴えるまもなく，分娩が進行し，麻酔をせずにすむ場合が多い．しかし，陣痛の間欠時に切開する場合には，0.5～2.0％キシロカインなどによる局所浸潤麻酔が使用されている．その量は切開創の大きさによるが20～50 m*l* くらいで十分である．あまり高濃度の液を使用すると切開創の癒合不全をきたしたり，中毒症状を起こす場合もある．

❹ 会陰切開法

切開部位により分ける（図ⅢA-84）．

① **正中切開**（中切開）median episiotomy：会陰を肛門に向かって中央に切開する．癒合が容易で出血も少ない．しかし，肛門括約筋を損傷する危険がある．

② **側切開** lateral episiotomy：この切開法では開大する度合が小さく，創の癒合が悪く，ふつう用いない．

③ **中側切開** mediolateral episiotomy：この切開法が最も広く用いられ，肛門括約筋・肛門挙筋の損傷も少なく，開大の度合も大きい．しかし，正中切開法と比べ，癒合がやや劣り，出血もやや多い．術後の創部痛も正中切開に比べ多い．

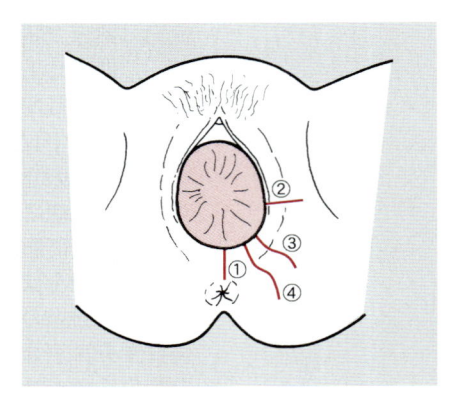

図ⅢA-84　会陰切開法
①正中切開，②側切開，③中側切開，④Schuhardt 深腟会陰切開

④ **Schuhardt 深腟会陰切開術**：腟入口側壁の上2/3と下1/3の境を起点として，腟外では弧を描いて肛門と坐骨結節を結ぶ線のほぼ中央まで，腟内では後腟円蓋まで切開する．まれに行われ，腟式手術などの際に用いられることがある．

6 子宮収縮調節

A 分娩誘発・促進法 induction of the labor and augmentation of the labor

分娩誘発法とは**陣痛誘発法** induction of the labor pains ともいい，人工的に陣痛を誘発する方法である．分娩促進法とは**陣痛促進法** augumentation of the labor pains ともいい，陣痛が微弱で分娩進行に問題が認められる場合に，陣痛の増強を

図る方法である．

① 分娩（陣痛）誘発
（1）適応

母体または胎児，あるいはその両者において，妊娠を継続することによるリスクのほうが分娩誘発によるリスクより大きいと判断される場合に施行する．分娩誘発が母体あるいは胎児にとって危険を招くために禁忌とされる場合がある．分娩誘発に際して禁忌となる合併症や異常がないことを十分確認しなくてはならない．陣痛誘発は医学的適応と社会的適応がある．社会的適応は**計画分娩**ともいわれ，医学的適応はなく，個人や医療側の都合のよいときに分娩を行う場合をいう．分娩誘発の医学的適応，社会的適応ならびに分娩誘発にあたって確認すべきことを表ⅢA-9，10に示す．分娩誘発法とくに陣痛促進薬の使用の場合，危険性を有するものの，適応と分娩誘発にあたっては確認すべきこと（要約）を遵守し，適切な管理下で使用するかぎりは安全である．陣痛誘発は要約を満たす症例にかぎり，リスク／ベネフィットを十分説明し，インフォームドコンセントを得ておく必要がある．

（2）陣痛誘発法

1 機械的方法
① 子宮体の輪状マッサージ：導尿により膀胱を空虚にし，子宮体部を輪状にマ

表ⅢA-9 分娩誘発の適応

産科学的・医学的適応	A 胎児側の因子によるもの	胎児救命のために外科的措置を目的とする場合 胎盤機能不全 過期妊娠 糖尿病合併妊娠 子宮内胎児死亡 Rh不適合妊娠 子宮内胎児発育遅延
	B 母体側の因子によるもの	前期破水 妊娠高血圧症候群 羊水過多症 妊娠継続が母体の危険を招くおそれのあるもの 墜落分娩既往
社会的適応		妊産婦側の希望 頸管が成熟しており，インフォームドコンセントが取れているという条件などが理由を満たしていれば，家庭の事情で分娩誘発を行うこともある

（日本産婦人科医会，研修ノートNo. 68，平成15年3月より改変）

表ⅢA-10 分娩誘発にあたって確認すべきこと

1．胎児が母体外生存が可能であり，胎児が十分に成熟していること
2．経腟分娩が可能であること
　・子宮破裂を起こす可能性が高い瘢痕創がない
　・前置胎盤がない
　・児頭骨盤不均衡や産道通過障害となる病変がない
　・産道にヘルペスなどの感染巣がない
　・母体および胎児が分娩に耐えられる
　・横位や経腟分娩が危険な胎児奇形や著しい巨大児でない
3．母体が分娩準備状態であること（頸管熟化）
4．妊産婦ならびに家族に十分な説明をして同意を得ること
5．分娩監視装置などを用いて十分な監視をすること

（日本産婦人科医会，研修ノートNo. 68，平成15年3月より）

ッサージすると子宮は収縮する．

② 卵膜用手剝離：外子宮口から挿入した内診指により，子宮下部内壁から卵膜を全周にわたって破膜しないように注意しながら剝離すると，数日のうちに分娩が誘発されることがあり，外来で汎用される．

③ 人工破膜：子宮口が 6 cm 以上開大し，頸管が十分成熟している場合に卵膜を破膜することにより陣痛が促進され，分娩所要時間が短縮する．骨盤位，とくに足位では臍帯脱出の危険のため人工破膜は禁忌である．

④ ラミナリア桿の挿入：分娩誘発時に硬く未熟な頸管の場合，金属拡張器で軽く開いた頸管内にラミナリア桿 laminaria を数本～10 本程度挿入する．ラミナリア桿は徐々に膨化するため，的確な頸管拡張が可能となる．最近，吸水により膨化する親水ポリマーや高分子材料を基剤としたダイラパンやラミセルなどが臨床応用されている．

⑤ メトロイリーゼ：頸管が 3～4 cm 開大している場合，ゴム製バルーン（メトロイリンテル，バルーンメトロなど）を経頸管的に子宮下部の卵膜外に装着し，滅菌生食液を 100～150 ml 程度注入して膨らます．子宮筋が伸展される結果，子宮収縮が誘発される．

⑥ ブジー：経頸管的に産科ブジーを子宮壁と卵膜の間に挿入・留置して陣痛を誘発する．

2 薬物的方法

分娩誘発のための子宮収縮薬として，妊婦血中に存在する子宮収縮物質であるオキシトシンとプロスタグランジンが用いられている．分娩誘発・促進のための薬剤の投与方法と注意事項および副作用を**表ⅢA-11**に示す．いずれの薬剤も分娩誘発での同時併用は母児双方に危険を及ぼす可能性が大きいので行わない．

① オキシトシン oxytocin：オキシトシンにより自然陣痛に近い子宮収縮が得られる．点滴投与後 3～5 分で反応がみられ，40 分後には一定となる．個人差が大きく，投与速度の調節が重要となる．そのため，輸液ポンプを用いて，胎児心拍数陣痛図監視法で子宮収縮パターンを確認したうえで点滴静注により投与を開始する．過強陣痛が出現することがあるため，子宮収縮，胎児心拍数を連続的にモニターするほうがよい．

表ⅢA-11　陣痛促進薬の投与方法，注意事項と重大な副作用

	オキシトシン	プロスタグランジン $F_2\alpha$	プロスタグランジン E_2
初回投与量ならびに増量	1～2 mIU/分 以後 30～40 分ごとに 1～2 mIU/分増量	0.1 μg/kg/分 (3 μg/分) 15～30 分ごとに 1.5 μg/分増量	通常 1 回 1 錠を 1 時間ごとに 6 回投与
維持量ならびに安全限界	5～15 mIU/分 安全限界　20 mIU/分 総投与量　10 U/日	6～15 μg/分 25 μg/分 3,000～5,000 μg/日	1 日総量 6 錠を 1 クールとする
投与時期と注意	頸管未熟例には不適 頸管熟化例 Bishop スコア良好のもの	頸管熟化作用あり 分娩第 1 期より投与可	頸管熟化作用有し 分娩第 1 期が好ましい 経口投与のため調節性に欠ける 入院のうえ使用 経腟投与は不可
重大な副作用	ショック 過強陣痛，子宮破裂，頸管裂傷，弛緩出血，羊水塞栓症，胎児ジストレス（non-reassuring fetal status）	過強陣痛，子宮破裂，頸管裂傷，羊水塞栓症，呼吸困難，喘鳴，胎児ジストレス（non-reassuring fetal status）	過強陣痛，子宮破裂，頸管裂傷，胎児ジストレス（non-reassuring fetal status）

（日本産婦人科医会，研修ノート No. 68，平成 15 年 3 月より改変）

② PGF₂α (prostaglandin F₂α)：オキシトシンによる妊娠末期の子宮収縮は，投与開始初期から規則的収縮がくるのに対し，PGF₂α は投与後は不規則で内圧が低い持続時間の長い収縮から，次第に規則的，協調的な収縮が得られる．緑内障，気管支喘息疾患合併妊娠の場合，投与は禁忌である．頸管熟化作用があることから頸管未熟例の陣痛誘発に有効である．

③ PGE₂経口錠 (prostaglandin E₂)：未熟頸管に対する熟化促進作用がある．経口投与という簡便さはあるが，点滴投与とは異なり調節性がないため，一律に投与すると過強陣痛となることがある．このため，陣痛誘発効果が認められた時は投与を中止し経過を観察する．オキシトシン，PGF₂α との同時併用法は相乗効果があり，過強陣痛となることがあるので併用はしない．緑内障，気管支喘息患者には慎重に投与する．

付）過強陣痛の対応と緊急措置
① 陣痛促進薬の中止
② 母体酸素投与
③ 母体体位変換：仰臥位から側臥位にする（下大動静脈の圧迫の解除）
④ 子宮収縮抑制薬の投与（表ⅢA-12参照）

B 陣痛抑制法 tocolysis, suppression of the labor pains

切迫流産・早産，過強陣痛などの際，薬剤を用いて陣痛の減弱あるいは消失を図る方法である．切迫流産・早産に対しては，安静を基本とした各種の子宮筋弛緩効果のある薬剤が使用される．過強陣痛に対しては，必ずその原因を探求し，とくに陣痛促進薬使用時には投薬の中止あるいは適切な調節を行う．子宮収縮を抑制する薬剤としては，β受容体刺激薬（β₂-stimulant），プロスタグランジン合成阻害薬，硫酸マグネシウム，カルシウム拮抗薬などが使用されている．各種薬剤の使用機序，製剤，投与法・量，副作用，投与上の注意（禁忌）を表ⅢA-12に示す．

1 β受容体刺激薬（β₂作動薬）

β作動薬は程度の差はあれ，β₁，β₂受容体を刺激するため，β₂作動薬は子宮収縮抑制作用が強いが，他の頻脈，不整脈，顔面紅潮や頭痛，高血糖が起こる，β₂刺激薬投与中の重篤な副作用は肺水腫である．したがって，輸液の過剰投与，副腎皮質ホルモンの併用，多胎妊娠，妊娠高血圧症候群，心疾患の合併の場合には，投与する場合，十分注意が必要である．喘息治療薬のテルブタリンも同様の作用があり，使用されているが薬の効能には記載されていない．

2 硫酸マグネシウム MgSO₄

わが国では，硫酸マグネシウムは子癇の治療薬として用いられているが，子宮収縮抑制作用も強く，近年わが国も米国と同様，子宮収縮抑制薬として用いられるようになった．血中マグネシウムレベルが有効治療濃度から中毒濃度へ上昇すると，最初に末梢の筋力低下や深部腱反射の低下，次いで呼吸困難が現れ，最終的には呼吸停止による心停止が起こる．したがって，中毒濃度を投与すると肺水腫，呼吸抑制，心停止，テタニー，高度筋麻痺，高度低血圧などの重篤な合併症が起こる可能性がある．このため，血清Mg濃度は4〜8 mg/dl の範囲にし，10 mg/dl 以上にはしないことが重要であり，Mg濃度の測定，深部腱反射の消失に常に注意しなければならない．中毒症状が出現したならばマグネシウム投与の中止，特異的拮抗薬であるグルコン酸カルシウム10％液10 ml を緩徐に静注する．

3 β刺激剤と硫酸マグネシウムの併用

β₂刺激剤であるリトドリンの点滴静注投与を行い，200 μg/分まで増量しても子宮収縮の抑制がみられないときに，同時に硫酸マグネシウムの持続静注が行われることもある．この場合には，両者の副作用の出現に十分注意をしなければならない．

表ⅢA-12 子宮収縮抑制薬

種類	作用機序	製剤	経静脈投与量	経口投与量	副作用	慎重投与または禁忌
β-刺激剤	β-受容体を介して adenylcyclase 活性を高め、細胞内 cAMP 濃度を増加させ、protein kinase に関与して子宮筋の Ca²⁺ の移動に関与して子宮筋の弛緩作用を示す。$\beta_2 \gg \beta_1$ β_2：子宮弛緩、気管支拡張作用 β_1：心筋刺激作用	リトドリン ritodrine (ウテメリン®)	50〜200 μg/分 (50 mg/5 ml)	15 mg/日 (1錠 5 mg)	母体： 心悸亢進 頻脈、不整脈 悪心・嘔吐、便秘 肺水腫 低 K 血症 高血糖 顆粒球感染症 胎児： 頻脈 低 K 血症 低血糖 腹部膨満（腸閉塞）	心疾患 糖尿病 甲状腺機能亢進症 肺高血圧 常位胎盤早期剥離 子癇
		イソクスプリン isoxsuprine (ズファジラン®)	50〜200 μg/分 (5 mg/1 ml)	30〜80 mg/日 (1錠 10 mg)		
		テルブタリン terbutaline (ブリカニール®)	5〜20 μg/分 (0.2 mg/1 ml)	2〜8 mg/日 (1錠 2 mg)		
カルシウム拮抗剤 硫酸マグネシウム	中枢・末梢神経系の抑制と神経筋伝達機構をブロックし、子宮筋を弛緩する。	（マグネゾール®）	30〜60 mg/分で導入 15 mg/分で維持		呼吸抑制 心機能抑制 血圧低下 筋緊張低下 口渇 高 Mg 血症（新生児）	投与に注意： 腎障害 心疾患 糖尿病 高 Mg 血症 低 K 血症
インドメタシン	PG 合成阻害作用	indometacine (インダシン®)	坐剤 (25 mg, 50 mg) 2錠/日まで 短期投与（4日以内）		母体： 消化性潰瘍・出血 血小板減少 過敏症・ショック 胎児： 動脈管早期閉鎖 肺高血圧（新生児）	消化性潰瘍 痔疾患 重篤な血液疾患 重篤な腎・肝疾患・膵疾患 過敏症（インドメタシン、アスピリン）
ニフェジピン	カルシウム拮抗作用	nifedipine (アダラート®)	20〜40 mg/日 (1錠 10 mg)		母体： 低血圧、顆粒球減少症 肝機能障害、ショック 胎児：低酸素症？	心疾患 肺動脈性高血圧 肝・腎疾患 過敏症（牛乳アレルギー）

4　インドメタシン indomethacin

プロスタグランジン合成酵素であるシクロオキシゲナーゼの活性を抑制することにより，子宮収縮を抑制する．しかし，同時に胎児動脈管を閉鎖し，胎児肺高血圧症を誘起する可能性があり，使用は控えられていた．米国では用いられているが，わが国の薬剤の能書には妊娠中の投与は禁忌となっている．しかし，臨床上，子宮収縮抑制が必須である状況では，妊娠32週以前（これ以前では，インドメタシンを投与しても，動脈管の閉鎖する可能性が少ないと考えられているため）で，短期間（96時間以内）の使用で，母体・胎児の腎機能が正常であれば，医師の責任のもとで用いられていることがある．

5　カルシウム拮抗薬

カルシウム拮抗薬であるニフェジピンが子宮収縮抑制薬として使用される場合がある．しかし，副作用として血管抵抗を低下させる作用から母体血圧低下とそれによる子宮胎盤血流の低下があること，子宮収縮抑制の効果についての結論がでていないのが現状である．

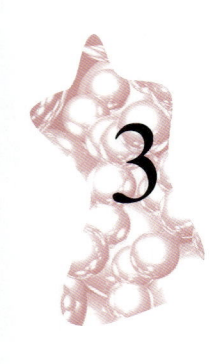

3 Normal Puerperium
正常産褥

1 産褥の生理

　妊娠および分娩によって生じた母体の解剖学的ならびに機能的諸変化が，妊娠前の状態に復帰するまでの期間を **産褥** puerperium という．実際の産褥期間は分娩に続く 6 〜 8 週間をさす．この時期にある女性を **褥婦** puerperant という．

A 産褥初期 early stage of puerperium

　産褥の復古現象の進行は，一般的には分娩直後の数時間ないし産褥第 1 日に迅速で，以後，次第に緩徐となる．

1 分娩直後の悪寒 postpartum chill
　分娩直後に褥婦は悪寒を訴えることがある．これは分娩に伴う熱量の発散喪失によるもので，保温措置によって容易に回復する．

2 後陣痛 afterpains
　産褥初期にみられる子宮収縮による下腹痛のことで，通常 2 〜 3 日で消失する．一般に経産婦により強く認められ，たまに数日間も続き睡眠の妨げとなる場合がある．

3 体温上昇
　平熱とみられる褥婦でも，産褥第 1 日には生理的な体温上昇が認められるが，24 時間以内に平熱に戻る．悪露の吸収熱と考えられる．午前中 37.5℃，夕方 38℃以上の発熱は病的といえる．

4 循環動態
　分娩直後には激しい労作による頻脈がみられるが，数時間で平常に戻る．一部の褥婦では脈拍数が 60 拍/分以下と **産褥徐脈** puerperal bradycardia を呈することがある．分娩中に上昇した血圧は分娩終了後から徐々に下降し，24 時間以内に正常に復する．

5 尿路系
　分娩の終了とともに尿量の増加がみられ，ときに 1 日 2,000 m*l* に達し，妊娠中に増加した循環血液量の減少に寄与する．軽度の蛋白尿も認められるが，2 〜 3 日後には消失する．

B 性器復古 involution of genital organ

性器の復古とは主として子宮復古をさすが，腟，外陰の復古も含む．

1 子宮復古 involution of the uterus

① **子宮体部の復古**：子宮底の高さは分娩直後には臍下3横指になるが，12時間後には骨盤底諸筋の緊張回復や，膀胱，直腸の充満のため，子宮全体が挙上され，臍高に達する．その後子宮の収縮により，日を追って縮小する．子宮底の高さは産褥第2日には臍下2横指，第5日には臍と恥骨上縁の中央，第7日には恥骨上縁から2横指上，第9～10日には恥骨下に隠れて触れなくなる（図ⅢA-85）．

子宮の重量は分娩直後約1,000 gであったものが，2週間後には350 g，5週間後には200 gとなり，6～8週間後には非妊時と同じ60 g前後に縮小する．これは子宮筋の一部が変性に陥り，子宮筋線維が著しく短縮するために起こるものである．

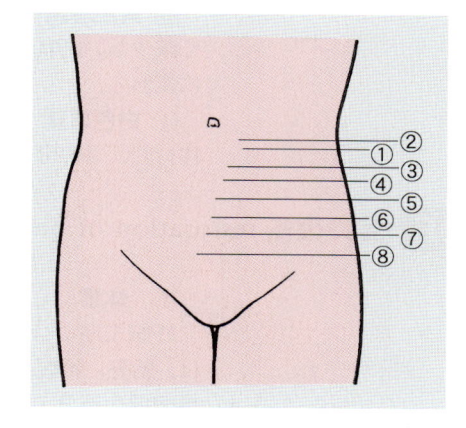

図ⅢA-85　産褥日数と子宮底の高さ
①～⑧：産褥日数

子宮体部の復古を組織学的に観察すると，胎盤剝離直後には筋線維の収縮と，血栓の形成により血管の断端からの出血が止まる．胎盤および卵膜の剝離面には内膜上皮はなく，残存した子宮腺上皮から内膜の新生が起こる．子宮腔内に遺残した種々の組織は壊死に陥り，悪露の一部として排出される．

② **子宮頸部の復古**：胎盤娩出直後の子宮峡部および頸部は，一体となって通過管の状態にあり，外子宮口から収縮輪までの長さは8～10 cmと延長している．分娩数時間後には，内子宮口から外子宮口に向かって収縮が進み，2～3指を通じる程度になる．産褥第3日には頸管は2指を通じるが，第6～10日には1指を通じる程度となり，4～6週間で閉鎖する．

子宮腟部は分娩直後は弛緩し，軟らかく薄くなっているが，2～3日後には腟腔内に突出した隆起となり，8～10日後には非妊時の状態に近くなる．

子宮頸部の内膜上皮は胎盤娩出時には剝脱しないが，分娩中の擦過のため広汎に欠損を生じる．産褥初期には速やかに上皮の再生がみられる．子宮腟部は裂傷を生じることが多いが，瘢痕性に治癒する．

2 腟および外陰の復古

分娩時に腟にできた小さな裂傷は産褥1～2週間で治癒する．腟皺襞が減じて平滑となり，処女膜は断裂して輪状の瘢痕を残す．外陰の裂傷や側切開創は1～2週間で治癒する．

3 悪露 lochia

産褥期にみられる性器分泌物を悪露（おろ）といい，主として子宮体部の胎盤および卵膜の剝離面からの分泌物のほか，頸管，腟壁，会陰などの分泌物を含んでいる．その内容は血液，リンパ液，脱落膜片，腟上皮，膿球，細菌などからなる．悪露の全量は500～1,000 gで，その3/4は産褥初期の4日間に排泄される．悪露の性

状は日を追って以下のごとく変化する．

① **赤色悪露** lochia rubra：産褥第 3 日頃までの悪露は血液性要素が多く赤色を呈す．とくに分娩後 12 時間までは純血液に近く鮮紅色を示すが，次第に暗赤色になり量も減ってくる．

② **褐色悪露** lochia fusca：産褥第 4～9 日頃には，血液成分が減少し，血色素の分解によって褐色を呈する．白血球も増加し，軽い悪臭を伴うようになる．

③ **黄色悪露** lochia flava：産褥第 10 日～3 週後頃にかけて，血液成分は著しく減少し，白血球がますます増加して，悪露は黄色クリーム状を呈し，pH も酸性に変わる．

④ **白色悪露** lochia alba：産褥 3 週後頃からは白血球は減少し，白色の悪露に移行し，4～6 週間で悪露は消失する．

C 全身復古 restoration of body

1 体重

妊娠末期には非妊時に比べ約 7～12 kg の体重増加が認められるが，分娩時には，胎児，胎盤，羊水の排出と生理的出血により一挙に 5 kg 程度減少する．その後循環血液量の減少や子宮の退縮により，さらに 2 kg 以上体重が減るが，分娩後 2～3 カ月の時点で，非妊時に比べ 3～4 kg 重いものが多い．これは主として皮下脂肪の蓄積によるものである．

2 腹壁

腹壁は分娩後弛緩し，皺襞を生じる．妊娠線は白色の瘢痕として残り，**旧妊娠線** silvery striae とよぶ．ときに左右の腹直筋が離開を起こし，この部分の腹壁が菲薄になることがある．

D 産褥無月経 postpartum amenorrhea

1 産褥期のホルモン動態

① **間脳-下垂体ホルモン**：下垂体からの LH と FSH の分泌は妊娠中は大量に存在する性ステロイドホルモンにより抑制されているが，胎児と胎盤の娩出とともにその抑制がとれ，4～6 週間で非妊時のレベルに回復する．

妊娠中に上昇していたプロラクチン基礎分泌値は，授乳婦では 3～4 カ月で，非授乳婦では 2～3 週間で非妊時の値に戻る．

② **性ステロイドホルモン**：妊娠末期に胎児-胎盤系でつくられ，著増した尿中エストリオールは産褥 7～8 日目には非妊時のレベルに戻り，エストラジオールやエストロンも 4 日目には非妊時の値になる．血中プロゲステロンも産褥 3～4 日で正常月経周期の卵胞期の値になる．

2 月経周期の回復

授乳婦では，産褥期とそれに続く一定期間無月経になり，**授乳性無月経** lactation amenorrhea とよばれる．この時期の月経の再開には授乳の有無とその期間が大きく関与している．図ⅢA-86 には授乳の有無別に産褥期の初発排卵の時期を調べた成績を示している．非授乳婦では，ほとんどの症例が産褥 80 日以前に排卵を認めているが，母乳のみで育てている母親は 90 日以後に初めて排卵をみるものが多かった．約 1/3 の症例は初回月経前に排卵を認めるので，月経の再開をみないまま妊娠することもまれでない．

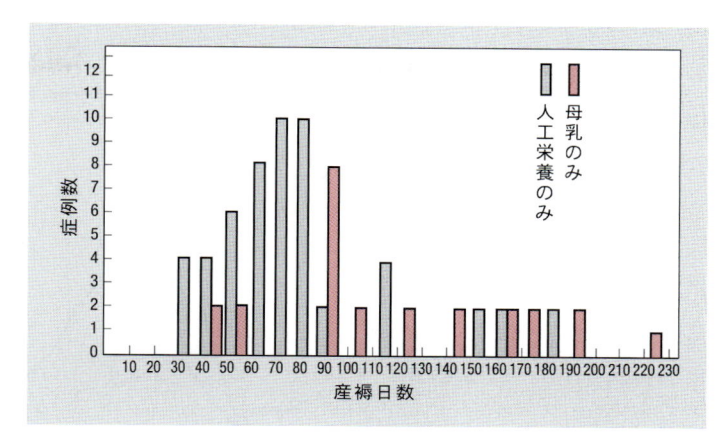

図Ⅲ A-86　授乳の有無と産褥期初発排卵までの日数 (河上ら, 1973)

2 乳汁分泌

　産褥2〜3日目より乳汁分泌が開始され，ほぼ1週間で分泌が軌道に乗ってくる．近年母乳の栄養学的，免疫学的な長所や，母児の絆を築くうえでの母乳哺育の心理学的な利点などが注目され，母乳育児が推進されている．

A 乳汁分泌の機序 mechanism of the lactation

1 乳汁分泌の開始

　妊娠中から産褥期にかけての血中各種ホルモンの変動パターンを図Ⅲ A-87 に示した．妊娠中は胎児-胎盤系から分泌される多量のエストロゲンとプロゲステロ

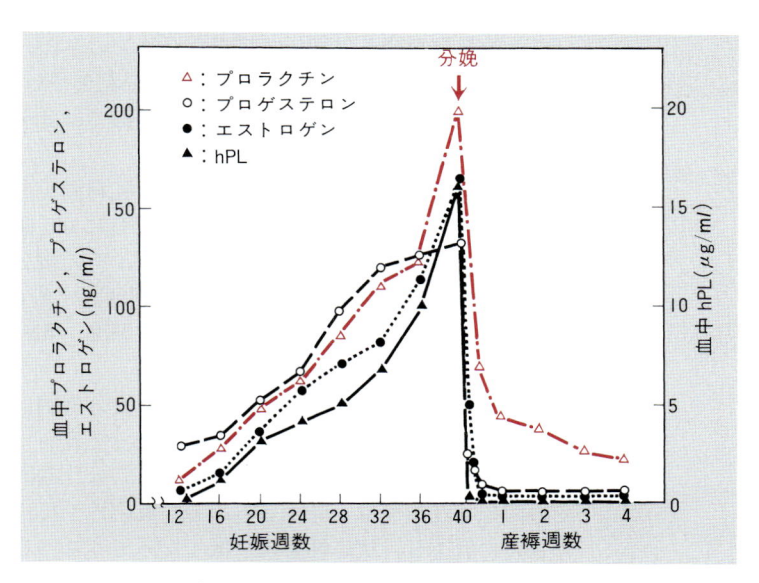

図Ⅲ A-87　妊娠中および産褥期における血中プロラクチン，プロゲステロン，エストロゲンおよび hPL の推移

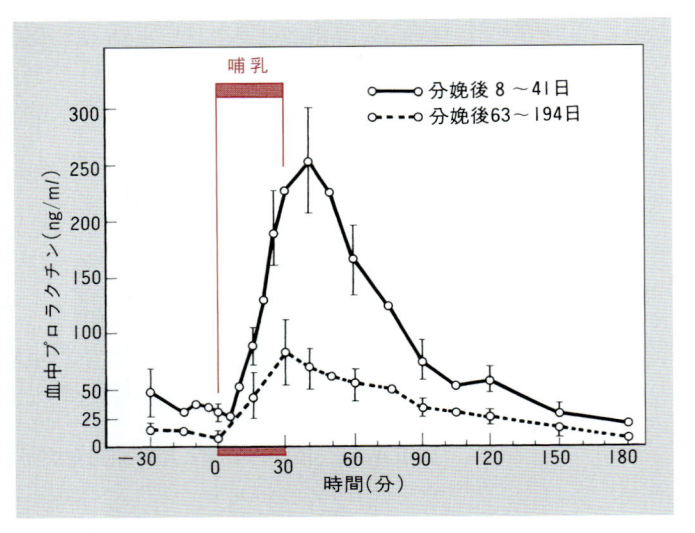

図ⅢA-88　産褥婦人における哺乳刺激による血中プロラクチンの反応性上昇（Noel ら，1974）

ンによって，乳腺では乳管と乳腺胞の発達が促される．また，大量のエストロゲンは下垂体のプロラクチン産生細胞の増殖を促進し，プロラクチン分泌も妊娠末期に向かって著しく増加する．したがって，妊娠末期に乳房を搾ると少量の乳汁の排出を認めるが，主としてエストロゲンが，乳腺レベルでプロラクチンの作用を阻害しているので，本格的な乳汁分泌は始まらない．

　分娩が終了すると，血中プロラクチン値は日を追って徐々に低下するが，エストロゲンは急速に尿中に排泄され，3〜4日以内に非妊時のレベルに達する．このため乳腺におけるエストロゲンのプロラクチンに対する抑制がとれ，プロラクチンの受容体が増加し産褥2〜3日目から乳汁の分泌が開始するわけである．

2　乳汁分泌の維持

　分娩後日数を経るに従って**プロラクチン**の基礎分泌値は低下してくる．この産褥期におけるプロラクチン値の低下は，授乳を行わない女性では速やかで，2〜3週間で非妊時のレベルに達するが，授乳婦では3〜4カ月かかって緩やかに下降する．

　一方，血中プロラクチン値は乳頭に哺乳刺激を加えると，反射性に上昇することが知られている．30分間哺乳させた場合には，血中プロラクチン値は哺乳中は急上昇し，哺乳終了時にピークを形成し，その後2時間にわたって徐々に下降する（図ⅢA-88）．したがって1日6〜7回哺乳すると，血中プロラクチン値はその回数だけピークを描くことになり，その都度，乳腺に作用して**乳汁の産生**を促進する．

　分娩後，日を追ってプロラクチンの基礎分泌値は低下してくるが，哺乳刺激による反射性上昇の程度は産褥の時期によって変わってくる．すなわち，産褥1週間はプロラクチンの哺乳前値が高く，反応は比較的低いが，1週後から2カ月までの間は哺乳前値は下降するものの，反応性上昇は最も高い．2カ月以降は前値はさらに低下し，反応性も再び低くなってくる．しかし，この時期も乳汁分泌はよく維持されるので，乳汁分泌機構がいったん確立されると，さほど高い血中プロラクチンのレベルを要しないことがわかる．

3 オキシトシンと射乳

哺乳刺激は下垂体前葉からのプロラクチン分泌を促進するほかに，即時的な神経反射を介して下垂体後葉からのオキシトシン分泌を促進する．その結果，乳腺胞の周囲を包んでいる筋上皮を収縮させ，腺胞内の乳汁を乳管からさらに乳房外に圧出するが，これを射乳 milk ejection とよぶ．オキシトシンの分泌は精神的ストレスにより抑制される．

B 初乳と成乳 colostrum and mature milk

1 初乳 colostrum

出産後1〜5日間に分泌される乳汁は初乳とよばれ，蛋白質と塩類の含量が多い．移行乳や成乳との成分の比較を表ⅢA-13に示した．組織学的にはリンパ球が食作用によって脂肪球を取り込んだ初乳球 colostrum corpuscle を含んでいる．初乳中には蛋白質とくにラクトアルブミンおよびラクトグロブリンが多いがカゼインは少なく，乳糖の含量もやや少ない．電解質では Na, K が高く，胎便の排泄を促すのに役立っている．

初乳中には免疫グロブリンが多く含まれ，なかでも分泌型の IgA が80％を占めており，児の消化管粘膜を保護して細菌の定着，増殖を阻止している．

表ⅢA-13 ヒトの初乳，移行乳，成乳および牛乳の成分の比較

成　分	人　乳			牛　乳
	初　乳 1〜5日	移行乳 6〜10日	成　乳 30日以上	
熱　量 (cal)	58	74	71	69
全固形分 (g/dl)	12.8	13.6	12.4	12.7
蛋白質	2.7	1.6	1.2	3.3
乳　糖	5.3	6.6	7.0	4.8
脂　肪	2.9	3.6	3.8	3.7
塩　類	0.33	0.24	0.21	0.72

(National Research Council, 1953)

2 移行乳 transitional milk

出産後6日から2週間頃までの乳汁を移行乳とよぶ．蛋白質と免疫グロブリンが減少するが，乳糖，脂肪と総カロリーは増加してくる．

3 成乳 mature milk

出産後2週以降に分泌される乳汁を成乳という．初乳に比べ乳糖と脂肪が増加し，逆に蛋白質と塩類が減少している．乳汁中の蛋白の大部分はリン蛋白に属するカゼインで，pH 4.6 に等電点があり，その他 α-ラクトアルブミンや β-ラクトグロブリンなどが含まれる．乳汁中の糖質は乳糖として存在し，グルコースの濃度は低い．脂肪はほとんどトリグリセライドで，エマルジョンの状態で存在し，乳汁の白色不透明の原因をなしている．成乳では塩類の濃度は低下している．

3 褥婦診察

産褥期には，妊娠分娩によって生じた性器および全身的変化が，妊娠前の状態に回復するが，この過程において種々の異常が発生しやすい．したがって，注意深い褥婦の管理が必要である．

A 性器 genital organ

分娩直後は子宮の収縮状態と出血量に注意する．出血量が多い場合は，子宮弛緩症，胎盤または卵膜の遺残，産道の裂傷の有無を診察し，原因が判明すればそれに対処する．

産褥初期の1週間における子宮の収縮状態は腹壁上からの触診により調べる．その際に子宮底の高さと，子宮の硬さを知ることができる．子宮の収縮が良好であれば，子宮は硬く触れるが，不良の場合は軟らかい．子宮底の産褥日数による標準的な高さは図ⅢA-85に示したごとくで，低下がこれより著しく遅れている場合は精査を要する．産褥7日目には子宮口はほぼ1指を通じる程度まで閉じてくるが，これ以上開大している場合は子宮腔内に遺残物がある疑いがある．

悪露は赤色から褐色の状態を経て黄色～白色になるが，赤色悪露が長く続く場合や悪臭を帯びた膿性悪露がある場合は治療の対象になる．悪露が完全に褐色の色調を帯びなくなるのは分娩後3～4週間である．1カ月後の健診で悪露に血液が混じていたり，子宮口が1指以上開大しているのは子宮復古不全の徴候といえる．

B 全身性変化 changes in the body

1 体重減少

分娩により子宮の内容物が排泄されると，体重が約5kg減少する．その後も利尿がつき，循環血液量の減少により体重がさらに1.5～2kg減少する．もし体重があまり減らない場合は，妊娠高血圧症候群後遺症による浮腫を考える必要がある．

2 排尿

分娩後一過性に膀胱の弛緩が認められ，膀胱が高度に充満しても尿意を感じないことがある．この時期は尿量が1日1,500～2,000 ml と増加する頃にあたるので，ときには膀胱頂部が臍高近くに達し，導尿を必要とすることもある．

3 血液

妊娠末期に410万～430万/μl あった赤血球数は，分娩直後にやや減少し，産褥第5日にはさらに減少するが，分娩後1カ月には450万/μl 程度に回復してくる．一方白血球数は妊娠末期には8,000～10,000/μl に増加しているが，分娩直後は15,000/μl 程度にさらに増加し，産褥第5日には平均7,500/μl，1カ月後には6,000/μl と正常化してくる．

これらの値を基準にして貧血，白血球増多などの診断を行う．

C 乳汁分泌 lactation

1 乳汁分泌量の推移

乳汁分泌が開始する時期は産褥第2日のものが最も多く，第3日までに90％以上の褥婦において分泌が始まる．その後，乳汁の分泌量は日を追って増加してくるが，平均的な分泌量の推移を**表ⅢA-14**に示した．乳汁分泌量は産褥1カ月では1回100 ml，1日量700 mlに達する．ただし，乳汁分泌量の増加パターンは個人差があり，標準より少ないからといってあせらず，根気よく哺乳を続ければ，増えてくることが多い．

表ⅢA-14　産褥初期の乳汁分泌量の推移

産褥日数	平均分泌量（ml）
1	7.4
2	51.0
3	137.9
4	226.3
5	271.7
6	292.2
7	321.8
8	361.8

（高橋，1982）

2 乳房，乳頭の異常

産褥3～4日頃に乳汁の産生は増加するが，乳管の開口が不十分で，乳房が高度に緊満することがある．放置すると腋窩リンパ腺まで腫脹し発熱する．この場合は乳房のマッサージを行い乳管を開通させ，射乳を助けることが大切である．

扁平乳頭や陥没乳頭は，指で繰り返し引き出し授乳させるとよいが，乳頭に陰圧がかかり亀裂を起こしやすいので児に深く吸わせるよう注意を要する．

4 産褥生活指導

A マイナートラブル minor troubles

1 後陣痛 afterpains

産褥初期の子宮収縮に伴う疼痛が強くて，不快感や不眠などを訴える場合は治療の対象となる．症状の程度に応じて鎮痙剤や鎮痛剤を投与する．しかし，後陣痛の子宮復古に対する意義を説明するだけで，不安が解消され，耐えられるようになることも多い．

2 創部痛

会陰裂傷や会陰側切開創が浮腫状に発赤腫脹し疼痛を訴えることがある．このような場合は消炎鎮痛剤，抗生剤などを投与して炎症の消退をはかる．局所は排尿排便後に十分消毒し，清潔に保つことが大切である．

3 排尿障害

産褥初期に尿閉や排尿困難を生じることがある．ビタミン B_1 の投与，ワゴスチグミンの注射を行うが，導尿を必要とすることもある．しかし通常12～24時間で回復する．

4 痔 hemorrhoids

妊娠時の肛門静脈系のうっ血は内痔核と外痔核の発生を助長する．分娩時にはさらに腹圧が長時間にわたり加わり，痔核の脱出を起こしやすい．処置としては，緩下剤を投与して便通を整えるほか，坐薬または内服薬で治療する．もし痔核の脱出があれば還納し，疼痛が強ければ塩酸リドカインなどの局所麻酔剤を塗布する．

B 乳房管理 management of breasts

1 乳汁分泌の促進

1 妊娠中の準備

① 母乳栄養の心構え：妊娠中から母親学級などを通じて母乳栄養の長所をよく理解させ，「母乳で育てよう」との意志を固めさせることが大切である．

② 乳頭の手入れ：新生児が楽に哺乳するためには，母親の乳頭が適当な大きさと伸展性を保っている必要があり，陥没乳頭や扁平乳頭があれば，妊娠末期から用手的に乳頭を引き出すよう矯正する．

2 産褥期の対策

① 早期授乳：出産後1時間以内のできるだけ早い時期から哺乳を開始する．これは母児の絆の形成に役立ち，かつプロラクチンとオキシトシン分泌の反射経路が確立される．

② 哺乳の励行：産褥初期には3時間ごと，後期にはほぼ4時間ごとに1回20〜30分程度哺乳を行う．初めは乳汁分泌が不十分でも，安易に人工栄養に切り替えないで，根気よく授乳していれば乳汁は分泌されてくるものである．

③ 乳腺の空虚化：乳腺内の乳汁が完全に排出され内圧が低下すれば，次の乳汁の産生が盛んになることが知られている．したがって，毎回の哺乳後，乳腺内に残っている乳汁はできるだけ搾乳して，乳腺を空虚にすることが大切である．

④ 睡眠と精神的安静：乳汁の産生に重要な役割を担っているプロラクチンは夜間睡眠時に分泌が亢進することが知られている．したがって疲労を回復し，乳汁分泌を促進するためにも，褥婦が十分睡眠がとれるように配慮すべきである．また，精神的なストレスは授乳時のオキシトシンの反射性分泌を抑制するので，精神的にも安定した状態でいられるよう，周囲の者が気を配る必要がある．

⑤ スルピリドの投与：スルピリドは乳汁分泌抑制因子であるドパミンのレセプター阻害剤として作用し，プロラクチン分泌を促進する．したがって本剤を1日100 mg 5日間程度投与するとプロラクチン値の上昇を介して，乳汁分泌量が増加し，児の哺乳刺激が加わり乳汁分泌の確立が円滑に行われる．

2 乳汁分泌の抑制

1 ブロモクリプチンの投与

ブロモクリプチンはドパミンの作動薬でプロラクチンの分泌を抑制する．1日5 mgずつ14日間投与すると，ほぼ完全に乳汁の分泌を抑制できる．テルグリドもドパミン作動薬で1日1 mgずつ14日間投与するとよい．ブロモクリプチンに比し副作用が軽い．近年，カベルゴリン1 mgを産褥初期に1回のみ投与する方法も利用されている．

2 物理的方法

乳房が緊満しても搾らないで，冷罨法を施したり，晒などできつく巻く方法が補助的に行われる．

3 乳房の疾患

1 乳頭亀裂

乳頭が小さく短い場合に陰圧がかかり亀裂が発生しやすい．予防には，できるだけ児に深く吸い込ませるように抱き，左右の乳房を交互に授乳する．もし亀裂ができた場合は，一時的にそちらの乳房を休ませ，軟膏を塗布し，感染を予防する．

2 乳腺炎

乳汁のうっ滞が続くと細菌感染が起こり，産褥期後期に乳腺炎を引き起こすことがある．健常側の乳房から哺乳を続け患側も搾乳する．酵素消炎剤や抗生剤を投与し，氷罨法を施し，安静を保たせる．

C 栄養 nutrition

褥婦は分娩時の体力の消耗を回復し，かつ乳汁を産生するために女性の一生の内で栄養の消費量が最も大きい．各栄養素のバランスのとれた食事で 2,600 kcal を摂取する必要がある．表Ⅲ A-15 には成人女子と比較して授乳婦の栄養必要量を示した．

蛋白質は乳汁産生に必要な 20 g を成人の必要量 55 g に加えて 75 g となり，脂質の所要量は全エネルギーの 20〜30 % が適当なので 70〜80 g となる．糖質で残りのエネルギーを補給すると所要量は約 350 g となる．

無機質では Ca が乳汁の産生のため 430 mg 必要となり，平衡維持量の 550 mg を加えて 980 mg となるが，余裕をみて 1.1 g としている．Fe も乳汁中に 1.7 mg 分泌され，母体自身の必要量 1 mg を加えて 2.7 mg を補えばよいことになるが，吸収率を考えると所要量は 20 mg となる．ビタミンの必要量も各々非妊時の 1.7 倍程度に増加する．

表Ⅲ A-15 非妊成人女性および産褥授乳婦人の栄養必要量

対　象	非妊婦人	授乳婦人
熱量　　　　　(kcal)	2,000	2,600
蛋白質　　　　(g)	55	75
脂質 エネルギー比率　(%)	20〜25	20〜30
Ca　　　　　　(g)	0.6	1.1
Fe　　　　　　(mg)	12	20
NaCl　　　　　(g)	10 以下	10 以下
ビタミン A　　(IU)	1,800	2,800
ビタミン B_1　(mg)	0.8	1.1
ビタミン B_2　(mg)	1.0	1.3
ナイアシン　　(mg)	13	17
ビタミン C　　(mg)	100	140
ビタミン D　　(U)	100	300

(厚生省，1999)

4 Fetus 胎児

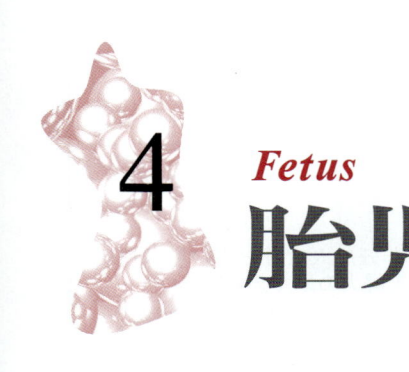

A 妊卵(胚)，胎芽，胎児 embryo, fetus

　　妊娠は，卵巣の成熟卵胞から排卵した卵子と，精巣で形成され腟内に射精された精子が卵管膨大部で受精し，受精卵が分割を進めながら卵管内を輸送され子宮腔に達して胞胚となり，子宮内膜に着床することによって成立する．その後，胞胚から胎芽・胎児およびその付属物が母体に依存しながら分化・発育を進め，妊娠が維持される．胎生第3～8週は**器官形成期**ともよばれる．この期間に多くの組織や器官を生じ，おもな外形的特徴が認められるようになる．この胎生は受胎後の日数を意味するが，産婦人科臨床では受胎開始の14日前から換算するため妊娠齢は2週多く見積もられている．この器官形成期を過ぎると胎児期に入り，機能的に成熟していく．

B 成長の評価

① 妊娠週数の確認と補正

　　胎児が妊娠週数に見合った発育をしているかどうかを評価するには，まず正確な妊娠週数の把握が前提となる．最終月経，つわり，胎動の自覚時期，基礎体温表による排卵日などから妊娠週数および分娩予定日の推定は可能である．現在ではより正確な妊娠週数の決定にまず最終月経で予定日の算出を行い，超音波断層法で妊娠7～11週の頭殿長（CRL），妊娠12～16週の児頭大横径（BPD）の値を確認し，必要に応じて予定日を修正する．CRLで1/2週，BPDは1週程度の誤差内で妊娠週数を推定できる．

② 胎児発育の評価

　　胎児発育の評価は子宮底長の成長でも推測できるが，現在は超音波断層法による胎児発育の評価が中心である．超音波断層法は妊婦検診ごとに行う必要はないが，子宮底長の伸びの悪い症例，母体合併症（慢性高血圧，糖尿病など）がある場合は頻回に行う．

（1）子宮底長による胎児発育の評価

　　恥骨結合上縁中央から妊婦の腹壁正中線に沿った子宮底までを測定する．妊娠18～30週では子宮底長(cm)はほぼ妊娠週数と等しい．妊婦検診時に測定を行い，胎児発育のスクリーニングとして用いる．妊娠週数に比し大きければ羊水過多，多胎妊娠，巨大児，子宮筋腫を，小さければ子宮内胎児発育遅延や羊水過少を疑う．

（2）超音波断層法による胎児発育の評価（p. 312，図ⅢA-37～39参照）

1 胎嚢 gestational sac（GS）

経腟超音波断層法で胎嚢は妊娠4週末から確認可能となり，妊娠5週で100％確認可能となる．計測は絨毛膜腔の最大長径で行う．

2 頭殿長 crown rump length（CRL）

妊娠7～10週におけるCRLと妊娠週数の相関は非常に高く，CRLは1週に約1cm成長する．個体間で差が小さく，胎齢決定の重要な指標として使われる．

3 大横径 biparietal diameter（BPD）

胎児頭部の正中線エコーが中央に描出され，透明中隔腔と四丘体槽が描出される頭部横断面を測定する．胎児成長の評価に最も用いられるパラメーターであり，妊娠12～14週の値は誤差が少なく妊娠週数判定に用いられる．

4 大腿骨長 femur length（FL）

大腿骨の長軸が描写される断面で仮骨部の両端の中央から中央までを測定する．

5 推定胎児体重 estimated fetal body weight（EFBW）

現在最も用いられている方法は，胎児の頭部，躯幹部，大腿の計測を行い，その値を推定式に当てはめて体重を推定する方法である．代表的な計算式を**表ⅢA-16**に示す．胎児にも人種差が考えられ，わが国では日本の報告者による推定式が一般に用いられる．問題点は，同じ計測データを用いても計算式によって推定体重にばらつきがあり，子宮内胎児発育遅延（IUGR），巨大児ではとくに誤差が大きくなる．同一の推定式を用いた推定体重を用い経時的変化を総合的に評価する．

胎児発育の評価に各妊娠週数における新生児体重の実測値から胎児発育曲線図が作成されている．1994年に厚生省研究班から基準値が報告されており，体重は男女別，初産，経産別に表示されている（p. 317，図ⅢA-42参照）．男児は女児よりも重く，妊娠33週以降では経産婦から出生した児は初産婦から出生した児よりも重い．

表ⅢA-16　胎児体重の推定式

箕浦　（1979）	APTD×TTD×40−244
	APTD×TTD×33+247
大阪大学方式	1.25647×BPD^3×3.50665×FTA×FL+6.30994
Shepard　（1982）	$\log_{10}$BW=0.166×BPD+0.046×AC−0.002646×BPD×AC−1.7492
Thurnau　（1983）	(BPD×AC×9.337)−229
Woo　（1986）	1.4（BPD×AC×FL）−200
篠塚　（1986）	1.07×BPD^3+3.42×APTD×TTD×FL
（1996）	1.07×BPD^3+AC^2×FL×0.30

C 胎児の形態

1 胎芽の形態（表ⅢA-17）

器官形成期の5週ほどの間に，胚子は急速に大きさを増し，体の外形と内臓に大きな形態上の変化が起こる．胚子の体幹が伸び，頭部が大きく発達して次第にヒトらしくなってくる．発生第8週の終わりまでにほぼヒトとしての特徴を備える．

2 胎児の形態（表ⅢA-18）

胎児期には器官形成期にみられるような形態上の大きな変化は少なく，細胞が

表ⅢA-17　胎芽の形態

第4週（妊娠5週）	ほぼ直線状から次第にC字形に彎曲，体肢の原基が出現，上顎・下顎の形成，耳窩や水晶体がみられる
第5週（妊娠6週）	脳と顔面隆起の発達，鼻腔の形成，尾部の突出，心臓・肝臓・中腎の隆起，臍帯の完成，上肢は櫂状，下肢は足ひれ状を呈する
第6週（妊娠7週）	神経管が閉じ始める，頭部はますます大きくなる，耳介隆起の出現，眼の網膜色素形成および沈着開始，指放線の発生
第7週（妊娠8週）	上肢は肘での屈曲が明瞭，手の指放線間に切れ込みが出現し水かき状となる，顔と頸の形成が進行，臍帯ヘルニア形成，背骨がまっすぐになる，尾部の退化
第8週（妊娠9週）	頭皮血管叢の出現と発達，耳介がほぼ完成し頭部の低い位置につく，鼻は扁平，両眼が明瞭となり上下瞼癒合開始，指は長くなり完全分離，足の指放線間に切れ込み入る

表ⅢA-18　胎児の形態

妊娠3カ月	頭部は頭殿長の約半分を占める，体肢の形が整ってくる（下肢はわずかに短い），皮膚は硝子様透明，眼瞼形成が急速に進行（上下眼瞼は癒合），鼻背の形成（鼻孔は閉鎖）
妊娠4カ月	下肢が長くなりヒトらしい外観となってくる，毛髪の出現，皮膚は赤みを帯びうぶ毛がみられる，ゆっくりとした眼運動がみられる，外耳が最終的な位置につく，羊水嚥下，手足の運動を開始，口蓋は閉鎖，外性器の区別が明らかとなる
妊娠5カ月	全身にうぶ毛が発生する，皮脂腺の分泌が始まる，指紋の出現，精巣の下降，子宮の形成と腟の管状化がみられる
妊娠6カ月	皮膚は半透明，全身が胎脂で覆われてくる，大幅に体重が増加しバランスのとれた体つきとなる，毛髪の発育がみられ眉毛が生じる，手指に爪が出現，眼瞼が分離し急速な眼運動がみられる，鼻孔の再開通
妊娠7カ月	皮膚は暗赤色，毛髪が十分に発育，やせてしわが多く老人様顔貌，眼瞼の再開，外耳道の開通，足指の爪が出現，肺および肺血管の発達，結腸に胎便をみる
妊娠8カ月	皮下脂肪が蓄積，丸みを帯びた体型になる，手の爪が手指端まで伸びてくる，皮膚は桃色，老人様顔貌，全身のうぶ毛が著明，瞳孔の対光反射がみられる，精巣が陰嚢内に下降
妊娠9カ月	皮下脂肪の増加が著明，まるまるとした外観，頭囲と腹囲がほぼ同じ，足長は大腿長よりやや長い，背部・四肢以外のうぶ毛が消失，頭髪1〜5cm
妊娠10カ月	皮膚は青みを帯びた桃色，背部，上腕部以外でうぶ毛が消失，胸は盛り上がり，乳房頭部がややふくらむ，腹囲は頭囲より大きくなる，爪が指の先端を越える，成熟児としての徴候を備える

増殖し器官の大きさが増し，機能を発揮するために必要な細胞や組織の分化が進んで出生への準備を整える．胎児期にも口蓋の閉鎖や外性器の分化などいくつかの重要な器官形成が起こる．

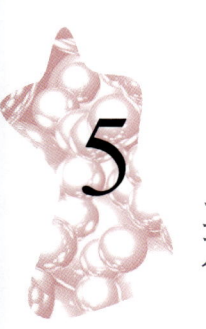

5 新生児
Newborn, Neonate

1 成熟徴候

A 在胎週数 gestational age

新生児は，在胎期間により早産児（在胎22週以降37週未満），正期産児（在胎37週以降42週未満），過期産児（在胎42週以降）に分類される．

B 出生時の身長・体重 birth height, birth weight

1998年に小川らにより報告された在胎週数別の体重および身長の基準値の表（表ⅢA-19, 20）を示す．

表ⅢA-19 在胎別出生時身長基準値

在胎週数	男児			在胎週数	女児		
	90 % tile	median	10 % tile		90 % tile	median	10 % tile
22	33.0	29.8	26.6	22	32.4	29.2	26.0
23	33.9	30.7	27.5	23	33.3	30.1	26.9
24	34.8	31.7	28.5	24	34.2	31.0	27.8
25	35.9	32.8	29.6	25	35.3	32.1	28.9
26	37.1	33.9	30.8	26	36.5	33.3	30.1
27	38.4	35.2	32.0	27	37.7	34.5	31.3
28	39.7	36.5	33.3	28	39.0	35.8	32.5
29	41.0	37.8	34.6	29	40.3	37.0	33.8
30	42.3	39.1	36.0	30	41.6	38.4	35.1
31	43.6	40.5	37.3	31	42.9	39.7	36.4
32	45.0	41.8	38.6	32	44.2	40.9	37.7
33	46.2	43.1	39.9	33	45.4	42.2	39.0
34	47.5	44.3	41.1	34	46.6	43.4	40.2
35	48.7	45.5	42.3	35	47.8	44.6	41.4
36	49.8	46.7	43.5	36	48.9	45.7	42.5
37	50.9	47.7	44.6	37	50.5	46.8	43.6
38	51.7	48.5	45.4	38	50.8	47.6	44.3
39	52.4	49.2	46.1	39	51.5	48.3	45.0
40	53.0	49.9	46.7	40	52.1	48.9	45.6
41	53.6	50.4	47.2	41	52.6	49.4	46.1

(小川ら，1998)

表ⅢA-20　在胎別出生時体重基準値

在胎週数	男児					
	初産			経産		
	90 % tile	median	10 % tile	90 % tile	median	10 % tile
22	594	514	430	594	514	430
23	676	585	489	676	585	489
24	774	670	560	774	670	560
25	888	769	642	888	769	642
26	1,016	879	735	1,016	879	735
27	1,157	1,002	837	1,157	1,002	837
28	1,311	1,135	948	1,311	1,135	948
29	1,477	1,279	1,068	1,477	1,279	1,068
30	1,655	1,433	1,197	1,655	1,433	1,197
31	1,844	1,596	1,333	1,844	1,596	1,333
32	2,043	1,768	1,477	2,082	1,802	1,506
33	2,219	1,921	1,605	2,397	2,075	1,733
34	2,406	2,083	1,740	2,682	2,322	1,940
35	2,629	2,276	1,901	2,947	2,551	2,131
36	2,848	2,465	2,059	3,187	2,759	2,305
37	3,082	2,668	2,229	3,422	2,980	2,489
38	3,307	2,863	2,392	3,679	3,185	2,661
39	3,507	3,036	2,536	3,875	3,355	2,803
40	3,665	3,173	2,650	3,998	3,461	2,891
41	3,790	3,281	2,741	4,096	3,546	2,962

在胎週数	女児					
	初産			経産		
	90 % tile	median	10 % tile	90 % tile	median	10 % tile
22	554	477	405	554	477	405
23	635	547	465	635	547	465
24	727	627	532	727	627	532
25	840	724	615	840	724	615
26	963	829	704	963	829	704
27	1,097	945	803	1,097	945	803
28	1,243	1,071	909	1,243	1,071	909
29	1,400	1,206	1,024	1,400	1,206	1,024
30	1,567	1,350	1,146	1,567	1,350	1,146
31	1,744	1,502	1,276	1,744	1,502	1,276
32	1,930	1,663	1,412	1,958	1,687	1,432
33	2,105	1,814	1,540	2,202	1,897	1,611
34	2,299	1,981	1,682	2,482	2,138	1,816
35	2,522	2,173	1,845	2,716	2,340	1,987
36	2,757	2,375	2,017	2,959	2,549	2,165
37	2,990	2,576	2,188	3,207	2,763	2,346
38	3,207	2,763	2,347	3,474	2,993	2,542
39	3,395	2,925	2,484	3,700	3,188	2,707
40	3,542	3,052	2,591	3,807	3,280	2,785
41	3,636	3,133	2,660	3,901	3,361	2,854

（小川ら，1998）

C 身体的特徴 physical character of the newborn

1 身体外観の特徴

① 皮膚：未熟児であるほど，うぶ毛が全身を覆い胎脂が全身についているが，成熟新生児の皮膚はピンクで滑らかである．皮下脂肪はよく発育して緊張しており，うぶ毛は上腕，肩甲部に一部残ることもあるがほとんど消失し，胎脂も鼠径，腋窩に残すのみである．爪は硬く指先に達してこれを越えてのびている．

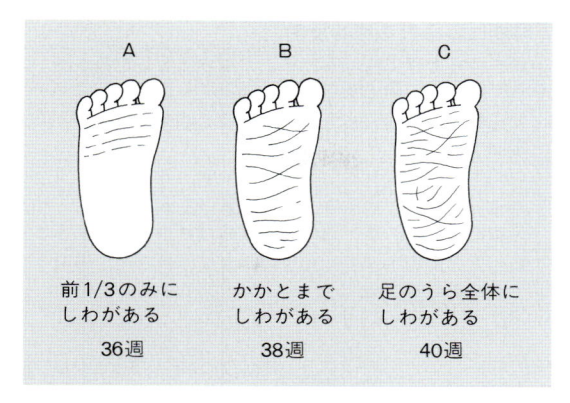

```
         A           B           C
    前1/3のみに   かかとまで    足のうら全体に
    しわがある   しわがある    しわがある
      36週         38週          40週
```

図ⅢA-89　新生児の足の裏の特徴
（Avron Y. Sweet : Care of the high risk neonate. Klaus & Fanaroff）

②　頭部，顔面：頭髪は約2cm以上になり，大泉門は約2cm径であって小泉門は明らかでないことがある．鼻・耳介の軟骨は硬度をもつ．鼻の尖端に限局して黄白色の面皰 comedo が存在する．瞳孔膜はなく眼瞼は開いている．口唇には多数のしわが放射線上に並んでいる．歯肉には櫛状の隆起がある．歯槽突起は短い．

③　胸腹部：新生児の胸郭は成人のそれより前後径が大きく，円形に近いうえに胸郭そのものが柔らかい．成熟児の約1/3の頻度で乳房の腫脹がみられ，その約1/2に乳汁に類似する白色半透明の液が圧出される（奇乳または魔乳 witch's milk）．母体から移行したエストロゲンの作用によって起こるものであり，男女を問わずにみられる．腹部は隆起しており，臍は剣状突起と恥骨結合とのほぼ中央にある．

④　外陰部：男子では，精巣は完全に陰嚢内に下降し納まる．女子では，大陰唇は脂肪の沈着によって腫大し，前方においてのみ小陰唇の一部が現れる．

⑤　その他：妊娠37週までに足底の前2/3の範囲にしわがみられる．妊娠39週以降になると足底の全体にしわがみられる（図ⅢA-89）．

2　神経学的所見および特徴

①　視力：出生後の視力は0.02〜0.05程度である．光覚は出生直後から存在するが，色覚は存在していない．

②　聴力：音を聞きわけたり，音の正しい方向を知るようになるのは生後5〜6カ月経ってからである．

③　味覚：出生時にはすでに備わっている．味蕾はむしろ胎児後期から乳児期に最も多く，成人になるに従って減少するところから，塩味以外の基本的な味覚が最も発達しているのは乳児期と考えられている．

④　嗅覚：出生時にはすでに備わっている．初めは刺激性のものを判断するレベルからそれに意味づけするレベルへ学習して発達していく．

⑤　触覚：胎児期の早期から発達している．

⑥　痛覚：胎児期のきわめて早期から発達している．在胎26週の超低出生体重児でも，痛みが加えられた手足のみならず，身体全体を動かしたりする．

⑦　温度感覚：胎児期のきわめて早期から温度に対する感覚があると考えられている．

⑧　原始反射：成熟した新生児でも，中枢神経系はまだ発達途上にあり，いくつかの特異的な原始反射（表ⅢA-21）が認められる．

表ⅢA-21 新生児早期にみられる原始反射

Moro 反射	頭を持ち上げて急に落とすような動作をしたときや，大きな音を出して驚かすような刺激をした場合に起こる．両上肢を開き，側方から正中方向にちょうど抱きつくような動作をする
側彎反射あるいはGalant 反射	児を腹位にしてもち上げ，脊柱のそばを上方から下方へゆっくりとこすると，こすった側へ脊柱が彎曲する
吸啜反射	口の中へ指を入れると強く吸いつき，乳首を吸うように音をたてて吸啜する
把握反射	手掌把握反射：指を手のひらに置いて刺激すると，指を屈曲させて握るような動作をする 足底把握反射：新生児の足の指の付け根を圧迫すると指全体が屈曲する
自動歩行	新生児の脇の下を支えて足底を台につけると，下肢を交互に曲げ伸ばして，ちょうど歩行しているような動作をする

表ⅢA-22 Dubowitz 法（形態学的外表所見）

項目＼点数	0点	1点	2点	3点	4点
浮　腫	手足にあきらかな浮腫あり 脛骨部圧痕（+）	手足にあきらかな浮腫なし 脛骨部圧痕（+）	なし		
皮膚の構造	非常に薄くゼラチン様 gelatinous の感じ	薄くて滑らか	滑らか，厚さは中等度，発疹または表皮剝脱	わずかに厚い，表在性の亀裂と剝脱（とくに手足）	厚く羊皮紙様，表在性または深い亀裂
皮膚の色	暗赤色	一様にピンク	薄いピンク，体の部分により変化あり	蒼白：耳，唇，手掌，足底のみピンク	
皮膚の(不)透明度（体幹）	多数の静脈，細静脈，はっきりと見える（とくに体幹で）	静脈とその支流が見える	腹壁で，数本の大きい血管が，はっきりと見える	腹壁で，数本の大きい血管が，不明瞭に見える	血管が見えない
うぶ毛（背部）	なし	背中全体に多数密生	まばら（とくに背面下部で）	少ない，うぶ毛のない部分あり	背中は少なくとも1/2は，うぶ毛なし
足底のしわ plantar crease	なし	足底の前半分にかすかな赤い線	前半分より広い領域にはっきりした赤い線，前1/3より狭い領域にははっきりした陥凹線	前1/3より広い領域に陥凹した線	前1/3より広い領域にはっきりと深く陥凹した線
乳頭の形成	乳頭がほとんどみえない，乳輪なし	乳頭がはっきりみえる，乳輪：平坦で滑らか 直径<0.5 cm	乳輪：点刻状（つぶつぶ）辺縁隆起せず 直径<0.75 cm	乳輪：点刻状（つぶつぶ）辺縁隆起 直径>0.75 cm	
乳房の大きさ	乳腺組織を触れない	一側または両側に乳腺組織を触れる 直径<0.5 cm	両側に乳腺組織 一側または両側の直径 0.5～1.0 cm	両側に乳腺組織 一側または両側の直径>1.0 cm	
耳の形	耳介が平坦で，形の形成不十分で，辺縁の巻きこみ（内彎曲）はないかまたはわずか	耳介辺縁の一部分巻きこみ	耳介上部全体が不完全ながら巻きこみ	耳介上部全体が十分に巻きこみ	
耳の硬さ	耳介の軟らかく容易に折りまげることができる．反跳的に元の形に戻ることがない	耳介は軟らかく容易に折りまげることができる．ゆっくり反跳して元の形に戻る	耳の辺縁まで軟骨（+），しかし軟らかい．反跳的に元の形に戻る	耳介は硬く辺縁まで軟骨（+），瞬間的・反跳的に元の形に戻る	
性　器 　男児 　女児 　（股関節で半分外転）	両側とも，睾丸下降を認めず 大陰唇が広く離開小陰唇突出	少なくとも1個の睾丸が陰嚢内にある（ただし高位） 大陰唇は小陰唇をほとんど覆う	少なくとも1個の睾丸が完全に下降 大陰唇が小陰唇を完全に覆う		

表III A-23 Dubowitz法（神経学的所見）

検査項目	0点	1点	2点	3点	4点	5点
姿勢 posture 仰臥位，安静	腕と脚を伸展	股関節，膝関節でわずかに屈曲，腕は伸展	脚が，よく強く屈曲，腕は伸展	腕はわずかに屈曲，脚は屈曲外転	腕と脚が完全に屈曲	
角窓 square window 検者の母指と示指で，児の手を前腕の方向へ十分屈曲させるように圧力を加える	90° 前腕と小指球の角度90°	60°	45°	30°	0°	
足首の背屈 ankle dorsiflexion 術者の母指を児の足蹠に，ほかの指を児の脚の背面におき，足を脚の前面に向けて屈曲させる	90°	75°	45°	20°	0°	
腕の戻り反応 arm recoil 仰臥位，児の腕を5秒間屈曲させたのち，手を引っ張って十分に伸展させ，それから手を放す	180° 伸展，または無目的の運動	90〜180° 屈曲不完全，または反跳ゆっくり	<90° 迅速，完全に屈曲			
脚の戻り反応 leg recoil 仰臥位，股関節と膝関節を完全に屈曲（5秒間），ついで足を引っ張って脚を伸展したのち，手を放す	180° 屈曲（−），またはわずか	90〜180° 不完全な屈曲	<90° 股関節および膝関節で完全に屈曲			
膝窩角 popliteal angle 検者の左の母指と示指で，児の上腿を胸壁につけた後（膝胸位），右の示指で足関節の後部を圧して，脚を伸展させる	180° 膝窩角180°	160°	130°	110°	90°	<90°
踵-耳 heel to ear maneuver 児の足を持って頭部に近づける．足と頭の距離，膝の伸展の度合を観察						
スカーフ徴候 scarf sign 仰臥位，児の手を持って，頸部の前を通過して他側の肩へ，そして後方へ向けて，できるだけ引っ張る	肘が他側の腋窩線に達する	肘が正中線と腋窩線との間	肘が正中線の位置	肘が正中線に達しない		
頭部の遅れ head lag 仰臥位，児の両手（小さな児では腕）を握り，ゆっくりと坐位に引き起こす．頭部と体幹の位置関係を観察	頭部が完全に後方に垂れる	頭部が不完全ながら体幹の動きについていく	頭部を体幹の線に保つことができる	頭部を体幹より前に出す		
腹位水平宙づり ventral suspension 腹臥位，検者の手を児の胸の下において児を持ち上げる．背部の伸展度，腕と足の屈曲，頭部と体幹の位置関係を観察						

3 在胎週数推定方法

形態学的外表所見（表ⅢA-22）と神経学的所見（表ⅢA-23）を組み合わせて在胎週数を推定するDubowitz法が広く利用されている．Dubowitz法では，外表所見は皮膚，耳介，乳房，外陰，足底の5つの性状，神経学的所見は筋の緊張度と関節の柔軟度という2点からなっている．外表所見による評価点と神経学的評価点の合計(x)から，在胎週数(y)を次の式で推定する．

$$y = 0.2642x + 24.595$$

正確度は±2週といわれている．ただし，未熟児，重症児および日齢5以降の児では正しい評価ができない．

D 頭囲，胸囲 （表ⅢA-24, 25）head circumference, chest circumference

小川らによって報告された在胎週別の頭囲および胸囲の基準値を表ⅢA-24, 25に示す．また，成熟児の特徴を以下に示す．
① 頭囲：新生児は頭囲が比較的大きく，出生時の頭囲は胸囲よりも大きい．その後4～7カ月までは頭囲がより大きいが，1歳以降では明らかに胸囲が頭囲を上回る．
② 胸囲：新生児の胸郭の前後径は比較的大きく，胸郭の左右径と前後径はほぼ同じ程度である．

E 大泉門 anterior fontanel

前頭，左右冠状および矢状の4縫合が相会した部位の菱形の間隙で，膜様靱帯により閉鎖されている．泉門中，最も大きい．1歳～1歳6カ月で閉鎖する．

表ⅢA-24 在胎別出生時頭囲基準値

在胎週数	男児			在胎週数	女児		
	90 % tile	median	10 % tile		90 % tile	median	10 % tile
22	23.3	21.2	19.1	22	22.7	20.7	18.7
23	24.0	21.9	19.8	23	23.4	21.4	19.4
24	24.8	22.7	20.6	24	24.1	22.1	20.1
25	25.6	23.5	21.4	25	24.9	22.9	20.9
26	26.4	24.3	22.2	26	25.7	23.7	21.7
27	27.3	25.2	23.1	27	26.6	24.5	22.5
28	28.1	26.0	23.9	28	27.4	25.4	23.3
29	29.0	26.9	24.8	29	28.2	26.2	24.2
30	29.8	27.7	25.6	30	29.1	27.0	25.0
31	30.7	28.6	26.5	31	29.9	27.9	25.8
32	31.5	29.4	27.3	32	30.7	28.6	26.6
33	32.2	30.1	28.0	33	31.4	29.4	27.4
34	33.0	30.9	28.8	34	32.1	30.1	28.1
35	33.6	31.5	29.4	35	32.8	30.8	28.7
36	34.3	32.2	30.1	36	33.4	31.4	29.3
37	34.8	32.7	30.6	37	33.9	31.9	29.9
38	35.1	33.0	30.9	38	34.2	32.2	30.2
39	35.3	33.3	31.2	39	34.4	32.4	30.4
40	35.5	33.4	31.3	40	34.6	32.6	30.5
41	35.6	33.5	31.4	41	34.7	32.6	30.6

（小川ら，1998）

表Ⅲ A-25　在胎別出生時胸囲基準値

在胎週数	男児			在胎週数	女児		
	90 % tile	median	10 % tile		90 % tile	median	10 % tile
22	21.2	19.0	16.8	22	20.8	18.6	16.4
23	21.5	19.3	17.1	23	21.1	18.9	16.6
24	21.9	19.7	17.5	24	21.5	19.3	17.0
25	22.5	20.3	18.1	25	22.0	19.8	17.6
26	23.1	20.9	18.7	26	22.6	20.4	18.2
27	23.8	21.6	19.4	27	23.3	21.1	18.9
28	24.6	22.4	20.2	28	24.1	21.9	19.6
29	25.4	23.2	21.0	29	24.9	22.7	20.5
30	26.3	24.1	21.9	30	25.7	23.5	21.3
31	27.2	25.0	22.8	31	26.6	24.4	22.2
32	28.1	25.9	23.7	32	27.5	25.3	23.1
33	29.0	26.8	24.6	33	28.4	26.2	24.0
34	29.9	27.7	25.5	34	29.3	27.1	24.9
35	30.8	28.6	26.4	35	30.2	28.0	25.7
36	31.7	29.5	27.3	36	31.0	28.8	26.6
37	32.5	30.3	28.1	37	31.9	29.6	27.4
38	33.2	31.0	28.8	38	32.5	30.2	28.0
39	33.7	31.5	29.3	39	33.0	30.8	28.6
40	34.3	32.1	29.9	40	33.5	31.3	29.1
41	34.7	32.5	30.3	41	34.0	31.8	29.6

(小川ら，1998)

2　新生児の生理

　新生児期の特徴を一言で表すとすれば，子宮内生活から子宮外への適応の時期であり，生体に激しい変化が起こることである．新生児は常に変化しており，その特徴を十分理解しなければならない．

① 呼吸
　出生後に最も大きな変化が起きるのは呼吸である．子宮の中では羊水で満たされていた気道に空気が入り，ガス交換が行われるようになる．呼吸開始後の肺胞における気相-液相界面では，肺胞2型細胞で合成される肺サーファクタントにより，その界面張力を著しく低下させて肺胞の虚脱を防ぎ，呼吸の確立をはかる．

② 循環
　循環にも大きな変化が起きる．胎児期の循環は，全身の血流とガス交換の場である胎盤の血流とが並列状態で配置されているのに対し，成人では直列に配置されている．
　出生後は卵円孔と胎盤血流がまず消失し，その後，動脈管が機能的に閉鎖して成人循環が成立する．この間，卵円孔の閉鎖は呼吸開始による左房圧の上昇が引き金となるが，動脈管での血流の方向は胎児期とは反対方向となり，肺循環は体循環に沿って繰り返し流れることになるので，出生直後の酸素化には効率的である．しかし，低酸素症などのため肺血管抵抗が高いままであると動脈管は閉鎖せず，卵円孔も開いたままの状態が続くことがあり，児の循環適応は著しく障害される．このような状態を新生児遷延性肺高血圧症 persistent pulmonaly typertension of newborn という．

③ 体温
　一定の温度環境である子宮内から子宮外環境へと投げ出された新生児は，自分の力で体温を維持しなければならない．環境温度が低下すると，血管を収縮させ

て熱の喪失を防ぐ．一方，頸部や肩甲部に存在する褐色脂肪細胞で，非振戦性熱生産 non-shivering thermogenesis（NST）を行ってその調節につとめる．とくに，未熟児ではこれが熱産生の主役であり，年長になるにつれて筋収縮による震え（振戦）による熱産生が主体となる．

通常，分娩室の温度は24〜26℃に調節されていることが多く，37.5〜38℃の温かい子宮内から児は突然に冷たい環境に移ることになる．そのため羊水や血液でぬれた新生児の皮膚からは0.2 kcal/kg/分の速さで熱が失われ，放置されれば直腸温にして2〜3℃も低下する．

さらに，冷えきった分娩室の壁に対して輻射として児の熱が放射されるので，とくに冬など外気温が低下し分娩室の壁温が低下しているときは，出生直後の新生児の体温管理には好ましい条件とはいえない．

新生児の低体温は酵素活性を低下させ，酸素消費量を増加させるので出生直後の適応過程に障害を与えることになる．新生児の熱損失の大部分は，羊水の蒸発と分娩室壁との温度差で生じる輻射によるものであり，この点を考慮に入れて出生直後に全身に付着している羊水や血液を手早く拭き取ることと，早期に臍帯切断を行い，速やかにラジアントウォーマーに児を移し，出生後の処置をすることが必要である．

④ 血液

出生直後の新生児の血液ではヘモグロビン，赤血球，ヘマトクリット値は成人に比べ高く，正常閾の幅も広い．

赤血球は大型で，大小不同が目立ち，有核赤血球も多い．赤血球産生は約1週間で低下する．

ヘモグロビンも次第に低下し生後2〜3カ月で最低値となる．出生時のヘモグロビンは胎児ヘモグロビン（HbF）が70％以上を占める．HbFでは2,3-ジホスホグリセル酸（2,3-DPG）が低く，酸素解離曲線は左方に移動しており，酸素親和性が高い．

⑤ 消化

新生児の吸啜は，乳頭と乳房の一部を口に含んでしごきながら吸引する運動である．嚥下反射が完成されるのは在胎32週頃であり，それまでは筋の協調運動がうまくいかず誤嚥しやすい．

① **授乳**：授乳が始まると急速に消化液の分泌が盛んになり，腸管の動きも活発となる．同時に胎便の排出も起こり，腸内細菌叢が定着して，生後3〜4日には移行便を経て黄色便となる．

新生児では哺乳時に空気を飲み込みやすいが，噴門部の括約筋が弱いためゲップとして空気を排出しやすいようになっている．そのため溢乳しやすい．消化管の機能も不十分で胃の軸捻転や腸管拡張を起こしやすい．

② **胃液とpH**：胃液のpHは出生時では羊水の影響もあり軽度の酸性を呈するが，その後，急速に低下して生後6〜8時間にはpH 3.0以下となる．生後2週頃からは再び上昇するが，この間の高い酸度が新生児の感染防止に役立っている．一般に嚥下されたミルクは2時間以内に胃から小腸に達する．また，胃-結腸反射によって授乳そのものが腸管の動きを刺激する．

③ **栄養**：

　i）乳糖：新生児の栄養として最も重要なものは乳糖であるが，乳糖分解酵素は40週頃ようやく成熟し検出されるようになる．早産児でも出生後乳糖を含むミルクの投与で乳糖分解酵素の活性は高まり，消化吸収も進むようになる．

ii）蛋白質：母乳中の蛋白質は主としてラクトアルブミンであり，胃酸によって塊（milk curd）となるが人乳では軟らかく吸収されやすい．蛋白質は胃でペプシンによる消化を受け，さらに十二指腸でトリプシンやキモトリプシンによって消化される．アミノ酸まで分解された蛋白質は小腸，とくに回腸で吸収される．

　　iii）脂質：新生児の脂質の消化吸収は悪く，成熟児でも95％以下である．成人並みに95％以上の脂質が吸収されるようになるのは生後数カ月たってからである．脂質の消化には唾液中のリパーゼが主体となり，膵リパーゼの活性は著しく低い．胆汁酸の腸肝循環も行われているが，その量はきわめて少ない．

　　iv）熱量：新生児の要する熱量は基礎代謝，身体運動，体温調節，栄養の消化吸収，便や尿への喪失と発育に必要な熱量など合計すると，120 kcal/kg/日となる．

　　v）授乳法：現在は分娩直後でも母親から直接授乳させることが好んで行われるが，これは主として安定した母子関係の確立を目指す観点から行われている．しかし，以前から行われていた24時間にも及ぶ飢餓時間をおく必要は認められず，出生直後の急激な変動の時期を過ぎて第2反応期となった生後4〜8時間頃に授乳が開始されることが多い．このほうが低血糖や黄疸の発生頻度は少ない．栄養法は母乳を好きなときに好きなだけ与える自律哺乳が原則である．1回の授乳時間が1時間を超えたり，授乳間隔が1時間以内の場合は母乳の不足が考えられる．

　④ 排便：新生児の90％は12時間以内に胎便の排出があり，36時間ではほとんど全例が胎便を排出する．

6 腎

　腎血流量は胎児の発達に伴って増加するが，出生を境に急速に増加する．心拍出量の4〜8％であったものが生後1週間で8〜10％に増加する．生後の血圧の上昇や腎血管抵抗の低下によると考えられている．

　出生直後の新生児ではヘマトクリット値が高いので，腎血流量に比して腎血漿流量が低く糸球体濾過率は低いが，ヘマトクリット値の低下に伴い糸球体濾過率も上昇し，生後2〜3週間で2〜3倍になる．

　腎尿細管機能も生後急速に発達するが，早期にはナトリウムの喪失が多く，カリウムの排泄は少ないバランスにある．また，近位尿細管での重炭酸塩の再吸収閾値が低いので，バッファーベースとしての重炭酸塩は血液中からは失われやすく低い値となり，アシドーシスに陥りやすい．

　排尿は出生直後からあることもあるが，少なくとも48時間のうちには起こる．

3 新生児診察

A 出生直後の取扱い management of newborn after birth

1 児の一般情報の把握

　新生児の処置にあたる者は，あらかじめ児の情報を整理しておかなければならない．①母体の合併症の有無，②在胎週数，③分娩時間の長さ，④破水時間の長さ，⑤妊娠・分娩中に使用された薬剤あるいは無痛分娩施行の有無，などが最低

限必要な情報である．

2 臍帯の切断

児を娩出したら頭部を低く保ちつつ，臍輪より4〜5cm離れたところで2本のKocher鉗子で挟み，その中間を切断して母体から切り離す．ただちに，あらかじめ温めて準備しておいたラジアントウォーマー上に置いて出生後の処置に取りかかる．

3 呼吸の確立

児出生直後，第1に行わなければならない処置は，気道の清掃と呼吸の確立である．児頭が娩出した段階で顔を上から下へ素早く拭き取り，サクションボールなどで鼻腔にたまっている羊水を除去する．次いで，ゆっくりと肩甲の娩出にかかる．気道を清掃し羊水を気道から除去して，十分に空気が肺胞内へ達するようにする．

健常児では，出生後数秒で第1呼吸が始まる．仮死もなく胎便の混入もない場合には，口腔，鼻腔，上咽頭を軽く吸引するだけで羊水は十分に気道から除去される．もし，呼吸が不十分であれば足底を軽くたたくか，あるいは背部を片手で軽くこするなどの刺激を与えると，おおかたの児は元気よく啼泣を始める．これでも十分な呼吸が認められなければ，呼吸の確立を妨げる何らかの原因があるものと考え，その検索につとめる．

呼吸開始を妨げる原因としては，①胎児期の低酸素症，②母体に投与された薬剤の影響，③児の未熟性，④上気道閉塞，⑤肺の異常（気胸，肺の低形成，肺炎など），⑥胎便の吸引，⑦中枢神経系の損傷，などがある．

4 皮膚の処置

出生直後は蒸発による熱の損失をできるだけ少なくするために体表に付着した羊水や血液ならびに胎便を素早く拭き取り，皮膚に付着する水分量を減少させる．このとき胎脂は無理に落とす必要はなく，ほとんどが24時間以内に吸収されるのでそのまま放置してよい．

5 出生後に行う在胎週数の評価

必要な処置を終わり，呼吸と体温が安定したら，新生児の身体的特徴から在胎週数の確認を行う．分娩室内で手軽に素早く行うには，Dubowitzの新生児評価法（表ⅢA-23, 24）により，表ⅢA-23にあげた点について観察評価するとよい．点数が高いほど成熟傾向が高い（図ⅢA-90）これにより新生児は，単に体重をみるばかりでなく，身体的発育の特徴から早産児であるのか，正期産児であるのか鑑別がつけられる（図ⅢA-89）．さらに詳細な在胎週数の評価については，出生後5日以内にDubowitz法などを用いて神経学的な要素も加味して行う．

一般にリスクの高い新生児ほど未熟性の検討が重要となる．また，月経周期や妊娠初期の性器出血，胎児の発育障害などがあり，在胎期間が正確に評価できなかった場合にも，ぜひ行わなければならない検査である．表ⅢA-23は馬場らによって著されたDubowitz法による出生後在胎週数評価のガイドラインである．

6 目の処置

産道を通過して出生する児には常に感染の危険性がある．とくに従来から淋菌やクラミジアによる感染は出生後の児の目に重大な後遺症を残す恐れもあり，その予防が大切である．

現在では，眼科用ペニシリン軟膏（10万単位/g）や1％の眼科用テトラサイクリン軟膏が好んで使用されており，良好な結果が得られている．

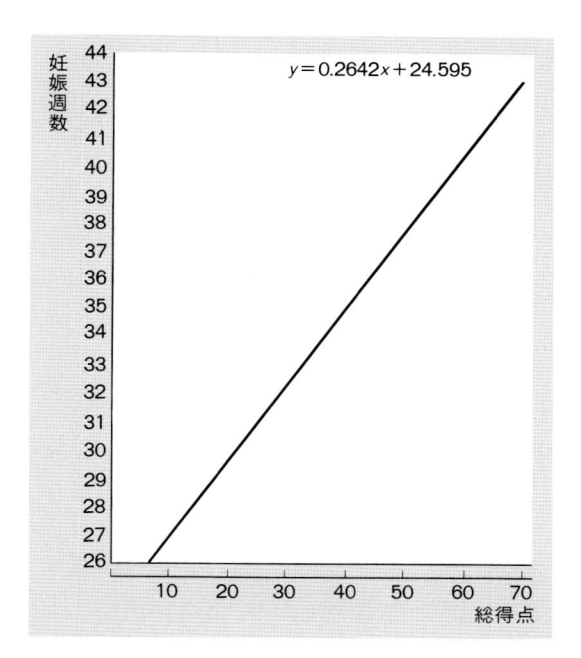

図ⅢA-90　Dubowitz 法の回帰直線

7 沐浴

出生時の温水による沐浴は，わが国では習慣的に行われてきたといえる．沐浴の意義については，皮膚の清潔と皮膚循環の改善などがあげられている．前述のように，児の熱損失や体温の変動の面から，沐浴を疑問視する意見も多い．とくに未熟児や仮死で出生した新生児などでは，沐浴をやめ，皮膚の水分を簡単に除くだけで速やかに治療を開始しなければならない．

8 母児の標識

新生児の取り違え事件や災害時の対策として母児双方に必ず標識をつける．標識は，正確で安全であり，かつ簡便で清潔でなければならない．その方式には名札方式，バンド方式，児体への直接記入方式などが行われている．少なくとも2種類以上を併用して用いるのがよい．標識の装着は少なくとも分娩室のウォーマーを離れるまでには必ず済ませておくように心掛けなければならない．

9 切断された臍帯の管理

臍帯の Wharton 膠様質から水分が消失して，臍帯は次第にミイラ化し，ついには脱落する．そして，断端には小さな肉芽組織が残る．通常，脱落までは10日前後を要する．臍帯は新生児にとっては，格好の細菌侵入の門戸であり，黄色ブドウ球菌や大腸菌，さらにはB群溶血性連鎖球菌などはその主たるものである．そのため，臍帯の処置には注意深い無菌操作が必要であり，空気にさらすことで，より早く乾燥させ自然脱落させるようにつとめる．

ⅢB 産科学各論（異常編）

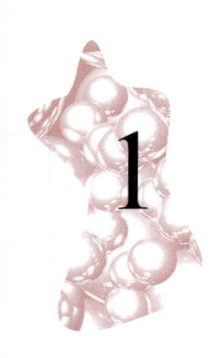

1 Abnormal Pregnancy 異常妊娠

1 ハイリスク妊娠

1 定義および意義

ハイリスク妊娠とは，「妊娠期間中あるいは分娩後まもなく母児のいずれかまたは両者に重大な予後が予想される妊娠」をいう．

2 ハイリスク妊娠の対象

①妊娠高血圧症候群重症，②低出生体重児の出産が予想される例（切迫早産，前期破水，多胎妊娠，前置胎盤など），③母体合併症（表ⅢB-1），④胎児異常が予測される例（子宮内胎児発育遅延，児奇形，羊水過多・過少など），⑤母体感染症（B型肝炎，GBS，ヘルペス，HIV感染など）である．近年，母体側要因に比べ胎児側要因が多い．

母体合併症では，腎疾患（腎炎，透析例），血液疾患（ITP，急性白血病など），呼吸器疾患（喘息，肺結核など），自己免疫疾患（SLE，抗リン脂質抗体症候群など），内分泌疾患（糖尿病，甲状腺機能亢進症など）などがあるが，疾患の重症度を把握し，可能であれば妊娠前より十分な検討を行い，妊娠した場合には妊娠継続の可否を集学的に検討する．

表ⅢB-1 妊娠の継続が母体に障害を起こす可能性の高い疾患

心疾患	僧帽弁狭窄症（NYHA Ⅲ度以上，心房細動合併） 大動脈弁狭窄症，縮窄症 Fallot四徴症（未治療） 心筋梗塞の既往 人工弁挿入 Marfan症候群（大動脈病変合併） 肺高血圧症，など
腎疾患	活動性糸球体腎炎，高血圧合併，GFR 50 ml/分以下 透析例，など
血液疾患	ITP 急性白血病，など
呼吸器疾患	喘息 肺結核，など
自己免疫疾患	SLE 抗リン脂質抗体症候群，など
内分泌疾患	糖尿病 甲状腺機能亢進症，など

3　ハイリスク妊娠管理に必要な情報

　ハイリスク妊婦管理に必要な情報を得るには，問診による既往歴の聴取が基本である．年齢，身長，非妊時体重などの情報，および家族歴（高血圧，糖尿病，血栓性疾患など），既往歴，薬剤の服用，副作用の経験，手術歴などを聴取する．産婦人科的既往歴としては，帝王切開既往（古典的帝王切開など切開傷の種類をはじめ，異常の有無），妊娠高血圧症候群重症（反復率は 30～50％），常位胎盤早期剥離（反復率は 10％），分娩時異常出血（反復しやすい）に加え，不妊治療後，子宮筋腫，子宮奇形なども異常分娩をきたしやすいので，注意が必要である．これらの情報を得ることによりハイリスク妊娠の評価，異常の早期発見と適切な治療が可能となる．

4　母体搬送システム

　妊娠経過中または分娩時に異常が発生した場合には，ハイリスク妊婦の集中管理，集学治療を目的とした高次医療センター（周産期センター）への母体搬送のシステムがある．東京都では総合周産期センター，地域周産期センターを中心に消防庁と連携した母体，新生児の受け入れ状況を 24 時間リアルタイムに表示し，母体搬送受け入れシステムが稼動している．

5　妊産婦死亡について

　わが国における妊産婦死亡は分娩 10 万に対し 9～10 人，すなわち年間約 100 例の妊産婦が死亡していることになる．産科合併症の中では妊娠高血圧症候群，産科出血（弛緩出血，常位胎盤早期剥離）が上位を占めているが，**肺塞栓症**（羊水塞栓，血栓性肺塞栓）の増加が著しく，欧米と同様の傾向をとっている．

　産科合併症による妊産婦死亡の数が全体として減少している一方，内科合併症による妊産婦死亡の占める割合が高率となっている．背景にはこれまで妊娠をあきらめていた内科合併症を有する婦人が，原疾患に対する治療成績の改善により，妊娠するケースが増加したことによると思われる．このため妊娠負荷によって母体が障害される疾患も多くあるため，産科医はそのリスクを十分に知っておく必要がある．

2　妊娠疾患

A　妊娠悪阻 hyperemesis gravidarum

●**定義**●　妊婦の 50～80％に悪心，嘔吐が認められる．しかし，これらの症状が悪化して食物摂取が損なわれ，代謝異常を起こして全身状態が障害され，まれに生命の危険を及ぼす状態になることがある．これを**妊娠悪阻**という．

●**病態生理**●　妊娠悪阻は糖質の摂取不足により代謝異常を生じ，ケトン体の産生が促進し，血中・尿中アセトン体が増加する．嘔吐などにより電解質，酸塩基平衡の異常を生ずる．本症は心因性の要素が大きく，妊娠に対する不安感，恐怖感，精神的ストレス，神経質な妊婦に多く，また増悪しやすい．

●**頻度**●　入院治療を要するものは全妊婦の 1～2％である．経産婦より初産婦に多く，胞状奇胎で多い．

●**症状**●　悪心，嘔吐．

●**鑑別診断**●　急性虫垂炎，胃・十二指腸潰瘍，肝疾患，腸閉塞，食中毒，回虫

症，胃癌など．

● **検査** ●　血中・尿中アセトン体，電解質の測定，血液検査をあわせ，脱水の程度を調べる．

● **治療** ●　① 入院させ現実の環境から隔離し，心身の安静をはかる．

② 輸液療法：脱水，電解質，代謝異常が出現した場合，適応となる．補液量は脱水の程度によるが，1日2,000〜3,000 m*l* とし，基本的にはブドウ糖液を用いケトン体の陰性化を図る．電解質異常は嘔吐により血清ナトリウムとクロールの低下が問題となることが多い．水溶性ビタミン B, C が減少し，糖質を中心とした輸液はビタミン B_1 の消費を増大するのでビタミン B_1 の投与（10〜100 mg/日）を行う（Wernicke 脳症の発症防止）．ビタミン B_6 は悪心，嘔吐を緩和するといわれ，これの補給（5〜60 mg）も有効である．経静脈投与で改善をみない場合，中心静脈栄養も行われることがあるが，前述の Wernicke 脳症の発症防止に十分注意を払う必要がある．

③ 薬物療法：妊娠悪阻の症状発現時期は妊娠5〜6週から妊娠12〜16週頃までで，胎児の器官形成期に一致しているため，安易な薬物の使用は行わない．

　ⅰ）ビタミン B_6：嘔吐の軽減に有効．
　ⅱ）炭酸水素ナトリウム：アシドーシスの改善，悪心，嘔吐．
　ⅲ）メトクロプラミド：抗ドパミン作用により下部食道括約筋力を増強し，胃食道の逆流を減少させ，消化活動を促し，重症妊娠悪阻に有効といわれる．
　ⅳ）漢方療法として小半夏加茯苓湯，半夏厚朴湯，人参湯などが使用される．

④ 人工妊娠中絶：以上の治療を続けても効果が認められず，全身状態が悪化するような場合は人工妊娠中絶を行う．

Wernicke-Korsakoff 症候群
妊娠悪阻でビタミン B_1 欠乏で発症し，意識障害，両側外転眼球運動麻痺，運動失調，耳鳴り，難聴などの神経症状，特異な健忘症状を主訴とする疾患．輸液，高カロリー輸液を行う場合に注意が必要

B 妊娠高血圧症候群 pregnancy induced hypertension（PIH）

妊娠中毒症の名称，定義，分類は 2005 年 4 月で改訂された．妊娠高血圧症候群という名称で，定義も高血圧が主徴となり，浮腫が削除され，蛋白尿のみでは分類に含めず，最終診断は分娩後 6 週が 12 週に変更された．

妊娠高血圧症候群の分類は①妊娠高血圧腎症，②妊娠高血圧，③加重型妊娠高血圧腎症，④子癇となり，混合型が加重型として再分類され，純粋，混合型の分類を廃した．重症度分類では収縮期の 30 mmHg, 拡張期の 15 mmHg の増加が削除された（表Ⅲ B-2）．

● **定義** ●　妊娠 20 週以降，分娩後 12 週までに高血圧がみられる場合，または高血圧に蛋白尿を伴う場合のいずれかで，かつこれらの症候が偶発合併症によらないものをいう．

● **病型分類** ●

1 日本産科婦人科学会の分類

① **妊娠高血圧腎症** preeclampsia：妊娠 20 週以降初めて高血圧が発症し，かつ蛋白尿を伴うもので分娩後 12 週までに正常に復するもの．

② **妊娠高血圧** gestational hypertension：妊娠 20 週以降に初めて高血圧が発症し，分娩後 12 週までに正常に復するもの．

③ **加重型妊娠高血圧腎症** superimposed preeclampsia
　ⅰ）高血圧症が妊娠前あるいは妊娠 20 週までに存在し，妊娠 20 週以降に蛋白尿を伴うもの．
　ⅱ）高血圧と蛋白尿が妊娠前あるいは妊娠 20 週までに存在し，妊娠 20 週以

表ⅢB-2 妊娠高血圧症候群における重症，軽症の分類

	高血圧	蛋白尿
軽症	血圧がいずれかに該当する場合 収縮期血圧が 140 mmHg 以上で 160 mmHg 未満 拡張期血圧が 90 mmHg 以上で 110 mmHg 未満	原則として 24 時間尿を用いた定量法で判定し，300 mg/日以上で 2 g 日未満の場合
重症	血圧がいずれかに該当する場合 収縮期血圧が 160 mmHg 以上の場合 拡張期血圧が 110 mmHg 以上の場合	蛋白尿が 2 g/日以上の場合．なお，随時尿を用いた試験紙法による尿中蛋白の半定量は 24 時間蓄尿検体を用いた定量法との相関性が悪いため，蛋白尿の重症度の判定は 24 時間尿を用いた定量によることを原則とする．随時尿を用いた試験紙法による成績しか得られない場合は，複数回の新鮮尿検体で，連続して 3+ 以上（300 mg/d*l* 以上）の陽性と判定されたときに蛋白尿重症とみなす

降に，いずれか，または両症候が増悪するもの．

　　ⅲ）蛋白尿のみを呈する腎疾患が妊娠前あるいは妊娠 20 週までに存在し，妊娠 20 週以降に高血圧が発症するもの．

④ **子癇** eclampsia：妊娠 20 週以降初めて痙攣発作を起こし，てんかんや二次性痙攣が否定されるもの，発症時期により妊娠子癇，分娩子癇，産褥子癇とする．

2 症候による亜分類

重症，軽症の病型を高血圧，蛋白尿の程度によって分類する．

3 発症時期による病型分類

妊娠 32 週未満に発症するものを早発型 early onset type（EO），妊娠 32 週以降に発症するものを遅発型 late onset type（LO）とする．

［付記］

① **妊娠蛋白尿** gestational proteinuria：妊娠 20 週以降に初めて蛋白尿が指摘され，分娩後 12 週までに消失した場合をいうが，病型分類には含めない．

② **高血圧症** chronic hypertension：高血圧症は，病型分類には含めないが，加重型妊娠高血圧腎症を併発しやすく，妊娠高血圧症候群（PIH）と同様の厳重な管理が求められる．

③ 下記の疾患は必ずしも妊娠高血圧症候群に起因するものではないが，かなり深い因果関係があり，また重篤な疾患であるので注意を喚起する意味で［付記］として取りあげることにした．しかし，病型分類には含めない．

肺水腫，脳出血，常位胎盤早期剥離および HELLP 症候群．

● **頻度** ● 全妊娠の 6～14 %，重症型は約 1 %，初産婦に多い．

● **病態生理** ● 妊娠高血圧症候群の病態の基本は全身の血管変化である．血管変化の中心は血管内皮細胞障害であり，これに関連して血管が収縮し高血圧を生じたり，血管内の凝固が起こる（図ⅢB-1）．これらに関与するものとしてプロスタグランジンの産生異常としてトロンボキサンの増加，プロスタサイクリンの低下があり，また，血管拡張作用を有する一酸化窒素（NO）の産生障害が報告されている．血管内皮細胞障害には酸化ストレスの関与もあり，白血球の過度な活性化，TNF-α をはじめとするサイトカインによる機序も考えられている．

臨床的には血管感受性の亢進としてとらえることができる．妊娠高血圧症候群ではアンギオテンシンⅡなどの昇圧物質を投与すると，正常の妊婦より血圧の上昇が強く認められ，この現象は高血圧が発症する以前より認められる．血管が収縮する（攣縮する）ことが知られ，現在では MRI などで脳内の動脈や肝動脈の攣縮を観察することができる．脳内の動脈の攣縮は子癇を生じ，腹腔動脈や肝動脈の攣縮は肝機能障害の原因となる．凝固も線溶系も亢進し，妊娠高血圧症候群で

HELLP：hemolysis, elevated liver enzymes, and low platelet count

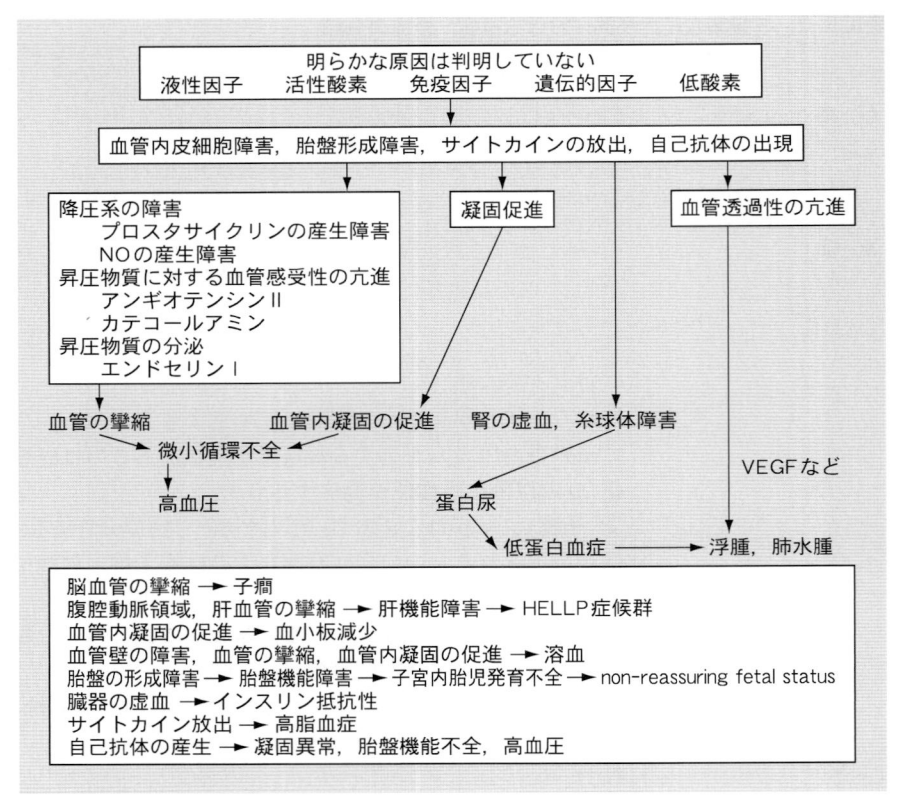

```
                明らかな原因は判明していない
        液性因子  活性酸素  免疫因子  遺伝的因子  低酸素
                         ↓
        血管内皮細胞障害，胎盤形成障害，サイトカインの放出，自己抗体の出現

  降圧系の障害                    凝固促進         血管透過性の亢進
     プロスタサイクリンの産生障害
     NOの産生障害
  昇圧物質に対する血管感受性の亢進
     アンギオテンシンⅡ
     カテコールアミン
  昇圧物質の分泌
     エンドセリンⅠ

   血管の攣縮        血管内凝固の促進    腎の虚血，糸球体障害
      ↓微小循環不全←                                  VEGFなど
      ↓                              ↓
     高血圧                          蛋白尿
                                     ↓低蛋白血症 ────→ 浮腫，肺水腫

  脳血管の攣縮 → 子癇
  腹腔動脈領域，肝血管の攣縮 → 肝機能障害 → HELLP症候群
  血管内凝固の促進 → 血小板減少
  血管壁の障害，血管の攣縮，血管内凝固の促進 → 溶血
  胎盤の形成障害 → 胎盤機能障害 → 子宮内胎児発育不全 → non-reassuring fetal status
  臓器の虚血 → インスリン抵抗性
  サイトカイン放出 → 高脂血症
  自己抗体の産生 → 凝固異常，胎盤機能不全，高血圧
```

図ⅢB-1 妊娠高血圧症候群の病態

は血小板数が減少し，トロンビンの産生が増加し，さらにプラスミンの産生も亢進する．病理形態学所見では，胎盤には完成されると胎盤血管の壊死や血栓形成が認められ肉眼的には梗塞の所見を認める．しかし，この胎盤変化は妊娠の初期より生じており，母体組織である脱落膜血管への絨毛細胞の侵入の障害があり，正常の胎盤形成が行われない．このことにより脱落膜血管の平滑筋組織が残存し，血管作動性物質に対する感受性が残存し，血管の収縮を生じ高血圧の原因となる可能性がある．また，胎盤機能を維持できず，胎児の発育遅延やnon-reassuring fetal statusを生ずる可能性がある．これらの原因として免疫の関与も考えられており，正常妊娠ではT細胞のTh2が優位となる状態がTh1が優位となり，Th1細胞より産生されるサイトカインによりNK活性が亢進し細胞障害が生ずるという説がある．

腎の変化はメサンギウム細胞，上皮細胞，内皮細胞を中心とした増殖性糸球体の変化が生ずる．蛋白尿の大部分は糸球体の限外濾過の破綻であるが，尿細管由来の物質も認められる．

●妊娠高血圧症候群の発症要因● 高血圧家系における妊娠高血圧症候群の発症率の上昇が報告されており，たとえば高血圧家系での妊娠高血圧症候群の発症率は34.1％と高血圧ではない家系の5.2％に比較し高い．高血圧の家族歴を調査した疫学的研究や母親が子癇発作を起こした場合，その母親より生まれた子供は8倍起こしやすい．これらのことより，妊娠高血圧症候群の発症に遺伝要因が関連していることは従来より推察されていた．妊娠高血圧症候群は多因子疾患とも考

えられるので，数多くの遺伝子座におけるそれぞれの遺伝子の異常によって起こる生理的役割の質的，量的な偏りに環境の作用が加わり，ある閾値を超えた結果，発症する可能性がある．これまでに報告された妊娠高血圧症候群関連候補遺伝子はアンギオテンシノーゲン，アンギオテンシンIIタイプI受容体，血液凝固第V因子 Leiden mutation（G 1691 A），eNOS など多くの遺伝子の異常が報告されている．肥満の場合，妊娠前の BMI が 24 以上では正常の 2〜3 倍の発症率，双胎妊娠では 30〜40 %，本態性高血圧，慢性糸球体腎炎合併妊婦は加重型妊娠高血圧症候群となりやすい．初産婦や母体年齢 35 歳以上では発症しやすい．

● **症状** ● 高血圧，蛋白尿，浮腫．

● **診断** ● 診断基準による（表III B-2）．発症誘因をもつ場合にはとくに注意が必要．

● **検査** ● 血液検査では血液濃縮の有無を見るため，ヘマトクリット値やヘモグロビンの高値の有無を，また血小板低下の有無を検索する．肝機能障害に対して AST，ALT などを，腎機能障害に対してクレアチニンクリアランス，血中尿素窒素，クレアチニン，尿酸などを検索する．尿酸値高値は純粋型の特徴である．凝固・線溶系の異常に対しては，トロンビン・アンチトロンビン複合体やプラスミノーゲン・プラスミノーゲンインヒビター複合体などを測定する．自己免疫疾患との鑑別，抗リン脂質抗体症候群の検出のため，自己抗体とくに抗リン脂質抗体の測定を行う．さらに高血圧による血管変化をみるため眼底検査，合併症の有無を検索するため甲状腺機能亢進では Free T_4，糖尿病では 75 gGTT などを行う．

　胎児に関しては超音波断層法による胎児発育の検索（推定体重），羊水量，NST やバイオフィジカルプロファイルによる胎児の健康状態 fetal well being の診断を行う．超音波パルスドプラ法による臍帯動脈や中大脳動脈の Pulsatility Index（PI）測定などによる胎児血流再分配の検索を行う．子宮動脈 PI 高値，ノッチの出現では胎盤機能低下が推察される．

● **治療** ● 妊娠高血圧症候群の最も有効な治療は妊娠の終了であるが，胎児の未熟性のため妊娠の延長が望まれる場合がある．このため母体，胎児の状態を十分把握して，母児ともに最も予後が良好な状態で妊娠を終了する．妊娠高血圧症候群の重症度の判定，胎児発育の評価，胎児の状態の評価，合併疾患の評価についての総合的な評価を行い対応する．

1 安静

　安静にすることによりカテコールアミンの分泌が減少し，血管作動性物質に対して感受性の亢進している血管の収縮を最小限におさえ，末梢循環，子宮胎盤血流を改善する．

2 食事療法

　① 塩分制限：日本では塩分制限が行われているが，欧米の報告では塩分制限の効果は否定的である．むしろ過度の急激な塩分制限は循環血液量を減少させ，症状を悪化させる．このため患者の塩分摂取量をチェックし，それに応じて対応する必要がある．

　② 低カロリー：カロリー制限は肥満や過度の体重増加を抑制する．

3 薬物療法

　① 降圧剤：高血圧に対する治療としては，180/110 以上の高血圧の場合は，脳出血や心不全，子癇などを防止するため，速やかに降圧する．このような場合，急速な降圧は胎盤血流量を減少させ，non-reassuring fetal status を生ずることがあるため，胎児心拍数モニタを行いながら降圧する．まずは 160/100 以下に下げ，その後は胎児の状態をみて降圧する．降圧剤はヒドララジンが第 1 選択で使用さ

れるが，降圧効果が不十分な場合にはインフォームドコンセントのもと $\alpha\beta$ ブロッカーやカルシウムチャネルブロッカーが使用されることもある．α メチルドパはゆっくり降圧する場合に用いられる．

② 浮腫の治療：安静にしても改善しない場合は入院させて経過観察する．このような症例では高血圧，蛋白尿が出現し，凝固異常をきたす症例がある．浮腫に対する利尿剤の使用は，減少している循環血漿量をさらに減少させ，子宮胎盤循環血液量を減少させ non-reassuring fetal status を引き起こすため原則として禁忌であり，肺水腫などを伴わないかぎり使用しない．

③ 子癇の予防・治療：子癇の予防治療には硫酸マグネシウムを用いる．硫酸マグネシウムは急速にローディングし血中濃度を上げた後，その濃度を維持するように投与する．

④ 抗凝固療法：アンチトロンビンⅢ（AT Ⅲ）やヘパリン療法などの抗凝固療法も病態により有効である．

4 胎児評価

胎児評価としては超音波による推定体重計測，羊水量測定，NST，バイオフィジカルプロファイルの測定が有効である．

5 ターミネーションの指針

妊娠高血圧症候群の最も有効な治療は妊娠の終了であるが，胎児の未熟性のため妊娠の継続が望まれる場合がある．しかし，妊娠の継続により母体や胎児が障害を起こすため，妊娠を中絶するためのターミネーションの指針がある．母体側因子としては，重症高血圧が2週間以上持続する場合，子癇，HELLP症候群を認めたとき，腎機能障害が重症化したとき，血液凝固異常が悪化したときなどがある．胎児側因子としては，胎児の発育が停止したとき，non-reassuring fetal status，胎盤機能の悪化などがあげられる．最終決定は，母体・胎児側因子を総合的に判断するとともに諸事情を考慮のうえ，医師の判断に委ねる（表ⅢB-3）．

● 予後 ● 妊娠高血圧のほとんどは分娩後6週間以内にその症状は消失し正常に戻る．しかし，妊娠高血圧症候群既往婦人は非既往婦人に比し，中高年に至り高

表ⅢB-3 妊娠中毒症ターミネーション適応指針

A．母体側因子
1）入院，安静，薬物治療に抵抗して，症状が不変あるいは増悪をみる場合，ことに重症高血圧（160/110 mmHg 以上）が2週間以上持続する場合やGI値が上昇する場合
2）子癇，重症の胎盤早期剥離，新規の眼底出血，胸・腹水の貯留の増加，肺水腫，頭蓋内出血，HELLP症候群を認めた場合
3）腎機能障害
GFR≦50 mL/min，血中 Creatinine 値≧1.5 mg/dL，尿酸値≧6 mg/dL，BUN≧20 mg/dL，乏尿＜300 mL/day または 20 mL/hr，以上の結果を総合的に判断する
4）血行動態の障害や血液凝固異常のある場合，たとえば血液濃縮症状やDICを認める場合（Hct≧40％，血小板≦10万，DICスコアの上昇傾向も参考とする）
注：3），4）の数値は絶対的なものでなく，経時的に検査を施行し増悪傾向を認めた場合に適応となる．

B．胎児側因子（胎児が胎外生活可能であることを原則とする）
1）胎児発育抑止
2）胎児仮死：non-reactive NST かつ positive CST（BP*スコアも参考）
3）胎児胎盤機能の悪化
32～38 W での E_3＜10 mg/day，随時尿中 E_3/Creat 比＜10，血中 HPL≧4 μg/mL（連続的に測定し 30％の低下をみる場合）
最終決定は，母体・胎児側因子を総合的に判断するとともに諸事情を考慮のうえ，医師の判断に委ねるものとする　　　　　＊：BP：biophysical profile score

（日本産科婦人科学会，妊娠中毒症問題委員会，1990）

血圧を発症する頻度が高い．妊娠高血圧症候群では母体の死亡率だけでなく，胎児・新生児罹病率，死亡率が高くなるため，厳重な周産期管理が必要である．母体では子癇，常位胎盤早期剝離，肝機能障害，凝固系障害，肺水腫などがみられる．一方，胎児・新生児側では早産となりやすく，胎児・新生児仮死，子宮内胎児発育遅延を呈することがある．

● 発症予知 ●　信頼できて，どの施設でも利用可能で，高価でない方法は現在ない．しかし，いくつかの方法が報告されている．

　① アンギオテンシンⅡ（A-Ⅱ）負荷試験：A-Ⅱを静脈投与し，拡張期血圧を 20 mmHg 上昇させるのに必要な A-Ⅱ の量により予測するもの．

　② ロールオーバーテスト：側臥位と仰臥位を比較し，拡張期血圧を 20 mmHg 以上上昇したものを陽性とする．

　③ 生化学的検索では，血中尿酸値，フィブロネクチン値，尿中 24 時間カルシウム排泄，尿中カリクレイン排泄の測定などがある．

● 妊娠高血圧症候群の予防 ●　① 低用量アスピリンの使用については，妊娠高血圧症候群の病態としてプロスタサイクリン（PGI_2）とトロンボキサン A_2（TXA_2）の不均衡があることに対する治療として考えられた．しかし，常位胎盤早期剝離の頻度を増加させるとした報告や，妊娠高血圧症候群の予防の有効性について否定的な報告が多い．

　② カルシウム大量投与：高 Ca 食を摂取する民族では子癇の発生頻度が少ないこと，Ca 摂取量と血圧との間に負の相関関係があることが知られている．これらに基づき妊娠 20 週からの Ca 大量投与によって母体血圧の低下と妊娠時高血圧病態の発症予防効果があることが報告されたが，1997 年のランダム試験では否定的な結果がでている．

　③ 抗酸化剤：妊娠高血圧症候群の患者では血清の抗酸化作用が低下している．このため抗酸化作用を有する物質が予防に役立つとして，ビタミン C や E の投与が考えられている．18～20 週からのビタミン C と E の投与開始により妊娠高血圧症候群の発症が減少したと報告がある．

C 子癇 eclampsia

● 定義 ●　日本産科婦人科学会（2005）の定義による．

　① 妊娠高血圧症候群の純粋型，混合型にかかわらず痙攣発作を伴うものは子癇とする．

　② 子癇は，妊娠高血圧症候群によって起こった痙攣発作をいい，痙攣発作の発生した時期により，妊娠子癇，分娩子癇，産褥子癇と称する．なお，痙攣発作の発生した時期がまたがった場合，たとえば分娩期と産褥期とに痙攣発作が発生した場合は，**分娩・産褥子癇**とする．

　③ てんかん・脳出血・脳腫瘍などのような，他疾患による痙攣発作は子癇としない．

　④ 混乱を避けるために，子癇前症，重症子癇前症，無痙攣性子癇などの日本語は，今後使用しない．

　⑤ 子癇は妊娠高血圧症候群の軽症・重症判定基準にかかわらず重症とする．

● 頻度 ●　2,000～3,250 分娩に 1 件．初産婦多胎妊娠，羊水過多症などに多い．分娩子癇が最も多く，産褥子癇が最も少ない．

● 成因 ●　脳内の動脈の攣縮による虚血，血管内皮機能障害により，脳内の微小

血栓形成による虚血，血管透過性亢進により脳浮腫を生ずる．妊娠高血圧症候群における全身の血管病変の脳における変化である．これらの変化は MRI や MR angiography でとらえることができる．

● **症状** ●　直前に脳症状（頭痛，めまい），消化器症状（上腹部痛，嘔気，嘔吐），眼症状（眼華閃発，視力障害）などを伴う．

　① 第1期（誘導期，チック期）：突然意識消失し，眼球上転，対光反射喪失，咬筋の痙攣，牙関緊急が起こる．持続5〜15秒．

　② 第2期（強直性痙攣期）：上半身から始まる全身性強直性痙攣がひろがり，後弓反張の状態となる．顔面はチアノーゼ，呼吸停止をきたす．持続10〜20秒．

　③ 第3期（間代性痙攣期）：口，眼の痙攣の開閉運動を起こし，全身筋肉も間代性痙攣を起こし，患者は輾転反側する．口角から泡を吹き，舌，口唇を嚙んで出血することがある．持続1〜2分．

　④ 第4期（昏睡期）：痙攣が収まり，患者は大きく深呼吸し，チアノーゼは消失．顔貌は無表情，蒼白浮腫状，大いびきをかく．

　⑤ 発作の反復：一定の間隔をおいて数回〜数十回にわたって反復する場合がある．発作が頻回になると母児の予後は不良となる．できるかぎり薬物療法により反復を防止する．

　⑥ 続発症および合併症：合併症として常位胎盤早期剥離，神経障害，嚥下性肺炎，肺水腫，急性腎不全を起こし，治療が十分に行われないと母体死亡に至ることがある．

● **診断** ●　痙攣をきたす疾患と鑑別する．鑑別には脳の CT，MRI 検査が有用である．

　① てんかん：既往症がある．発作の短時間の反復もなく，昏睡時間も短い．てんかんでは特徴的所見が認められるので，脳波検査が役立つ．

　② ヒステリー発作：一般状態は良好で，妊娠高血圧症候群の症状がなく，瞳孔の対光反射もみられる．

　③ 頭蓋内の血栓・塞栓症，頭蓋内出血（動脈瘤破裂，クモ膜下出血など），脳腫瘍，破傷風，尿毒症，その他．

● **予後** ●　母体の死亡率は30年前は高かったが，最近では1％以下となっている．しかし，一部に脳出血が存在し，広範囲では生命予後は不良である．児の予後は対応が遅れると不良で，子宮内胎児死亡（周産期死亡率130〜300）を起こす．

● **治療** ●　痙攣発作を最小限に止める．気道の確保をし，薬剤により痙攣を抑える．

　① 安静：刺激が発作を誘発するので，静かな個室に収容し，音，内診，皮膚刺激を避ける．

　② 緊急処置：酸素を投与し気道を確保する．咬筋や舌根沈下を防ぐため，エアウェイ，舌鉗子，開口器を使用する．血管を確保し，留置カテーテルを挿入し尿量をチェックする．

　③ 薬物療法：子癇の薬物療法としては以下のものがあげられる．
　　　ⅰ）鎮静鎮痙剤：フェノバルビタール，クロルプロマジン
　　　ⅱ）降圧剤：ヒドララジンなど
　　　ⅲ）強心剤：肺水腫，心不全がある場合
　　　ⅳ）利尿剤：肺水腫，ヘマトクリット値低値，乏尿のある場合

　子癇の予防治療には硫酸マグネシウムを用いる．硫酸マグネシウムは急速にローディングし血中濃度を上げた後，その濃度（4〜8 mg/dl）を維持するように投与する．

D HELLP症候群 hemolysis, elevated liver enzyme, low platelets count syndrome

● **定義** ● HELLPとはhemolysis, elevated liver enzyme, low platelets countの下線部をとったもので，溶血，肝酵素上昇，血小板減少を伴う症候群である．放置するとDICなどを発症するため，予後不良な疾患である．必ず妊娠高血圧症候群より生ずるとはかぎらないが，妊娠高血圧症候群に伴うことが多い．

● **発生頻度** ● 0.021％，妊娠高血圧症候群の約2％．

● **診断** ● 日本では診断基準は決められていないが，Sibaiらの診断基準(**表Ⅲ B-4**)は溶血所見としてビリルビン1.2 mg/dl，LDH 600 U/ml以上，末梢血スメアで有棘赤血球burr cellを認める．肝酵素上昇はAST（GOT）で70 U/l以上，血小板減少は10万/μl以下．

● **臨床症状** ● 右季肋部または心窩部痛，悪心・嘔吐で発見されることが多いので，妊娠高血圧症候群でこれらの症状が出現した時HELLP症候群を考え注意が必要．

● **予後** ● 母体死亡率 1.8〜24.2％，周産期死亡率 7.7〜60％．合併症にDIC，肝破裂，常位胎盤早期剥離がある．

● **治療** ● 診断がつき次第，急速遂娩（多くは帝王切開）が施行される．高度血小板減少には血小板補充，妊娠高血圧症候群の治療，DICにはDICの治療を行う．分娩後血小板減少，肝機能所見は急速に改善することが多い．

表Ⅲ B-4　HELLP症候群の診断に有用な臨床所見・検査

臨床症状	・心窩部あるいは右上腹部痛（90％） ・疲労，倦怠（90％） ・悪心，あるいは嘔吐（50％）
臨床所見	・右上腹部圧痛（80％） ・浮腫を伴う体重増加（60％） ・高血圧（重症50％，軽症30％，なし20％）
検　査	1．溶血 　異常末梢血スメア 　ビリルビン≧1.2 mg/dl 　LDH＞600 IU/l 2．肝酵素の上昇 　血清AST≧70 IU/l 　LDHの上昇 3．血小板数の低下 　血小板数＜100,000/μl

(Sibai, 1990)

3 妊娠持続期間異常

A 流産 abortion

● **定義** ● 胎児が母体外で生存できない時期に起こる妊娠の中絶であり，現在，日本では妊娠22週未満の妊娠中絶を流産と定義する．

● **種類** ● 流産が自然に起きたか人工的に起こしたかによって自然流産，人工流

産に分けられる．母体保護法による人工妊娠中絶も妊娠22週未満である．
　また，連続して3回以上自然流産を繰り返した既往のあるものを習慣流産という．

●頻度●　自然流産の頻度は全妊娠の10％前後といわれている．80％以上は12週以内に生じ，とくに7〜9週に多い．妊娠回数が多いほど，父母，とくに母体の年齢が高いほどその頻度は高くなる．

●原因●
1　胎児の異常
　流産に至った胎児の絨毛の2/3に染色体異常が認められ，その多くは染色体の数の異常aneuploidで，正常の染色体数euploidのものより早期に流産するといわれている．

2　母体側の異常
　これらの因子のいくつかは習慣流産の原因として検索する必要がある．
　① 性器の異常：子宮発育不全，子宮奇形，子宮筋腫，子宮内の癒着，頸管無力症，陳旧性頸管裂傷など．
　② 全身性疾患
　　ⅰ）感染症（腟からの上行性感染，単純ヘルペス）
　　ⅱ）全身性疾患（結核，癌，高血圧など）
　　ⅲ）内分泌異常（黄体ホルモン，絨毛性ゴナドトロピン分泌低下，糖尿病，甲状腺，副腎皮質機能障害）
　　ⅳ）外傷，開腹手術，精神情動，血液凝固障害など
　　ⅴ）免疫異常：自己抗体（抗リン脂質抗体＜ループスアンチコアグラント，抗カルジオリピン抗体＞など），HLA抗原（ヒト白血球抗原）
　　ⅵ）その他（タバコ，アルコール，カフェイン，放射線，麻酔ガスなど）

3　その他
　父性因子など．最近では免疫因子による習慣流産に対し，ステロイドやアスピリン投与による微小血栓の予防や自己抗体の抑制，夫のリンパ球を移植してHLA抗原を抑制する方法などが治療として試みられている（p.257,「Ⅱ-17 不育症」参照）．

●分類（図ⅢB-2）●　① 切迫流産 threatened abortion：少量の出血，軽度の下腹痛や腰痛が発現する．頸管の開大はまだなく，可逆的なものと非可逆的なものが含まれる．

　② 進行流産 imminent（inevitable）abortion：子宮頸管が開大し，妊卵あるいは胎盤の剥離が開始し，出血，下腹痛が増強する．胎児および付属物は子宮腔内に残っているが，多くは症状がさらに進み，妊娠は中絶する．

　③ 完全流産 complete abortion：胎児および付属物の全内容が完全に排出された状態で，出血，下腹痛は軽減または消失する．しかし，脱落膜はかなり残っているので，多くは子宮内の搔爬が必要である．

　④ 不全流産 incomplete abortion：妊卵はすでに排出されたが，卵膜の全部または一部が子宮腔内に残存している状態をいう．出血や下腹痛が続くため，子宮内容除去術が必要である．

　⑤ 稽留流産 missed abortion：胎芽あるいは胎児が子宮内で死亡後も症状がなく，子宮内に停滞している状態をいう．胎児が死亡し，稽留流産となった場合に組織トロンボプラスチンが母体血中に流入し，母体にDIC症状を起こすことがある（死児稽留症候群 dead fetus syndrome）．また，超音波断層法にて胎嚢を認め

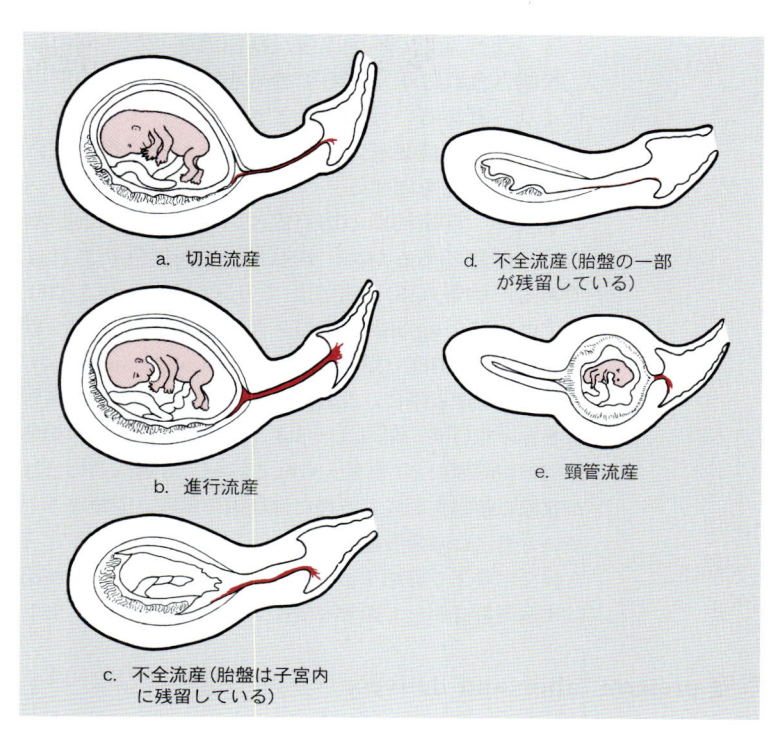

図ⅢB-2 妊卵排出の様式

- a. 切迫流産
- b. 進行流産
- c. 不全流産（胎盤は子宮内に残留している）
- d. 不全流産（胎盤の一部が残留している）
- e. 頸管流産

るが，その内部に胎児像を認めないものを枯死卵 blighted ovum という．

● 症状 ● ① 異常子宮出血：ときに軽度の下腹部痛や腰部痛を伴う．これらは妊娠初期の妊婦の 20～25 % に認められるが，これらの約半数が流産に至る．

② 頸管の開大，子宮内容の排出：進行期以降でみられる．

● 診断 ● 超音波断層法による胎児心拍動の確認がすべてに優先する診断方法である．胎児心拍が確認できない場合は正しい妊娠週数の把握に努める．

① 臨床所見からの診断：無月経，つわり症状，内診，超音波断層法により子宮内の妊娠を確認する．近年，妊娠反応検査の感度の上昇（50 mIU/ml）や腟式超音波断層法の普及により早期診断が可能となった．

② 補助診断：BBT の下降，hCG，血中プロゲステロン値の下降，とくに現在では超音波断層法による胎嚢の大きさの変化や胎児心拍動の経過を観察する．

● 鑑別診断 ● 妊娠初期の異常出血，つまり子宮頸部の易出血性，とくに性交後の出血，頸管ポリープ，頸管内膜の脱落膜変化（placental sign：妊娠 4 週頃にみられる軽度の子宮出血）を鑑別する．また，子宮外妊娠（p. 404,「ⅢB-1-4 着床異常」参照），胞状奇胎（p. 239,「Ⅱ-13 絨毛性疾患」参照）も鑑別する．

● 治療 ●

1 切迫流産

① 安静：安静を保つことが治療の第 1 である．症状や家庭環境に応じて，必要なら入院安静とする．

② 薬物療法：いずれの方法も有効性を疑問視されているが，状況に応じ下記処方を行う．

　ⅰ）ホルモン製剤：hCG（1,000～2,000 単位/日），黄体ホルモン

　ⅱ）子宮収縮抑制剤：塩酸イソクスプリン，塩酸リトドリン（16 週以降）

2 進行流産，不全流産，稽留流産

診断されれば子宮内容除去術を行う．妊娠中期以降では分娩様式をとり，メトロイリーゼあるいはオキシトシン，プロスタグランジンを要することがある．胎盤残留の場合は子宮内容清掃術をあわせて行う．いずれの方式も感染，出血，子宮復古に注意を要する．

●**予後**　妊娠初期の切迫流産の場合，1回の診察で真の妊娠継続期間を推定するのは困難であるため，妊娠継続の可能性があれば，まず経過を追うことが肝要である．胎嚢(GS)が存在しても尿中 hCG が 1,000 mIU/ml 未満で，血中プロゲステロンが 5 ng/ml 未満のときは妊娠継続はないといわれている(Hahlin, 1990)．

付：**頸管無力症（頸管不全症）cervical incompetency**

妊娠の中期以降に，性器出血や腹痛を伴わずに，頸管が短縮・開大し，胎児が娩出されるものをいう．原因ははっきりしないが，頸管の損傷（既往の子宮内容清掃，子宮頸部円錐切除術など）が考えられている．16週以前にははっきりしないことが多く，子宮が収縮し胎胞を形成した後には妊娠の継続は困難なことが多い．習慣流産の原因となっている場合には頸管縫縮術を 14〜20 週頃までに行う．代表的なものに Shirodkar 法（子宮腟部粘膜下を縫縮する法）と McDonald 法（子宮腟部粘膜を剥離せず頸管周囲の粘膜に 4 個所針をかけて頸管を縫縮する法）がある（p.553「Ⅳ-4 産科手術」の項参照）．

B 早産 preterm labor and delivery

●**定義**　妊娠 22 週以降から妊娠 37 週未満の分娩を**早産**という．
●**頻度**　全分娩の 5〜10% を占める．
●**原因**　前期破水が 35%，切迫早産が 30%，母体合併症によるものが 35% といわれている．

① 胎児および付属物原因：前期破水，羊水感染，児の奇形，多胎妊娠，前置胎盤，胎盤早期剥離，羊水過多，羊水過少症など．

② 母体原因：頸管無力症，子宮奇形，母体合併症など．

③ その他：経妊，経産回数の増加，年齢，とくに 35 歳以上，高血圧，喫煙，若年妊娠，流早産・死産の既往などがあれば，早産のリスクは高くなる．

絨毛膜羊膜炎は，切迫早産の発症に深く関与していると考えられている．また，切迫早産の症状に常位胎盤早期剥離がマスクされていることがあるので注意を要する．

●**症状**　① 下腹痛：初めは不規則な腹部緊満感程度であるが，次第に周期的な陣痛様下腹痛となる．

② 出血：産徴が現れ，少量の出血を起こすことがある．

●**診断**　切迫早産の正確な診断は困難だが，臨床症状を参考にする．

① 陣痛様下腹痛：生理的にみられる，Braxton Hicks 収縮と区別しなければならないが，子宮収縮が有痛性で，規則的となり，次第に増強する場合には切迫早産と判断して治療計画をたてる．

② 前期破水：腟鏡診にて腟内への羊水漏出の有無，腟内の pH，漏出液のシダ状結晶形成，胎児由来成分や胎児フィブロネクチンの同定などから診断する．破水と診断されれば，卵膜の正常な切迫早産とは管理方針が異なるので，これらは前期破水の項（p.457，ⅢB-2-4 [A]）に準じて管理を進めて行く．

●**管理・治療**　診断後は，ただちに児を娩出するか，妊娠期間の延長をはかるかどうかの判断をしなければならない．

① 子宮内感染徴候の有無（母体発熱，児頻脈，CRP の上昇，WBC の増加，子宮の圧痛など）や羊水穿刺液の塗抹，培養の細菌検査の結果を参考にして児の娩出を考慮する．
　② 胎児心拍数モニタリングで胎児悪化の所見があれば児の娩出を考慮する．
　③ 内診所見で分娩の進行著しく，陣痛の抑制も困難と判断された場合には，母児双方にとって最も安全な分娩を行うための準備に取りかかる．
　以上の胎児娩出の適応が除外されたら，妊娠期間の延長をはかるための治療を開始する．
　④ 安静：入院のうえ，ベッド上安静を守らせる．
　⑤ 薬物療法（子宮弛緩剤）：最も効果が高く汎用されているのは β_2 刺激剤の塩酸リトドリンである．また，硫酸マグネシウムも単独またはリトドリンと併用して用いられることがあるが，呼吸抑制や深部腱反射などのチェックおよび Mg の血中濃度のモニターが必要である．
　⑥ 胎児肺成熟度の管理：胎児肺成熟度の判定方法としては，羊水中の L/S 比（レシチン/スフィンゴミエリン比）の測定が知られている．ベッドサイドでは shake test や stable microbubble test が簡便でよく用いられる．肺成熟がないと判断されればグルココルチコイドの母体投与が行われることもある．
　切迫早産管理の要点は，出生前の産科管理と NICU における低出生体重児の管理が一連の流れのなかによどみなく行われることにある．そのためには，地域の周産期センターへの母体搬送を含めた医療の地域化が必要である．

C 過期産 postterm delivery, postmature delivery

●定義● 妊娠 42 週以降に分娩に至るものを過期産という．
●原因● 分娩発来機序は明確ではないが，胎児の下垂体-副腎系あるいは胎盤から何らかのシグナルが発せられ陣痛発来を招くと考えられている．無脳児に過期産が多いこと，過期産児の副腎皮質ホルモン濃度が低いこと，胎盤サルファターゼ欠損症において，しばしば陣痛が発来しないことなどが知られている．また，経産婦に比べ初産婦に多く，頸管熟化不全もその発生に関与していると考えられる．
●頻度● 一般的には全分娩の 5〜10％といわれているが，最終月経から起算する従来の分娩予定日には月経不順例が多く含まれている．妊娠初期の超音波断層法を用いた正確な dating を行うことにより真の過期妊娠は 2〜3％以下になる．
●母体に及ぼす影響● 子宮過大による陣痛微弱や，妊娠継続により精神的，肉体的負担が増加する．また，遷延分娩を生じやすく帝王切開の頻度が上昇する．
●胎児に及ぼす影響● ① 過熟児 postmature（over-ripe）infant：皮下脂肪の減少，表皮剝離，低酸素症と生後の低血糖症を生じやすい．
　② 羊水過少症：40 週を過ぎると羊水量は急速に減少することが知られており，42 週での羊水量の平均は約 200 ml である．超音波断層法にて羊水ポケットが 1 cm 以下になると明らかな羊水過少と考えられる．
　③ 胎盤機能不全 placental dysfunction：胎児異常や周産期死亡率が高くなる．
　④ 胎便吸引症候群 meconium aspiration syndrome（MAS）：過期妊娠では胎児の胎便排出が 25〜35％にみられるが，過期産児は予備能の低下から容易に胎児異常を生じ，それに伴い MAS を生じやすい．
　⑤ 巨大児：一方で胎児は巨大化することがある．よって分娩障害，仮死，肩甲

難産に注意を要する．

●**分娩の対策・管理**● まず，真の分娩予定日の再検討を行い，胎児の発育，胎児胎盤機能（NST，CST，バイオフィジカルプロファイル〔BPS〕，超音波断層法検査による胎盤 aging，羊水量の推定など）および母体の頸管熟化の程度をチェックする．

① 胎盤機能が正常で，CPD もなく，また NST や CST，BPS により胎児予備能に異常がなければ，慎重に経過を追いながら自然分娩を期待する．CST 異常の場合，BPS で 6 点以下の場合，また，羊水過少（AFI が 5 未満など）が認められれば胎児娩出をはかる．

② ①の場合，経産婦で内診所見の pelvic score が 4 点以上，初産婦では 6 点以上あれば分娩誘発を試みる場合もある．

③ 分娩が発来すれば，必ず分娩監視装置を使用して胎児心拍数パターンを厳重にチェックする．

④ 胎児悪化の徴候が出現したら，吸引分娩，鉗子分娩あるいは帝王切開などの急速遂娩を行う．

●**予後**● 一般に分娩予定日を長期に過ぎるほど，児の予後は不良である．その原因は胎盤機能不全とこれに伴う過熟児，遷延分娩による胎児障害などである．予後を左右する因子は十分な胎児環境の検査と分娩管理である．

4 着床異常

A 子宮外妊娠（異所性妊娠）ectopic pregnancy

●**定義**● 受精卵が子宮体部内腔以外の部位に着床したものを総称して**子宮外妊娠**という．

●**分類**● 妊卵の着床部位により以下のように分類される（図ⅢB-3）．

① 卵管妊娠 tubal pregnancy（98％）
　ⅰ）卵管膨大部妊娠 ampullar pregnancy（78％）（図ⅢB-3 b）
　ⅱ）卵管峡部妊娠 isthmic pregnancy（29％）（図ⅢB-3 c）
　ⅲ）卵管間質部妊娠 interstitial pregnancy（2％）（図ⅢB-3 d）
② 腹腔妊娠 abdominal pregnancy（0.4％）（図ⅢB-3 g）
③ 卵巣妊娠 ovarian pregnancy（1.3％）（図ⅢB-3 e）
④ 頸管妊娠 cervical pregnancy（0.1％）（図ⅢB-3 f）

発生頻度は全妊娠数の 1〜2％である．

1 卵管妊娠

●**頻度**● 卵管妊娠の中では，膨大部妊娠が最も多く 73％，峡部妊娠 23％でこれにつぎ，間質部妊娠 3.8％が最も少ない．

経産婦に多く，また不妊期間の長いものに多い．とくに骨盤内炎症の既往のあるものに多い．反復子宮外妊娠の頻度は約 4％といわれ，また，まれには子宮内外同時妊娠，両側卵管同時妊娠の報告もある．

●**原因**● ① 器質的因子：卵管炎，卵管周囲の癒着，卵管の発育異常や奇形，子宮外妊娠の既往，卵管手術の既往（卵管結紮など），流産手術の既往など．

② 機能的因子：妊卵の外遊走，月経血の逆流，妊卵の輸送障害，タバコなど．

③ その他：体外受精（IVF-ET〔5％〕，GIFT〔4％〕など）による妊娠，IUDの装着，不妊症の既往などが最近では注目されている．

●**経過**● 大部分は妊娠3ヵ月頃までに卵管流産または着床部位の卵管破裂という中絶の経過をとるが，間質部妊娠では妊娠中期または末期まで妊娠継続することがある．

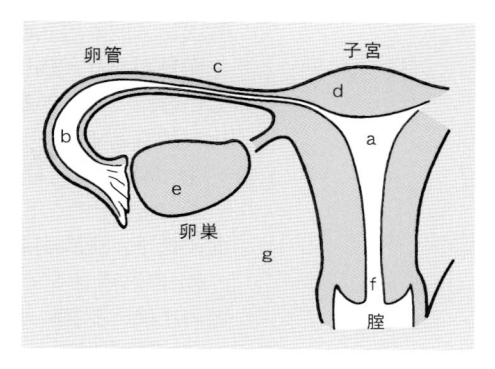

図ⅢB-3 異所性妊娠の種類
a：正常妊娠，b：卵管膨大部妊娠，c：卵管峡部妊娠，d：卵管間質部妊娠，e：卵巣妊娠，f：頸管妊娠，g：腹腔妊娠

① 卵管流産 tubal abortion：ふつう卵管妊娠は妊卵が着床部より離れ，卵管采から排出されることで終結するが，その頻度は着床部位に依存し，膨大部妊娠に多い．多くは不全流産となり，膨大部に卵管留血腫，卵管周囲血腫を形成，周囲組織との癒着などが生じる．また，出血はDouglas窩へ貯留する．

② 卵管破裂 tubal rupture：とくに峡部妊娠に多いが，膨大部妊娠でも起こる．胎嚢の発育により卵管壁が破裂し，妊卵は腹腔内へ排出される．卵管壁の血管の破綻のため，出血量も多い．妊娠週数が進むにつれて破裂の機会も多くなる．

③ 自然退化：まれであるが，胎児が妊娠初期に死亡し，胎児や絨毛も次第に退化して妊娠性変化が消失する．この経過では診断が困難である．

●**症状**● 卵管破裂を生じるかどうかで症状は激変する．典型的には少量の性器出血に引き続き突然下腹部痛が出現し，失血やその疼痛によりショック症状を呈する．腹部には圧痛があり，内診すると，とくに子宮頸部の可動痛が強い．後腟円蓋はDouglas窩の出血により膨隆する．または子宮の片側に圧痛の強い境界不明瞭な腫瘤を触れる．腹腔内出血が増加すると横隔膜刺激症状により50％に頸肩部への放散痛を生じる．しかし，最近では早期診断技術の進歩により，このような典型的な例は少なくなってきた．

① 下腹痛（95％）：無月経と，いろいろな程度の性器出血を伴った下腹痛は最も多くみられ，部位はさまざまである．

② 無月経（90％）：異常性器出血を正常月経と誤認することが多く，初診時には1/4以上の症例で無月経がはっきりしないため，病歴の聴取には留意が必要である．

③ 性器出血（80％）：胎盤機能が継続していると出血は生じないが，その機能低下により子宮内膜より出血する．ふつう少量，暗赤色で持続的または断続的である．

④ 随伴症状：出血が腹腔内に充満すると腹部は膨隆し，臍部腹壁を通して青紅色の腹腔血液を透視できる（Cullen徴候）こともある．また，悪心，嘔吐，胃や肩甲部の疼痛，便意などの腹膜刺激症状とともに，顔面蒼白，めまい，頻脈などの急性貧血症状さらに意識障害，血圧低下など出血性ショックを起こすに至る．

●**診断**● 一般に中絶前の診断は非常に困難である．疑いがあれば，まず妊娠の有無，子宮内妊娠でないことを確かめることが重要である．内診では子宮の大きさが妊娠週数に一致しないこと，付属器の腫瘤や圧痛などの所見により本症を疑う．着床部位よりの出血があればDouglas窩や子宮頸部の疼痛が強い．最近では

腟式超音波断層法が普及し，子宮腔内に胎嚢を認めず，また付属器に腫瘤や胎嚢を発見したり，Douglas 窩への出血が推測できるので本症の診断に不可欠となっている．このほか腹腔鏡で確診ができる．中絶後は上記典型的症状により診断は比較的容易である．

① 問診：無月経，つわり症状，疼痛発作，性器出血，悪心嘔吐．
② 外診所見：下腹部膨満，圧痛，筋性デファンス，全身的には貧血症状，頻脈，血圧低下，腹膜刺激症状，ショック症状．
③ 内診所見：子宮体の軽度増大，柔軟，一側付属器の腫瘤，圧痛，抵抗，Douglas 窩の圧痛，抵抗，子宮腟部のリビド着色，少量の出血．
④ 補助検査
　ⅰ）hCG が 1,000 IU/l あるいはそれよりやや上昇，ただし中絶後期日を過ぎたものほど低単位となる．50 mIU/ml の感度なら 90％以上の陽性率が得られるという．
　ⅱ）Douglas 窩穿刺：暗赤色流動性で鏡検では変形赤血球（金米糖状）を認める．
　ⅲ）超音波断層法：子宮腔内に胎嚢あるいは胎芽を認めず，卵管部に胎嚢を認めることがある．腹腔内出血（ことに Douglas 窩）を認める．
　ⅳ）腹腔鏡検査：直接破裂部位および腹腔内出血を認めるため診断は確実である．
　ⅴ）子宮内膜組織診：脱落膜や Arias-Stella 反応はみられるが，絨毛は証明しえない．ただし，切迫流産も疑われる場合は施行しない．
　非定型的な中絶の場合や陳旧性の患者では診断が困難である．

●鑑別診断● ① 子宮内妊娠の流産：超音波断層法で子宮内に胎嚢を認めれば鑑別はつけられるが，はっきりしないときは子宮内容物の病理検査が必要なことがある．外出血量は卵管流産より多く，また疼痛は軽度で腹腔内出血を認めない．
② 卵巣出血：腹腔内の出血を認め Douglas 窩穿刺も陽性であるが，無月経はなく月経周期の中間期に該当する．内診や視診，超音波断層法による妊娠徴候がない．
③ 卵巣囊腫の茎捻転：内診や超音波断層法で卵巣腫瘍を認め，そこに圧痛が強い．妊娠徴候はない．
④ 感染症：虫垂炎，付属器炎，骨盤内感染症などの鑑別が必要で，白血球増加や CRP 陽性，発熱など感染徴候が発現する．

●治療● ① 全身状態の改善：出血が多い場合は，術前，術中に輸血，輸液あるいは抗ショック療法を行う．
② 手術後の妊孕性や年齢などを考慮して治療法を選択する．
　ⅰ）根治的手術：以前は付属器切除術がよく施行されていたが，子宮外妊娠は再発または卵管性不妊となる可能性が高く，卵管切除術が第 1 選択となる．
　ⅱ）保存的手術：電気メスやレーザーなどにより止血しながら卵管を切開し絨毛・血腫を取り除く（卵管切開術）が，顕微鏡下のアプローチが必要である．
　ⅲ）内科的療法：メトトレキサートの全身投与，局所投与が注目されている．妊娠週数や腫瘍塊の大きさ，hCG の値などを指標にし症例を選んで施行する．
　ⅳ）腹腔鏡下手術：近年，腹腔鏡の器具や手技の進歩により好んで用いられるようになった．手術侵襲や術後の癒着が少なく，術後の妊孕性でもよい成績を上げている．卵管を保存した卵管切開術や，卵管切除術，MTX の局所注射などが症例に応じ行われている．

● **予後**　初診や確認から手術までの時間，出血量，感染などで予後は異なる．超音波断層法の導入により，より早期に子宮内の妊娠を確認できるようになったため破裂前の早期診断例が増えている．以前は産科疾患のうち産科出血，妊娠高血圧症候群についで死亡率は多いとされてきたが，最近では死亡率は激減している（全妊産婦死亡の 0.4％，1989 年）．

② 腹腔妊娠

● **定義**　受精卵が腹腔内腹膜や諸臓器に着床して発育したものをいう．

● **成因**　受精卵が何らかの原因で初めから腹膜に着床したものと，卵管から受精卵が腹腔内に落ち，腹膜に着床したものの 2 通りがある．前者を原発性，後者を続発性という．

● **頻度**　きわめてまれである（10,000～25,000 例に 1 例）が，体外受精，胚移植，子宮内膜症，IUD により頻度が上昇するといわれている．

● **症状**　一般に症状は不定である．便秘，下痢，腹痛などの腹部症状がよくみられる．腹部触診により胎児を触れ，後期になると体動により腹痛を生じる．

● **検査所見**　超音波断層法による子宮外の胎児，胎盤所見が最も有用である．MRI 検査が用いられることもある．胎児の異常胎勢をみることも多い．

● **診断**　妊娠前半期で本症が疑われれば，超音波断層法にて診断する．超音波断層法や MRI の普及により診断は比較的早期に行われるようになった．

● **治療**　開腹して胎児および胎盤を摘出するが，大量の出血を予想し輸血を十分に用意する．中絶後間もないときは胎盤は周囲の大網，腸管，性器と強固に癒着していることが多いので，大出血を起こす．このような場合は臍帯を切断して胎盤はそのまま腹腔内に遺残して自然吸収を待つか，時期を経て二次的に摘出するほうがよい．

● **予後**　胎児のほとんど（80～90％）は妊娠経過中に死亡する．手術時の出血や感染，周囲組織の損傷などを併発すると予後は不良となる．最近は母体死亡率は 10％以下といわれる．

③ 卵巣妊娠

● **定義**　受精卵が卵巣組織に着床して成立するものである．卵胞内に着床する場合と，卵管内受精卵が卵巣表面に再度着床する場合がある．

● **頻度**　腹腔妊娠についで，まれである．

● **症状・診断**　腹腔妊娠と類似の症状を示し，不定である．

　診断は非常に困難で，開腹して摘出標本の組織所見で初めて診断されることが多い．1878 年に Spiegelberg は，①患側の卵管は正常であること，②胎嚢は卵巣部分にあること，③卵巣は固有卵巣索と連繋していること，④胎嚢の周囲に明らかな卵巣組織が認められることを診断基準とした．

　超音波断層法は有力な診断補助になるが，妊娠初期には判定が困難である．

● **鑑別診断**　症状が腹腔妊娠や妊娠合併卵巣腫瘍と類似のため，これらと鑑別する必要があるが，一般に困難である．

● **治療・予後**　診断が確定したら，患側卵巣と胎児および胎児付属物を摘出する．母体の予後は良好であるが，胎児は妊娠初期に中絶して死亡することが多い．

B　頸管妊娠

● **定義**　妊卵が子宮頸管内に着床発育する場合をいう．子宮内の妊娠であるが，上述の子宮外妊娠や正常妊娠と異なった症状や経過をとるので，従来から異所性

妊娠に入れられている．
- **頻度** きわめてまれで，18,000例の妊娠に1回という（Dees）．しかし近年，体外受精や胚移植の導入により，その頻度は増加している．
- **成因** 着床が妨げられる原因が子宮腔にある場合に発生する．その原因には前置胎盤（後述）と同じく，子宮内腔の環境の異常と胎児側の両面が推測されている．
- **症状** ① 無痛性性器出血：妊娠初期から少量の出血が断続するが，突然の大出血をもって始まることもまれではない．不用意な内診や子宮ゾンデ，頸管拡張器の頸管内挿入，性交などの誘因で大出血をきたし，かつ持続することが多い．

② 妊娠が経過すると，子宮下部の増大による頻尿，排尿痛，下腹部不快感など膀胱症状をきたすことがある．
- **診断** 超音波断層法により診断されることが多いが，突発的な大出血により初めて気づかれることがある．妊娠徴候のほか，内診所見では軟らかい，腫大膨化したいわゆるダルマ状の頸部を触れ，その上にむしろ小さい堅い子宮体部を触れるのが特徴である．この所見に加えて開大した頸管内に凝血塊あるいは胎盤の一部がみられるときは診断は比較的容易である．疑わしいときはMRI検査を行う．
- **鑑別診断** 子宮内妊娠の流産，胞状奇胎，子宮頸部筋腫，前置胎盤など．
- **治療** ① 子宮頸管内膜の搔爬：妊娠のごく初期のもの，出血量が少ないもの，初妊婦などは，子宮温存のために施行することもあるが，絨毛の筋層内浸潤，頸管壁の脆弱，菲薄，収縮性が乏しいなどの理由により，頸管壁の穿孔や出血をきたしやすい．Foleyカテーテルを術後に充填する方法が報告されている．

② 子宮全摘手術：最も安全かつ一般的な方法である．

③ 内科的治療：外科的には上述のように大出血の危険性が高いので，最近ではメトトレキサートなどを用いた化学療法を第1選択とする傾向にある（Wolcottら，1988）．
- **予後** 出血に応じて貧血やショックの改善をはかり，早急に処置すれば母体の予後は悪くない．胎児は多くは妊娠20週以前に中絶死亡する．

C 前置胎盤 placenta previa

- **定義** 妊卵が子宮下部に着床し，このため胎盤が内子宮口の全部または一部を覆う状態を**前置胎盤**という．
- **分類** 胎盤の付着の程度や内子宮口との関係によって以下の3つに分類される（図ⅢB-4）．

① **全前置胎盤** total placenta previa：胎盤が内子宮口を完全に覆うもので，内診により頸管を通じて全面に胎盤の母体面を触れ，卵膜は触れない．

② **一部前置胎盤** partial placenta previa：胎盤が内子宮口の一部を覆うもので，内診により一部は胎盤母体面，他部は卵膜を触れる．

③ **辺縁前置胎盤** marginal placenta previa：胎盤下縁が内子宮口縁に達しているもので，内診ではほとんど全面に卵膜に触れ，その辺縁に胎盤の下縁を触れる．

このほか，胎盤が子宮下部に付着するが，内子宮口に達しない状態のものを**低置胎盤** low lying placenta という．また，きわめてまれであるが，妊卵が内子宮口付近に着床して胎盤の一部が頸管粘膜に及ぶ状態を**頸管胎盤** placenta cervicalis とよぶが，このいずれも前置胎盤には入れない（日本産科婦人科学会）．
- **頻度** 一般に総分娩数の0.5％前後である．初産婦では0.2％程度だが，経

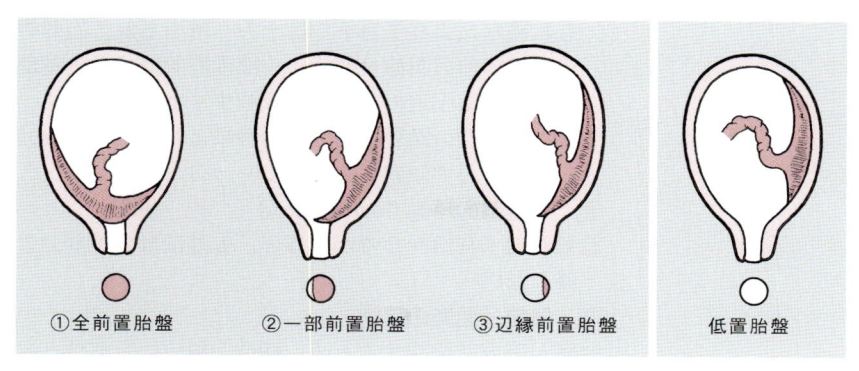

図ⅢB-4　前置胎盤の種類
下段は子宮口からみた胎盤(赤)と卵膜(白)を示す

①全前置胎盤　②一部前置胎盤　③辺縁前置胎盤　低置胎盤

産婦ことに多産婦に多い(5％)．種類別では一部前置胎盤が過半数を占め，次いで全前置胎盤，辺縁前置が同じくらいの発生率である．

● 原因 ●

1　子宮体内膜の異常

炎症，萎縮，発育不全，頻回の搔爬による瘢痕などにより，着床に適した部位が少なくなり，子宮下部へ着床するといわれている．

2　卵およびその輸送の異常

卵トロホブラストの発育遅延，卵管運動の亢進，卵管の過短などにより子宮腔内に到達した妊卵が着床するのが遅れ，子宮下部に着床するともいわれている．

妊卵が最初から子宮峡に着床する場合（<u>原発性前置胎盤</u>）と，子宮体下部に着床し胎盤の発育が二次的に子宮峡に達する場合（<u>続発性前置胎盤</u>）とがある．

① 原発性前置胎盤の原因
　ⅰ）子宮側-子宮腔への着床障害として子宮内膜の炎症，萎縮，瘢痕，欠損，子宮奇形など．
　ⅱ）妊卵側-妊娠の着床時期が遅れて子宮下部に至る．

② 続発性前置胎盤の原因：子宮内膜に胎盤の発育を障害する病巣(広範な炎症や欠損など)があり，二次的に胎盤の発育が下方へ向かう．このような場合の胎盤は広い薄い形態を有し，また，副胎盤などの形態異常を示すことがある．

● 症状 ●

1　出血

妊娠後半期，ことに妊娠末期に何らの誘因なく，疼痛を伴わない性器出血が突発する．この理由は妊娠末期になると分娩の準備状態となり，頸管の短縮，子宮下部の拡大伸展が起こるため，子宮壁と胎盤母体面との間にずれが生じ，部分的に胎盤血管の損傷，子宮壁血管の断裂が起こるためである．

① 妊娠中の出血の特徴
　ⅰ）最初の出血は突発的であるが，多くは少量で自然に止血する．夜間睡眠中に起こることもある．
　ⅱ）次第に再出血を繰り返し，妊娠経過につれて量も頻度も多くなる．しかし下腹痛を伴わない（painless vaginal bleeding）．
　ⅲ）早期かつ多量の出血ほど前置胎盤の程度は重い傾向にある．

② 分娩時の出血の特徴
　ⅰ）陣痛発作時に外出血が増強し，間欠時に減少する．

ⅱ）破水により子宮下部は上方へ牽引され，剝離の進行は止まる．
　　ⅲ）辺縁前置胎盤や軽症の一部前置胎盤では先進部（ことに児頭）の下降による剝離部の圧迫のため出血は減少または止まる．
　　ⅳ）胎盤側の頸管は絨毛の侵蝕により，脆弱のため頸管裂傷を起こしやすく，大出血をきたす傾向にある．

2　先進部の浮動 floating head
　胎盤が内子宮口へひろがるほど，先進部は分娩前および分娩開始になっても固定下降しない．

3　胎位・胎勢の異常
　胎盤が下方に位置するため，横位，斜位，骨盤位などの異常をきたしやすい．

● 診断 ●　① 臨床症状：妊娠末期の無痛性性器出血が最も本症を疑う根拠となる．

　② 超音波断層法：現在では最も頻用されている．しかし，妊娠中期に経腹超音波検査にて偽陽性が多くみられ，"placental migration"という概念があげられている．つまり，妊娠の進行に伴い，子宮下部が胎盤に比べて著しい伸展を示すことにより，胎盤が内子宮口から移動するようにみられることをさす（真の前置胎盤は migration しない）．また，経腟超音波検査では，出血に注意して行えば内子宮口を近位より観察でき，より確実な診断が可能である．

　③ 外診：前置胎盤の付着部位によって胎児先進部が他側へ圧迫移動されやすい．
　　ⅰ）一般に妊娠末期になって先進部が固定しにくい．
　　ⅱ）胎盤が後壁付着の場合，先進部は恥骨側に膨隆する．
　　ⅲ）前壁付着の場合，先進部が明瞭に触診されにくい．
　　ⅳ）側方付着の場合，先進部が反対側へ偏在する．

　④ 内診所見：子宮頸部は著しく柔軟で，腟円蓋と児頭との間に胎盤特有の軟かい弾力性ある組織を触知する（倚褥感 feeling of soft resistance）．あるいは子宮口で直接胎盤を触れることがある．しかし，内診は大出血をきたす危険性が大きいので，本症が疑われる場合は原則として行わないか，もし必要なら，出血に対応できる環境下で慎重に行うべきである．

● 鑑別診断 ●　① 切迫早産：児頭の固定，内診により倚褥感がなく，胎児先進部を直接触れる．超音波断層法による検査が最も信頼されている．

　② 常位胎盤早期剝離：両者ともハイリスク妊娠で，ともに妊娠末期に性器出血をきたす点で似ているので鑑別を要する．両者の鑑別点を表ⅢB-5に示した．

　③ その他：辺縁静脈洞破裂，臍帯卵膜付着の臍帯血管断裂，妊娠合併子宮頸癌など．

● 治療 ●　妊娠週数，前置胎盤の種類，出血の程度，胎児の胎位や分娩進行度によって治療方針が異なる．

　① 入院安静：診断がついたら，ただちに入院安静．死児，妊娠末期に至らないものや症状の軽いものは妊娠継続をはかる．子宮収縮を発来しているものは子宮筋弛緩剤を使用する（p. 402，「ⅢB-1-3 B 早産」の項参照）．

　② 経腟分娩：前置胎盤の程度が軽いときで出血量が少ない場合，児の母体外生活が可能な場合は厳重な心拍数図，陣痛曲線を監視しながら経腟分娩をはかる．

　③ 帝王切開術：全前置胎盤，また一部，辺縁前置胎盤でも胎児先進部進入不能あるいは遅延，出血量の増大などの場合は帝王切開術を施行する．

　④ 頸管弛緩のための出血，子宮弛緩症，出血に対する輸血，輸液，感染防止な

表ⅢB-5 常位胎盤早期剝離と前置胎盤の鑑別

	常位胎盤早期剝離	前 置 胎 盤
1．症状の発見	突発する	徐々に発現する
2．腹 痛	強い腹痛および圧痛	な し
3．性器出血	内出血が主，外出血は少量，破水後も出血持続	外出血のみ，陣痛発作ごとに反復増量，破水後出血量減少
4．貧血，ショック症状	外出血と並行しない	外出血と並行する
5．子宮，腹壁先進部	子宮底の上昇，腹壁緊張，児は触れにくい	とくに変化なし，先進部は固定しにくい
6．胎動，児心音	いずれも減弱，消失する	ほとんど正常
7．中毒症との関係	関係が深い	無関係
8．内診所見	胎盤を触れず，胎胞緊満あり	胎盤卵膜の剝離面を触れ，内診による出血増強あり
9．超音波断層法	胎盤が常位にあり，胎盤後血腫を認める	胎盤が子宮下部にある

どに留意する．既往帝切例では癒着胎盤に留意する．
　● 予後　● 前置胎盤の種類および出血量，治療方式などによって予後は異なる．一般に早産未熟児が多いが，超音波断層法による早期診断，早期処置，新生児保育の進歩により母児の予後は著しく改善している．

5　胎児性異常妊娠

A　子宮内胎児発育遅延 intrauterine growth restriction（IUGR）(p. 491, ⅢB-4-1 参照)

B　子宮内胎児死亡 intrauterine fetal death（IUFD）(p. 495, ⅢB-4-2 参照)

C　heavy for dates infant

　● 定義　● Lubchenco, 船川あるいは日産婦による胎児体重の標準発育曲線で，それぞれの 3/2 σ，1.5 SD，90％タイル以上を heavy for dates（HFD）という．一般に 4,000 g 以上の児を巨大児とよぶ．
　● 原因　● 多くは原因不明であるが，遺伝，夫婦の体格，妊娠中の過食，肥満などがあげられる．コントロール不良な糖尿病妊婦に多く発生する．ただし，糖尿病の重症型では逆に低出生体重児が多い．
　● 診断　● 子宮底長，腹囲が妊娠週数に比して大きいことなどを参考に，超音波断層法による推定体重から診断する．
　● 問題点　●　① 微弱陣痛による遷延分娩をきたしやすい．
　　② 巨大児による肩甲難産 shoulder dystocia が起こりやすい．
　　③ 頸管裂傷，会陰裂傷，弛緩出血をきたしやすい．
　● 予後　● 仮死や頭蓋内出血，肩甲難産による鎖骨骨折や上腕神経叢麻痺を起こしやすい．糖尿病妊婦から生まれた児では低血糖，高ビリルビン血症，低 Ca 血症などが起こりやすい．

D 多胎妊娠 multiple pregnancy

● 定義 ● 2つ以上の胎児を同時に胎内に有する状態を多胎妊娠とよび，2児の場合を双胎 twins，3児の場合を3胎(品胎) triplets，以下4胎(要胎) quadruplets，5胎(格胎) quintuplets という．

● 頻度 ● 多胎妊娠の起こる頻度は 80^{n-1} 回（n は胎児数）の分娩に1回とされる (Hellin の法則)．しかし，この頻度には人種差があり，一般に黒人は多く，白人は少ない．日本人では 100^{n-1} 回に1回の頻度である．妊娠早期に消失する胎児を vanishing fetus といい，これも入れると約2倍の頻度となる．

● 原因 ● 多胎妊娠の家系には多発し，とくに母系にその傾向が強い．また，不妊症の治療目的で使用される排卵誘発剤によって発生しやすい．

1 双胎妊娠 twin pregnancy

● 分類 ● 発生学的に2種に区別する（図ⅢB-5）．

① 1卵性双胎：1個の受精卵が2つに分割し，2個の胎芽が発生したものである．

② 2卵性双胎：2個の卵子がそれぞれ1個の精子と受精することによって発生したものである．その成立機序としては，両側卵巣から1個ずつの排卵によるもの，1側卵巣内の2個の卵胞から排卵されたもの，1側卵巣内の1個の卵胞内に2個の卵子があって同時に排卵されたものに対する妊娠の成立に分かれる．

● 1卵性と2卵性の鑑別 ● ① 2卵性双胎の場合，各卵には常に羊膜，絨毛膜および胎盤を有する．ただし両卵が接近して着床した場合，見かけ上1つの大きな胎盤を形成するが，よく観察すると2つの胎盤が隔壁によって分離され，それぞれの卵に属する羊膜と絨毛膜が各2枚，計4枚の膜からなっている（2羊膜2絨毛膜性 diamniotic-dichorionic）．

1卵性双胎の場合，共通の1個の胎盤を有する（2羊膜1絨毛膜性 diamniotic-monochorionic）．ただ受精卵の分割が非常に早く進行した場合は，まれに2羊膜2絨毛膜性となることがある．いずれにしても1卵性双胎の場合は両児の臍帯の血管が胎盤内で吻合し，血行を有する．

② 臨床的には，1卵性胎児は常に同性であるが，2卵性の場合，同性，異性のいずれも起こりうる．一般に1卵性の両児は血行に不均衡を生じやすく，これに伴って一方の児は蒼白で貧血状であるのに対し，他児は皮膚は紅潮して多血状となる．これを双胎間輸血症候群 twin to twin transfusion syndrome という．極端になると胎盤血行障害を起こした側の児は，周産期死亡，ミイラ児，圧迫児となることもある．

③ そのほか，血液型，血清蛋白質，血球酵素型，唾液分泌型，指紋など各種遺伝形質を詳細に調べて判定される．

● 診断 ● ① 妊娠初期：妊娠初期に行う超音波断層法検査にて複数の胎嚢を子宮内に確認する．超音波断層法による膜性診断も行う．

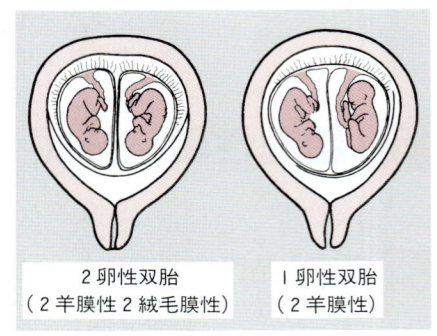

図ⅢB-5 1卵性および2卵性双胎
（左：2卵性双胎（2羊膜性2絨毛膜性），右：1卵性双胎（2羊膜性））

② 妊娠後半期：外診で2個の児頭や複数の胎児部分を触れる．児心音は数の違った2種類を2個所で明瞭に聞くことができる．

●**妊娠の経過**　妊娠中期以降で子宮が異常に増大し，外陰部や下肢の浮腫や静脈瘤，妊娠高血圧症候群を併発しやすい．子宮の各部で母体が胎動を自覚する．呼吸困難，嘔吐，尿意頻数，便秘など，腹部，膀胱，直腸などの圧迫症状が強くなることがある．双胎は切迫早産になりやすく，70～80％が早産に終わる．

●**分娩経過**　分娩第1期では，子宮筋の過度伸展のため微弱陣痛，遷延分娩が起こりやすい．

第1児娩出後10～20分で第2児の胎胞が形成され，まもなく破水して第2児が娩出する．さらに20～30分して両児の胎盤が剥離して同時に娩出する．第2児は第1児娩出後，すでに子宮口は全開大しているので，多くは胎胞形成，破水の後，急速に娩出される．

●**合併症とその処置**　① 微弱陣痛：分娩監視装置を用い，第2期では必要に応じて人工破膜やオキシトシン点滴静注により分娩を促進する．

② 両児の懸鉤 interlocking, collision：両児の先進部が同時に下降しひっかかるのを**懸鉤**という．その頻度は1,000例に1回といわれ，最も多いのは第1児骨盤位，第2児頭位の場合である（図ⅢB-6）．懸鉤が起こったら，それぞれの胎位に応じてただちに還納，用手的に牽出術を試み，不成功のときは帝王切開，あるいは断頭術，切胎術などの手術的操作を行う．

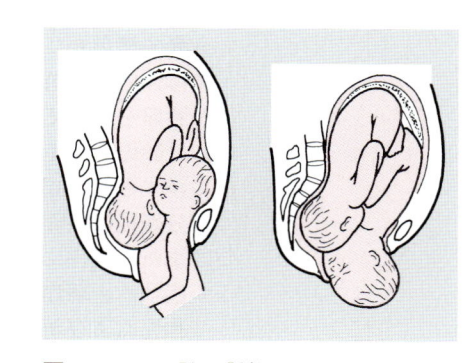

図ⅢB-6　双胎の懸鉤

③ 第1児娩出後の出血：1卵性双胎で血管吻合がある場合，第1児娩出後，吻合を介して第2児が失血することがあるので，第1児娩出後はただちに臍帯を結紮する．

④ 胎位の変化：第2児の胎位，胎勢が子宮収縮とともに急に変わることがあるので，内診や超音波検査で確認する．

⑤ 臍帯の下垂・脱出：第2児の臍帯下垂，脱出をきたすことがある．これも内診で胎胞の形成の有無を確かめるのみならず，臍帯触診の有無を調べる．

⑥ 胎盤剥離：第1児娩出後胎盤剥離を起こすことがある．第1児娩出後は第2胎児の心拍数モニタリングを厳重に行う．

⑦ 分娩出血．

⑧ 感染：第2児娩出が遅延した症例では感染の機会が多くなるので，感染徴候に留意する．

⑨ 弛緩出血：子宮壁の過度伸展による分娩後の弛緩出血に留意し，子宮底マッサージ，子宮収縮剤の投与を行う．

●**予後**　母体は妊娠高血圧症候群，微弱陣痛，弛緩出血，感染を合併することが多く，母体死亡率は単胎分娩に比してやや高い．

胎児側でも早産未熟児や低出生体重児が多く，周産期死亡率は単胎に比し高い．第2児が第1児より不良である．

E 血液型不適合妊娠 incompatibility of blood group

●**定義**●　母体に認められない血液型因子（主としてRh因子，ABO因子）が胎児にある場合を血液型不適合妊娠という．そして，この胎児の血液型因子によって母体が感作され，その結果，母体に生じた抗体（非定型抗体）が胎盤を通じて胎児へ移行して抗原抗体反応を起こし，胎児血球が破壊される状態を新生児溶血性疾患 hemolytic disease of the newborn（HDN）という．

●**頻度**●　Rh因子陰性の頻度は民族的差異があり，わが国では0.5〜1.0％である（白人は15％）．しかも，母児間不適合があってもHDNを発症する頻度はその約5％といわれる．ABO血液型不適合の場合は母体がO型で胎児がA型の場合に最もHDNが発生するが，Rh因子の場合に比べて，その症状は一般に軽い．

　初産婦のものは感作率は少なく，経産回数の増加につれてその率は増加する．最近では未感作の母体に分娩後に抗Rhヒト免疫グロブリンを投与するため，さらに発生率は減少している．

●**発生機転**●　Rh(＋)の胎児赤血球が絨毛の損傷その他で母体側血管に移行して母体血清に抗Rh抗体を発生せしめ，この抗体のうち非定型抗体（1価抗体）が胎盤を通じて胎児に逆移行する結果，胎児赤血球に抗体が付着して血球を破壊し，胎児・新生児の貧血や出生後の新生児の重症黄疸を発症する（妊娠中は過剰に産生されたビリルビンは胎盤を通じて母体へ排泄される）．したがって，流早産や分娩後に感作されやすい．

　また，既往にRh(＋)不適合輸血を受けた母体の感作率は約50％と高い．

●**症状**●　感作された母体では，妊娠全期を通じてとくに症状はない．

　胎児および新生児では感作の程度により，①貧血型，②重症黄疸型，③全身水腫型の3型に分けられている．

　全身水腫型はとくに重症で，高度の貧血と循環障害のため，多くは妊娠末期や分娩中に死亡する．新生児期で血清総ビリルビン値が25 mg/dl以上になると，間接ビリルビンが血液-脳関門 blood brain barrier を通過して脳の基底核に沈着して核黄疸を発生する危険が高くなる．

●**診断**●　① 既往妊娠分娩歴および輸血歴．

② 夫婦間の血液型検査：ABO型とともにRh（とくにRho型）を検査する．

③ 間接Coombs試験：夫がRh(＋)で，妻Rh(−)の場合，間接Coombs試験で抗Rh抗体の有無を判定する．陽性であれば2〜4週に1回反復検査して抗体価の消長を追求する．

④ 羊水分析：間接Coombs試験で抗Rh抗体価16〜32倍以上であれば，羊水穿刺によって羊水中のビリルビン様物質の吸光度を測定する．波長300〜700 nmで吸光度を測定し，片対数方眼紙にプロットして羊水吸光度曲線をつくり，360 nmと550 nmを結ぶ基線と450 nmでの optical density difference（ODD）を測定する．図ⅢB-7はその具体例を示す．ODDの妊娠経過によりLileyは図ⅢB-8のように zone 1〜3に分け，胎児の予後との関係を示している．

⑤ 新生児：分娩後臍帯血を採取し，Hb，Ht，赤血球数，ことに有核赤血球（赤芽球）の出現，血清ビリルビン値，直接Coombs試験により診断する．ビリルビン値は経日的に測定する．肝腫の肥大も参考になる．

●**鑑別診断**●　生理的黄疸，母乳性遷延性黄疸，胆道閉塞や全身感染による高ビリルビン血症，未熟児などで特発性抗ビリルビン血症との鑑別を要する．

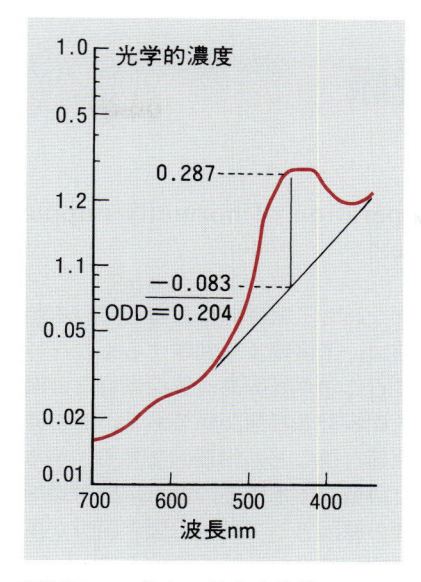

図ⅢB-7　羊水の吸光度曲線

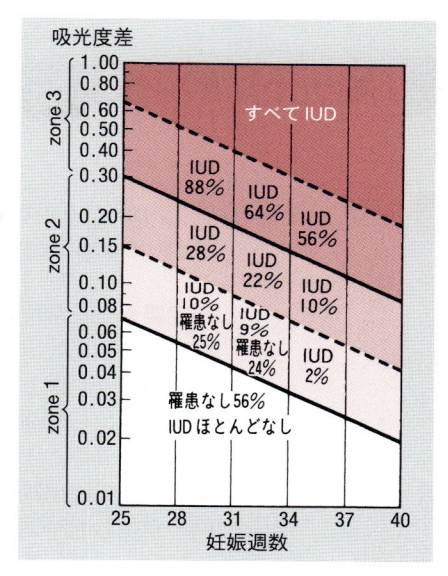

図ⅢB-8　ODDの妊娠経過による胎児予後（Liley）
IUD：子宮内胎児死亡

●治療・管理●　① 胎児：前述のLileyのチャートで，妊娠33週以前に2〜3 zoneにプロットされるものは胎児輸血（腹腔内または臍静脈内）を行う必要があり，33週以降でも早期娩出し生後交換輸血を行う．妊娠初期より抗D抗体価が非常に高いときには，母体の血漿交換を実施して在胎期間の延長をはかることがある．

② 新生児：本症による新生児高ビリルビン血症の治療は核黄疸を予防することである．重症核黄疸をきたすと新生児死亡もしくは脳性麻痺を残すことがある．

　ⅰ）光線療法 phototherapy：可視光線を新生児の皮膚に照射し，皮下脂肪のビリルビンを光分解し水溶性のdipyrroleとして体外へ排出することを目的としたものである．その適応基準は一般に成熟児で血漿総ビリルビン値が17 mg/dl 以上，2,001〜2,500 gの児で14 mg/dl 以上，2,000 g以下では12 mg/dl 以上とされている．

　ⅱ）交換輸血 exchange transfusion：適応基準としては，直接Coombs試験が陽性，出生直後では臍帯血がビリルビン値4 mg/dl 以上，Hb 14 g/dl 以下，心不全の徴候があるもの，出生後の経過異常によるものでは生後24時間で12 mg/dl 以上，1時間に0.25 mg/dl 以上の上昇率で20 mg/dl を超えるとき，核黄疸第1期症状（Van Praaghの分類）を認める場合，などが通則となっている．一般に軽症の場合は，まず光線療法を反復施行し，効果のないものあるいは病状が進行する場合に交換輸血を行う．

③ 母体：Rh不適合でも未感作の場合は，次期妊娠を考慮して，分娩後72時間以内に抗ヒトRh免疫グロブリン（ローブリン）を母体に筋注する．経胎盤出血の量は分娩後にKleihauer-Betke法により母体の胎児ヘモグロビンを測定することにより推定できる．最近では，妊娠末期の経胎盤出血による感作を予防する目的で，妊娠28週で抗D抗体陰性を確認した後，抗ヒトRh免疫グロブリンを投与する方法があり，わが国でも次第に普及しつつある．

6 胎児付属物性異常妊娠

A 常位胎盤早期剥離 premature separation of normally implanted placenta, abruptio placentae

●**定義**● 正常位置すなわち子宮体部に付着している胎盤が，妊娠中または分娩経過中の胎児娩出以前に，子宮壁より剥離するものをいう．

●**病因**● 原因として古くから妊娠高血圧症候群との関連が指摘されてきたが，半数以上は妊娠高血圧症候群とは無関係であり，その原因として外回転術や交通事故，外傷等による腹部打撲などの物理的な外力，羊水過多の破水時あるいは双胎の第1児娩出後など急激な羊水腔圧の低下，臍帯過短などがある．また，早産例の常位胎盤早期剥離の原因としては絨毛膜羊膜炎が多い．

●**頻度**● 常位胎盤早期剥離は総分娩数の約0.5～1.3％に認め，多産婦での発症頻度が高く，妊娠週数では妊娠32週以降の発生頻度が高い．重症例の母体死亡率は約1～2％で，周産期死亡率は30～50％と高い．

●**臨床症状**● 臨床的になんの症状も示さない軽症のものから，DICやショックを呈する重症のものまで，その症状はさまざまである．これら症状の程度により重症度分類がなされており，中等症～重症では母児の予後がきわめて悪くなるため，早急に児を娩出し，母体のDIC対策を行う必要がある（表ⅢB-6）．

① 下腹部痛：急激に子宮底が上昇し，腹壁が強く緊張し（板状硬，子宮強直），胎児部分の触知は困難となる．子宮体部，とくに胎盤の付着部位に圧痛を認める．

② 性器出血：前置胎盤と異なり外出血は比較的少量であり，陣痛間欠期に増量する．破水後であれば血性羊水を認めることがある．出血量が多い場合，母体は出血性ショックに陥り，血圧低下，頻脈，顔面蒼白などの症状を呈する．とくに内出血（<u>胎盤後血腫</u>）が多い症例では血腫内で凝固因子が消費され，また組織トロンボプラスチンが母体血中へ流入することにより母体にDICを発症するため予後はきわめて不良である．

●**診断**● ① 臨床症状：少量の出血，軽度の下腹部痛であろうと，これらの症状を認めた場合は常位胎盤早期剥離を念頭におき，検査をすすめる．鑑別診断として前置胎盤，切迫早産がある．

② 超音波断層法：まず胎児心拍動の有無を確認する．次に胎盤の肥厚像（5 cm

表ⅢB-6 常位胎盤早期剥離の重症度分類（PAGE）

重症度		症　　状	胎盤剥離面
軽　症	第0度	臨床的に無症状，児心音はたいてい良好，娩出胎盤観察により確認	30％以下
	第1度	子宮内および性器出血中等度（500 ml以下），軽度子宮緊張感，児心音ときに消失，蛋白尿はまれ	
中等度	第2度	強い出血（500 ml以上），下腹痛あり，子宮硬直あり，胎児は入院時死亡していることが多い．蛋白尿ときに出現	30～50％
重　症	第3度	子宮内および性器出血著明，下腹痛著明，子宮硬直著明，子宮底上昇，胎児は死亡，出血性ショックおよび凝固障害併発，子宮漿膜面血液浸潤，蛋白尿陽性	50～100％

以上），胎盤後血腫の有無を確認する．中等症〜重症では明らかな echo free space を認めるが，軽症では必ずしも血腫像を認めるとは限らない．

③ 胎児心拍陣痛図（CTG）：胎盤剝離面積の程度に伴い，基線細変動の消失，遅発一過性徐脈，遷延性徐脈，児心音の消失を認める．子宮収縮曲線ではさざ波様の子宮収縮，過強陣痛を認めることがある．

④ 検査所見：Hb 値の低下，DIC 所見（血小板数の減少，出血・凝固時間の延長，PT・APTT の延長，フィブリノーゲンの低下，AT III の低下，FDP の上昇）が認められる．

●管理● ① 妊娠中：常位胎盤早期剝離と診断がついた時点で母体がショック，DIC に陥っている場合は，まず母体の全身管理を優先させる．母体の全身状態が安定している場合はただちに児を急速遂娩する．常位胎盤早期剝離の管理におけるゴールデンタイムは 4〜5 時間とされ，それを過ぎると時間の経過に伴い母体 DIC や胎児死亡のリスクは高くなり，母児ともに予後不良となる．

② 産褥：帝王切開時に胎盤付着部の子宮漿膜面が青紫色に変色していた場合（子宮胎盤溢血　couvelaire uterus）は子宮収縮が不良となりやすいため弛緩出血に十分注意する．難治性の弛緩出血に対しては Porro 手術を行う．

B 羊水過多症 polyhydramnios

●定義●　妊娠の時期を問わず，羊水量が 800 m*l* を超えると判断される場合を羊水過多とし，これに臨床的に何らかの自他覚症状を伴う場合を羊水過多症という．具体的には，超音波断層法による羊水ポケットが 8 cm 以上，あるいは羊水インデックス amniotic fluid index（AFI）が 20（cm）以上を羊水過多と診断する．

●原因●　羊水動態の大半は胎児尿量と胎児の羊水嚥下量に左右される（図IIIB-9）．このことから羊水過多の原因は，母体耐糖能異常，双胎間輸血症候群の受血児など胎児尿量の増加によるものと，食道閉鎖，十二指腸閉鎖などの上部消化管閉塞と，無脳児，水頭症などの胎児中枢神経系の奇形による羊水の嚥下障害に大別されるが，原因不明のものも多い（表IIIB-7）．

●頻度●　超音波所見による診断では，頻度は 0.1〜3％程度と報告されている．

●臨床症状●　妊娠中：急激な母体体重の増加，子宮底長，腹囲の著明な増大，子宮収縮，子宮口開大などの切迫早産症状を認める．重症例では呼吸困難，起坐

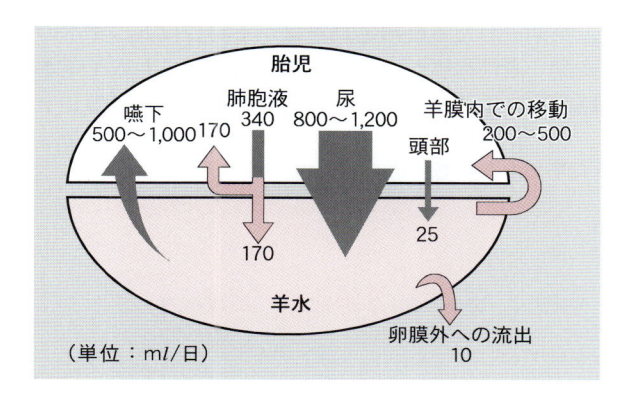

図IIIB-9　妊娠中の胎児と羊水における水分の移動
（Gilbert, W.M. et al.: Amniotic fluid dynamics. *Fetal Med Rev*, 3：89，1991 より改変）

表IIIB-7　羊水過多をきたすおもな疾患

母体因子
糖尿病合併妊娠，妊娠糖尿病
胎児因子
1．消化管通過障害
（食道閉鎖，十二指腸閉鎖，横隔膜ヘルニア，臍帯ヘルニア）
2．中枢神経系異常などによる嚥下障害
（無脳症，水頭症，口唇・口蓋裂，二分脊椎）
3．多胎
（双胎間輸血症候群；受血児）
4．心不全
（先天性心疾患，胎児水腫）
5．染色体異常
（21-トリソミー，18-トリソミー）
胎盤因子
絨毛膜血管腫

呼吸，悪心・嘔吐，浮腫などが生じる．分娩時には前期破水，胎児小部分・臍帯脱出，微弱陣痛の発生頻度が高い．分娩後は子宮筋の過伸展により弛緩出血を起こしやすい．

- **診断** 確定診断は超音波断層法によってなされる．
- **管理** ① 原因検索：母体の耐糖能検査，超音波断層法による胎児奇形のスクリーニング，場合によっては胎児染色体分析を行う．

    ② 早産予防：子宮収縮抑制剤を投与し，羊水穿刺により羊水腔を物理的に減少させる．双胎間輸血症候群の受血児に対する羊水穿刺は供血児の腎機能を回復させる点でも効果的である．インドメタシンの投与は胎児尿産生量を減少させ羊水過多に有効であるが，胎児動脈管を収縮させるため厳重な胎児管理が必要となる．胎児水腫による羊水過多に対してはインドメタシンを投与する．
- **予後** 児の予後は分娩週数とその胎児先天異常の重症度による．

C 羊水過少症 oligohydramnios

- **定義** 妊娠の時期を問わず，羊水量が異常に少ないものをいう．具体的には超音波断層法による羊水ポケットが2cm以下，あるいはAFIが5(cm)以下を**羊水過少**と診断する．
- **原因** 羊水過少の原因としては，前期破水のような羊水の喪失と，腎無形成，多囊胞腎などの胎児腎・尿路系奇形，あるいは胎盤機能不全による胎児尿の産生・排出の減少が大半を占める（表ⅢB-8）．
- **頻度** 超音波所見による診断では，頻度は0.5～8％程度と報告されている．
- **臨床症状** 妊娠週数に比べて子宮は小さく，腹壁から胎児部分を触知しやすい．分娩時には臍帯圧迫により変動一過性徐脈を認めることが多い．
- **診断** 上記症状および超音波断層法によってなされる．
- **管理** ① 原因検索：破水の有無検索，および超音波断層法による胎児腎・尿路系異常のスクリーニングを行う．胎児奇形が同定された例では染色体異常の頻度が高いため，場合により染色体検査を施行する．妊娠高血圧症候群，母体糖尿病など胎盤機能不全の原因となる基礎疾患がないかをチェックする．

    ② 胎児評価：胎盤機能不全による羊水過少例では，妊娠中にBPS，超音波血流速度波形により胎児well-beingを評価し，最適な時期に児を娩出させる．

    ③ 治療：羊水過少の状態が長期間持続すると，胎児肺低形成，腎不全，子宮内感染，関節拘縮を起こすため，長期にわたる妊娠延長をはかる場合は人工羊水の注入を行う．また，分娩時に変動一過性徐脈が頻発する症例に対しても人工羊水の補充が有効である．下部尿路閉塞による羊水過少に対しては尿路羊水腔のシャ

胎盤機能不全

胎盤の輸送能の低下のため子宮から胎児への酸素および栄養素の供給が低下し，慢性の胎児発育遅延をきたしうる状態をいい，妊娠高血圧症候群，母体糖尿病などに認められる．

胎盤機能不全で慢性の低酸素症が発症していると，胎児の重要臓器（脳，心臓）に優先的に血流が流れるようになる（血流の再分配）．

一方，胎児腎血流は低下するため胎児尿量が減少し，羊水過少となる．

胎盤病理所見では梗塞，フィブリン沈着などが認められる．

胎児胎盤機能検査としては，従来からestriol，hPLの測定が行われてきたが，測定値のばらつき，個人差が大きいことから，現在ではおもにノンストレステストをはじめとしたbiophysical profile score（BPS）が用いられている．

表ⅢB-8 羊水過少をきたすおもな疾患

母体因子
1．妊娠高血圧症候群
2．薬物投与（インドメタシンなど）

胎児因子
1．腎・尿路系奇形（腎無形成，腎低形成，多囊胞腎，下部尿路閉塞）
2．子宮内胎児発育遅延
3．多胎（双胎間輸血症候群；供血児）
4．過期妊娠

子宮・胎盤因子
1．前期破水
2．胎盤機能不全による子宮内胎児発育遅延

ント術が有効である．

● **予後** ● 分娩週数，羊水過少の持続期間，合併奇形の程度によるが，一般に胎児腎奇形による羊水過少例の予後は不良である．

D 胞状奇胎 hydatidiform mole（p. 239，II-13 参照）

7 合併症妊娠

A 性器異常に伴う合併症妊娠 abnormalities of the reproductive tract

性器異常は部位別により，腟，子宮，卵管，卵巣などに分別される．それぞれの部位別疾患別に，妊娠に合併した場合を説明する．

① 外性器疾患

1 Bartholin 腺嚢腫（炎）

通常は無症候性であるが，Bartholin 腺嚢腫に感染が誘発され炎症を誘発した場合，激しい痛みを起こすことがある．この場合，嚢腫のドレナージと抗生剤投与が必要となる．

2 尖圭コンジローマ

尖圭コンジローマの原因は，human papillomavirus（HPV）の感染による．HPVは妊娠により性器に広がり，産道内に増殖をきたすことがある．このため新生児に産道感染をきたすことがあり，新生児の難治性の喉頭乳頭腫を起こすことがある．妊娠中の治療は外科的に病変部位を凍結切除，レーザー焼灼である．

3 性器ヘルペス

産道とその近傍に性器ヘルペスウイルス（多くは Herpes simplex type II による）病変が存在する場合には，児に感染が成立する．産道感染により，脳炎，髄膜炎などの重篤な新生児ヘルペス感染を引き起こすことである．また，児の致命率（死亡率 60〜70％）が高いことから，発症時期，初感染・再感染型かによって分娩時期と分娩法が決定される．分娩様式は，初感染 1 カ月以内あるいは再発 1 週間以内の場合，帝王切開が選択される（ただし，初感染 1 カ月以内あるいは再発 1 週間以内の症例でも，破水後 4 時間以上経過したものでは，すでに上行性感染成立の可能性が高率のため，経腟分娩の適応となっている）．逆に初感染 1 カ月以上あるいは再発 1 週間以上経過し，鎮静化している場合，経腟分娩が選択される．

② 腟疾患（腟炎）

1 カンジダ腟炎

カンジダ腟炎は妊婦に最も多く認められる感染症である．治療法は基本的に非妊娠時と同様であるが，第 1 三半期での治療は，腟内への治療薬投与は薬剤の吸収が少量認められるため注意を要する．

2 トリコモナス腟炎

トリコモナス腟炎の治療は基本的に非妊娠時と同様の治療である．

3 細菌性腟炎

細菌性腟炎の治療は基本的に非妊娠時と同様の治療である．

③ 子宮頸癌 carcinoma of the cervix uteri

1 子宮頸癌のスクリーニング

妊婦が子宮頸癌を合併する頻度は約0.03％，子宮頸癌患者が妊娠を合併する頻度は約1.1％である．このために妊婦検診においては全例に細胞診検査を行い，子宮頸癌の発見に努める必要がある．

2 子宮頸癌合併妊娠の取り扱い

組織診で子宮頸癌と診断された場合に最も重要なことは，子宮頸癌が妊娠によって進行するものでなく，たとえ進行癌であっても，妊娠時と非妊娠時の5年生存率に差がないことを理解することが必要である．そして，患者に癌があっても，生児を得ることが可能であることを理解させることが必要である．さらに基本的に妊娠中であっても子宮頸癌の進行度を診断するために，必要であれば子宮頸部円錐切除が施行されるべきと考えられている．

① 上皮内癌・子宮頸部異形成上皮の場合：妊娠中の上皮内癌・異形成は急いで治療する必要はない．妊娠中は定期的に検査して浸潤癌でないことを確認していけば心配なく自然分娩が可能である．基本的には分娩後あらためて疾患を評価して治療方針を決定する．

② 進行癌の場合：まず，妊娠週数と挙児希望の確認が重要である．とくに妊娠時と非妊娠時の5年生存率に差がないことを理解することが必要である．そして，患者・家族に癌があっても，生児を得ることが可能であることを理解させることが必要である．基本的には，治療が優先されるべきであるが，生児を得るために，安全に分娩を終了して治療が行われることもある．

まず子宮頸癌のⅠ期は円錐切除により診断できるものであり，正確な進行度を診断して，それに続く治療法が選択される．Ⅰa期であれば，妊娠中に経過観察を行い，自然分娩が可能である．そして分娩後，治療を行う．Ⅰb期であれば，治療開始の時期選定が必要である．このとき妊娠22週未満の症例であれば，"妊娠の継続を行うかどうか"の判断が行われる．妊娠22週以降であったり，挙児希望があれば，安全に生児を得ることが可能な週数まで妊娠の維持を行い，帝王切開を行って同時に広汎子宮全摘出術を行う．さらに進行しているⅡ期以上であれば，帝王切開を行って，その後に広汎子宮全摘出術あるいは放射線療法を行う．次にⅢ，Ⅳ期であっても，Ⅰb期と同様に治療開始の時期選定を必要としている．このとき妊娠22週未満の症例であれば，"妊娠の継続を行うかどうか"の判断が行われる．妊娠22週以降であったり，挙児希望があれば，安全に生児を得ることが可能な週数まで妊娠の維持を行い，帝王切開を行って分娩後，放射線療法，化学療法が選択される．

④ 子宮疾患

1 子宮筋腫

子宮筋腫があっても，子宮内腔の変形の少ない漿膜下筋腫，筋層内筋腫の場合では，流・早産をきたすことは少ない．統計学的には，子宮筋腫が合併することによって，妊娠が維持できなくなることが増加する事実はないという報告も認められる．したがって，妊娠中に筋腫核出術を行うことは禁忌と考えられている．しかし，子宮内腔に大きく変形をきたすような，粘膜下筋腫・頸部筋腫の有無や，胎盤血流に影響を与えるような胎盤付着部位に一致する筋腫の有無を検索する必要がある．

① 妊娠が子宮筋腫に及ぼす影響：妊娠により子宮筋腫は増大すると考えられてきたが，必ずしもそうではない．

②　子宮筋腫が妊娠・分娩・産褥に及ぼす影響：子宮筋腫が胎盤に接する位置に存在した場合，胎盤早期剥離の頻度が増加すること，また，流・早産の頻度が増加すること，骨盤位などの胎位異常の増加，分娩後異常出血などの増加が報告されている．また，帝王切開の頻度が増加することも知られている．

③　治療：基本的には保存的治療が中心である．分娩時において分娩障害となる場合は，帝王切開が必要となる．また，一般的に，妊娠中および帝王切開時の子宮筋腫核出は，禁忌と考えられている．

2　子宮の位置異常

①　**懸垂腹**：妊娠子宮の高度の前傾前屈により発生する状態．この状態は頻産婦に多く認められ，先進部の下降不良，胎位異常を起こす．これは，妊婦の腹筋が弛緩しているために発生することが多いので，腹帯により矯正することが行われている．

②　**後傾後屈**：通常の妊娠子宮の後傾後屈は，妊娠子宮の増大により自然に矯正される．しかし，ときとして，妊娠子宮が Douglas 窩に嵌頓することがある．このとき頸管は恥骨後面に押しつけられ，排尿困難，尿閉をきたす場合がある．この状態は妊娠週数の進行に伴い子宮の増大が起こり症状が改善することが起こる．

③　**子宮脱**：妊娠中の子宮脱は非常にまれである．この場合，位置異常を改善するためにペッサリーが使用される．

3　子宮奇形

子宮の奇形には重複子宮，中隔子宮，双角子宮などがある．流早産の頻度が高く，子宮筋の発育不全のために，微弱陣痛や遷延分娩が生じやすい．また，非妊娠子宮の存在のために，産道障害や頸管開大不良が起りやすい．

5 卵巣疾患

妊娠に合併する卵巣腫瘍の多くは，**黄体嚢胞** corpus luteum cyst である．直径は約 6 cm 程度までのもので，妊娠 14〜16 週までに消失する．画像診断から明らかに卵巣腫瘍を疑う場合を除いては，妊娠 14〜16 週まで腫瘍を観察する必要がある．卵巣腫瘍のうち，妊娠に合併するものは皮様嚢腫や嚢胞腺腫が多い．悪性の卵巣腫瘍の頻度は 5％程度と報告されている．卵巣腫瘍の症状は無症候性の場合がほとんどであるが，茎捻転を起こすことがあり，急性腹症をきたすことがある．そのほかに分娩時に産道障害となり，分娩障害を起こすこともある．妊娠に合併する卵巣腫瘍の管理は，一般的に腫瘍のサイズが 10 cm を超える場合，手術適応である．10〜5 cm の腫瘍の場合，慎重な画像診断によって手術適応が決定されるべきである．また，腫瘍が 5 cm 以下で嚢胞腺腫が疑われる場合は，保存的に対応するべきと考えられている．次に手術を施行する時期は，黄体嚢胞との鑑別と周産期予後の検討から，妊娠 16 週以降が適当である．

B 心血管系疾患 cardiovascular disease

1 心疾患

妊娠に伴い，母体の循環器系には，生理的な範囲でさまざまな変化が生じる．たとえば，循環血液量，心拍出量，血圧・脈拍数，末梢血管抵抗に変化を与えることが知られている．これらの変動は，正常妊娠の多くでは無症候性で管理を要さないが，心疾患を合併した妊娠の場合（全分娩の約 1％）は，母体・胎児の死亡率，有病率に大きく影響を及ぼす．このため心疾患合併妊娠について十分に理

解し，管理を行うことは周産期科医にとって必須のことである．

とくに心疾患を合併する妊婦では，妊娠に伴う生理的な変化が母体・胎児の予後に大きく影響する．心疾患合併妊娠を管理するためには，正常妊娠における母体の心血管系への影響を理解することが最も重要となる．

● 妊娠による心血管系への生理的な影響 ●

1 循環血液量の変化

妊娠中の母体循環血液量は，妊娠早期より大きく増加し，妊娠末期まで持続される．妊娠20週前後より加速度的に増加し，妊娠28〜32週で最大となり，非妊時に比べ約40〜50％増加する．以上を考慮すると，心臓への前負荷は妊娠28〜32週に最大になることが予想される．

次に大きく循環血液量が変化するのは分娩後である．分娩時には出血があり，その量により循環血液量は減少する．

2 心拍出量の変化

正常妊娠では，全身的な血圧の低下，末梢血管抵抗の減少，循環血液量の増加，母体体重と代謝量の増大のために，心拍出量は非妊時に比べ最大で30〜50％増加する．そして，そのピークは妊娠28〜32週で，以後そのレベルで維持されることが報告されている．また，この増加は，妊娠前半では主として1回駆出量stroke volumeに依存し，後半では1回駆出量と心拍数heart rateの増加に依存するとされている．したがって，妊娠中の心臓の仕事量は妊娠28〜32週で1度目のピークを迎えると考えられる．

次に心拍出量は母体の体位により大きく影響を受けるため，妊婦の体位についても十分に考慮されなければならない．最大の心拍出量が得られる妊婦の体位は左側臥位である．もし，妊娠末期に妊婦の体位が仰臥位である場合，拡張した子宮が下大静脈を圧迫し，静脈還流量が減少するために心拍出量が減少し，仰臥位低血圧症候群とよばれる状態が発生することも報告されている．

また，姿勢によって生じる拡張した子宮の圧迫は，静脈系だけでなく動脈系にも影響を与える．つまり妊娠子宮の圧迫により，下行大動脈が圧迫され，子宮動脈を含めた下肢の血圧は上肢の血圧に比べ低下するとされている．

次に大きく心拍出量が変動する時期は分娩時である．分娩時，とくに分娩第2期に心拍出量は大きく変動する．これは分娩時の努責と陣痛による交感神経興奮により，心拍数が上昇し，また子宮収縮により自家血輸血 auto-transfusionが起こり，子宮収縮に伴って，300〜500 mlの静脈還流量が増加するため，心拍出量が増加すると考えられている．このことから分娩時も心疾患合併妊婦では症状悪化が起こりうる危険な時期である．

第3に心拍出量が大きく変動する時期として，産褥期がある．これは分娩後に起こる子宮収縮により，大静脈への圧迫が減少し，静脈還流量が増加すること，また，子宮収縮による自家血輸血が起こることより分娩後に前負荷の増大が起こり，心拍出量が増大すると考えられている．この心拍出量の増大は，産後の利尿により循環血液量が減少するまで継続する．

① 心拍数の変化：安静時の心拍数は，妊娠により約10〜20 bpm増加するとされている．心拍数は妊娠週数の進行に伴い増加し，産後に減少する．産後の心拍数の減少は静脈還流量の増大に伴うものと考えられている．そして，心拍数増加と同時に二次的な血圧の上昇が認められる．この産後の循環血液量の増大は産後に起こる利尿により循環血液量が減少して，心拍数は非妊時に回復する．したがって，この生理現象を理解すれば，産後に心拍数が増加する場合，出血量の増大

や妊娠高血圧症候群の悪化による循環血液量の低下が発生している可能性を念頭に置かなければならない．

②1回心拍出量の変化：1回心拍出量は，第2三半期の終わりまでにピークに達し，その量は30〜40％の増大が観察される．その後，1回心拍出量は妊娠末期まで減少し，産後再度増大する．

3 血圧と末梢血管抵抗の変化

妊娠中の血圧および末梢血管抵抗は減少する．血圧は妊娠中期まで，収縮期，拡張期血圧ともに減少し，妊娠後半にかけて非妊時レベルまで上昇する．

● 心疾患合併妊娠の症候 ●　正常妊婦ではこれらの心血管系の変化は無症候性であるが，呼吸困難，起坐呼吸，胸内苦悶，易疲労感，めまいを伴ったり，ときには失神することもあり，心疾患を疑わせる症状を伴うことがある（表ⅢB-9）．

● 心疾患合併妊娠患者への検査法 ●

①理学所見：下腿末梢性浮腫，体重の増加，下肺野のラ音，心雑音，頸動脈の怒張，心拡大は正常妊婦でも認められるので，これだけで正確な診断は困難である．

②心音：正常妊婦においては，収縮期雑音は妊婦の約90％に認められ，これは，grade 2/6程度までの強さの収縮期雑音であり，通常は分娩後1週間で消失する．また，正常妊娠では拡張期心雑音はまれであるとされている．したがって，妊娠中にgrade 3/6以上の収縮期雑音もしくは拡張期雑音があれば心疾患を疑い，精査検査を行わなければならない．

表ⅢB-9　心疾患合併の症状と徴候

〔症状〕
1. 重篤で進行性の呼吸困難
2. 進行性の起坐呼吸
3. 発作性夜間呼吸困難
4. 血痰
5. 労作時の失神
6. 労作時の胸部痛

〔徴候〕
1. チアノーゼ
2. clubbing
3. 持続性の頸動脈の怒張
4. Levinの6分の3以上の収縮期雑音
5. 拡張期雑音
6. 心拡大
7. Ⅱ音の分裂
8. 肺高血圧の徴候

(McAnulty, J.H.: Cardiovascular disease. In : Medical complications during pregnancy 3rd ed (Burrow GN, eds.). Philadelphia, WB Saunders, 1988, p. 185 より)

③胸部レントゲン検査Chest X-ray：正常妊娠では，横隔膜挙上により心臓の変位が認められる．心臓は横隔膜の挙上と心臓長軸での回転の結果，左・上方に変位するため，心拡大の印象を受けやすい．

④心電図（ECG）：正常妊娠では，心電図上に明らかな変化は認められない．

⑤心臓超音波検査：本検査法は非侵襲的であり，最も妊婦に適した検査法と考えられている．

⑥核医学検査法：左室機能評価，心臓内シャント量の評価に有用．胎児への放射線被曝は0.8 rad以下で，胎児への影響は有意でないと考えられているが，妊娠中はできるだけ避けられている．

⑦心臓カテーテル検査：心電図，胸部レントゲン検査は妊娠中，診断的限界がある．

● 心疾患の重症度分類と妊娠の予後 ●

妊娠中の心臓予備能力を示す適切な診断基準は存在しない．

一般的にNYHA ⅠあるいはⅡ度までの心疾患合併妊娠の場合，母体の死亡率は0〜1％と低く，妊娠・分娩・産褥期間中の有病率もほとんどないと考えられる．しかし，妊娠期間中に症状の悪化を見る場合もあり，とくに感染に注意する必要

NYHA：New York Heart Association

がある．しかし，NYHA Ⅲ度以上の場合，母体の死亡率は高率であり，妊娠の継続について，患者・家族と十分に話し合う必要がある．また，胎児の予後も母体の心疾患重症度に影響を受けることにも留意する必要がある．

● 心疾患合併妊婦の管理 ●

1 妊娠前の管理

心疾患を合併する婦人の場合，妊娠前に心疾患合併妊娠について十分なカウンセリングを受けることが最も重要である．つまり，心疾患の重症度を妊娠前に把握して，心疾患合併妊娠の危険性を患者・家族に説明し，抗凝固療法の変更など必要な処置をあらかじめとっておくことである．

妊娠前に必要な処置としては，心疾患の重症度の把握はもとより，抗凝固療法・降圧剤・抗不整脈薬などの薬剤の変更，禁煙，食習慣の改善，体重の管理，インフルエンザ，風疹等ワクチン接種による感染予防などがあげられる．

2 妊娠中の管理

① 安静度：心疾患合併妊娠の場合，安静が重要な因子となりうる．
② 食事：塩分の制限については，胎児発育に必要であり，過剰な制限は必要ないとされている．

2 高血圧症

高血圧症合併妊娠は，全妊娠の5～10％を占める．母体死亡の原因としては15％を占めると報告されている．また，高血圧症合併妊娠は，子宮内胎児発育遅延（IUGR），羊水過少，胎盤早期剥離などを合併しやすいことや，母体・胎児適応から人工的に早産が行われることから，周産期死亡や有病率の大きな原因となっている．このため高血圧症合併妊娠は厳重な周産期管理を要する．広義の意では含まれる妊娠高血圧症候群 pregnancy induced hypertension（PIH）や妊娠高血圧腎症 preeclampsia については，別項に含まれるためここでは省略する．したがって，本項での高血圧合併妊娠は，非妊時から，または妊娠20週以前から血圧が140/90 mmHg 以上の高血圧があるものである．

C 呼吸器疾患 pulmonary disease

● 妊娠中の呼吸機能の変化 ●　妊娠子宮の増大により横隔膜の挙上が起こり，胸郭は上下に圧迫されるが，左右前後径は増大する．このため肺活量は変化しないが，予備呼気量，残気量の減少が認められる．つまり，機能的残気量が減少することが，妊娠に伴った呼吸機能の最大の変化である．このため低肺胞換気状態が潜在し，1回換気量の増加をきたし，分時換気量が増加する．このため過換気状態となるために，Pao_2 が低下し，pH 7.45前後の軽度の呼吸性アルカローシスを示す．

● 妊娠中の呼吸困難 ●　妊娠中に「呼吸がしにくい」という訴えは妊婦の代表的な不定愁訴である．とくに妊娠の後半期には妊娠子宮の増大により，同症状を訴えることが多い．この原因については不明であるが，Pao_2 の低下が関連しているとも考えられている．しかし，妊娠中の呼吸困難感をすべて妊娠に伴う生理的変化と考えると病的状態を見逃すことにつながるので注意を要する．とくに妊娠子宮の影響が小さい妊娠中期以前の妊婦での呼吸困難感や，起坐呼吸などの症状は病的であるので精査を必要とする．呼吸困難感を生じる病的状態には，呼吸器疾患だけではなく，心疾患が存在することも忘れてはならない．

● 診断の進め方 ●　① 問診：一般的に妊娠中の呼吸困難感は，妊娠子宮の増大が影響するため，妊娠期の後半に出現しやすい．そして，その症状は軽度であり，

起坐呼吸のような重篤な症状を示すことは考えられにくい．また，妊娠中期以前から呼吸困難感を訴える場合も病的な状態と考えられる．このため妊娠期の時期とその症状の判定は重要であるので問診での必須項目である．

また，肺炎などの呼吸器感染症の場合，感染症に伴う熱発や上気道炎症状の有無を問診しなければならない．さらに喘息の既往なども必ず問診する項目である．また職業歴，生活環境（ペットの有無），喫煙などの嗜好品などについても問診する．次に呼吸困難症状の出現時期と発病様式（急性か慢性か，あるいは繰り返しているのか）なども重要な情報であるので見逃してはならない．また，呼吸困難に随伴する症状，喘鳴・胸痛・咳，痰・喀血，血痰などの有無も重要な情報であるので問診しなければならない．

② 視診
③ 打診
④ 聴診
⑤ 胸部レントゲン検査
⑥ 心電図
⑦ 呼吸機能検査
⑧ 血液ガス分析

● 治療 ● これまで述べた診断の進め方から，呼吸器疾患・心疾患の鑑別と，呼吸器疾患の各疾患の診断を行い，治療を開始する．このとき最も重要なことは，妊婦の場合，母体の Pao_2 が60 torr以下となる場合，胎児にも影響が生ずるので早急な対応が望まれることも忘れてはならない．

1 肺結核 pulmonary tuberculosis

結核そのものは，妊娠・分娩に悪影響を及ぼすことなく，妊娠が結核の進行や予後に影響することはないとされている．

妊娠中の抗結核剤の投与に際しては薬効ばかりではなく，薬剤の毒性を考慮する必要がある．現在最も安全な薬剤としては，イソニアジド isoniazid（INH），塩酸エタンブトール（EB），リファンピシン（RFP）が評価されている．

新生児の感染で，最重症になりやすい先天性感染は非常にまれである．しかし，新生児は易感染状態にあり，活動性結核の母親の場合，新生児の隔離が必要である．児を母親に接触させる前に，児には予防的にBCG接種やINHの投与が行われている．

2 気管支喘息 bronchial asthma

喘息合併妊娠の頻度は約1％と報告されている．

① 妊娠が喘息に与える影響：妊娠が気管支喘息に与える影響は一定していないため注意を要する．

② 気管支喘息が妊娠に与える影響：流早産率は，喘息の管理が十分に行われていれば，一般的には流早産率の増加は認められていない．

③ 妊娠中の管理・治療：まず大事なことは，喘息発作の予防である．したがって，現病歴から発作の誘因について問診して，誘因が明らかであればこれを避ける．また，発作のリスクを十分に説明して，必要薬剤の投与を勧めることが重要である．発作時の治療は発作の重症度によって異なるが，十分な酸素投与を行いβ刺激剤の吸入やキサンチン誘導体，ステロイド投与を行う．

D 消化器疾患 gastrointestinal disorders

妊娠中には，消化管，肝臓，胆嚢，膵臓などの臓器は解剖学的にも，機能的にも変化する．その結果，消化器疾患の診断基準が変動することもみられる．しかし，あらゆる消化器疾患は妊娠中にも発生しうるものであり，妊娠により修飾される症状を十分に理解して，診断治療を行うことが必要である．

1 消化管疾患

1 逆流性食道炎
逆流性食道炎は，妊婦の約70％に認められる．これは妊娠による女性ホルモンの分泌により，下部食道の平滑筋のトーヌス低下と妊娠子宮の機械的圧迫によって発生すると考えられている．治療としては制酸剤の投与が行われる．

2 胃潰瘍・十二指腸潰瘍
妊娠中に合併することは比較的まれとされている．症状は背側に放散する上腹部痛で，食事や制酸剤の投与により改善する．診断は上部消化管内視鏡によって行われる．治療は制酸剤（アルミニウム製剤，FDA class B）やH_2ブロッカー（FDA class B）が使用される．

3 胃腸炎
胃腸炎は，ウイルス性あるいは細菌性の感染によって発生する下痢・腹痛を主症状とする疾患である．随伴症状として発熱，血性・粘液性・水様性便汁などがある．妊娠中に胃腸炎を合併することは比較的まれであり，胎児に影響を与えることは少ない．治療は脱水予防に補液を行うことで，抗生剤投与を必要としないことが多い．

4 クローン病と潰瘍性大腸炎
妊娠によってクローン病，潰瘍性大腸炎ともに増悪する事実はない．また，両疾患が妊娠の予後に変化を与えるとする明らかな事実はない．したがって，妊娠中の管理は非妊時のそれと大きく変わるものではない．治療は，一般的な治療として消化管の安静（絶食），水・電解質の補正，貧血の改善を行うことが重要である．薬物療法としては，副腎皮質ステロイド（経口，注腸，坐薬），サルファ剤（サラゾピリン®）の投与が基本となる．このほかに免疫抑制剤の投与を行うこともある．

5 虫垂炎
虫垂炎は妊娠中も非妊時と同様の頻度で発生する．しかし，妊娠中の診断はしばしば困難を伴うことが多いので注意を要する．

2 その他の消化器疾患

表ⅢB-10に妊娠期の肝機能異常原因別頻度を，表ⅢB-11に妊娠による肝機能の変化を示す．

表ⅢB-10 妊娠期の肝機能異常原因別頻度

肝機能異常の原因	頻度（％）
ウイルス性肝炎	42
妊娠性胆汁うっ滞型肝機能障害（妊娠性黄疸）	21
胆嚢疾患	6
妊娠悪阻	6
妊娠高血圧症候群関連	5
溶血	3
その他の原因	10
診断できないもの	7

（Williams, M. C.: Hepatic, Biliary, and Gastrointestinal complications. In : Manual of Obstetrics, 6th edition. Lippincott Williams & Wilkins, 2000, p. 92 より）

表III B-11 妊娠による肝機能の変化

アルブミン	約20％減少
アルカリフォスファターゼ	正常で2倍程度の増加
ビリルビン	変化しない
セルロプラスミン	上昇（正常で2倍程度の増加）
コレステロール	上昇（正常で2倍程度の増加）
グロブリン α，β	軽度増加
グロブリン γ	軽度増加
GTP（γ-グルタミルトランスペプチダーゼ）	変動しない？軽度増加
ヘパトグロブリン	変動しない
血清トランスアミナーゼ	変動しない
トランスフェリン	軽度増加
トリグリセリド	妊娠週数に伴い増加
凝固因子	
フィブリノーゲン I	約20％増加
プロトロンビン II	微増
第V因子	約50％増加
第VII因子	約25％増加
第VIII因子	約2倍に増加
第IX因子	約30％増加
第X因子	変動しない？軽度増加
第XI因子	約30％減少
第XII因子	増加
第XIII因子	約30％減少
プラスミノーゲン	約30％増加
抗凝固因子	
アンチトロンビンIII	変動しない？軽度増加
プロテイン C，S	軽度減少
凝固系の指標	
プロトロンビン時間	変動なし
activated PTT	変動なし

(Williams, M. C. : Hepatic, Biliary, and Gastrointestinal complications. In : Manual of Obstetrics, 6th edition. Lippincott Williams & Wilkins, 2000, p. 91 より)

E 泌尿器疾患 renal and urinary tract disorders

妊娠により腎臓は解剖学的，機能的に変化する．腎臓は妊娠により1～1.5 cm腫大し，腎盂，尿管は拡張する．この腫大，拡張は，妊娠終了後5～6週後に非妊時の状態に回復する．次いで妊娠に伴う腎機能の変化として，腎血漿流量は循環血液量の増大により，妊娠28週までに50～80％増大する．また，糸球体濾過量は妊娠10週までに50％増大する．血清クレアチニン，尿素窒素は減少する．尿酸クリアランスも妊娠に伴い増加する．したがって，血清尿酸値の増加は，GFRの減少する状態や，妊娠高血圧症候群によって認められるので重要である．また，妊娠は尿細管の機能変化も起こし，とくに電解質の再吸収の増大が認められる．このため尿中の電解質が大きな変動をきたすことは少ない．一方，糖質・蛋白質については，糸球体濾過量が増加するために尿糖・蛋白尿を認めやすいなどの特徴がある．

F 血液疾患 hematological disorders

妊娠に伴い，循環動態は大きく変動する．母体の循環血液量は妊娠中期より増加し，妊娠28～32週にはピークに達する．その増加量は非妊時の40～50％の増

加といわれている．この循環血液量の増加は，おもに血球成分の増加を上回るペースで進む血漿量の増大によるところが大きい．このため妊娠に合併する血液疾患では，妊娠による血漿量の増加と，鉄需要の増加による鉄欠乏性貧血が最も多くみられる．鉄欠乏性貧血は妊娠時の貧血の 90％を占める．そのほかの疾患は，妊娠による病態への修飾はみられないことが多いが，疾患自体が妊娠経過，胎児にさまざまな影響を与えると考えられている．次に各血球成分の妊娠中の変化を紹介する．

1 妊娠中の赤血球，ヘモグロビン，ヘマトクリットの変化

妊娠による血漿量の増加と鉄需要の増加により，赤血球数の低下，ヘモグロビンの低下，ヘマトクリットの低下を認める．

2 妊娠中の白血球数の変化

妊娠中の白血球数は，5,000～15,000/μl 程度の軽度の増加を認める．白血球数の増加はおもに好中球の増加によるものである．著しい増加をみた場合，感染および白血病などの病的状態などに注意を要する．このため，臨床症状や白血球の塗抹標本や染色体検査などにも留意する必要がある．

3 妊娠中の血小板・凝固線溶系の変化

妊娠中には血小板数には有意な変動は認めない．凝固線溶系は妊娠中過凝固，線溶抑制の状態になる．非妊時のフィブリノーゲン濃度は 200～400 mg/dl であるが，正常妊娠の場合，約 50％増加する．

1 鉄欠乏性貧血 iron deficiency anemia（IDA）

●原因● 妊娠中は，母体の造血機能は亢進しており，さらに胎児における鉄需要の亢進がみられるため，容易に鉄欠乏が起こる．さらに，妊娠に伴う血球量の増加とそれを上回る血漿量の増加により「水血症」が発生し修飾されるため，妊娠では容易に鉄欠乏性貧血が認められる．妊娠全期間の鉄の需要量は約 1,000 mg と，一般の貯蔵鉄量（300 mg）を大きく上回っている．そのため，不足分の鉄量は食事によって補わねばならないが，妊娠前の月経などによって貯蔵鉄の不足がある場合も多いため，妊婦においては容易に鉄欠乏性貧血が起こる．頻度は妊娠全体の 30～50％に出現する．

●診断● 妊娠に伴う鉄欠乏性貧血は，通常の場合，循環血漿量の増大に伴って妊娠 28 週以降で認められる．検査所見で，Hb ≦ 11.0 g/dl 以下，Ht ≦ 33％であり，小球性低色素性貧血（MCV ≦ 85，MCHC ≦ 31）で，血清鉄低下（60 μg/dl 以下），総鉄結合能の上昇などの鉄欠乏所見を示す．また，貯蔵鉄の低下を反映

表ⅢB-12 妊婦貧血の定義と分類

妊婦にみられる貧血を総称して妊婦貧血とよび，とくにその治療を考慮した分類試案を次に示す．
1. **妊娠性貧血**
   妊娠に起因する貧血，すなわち貧血をきたすような偶発合併症を有しない妊婦の妊娠経過中に認められる貧血で，Hb：11 g/dl 未満，および/または Ht：33％未満のものをいう．そのうち，小球性低色素性で，血清鉄低下，TIBC 上昇など，鉄欠乏が確認されるものは妊娠性鉄欠乏性貧血とよぶ．
2. 鉄欠乏性貧血
3. 溶血性貧血
4. 巨赤芽球性貧血
5. 再生不良性貧血
6. 続発性貧血
   （肝・腎疾患，感染症，膠原病など）
7. その他

・妊娠以外の原因・疾患による貧血は，疾患名を記して妊娠性貧血と区別する
・偶発合併症としての貧血については，血液学的診断基準に従う

（日本産科婦人科学会栄養問題委員会）

して血清フェリチン値の低下もみられる（表ⅢB-12）．

- **妊娠への影響**　貧血の進行は緩徐であることが多いため，ほとんどが無症状であるが，高度の貧血の場合には労作による息切れや動悸などが出現する．
- **治療**　治療の原則は，鉄の供給を増やすことである．食品で鉄の多いものを日常的に摂取させる．しかし，日本人の食習慣から食事のみで妊娠中の鉄必要量を補給することは困難である．

G 代謝・内分泌疾患 endocrine disorders

1 糖尿病 diabetes mellitus（DM）

糖尿病合併妊娠例は近年増加傾向にあるが，その中には次の3つの病態が含まれる．

① Ⅰ型糖尿病合併妊娠（インスリン依存性）
② Ⅱ型糖尿病合併妊娠（インスリン非依存性）
③ 妊娠糖尿病 gestational diabetes mellitus（GDM）：ここでは狭義な意味で使っている．

この3つの分類を理解するうえで次のことも整理して記憶する必要がある．つまり，日本産科婦人科学会の定義では，妊娠糖尿病は「妊娠中に初めて発見された糖代謝異常合併妊娠で，Ⅰ型，Ⅱ型糖尿病を含む」とされている．したがって，GDMが指す狭義の意味での，「妊娠により発生した妊娠中にのみ認められる糖代謝異常合併妊娠で，分娩後にあらためて糖負荷試験を行うと，正常化する疾患概念」とは異なっていることである．しかしながら，糖尿病合併妊娠は周産期的に胎児・母体に大きく影響し，将来，糖尿病の発症頻度が高いことから，その診断，管理，分娩後のフォローアップについても十分に理解が必要である．

- **診断**　Ⅰ型，Ⅱ型糖尿病合併妊娠は妊娠前に診断されているケースが多いが，妊娠中に発症するケースもあり，この診断には，糖尿病本来の症状の理解が必要である．Ⅰ型，Ⅱ型糖尿病の確定診断は75 g OGTTを用いた日本糖尿病学会の診断基準を示すことにより診断される．しかし，そのスクリーニング法としては，さまざまな議論があるが，通常，糖尿病を疑わせる症状の有無，既往歴・家族歴を十分に聴取し，妊娠初期に随時血糖測定を行って診断されている．既往歴・家族歴の注意点としては，①糖尿病の家族歴の有無，②巨大児の分娩歴の有無，③先天奇形の分娩歴の有無，④原因不明の流産歴，早産・死産歴の有無，⑤35歳以上，⑥肥満者，⑦尿糖陽性者などを危険因子として注意している．妊娠初期の血糖値については，100 mg/dlを超える場合，75 gOGTTあるいは血糖値の日内変動により確認することが多い．

さらに狭義の妊娠糖尿病は表ⅢB-13によって診断されるが，分娩後の血糖値の正常化に伴い初めて診断される．このため妊娠中は「妊娠糖尿病判定」と表現される．ただ，現在の基準は1 pointの異常がある場合についてどのように管理するか，この基準が児の周産期予後を正確に反映するかの評価など問題が現在指摘されている．

- **スクリーニング法**　糖尿病合併妊娠のスクリーニング法には，Ⅰ型，Ⅱ型糖尿病合併妊娠とGDMの2種類のものが必要であ

表ⅢB-13　妊娠糖尿病の診断基準

糖負荷量（75 g）	ブドウ糖濃度（静脈血漿）
空腹時	≧ 100 mg/dl
1時間値	≧ 180 mg/dl
2時間値	≧ 150 mg/dl

判定基準は2点以上を満たす場合
（日本産科婦人科学会，1995）

る．

とくにⅠ型，Ⅱ型糖尿病合併妊娠は，妊娠初期の血糖値コントロールが周産期予後に大きく影響を与える．つまり，妊娠初期の高血糖と胎児奇形の頻度が上昇するからである．これを防ぐために，妊娠前からの血糖値コントロールの必要性を患者教育する必要がある．スクリーニングの方法としては，われわれは前項に記載したように既往歴・家族歴の慎重な聴取と随時血糖検査を行っている．

GDM については，妊婦全例に対し GCT（glucose challenge test）を妊娠 24～28 週で行っている．この検査法は食事の有無に関係なく随時に 50 g グルコースを負荷，1 時間後の血糖値を測定するものである．cut-off 値は 140 mg/dl としている．血糖値が 140 mg/dl を超えた場合，75 g OGTT を施行している．

● **妊娠が糖尿病に与える影響** ● 正常妊娠では糖代謝はどのような影響を受けるのか．妊娠による糖代謝の変化をまとめると，①高インスリン血症，②空腹時血糖の低下，③食後血糖の上昇を特徴としている．この変化は妊娠週数の増加に伴い（胎盤由来の抗インスリンホルモンの増加による），相対的インスリン不足が起こり，結果として妊娠糖尿病が発症してくると考えられる．また，糖尿病合併妊娠も同様の理由から悪化傾向を示す．とくに罹病期間が長く，コントロール不良な症例では，網膜症，腎症の悪化を認めることもある．

● **糖尿病が妊娠に与える影響** ● ① 母体への影響：妊娠高血圧症候群，羊水過多症，流早産，尿路感染症，腟外陰炎などを合併しやすい．

② 胎児への影響：胎児奇形，過剰発育（巨大な未熟児），IUGR（血糖値コントロール不良で，胎盤に血管性病変を伴うもの），non-reassuring fetal status，胎児死亡などを合併しやすい．

③ 新生児への影響：呼吸窮迫症候群（RDS），低血糖，高ビリルビン血症などを合併しやすい．

● **糖尿病合併妊娠および GDM の管理** ● 糖尿病合併妊娠の場合は，糖尿病に合併する網膜症，腎症の評価が重要である．この評価は，妊娠の継続に関して大きく影響を与える．また，本疾患では妊娠初期の場合，胎児奇形の発症予測を行うことが必要である．しかしながら，糖尿病合併妊娠も GDM も血糖管理については基本的に管理方針は変わらない．その目標とするところは，糖代謝の完全正常化にあり，食事療法，インスリン療法が中心となる．食事療法の基準は〔妊娠前半：標準体重×30 kcal/日＋150 kcal，妊娠後半：標準体重×30 kcal/日＋350 kcal〕を 1 日の必要エネルギーとしてプランを立てる．また，この際，分食を併用することもある．この食事療法を行っても血糖値コントロールが困難な場合は，インスリン療法が積極的に行われる．この理由は，妊娠時に過剰に食事制限を行うと，妊娠に必要な母体の体重増加がみられなくなるからである．インスリン需要量は一般に避妊時の 1.5～2 倍に増加し，産褥期に急激に減少，避妊時のレベルに復するといわれている．また，この際血糖の日内変動を少なくする目的で経時的血糖測定を施行，きめ細かなインスリン頻回投与を行うこともある．さらにコントロール不良例では持続的皮下注入法（CSII），人工膵の使用などが行われることもある．また，具体的な管理目標は空腹時血糖 100 mg/dl 以下，食後 2 時間血糖値 120 mg/dl 以下，1 日平均血糖値 100 mg/dl 以下，HBA$_{1c}$ 6％以下とされている．一方，先に述べたようにさまざまな母体および胎児の合併症も多く，母体合併症に関しては，この病態に対する管理が大切である．胎児に関しては，正常妊娠に比べ頻回の胎児胎盤系機能検査が必要なことはもちろんであるが，胎児異常および奇形の早期診断，肺を中心とした成熟度判定が重要である．分娩に関し

ては，糖代謝の正常化が達成された場合は正期産，経腟分娩が基本であり，帝王切開も産科適応でのみ選択される．さらに，新生児の低血糖を予防するために，分娩時の母体血糖コントロール管理も重要である．

② 甲状腺機能亢進症 hyperthyroidism

妊婦の甲状腺機能亢進の状態は，gestational thyrotoxicosis とよばれる病態（一部の妊婦で認められる病態で，妊娠初期の hCG の増加に伴う甲状腺機能亢進症状を呈するもの）があることから，妊娠経過（hCG）と甲状腺機能をフォローし，安易な甲状腺機能亢進症と診断することは慎むべきである．

妊娠に与える影響を以下にあげる．

① 流産率の増加：本症は妊娠継続に悪条件となることが知られており，早産率がやや高いとの報告もある．しかし，これには甲状腺機能そのものが関係しており，管理が良好であればその頻度は一般の妊婦と変わりがない．

② 妊娠高血圧症候群：本症では混合型妊娠高血圧症候群をきたす場合がある．

③ 分娩時の甲状腺クリーゼ：コントロール不良例では，分娩時に易刺激性，感情鈍麻，下痢などを初発症状に，高熱，頻脈，心拍出量増大による心不全をきたし，失神，昏睡を経て，死に至る場合がある．

④ 奇形：妊娠初期における甲状腺機能のコントロールが悪い場合，奇形の発生頻度が上昇するという報告もある．

⑤ 胎児・新生児甲状腺機能亢進症：TSH レセプター抗体（TRAb．抗体は IgG が主体）が経胎盤的に移行すると胎児・新生児が甲状腺機能亢進症を発症する場合がある．この TRAb が 50％を超える場合，胎児・新生児に甲状腺機能亢進を引き起こすことが多く，胎児発育，胎児の甲状腺腫の有無，羊水量などの観察や CTG 検査が必要となる．

⑥ 抗甲状腺薬：抗甲状腺薬も胎盤通過性があり，胎児・新生児の甲状腺機能に影響を与える．

③ 甲状腺機能低下症 hypothyroidism

顕性化した甲状腺機能低下症を妊娠症例でみることはほとんどない．

● 診断・検査 ● 顕性化していない症例では，スクリーニングが中心となる．

● 管理 ● ① 甲状腺ホルモン補充療法．

② 分娩時の注意：微弱陣痛．

③ 胎児・新生児への影響：胎児・新生児に甲状腺機能低下症．

H 自己免疫性疾患 connective-tissue disorders

① 全身性エリテマトーデス systemic lupus erythematosus（SLE）

SLE は女性に多く，20～30 歳代に好発するため患者が妊娠を希望することが多い．また，軽症例や非活動期の場合，妊娠可能と考えられるが，妊娠・分娩期に増悪する．

● SLE の妊娠に対する影響 ● 流早産，死産，子宮内発育遅延（IUGR），妊娠高血圧症候群，常位胎盤早期剝離が増加．

● SLE 合併妊娠の妊娠許可基準 ● ① SLE の活動性がないこと

② ステロイド維持量 10 mg 以下が 6 カ月以上継続していること．

③ 他臓器の病変がないこと

④ ステロイドによる重篤な合併症がないこと

⑤ 免疫抑制剤が使用されないこと

⑥ 妊娠，出産に対する危険性を十分に理解していること

などがあげられる．

● SLE合併妊娠管理における検査項目（表ⅢB-14）●

表ⅢB-14　SLE合併妊娠における必須検査項目

病勢の診断
炎症反応：CRP，赤沈，血清補体価
腎機能
血液像（白血球数，血小板数）
生化学検査（タンパク量，アルブミン量）
出血凝固検査
LEテスト
自己抗体
抗核抗体，抗DNA抗体（抗二重鎖DNA抗体），抗SS-A，B抗体
ループスアンチコアグラント（LAC），抗カルジオリピン抗体
合併症の診断
腎機能検査，一般尿検査，血圧・体重測定
胎児胎盤機能検査
超音波胎児計測，胎児心拍モニタリング，BPSなど

I 感染症 infection disease

妊娠中には非妊時と同様の感染症が起こる．妊娠に影響が大きいのは，早産，前期破水の原因となる絨毛膜羊膜炎と母子感染である．

① 絨毛膜羊膜炎 chorio-amnionitis

腟からの上行性感染が原因となる．頸管炎から絨毛膜羊膜炎へ波及し，炎症によるプロスタグランジンの組織内濃度の上昇により，子宮収縮が起こる．また，白血球由来のエラスターゼや各種サイトカインの働きによって，卵膜の脆弱化が進み，破水の原因となる．起炎菌は大腸菌や腸球菌などの腸内細菌や，溶連菌，ブドウ球菌などの皮膚常在菌が多い．最近は *Chlamydia trachomatis* などの関与も注目されている．

② 母子感染 mother-to-infant transmission

母子感染は垂直感染である胎内感染，産道感染のほか，母子間の濃密な接触による水平感染も含めて存在する．母子感染が問題となるのは，抵抗力が低く予備力の小さい新生児において，強い感染症状を呈する病原体や，おもな感染経路が母児感染である病原体においてである．また，有効な治療法がなく難治である疾患の場合も，母児感染に対する対策が必要と考えられている．

1 風疹 rubella

風疹はトガウイルス科に属する1本鎖RNAウイルスにより発症する疾患である．器官形成期において母体に初感染が生じると，児に心奇形，白内障，難聴を主症状とする先天性風疹症候群を発症することがある．この感染は妊娠週数に関係なく発症すると考えられ，とくに妊娠初期には高率である．先天性風疹症候群は妊娠11週以前では約90％に発症する．妊娠12～16週でも約30％の発症が認められる．現在感染を予防する目的で，ワクチンの接種が行われているが，抗体が作られないものや失われている場合もあり，注意を要する．

① 症状：感染後2～3週間の潜伏期の後，体幹を優位に全身に細かな発赤疹を生じる．また，耳介後部のリンパ節腫脹と発熱をみる．症状は3日ほどで急速に消退する．

② 診断：急性期と回復期のペア血清による風疹抗体価（HI法）の差が4倍以上である場合，および回復期血清で512倍以上の抗体価がある場合には，感染の可能性がきわめて高い．風疹の感染から1〜2カ月の妊娠の場合，IgM抗体が陽性であり感染の時期同定の指標となり，胎児への影響を推察することが可能となる．

2 サイトメガロウイルス cytomegalovirus

不顕性感染によってほとんどの成人が抗体を保有している．妊娠中の感染によって児の胎内感染が起こり，低体重，肝脾腫，黄疸，小頭症，血小板減少，知的障害を主症状とする巨細胞封入体症や単核球症などを起こす．母体に感染症状がないため，出生前診断は困難である．

3 トキソプラズマ toxoplasma

胎内感染で児に水頭症の発生をみるが，その頻度は低いとされる．

4 パルボウイルス parvovirus

リンゴ病の原因であるパルボウイルスB19は経胎盤感染によって，非免疫性胎児水腫の原因となる．これは髄外造血が行われている時期に胎児に肝炎が起こることにより発症する．このため児に造血障害が起こり，貧血，心不全，胎児水腫の発症に至る．同感染は自然軽快するが，それまでに胎児水腫から胎児死亡に至ることもある．胎児輸血を行うことにより改善がみられた報告もある．

5 B型肝炎ウイルス hepatitis B virus

日本人の2〜3％がキャリアである．母体がB型肝炎ウイルスキャリアである場合に，児への垂直感染が高率に起こりうる．とくにHBe抗原が陽性の症例にあっては，その可能性はきわめて高い．感染様式は産道感染である．分娩時に母体血，組織血との濃厚な接触で感染が成立する．現在，HBキャリア妊婦から出生した児全例に対して治療目的で，分娩直後に抗HBガンマグロブリンが投与され，その後，ワクチン接種が行われている．

6 C型肝炎ウイルス hepatitis C virus

C型肝炎ウイルスの母子感染については経路や発生頻度は明らかになっていない．ただし，B，C型肝炎ともに，母体の肝機能のチェックと分娩後の治療についても考慮する．

7 パピローマウイルス papiloma virus

尖圭コンジローマの原因として，また，近年は子宮頸部癌との関連が示唆されているパピローマウイルスも産道感染が知られている．経過は比較的長く，児の難知性の喉頭乳頭腫の形で発症する．

8 単純ヘルペスウイルス herpes simplex virus

産道とその近傍に性器ヘルペスウイルス病変が存在する場合には，児に感染が成立する．多くは産道感染であり，脳炎，髄膜炎などの重篤な新生児ヘルペス感染を引き起こす．児の致命率が高いことから，発症時期，初感染・再感染型かによって分娩時期と分娩法が決定される．現在，抗ヘルペス剤が開発されており，新生児の治療に利用されている．

9 クラミジア感染 chlamysiasis

近年，増加しているクラミジアも産道感染を起こす．診断は子宮頸部からのクラミジア抗原の検出を行う．また，活動性についてはクラミジアIgAを計測して診断する．母児感染が起こった場合，濾胞性結膜炎や肺炎を起こす．治療には，マクロライド系抗生物質が投与される．

10 B群溶連菌 group B streptococcus

B群溶連菌の陽性者は，妊婦の約10％程度に存在している．腟や外陰部から分

離されることの多いB群溶連菌は，産道感染によって，児に重篤な全身感染を引き起こす（この頻度は1,000分娩に1例程度）．新生児に髄膜炎，肺炎のほか，敗血症の病状をとることもあり，きわめて重篤な経過をたどることがある．妊婦は無症状であることが多く，細菌学的な検索によって診断する．発症予防に分娩時母体に，ペニシリン系抗生剤，あるいは第1世代セフェムが投与される．

11 梅毒 syphilis

梅毒トレポネーマにより発症する．感染様式は経胎盤感染であり，胎盤が形成される妊娠12～16週頃にかけて母児感染が成立する．先天梅毒の徴候（頭蓋奇形，鞍鼻，口囲の放射性瘢痕，肘関節腫大）がみられ，また，幼児期に先天性梅毒症状（歯芽異常，実質性角膜炎，第8神経障害）を発症することがある．感染の診断は梅毒血清反応（STS法）と抗原を検知するTPHA法やFTA-abs法を併用する．前者には生物学的偽陽性があり，後者では治療例でも陽性を示すため，単独では診断できない．治療にはペニシリンが著効を示す．母体の治療は胎盤形成以前に行うことが望ましい．

> STS: serologic tests for syphilis
>
> TPHA: Treponema pallidum hemagglutination test
>
> FTA-abs: fluorescent treponemal antibody-absorption test

12 HIV 感染 human immunodeficiency virus infection

HIVはレトロウイルス科に属する．HIVウイルスは，後天性免疫不全症候群を引き起こすことで知られているが，25～75％の範囲で垂直感染があることが報告されている．このため抗HIV剤を母体に投与することにより，垂直感染が減少することが報告されている．

J 精神神経疾患 neurological and psychiatric disorders

妊娠に伴うさまざまな身体の変化や情動の変化が精神状態に影響を与える可能性が指摘される．また，分娩時の過呼吸により痙攣性疾患の誘発が認められる場合もある．さらに妊娠中も継続して服用される抗精神病薬が胎児に影響を与えることもある．また，分娩後の断乳に用いられる薬剤が精神神経症状に影響を与える場合がある．

1 統合失調症 shizophrenia

妊娠初期，産褥期に悪化する恐れがある．しかし，妊娠，分娩への影響はない．抗精神病薬の投与は原則として継続する．抗精神病薬はドパミンに対するアンタゴニストであることが多く，抗精神病薬の胎児に対する安全性は確立されていないことを伝えるために，十分にインフォームドコンセントを行う必要がある．

2 躁うつ病 manic-depressive psychosis

妊娠初期，産褥期に悪化する恐れがある．しかしながら，妊娠，分娩への影響はない．この場合も原則として妊娠中も服用を継続する．抗うつ薬は3環系抗うつ薬が中心に用いられるが低血圧に注意が必要である．躁病に対するリチウムの使用については，催奇形性（心奇形：Ebstein奇形）の問題があることを忘れてはならない．したがって，このような薬剤も胎児に対する安全性は確立されていないことを伝えるために，十分にインフォームドコンセントを行う必要がある．

3 てんかん epilepsy

妊娠により悪化する例が多い．また，痙攣発作の種類（granmal seizureなど）によっては母体の無呼吸発作が起こり，胎児に直接的に影響する．したがって，妊娠中も治療を継続して行う．妊娠によって悪化する原因として，循環血液量の増加，胎盤由来や肝由来の薬剤分解酵素の増加，妊娠に伴う悪心・嘔吐症状の出現などさまざまな理由が考えられる．治療にはヒダントインなどの抗痙攣薬が用

いられるが，その多くは催奇形性があることが知られている．多剤併用療法の場合，その頻度が高くなるため，妊娠中は可能なかぎり，単独の薬剤で管理することが望ましい．また，投薬により児に出血傾向が認められるので，経母体的にビタミンKを投与して頭蓋内出血などを予防する．

4 不安神経症，強迫神経症など anxiety neurosis, obsessive-compulsive neurosis

不安，抑うつ，強迫などを主症状とする．妊娠によって軽快することが多いが，妊娠中に初発することもある．産褥期に発症するものが最も多い．妊娠経過や分娩には影響を与えないが，治療に用いられる抗不安薬の児への安全性は確立していないためインフォームドコンセントが必要である．その一方で，治療を行っての妊娠継続や妊娠中絶が与える心理的影響も大きいので治療に際しては十分な配慮が必要となる．抗不安薬の投与のほか，心理療法や精神療法の併用が有効である．

5 マタニティーブルーズ matanity blues

分娩後数日で発症する一過性の抑うつ状態．環境の変化による心理的要因および間脳-下垂体系の機能失調に起因すると考えられる．情動の過敏，抑うつ気分，易疲労感，不眠，不安の出現がみられる．自然寛解することが多い．症状が強い場合には抗不安薬や抗うつ薬の投与を行うが，乳汁に移行し，児への影響がありうるので注意を要する．

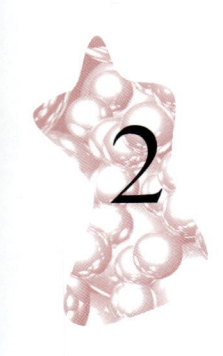

2 *Dystocia, Abnormal Labor*
異常分娩

異常分娩とは，分娩の3要素(娩出力，産道，胎児および胎児付属物)の異常によって生じる分娩の障害をいう．

1 娩出力の異常

胎児を娩出させる力を**娩出力**といい，**陣痛** labor pains (uterine contraction) と**腹圧** abdominal pressure からなる．これらの異常に次のものがある．

A 陣痛の異常 abnormal labor pains

① 微弱陣痛 uterine inertia, weak pains

● **定義** ● 陣痛が自覚的あるいは他覚的に微弱で，発作の持続が短く，かつ周期が長く分娩が進行しない状態をさす．陣痛の強さの客観的な表現に感圧器を用いるようになって，日本産科婦人科学会では陣痛の強さを内測法によって測定し，微弱陣痛を以下のごとく定義している．すなわち，子宮内圧による定義では，外子宮口7～8 cm 開大時までは10 mmHg 以下，9 cm 以上では40 mmHg 以下としている．しかし，すべての分娩に内測法を用いるわけではないので，付記として子宮内圧の代わりに臨床的には外測法による陣痛周期と陣痛発作持続時間をもって表現することも認められている(p. 122，表Ⅰ-17, 18参照)．

● **病態生理・原因** ● 内因性オキシトシンの低下，あるいは内因性オキシトシンに対する子宮筋の感受性の低下した状態で，分娩開始時より陣痛が微弱のとき，**原発微弱陣痛** primary uterine inertia といい，正常陣痛で始まったものが途中で微弱となったものを**続発微弱陣痛** secondary uterine inertia という．

原因として，前者では①子宮発育不全，子宮奇形，子宮筋腫，羊水過多症など子宮筋の変化によるもの，②骨盤位，横位，前置胎盤，狭骨盤などで児の先進部による子宮下部の圧迫がなく，子宮下部の神経に刺激伝達が十分でない場合，③子宮内感染，④恐怖，精神的不安などがある．また，後者では①産道の異常，②胎児の過大および奇形，③胎位，胎勢の異常，④膀胱，直腸の充満，⑤早期麻酔(鎮静剤)，⑥疲労などにより，二次的に全身性または子宮筋の疲労をきたして起こる．

● **頻度** ● 報告者でかなりの差がみられるが，全分娩の1～10％である．

● **症状** ● 陣痛発作時の子宮内圧の振幅が小さく，収縮時間が短く，陣痛周期が長いため，分娩が進行せず遷延分娩となる．

①　分娩第1期：破水前では，母児に危険を招くことは少ない．しかし，第1期でも早期破水し，陣痛微弱のときは羊水は次第に流出して子宮は縮小し，胎盤あるいは臍帯が圧迫されるため non-reassuring fetal status を生じやすく，また，細菌感染の機会をつくる．
　②　分娩第2期：胎児が骨盤や軟産道に長く圧迫され，non-reassuring fetal status を生じやすく，また，母体への危険性も増す．さらに，分娩が遷延するため産婦は不安となり，ときに嘔吐，発熱，血尿がみられ，疲労を訴える．
　③　分娩第3期：胎盤の排出が遅れ，また，弛緩出血の頻度も高くなる．さらに，細菌感染を生じやすくなる．

● 診断 ●　微弱陣痛の定義による．正確に分娩開始時期を決定し，自覚症状，Friedman の頸管開大度曲線を参考にする（図ⅢA-78参照）．

● 治療 ●　①　分娩第1期：破水していない場合は，微弱陣痛の原因を検索し，また，その経過より自然分娩が可能か否かを判定する．膀胱，直腸をいつも空虚にしておき，さらに十分な睡眠，栄養により疲労回復に努める．
　②　分娩第2期：未破水の場合は人工破膜を行い，オキシトシンまたはプロスタグランジンなどの薬剤を用いて積極的に陣痛を促進し，分娩誘導を試みるが，無効である場合や母児に危険が認められる場合は，吸引分娩術，帝王切開術など急速遂娩術を用いる．
　オキシトシンやプロスタグランジンの点滴による静脈内投与法により陣痛促進を試みる場合には，ⅰ）分娩は遷延しながらも進行性であること，ⅱ）正常に進行している分娩経過を単に短縮しようとしての薬剤の使用は不適当であり，非生理的で危険であること，ⅲ）CPD など分娩進行の妨げとなるものがないこと，ⅳ）胎位を十分把握し，横位では用いるべきでないこと，ⅴ）常に分娩監視装置を用いて胎児心拍数と陣痛を観察し，胎児の状態が良好であること，ⅵ）薬剤の使用は少量より漸増しながら用いること，ことに経産婦では過強陣痛になりやすく子宮破裂の危険性が大きいこと，ⅶ）母体で水分が過剰となりやすいこと，などを考慮して慎重に行う．
　③　分娩第3期：子宮底の輪状マッサージ，氷嚢法，子宮収縮剤を用いて子宮収縮を促し，弛緩出血を予防する．

● 予後 ●　微弱陣痛の程度，持続時間，発生時期に関係する．分娩第1期や第2期における短時間の微弱陣痛はほとんど母児に障害を生じないが，第3期では短時間でも弛緩出血となり重篤となる．また，感染，出血，軟産道の圧迫損傷などの合併症により，母児の予後は異なる．

　付：**遷延分娩** prolonged labor
　日本産科婦人科学会では，分娩開始後初産婦では30時間，経産婦では15時間過ぎても児娩出に至らないものと定義している．アメリカでは，分娩は母児の状態から考え，18時間を超えないことが望ましく，その定義を20時間あるいは24時間を超過したものとしている．また，latent phase が初産婦で10〜12時間，経産婦で6〜8時間を超過するものには latent phase dysfunction，さらに，外子宮口がゆっくりと開大するもの, active phase が早く現れ，だんだん進行が遅くなり，全開大するまでに分娩停止 arrest が生じるものを active phase dysfunction とよんでいる．
　また，分娩の進行状況から分娩遷延を判断し，正常進行より遅いもの（protraction disorder）と，完全に進行が停止しているもの（arrest disorder）に分類し，子宮口開大度と先進部下降度の進行状況によって診断する（**表ⅢB-15**）．
　おもな病態は微弱陣痛である．したがって，原因は軟産道強靱，子宮筋の過伸展，麻

表ⅢB-15　分娩遷延の診断

分娩進行パターン	初　産　婦	経　産　婦
protraction disorder		
頸管開大度	＜1.2 cm/時間	＜1.5 cm/時間
下降度	＜1.0 cm/時間	＜2.0 cm/時間
arrest disorder		
頸管開大停止	＞2 時間	＞2 時間
下降停止	＞1 時間	＞1 時間

(American College of Obstetricians and Gynecologists : Dystocia and the Augmentation of Labor. Technical Bulletin No. 218, 1995 a より改変)

酔などであり，non-reassuring fetal status，弛緩出血，子宮内感染，さらに吸引分娩術，帝王切開術などの頻度が高くなる．

2　過強陣痛 excessively strong pains, hyperdynamia uteri

● 定義 ●　子宮収縮が異常に強く，長い陣痛発作と短い間欠によって子宮内圧が上昇した状態．

● 病態生理・原因 ●　子宮筋の過度の収縮状態で，子宮収縮剤の過剰投与あるいは産道の抵抗による．前者は子宮収縮剤であるオキシトシン，プロスタグランジンの不適当な投与量や方法による．また，後者では軟産道強靱，胎位胎勢異常，回旋異常，狭骨盤，巨大児，CPDなどが原因となる．

● 頻度 ●　全分娩の0.5％にみられる．

● 症状 ●　陣痛が強いため，産婦は不安，苦悶状となり，腹圧も不随意に加わる．産道の抵抗が強い場合は，収縮輪の上昇（Bandl 収縮輪），子宮円索に強い緊張がみられる．子宮収縮が周期的である場合は過強陣痛といい，子宮破裂の危険性を生じる．さらに，子宮収縮時には激痛のため不穏，苦悶，悪心，嘔吐を伴い，子宮壁の弛緩が十分でなく間欠が短くなった状態を痙攣陣痛 cramp pains という．まったく間欠が失われ，子宮の持続性収縮状態を子宮強直 tetanus of the uterus という．

過強陣痛となると，子宮胎盤循環障害，臍帯圧迫のため胎児は non-reassuring fetal status に陥る．また，経産婦など産道の抵抗の少ないものでは急産となる．

● 診断 ●　前述の臨床症状と，p. 122, 表Ⅰ-17, 18 に示された定義による．

● 治療 ●　原因の除去に努める．子宮収縮剤の投与を中止し，鎮静剤（塩酸ペチジンなど），子宮収縮抑制（弛緩）剤（イソクスプリン，テルブタリン，リトドリンなど）を投与する．ときに硬膜外麻酔が用いられる．前回帝王切開術，子宮筋腫核出術の既往のある場合，治療効果のない場合，収縮輪の上昇が著明な場合は子宮破裂の危険性があるので帝王切開術など急速遂娩術を用いる．また，non-reassuring fetal status のみられる場合も同様である．

● 予後 ●　過強陣痛では，治療により母児ともに予後は良好であるが，ときに胎盤剥離，大出血がみられ，児には non-reassuring fetal status がみられる．痙攣陣痛，子宮強直では時期を逸すると，失神，子宮破裂，non-reassuring fetal status を生じ，母児ともに危険である．

　　付：収縮輪 contraction (retraction) ring

子宮筋の収縮と退縮を生じた子宮体部と，分娩時に伸展した子宮下部との輪状の境界線をさす．分娩時胎児の下降が妨げられ，過強陣痛を生じると，厚さを増した子宮洞筋の過度の収縮，退縮に加え，子宮下部は過度に伸展する．このような場合，収縮輪は著しく上昇し臍高まで達することがあり，切迫子宮破裂の徴候である．このような収縮輪

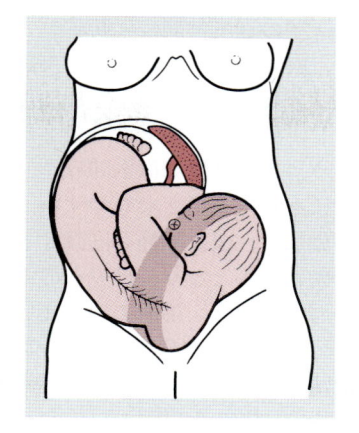

図Ⅲ B-10　Bandl 収縮輪（退縮輪）
右下方から左上方にかけて斜めに臍部まで上昇した収縮輪の溝が触知される

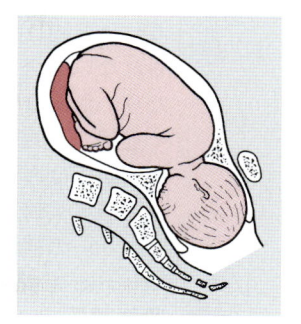

図Ⅲ B-11　頸部を絞窄する絞窄輪
内子宮口部の子宮壁が限局性に輪状に痙攣して内腔に突出したため，頸部が絞窄されている

を病的収縮輪（退縮輪）pathological contraction (retraction) ring または Bandl 収縮輪という（図Ⅲ B-10）．

③ 絞窄輪難産 constriction ring dystocia

- **定義**　限局性子宮痙攣によって，子宮の種々の部位の輪状筋が持続的に異常に収縮し厚くなり，分娩の進行が妨げられる．一般に胎児陥凹部，ことに頸部周囲の子宮壁に最も生じやすい．
- **原因**　子宮内操作や早期破水，CPD，胎位胎勢異常などが原因と考えられるが，明らかでないことも多い．
- **頻度**　500 例の分娩に 1 例の割合である．
- **症状・診断**　分娩が遷延し，子宮口が開大せず児の下降がみられない．絞窄輪の部位は腹壁を通してみられるか，あるいは腹壁上から触れる．子宮収縮中にかかわらず，子宮体部の収縮がリングを越えて子宮下部や頸部に伝わらないので弛緩している．産婦は耐えがたい腰痛，膀胱障害を訴える．内診すると内診指は簡単に子宮腔内に入り，児を締めつけているリングが触知される．これに触れると強い疼痛を訴える（図Ⅲ B-11）．
- **治療**　non-reassuring fetal status がみられない場合は，安静を保ち，待機的に経過をみる．絞窄輪が弛緩しない場合は麻酔も一考される．多くの場合は帝王切開術が行われる．
- **予後**　以前は母児ともに危険を伴ったが，現在では胎児心拍数陣痛（分娩）監視装置の普及と帝王切開術の安全性から，その予後は良好である．

B 腹圧の異常 abnormal abdominal pressure

腹圧の異常として微弱腹圧（腹圧不全）と過強腹圧がある．

① 微弱腹圧 weak abdominal pressure

- **定義・原因**　原発微弱腹圧は，腹圧の必要な娩出期のはじめから十分な腹圧の得られない場合をいう．①筋肉の発育不良な肥満女性，②腹直筋離開や懸垂腹

を伴う経産婦，③腹壁の過度伸展，④膀胱および直腸の充満，⑤疼痛に敏感な神経質な産婦，また，⑥ヘルニア，脊髄神経疾患のある産婦，にみられる．

また，**続発微弱腹圧**は，早期に腹圧を加えたため(**早期腹圧**)，分娩第1期終わりには産婦は疲労し，腹圧を必要とする第2期には微弱となり，有効な腹圧が得られない場合をいう．多くは続発微弱陣痛を伴っており，また鎮静剤を投与されたり，無痛分娩時にも腹圧不全となりやすい．

● **症状** ● 腹圧が微弱で，また陣痛と同調せず分娩が進行しない．分娩第2期の微弱腹圧は遷延分娩の原因となり，母児への危険が増す．

● **治療** ● 前述の原因を除き，排尿ののち疲労の強いものでは点滴などで水分，カロリーの補給を行う．腹圧のかけ方を十分指導し，児頭が出口部にある場合はKristeller胎児圧出法，吸引分娩術を行う．

② 過強腹圧 excessively strong abdominal pressure

腹圧が強すぎる場合で，分娩第2期が急速に進行し，頸管裂傷や腟，会陰の大きな裂傷を生じることがある．産婦に冷静に自分をよくコントロールするようにいいきかせ，調節して弱く腹圧をかけるように指導する．ときに鎮静剤を投与する．

2 産道の異常

産道は**骨産道**と**軟産道**からなり，次のような異常がみられる．

A 骨盤の異常 abnormal pelvis

骨盤の形は個人差が著しく，まったく同じ形をした人はなく，左右対称の骨盤もない．また，人種，年齢，環境，職業および疾患によっても異なる．Caldwellらは女性骨盤を女性型 gynecoid type，扁平型 platypelloid (flat) type，男性型 android type，類人猿型 anthropoid type の4つの基本型に分類している．骨盤の異常として，次のものがあげられる(図ⅢB-12)．

① 扁平(型)骨盤

骨盤入口部が横長の卵円形で，前後径が短縮，狭窄し，典型的な例では，この

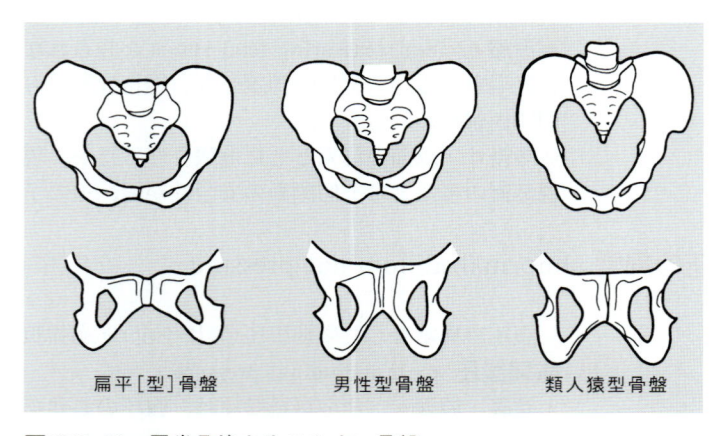

図ⅢB-12 異常分娩を生じやすい骨盤

前後径の短縮によって児頭の骨盤内進入が妨げられる．また，児頭が正常の回旋を行えないことが多く，帝王切開術の適応となる．日本人女性の4～14％にみられる．

② **男性型骨盤**

骨盤入口部がハート型で，骨盤狭部，出口部が狭い．骨盤入口部は児頭が進入するのに十分な広さがあるが，恥骨弓が狭くなっているため出口部が狭く，分娩障害を起こすことがある．しかし，多くの場合分娩を著しく障害することはない．日本人女性の1～7％にみられる．

③ **類人猿型骨盤**

骨盤入口部は前後径が横径より大きく，側壁の形状は直線的で下方にひろがる．仙骨は傾斜が後方に鋭角で長く幅が狭い．日本人女性の5～25％にみられる．

④ **狭骨盤** contracted pelvis

● 定義 ● 骨盤各部の長さの全部または一部が正常骨盤に比べて短く，正常成熟児の分娩に障害をきたす骨盤を狭骨盤という．日本産科婦人科学会では，わが国の成熟婦人の正常骨盤および狭骨盤の大きさの定義を表ⅢB-16のように定めている．

表ⅢB-16 正常骨盤および狭骨盤の大きさ

	狭骨盤	比較的狭骨盤	正常骨盤
産科学的真結合線	9.5 cm 未満	9.5～10.5 cm 未満	10.5～12.5 cm
入口横径	10.5 cm 未満	10.5～11.5 cm 未満	11.5～13.0 cm
外結合線(参考)	18 cm 未満		18～20 cm

● 原因 ● 先天性原因として遺伝（低身長）や，子宮内での発育障害，後天性原因として甲状腺機能不全によるクレチン病，くる病，脊髄疾患，栄養障害による発育不全などがある．

● 頻度 ● 欧米に比べて少ない．

● 症状 ● 狭骨盤では，妊娠，分娩の経過は著しく障害され，子宮の位置，胎位，胎勢の異常をきたしやすい．妊娠中では，先進部が骨盤入口部に固定しないため子宮底が高く子宮が異常に移動しやすく，かつ，腹部は前方に突出し尖腹となる．また，腹壁の弛緩した経産婦では懸垂腹となる．分娩では，娩出力異常や胎児の通過障害などを生じる．狭骨盤での分娩障害は主として真結合線の短縮の程度による．真結合線が9.5 cm未満の症例では，高い頻度で児頭の通過が不可能となるので帝王切開術が行われる．また，狭骨盤であっても，経腟分娩の可能性は真結合線と児頭大横径の差によって左右される（表ⅢB-17, 18）．

● 診断 ● 骨盤外計測法により狭骨盤を疑い，X線撮影法による骨盤計測値より，表ⅢB-16に示した定義に基づく．

● 治療 ● 狭骨盤の多くに帝王切開術が行われる．比較的狭骨盤では，経腟分娩が可能か否かは胎児との相対的関係によって決定されるので，児頭の大きさと骨盤との関係を十分検査のうえ機能的診断法が試みられるが，経腟分娩不可能と診断されたら，ただちに帝王切開術を行う（次項，B児頭骨盤不均衡を参照）．

⑤ **広骨盤** enlarged pelvis

● 定義 ● 骨盤諸径線の全部または一部が正常値より長いものをさし，骨盤腔も正常に比べて広い．

表ⅢB-17　骨盤の大きさと帝王切開術の頻度

	正常閾（cm）	狭骨盤の程度（cm）	帝王切開術の頻度（%）
産科学的真結合線	10.5〜12.5	＜9.5 9.5〜10.5 ≧10.5	40.0 23.7 7.2
入口横径	11.5〜13.0	＜10.5 10.5〜11.5 ≧11.5	72.7 24.3 8.4
外結合線	18.0〜20.0	≦17.5 ≧18.0	5.2 1.0

表ⅢB-18　産科学的真結合線と児頭大横径の差と帝王切開術

真結合線－児頭大横径（cm）	帝王切開術の頻度（%）
≦1.0	76
1.1〜1.4	43
1.5〜1.7	13
≧1.8	2

●分娩経過●　骨産道の抵抗が少ないため経過が速やかで，陣痛が強いときや過強腹圧で急産（墜落産）を起こしやすく，腟や会陰の裂傷をきたしやすい．また，骨盤腔が広く抵抗が少ないため，正常回旋のないまま低在横定位となることも多い．児頭の応形機能も著明でない．

●処置●　分娩が開始したら早目に分娩台に移し，側臥位にて腹圧を加減し，急速分娩を防ぎ十分会陰保護を行う．急速分娩では子宮筋の退縮が不十分で弛緩出血を起こすことがあるので注意を要する．

B 児頭骨盤不均衡 cephalopelvic disproportion（CPD）

●定義●　児頭が母体骨盤より大きいため，児頭と母体骨盤の間に不均衡があり，整調な陣痛にかかわらず，児頭が骨盤入口部に固定しない．また，骨盤が狭くて障害となっている部位より児頭が下降せず分娩が進行しない状態をいう．

●原因●　児頭が母体骨盤に比べて大きすぎるか，骨盤が小さすぎる場合で，児頭と骨盤の相対的問題である．産道の異常として，ことに骨盤の形態異常である狭骨盤と胎児の異常として巨大児，水頭症，児頭の応形機能不全などがある．

　児頭が骨盤入口部に固定しない場合や遷延分娩の場合において，児頭と骨盤の大きさの関係以外の原因，たとえば，前置胎盤，子宮頸部筋腫，微弱陣痛，過短臍帯，胎位胎勢異常などが明らかな場合はそれらの診断名を用い，十分な原因検索もせず安易にCPDの診断名を用いるべきでない．

●頻度●　分娩の4〜6％にみられる．

●症状●　陣痛が整調であるにもかかわらず，児頭が固定しないか，固定してもその後2〜3時間で児頭の下降がみられなければCPDを疑う．

●診断●

1　狭骨盤の有無
① 経産婦では既往の分娩経過と児体重を調べる．
② 体型，とくに身長に注意．
③ 骨盤外計測 external pelvimetry を行い，骨盤のおよその大きさを推定する．

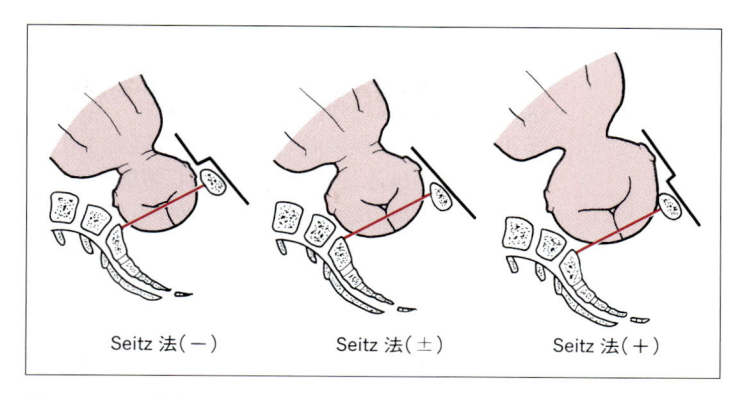

図Ⅲ B-13　機能的 CPD 診断法
Seitz 法(－)では CPD はないが，Seitz 法(＋)では CPD が疑われる

2　児頭と骨盤の大きさの関係

① 骨盤X線計測法　X-ray pelvimetry

　ⅰ) Martius 骨盤入口撮影法：恥骨結合上縁と第5腰椎棘突起が同じ高さになるような座位をとらせ，X線が骨盤入口の中心を通ってフィルムに垂直になる位置で撮影する．本法により骨盤入口部の形態，また，撮影時における入口面と児頭の位置的関係をみることができる(p. 79，Ⅰ-5-6 A を参照)．

　ⅱ) Guthmann 骨盤側面撮影法：Martius 法の座位で側面から撮影するか，股関節が屈曲した側臥位で上方から撮影する．本法により，児頭の大きさと浮動性，胎勢，軸進入，定位，産科真結合線，そのほか最短前後径と児頭との位置的関係，仙骨の形態をみることができる．

② 機能的診断法

　ⅰ) Leopold 診察法の第3手法，第4手法を用いて，浮動児頭 floating head の程度をみる．

　ⅱ) Seitz 法：恥骨結合より児頭前面が低ければ Seitz 法(－)，同じ高さなら(±)，児頭前面が隆起していれば(＋)と判定する(図Ⅲ B-13)．

　ⅲ) Hillis 法：妊婦を半臥位とし，一手を子宮底におき，胎児殿部を骨盤軸の方向に圧下し，他方の示指を直腸内に入れ児頭の下降度を知る．児頭先進部が station 0 まで圧入できれば，CPD はないと考えられる．

● 処置・治療 ●

1　帝王切開術

CPD が明らかな場合は，初めから帝王切開術を施行する．

① 高度の変形狭骨盤．
② 産科真結合線 9.5 cm 未満，入口横径 10.5 cm 未満．
③ 児頭大横径が産科真結合線と等しいか大きい．

2　試験分娩 trial of labor

CPD の程度が軽いと考えられる場合は，いつでも帝王切開術ができるように検査と準備を整えた後，分娩経過を観察して，母児に危険なく経腟分娩が可能か否かを判定する．陣痛が整調となり，子宮口全開大に近く，ことに破水後の経過で児頭が骨盤内に嵌入しないか，あるいは固定してもその後，分娩第1期で12時間，第2期で3時間経過しても児頭の下降がなければ試験分娩の限界と考える．これ以上の経過観察や強行は無理であり，ただちに帝王切開術を考える．

① 産科真結合線 9.5〜10.5 cm，入口横径 10.5〜11.5 cm．
② 児頭大横径と産科真結合線の差が 1 cm 以上ある場合．
③ Seitz 法にて（±）〜（+）．

●**予後**● 分娩監視装置を用いて分娩経過を注意深く観察すれば予後良好であるが，過強陣痛や破水後長時間を経過し感染の疑われる症例では母児に危険が増す．とくに帝王切開術後の経過に諸合併症を伴う．

付：骨盤位における CPD の診断

一般に CPD は頭位において用いられるが，広い意味では骨盤位においても問題となる．診断は児頭の大きさを超音波断層法で，また，骨盤入口部を X 線撮影法により計測し，一般に骨盤最短前後径－児頭大横径≧1.5 cm では CPD はないと考えられる．しかし，骨盤位では，試験分娩ができないこと，最も大きな児頭が最後に娩出することから，初産婦においては多くの施設において帝王切開術が行われる．また，経産婦においてもborderline に近い症例では帝王切開術を行うことが望ましい．

C 軟産道の異常 abnormal soft birth canal

軟産道は子宮下部，子宮頸管，腟および外陰の一部からなる．軟産道の周囲には骨盤底の筋肉や靱帯があり，これらも軟産道の伸展性に関与する．これらの伸展性によって分娩の進行は大きく左右される．

① 子宮下部および頸管の強靱

妊娠による子宮下部および頸管の潤軟化が少なく，子宮口の開大に抵抗のある状態をさす．これらには器質的強靱のほかに機能的強靱（痙攣）がある．

●**原因・症状**● **器質的強靱**の原因として，頸管の手術，処置による瘢痕，人工妊娠中絶，分娩時の損傷の瘢痕，頸部腫瘍などがある．また，外子宮口癒合は，頸管は全開大しているのに，外子宮口辺縁の輪状筋が伸びないため，外子宮口は開大せず，児頭の下降により頸管はきわめて薄くなり卵膜のようになって児頭を覆う状態をいう．外子宮口は触れにくく膠着して完全に閉鎖しているようであるが，腟鏡診でかろうじて発見しうることもある．発育不全子宮，高年初産婦，肥満女性にみられる．

機能的強靱は**痙攣狭窄**（一部痙攣陣痛）あるいは**子宮口痙攣**という．これは分娩第 1 期では外子宮口に，分娩第 2 期，3 期では解剖学的内子宮口すなわち収縮輪に一致する．

●**分娩経過**● 子宮口の強靱，狭窄があると，頸管の伸展，拡張が妨げられ，外子宮口が十分開大されず分娩が遷延し，続発微弱陣痛となる．逆に陣痛が強い場合は子宮破裂や頸管裂傷の危険性がある．

●**診断**● 前記の症状および腟鏡診，内診所見より診断する．

●**治療**● 母児に危険のないかぎり，自然に分娩経過を観察し，著明な微弱陣痛をきたしたとき以外は分娩の進行が遅くても陣痛促進剤の使用はむしろ控えたほうがよい．外子宮口が 5 cm 以上開大するとその後の進行は比較的順調に進むことが多い．

② 腟，外陰の強靱，狭窄

腟，外陰の伸展性の不良や狭窄のため分娩が進行せず難産となる．また，経腟分娩が不可能のこともあり，児も non-reassuring fetal status に陥りやすい．

●**原因**● 高年初産婦にみられる処女膜，腟，会陰の強靱．既往分娩などの手術，処置，産褥熱などによる瘢痕性狭窄．腟血腫，外陰血腫．ジフテリア，猩紅熱，

潰瘍などの瘢痕性治癒，外陰ジストロフィー，腟奇形，近接臓器の腫瘍による圧迫．

●**分娩経過・治療**　妊娠時や分娩第1期にはとくに障害はないが，第2期が遷延し，母児に危険が増し，帝王切開術を要することもある．腟狭窄は分娩中に多くは拡開され，また，腟中隔は自然に断裂されることもあるが，ときに，腟，外陰の大きな裂傷を生じることがあるので経過に注意し，会陰保護を十分行う．

付：**高年初産婦** elderly primipara

35歳以上の初産婦を高年初産婦という．35歳を過ぎると軟産道の結合組織が増加し，強靱となり，伸展性不良で分娩障害をきたすことが多い．近年，結婚年齢が遅くなり，高年初産婦が増加する傾向にあるが，分娩障害は結婚後まもなく妊娠した高年初産婦(**晩婚性高年初産婦**)では比較的少ない．しかし，不妊期間が長かったため高年初産婦となった産婦では分娩障害が多く，帝王切開術の頻度も高い．

3　胎児性難産

胎児が産道を通過する際，最も小さな産道通過面をもって通過することが理想的であるが，産道への胎児の進入角度，方向，回旋の仕方などの異常を伴った場合，分娩は異常な経過をたどる．本項ではおもに胎児の産道への進入の仕方の異常による難産を**胎児性難産**とする．

A　胎位異常 malpresentation

胎位とは胎児の縦軸と子宮の縦軸の相互関係を指し，両軸が平行するものを**縦位**，直角に交叉するものを**横位**，斜めに交叉するものを**斜位**という．

①　骨盤位 breech presentation

●**定義**　縦位の胎位で胎児の骨盤端（殿部）または下肢が先進下向するものをいう（図ⅢB-14）．

●**分類**　① 殿位：殿部が先進するもので，3つに分類される．

ⅰ）**単殿位** frank breech presentation：両下肢を伸展した状態．殿部のみが先進する．

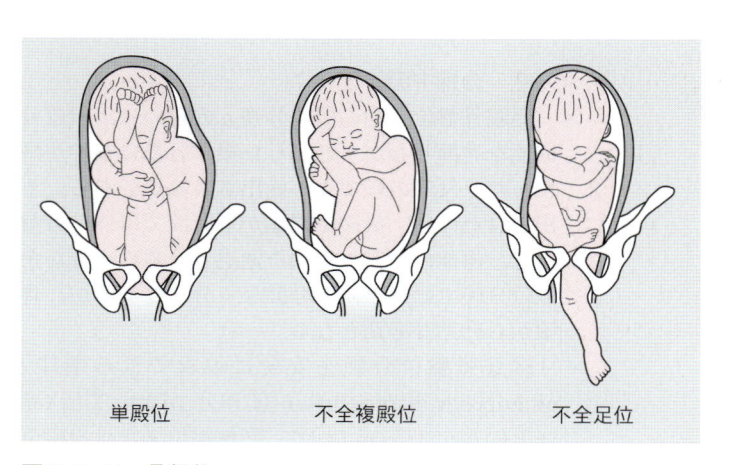

単殿位　　　不全複殿位　　　不全足位

図ⅢB-14　骨盤位

ⅱ）全複殿位 complete breech presentation：両下肢を股関節と膝関節で屈曲し，両側の足踵が殿部に接近して先進するもの．
　ⅲ）不全複殿位 incomplete breech presentation：一側の下肢を上方に伸ばし，他側の下肢が膝関節で屈曲して，その足踵が殿部に接近して先進するもの．
　② 足位 footling presentation：下肢が股関節で伸展し，足踵が先進するもので，両足が先進するものを**全足位**，一足が先進するものを**不全足位**という．
　③ 膝位 knee presentation：下肢を股関節で伸展し，膝関節で強く屈曲した膝部が先進するもので，両側膝部が先進するものを**全膝位**，一側膝部の先進するものを**不全膝位**という．

● **頻度** ● 妊娠7カ月で30％，8カ月で15％，9カ月で6〜9％，正期産では3〜5％である．また，分娩時には，骨盤位の中では殿位が最も多く70％，足位30％，膝位は最も少なく1％以下である．

● **原因** ● 胎齢が若いこと以外に骨盤位に関連があるものには，①頻産婦での子宮筋の弛緩，②多胎，③羊水過多・過少，④胎児疾患：胎児奇形（水頭症，無脳症），染色体異常（トリソミー13,18,21），筋緊張性ジストロフィー，⑤前回骨盤位分娩，⑥子宮の形状異常，⑦骨盤内腫瘍（子宮筋腫など）があげられる．

● **症状・診断** ● ①子宮底の高さが妊娠週数に比べて高い．
　② Leopold手技により子宮底に可動性のある硬い球状の児頭を触れる．また，骨盤入口部に頭部を触れず，ときに空虚である．この場合は未固定の頭位との区別を要す．
　③ 児心音が臍高より高い部位で聴取される．
　④ 内診にて先進部が頭部と異なる抵抗の軟らかい胎児部分を触れる．
　⑤ 超音波断層法により，容易に骨盤位と診断することができる．さらに，児頭の娩出に影響する胎勢の評価にはX線胎児撮影法が用いられる．

● **管理** ●

1　妊娠中の管理

　① 妊娠30週頃までは，胎児の自己回転を期待する．
　② 外回転術 external cephalic version：妊娠35〜37週に，超音波断層法により胎児を観察しながら，外診手により骨盤位から頭位に回転する方法．成功率は65％とされているが，合併症として，胎盤剝離，子宮破裂，羊水塞栓症，feto-maternal transfusion，non-reassuring fetal status，胎児死亡などがあるため，十分なインフォームドコンセントを得たうえで緊急帝王切開ができる環境で行うことが望ましい．

2　分娩中の管理

　経腟骨盤位分娩の頭位分娩との違いは，頭位分娩では頭部が母体の骨盤を応形機能を発揮しながら通過した後，容易に躯幹が娩出されるのに対し，骨盤位ではまったく反対の順で児が娩出される点である．すなわち，児の躯幹と小部分が娩出されたのち，最後に児頭が短時間で母体の骨盤を通過することになる．したがって，母体の骨盤は児頭を通過させるに十分な余裕がなければならない．また，頭位分娩ではほとんど介助なく分娩となるが，骨盤位では児の臍部が娩出された頃から介助が必要となる．
　経腟骨盤位分娩を安全に追求できる条件として，①児頭骨盤不均衡 cephalopelvic disproportion（CPD）がないこと（産科的真結合線の長さと児頭大横径との差が1.5 cm以上），②単殿位または複殿位であること，③妊娠34週以降，推定児体重2,000 g以上3,500 g未満であること，④胎児の頸部の過伸展 hyperex-

tension がないことがあげられる．

　分娩が開始したら，①分娩監視装置を装着し，連続的に胎児心拍と陣痛のモニタリングを行い，臍帯脱出などによる non-reassuring fetal status の有無に留意する，②いつでも緊急帝王切開が可能であるように，ダブルセットアップとする，③膀胱，直腸を空虚にして，腹圧を禁じ，精神的安静を保ち，児背側を下にして側臥位とする，④早期破水を防ぎ，破水した場合は羊水漏出，臍帯脱出を防ぎ，子宮口が全開大するまで胎児の一部が娩出しないよう，ときにメトロイリンテルやコルポイリンテルも試みられる．

● **分娩経過** ●　第1単殿位を例にとると，第1回旋で児の脊柱は右側に屈曲し，胎児の殿部の骨盤内進入は **両大転子間径** bitrochanteric diameter が，母体骨盤入口面の斜径に一致して開始する．このときの station は通常，−2から−4とされる．殿部が下降して骨盤底に達すると第2回旋が起こり，両大転子間径は骨盤縦軸に一致し，児の仙骨は母体の左側を向く．続いて児が下降すると，股関節部が恥骨弓を通過した頃に殿部が発露の状態となる．下に固定され，これを支点として第3回旋が起こると，児の脊椎が強く側彎して後在の右側殿部が発露し，さらに会陰を滑脱して殿部が娩出され，児の脊柱は伸展する．躯幹の娩出に続いて上方に挙上された両下肢が娩出される．この間，児背は母体の前方に回旋する．骨盤内通過の児頭周囲は小斜径周囲ないし前後径周囲で，骨盤内通過時間は頭位分娩に比べて短いため，児頭の変形は著明でない．

● **分娩介助法** ●　骨盤位分娩の介助には胎児の下降度により，骨盤位分娩介助術，部分的骨盤位牽出術，全骨盤位牽出術に分けられる．通常，non-reassuring fetal status などがなければ全骨盤位牽出術は行わず，娩出力のみで児の躯幹まで娩出されてから児頭娩出の介助を行う骨盤位分娩介助術，あるいは躯幹の一部が娩出された後，後続部分を牽引，回旋させるなどして娩出させる部分骨盤位牽出術を行う．

1　肩甲，上肢の娩出術

　① **古典的方法**：後在上肢と異名の手で両足を把握し，胎児の腹側に挙上して母

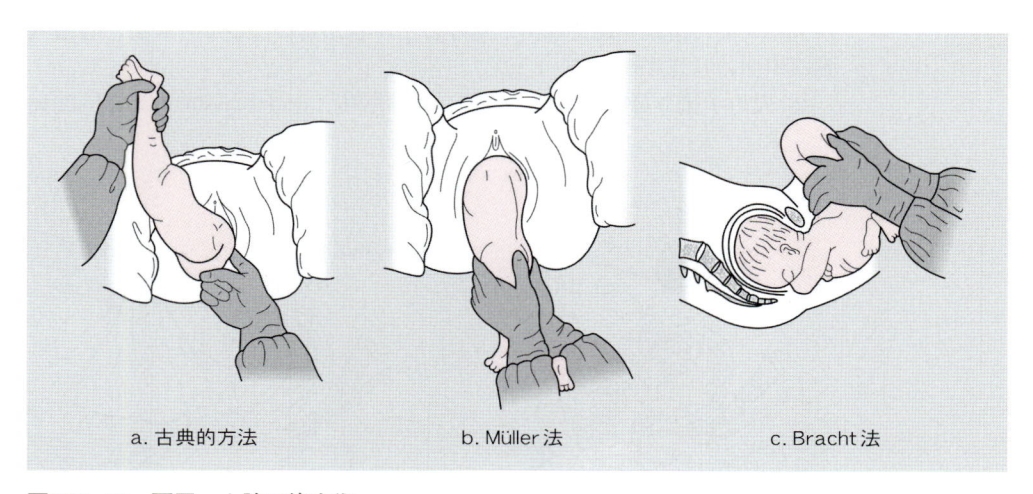

　　　a. 古典的方法　　　　b. Müller 法　　　　c. Bracht 法

図Ⅲ B-15　肩甲，上肢の娩出術
　a：右手指は後在肩甲を経て腟内に挿入して肘関節に達し，児腕で顔面を拭うように円形にまわしながら，後在上肢を娩出させる
　b：胎児躯幹を強く後下方に牽引して，前在肩甲部を恥骨弓下より滑脱させる
　c：臍輪が娩出されたのち，児の下肢と躯幹を把持して母体の恥骨結合に向けて挙上する

体の腹壁に接近させると後在肩甲が下降する．同時に児背と産道の間に間隙が生じるので，術者は他手を後在肩甲を経て深く腟内に挿入して肘関節に達し，児腕で顔面を拭うように円形に回しながら静かに後在上肢を娩出させる．引き続き前在上肢を後方に回転させて後在上肢にして娩出させる方法である（図ⅢB-15 a）．

② Müller 法：胎児躯幹を強く後下方に牽引して前在肩甲部を恥骨弓下より滑脱させ，次に躯幹を前上方に挙上すると後在肩甲部とともに後在上肢が自然に娩出する．再び，躯幹を後下方に牽引すると前在上肢も自然に娩出する（図ⅢB-15 b）．

③ Lovset 法：後在肩甲が前在肩甲よりも低位にあるとき，児躯幹を後下方に牽引しながら，後在肩甲を前方に180°回転させると恥骨弓下に娩出する．再度，逆に180°回転させれば，最初前在にあった肩甲と上肢が娩出する．

④ Bracht 法：母体の腹部のほうに曲げられた児下肢と躯幹を術者の両手で把握し強く上前方に向かって挙上すると同時に，助手に子宮底を圧下させる．この操作で肩甲と上肢が自然に娩出し，続いて児頭も娩出する（図ⅢB-15 c）．

⑤ 横8字型娩出法：娩出した殿部を両手で把握し，90°以内の縦軸回旋に軽い牽引操作を加え前後側方への捻転操作を行うもので，数字の8を横に描くように上肢に続いて後続児頭を娩出する方法である．

2 後続児頭娩出術

① Mauriceau-Veit-Smellie 法：児躯幹を術者の左右いずれかの一側の前腕屈側上に騎乗させ，その示指と中指を児の上顎にあてて圧迫することにより児頭を屈曲させる．背部から児の頸部に他手の示・中両指を広げてフォーク状に児の肩に掛け，他手とともに児の後頭部下部が恥骨結合下に見えるまで児を下方に牽引する．その際，助手に恥骨結合上部を軽く圧下させ，児頭の屈曲を助ける．ついで児の躯幹を母体の腹部に向かって漸次前上方に挙上すると，児頭は娩出される（図ⅢB-16 a）．

② 鉗子を用いる方法：助手に児の下肢を把握，挙上させるか，大きな敷布で児躯幹，下肢を包み挙上させ，骨盤出口部にある児頭の位置を十分確かめ，Simpson または Piper の鉗子を用いて後続児頭の娩出をはかる（図ⅢB-16 b）．

●予後● ① 母体の予後：子宮内操作や頻回の内診による感染のリスク，子宮口が全開大前に後続児頭を娩出した際に生ずる頸管裂傷や子宮破裂，会陰・腟裂傷，弛緩出血のリスクがある．

② 児の予後：経腟骨盤位分娩では臍帯脱出，non-reassuring fetal status，脳内

a. Mauriceau-Veit-Smellie法　　　b. 鉗子を用いる方法

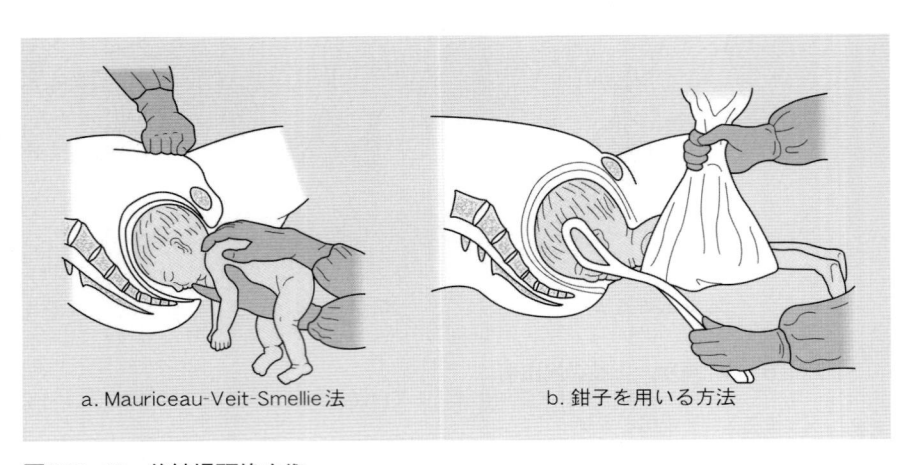

図ⅢB-16　後続児頭娩出術

出血などにより，周産期死亡率は選択的帝王切開を行った場合の3～4倍高いとされている．また，選択的帝王切開においても，経腟骨盤位分娩とほぼ同様の手技により児を娩出させることから，頭位経腟分娩や頭位での帝王切開術よりは予後は不良とされている．骨盤位分娩児の分娩外傷には，頭蓋内出血，頭蓋骨，脊柱，鎖骨，上腕骨，大腿骨の骨折，上腕神経麻痺，腹腔内臓器損傷などがある．

付：骨盤位分娩の取り扱い

米国では，最近の無作為対照試験による満期産の骨盤位分娩の経腟分娩と選択的帝王切開との比較を行い，新生児予後が経腟分娩で不良であるとの知見から，経腟骨盤位分娩は適切ではないと考えられている．例外的に経腟分娩を行う場合として，妊娠22～26週の骨盤位，重篤かつ致死的な児の奇形がある場合，双胎の第2子が頭位でない場合，帝王切開術が間に合わないほど，分娩が進行している場合をあげている．わが国では骨盤位に対して帝王切開を選択する施設がほとんどである．

2 横位および斜位 transverse lie and oblique lie

● 定義 ● 胎児の縦軸が子宮軸と直角，またはそれに近い状態で交叉するものを**横位**，斜めに交叉するものを**斜位**という．前者では，児頭および殿部は子宮の両側部にあり，児頭が母体の左側にあるものを**第1胎向**，右側にあるものを**第2胎向**という．また，児背が前方に偏するものを**第1分類** dorsoanterior，後方に偏するものを**第2分類** dorsoposterior という（図ⅢB-17）．

● 原因 ● 骨盤位の原因に加え，前置胎盤や子宮底部に付着した胎盤など，子宮の縦軸が短縮するような状態が関係する．

● 頻度 ● 分娩時の頻度は0.5％以下である．

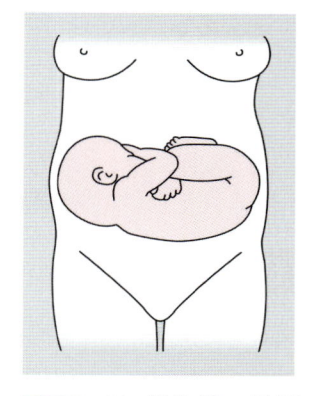

図ⅢB-17　横位（第2横位）

● 分娩経過 ● 妊娠36週までは自己回転を期待し，経過を観察するが，この頃より破水や臍帯脱出の危険が増す．分娩が進行すると肩甲が先進する．子宮下部は著しく伸展され，陣痛は増強し，早期腹圧を加えるようになる．早期破水を起こし，羊水は漏出し，ときに臍帯脱出，上肢脱出を起こす．子宮は縮小して子宮壁は胎児に密着し，陣痛ごとに胎児の両端は近接し，脊柱は強く屈曲し，骨盤入口に肩甲が圧入される．さらに，陣痛は増強し，痙攣性，強直性となり，産婦の苦痛は著しくなる．子宮洞筋の収縮，および退縮によって胎児の大部分は子宮下部に下降し，その壁は著しく菲薄となる．洞筋は退縮肥厚するため両者の境界は明瞭で，腹壁を通して下方から斜上方に斜走する溝として認めるのみでなく触診しうる．これを**収縮輪**という（図ⅢB-10参照）．また，両側の子宮円索は極度に伸展緊張し，子宮壁は破裂の危険にさらされる．これを**遷延横位** neglected transverse lie という．この経過にみられるごとく成熟児の自然分娩は不可能で，これを放置すれば母児ともに死亡する．

● 診断 ● ① 外診所見として下腹部が横または斜めに膨隆してみえ，子宮底は低い．

② Leopold手法にて子宮底が低く，側方に頭部を触れ，恥骨結合上部に胎児先進部を触れず空虚である．この場合，先進部が下降，固定していないと誤らないことが重要である．

③ 破水前の内診にて骨盤腔が空虚で，ときに小部分や肩甲部，また，臍帯を触れる．破水後では直接，胸部肩甲部を触れる．

④ X線胎児撮影，超音波断層法にて確診できる．Leopold手法による正診率は30〜40％と低いため，疑診例は超音波断層法で確認する．

●治療● 分娩前に診断された場合，骨盤位と同様，外回転術が有効な場合もある．分娩開始後で横位と診断されたら，遷延横位の状態を未然に防ぎ，ただちに帝王切開術を行う．

●予後● 横位と早期に診断し，帝王切開術を行うと母児ともに予後良好であるが，横位の診断時期が遅れたり，遷延横位となった場合は母児ともに不良である．

B 胎勢異常 anomaly of the fetal attitude

●定義● 子宮内で胎児は頭部を胸壁に接するような胎勢，すなわち児頭を屈曲した状態にある．これを屈曲位 flexion attitude といい，逆に，頤部が胸壁から離れた姿勢を反屈位 deflexion attitude という．反屈の程度により，頭頂位，前頭位，額位，顔位に分けられるが，分娩によりその程度が変化する．後頭位では大多数で後頭が前方すなわち恥骨結合側に回旋するが，反屈位では後頭が後方仙骨側へ回旋する．

妊娠中の胎勢の異常は，分娩時の第1回旋の異常，さらに第2回旋の異常が加わり，多くは胎児娩出時に判明する．したがって，これらの異常については回旋異常の項で述べる．

C 回旋異常 malrotation

正常胎勢である屈曲位における回旋異常として，高在縦定位，低在横定位，後方後頭位，反屈位ではその程度，すなわち先進する部位により，頭頂位，前頭位，額位，顔位がある．

1 屈曲位における回旋異常

（1）高在縦定位 high sagittal arrest

●定義● 矢状縫合が骨盤入口の縦径に一致して進入し，長時間その高さで分娩が停止した状態を高在縦定位という．児頭の多くは屈曲胎勢をとるが，まれに反屈位のこともある．

●原因● 骨盤入口部縦径の長い狭骨盤，扁平骨盤，児頭過小．

●頻度● 0.3％以下でまれ．

●分娩経過● 後頭部が仙骨岬に向かう後方高在縦定位では自然分娩は無理である．後頭部が恥骨結合に向かう前方高在縦定位では経過観察中に児頭の定位が改善される（図ⅢB-18）．

●診断● 児頭の下降がみられず分娩が進行しない場合，内診によって骨盤入口部にある児頭の矢状縫合が入口部の前後径に長く一致していることを確認する．

●治療● 経過を観察し，用手的に児頭の回旋を試みる．困難な場合は帝王切開術を行う．

●予後● 分娩経過中に児頭の縦定位が改善されていくものでは正常分娩と変わらないが，分娩が遷延するものでは non-reassuring fetal status，続発微弱陣痛を生じ，正常分娩より予後が悪い．

（2）低在横定位 deep transverse arrest

●定義● 児頭が先進下降するも第2回旋が起こらず骨盤底に達し，長く矢状縫合が横径に一致するものをいう（図ⅢB-19）．

図ⅢB-18　高在縦定位　　　　図ⅢB-19　低在横定位

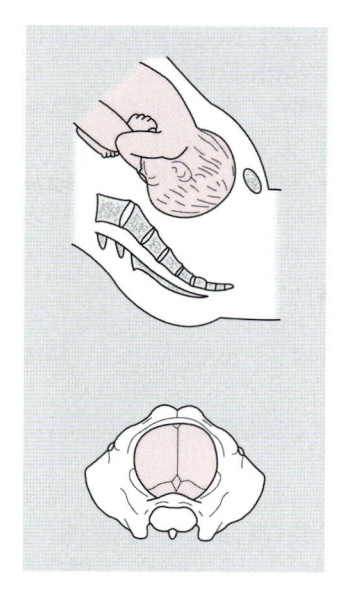

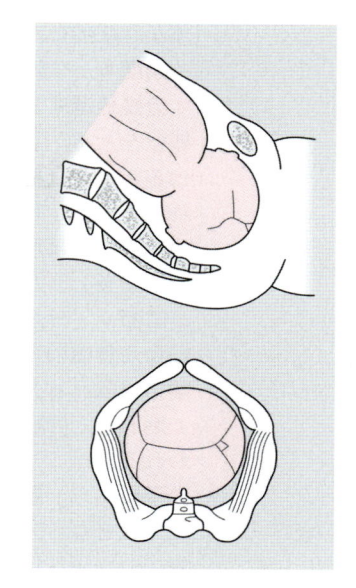

●**原因**●　産道の抵抗が少ないため児頭が回旋しないまま骨盤底に達する場合の原因として広骨盤，児頭過小がある．回旋が妨げられた場合の原因として，骨盤底の強靱，微弱陣痛，過強陣痛，臍帯巻絡などが考えられる．

●**分娩経過**●　骨盤底の児頭の矢状縫合（前後径）は，骨盤出口部で短い横径に一致している．すなわち，横定位の状態にあり分娩は停止したままであるが，陣痛が強くなれば児頭は屈曲し，前方後頭位，まれに後方後頭位で分娩される．また，児が小さく骨盤出口部が広くて軟産道の抵抗が少ない場合は，矢状縫合が横のまま娩出される．

●**診断**●　内診所見にて，児頭は骨盤峡部または出口部の骨盤底にあり，矢状縫合が横径に一致し，大泉門，小泉門はほぼ同じ高さにある．

●**治療**●　① 微弱陣痛を伴っている場合は陣痛促進をはかる．
② 陣痛が整調になっても分娩の進行がみられない場合やnon-reassuring fetal statusが生じた場合は，吸引分娩術，鉗子分娩術などの急速遂娩術を行う．矢状縫合が骨盤の横径に一致しているため，鉗子分娩を行う場合，Kielland鉗子が用いられる．

●**予後**●　遷延分娩の結果，non-reassuring fetal statusを生じやすい．これらを伴った場合は正常分娩より予後が悪いが，一般に大きな障害はない．

（3）後方後頭位 occiput posterior presentation
●**定義**●　児頭が骨盤入口部に嵌入するときから，あるいは第1回旋は正常であっても第2回旋において児頭が母体後方（仙骨）に向かって回旋している状態を指す．児娩出時までこの状態を持続するものを**持続性後方後頭位**という（図ⅢB-20，表ⅢB-19）．

●**原因**●　比較的狭骨盤，扁平骨盤など骨盤闊

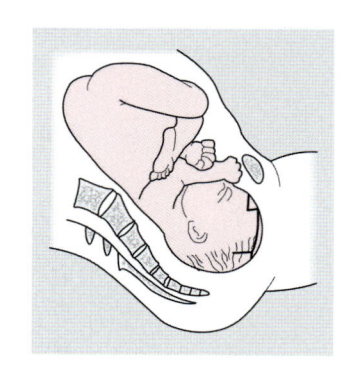

図ⅢB-20　後方後頭位

部から峡部にかけての変形，胎児の過大あるいは過小が考えられる．
- 頻度　分娩中の後方後頭位は5％．
- 分娩経過　多くの場合，後頭が前方に第2回旋し，以後，前方後頭位の分娩機転をとる．したがって，後方後頭位（135°）では，前方後頭位（45°）に比べてはるかに余分に回旋を要するため時間を要する．この回旋は骨盤底に達して行われるので，一時，低在横定位となる．持続性後方後頭位ではさらに児頭は強く屈曲しなければならず，分娩は遷延する．前頭が恥骨結合下に支えられ，後頭が前屈運動をしつつ娩出される．
- 診断　外診にて，下腹部の膨隆が正常に比べて著明でない．内診にて，矢状縫合が骨盤前後径に一致し，小泉門が後方，側後方に，また，大泉門が前方，側前方に触れる．
- 治療　陣痛が整調で分娩が進行しない場合は，吸引分娩術，鉗子分娩術が行われる．
- 予後　一般に母児ともに良好である．87％は後頭が前方に回旋して前方後頭位分娩となる．遷延分娩・微弱陣痛となり，Kristeller胎児圧出法，吸引分娩術，鉗子分娩術を用いた場合は新生児仮死，会陰裂傷の頻度も多く正常分娩より予後が悪い．

2 反屈位による回旋異常

（1）頭頂位 sinciput presentation

- 定義　児頭が屈曲と反屈の中間の胎勢をとり頭頂部が先進するもの（図ⅢB-21, 22，表ⅢB-19）．
- 原因　児頭の伸展を促すか，屈曲を妨げる因子が存在する．
  ① 胎児側の原因：無脳児などの奇形，頸部腫瘍，頸部筋の攣縮，過大児頭，過小児頭，臍帯巻絡．
  ② 母体側の原因：狭骨盤，広骨盤，腹壁弛緩ことに懸垂腹，早期破水，羊水過多症，子宮下部の腫瘍，前置胎盤，過強陣痛．
- 分娩経過　頭頂位の下降は，後頭前額（前後径周囲）面で通過するので，産道の抵抗は大きく，分娩は遷延する．第3回旋で十分な屈曲ができないので，会陰への圧が強く会陰裂傷を起こしやすい．分娩の途中で後頭位または前頭位に移行することがある．一般に児頭は後方に回旋する．
- 診断　内診すると，後方頭頂位では後方に大泉門がよく触れるが，小泉門は恥骨結合下で触れにくい．また，前方頭頂位では後方に小泉門を，恥骨結合下に大泉門を触れる．ときに前頭位との鑑別が難しい．児頭の発露の際，先進部が矢状縫合の中央のとき頭頂位と診断する．
- 治療　分娩が遷延し，non-reassuring fetal statusを起こしやすい．吸引分娩術，鉗子分娩術を用いる．

表ⅢB-19　分娩機転と児頭

	先進部	通過面	通過面直径 (cm)	通過面周囲 (cm)	児頭変形
前方後頭位	小泉門	小斜径周囲面	9.0〜9.5	32	長頭形
後方後頭位	〃	〃	9.0〜9.5	32	〃
頭　頂　位	大・小泉門の中間	前後径周囲面	11.0〜12.0	33〜34	変形しないかあるいは塔頭蓋
前　頭　位	大泉門	〃	11.0〜12.0	33	短頭形
額　　位	額	大斜径周囲面	13.0〜13.5	35〜36	額面を頂点とする三角形（ピラミッド様）
顔　　位	顔面	気管-頭頂周囲面	9.5+	34	長頭形

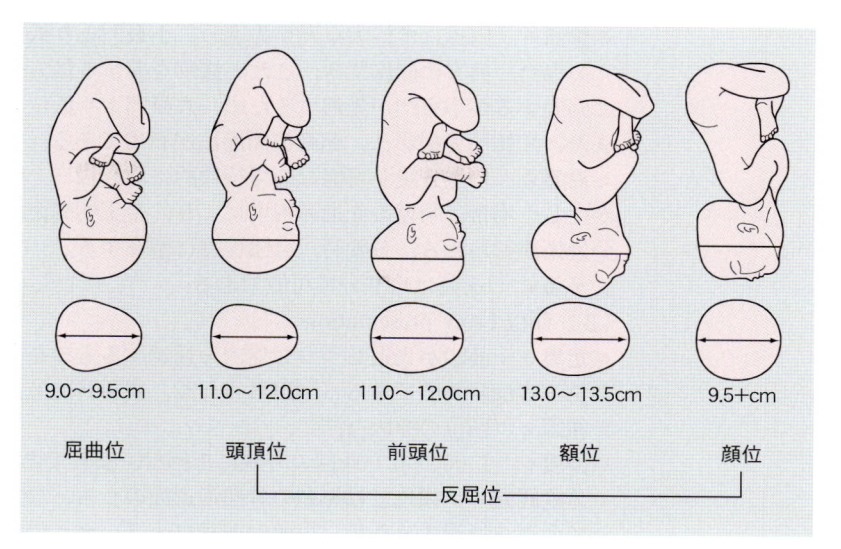

図ⅢB-21 屈曲位と反屈位

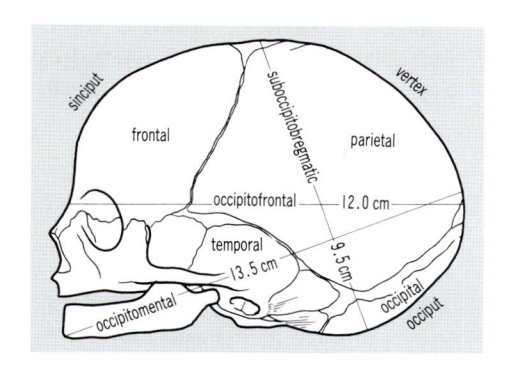

9.0～9.5cm	11.0～12.0cm	11.0～12.0cm	13.0～13.5cm	9.5+cm
屈曲位	頭頂位	前頭位	額位	顔位
	反屈位			

図ⅢB-22 先進部と通過面直径
(Phenomena of Normal Labor, Brochure 345, 20 C. Columbus, Ohio, Ross Laboratories)

●予後● 児に対しては non-reassuring fetal status，母体には会陰裂傷の頻度が多い．

(2) 前頭位 forehead presentation

●定義● 軽度の反屈位で，前頭（大泉門）が先進下降するもの（図ⅢB-21, 22, 表ⅢB-19）．

●原因● 頭頂位と同じ．

●頻度● 反屈位の中では最も多い．全分娩の1～1.5％．

●分娩経過● 先進する大泉門は一般に母体の前方恥骨結合側に向かって回旋する（前方前頭位 fronto-anterior presentation）．産瘤は大泉門のやや側方に生じ，児頭は前後径が短く，小斜径が延長した短頭蓋 brachycephalus となる．産道を前後径周囲で通過することから，児頭の応形機能が相当著しくなってから児の下降が始まるため骨盤入口に固定，進入するのに時間を要する．分娩経過中に小泉門が先進し後頭位となるものもあるが，第2回旋が行えず，低在横定位となる場合もある．

●**診断**● 内診にて，大泉門が先進し，小泉門より低位で骨盤誘導線に近く，多くの場合，前方に回旋する．これと鑑別を要する後方後頭位では，大泉門は前方に回旋するが小泉門が先進するため，大泉門より低位でかつ骨盤誘導線に近い．また，X線胎児撮影法，超音波断層法が有用である．

●**治療**● 自然分娩が可能なので待機的に取り扱う．non-reassuring fetal status が生じた場合，胎児の先進の程度により，帝王切開術，また，吸引分娩術，鉗子分娩術が行われる．分娩時，会陰保護に留意する．

●**予後**● 65％は自然分娩可能である．

（3）額位 brow presentation

●**定義**● 前額が先進しつつ骨盤内を通過するものを指し，顔位と前頭位の中間に位する反屈胎勢である（図ⅢB-21, 22，表ⅢB-19）．

●**原因**● 顔位の原因と同じ．

●**頻度**● 1,000〜3,000回の分娩に1回で，まれである．

●**分娩経過**● 額位では児頭の骨盤通過面のうち，最大である大斜径周囲面をもって産道を通過するため，児頭が非常に小さいか，母体の骨盤が特別広い場合を除き，児頭の骨盤内への下降が認められない．遷延した額位分娩では額部に著明な産瘤を生じ，大斜径周囲の短縮をもって分娩にいたる．

●**診断**● 外診にて，①後頭と児背との間に深い溝を触れる．②児心音は小部分側に著明に聴取しうる．③小骨盤上の一側に突出した顎部，他側に後頭を著明に触れる．また内診にて，④児頭が骨盤入口部にあるとき，その前頭縫合と矢状縫合の一部が骨盤入口横径に一致し，一側に大泉門，他側に鼻根と眼窩上縁を触れるが口および顎部は触れない．しかし，⑤一過性の額位はその後，顔位および後頭位に移行するので，骨盤底において前頭縫合の中央部が最も先進下行し，前額と顔面の上半部をよく触知するとき，また出口部において直視されるとき診断は確実となる．また，⑥X線胎児撮影法，超音波断層法が有用である．

●**治療**● ①児頭が骨盤入口部にあるとき診断され，胎児が大きいと考えられる場合は初めから帝王切開術が望ましい．

② 児頭が骨盤内に進入しているものは注意深く分娩経過を観察し，non-reassuring fetal status が生じたら，ただちに帝王切開術を行う．会陰保護に留意する．

●**予後**● 経腟分娩が可能であるのは半数に満たない．

（4）顔位 face presentation

●**定義**● 児頭は骨盤入口部では多くは中等度の伸展反屈胎勢をとるが，骨盤内では強い反屈胎勢をとり，顔面，ことに頤部が先進するものをいう（図ⅢB-21, 22，表ⅢB-19）．

●**分類**● 頤部が母体の前方に回旋する**頤前方顔位**と頤部が後方に回旋する**頤後方顔位**がある．

●**原因**● 頭頂位の項で述べた原因と同じである．

●**頻度**● 500〜800の分娩に1例の割合である．

●**分娩経過**● 分娩初期では多くは額位であるが，陣痛が増強すると反屈度が増す．骨盤入口部では，前頭縫合から頤部中央に至る顔面線は横径に一致し，第1顔位では後頭は左に顔面は右に向かう．顔面線は多くは仙骨岬に近く，前不正軸進入をとる．顔面が先進下降し，後頭は児背に接し，骨盤底に達し初めて第2回旋が起こる．顔面ことに頤部が先進することから頤前方顔位では頤部が前方に，前頭縫合部が後方に向かって回旋し，出口部では縦径に一致し，頤部は恥骨弓下にくる．第3回旋は後頭位の場合と異なり，児頭の屈曲運動で，前頭，頭頂，後頭

が順次娩出される．産瘤は第1顔位では右口角，右頬部，第2顔位では左側の口角，頬部に生じ，面瘤ともいわれる．また，児頭は気管頭頂面で産道を通過する．

● 診断 ●　外診にて，①児の後頭隆起は児の小部分を触れる側と反対側に触れる，②児心音は児腹側の母体下腹部，すなわち第1顔位では臍の右下方にて著明に聴取される．内診所見で，③破水前に顔位と診断することは容易でないが，診断のため人工破膜を行ってはならない，④破水後で分娩が進行すれば，直接，眼，鼻，口，頤部などを触れるが額位と異なり大泉門を触れることはない．また，⑤X線胎児撮影法，超音波断層法が有用である．

● 治療 ●　CPDがなく，頤前方顔位では遷延分娩に注意して経腟分娩を試みる．児の大きさが平均的で母体の骨盤の大きさ，形に異常がなければ，多くの場合，経腟分娩が期待できる．頤部後方顔位や分娩遷延例では帝王切開を行う．

● 予後 ●　75％は自然分娩可能であるが，遷延分娩となる場合が多い．

D 進入異常 abnormal synclitism

児頭は矢状縫合が骨盤入口部の横径に一致し，その位置が仙骨岬と恥骨結合後面とのほぼ中央で先進し進入する．この場合を正軸(順軸)進入 synclitism という．進入異常に次のものがある（図ⅢB-23）．

① 不正軸進入 asynclitism

● 定義 ●　児頭の矢状縫合が，前方または後方のいずれかにずれ，一方の頭頂骨がより下降することがある．これを不正軸進入という．矢状縫合が後方に偏在し，前方にある頭頂骨が強く先進する場合を前在頭頂骨進入 anterior asynclitism（Naegele 傾斜）といい，矢状縫合が前方の恥骨結合の方向に偏在し，後方にある頭頂骨が先進する場合を後在頭頂骨進入 posterior asynclitism（Litzmann 傾斜）という（図ⅢB-23）．

● 原因 ●　① 狭骨盤，ことに扁平骨盤．
② 強度の懸垂腹．
③ 胎児側頸部腫瘤．

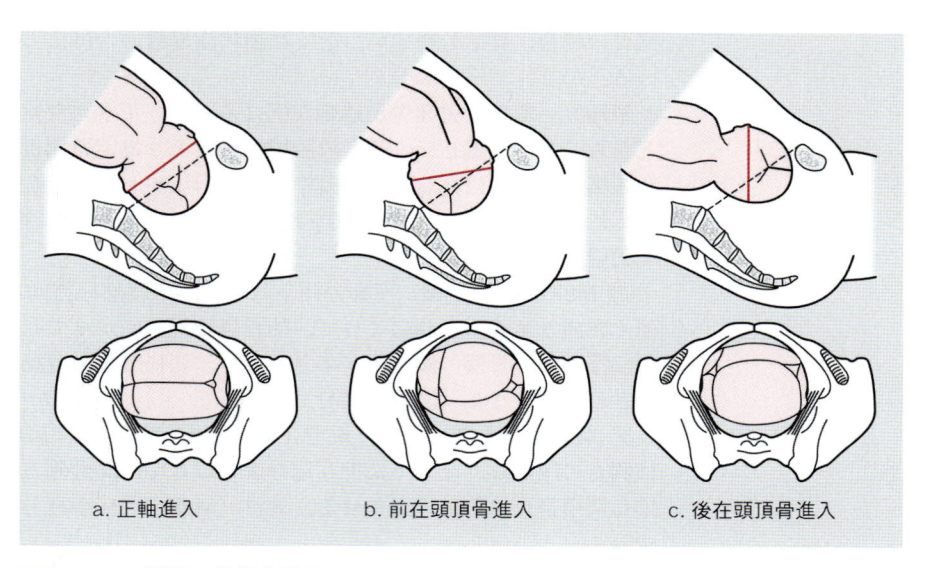

a. 正軸進入　　b. 前在頭頂骨進入　　c. 後在頭頂骨進入

図ⅢB-23　児頭の骨盤内進入

④ 前期破水とこれに伴う羊水の急激な漏出．

● 分娩経過・治療 ●

1 前在頭頂骨進入

　児頭の横径が骨盤入口の前後径に比べて大きいと後方の頭頂骨が仙骨岬にあたり，前方の頭頂骨よりも強い抵抗を受ける．この場合，抵抗の少ない前方の頭頂骨が強く下降する．このように児頭の側屈 lateral flexion が起こると，上方からの力は前方の頭頂骨により強くかかり，前方の頭頂骨は仙骨岬と後方の頭頂骨との接点を支点として恥骨結合後面を滑りながら進入する．このとき，扁平仙骨では十分仙骨方向への進入ができないので分娩は停止する．前方の頭頂骨が骨盤内に進入し，続いて後方の頭頂骨が仙骨岬を滑って骨盤腔内へ入ると矢状縫合はほぼ中央にくる．この際，児頭はいくらか反屈位をとる．

　自然に分娩経過を観察し，陣痛が整調にかかわらず分娩の進行がみられない場合は，その児頭の位置によっては帝王切開術を行う．無理な鉗子分娩術や吸引分娩術はかえって母児に与える影響が大きい．

2 後在頭頂骨進入

　前方の頭頂骨が恥骨結合後面にあたり，その後の分娩が停止する．児頭は前方に向かって側屈し，さらに児の肩甲が仙骨側にあたり，分娩の進行が妨げられる．

　前在頭頂骨進入より，さらに自然分娩は無理であり，早期に確診して帝王切開術を行う．

E 肩甲難産 shoulder dystocia

● 定義 ●　肩甲難産は，児頭が娩出されたあとに肩甲の娩出が困難となる状態をいう．

● 病態 ●　本症は，産道による圧迫により臍帯からの血流を得られないだけでなく，産道内に児の胸郭が圧縮された状態にあるために肺呼吸もできず，娩出に時間がかかるほど児の低酸素症の進行する重篤な疾患である．

● 頻度 ●　肩甲難産の発生頻度は 0.6〜1.4％とされている．

● 原因 ●　巨大児（出生児体重 4,000 g 以上の児）に代表されるような胎児の過剰発育の場合，発症しやすい．とくに糖代謝異常の合併により増加するといわれている．

● 予知 ●　本症は児発育が過剰な例に多いが，正常発育児においても発症することから，予知は難しい．超音波胎児計測により推定児体重を求め，巨大児が疑われる場合に本症に注意する．米国では糖尿病合併がない場合，推定児体重が 5,000 g 以上，糖尿病合併では 4,500 g 以上で選択的帝王切開を推奨している．

● 肩甲難産の処置 ●

　① McRoberts 手技：産婦の両下肢を産婦の腹部の方向に向かってできるだけ強く屈曲させる．これによって，仙骨は腰椎に向かって直線化し，恥骨結合が頭側に移動し，骨盤の傾斜角が小さくなり，産科的真結合線が広くなり，肩甲が娩出されやすくなる（図ⅢB-24）．

　② 恥骨結合上部の圧迫：恥骨上から手掌で児の前在肩甲を母体の後方あるいは側方に圧排し，恥骨下に押し込むようにして，恥骨側方より児の前在肩甲を圧排し肩甲帯を斜位に移動させる．通常，McRoberts 手技とあわせて行う（図ⅢB-25）．

　③ 後在上肢解出術：児の胸部前面で児の後在の上肢を把持し，解出する方法．

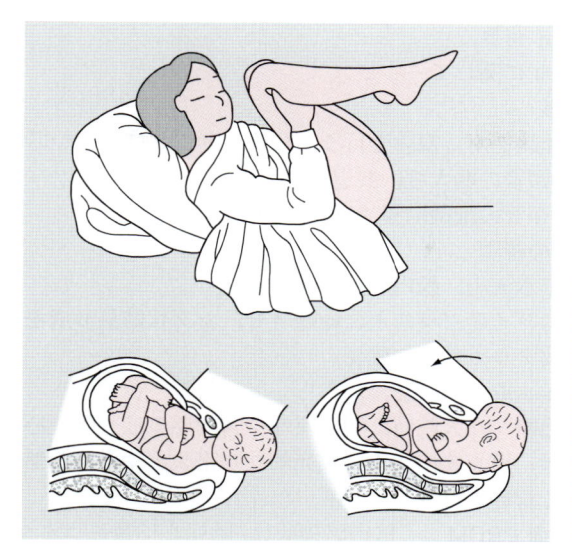

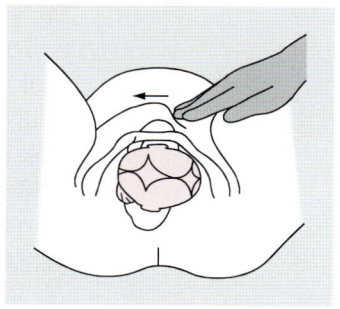

図ⅢB-24　McRoberts手技　　　　　　　図ⅢB-25　恥骨結合上部の圧迫

④ **帝王切開**：以上の手技で肩甲を娩出できない場合，児頭を骨盤誘導線に従って子宮腔へ挙上し，帝王切開を行う．

4 付属物性異常分娩

　早産の多くは結果的に 2,500 g 未満の低出生体重児を出生する．低出生体重児は早期新生児死亡の 6〜9 割以上を占めるため，早産の予防，治療は重要である．
　早産を大別すると，医学的適応による選択的早産と自然早産に分類される．医原性の早産とは，母体適応や胎児適応で児を早期に娩出する必要があるものをいう．自然早産は，臨床的に，前期破水に起因する早産と，それ以外の早産とに分類されるが，この両者は病態も治療方針も異なる．この両者を異なった臨床疾患 clinical entity として認識し，正しく対応することが重要である．
　すなわち，明らかな陣痛のない段階で破水し，その後，時間をおいて陣痛が発来するものを前期破水に起因する早産とし，その他の原因で自然陣痛が発来する早産とは明確に区別する．

A 前期破水 premature rupture of the membranes（PROM）

●**定義**●　前期破水は陣痛開始前の破水をいい，早期破水は陣痛開始後子宮口が全開大に至る以前の破水をいう．妊娠 37 週未満の破水を preterm PROM とよぶ．
●**原因**●　①卵膜の異常，②絨毛羊膜炎や細菌性腟症 bacterial vaginosis，③機械的刺激，④羊水過多症，⑤ preterm PROM の多くは原因不明．
●**頻度**●　全妊娠の 6〜28 %．早産は全分娩の約 8〜10 % であるが，そのうちの約 30 % は preterm PROM が原因である．
●**診断**●
　1　問診
　① 羊水漏出について．

② 陣痛の有無．
　　③ 感染症に関して．
　２　視診
　　　滅菌腟鏡を用い視診を行う．分娩が通行していない時点での内診は避ける．
　　① 子宮頸管の開大度，展退率を観察．
　　② 子宮頸管の細菌培養．
　　③ 羊水の確認
　　　　ⅰ）羊水流出，腟内貯留（pooling）．
　　　　ⅱ）スライドグラス上に乾燥させ，シダ状結晶形成をみる．
　　　　ⅲ）弱アルカリ性の確認．
　　　　ⅳ）羊水成分の確認．

●経過・治療●　入院時，明らかな子宮内感染症や胎児心拍数モニタリング異常を認めれば，児を娩出する．突発的な臍帯脱出や常位胎盤早期剝離を念頭に入れて注意深く管理を行う．

　① **正期産 PROM**：子宮内感染所見，胎児心拍数モニタリング所見，陣痛の有無を観察しつつ，管理は自然陣痛を待つか，あるいは分娩誘発を行う．内診，その他の腟内操作を極力避ける．24 時間過ぎても陣痛が来来しない場合は陣痛誘発を試みる．子宮内感染所見（38℃以上の母体発熱，子宮圧痛，白血球数 15,000/μl 以上，CRP の有意な上昇，悪臭を伴う帯下など）が出現すれば細菌培養を行った後，抗生剤を投与しつつ分娩を行う．近年，羊水減少に対する分娩中の羊水注入法が確立され，変動一過性徐脈の減少，帝王切開率の減少に効果をあげている．

　② **preterm PROM**：一般的に多胎，骨盤位，先天異常等の産科合併症を伴うことが多い．通常 75％は陣痛を伴っており，さらに 10％は 48 時間以内に分娩が完了する．妊娠を待期的に延長できるのはわずか 10％前後である．妊娠期間を延ばすことで児の成熟が得られる反面，子宮内での感染の危険性が増加する．感染がない場合，抗生剤とステロイド剤の投与は，妊娠期間の延長や児の予後改善に有効であると考えられている．いずれの場合でも感染所見，胎児心拍数モニタリング所見，胎児の発育，胎児の肺成熟を適切にとらえながら母児の管理を行う．非常に早期の preterm PROM では，感染症よりも未熟性が児の予後に影響を与える．このような immature PROM では，母体感染症の危険性とのバランスを考慮しながら，児の生存が期待される在胎週数までの妊娠延長をはかることもある．また，羊水腔がまったくない場合，出生後の肺低形成が死亡原因となることがある．

B　臍帯異常 umbilical cord abnormality

1　先天的臍帯異常
　① **臍帯欠損 achordia**：高度の奇形（Body stalk 症候群）を合併する．
　② **過長臍帯**：臍帯が正常の 50〜60 cm を超え，異常に長いものをいう．臍帯脱出，巻絡，臍帯過捻転，真結節などを合併することもある．
　③ **過短臍帯**：臍帯が短いため，分娩時に児の下降遅延，non-reassuring fetal status，常位胎盤早期剝離，子宮内反などを生じることがある．
　④ **臍帯腫瘍**：まれではあるが，粘液腫，肉腫，血管腫，類皮腫などをみる．
　⑤ **単一臍帯動脈**：通常 2 本ある臍帯動脈が 1 本である．胎児奇形，子宮内胎児発育遅延を合併することがあり，出生前からの精査を要する．
　⑥ **臍帯付着異常**：臍帯の付着位置は，胎盤中央部（20％），側方部（75％），

辺縁付着（5％），卵膜付着（1％未満）である．卵膜付着の中で臍帯血管が内子宮口を横切っているものを**前置血管** vasa previa という．前置血管が破綻すると短時間で胎児死亡に至る危険性が高い．

② 後天的臍帯異常

① **臍帯過捻転**：過度の捻転の結果，臍帯血行が障害され，羊水過少，子宮内胎児発育遅延，胎児死亡を起こす危険性が高い．過捻転部位は胎児付着部位に多い．

② **臍帯結節**：子宮内で胎児が臍帯の係蹄を通り抜け，結節をつくる．結節の緊縛程度により臍帯血行は障害され，強度の場合は胎児心拍数モニタリング異常や死亡を起こす．

③ **臍帯巻絡**：臍帯が胎児に巻絡するもので全分娩の約25％にみられる．巻絡部位の約90％は頸部である．巻絡の緊迫程度により，胎児心拍数モニタリング異常や死亡に陥ることがある．

④ **臍帯下垂，臍帯脱出．**

● **定義** ● 胎児先進部より臍帯が下降している状態で，破水前を**臍帯下垂**，破水後を**臍帯脱出**という．

● **頻度** ● 頭位では0.2〜0.3％，骨盤位では約5％，横位では約1％である．

● **症状・診断** ● 破水と同時に激しい胎動と著明な胎児心拍数の低下がみられ，胎児心拍数モニタリングでは**高度変動一過性徐脈** severe variable deceleration や，**遷延一過性徐脈** prolonged deceleration が観察される．羊水は胎便により混濁する．破水前では，胎胞内に下垂している臍帯を触知したり，また，卵膜を通して直視する．破水後では，腟内や外陰に脱出した臍帯を認める．

● **治療** ● 臍帯下垂や脱出の危険要因をもつ産婦に対しては胎児心拍数モニタリングを用いた注意深い観察が必要である．

分娩時，破水前に臍帯下垂の診断がついたら，予防的に帝王切開術を行う．

臍帯脱出では，母体の体位変換とともに内診指で胎児先進部を挙上し，臍帯圧迫を極力少なくする．胎児心拍数モニタリングの改善が認められた姿勢を保持し，産科医，新生児医，麻酔科医の応援を求め，ただちに帝王切開術を行う．この間，母体には十分な酸素を投与する．

● **予後** ● 児の予後を左右するものは臍帯圧迫の強さと時間である．出生時，熟達した新生児医による蘇生も必要である．臍帯脱出による重症仮死児の死亡率はきわめて高く30〜40％である．

C 胎盤性異常分娩 placental abnormality

① 癒着胎盤

● **定義** ● 脱落膜基底層の形成不全や欠損のため絨毛組織が子宮筋層に侵入し，胎盤と子宮とが癒着したもの．

● **分類** ● ① **楔入胎盤** placenta accreta：絨毛が脱落膜基底層に侵入し，子宮筋層に接するもの．

② **嵌入胎盤** placenta increta：絨毛が子宮筋層内に侵入するもの．

③ **穿入胎盤** placenta percreta：絨毛が子宮筋層を貫き漿膜に達するもの．

● **原因** ● 前回帝王切開，子宮内膜掻爬術後，前置胎盤など．

● **頻度** ● 2,500〜7,000分娩に1例．約1/3は前置胎盤に合併，約1/4は前回帝王切開，また約1/4は子宮内容清掃術既往に合併する．前回帝王切開後の前置胎盤では前回切開部に高頻度に癒着胎盤を合併する．

●**症状**　胎盤は通常，児娩出後約15分以内に娩出される．癒着胎盤では胎盤剝離徴候がみられず，後産期が著しく延長する．一部剝離した場合，大量出血を起こしショックに陥ることがある．また，過剰の臍帯牽引により，子宮内反の原因にもなる．近年，超音波画像やMRIによる画像診断が行われつつあるが，画像による確定診断は困難である．

●**治療**　胎盤の剝離徴候が認められない場合，癒着胎盤を念頭におく．用手剝離に伴い大量出血，ショックとなり予後が不良となることが多い．通常の胎盤娩出法で胎盤剝離徴候がない場合，単純子宮全摘術が最も安全である．癒着胎盤や産科出血性ショックに熟練した産科医がいれば，注意深く用手剝離を試みる．その際は，輸血，麻酔，手術の準備を整え，緊急手術に対応できなければならない．手術の際には，子宮動脈塞栓術や血管内バルーン法による血流遮断の有効性が多数報告されている．また放射線科の中のIVR (interventional radiology) 部門の協力で，血管造影と塞栓術が広く行われるようになっている．

② 子宮内反症 inversion of the uterus

●**頻度**　2,000〜6,000分娩に1例．

●**症状**　後産期または分娩直後に突発する下腹部痛，大量出血，ショック症状であり，適切な管理が行われなければ母体死亡に至る危険性が高い．内反子宮の絞扼によるうっ血，子宮筋弛緩のために大出血をみることが多い．腟内または外陰へ暗紫赤色の大きな腫瘤をみる．

●**治療**　まず，麻酔医を含め医療スタッフをそろえ，以下の手順で治療を行う．
　①内反を起こした直後で，胎盤娩出後の症例では，用手整復できるものが多い．子宮底部を骨盤軸の方向に圧迫するように還納する．
　②補液，輸血をはじめ，抗ショック療法，抗DIC療法を開始する．
　③胎盤が剝離していない症例では，整復後に用手剝離を行う．
　④オキシトシンは子宮が整復された後に用いる．
　⑤以上の経腟的整復が不可能な症例では開腹術を行い，腟式と腹式の両方から整復を試みる．

●**予後**　確実な診断のもと迅速，的確な治療を施さなければ予後は不良である．診断が遅れたり，感染などが加わると子宮の温存は難しくなる．

5　分娩損傷

A　骨産道損傷 pelvic injuries

妊娠中のプロゲステロンの増加に伴い骨盤の結合はゆるむ．しかし，産道や娩出力に異常があると離開や破裂が起こる．無理な鉗子などの外力も原因となる．恥骨結合離開が一般的であるが，仙腸関節にも起こることがある．

① 恥骨結合離開 symphysial separation

●**症状**　妊娠後期または分娩後に恥骨結合部に疼痛を訴える．起立，歩行が困難となり，跛行や開脚歩行となることがある．

●**診断**　恥骨結合部の自発痛，圧痛，歩行時の疼痛などにより診断は容易である．X線撮影で左右の恥骨の離開やズレが認められることもある．

●**治療**　コルセットを用いた圧迫固定や骨盤部の行動を制限することが必要である．重症の場合は骨盤骨折に準じて整形外科的治療が必要となる．

●**予後**　良好なことが多い．放置すると疼痛や下肢の運動障害を残すことがあ

② 尾骨損傷 injury to the coccyx

通常，分娩時に尾骨は約 2.5 cm 後方に圧排される．ときに骨折または離開を起こし，尾骨痛を残す．歩行，排便，座位により，尾骨が頻繁に動揺して偽関節になることもある．

●診断● 直腸内診指と尾骨上の外指で尾骨を動かすと捻髪音が聞かれ，強度の疼痛を訴える．X 線診断が有用である．

●治療● 自然に治癒するが，少なくとも 6 カ月を要する．疼痛には温浴や局所麻酔剤の局所注射を行う．外科的に切除することもある．

B 軟産道損傷 soft parts injuries of birth canal

① 頸管裂傷 cervical laceration

3 時方向と 9 時方向の側壁に起こることが多く，裂傷は縦走する．まれに頸管が輪状に切断されることがある．

●原因● ① 頸管が急速に開大される場合：子宮口全開大以前の吸引分娩，鉗子分娩，骨盤位牽出術など．
② 頸管の過度伸展：巨大児，回旋異常，反屈位など．
③ 頸管の異常：子宮発育不全，頸管強靱（高年初産など），頸管脆弱化（慢性頸管炎，前置または低置胎盤，頸管癌など），陳旧性瘢痕（円錐切除術，Shirodkar 手術，前回頸管裂傷など）．

●症状● 浅部裂傷では外出血が主である．頸管から腟円蓋部や子宮傍組織に達する裂傷では後腹膜腔への内出血も多く，産科ショックに陥ることがある．
大きな裂傷のまま放置されると頸管は変形し，瘢痕を形成して陳旧性頸管裂傷となる．

●診断● 娩出直後に腟鏡診を行い，頸管裂傷を確認する．後腹膜腔への出血では外出血を伴わないので注意を要する．

●予後● 裂傷が小さく，出血が少ない場合は自然治癒する．大きくて血管が断裂すれば大出血する．放置すれば陳旧性頸管裂傷として残り，不妊，子宮内膜炎，子宮傍組織炎，習慣性流早産などの原因となる．裂傷創面から感染して産褥熱の原因となることもある．

●治療● 裂傷部の頸管端を鉗子で挟み，下方に牽引し子宮頸管を露出して裂傷部を縫合止血する．組織内に後退している断裂血管を含めて結紮するように裂傷部上端よりさらに約 1 cm 奥の部分も縫合し，完全に止血する．出血量が多い場合は産科ショック，産科 DIC に準じた治療を要する．

② 腟・会陰裂傷

（1）腟壁裂傷 laceration of vagina

●分類● 腟円蓋部の輪状裂傷は**腟断裂** colporrhexis とよばれ，後壁に多い．腟壁が子宮頸部から離断することがあり，**腟円蓋裂傷** vaginal vault laceration とよばれる．

●予後● 膀胱腟中隔の断裂は腟壁脱と膀胱脱の，基靱帯や子宮仙骨靱帯の損傷は子宮脱の，直腸腟中隔と腟傍組織の損傷は直腸脱の原因となる．

●症状● 出血量は裂傷の部位と程度による．腟円蓋部の裂傷では大出血をきたす．後腹膜腔への内出血により，ショックに陥る危険性もあり，注意を要する．

●診断● 腟鏡診で確認する．

◦**治療**◦　十分な視野を確保して縫合する．腟式手術に準じた体位をとる．

（2）外陰裂傷 laceration of vulva

外陰裂傷の好発部位は小陰唇，陰唇小帯，尿道口縁，陰核で，深部裂傷はまれである．娩出時の先進部による過度の圧迫が原因であり，とくに初産婦に多い．会陰切開や適切な会陰保護法で避けるように努める．

表在性の皮膚および粘膜の裂傷では縫合は不必要だが，まれに激しく出血することがあり，縫合止血が必要となる．

（3）外陰・腟血腫 hematomas of vulva and vagina

分娩時に産道周辺の血管が断裂すると，粗な結合組織に内出血を起こし血腫が形成され，外陰皮下，会陰，腟周囲，広間膜内に拡大する．

◦**原因**◦　血管の組織内伸展，断裂による．児頭の圧迫，鉗子分娩などの外力が直接原因となることが多い．また，側切開や頸管裂傷などで切断した血管の縫合止血が不十分な場合も血腫を形成する．

◦**症状**◦　主症状は疼痛である．血腫が皮下に浸潤すると皮膚は膨隆し暗赤色を呈する．血腫のため直腸，肛門，腟などが偏位する．尿道，直腸が圧迫されると排尿，排便障害をきたす．血腫が大きくなると貧血やショック症状が現れる．

◦**経過**◦　小さい血腫は自然に吸収される．大きい血腫の自然吸収は困難であり，放置すると感染巣となったり，皮膚へ自壊，破裂して凝血が排出されたりする．

◦**診断**◦　外表部の血腫では疼痛，皮膚の膨隆，皮膚の着色などから診断は容易である．深部の出血では疼痛，貧血，ショック症状に注意し，超音波断層法などで診断する必要がある．分娩後会陰部の疼痛を訴える場合には血腫を疑い，会陰部の視診，触診を行う．

◦**治療**◦　血腫が大きいか，増大傾向が強い場合は切開して血腫を除去し，出血している血管を結紮止血する．血管を確認できない場合は，出血部位の組織を集束結紮して止血を確認したあと，死腔をつくらないように埋没縫合する．

出血多量の場合は輸血などの出血対策が必要である．感染防止も重要である．陳旧性の血腫では切開減圧し，ドレーンをおく．

（4）会陰損傷 laceration of perineum

◦**原因**◦　① 会陰の過度伸展：急産，鉗子分娩，吸引分娩，骨盤位牽出術など．

② 先進部の過大：胎位・胎勢・回旋の異常，巨大児，児頭の奇形．

③ 会陰伸展性不良：腟管狭小，会陰浮腫，瘢痕，潰瘍，高年初産（軟産道強靱）など．

④ 拙劣な会陰保護．

◦**分類（図ⅢB-26）**◦　① 第1度会陰裂傷：損傷が会陰の皮膚および粘膜に限られて筋層に達しない．

② 第2度会陰裂傷：第1度から筋層（球海面体筋，浅会陰横筋）に及ぶが，肛門括約筋は損傷されていない．

③ 第3度会陰裂傷：肛門括約筋，直腸腟中隔まで損傷される．

④ 第4度会陰裂傷：肛門粘膜，直腸粘膜まで損傷される．

◦**症状**◦　会陰部の出血と疼痛．第3度では肛門括約筋が収縮するため断端部が陥没する．

◦**予防**◦　児頭の会陰部通過に際して会陰保護法を慎重に行い，児頭を可能なかぎり緩徐に娩出させることである．会陰損傷が不可避と考えられる場合は適切な時期に会陰切開術を行う．

◦**治療**◦　表在性の第1度会陰裂傷は自然治癒が可能である．第2度以上では手

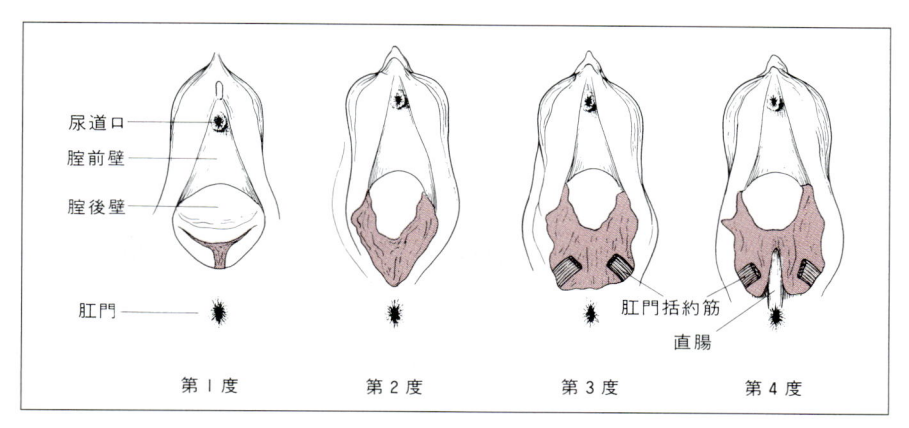

図ⅢB-26　会陰裂傷

術的修復が必要となる．胎盤を娩出させた後，十分な視野を確保して手術的修復を行う（術式については p. 553,「Ⅳ-4 産科手術」参照）．

縫合不全を起こすと創面は哆開して，放置すれば陳旧性会陰裂傷となる．また直腸腟瘻や直腸会陰瘻を形成することがある．このような場合には，炎症がおさまるのを待ち，瘢痕治癒後4〜6カ月後，再手術を行う．

③ 瘻孔形成 fistula

腟裂傷や会陰裂傷の縫合が十分でない場合，瘻孔を形成することがある．

分娩第2期が遷延して軟産道が児頭と骨盤骨との間に長時間圧迫され，圧迫壊死を起こすと，組織が崩壊欠損して瘻孔を生ずる．

瘻孔発生の予防は遷延分娩を避けることと適切な裂傷縫合を行うことである．

検査・治療は p. 246,「Ⅱ-14 性器の損傷および瘻」を参照．

C 子宮破裂 rupture of the uterus

● 定義 ●　分娩時，ときには妊娠時に妊娠子宮が破裂を起こしたものをいう．

● 分類 ●　① 完全破裂 complete rupture of the uterus：子宮壁全層および漿膜が完全に断裂して子宮腔と腹腔が完全に交通したものをいう．

② 不完全破裂 incomplete rupture of the uterus：筋層の一部または漿膜が断裂せずに残っていて子宮腔と腹腔が交通していないものをいう．

● 原因 ●

① **子宮異常**：子宮壁に抵抗減弱部が存在する場合が多い．

　ⅰ）先天性異常：子宮発育不全，子宮奇形．

　ⅱ）瘢痕：帝王切開術，子宮切開術（筋腫核出術，子宮形成術など），子宮内搔爬術などによる瘢痕．

　ⅲ）炎症：子宮内感染．

　ⅳ）子宮筋の過度伸展：巨大児，多胎妊娠，羊水過多症．

　ⅴ）その他：月経瘻，腹部の打撲（転倒，墜落，衝突など）．

② **胎盤異常**：前置胎盤，間質部妊娠，頸管妊娠，癒着胎盤．

③ **分娩異常**：過強陣痛，遷延分娩，不適切な産科操作（子宮収縮剤の乱用，鉗子手術，回転術，牽出術などの産科手術）．

● 頻度および病理 ●　全分娩の約0.03〜0.05％である．最近，帝王切開の頻度が増加し，次回妊娠時の子宮破裂がやや増加しているといわれている．

破裂の部位は子宮下部から頸部にかけて多く，前壁および側壁に多い．

- **症状** 子宮破裂の症状：腹痛とショック症状が主であるが，無症状の症例も多い．
- **診断** ① 子宮破裂のほぼ全例に認められる所見は胎児心拍数モニタリングの重度の変動一過性徐脈である．したがって，子宮破裂の原因因子が存在する産婦では（たとえば，前回帝王切開分娩），胎児心拍数モニタリングを監視する．

② 臨床症状に加え，モニタリング所見が加われば臨床的に子宮破裂と判断し，早期治療に移る．

- **鑑別診断** 常位胎盤早期剝離，前置胎盤，羊水塞栓，その他の合併症（虫垂炎，イレウスなど）．
- **治療** ① 分娩中の切迫破裂時：子宮収縮剤の投与を中止し，早急に帝王切開術を行う．

② 破裂後：抗ショック療法（血管確保，輸液，輸血，呼吸管理）を行いつつ，緊急に開腹術を施行する．

③ 開腹術：胎児を娩出させ，児が生存していれば新生児医による蘇生術を行う．妊孕性を保つ必要のない症例では，子宮を単純性または腟上部切断で摘出する．破裂創の状態によって胎盤を娩出後破裂創を縫合して子宮を温存することもある．

④ 産科ショックの続発症に注意する．

- **予後** 胎児の予後は一般に不良である．母体の予後は近年，救急医療体制の整備により早期に適切な処置がとられるようになり，良好となった．

6 分娩時異常出血

A 弛緩出血 atonic bleeding

- **定義** 児の娩出後，子宮筋が良好な収縮をきたさないものを**子宮弛緩症**とよび，このため胎盤剝離部の断裂血管および子宮静脈洞が閉鎖されなくなり大出血をきたすものを**弛緩出血**という．その多くは子宮内の胎盤片，卵膜片，凝血塊の遺残が原因であるが，そうでない場合は羊水塞栓症軽症例の出血症状とも考えられる．
- **病態生理** 胎児・胎盤娩出後，子宮腔は空虚になって子宮収縮が起こり，出血は減少する．これは子宮筋による**生物学的結紮**といわれ，筋肉の収縮が止血に重要な役割を果たしている．この機能が障害されると弛緩出血をきたす．その原因として，遺伝的素因，遷延分娩による疲労，全身麻酔薬の影響，血液凝固障害など全身的要因のほか，子宮腔内の遺残（癒着胎盤，胎盤片，凝血塊等），子宮の過度伸展（多胎妊娠，羊水過多症，巨大児），子宮筋腫合併妊娠，急速遂娩，後産期子宮への過剰刺激，膀胱・直腸の充満等の局所的要因が考えられる．
- **分類** 子宮弛緩症には，子宮全体の収縮が不良である**全子宮弛緩症**と，おもに胎盤剝離部の子宮壁に限局して収縮不良を呈する**部分性子宮弛緩症**がある．
- **頻度** 500〜1,000 ml の出血 15.2％，1,000〜2,000 ml の出血 2.6％，2,000 ml 以上の出血 0.14％とされる．
- **症状** 弛緩出血の特徴は，胎盤娩出直後から子宮腔内より暗赤色の出血が起

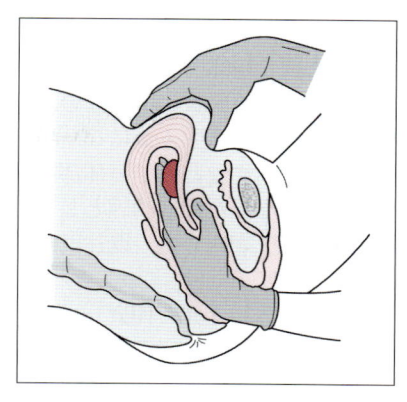

図ⅢB-27　胎児・胎盤娩出後の基本的操作
子宮腔内の凝血，胎盤遺残などを除去し，子宮の収縮を促す．双手で行う

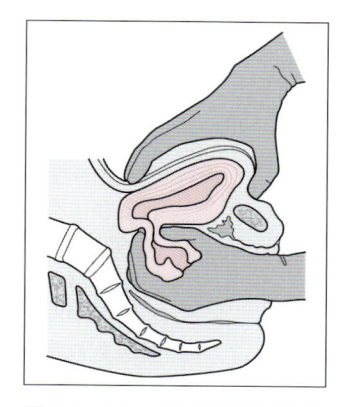

図ⅢB-28　子宮体双手圧迫法
(Zweifel)

こり，子宮自体は軟らかく収縮不良を呈する．子宮体マッサージによって子宮は収縮するものの，すぐまた軟らかくなる．子宮腔内に出血や凝血塊が貯留すれば子宮底は上昇し，子宮底の圧迫により血液が噴出する．なお，凝血塊貯留は子宮収縮を妨げる結果となる．出血が1,000 ml を超えるとプレショック状態となり，2,000 ml に達すると出血性ショックとなる（p.470，ⅢB-2-7 A 参照）．さらに出血が増量すると消費性（希釈性）凝固障害による DIC を発症する（p.477，ⅢB-2-7 D 参照）．

●**診断**● 上記の症状が出現し，ほかに出血を起こす原因疾患がなければ弛緩出血と診断する．とくに子宮底の圧迫により凝血塊等が噴出すれば確定できる．

●**検査**● 検査項目は，出血性ショックおよび播種性血管内凝固症候群の項を参照．

●**治療**● 胎児および胎盤娩出後の基本的操作は，子宮内に指を挿入し何か遺残があればそれらをすべて排除する（図ⅢB-27）．そして必ず遺残のないことを確認したうえで子宮筋の収縮を促進し，必要に応じて子宮収縮剤投与，子宮底マッサージを行う．また，場合によっては腹部氷罨法を施し，腹帯をきつく巻くのも有効な手段である．以上の手段でも弛緩出血が続く場合は，5～10分間子宮体双手圧迫法（図ⅢB-28）を施し，ショック対策をとるとともに輸血を行う（p.470，ⅢB-2-7 A 参照）．

　保存的療法が無効な場合は，時期を失することなく全身管理下に外科的止血術を行う．内腸骨動脈結紮，子宮動脈結紮，B-Lynch Brace Suture，もしくは子宮摘出術を行う．しかし最近は，より浸襲的な開腹術に代わって放射線科医師と共同で子宮動脈塞栓術，内腸骨または総腸骨動脈 balloon occlusion などがまず試みられる．また，Bakri バルーンによる子宮内タンポナーゼ（留置）も有効な手段である．

●**予後**● 出血性ショックや DIC に陥らなければ，予後は良好である．産科ショックに陥った場合は，播種性血管内凝固症候群の項を参照されたい．

B 前置胎盤 placenta previa

●**定義**● 胎盤の一部または大部分が子宮下部（子宮峡）に付着し，内子宮口に

及ぶものをいう．内子宮口にかかる程度により，全・一部・辺縁の3種類に分類する．これは子宮口開大度とは無関係に診断の時点で決め，検査を反復した場合は最終診断による．なお，低置胎盤は含まない．

● **病態生理** ● 前置胎盤の原因は明らかになっていないが，受精卵の着床部位が通常より下方で生じる状態，すなわち子宮体部内膜の異常，受精卵輸送の異常，および子宮奇形や子宮筋腫などが発症誘因として考えられる．危険因子としては，高齢妊娠，多産婦，既往帝王切開分娩，既往前置胎盤，子宮内掻爬，多胎妊娠，胎盤異常などがあげられる．

妊娠中期には子宮峡部は著しく発育伸展し，子宮体部下節を形成する．前置胎盤があると，子宮体部下節で胎盤と子宮壁の間にずれが生じ，胎盤付着部が部分的に剝離する．子宮収縮が起こると，さらにこのずれが引き起こされ，母体血流出の頻度と量が増加する．

● **分類** ● 内子宮口を覆う胎盤の程度により，以下の3つに分類される．
① **全前置胎盤**：胎盤が内子宮口を完全に覆うもの．
② **部分前置胎盤**：胎盤が内子宮口の一部を覆うもの．
③ **辺縁前置胎盤**：胎盤下縁が内子宮口に達しているもの．

なお，**低置胎盤**とは，胎盤が子宮下部に付着するが内子宮口に達していないものをいう．

● **頻度** ● 前置胎盤の頻度は，全分娩数の0.2～0.5％とされているが，20～29歳での発症頻度が約300妊娠に1の割合であるのに対し，35歳以上では100妊娠に1，40歳以上では50妊娠に1と高齢ほど高くなる．また，既往帝王切開分娩例では，帝王切開の回数によって発症頻度が増し，1回で4.5倍，2回で7.4倍，3回で6.5倍，4回以上では44.9倍になるといわれている．

● **症状** ● ① 子宮出血：妊娠中期から無痛性の外出血を繰り返す．最初は少量で自然に軽快するので，警告出血とも予告出血ともいわれている．出血は，子宮収縮に伴い増加し，とくに子宮口が開大するほど多くなる．分娩時の出血は，陣痛発作時には増強し，間欠時には減少する．辺縁前置胎盤では，児頭の下降により胎盤剝離部が圧迫され，出血量が減少することもある．また，胎盤の付着により軟化・脆弱化した子宮体部下節は分娩時に断裂しやすく，頸管裂傷や収縮不全による大出血をきたすことがある．
② 早産，胎位異常，先進部の下降不良をきたしやすい．

● **診断・検査** ● 従来は，内診により胎盤を直接触知すること，いわゆる倚褥感により診断していたが，現在は禁忌である．まず，臨床症状により前置胎盤を疑った場合は超音波検査により確定診断する．超音波断層法，とくに経腟操作法は安全で最も精度が高い．経腹走査法で前置胎盤をスクリーニングし，経腟操作法で確定する．基本的には胎盤が内子宮口に達するか，これを覆っていれば本症と診断する．内子宮口は，子宮頸管の頭側端と羊水腔の尾側が接する部位として取り扱う．図ⅢB-29に前置胎盤を，図ⅢB-30に低置胎盤の経腟超音波像を示す．

診断時期は，妊娠22週以降が適切である．子宮峡部の伸展が起きる前に前置胎盤のように描出されても，妊娠週数が進むと子宮体部下節の伸展に伴って胎盤の位置は移動し，最終的には前置胎盤ではなくなるからである（placental migration）．

● **管理・治療** ● 無痛性の出血があれば妊娠週数を問わず入院・安静管理とするが，出血がなくても妊娠30週以降は入院させる．出血開始を遅らせ，胎児の成熟を促すとともに大量出血に対して適切な処置がとれるようにするためである．近

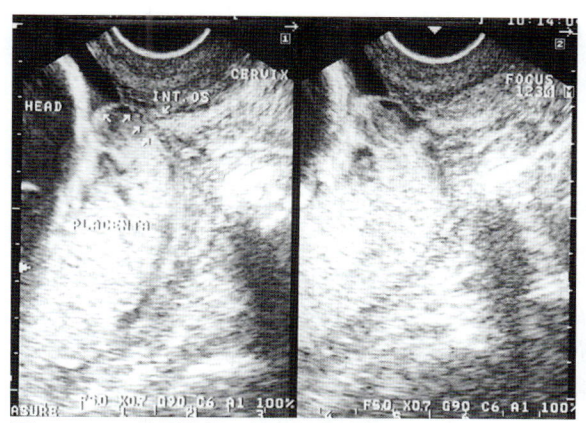

図ⅢB-29 前置胎盤の経腟超音波像
胎盤は内子宮口を覆っている

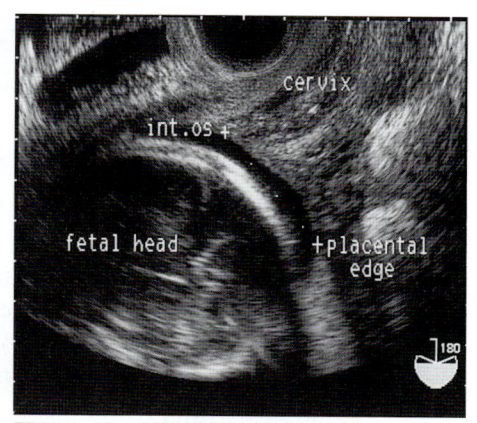

図ⅢB-30 低置胎盤の経腟超音波像
内子宮口から胎盤端まで約35mm離れている

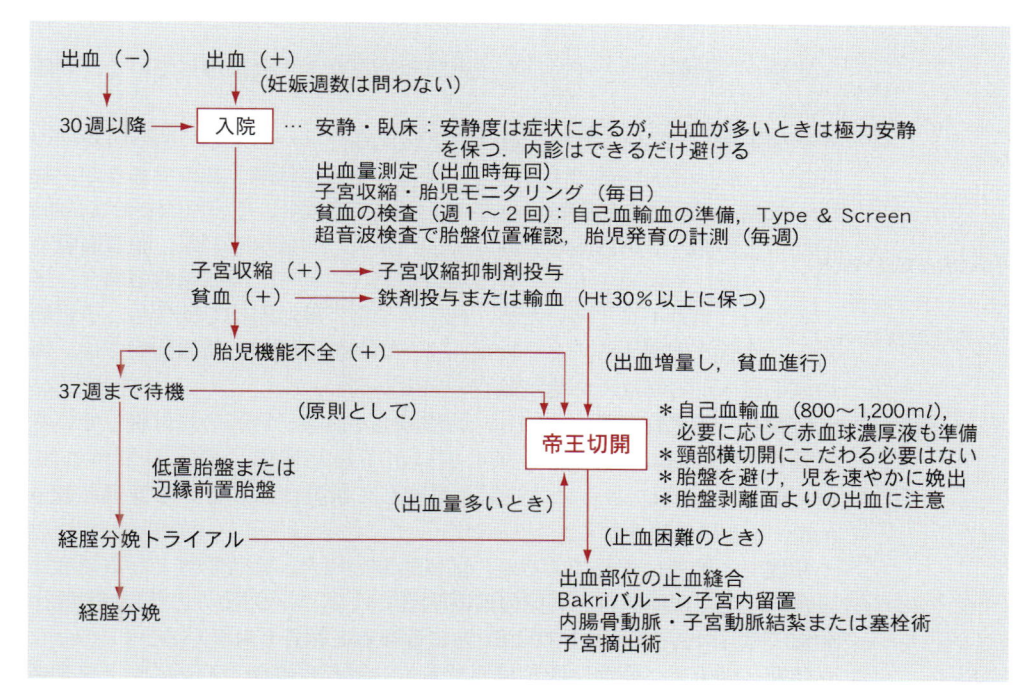

図ⅢB-31 前置胎盤の管理・治療

　年，<u>自己血輸血</u>が推奨され，800～1,200 ml の貯血をしておくが，突然の出血に備えType & Screen も事前に行っておく．子宮収縮は出血を助長するので，軽度でも収縮があれば子宮収縮抑制剤を投与する．妊娠中は母体の貧血状態を検査し，必要に応じて鉄剤を投与する．また，胎児心拍陣痛図によるモニタリングと超音波検査による胎児発育を評価し，適切な分娩時期を決定する．

　全および部分前置胎盤では，出血の増量がなければ妊娠37週前後に選択的帝王切開を行う．辺縁前置胎盤または低置胎盤では，経腟分娩を試みてよい．いずれの場合でも，出血が増量すれば緊急帝王切開を行うが，内子宮口から胎盤縁までの距離が2cm以内の低置胎盤では，帝王切開となる可能性が高くなる．なお，分娩後は胎盤剝離面よりの出血や弛緩出血に注意する（図ⅢB-31）．

表ⅢB-20　前置胎盤の問題点

母体に対して	胎盤剝離面よりの出血（子宮口開大時） 癒着胎盤による出血・感染 弛緩出血（子宮体部下節の収縮不良による）
児に対して	早期産，低出生体重児 胎児貧血 胎児機能不全，新生児仮死

●予後●　超音波診断法の普及に伴い，症状出現以前に本症が発見されるため，以前より母児の予後は改善されてきた．出血による妊産婦死亡は減少し，自己血輸血の普及に伴い輸血施行例も減少している．児の予後に関しては，母体適応による早産，低出生体重児となる頻度は高く，また，正常位胎盤群に比し新生児仮死の頻度も高い．表ⅢB-20に前置胎盤の問題点を示す．

C 癒着胎盤 placenta accreta

●定義●　胎盤絨毛と子宮筋が脱落膜組織を介さず直接接していて，剝離できない胎盤をいう．

●病態生理●　正常では胎児娩出後，後産期陣痛が発来して胎盤付着部の筋層も収縮し，脱落膜海綿層でずれ応力によって胎盤が剝離するのであるが，脱落膜組織が欠損していると胎盤は子宮筋から剝離できない．その原因として，前置胎盤，前回帝王切開，子宮内容除去術，子宮内膜炎，胎盤用手剝離，子宮筋腫や子宮奇形などの既往や疾患をもっている場合があげられる．前置胎盤の場合，子宮峡部の脱落膜は発育不良で薄いため，絨毛は子宮下部の組織を軟化し，子宮筋層内へ侵入し血管を破壊する．とくに前回帝王切開既往妊婦の前置胎盤では，瘢痕部への絨毛侵入が容易なため癒着胎盤の頻度が高い．

●分類●　基底脱落膜が欠如し，胎盤絨毛が直接子宮筋層に付着している狭義の**癒着胎盤** placenta accreta，絨毛組織が子宮筋層内に侵入している**嵌入胎盤** placenta increta，さらには筋層を貫通して漿膜に達している**穿通胎盤** placenta percreta とに分類される．

●頻度●　頻度はまれであるが，前置胎盤の場合，癒着胎盤となる頻度は約5％と高い．とくに前回帝王切開の前置胎盤では24％，2回以上帝王切開既往の前置胎盤では47％，4回以上では67％にもなると報告されている．

●診断・検査●　術前診断が重要である．超音波検査，とくにカラードプラ法が有効であるため，前置胎盤症例や前回帝王切開既往の前置胎盤症例ではかならず検査する．MRも侵入した胎盤の深さや広さをみることができ，有効な診断法と考えられる．

●治療●　前回帝王切開既往の前置胎盤症例で子宮前壁付着の場合は，必ず癒着胎盤を想定し，術前に子宮摘出のインフォームド・コンセントを得ておく．手術に際しては輸血を必要とする場合が多いので，自己血を含め2,000 m*l* 以上の輸血を準備し，平日昼間の人出の多いときに予定帝王切開を行う．癒着胎盤の場合，無理に胎盤剝離を進めると止血不能な大量出血に陥ることもあるので，手術方法は子宮温存の有無により以下の方法を選択する．すなわち，1）児娩出後は胎盤剝離を行わず直ちに子宮壁を縫合止血し，子宮内に胎盤を残したまま子宮摘出術に移行する方法（いわゆる cesarean hysterectomy），2）胎盤剝離を行わず，一旦帝王切開術を終えて，術後1～2カ月後に二期的に子宮摘出術を行う方法，3）胎

盤剥離を行わず，あるいは強い癒着部位以外で剥離できる胎盤部位のみを剥離し，一旦閉腹してメソトレキセートを投与後，子宮内容清掃術を施行し子宮を温存する方法，等である．なお，子宮摘出に先立って両側内腸骨動脈結紮や，内腸骨または総腸骨動脈 balloon occlusion を行うと出血は少なくてすむ．

●予後● 以前は死亡率が高かったが，近年死亡例は減少している．

D 頸管裂傷 cervical laceration

●定義● 分娩時に子宮腟部から子宮頸に及ぶ裂傷を頸管裂傷という．

●病態生理● 分娩に際しては全例に多少の裂傷は生じるものであるが，大きな裂傷は病的である．子宮口が全開大する前に急速に分娩が進行する場合（墜落分娩，急速遂娩，子宮収縮剤投与など），頸管が過度に伸展されたり（巨大児，反屈位，回旋異常，胎位異常など），頸管の伸展力が不十分な場合（陳旧性の瘢痕，子宮発育不全，高年初産婦，若年初産婦，軟産道強靱，子宮頸管用手開大，前置胎盤など）などに発生する．裂傷はほとんど縦走し，子宮頸管の側壁に生じるが，深いものは子宮下部に延長して，不全子宮破裂や子宮破裂を起こしている例もある．

●分類● ① 頸管裂傷のみのもの：子宮頸管の側壁に生じて縦走するが，両側性のこともある．
② 不全子宮破裂を合併するもの：腟円蓋に達する頸管裂傷は，そのまま子宮下部や腟壁に延長し，腹腔や子宮傍結合組織へ達して不全子宮破裂になっている場合がある．無症状のまま出血性ショックに陥る．
③ 子宮破裂を合併するもの：頸管裂傷が子宮漿膜を破って腹腔に達するもので，腹腔内出血を伴う．

●頻度● 中等度以上の頸管裂傷が生じる頻度は，初産婦で1.2％，経産婦で0.5％前後である．

●症状● 頸管裂傷の出血の特徴は，胎児娩出直後から子宮収縮が良好であるにもかかわらず，鮮紅色の動脈性，かつ持続性の出血がみられることである．出血量は，裂傷の部位，程度による．また，不全子宮破裂は無症状のことが多く（silent rupture），出血は子宮周辺の広間膜内から始まり，下方は骨盤底隔膜に，上方は腎周囲にまで達し，広範な血腫を形成する．したがって，分娩後に外出血量に見合わないショック症状，たとえば血圧低下，頻脈，顔面蒼白，尿量減少などがみられたら，まず本症を疑うのが鉄則である．この際，強い腰痛を訴えることもある．

●診断・検査● 胎児および胎盤娩出後，子宮内に遺残がなく子宮収縮が良好なことを確認したら，次に子宮頸管の裂傷を指および腟鏡診で確認する（図ⅢB-32）．触診は，示指と中指の間に頸管壁を挟み，頸管組織を両指の間に確認しながら外子宮口を一巡させ，裂傷の有無を確認する．次に大きな腟鏡で子宮腟部を十分に露出して裂傷の有無を直視下に確認する．この際，子宮底を下方に圧迫したり，2つの頸管把持鉗子を子宮腟部の前・後唇にかけて腟外に牽引すると観察しやすい．

●治療● 症状の有無，軽重を問わず，1〜2 cm 以上の頸管裂傷は縫合を要する．実際の縫合時には，頸管把持鉗子で子宮腟部の前・後唇を把持し，裂傷最上端のやや上方に吸収糸をかけ結節縫合，または連続縫合する（図ⅢB-33）．裂傷の最上部が腟円蓋に達している場合は不全子宮破裂の可能性があるので，ただちにショック対策を取るとともに，超音波やCTにより診断を確定し，輸血を準備したう

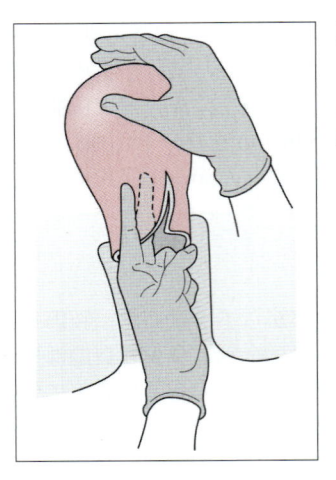

図ⅢB-32 示指と中指による頸管裂傷の確認

頸管裂傷の有無を診る．示指と中指で頸管をはさみ，両指を頸管壁に沿って回転させながら診る

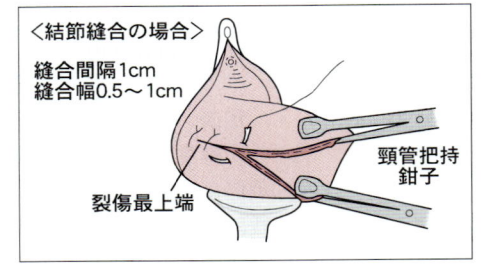

＜結節縫合の場合＞
縫合間隔1cm
縫合幅0.5〜1cm
頸管把持鉗子
裂傷最上端

図ⅢB-33 頸管裂傷の縫合

えで血腫除去手術を行う．

● 予後 ● 小さな裂傷は自然に治癒するが，中等度以上のものを放置すると陳旧性頸管裂傷となって瘢痕を残し，頸管無力症をもたらして不育症の原因となる．また，次回分娩時にも頸管裂傷を生じやすい．子宮頸部が壊死に陥ると，子宮頸部の輪状離断を起こすこともある．出血性ショックの場合，ときに致死的である．

7 産科ショック

A 出血性ショック hemorrhagic shock

● 定義 ● 産科ショックとは，「広義には，偶発合併症によるものを含め妊産婦がショック状態に陥った場合すべてをいうが，一般的には，妊娠もしくは分娩に伴って発生した病的状態に起因するショック」と定義される．出血性ショックは，出血に起因して貧血・血圧低下・脈拍増加・尿量減少などのショック症状を呈し，出血性疾患を合計するとわが国ではいまだに妊産婦死亡の第1位を占める．

● 病態生理 ● 出血によりショック状態になると，血圧維持のために交感神経系が緊張し，カテコールアミンの分泌亢進により，心拍数と末梢血管抵抗が増加する．すなわち，末梢血管，とくに腹部領域の血管収縮が起こり，最も重要な臓器である脳や心臓への血液供給を保とうとする．そのため末梢組織では血流低下を招く結果となり，ショック症状が顕著になる．赤血球の喪失により酸素運搬能が低下し，血液減少も伴って細胞では低酸素状態となるため嫌気性代謝へと移行し，乳酸が産生され代謝性アシドーシスが発生する．さらに循環不全が続くと，各種メディエーターが活性化され血管透過性が亢進する．そのため，逆に血管内水分は細胞間質へ漏出するようになり，循環血液量の減少が助長される．ショックにより心筋の酸素供給が低下すると，心筋自体も障害され心原性ショックの要素も付加される．循環血液量が回復できずにショックが遷延した場合には，病態は虚脱による多臓器障害へと移行し，不可逆性ショックに陥る．

● 分類 ● 表ⅢB-21に産科にみられるショックを示した．出血性ショックと非

表ⅢB-21 産科にみられるショック
1. 出血性ショック
   （詳細は表ⅢB-22を参照）
2. DICを伴うショック
3. 羊水塞栓症
4. 敗血症性ショック
   （敗血症性流産や分娩周辺期にみられるエンドトキシンまたはエキソトキシンショック）
5. 仰臥位低血圧症候群
6. 腰椎麻酔ショック
7. 過換気症候群
8. 心原性ショック
   （心疾患合併妊娠の心不全など）
9. 内分泌性ショック
   （下垂体前葉機能低下症，甲状腺クリーゼ，粘液水腫性昏睡，副腎クリーゼ，糖尿病性昏睡，低血糖発作など）
10. 神経性ショック
    （脊髄損傷，子宮内反症，子宮頸管牽引などによる血管迷走神経反射）
11. 薬物性ショック
    （バルビタール剤などの静麻ショック）
12. 肺血栓塞栓症
13. 子癇
14. 急性肝不全
15. HELLP症候群

表ⅢB-22 出血性ショックの原因となる産科疾患

妊娠初期	卵管妊娠流産，または破裂 頸管妊娠 胞状奇胎娩出時 進行流産
妊娠中期	前置胎盤 死胎児稽留 腹膜妊娠 頸管妊娠
妊娠末期および分娩周辺期	前置胎盤 常位胎盤早期剥離 子宮破裂 弛緩出血 頸管裂傷，高度の腟壁裂傷 腟血腫 子宮内反症 癒着胎盤，胎盤遺残

出血性ショックに分類されるが，多くは妊娠後半期から分娩前後にかけて発症する．産科ショックの特徴は，急性かつ突発的で予測困難な場合が多いこと，母児両面にわたる管理が必要なこと，産科固有の治療法が併用されることなどである．出血性ショックの原因となる疾患を表ⅢB-22に示した．産科ショックの約90％は出血性ショックで，残りが非出血性ショックである．

●**頻度**● 産科ショックは，全分娩数の0.1％前後に発症するが，その90％以上は出血性ショックである．中でも常位胎盤早期剥離（早剥）は凝固障害として播種性血管内凝固症候群（DIC）を起こしやすく，産科DICの原因の約50％を占めるとされる．本症の母体死亡率は5～10％，児死亡率は30～50％といわれている．また，母体死亡率が60～80％と高い羊水塞栓症は，約2万分娩に1回程度とされている．

●**症状**● 出血によるショック症状としては，5Pといわれる5つの症状が特徴的である．すなわち，蒼白 pallor，虚脱 prostration，冷汗 perspiration，脈拍触知不能 pulselessness，呼吸不全 pulmonary insufficiency である．蒼白は貧血と末梢循環不全を意味する．心拍出量の減少と交感神経系の緊張から，脈拍の触知は不良で頻脈となり，皮膚は冷たく冷汗を呈するようになる．また，脳虚血による意識レベル低下のため，体動は減少し虚脱した状態となる．呼吸は代謝性アシドーシスのため頻呼吸となる．

●**診断**● まず，出血の原因である原疾患を診断し，それを排除，すなわち，治療することが出血性ショック治療の基本である．ショックの程度は，血圧，脈拍，尿量などのバイタルサインを経時的にモニタリングして把握する．ショックの重症度評価には，**ショック指数** shock index が用いられる．

ショック指数は，脈拍数／収縮期血圧で表される簡便な指標であり，**表ⅢB-23**に示すように出血量の目安になる．

●**検査**● 原疾患の診断のためには，視診，触診，内診に加え，超音波検査，CT・MR 等の画像診断を行う．ショックの検査としては，①血液学的検査(Hb，Ht，赤血球数，白血球数，血小板数など)，②血液凝固線溶系検査(PT，aPTT，フィブリノゲン，FDP，アンチトロンビン活性，赤沈など)，③血液生化学的検査(TP，アルブミン，血清電解質，AST，ALT，LDH，CK，BUN，クレアチニン，アミラーゼ，血糖値，CRP など)，④動脈血ガス分析，パルスオキシメーター，⑤心電図，⑥胸部 X 線撮影，⑦尿検査などを行う．

表ⅢB-23 ショック指数(脈拍数／収縮期血圧)

ショック指数	出血量の目安 (l)
0.5	1.0≧
1.0	1.0
1.5	1.5
2.0	2.0

妊婦は循環血液量が増加しているため，出血量の目安はおおむね上記の1.5倍程度とする．

●**治療**● 出血対策としては，分娩時出血量が 500 ml を超える場合，18 ゲージ以上のエラスター針で血管確保のうえ，出血量の 2～3 倍の輸液を行う．出血量が循環血液量の 15～20％程度なら乳酸もしくは酢酸リンゲル液でよいが，20～50％に達する場合は輸液に加え輸血を行う．輸血は原則として赤血球濃厚液である．出血量が循環血液量の 20％とは約 1,000 ml の出血量に相当する．出血量が循環血液量の 50％を超える場合は，輸液・輸血に加え人工膠質液やアルブミン製剤を，さらに 100％を超える場合は，消費性凝固障害に対し新鮮凍結血漿や血小板濃厚液も投与する．バイタルサインとしてショック指数を参考にしながら輸液・輸血の管理を行う．ショック指数 1 は，非妊婦では約 1,000 ml の出血と推定されるが，妊娠末期妊婦の循環血液量は非妊婦の約 1.5 倍に希釈増加しているため，約 1,500 ml の出血と推定される．収縮期血圧は 90 mmHg 以上，尿量は 0.5～1 ml/kg/時以上に保つ．抗ショック療法として速効性ステロイド（250～1,000 mg，状態に応じて適宜追加静注），ドパミンやドブタミン(1～5 μg/kg/分)，利尿剤投与などに加え，アシドーシスや電解質の補正も必要である．

大量出血に際しては，まず基質であるフィブリノゲンが止血のために大量に消費され，さらに産生されたプラスミンによって直接フィブリノゲンが分解されるなどして，容易に低フィブリノゲン血症をきたしやすい．とくに大量出血に際し，大量の輸液や赤血球濃厚液輸血だけを行うと希釈性凝固障害に陥り，循環血液中の凝固因子が著しく減少する結果止血困難となる．したがって，産科大量出血では上記出血対策の投与順にこだわることなく，抗ショック療法・抗 DIC 療法に加え早めに凝固因子，とくにフィブリノゲン（通常は新鮮凍結血漿）を補充することが重要であり，これらの特徴を理解した上で治療にあたらなければならない．また，照射赤血球濃厚液の大量輸血に伴う高カリウム血症は心停止を来たしやすいので細心の注意を払う．なお近年，極めて止血困難な産科大量出血に対し，遺伝子組換え活性型血液凝固第Ⅶ因子製剤の投与が有効との報告がある．DIC 対策は，Dの項 (p. 477) で後述する．

●**予後**● 産科ショックは母児ともに予後不良のことが多いので，不可逆的になる前に早期に診断し，早期に適切な治療をしなければならない．合併症・後遺症に関してはDの項 (p. 477) を参考にされたい．

B 仰臥位低血圧症候群 supine hypotensive syndrome

●**定義**● **仰臥位低血圧症候群**とは，妊娠末期に妊婦が仰臥位をとった場合，増

大した妊娠子宮により下大静脈が圧迫され，右心系への静脈還流の減少に伴い心拍出量が減少し，低血圧およびそれに伴う頻脈，悪心，嘔吐，冷汗，呼吸困難などを呈するものをいう．しかし，この症状は側臥位などへの体位変換により速やかに消失する．

●**病態生理**● 妊娠子宮により下大静脈が圧迫されると，大腿静脈から下大静脈の圧は上昇し，中心静脈圧は減少する．これは静脈還流量の減少をきたし，心拍出量は低下，その代償として心拍数が増加する．軽症では心拍出量の低下に伴う血圧の低下のみをみる．さらに静脈還流量が減少すると，1回心拍出量が減少し血管は収縮，中等度の血圧低下と脈圧の低下をみる．重症型は血管迷走神経反射を介するものと思われる．静脈還流量が減少した状態で心室が収縮すると，左心室の機械受容体を介し，脳幹部（延髄孤束核）の血管運動中枢を刺激，副交感神経心臓抑制中枢を興奮させ，徐脈と動脈拡張を引き起こす．これにより，突然に高度の低血圧を引き起こし失神する．

本症候群の発症は，腹壁ならびに妊娠子宮ともに弛緩した状態にある妊婦，とくに初産婦よりも経産婦に多い．また，羊水過多症，多胎妊娠，子宮筋腫合併などは子宮増大のため本症候群の危険因子である．しかし，破水後羊水が流出している状態では症状は比較的軽度である．子宮収縮は下大静脈の圧迫を減弱させ症候群の発症が減少するという報告もあるが，陣痛中でもこの症候群の発症はみられている．しかし，分娩が進行し児頭が下降すると本症候群の発症は少なくなる．なお，本症候群は硬膜外麻酔や腰椎麻酔時に合併しやすい．これは局所麻酔により交感神経が麻痺されるうえに，腹壁と妊娠子宮が弛緩するため本症候群が発症しやすくなるからである．しかし，通常は左側臥位への体位変換により，血圧と心機能の回復がみられる．

以上述べたように，仰臥位低血圧症候群は，弛緩した腹壁と妊娠子宮が血管壁の薄い下大静脈を圧迫し，静脈還流量の低下をもたらせ，心拍出量の減少が惹起され発症するものと説明できる．

●**頻度**● 仰臥位では，ほとんどすべての妊婦が妊娠子宮により下大静脈の圧迫を受けているが，本症候群はすべての妊婦に発症するわけではない．下大静脈と子宮の解剖学的な位置関係，静脈還流を確保する側副血行路と血管自体の反応などが関与していると考えられる．本症候群の発症頻度は報告者によりさまざまではあるが，全妊産婦の0.5〜11.2％で，90％は無症状である．診断基準により差がみられるが，およそ5〜10％と考えてよい．また，年齢は硬膜外麻酔での本症候群の発症率に影響を及ぼし，30歳以上の妊婦では24歳以下の妊婦に比べて2〜3倍の発症率であるという．

●**症状**● 仰臥位になって3〜5分後に低血圧およびそれに伴う循環障害・低酸素症状が現れる．おもに悪心，嘔吐，めまい，気分不快，冷汗，頭重感，心悸亢進といったものであるが，多くは体位変換により改善する．まれに腰椎麻酔時など交感神経が遮断される状況では，呼吸困難，顔面蒼白，徐脈を呈し，ショック状態となる場合もある．重症の場合，意識不明，失禁，脈触知不能，気絶，痙攣，Cheyne-Stokes 呼吸などがみられる．瞳孔は縮小し，瞳孔反射は存在する

●**診断・検査**● 臨床経過および臨床症状で本症を疑い，血圧測定で診断する．Hansen らの報告では，心拍数の変化を伴わないで収縮期血圧が 80 mmHg 以下または収縮期血圧の 30 mmHg 以上の低下をみた場合とされたが，現在までにさまざまな診断基準が提唱されている．Calvin らは，平均血圧が 15 mmHg 以上下降し，心拍数が 20/分以上増加するものとした．Quilligan は，収縮期血圧が 15〜30

mmHg 低下することが有意であると報告した．Kato は，仰臥位により収縮期血圧が 80 mmHg 以下または収縮期血圧の 30 mmHg 以上の低下があり，随伴症状をみるが耐容できるものを軽症，耐容できないものを中等症，ショック型を重症ショック型とした．

●治療● 仰臥位からの体位変換により下大静脈の圧迫を解除することが根本的な治療法となる．とくに左側臥位への体位変換が，下大静脈の解剖学的位置関係からしても有効である．また，仰臥位はできるだけ避けるようにする．妊娠末期の NST，CST，超音波検査などではセミファーラー位が望ましい．重症型では，体位変換以外に昇圧剤の使用や輸液といった一般的な低血圧発作の治療が必要となる場合もある．腰椎麻酔時では予防処置を行わない場合は 90％，予防処置を行っても 50〜60％に本症候群が発症する．予防処置としては腰椎麻酔実施直前の大量輸液，左側への子宮偏位や右殿部の挙上等が有効である．

妊娠後期にショックとなったら側臥位にさせ，本症候群であるか否か判断しなければならない．なお本症候群は hypovolemia を増悪させるので，妊娠後期のすべてのショックに対しては側臥位をとらせるべきである．

●予後● 胎盤早期剥離や羊水塞栓症などの合併がないかぎり，この症候群だけでは罹患死亡はない．驚くべきことに著明な低血圧・意識消失・気絶を生じた症例でも仰臥位のまま自然回復する例がある．通常は蘇生術に反応して回復する．

胎児の問題としては，頻脈，徐脈が報告されている．胎児死亡も報告されているが，胎児側の問題，長時間の仰臥位，胎盤早期剥離の合併などの場合である．

C 羊水塞栓症 amniotic fluid embolism

●定義● 羊水塞栓症とは，羊水および胎児成分が母体血中へ流入することによって引き起こされる「肺毛細血管の閉塞を原因とする肺高血圧症と，それによる呼吸循環障害」を病態とする疾患である．その発症頻度は 2〜3 万分娩に 1 例とも報告されているが，母体死亡率は 60〜80％と高率である．

●病態生理● 本症発症には，羊水が母体血中へ流入することが必須条件である．その病因としては，羊水中の胎児成分(胎便，扁平上皮細胞，うぶ毛，胎脂，ムチンなどの微粒子物質）と液性成分（胎便中のプロテアーゼ，組織トロンボプラスチンなどのケミカルメディエーター）の関与が有力視されている．羊水の流入は，卵膜の断裂部位→（子宮筋の裂傷部位）→子宮内腔面に露出した破綻血管→母体循環系と考えられている．流入した羊水成分は，静脈系，右房，右室，肺動脈を経て肺内の小血管に機械的閉塞をきたすと同時に，ケミカルメディエーターが肺血管の攣縮，血小板・白血球・補体の活性化，血管内皮障害，血管内凝固などをきたし，肺高血圧症，急性肺性心，左心不全，ショック，DIC，多臓器不全などを引き起こす．肺血管の攣縮には，ト

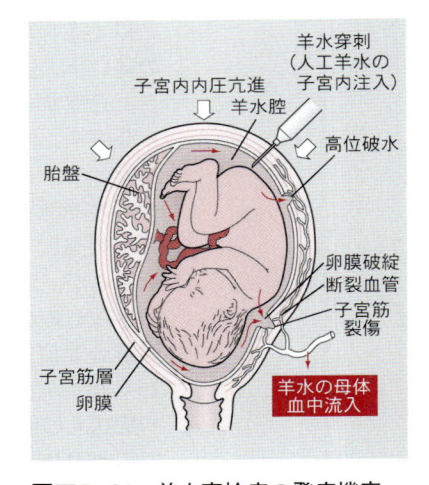

図ⅢB-34　羊水塞栓症の発症機序
(小林隆夫：新女性医学体系周産期部門 第 8 巻．中山書店，1999 より)

表ⅢB-24　羊水塞栓症のリスク因子

経産婦	アレルギーやアトピー患者（米国のデータ）
妊娠中	人工流産 羊水穿刺 羊水過少症例に対する人工羊水（温生食水）の子宮内注入 　（急激な子宮内圧の上昇により羊水塞栓症を引き起こす可能性がある）
分娩時	瘢痕子宮（手術瘢痕部の開裂） 軟産道裂傷（子宮破裂，頸管裂傷，高位腟壁裂傷等） 常位胎盤早期剝離 前置胎盤（とくに癒着胎盤） 帝王切開分娩 分娩誘発 過強陣痛（とくに破水後） 遷延分娩 羊水混濁 分娩前後の発熱例 　（発熱を伴う羊水混濁例に分娩誘発をするときなどは危険である）

ロンビン，セロトニン，エンドセリン-1，トロンボキサンA_2，プロスタグランジン$F_2\alpha$，ロイコトリエンなどの関与が考えられている（図ⅢB-34）。

DICは，胎便中のプロテアーゼや組織トロンボプラスチンなどのケミカルメディエーターが原因となって発症する．著明な血管内凝固亢進の結果，全身の出血傾向，肺内の小血管をはじめとする多臓器での血栓を引き起こす．また，凝固亢進はキニン系も活性化し，血圧低下や肺毛細血管内皮細胞の透過性亢進の原因となる．これに加え好中球が肺血管床へ集積し，好中球からエラスターゼ，活性酸素，ロイコトリエン等の産生・放出が起こると，成人呼吸促迫症候群 adult respiratory distress syndrome（ARDS）となり予後不良である．さらに本症では，インターロイキン（IL）-6，IL-8などの炎症性サイトカインが高値を示しており，高サイトカイン血症による SIRS（systemic inflammatory response syndrome）が呼吸障害や多臓器不全 multiple organ dysfunctional syndrome（MODS）を引き起こすものと考えられる．また，突然死の原因としてアナフィラキシーショックの可能性が示唆されており，アトピーやアレルギー体質との関連も指摘されている．

●ハイリスク例●　今までの検討結果より羊水塞栓症のハイリスク例とは，羊水が正常分娩例より有意に多く母体血中に流入しうる例と考えられる．羊水塞栓症は陣痛発来後，とくに破水後に発症することが多いため，ハイリスク例では要注意である．羊水の流入経路は，子宮下節や子宮頸部と考えられるので，瘢痕子宮（手術瘢痕部の開裂），軟産道裂傷（子宮破裂，頸管裂傷，高位腟壁裂傷等），常位胎盤早期剝離，前置胎盤（とくに癒着胎盤）等はハイリスクである．また，経腟分娩でも経産婦，分娩誘発，過強陣痛（とくに破水後），遷延分娩，羊水混濁，分娩前後の発熱例，さらにはアレルギーやアトピー患者の分娩例等はリスクが高いとされる．とくに発熱を伴う羊水混濁例に分娩誘発をするときなどは大変危険といわざるをえない．また，帝王切開時にも羊水の流入が起こりうるので一応ハイリスクと考えられるが，手術管理がなされているので生命に対する危険性は経腟分娩よりは低い．妊娠中では，人工流産，羊水穿刺や羊水過少症例に対する人工羊水（温生食水）の子宮内注入などは誘因となりうる．人工羊水の子宮内注入は，急激な子宮内圧の上昇により羊水塞栓症を引き起こす可能性があるのでハイリスクと考えられる．処置には万全の態勢で臨み，注入量は最小限にとどめなければならない（表ⅢB-24）．

●頻度●　本症は，最近になってもなお母体死亡率のきわめて高い疾患である．

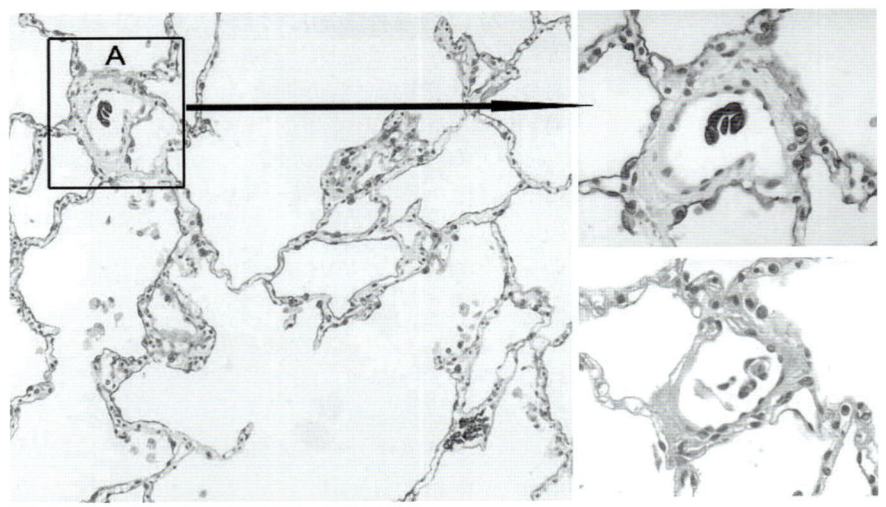

図ⅢB-35　肺組織に証明された胎児成分
左：Cytokeratin（AE 1/AE 3）染色．血管内の扁平上皮細胞，右上：Aの拡大像，右下：同部のHE染色
（松本歯科大学　長谷川博雅教授ご提供）

　欧米ばかりでなく本邦においても妊産婦死亡率の第1位は，羊水塞栓症を含む産科的塞栓であり，今後，産科出血や妊娠高血圧症候群に起因する妊産婦死亡率の低下に伴い，本疾患の全体に占める割合がますます高くなることが予想される．
　1988年からの米国における臨床的羊水塞栓症の全国登録例のうち，登録の条件を満たした46例を解析したClarkらの報告によれば，発症時期は，70％が分娩中，11％が経腟分娩後，19％が帝王切開中で児の娩出後であった．遷延分娩やオキシトシン使用と本症との関連性はなかった．本症患者では，児が男児であった場合に多く（67％），また41％の患者はアレルギーやアトピーの既往があった．母体死亡率は61％であったが，神経学的後遺症のない生存者は15％にすぎず，また発症時の子宮内胎児生存率は39％にすぎなかった．臨床症状や循環系の症状はアナフィラキシーショックや敗血症性ショックに類似していたという．

●**症状**●　典型的な症状は，分娩中あるいは分娩後の呼吸困難と血圧の低下であり，重篤なものは引続き痙攣，呼吸停止，心停止に至る．呼吸障害は無症状といえるものから重篤なものまでみられ，その重症度は心拍出量の低下，ショック，血管内血液凝固症候群（DIC），多臓器不全などの程度により決まる．中には合併したDICによる子宮出血が初発症状の場合もあるため，分娩周辺期の出血多量の場合，軽症の羊水塞栓症または羊水塞栓症のニアミス例とみなして早期の診断・治療が必要である*．また，これらのショック症状（呼吸循環不全）が分娩時出血量に見合わない場合は，本症の発症を疑う．

*著者らの検討でも初発症状は呼吸困難が最も多く，以下血圧低下，出血傾向，意識消失，発熱の順であった

　羊水塞栓症死亡例は，発症後短時間（多くは1時間以内）で死に至る典型例と，突然死を免れた後にDICが発症し多臓器不全に陥った結果死に至る例とに大別される．前者は約50％にみられ救命は絶望的であるが，後者では気管挿管による人工換気のもと循環動態を改善し，DICの治療，多臓器不全の改善に成功すれば救命は可能といえる．

●**診断**●　羊水塞栓症は，その典型的な臨床症状によりある程度診断は可能である．確定診断は，死後の剖検で肺組織に羊水や胎児成分を証明するか（図ⅢB-35），生存中なら肺動脈血の塗抹標本で羊水成分を証明することである．なお，子宮筋

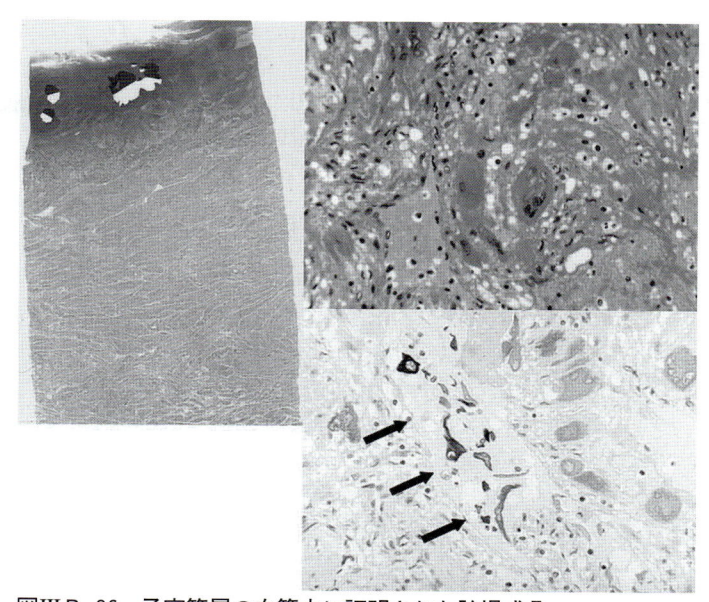

図ⅢB-36　子宮筋層の血管内に証明された胎児成分
左上：HE染色（弱拡大），右上：HE染色（強拡大），右下：Cytokeratin染色（強拡大）．子宮筋層の血管内に陽性（→で示す）
（松本歯科大学　長谷川博雅教授ご提供）

　層の血管内に羊水や胎児成分が証明された場合は，羊水成分の母体血中流入を強く示唆するものであり，臨床症状が本症に見合えば本症と診断可能である（図ⅢB-36）．
　近年，末梢血で非侵襲的に診断する方法，すなわち，亜鉛コプロポルフィリン（Zn-CP）とシアリルTN抗原（STN）が有用と考えられている．これらは母体血中には少なく，羊水中に存在する特異物質で，ともに胎便中に排泄される．Zn-CPは胎便特有のポルフィリンであり，STNはムチン母核構造を認識する腫瘍マーカーである．分娩周辺期における正常妊婦血中の平均+2SDをcut off値とすると，それぞれ1.6 pmol/ml, 47 U/ml である．Zn-CPもSTNも羊水塞栓症以外の産科ショック，帝王切開，羊水混濁，発熱，誘発分娩例などでcut off値を越えることがあるが，これらは羊水塞栓症のニアミス例と考えられている．Zn-CPやSTNは，分娩時における母体血中への羊水流入を直接証明する方法といえるが，これらは決して羊水塞栓症の原因物質ではなく，羊水塞栓症例においてもこの両者の値は必ずしも相関するとはいえない．したがって，いずれか一つでもcut off値以上の場合を羊水塞栓症，もしくはそのニアミス例と考え，臨床症状が羊水塞栓症として矛盾しなければ，臨床的羊水塞栓症と診断可能である．
　日本産婦人科医会で展開されている羊水塞栓症の血清検査事業においては，羊水塞栓症として，確定羊水塞栓症と臨床的羊水塞栓症が分類されている．確定羊水塞栓症とは，死後の剖検により臓器に胎児成分が見出された場合をいい，臨床的羊水塞栓症とは，剖検できなかった例か，あるいは救命された例で以下の基準を満たすものをいう．
＜日本産婦人科医会の羊水塞栓症血清検査事業で提唱されている臨床的羊水塞栓症の診断基準＞
　1）妊娠中または分娩後12時間以内の発症
　2）下記に示した症状・疾患（ひとつ，またはそれ以上でも可）に対して集中

的な医学治療が行われた場合
  ① 心停止
  ② 分娩後2時間以内の原因不明の大量出量（1,500 m*l* 以上）
  ③ 播種性血管内凝固症候群（DIC）
  ④ 呼吸不全
 3）観察された所見や症状が他の疾患で説明できない場合

●**検査** 採血としては，緊急時の一般的な検査や血液凝固系検査（p. 471, Ⓐ出血性ショックの項を参照）のほかに，Zn-CP や STN 用の血液（血清で可）も保存しておく．Zn-CP は光によって分解されてしまうので，採血管のすべてをアルミホイルで包み遮光した状態で冷蔵保存する．臨床的羊水塞栓症が疑われた場合は，Zn-CP 用の血清を保存し，日本産婦人科医会の羊水塞栓症血清検査事業に基づき血清を浜松医科大学産婦人科へ送付し検査する．

●**治療** 羊水塞栓症のハイリスク例には細心の注意をはらい，「息苦しい」「胸が痛い」など羊水塞栓症の初発症状がみられたら，時期を失することなく血管確保（18 ゲージ以上のエラスター針：末梢静脈または中心静脈），気道確保（マスクによる酸素投与，気管挿管による補助呼吸，高濃度酸素による陽圧呼吸治療），循環系モニターとしてスワンガンツカテーテル挿入（肺動脈楔入圧および中心静脈圧の測定，右心系の血液採取），尿量モニターとしてバルーンカテーテル挿入，心電図・血圧モニター，胸部X線撮影などを行い，早期に診断・治療することこそが本症の救命につながる．

 ショックに対しては，ステロイド，塩酸ドパミン，ウリナスタチンなどの投与を行う．また，羊水塞栓症が疑われた場合でまだ出血症状が出現していない場合は，直ちにヘパリン 5,000～10,000 単位を静注するが，DIC に対してはアンチトロンビン製剤，メシル酸ガベキサート，またはメシル酸ナファモスタット，低分子量ヘパリンやダナパロイドナトリウムなどの点滴静注，赤血球濃厚液・新鮮凍結血漿等の投与をためらわず施行し，ICU にて全身管理を行う．なお，分娩前にショックとなった場合，児は胎児機能不全（突然，胎児徐脈となる場合が多い）となるが，まず母体に対する治療を行いつつ，子宮口全開大前なら帝王切開を，子宮口全開大後なら鉗子・吸引分娩を行う．また，血小板数が著減していたり，線溶が著明に亢進している場合の DIC に際しては，すぐに帝王切開などの手術操作をすべきではない．必ずアンチトロンビン製剤を投与し，充分な輸血を準備した上で行うことが肝要である．また，場合によっては裂傷部位縫合，血腫除去，内腸骨動脈結紮，子宮動脈塞栓術，子宮摘出術などの外科的処置も必要となるので，本症が少しでも疑われたら応援医（麻酔科医，新生児科医など），血液センターや高次医療機関への連絡とともに，家族への連絡を直ちに行い，充分なマンパワーが確保できる施設で治療を行う（**表ⅢB-25**）．なお，全く正常に経過した分娩中にも本症の発生がみられることも事実であるので，できれば分娩時の血管確保はしておきたいものである．

●**予後** 羊水塞栓症はまれな疾患であるとはいえ，わが国では年間数十例程度発症していると推定される．本症は母体死亡率が 60～80％と高いうえ，救命できたとしても神経学的後遺症のない生存者は 15％にすぎない．しかし，まったく後遺症なく治癒し，本症発症後に分娩した症例が 2 例報告されている．2 例とも帝王切開中に本症を発症し救命された症例で，次回妊娠は正常に経過し，1 例は選択的帝王切開，1 例は経腟分娩がなされ，いずれも羊水塞栓症は発症しなかったという．本症の病因の1つを羊水中の胎児抗原に対する抗体産生，ならびにそれによ

表ⅢB-25 羊水塞栓症の管理・治療

1．母体に対する処置・検査
血管確保（18ゲージ以上のエラスター針：末梢静脈または中心静脈） 気道確保（マスクによる酸素投与，気管挿管による補助呼吸） 循環系モニター：スワン・ガンツカテーテル挿入（肺動脈楔入圧および中心静脈圧の測定，右心系の血液採取） 尿量モニター：バルーンカテーテル挿入 心電図・血圧モニター 胸部X線撮影 緊急時の一般的な検査や血液凝固系検査，Zn-CPやSTN用の血液（血清で可）
2．母体に対する治療
抗ショック療法：ステロイド（ソル・コーテフ®）250～1,000 mg 静注（1日数回に分ける） 　　　　　　　　塩酸ドパミン（イノバン®）1～5μg/kg/分　持続点滴 抗サイトカイン療法：ウリナスタチン（ミラクリッド®）10万単位静注，1日3回 抗DIC療法：下記薬剤の単独または併用 　　ヘパリン　　　最初に 5,000～10,000 単位静注 　　アンチトロンビン製剤（アンスロビンP®）40～60 単位/kg/日　点滴静注 　　メシル酸ガベキサート（エフオーワイ®）20～39 mg/kg/日，またはメシル酸ナファモスタット（フサン®）0.06～0.2 mg/kg/時　持続点滴 　　低分子量ヘパリン（フラグミン®）75 単位/kg/日　点滴静注 　　ダナパロイドナトリウム（オルガラン®）2,500 抗Xa因子活性単位/日　静注 大量出血に対して： 　　出血量や血小板数に応じて，濃厚赤血球輸血，血小板輸血，新鮮凍結血漿輸注 　　保険適用外であるが，止血目的で以下の製剤投与も考慮する． 　　フィブリノゲン製剤 3g　点滴静注 　　遺伝子組換え活性型血液凝固第Ⅶ因子製剤（ノボセブン®）90μg/kg（通常 5mg），2～5分かけて緩徐に静注
3．胎児に対して
分娩前の場合は胎児モニター 　＊子宮口全開大前なら帝王切開 　＊子宮口全開大後なら鉗子・吸引分娩

＊応援医や高次医療機関への連絡とともに，家族への連絡を直ちに行う
＊臨床的羊水塞栓症が疑われた場合は，必ずZn-CP用の血清を保存し，日本産婦人科医会の「羊水塞栓症血清検査事業」に基づき血清を浜松医科大学産婦人科に送付

るアナフィラキシーショックの関与と考えると次回妊娠は危険といわざるをえないが，抗体の力価，羊水成分の母体血中流入の程度などにより病態が複雑になっているものと考えられる．

D 播種性血管内凝固症候群 disseminated intravascular coagulation（DIC）

●定義●　播種性血管内凝固症候群とは，本来は凝血が起こらないはずの血管内において種々の原因により凝固機転の亢進が起こり，全身の微小血管内に多数の血栓が形成される症候群である．血栓の形成により凝固因子が消費され消費性凝固障害となる一方，この血栓を溶解する機序（線溶現象）が加わって出血傾向が出現，さらにはこれら病的状態があいまって，諸種の臓器に重篤な障害をもたらす．

●病態生理●　DICの病態は，消費性凝固障害とそれに続く線溶亢進現象に起因する出血傾向，および臓器の循環障害に起因する全身の臓器障害である．産科DICの臨床的特徴は，①急性で突発的なことが多く定型的なDICが発生する，②基礎疾患とDIC発症との間に密接な関係がある（表ⅢB-26），③急性腎不全などの臓器症状を合併することが多い，④検査成績を待たずにいろいろな処置を進めなければならない，などがあげられる．産科DICの基礎疾患のうち，常位胎盤早期剝離（以下，早剝）や羊水塞栓症では，血液凝固促進物質の母体血中流入により直接的にDICが惹起されやすいが，弛緩出血や前置胎盤・癒着胎盤などでは，

表ⅢB-26　産科DICの基礎疾患

疾　患　名	原　　因
1．常位胎盤早期剝離	血腫の血清成分，胎盤や脱落膜の組織トロンボプラスチンなど
2．羊水塞栓症	肺動脈攣縮，接触因子活性化，羊水中化学物質，組織トロンボプラスチン様物質など
3．弛緩出血，後産期出血	消費性（希釈性）凝固障害（軽症の羊水塞栓症？）
4．妊娠高血圧症候群，子癇，HELLP症候群	胎盤の凝固促進物質流入，血管攣縮（脳動脈，肝動脈）による血管内皮細胞障害など
5．敗血症	血小板崩壊，血管内皮細胞障害，接触因子活性化，エンドトキシン・エキソトキシンなど
6．死胎児稽留症候群	壊死胎児や胎盤の組織トロンボプラスチン
7．不適合輸血，急性溶血	溶血によるトロンボプラスチン様物質
8．急性妊娠性脂肪肝	肝壊死，組織トロンボプラスチン，アンチトロンビン低下
9．重症ショック	組織崩壊，アシドーシス

疾患そのものは直接的にDICを惹起しないものの，大量出血により二次的に消費性（希釈性）凝固障害をきたす結果，DICが発症する．これらの疾患では出血量に応じて出血性ショックに陥る．

　凝血学的特徴としては，著しい消費性凝固障害と線溶亢進である．すなわち，フィブリノゲン値の減少および二次線溶亢進に伴うFDPまたはFDP D-Dimer値の増加が著明である．フィブリノゲン値が100 mg/dl以下の場合，通常低フィブリノゲン血症と呼び，凝固障害が起きるため出血傾向が助長される．血小板も消費により減少するが，定型的なDICにもかかわらず意外と低下しないものが多い．凝固阻止因子ではアンチトロンビンが著減するため，出血傾向が助長される．一般的に，産科領域のDICは急性かつ突発的に生じ，フィブリノゲン値の低下を伴い，後天性低フィブリノゲン血症となることが多いのに対し，内科領域のDICは比較的緩慢に生じ，フィブリノゲン値は正常ないし上昇するものが多い特徴がある．

●頻度●　最も多い早剝の発症頻度は0.5％以下なので，DIC全体としても約0.5％程度と考えられる．

●症状●　DICの臨床症状としては出血に起因する血圧低下，頻脈，多呼吸，尿量減少，意識低下，出血傾向（鼻出血，歯肉出血，血便，血尿など）の出現がある．早剝を例にとると，血圧低下，頻脈，乏尿，血尿などを呈することが多く，容易に急性腎不全に移行する．また，出血した血液はサラサラしており，凝固しにくいのも特徴である．早剝を放置すると100％DICに移行するため，早剝が疑われたら少しでも早く診断し，治療しなければならない．

●診断●　早剝の発症より胎児娩出までの時間と早剝重症度および胎児予後との関係をみると，発症後5時間以内に治療すれば腎不全，DIC等の合併症も少なく，胎児の予後も比較的良いとされる．したがって，すべての検査結果が出てからDICと診断し治療を開始するのでは手遅れであるので，真木・寺尾らはDICの治療に踏み切るための産科DICスコアを提唱した（表ⅢB-27）．このスコアは基礎疾患と臨床症状を重視した診断スコアであるので，特定の基礎疾患を有する産科の急性DICに対処するには非常に有用である．スコアが8点以上のときはDICとみなして治療を開始する．DICは突発し，急激な経過をたどり重篤であるが，時期を失することなく治療を開始すれば産科DICの予後は比較的良好である．

●検査●　検査項目は，出血性ショックの項に準じるが，とくに血液凝固線溶系検査が重要である．産科DICでは，消費性凝固障害と線溶亢進が著明である．すなわち，フィブリノゲン値の減少，二次線溶亢進に伴うFDPまたはFDP　D-

表ⅢB-27　産科DICスコア

I．基礎疾患	点数		点数
a．常位胎盤早期剥離		・心（ラ音または泡沫性の喀痰など）	〔4〕
・子宮硬直，児死亡	〔5〕	・肝（可視黄疸など）	〔4〕
・子宮硬直，児生存	〔4〕	・脳（意識障害および痙攣など）	〔4〕
・超音波断層所見およびCTG所見による早剥の診断	〔4〕	・消化管（壊死性腸炎など）	〔4〕
b．羊水塞栓症		d．出血傾向	
・急性肺性心	〔4〕	・肉眼的血尿およびメレナ（血便），紫斑，皮膚，粘膜，歯肉，注射部位などからの出血	〔4〕
・人工換気	〔3〕		
・補助呼吸	〔2〕		
・酸素放流のみ	〔1〕	e．ショック症状	
c．DIC型後産期出血		・脈拍≧100 bpm	〔1〕
・子宮から出血した血液または採血血液が低凝固性の場合	〔4〕	・血圧≦90 mmHg（収縮期）または40％以上の低下	〔1〕
・2,000 ml以上の出血（出血開始から24時間以内）	〔3〕	・冷汗	〔1〕
		・蒼白	〔1〕
・1,000 ml以上2,000 ml未満の出血（出血開始から24時間以内）	〔1〕	Ⅲ．検査項目	
		・血清FDP≧10 μg/ml	〔1〕
		・血小板数≦10×10⁴/mm³	〔1〕
d．子癇		・フィブリノーゲン≦150 mg/dl	〔1〕
・子癇発作	〔4〕	・プロトロンビン時間（PT）≧15秒（≦50％）またはヘパプラスチンテスト≦50％	〔1〕
e．その他の基礎疾患	〔1〕		
Ⅱ．臨床症状		・赤沈≦4 mm/15 minまたは≦15 mm/hr	〔1〕
a．急性腎不全			
・無尿（≦5 ml/hr）	〔4〕	・出血時間≧5分	〔1〕
・乏尿（5＜～≦20 ml/hr）	〔3〕	・その他の凝固・キニン系因子（例：AT-Ⅲ≦18 mg/dlまたは≦60％，プレカリクレイン，α₂-PI，プラスミノーゲン，その他の凝固因子≦50％）	〔1〕
b．急性呼吸不全（羊水塞栓症を除く）			
・人工換気または時々の補助呼吸	〔4〕		
・酸素放流のみ	〔1〕		
c．心，肝，脳，消化管などに重篤な障害があるときはそれぞれ4点を加える			

注：合算して8点以上となったら，DICとしての治療を開始する．

（真木正博，他：産婦人科治療，50：120，1985）

Dimer値の増加が著しい．血小板も消費により減少するが，定型的なDICにもかかわらず意外と低下しないものが多い．さらにプロトロンビン時間や部分トロンボプラスチン時間の延長，出血時間や全血凝固時間の延長もみられる．ベッドサイドで可能な検査として最も重要なものは<u>赤沈</u>である．DICではフィブリノゲンの消費に伴い赤沈値が遅延し，妊娠末期で通常15分値4 mm，1時間値15 mm以下であればDICとみなして治療を開始してよい．また，簡易に血液性状を観察するには，胎盤受けの中の血塊形成の状態，すなわち，血が固まるか，すぐ溶けるかなどを肉眼的によく観察するとよい．これと同様な観察法として<u>clot observation test</u>がある．これはガラス試験管に末梢血を採取し，それを静置することによって凝固性の有無を確認する方法である．すなわち，末梢血が凝固しない場合は凝固因子の欠乏を，いったん形成された凝血塊がすぐ溶解すれば線溶亢進を，血塊が血清と血餅に分離しなければ血小板の減少（血餅退縮能の低下）を意味するというものである．このようにDICの診断に際してはベッドサイドでの迅速な凝固線溶系の把握が重要であるため，生化学，血算，凝固系の採血に加え，赤沈，clot observation test用の採血もしておく必要がある．

● **治療** ●　出血が多くショック症状を呈していれば，18ゲージ以上のエラスター

針で血管確保のうえ補液，輸血を行う．DICに対しては，これらの治療に加え酵素阻害療法を行う．最も有効なものはアンチトロンビンであり，1日3,000単位静注を数日間行う．ダナパロイドナトリウム（ヘパラン硫酸製剤）1日2,500抗Xa因子活性単位静注も有効である．メシル酸ガベキサート（FOY，エフオーワイ®）やメシル酸ナファモスタット（FUT，フサン®）は，それぞれ20〜39 mg/kg/日，0.06〜0.2 mg/kg/時の持続点滴を行う．抗ショック作用の強いウリナスタチン（UTI）も有効で，1日30万単位を数日間静注する．なお，最近は遺伝子組換えトロンボモジュリン製剤（リコモジュリン®）が注目されており，380単位/kgを約30分かけて数日間点滴静注する．これら酵素阻害剤は胎児娩出後投与するのが一般的であるが，胎児娩出前に胎児が死亡し，すでに検査上DICが発症している場合は，帝王切開前にたとえばアンチトロンビン製剤3,000単位を投与し，FUT等の持続点滴を行いながら胎児を娩出すると，その後の母体の予後が良好となる．なお，ヘパリンは出血を助長することがあるので，大きな創部をもつ産科DICでは用いないことが多い．ただし，羊水塞栓症，血液型不適合輸血では第一の適応である．

● 予後 ● DICでは，合併症・後遺症として急性腎不全，心不全，呼吸不全，代謝性心囊炎，肝不全，脳出血，Sheehan症候群，壊死性腸炎，輸血後肝炎，手術部位の血腫形成，術後感染症（後にAsherman症候群）などが起こりやすい．

8 過換気症候群

● 定義 ● 過換気とはCO_2産生の要求以上に肺胞換気が増加し，動脈血CO_2分圧が低下した状態（hypocapnea）である．過換気症候群 hyperventilation syndromeは，過換気による呼吸性アルカローシスと，それによる様々な臨床症状を呈する症候群であり，その発症要因には心理的因子が強く関与している．

過換気症候群の定義はかならずしも明確ではないが，多くは精神的要因により不随意的な発作性過換気状態により臨床症状を呈するもので，自発的過換気により一部またはすべての臨床症状の再現をみるものとされる．器質的な原因による過換気は除外されるのが普通である．

● 病態生理 ● 妊娠後期においては，増大した妊娠子宮による横隔膜挙上と増加する女性ホルモン，とくにプロゲステロンにより呼吸機能が生理的に変化する．肺活量には大きな変化は認められないが，子宮増大による腹腔内圧の上昇は機能的残気量と予備呼気量を減少させ，プロゲステロンの肺胞換気促進作用により，1回換気量は約30％の増加，呼吸数も15％ほど増加し，分時換気量は48％増加する．その結果，動脈血の二酸化炭素分圧（$Paco_2$）は32〜33 mmHgとなり，通常の約40 mmHgより低下し，過換気状態となる．母体の$Paco_2$の低下は，胎児から母体への二酸化炭素の移行を助けていると考えられる．通常この呼吸性アルカローシスは，腎での重炭酸イオン排泄の増加によって部分的に代償され，血液pHは7.40〜7.45程度の軽いアルカローシスに保たれる．

陣痛発来後，子宮収縮による痛みや不安，懸念のため呼吸数がさらに増加すると，分時換気量は毎分90 l に達し，$Paco_2$は，21〜26 mmHgまで低下する．さらに呼吸数が増加し$Paco_2$が20 mmHg前後まで低下すると，呼吸性アルカローシスの状態に陥り，しびれ，痙攣などの症状を起こす．過換気症候群の症状は，交感神経興奮と過呼吸による呼吸性アルカローシスによって説明される．交感神経の興奮によりカテコールアミンが分泌され，頻脈，動悸，手のふるえ，末梢血管

表ⅢB-28　過換気症候群の症状

全身症状	易刺激性，疲労感，脱力感，消耗感，スタミナ減少
呼吸器症状	ためいき，あくび，息切れ，空気飢餓感，呼吸困難，胸部圧迫感
筋・骨格系症状	関節痛，振戦，筋肉痛，テタニー
精神症状	心配，不安，神経質，緊張，発汗，安定感欠如
心血管系症状	心悸亢進，胸痛，頻脈，胸部絞扼感
神経症状	頭痛，めまい，ふらつき，視力障害，しびれ，ビリビリする感じ，記憶障害，集中力障害
消化器症状	おくび，腸内ガス，腹部膨満，嚥下困難，口内乾燥，食欲不振，悪心，ヒステリー球

表ⅢB-29　過換気症候群の診断基準

1. 随意的にコントロールが困難な過換気発作がある
   発作時には動脈血の pH の上昇（呼吸性アルカローシス）と $PaCO_2$ の低下がみられる．
2. 呼吸性アルカローシスによる症状，テタニー型硬直性痙攣がみられる
3. 非発作時に3分間の努力性過換気によって同様の症状が誘発される
4. 紙袋内での呼吸 paper bag rebreathing や CO_2 ガスの吸入によって呼吸性アルカローシスを改善すると急速に症状が改善する
5. 症状と関連のある器質的疾患の存在が否定される．
   理学的所見，心電図，胸部X線写真，肺機能検査，血液・尿検査などが必要なことがある

収縮による四肢の冷感・蒼白，過呼吸，腹部膨満などが現われる．低 CO_2 血症は脳血管攣縮を引き起こし，眩暈，意識障害，脳波の徐波化をきたす．アルカローシスは血中 Ca 濃度を低下させ，神経の興奮性を高め，四肢のしびれ感やテタニーなどの神経・筋症状を呈する．冠動脈の攣縮により狭心症様の胸痛を訴えることがあり，虚血性の心電図パターンを引き起こすこともある．

●頻度●　わが国の一般的報告では，過換気症候群は20歳前後の若い女性に多く，男女比はおよそ1：2である．海外では男女差はなく，30〜40歳代に多いが，50歳以上の発症もみられる．妊娠は過換気症候群の危険因子であり，とくに心身症的な背景をもつ妊婦，生理的アルカローシスにある産婦に発症しやすい．

●症状●　典型的な急性発作では目に見える換気亢進，眩暈，しびれ感，テタニーなどが特徴的である．そのほか動悸，呼吸困難，胸内苦悶，疲労感，不安感などをきたす．発作の持続時間は30〜60分間のものが多い．発作の寛解期には頭重感，めまい，肩凝り，四肢末端の冷感やしびれ感，胸部圧迫感，動悸，不眠，腹痛など多彩な症状がみられ，寛解・増悪を繰り返す．これら多彩な症状を説明可能な器質的疾患が見いだせないことが特徴である．表ⅢB-28に過換気症候群の症状をまとめた．

●診断●　特徴的な症状を呈する場合診断は容易なこともあるが，本症候群の病像は多彩であるため診断に苦慮する場合もある．本症候群を正しく認識して疑いをもつのが第1である．病歴として誘因となる精神的なストレスがあり，不安が強く，呼吸頻回であるが，明らかな胸部症状がない場合本症候群を疑う．表ⅢB-29に診断基準を示す．

●検査●　理学的所見，動脈血ガス分析，心電図，胸部X線写真，肺機能検査，血液・尿検査などが必要である．

●治療●　① 呼気再呼吸法：発作時には紙袋による呼気再呼吸 paper bag rebreathing，息こらえが簡便な治療法である．ペーパーバッグ法は，5〜10 l の紙袋を用いて患者の鼻と口を覆うようにして中の空気を再呼吸させることにより血中 CO_2 分圧を上昇させ，呼吸性アルカローシスを軽減する．ただし，この際に酸素不足にもなりやすいので，適応を厳格にしたうえで医師の指導の下に行う．安易な

ペーパーバッグ法は推奨されない．

② 心理療法：本症候群は器質的疾患ではなく，生命の危険を伴うものでないこと，再呼吸法などにより容易にコントロールできることを理解させる．患者の精神的緊張を取り除き，疼痛を取り除けば寛解することもある．

③ 薬物療法：患者の不安感が強く，上記の処置が無効なときは，ジアゼパム5～10 mg 筋（静）注，フェノバルビタール 100 mg 皮下（筋）注する．β遮断薬の投与も有効とされる．インデラール® 30 mg/日を投与するが，喘息発作を誘発するので，気管支喘息の除外が必要である．

● 予後 ●　① 胎児への影響：母体の極端な呼吸性アルカローシスは，胎児の酸素不足やアシドーシスを引き起こす可能性が指摘されている．母体の呼吸性アルカローシスが胎児に有害作用を与える機序については，母体側胎盤血流量の減少または子宮血管の収縮，胎児側胎盤血流量の減少または臍帯の収縮，母体血酸素解離曲線の左方移動（母体血酸素親和性の増強）による胎児への酸素移行量の低下などが考えられている．

② 疾患の予後：予後はきわめて良好であり，通常は治療に反応し，発作の出現はみられなくなる．

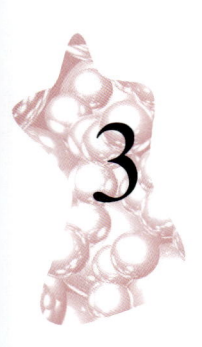

3 Abnormal Puerperium
異常産褥

1 子宮復古不全

　　正常な産褥期の経過においては，子宮は6週間でほぼ妊娠前の状態に回復する．この回復が遅れた状態を<u>子宮復古不全</u> subinvolutio uteri という．

●**原因**●　子宮復古不全の原因として最も多いものは，胎盤，卵膜の遺残である．そのほか，子宮内感染，子宮筋腫，多胎分娩，帝王切開分娩，産褥の不摂生なども原因となる．一般に多産婦は初産婦に比べ，非授乳婦は授乳婦より，子宮の復古不全が起こりやすい．

●**症状**●　① 子宮の収縮不全：腹壁上から触診した子宮底の高さが産褥日数の経過に比べ高く，また，その硬度が収縮不全のため軟らかく触知される．

　　② 悪露の異常：産褥日数の経過とともに悪露の色調は赤色から褐色，黄色となり，その量も次第に減少するが，子宮復古不全の際には血性悪露が長く続き，かつその量も多い．胎盤や卵膜の一部が遺残している場合は感染を起こしやすく，産褥日数がたってから，これらの組織が壊死となって自然に排出されてくることが多い．まれには遺残した胎盤から胎盤ポリープが形成され，長期にわたる子宮出血の原因になることがある．

　　③ 一般状態：全身倦怠感を訴える程度で，一般状態は障害されない．二次的な症状として，出血が長引けば貧血が，感染が起これば発熱を伴うことになる．

●**診断**●　子宮復古不全の診断は，子宮の収縮状態，悪露の性状と量，子宮頸管の開大状態などを観察して行う．子宮腔内の遺残物の有無は超音波断層法や搔爬により確認できるが，この際に胎盤ポリープは子宮壁に強固に付着した抵抗として触知される．

●**治療**●　① 子宮収縮剤：子宮の収縮を促進するため麦角剤を内服投与する．

　　② 止血剤：血性悪露を減らすため止血剤を内服させる．感染を併発していることが多いので，抗生剤を併用投与する．

　　③ 物理的方法：子宮底のマッサージを行い，収縮が悪い場合は氷囊で冷やす．排尿，排便を規則的に行わせることも収縮の促進に役立つ．

　　④ 子宮内容搔爬：子宮腔内に胎盤や卵膜の残留が疑われる場合は，産褥数日目に搔爬を行う．産褥子宮は軟らかいので，収縮剤を注射し，穿孔しないように操作は慎重に行う．胎盤ポリープが子宮鏡で診断されて剝離が困難で出血が多い場合は，子宮の摘出を要する場合がある．

2 晩期産褥出血

産褥期にみられる出血は，分娩後24時間以内に起こる**早期産褥出血** early postpartum hemorrhage と，24時間以後に起こる**晩期産褥出血** late postpartum hemorrhage に分けられる．以下には晩期産褥出血の原因とその対策を記す（表ⅢB-30）．

表ⅢB-30　産褥出血の分類
1. 早期産褥出血
2. 晩期産褥出血
　1）胎盤や卵膜の遺残
　2）子宮収縮不全
　3）血栓脱落による出血
　4）産道損傷

① 胎盤や卵膜の遺残

胎盤や卵膜の遺残は晩期産褥出血の最も大きな原因をなし，血性悪露が長く続くことが多いが，ときに大出血を反復する．子宮の収縮を図りながら慎重に搔爬する．この際に大出血をきたすことがあるので，血管を確保して搔爬を行うのが望ましい．

② 子宮収縮不全

子宮筋腫，多胎分娩，羊水過多症を伴った分娩後などのように，主として子宮側の因子により収縮が障害される場合である．子宮のマッサージ，子宮収縮剤の投与を行う．

③ 血栓脱落による出血

分娩時には胎盤の剝離面に大きな血管の断面が露出しているが，子宮筋の収縮により圧迫され，血栓が形成されて止血する．この血栓がのちになってはずれると，突然大出血をきたすことがある．血栓が脱落する原因はよくわかっていないが，子宮収縮不全，子宮腔内感染，産褥の不摂生などが誘因になるものと思われる．治療には子宮収縮剤と止血剤を投与するが，大出血例では子宮の摘出を要することもある．

④ 産道損傷

分娩時に頸管の上部に裂傷が起こり，その時にはさほど出血しなかったが，晩期に出血を繰り返すことがある．また，腟円蓋部の裂傷の場合も腟壁下に出血が浸潤し，晩期になってから外出血してくる場合がある．いずれの損傷も縫合が困難であり，圧迫や止血剤との併用で対処する．

3 産褥熱

分娩時に生じた子宮，腟，外陰部の創傷への細菌感染に由来する熱性疾患を総称して**産褥熱** puerperal fever とよぶ．通常産褥10日目までに2日間以上にわたる38℃以上の発熱をきたす．感染が性器損傷部位に限局した**限局性産褥熱**と，敗血症のような**全身性産褥熱**がある．近年，重症例は減少している．以下にはその詳細を述べる．

① 産褥外陰炎 puerperal vulvitis

外陰から会陰にかけての分娩時の損傷部へ細菌の感染が起こり，発赤腫脹する．炎症が強い場合には壊死に陥り潰瘍を形成することがある．もしも炎症が皮下深部組織に及ぶと膿瘍を形成し，発熱，悪寒が高度になるので，その際には切開により排膿し，抗生剤と消炎鎮痛剤を投与する．

② 産褥腟炎 puerperal vaginitis

腟壁の分娩損傷部への感染により発症するが，この場合は炎症が容易に腟傍結合織から骨盤結合織に波及し，大きな膿瘍を形成しやすい．したがって，感染病巣を早期に発見し，抗生剤を投与して炎症が拡がるのを予防しなければならない．

③ 産褥子宮内膜炎 puerperal endometritis

本症は産褥熱のうち，最も多くみられる代表的疾患である．

●原因● 子宮腔内に滞留した胎盤，卵膜，悪露などに感染が起こったものである．病原菌としては溶血性連鎖球菌，黄色ブドウ球菌などが多かったが，近年は大腸菌，緑膿菌，変形菌などのグラム陰性の桿菌や耐性ブドウ球菌が増加している．

炎症の発生には個体の抵抗力と細菌の毒力とが関係する．要因としては，前期破水，メトロイリンテル挿入などによる誘発分娩，鉗子分娩，胎盤用手剝離などの子宮腔内操作があげられる．

●症状● 通常産褥の3～4日目頃に発熱する．しかし，前期破水例などではこれより早く発熱することもある．子宮は収縮が遅れ軟らかく，圧痛が認められる．悪露は膿血性で悪臭があり，ときに泡沫を混じている．頸管が早期に閉鎖すると膿汁が子宮腔内に貯留し子宮留膿腫 pyometra となり，子宮は腫大し圧痛を訴える．悪露の滞留に加えて大腸菌などのガス産生菌の増殖があれば，子宮腔内にガスが貯留して子宮鼓張症 tympania uteri とよばれる状態を呈し，打診により鼓音を発する．

一般全身状態は感染の程度によって異なり，炎症が子宮内膜の表層に止まっている場合は発熱，疼痛とも軽度であるが，深部に及ぶと高度の発熱，頻脈，虚脱感などを伴ってくる．

●診断● 産褥期に38℃以上の発熱をきたすが，性器以外に感染巣がなく，かつ外陰，腟，付属器にも異常がみつからず，膿性の悪露を認め，子宮が大きく圧痛を訴えれば診断は容易である．悪臭があり，泡沫を混じていれば大腸菌の感染が疑われる．悪露を培養し，起炎菌の同定と抗生剤の感受性検査を行う．悪露の滞留が考えられる場合は子宮頸管の拡張を行い，悪露の排出をはかり，性状を確認する．

●治療● 全身の安静を保ち，子宮の収縮を促進し，抗生剤と消炎剤を投与する．使用した抗生剤が無効の場合は，感受性試験の結果によって抗生剤を変更する．悪露の滞留があれば治癒しにくいので，子宮頸管を拡張しその流出をはかる．発汗が著しいので水分の補給にも気をつける．

④ 産褥子宮筋層炎
puerperal myometritis

前述の子宮内膜炎の際，感染菌の毒力が強いか，褥婦側の抵抗力が弱い場合に，炎症は子宮筋層にひろがり，子宮筋層炎 myometritis を起こしてくる．この際には筋層

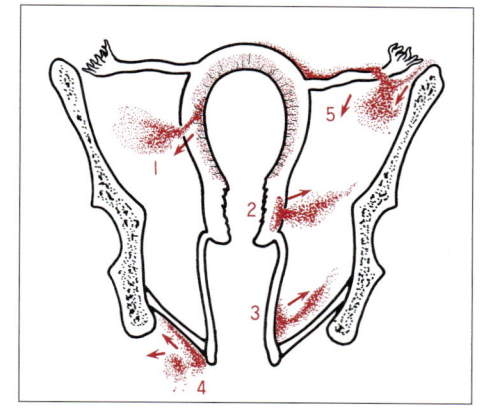

図ⅢB-37 産褥感染症の進展経路 (Greenhill)
1．子宮内膜炎の子宮壁貫通
2．子宮頸管裂傷から骨盤結合織へ
3．腟損傷から結合織へ
4．会陰裂傷から結合織へ
5．卵管炎から下方へ

内に多数の膿瘍が形成され，子宮の自発痛，圧痛はともに著しくなる．炎症が漿膜に及ぶと骨盤腹膜炎を引き起こし，子宮傍結合織に波及すると子宮傍結合織炎となる．

これまでに述べてきた限局性産褥熱は，性器そのものの炎症であるが，炎症が高度になると病原菌がより広範囲に波及し，子宮付属器炎，骨盤結合織炎，骨盤腹膜炎，産褥敗血症を引き起こす(図ⅢB-37)．

5 産褥付属器炎 puerperal adnexitis

子宮腔内の病原菌が上行して卵管に達し，卵管炎を起こす．やがて卵管采部が炎症性に閉塞し卵管留膿腫を形成する．炎症が卵巣に及ぶと卵巣炎 oophoritis をもたらし，やがて両者が癒着して一塊となり卵管卵巣膿腫 tuboovarian abscess をつくり，腫瘤様抵抗として触れる．

症状としては，発熱とともに下腹痛，悪寒などを訴え，内診により圧痛の強い腫瘤を触知できる．抗生剤や抗炎症剤による治療後も卵管の閉塞のため不妊症になることが多い．

6 産褥子宮傍結合組織炎 puerperal parametritis

病原菌が子宮筋層炎を経て傍結合織に及ぶ場合と，子宮頸部や腟壁の炎症がリンパ行性に波及する場合がある．多くは一側性で，直腸診により圧痛を伴う抵抗を触れるが，高度になると膿瘍を形成し難治の瘻孔をつくることがある．

一般症状は強く，悪寒戦慄を伴う高熱を発し，全身倦怠感も著しい．排尿，排便時に疼痛を訴える．

7 産褥骨盤腹膜炎 puerperal pelvic peritonitis

子宮筋層炎や卵管炎などの炎症が漿膜に及ぶか，リンパ行性に骨盤腹膜に達すると，骨盤腹膜炎を発症する．一般に炎症は小骨盤腔内に限局され，汎腹膜炎 panperitonitis にまで進行することは少ないが，Douglas 窩膿瘍 Douglas' abscess を形成することがある．この場合は Douglas 窩を切開して排膿する必要がある．

8 産褥敗血症 puerperal sepsis

産褥の感染巣からの細菌が血中に侵入し発症する全身感染症を産褥敗血症とよぶ．重症のものはショックに陥り死の転帰をとる．

●症状● 産褥1週間くらいに悪寒，戦慄を伴う高熱を発し，かつ持続する．脈拍は細頻で，血圧は下降し，ショック状態を呈する．呼吸は促迫し，肺水腫様の所見を示す．悪心・嘔吐もあり，乏尿や蛋白尿もみられる．

局所所見として性器および周辺組織の高度の炎症症状が認められる．

●診断● 上記の全身症状と局所症状が認められる．確診するためには，動脈血を培養して起炎菌を同定するか，グラム陰性桿菌の感染症では，血中のエンドトキシンを limulus test により証明する．末梢血では好中球の増多が認められ，血小板は減少していることが多い．

●治療● 感染巣や動脈血から同定した起炎菌に適合した抗生剤を大量に点滴静注する．実際には毒性の少ないセファロスポリン系の薬剤が繁用される．効果が不十分な場合には薬剤の変更を考慮するが，静注用γ-グロブリンを併用することがある．ショック状態に対しては強心剤，副腎皮質ステロイド剤を投与する．

これらの全身療法と並行して，性器系の感染巣の除去に努める．すなわち膿瘍があれば排膿をはかり，子宮筋層炎の場合は子宮の摘出も考慮する．

もし血管内凝固症候群(DIC)を併発していれば，抗DIC療法を行う．

4 産褥血栓塞栓症

産褥血栓塞栓症 puerperal thromboembolism は，産褥期に起こる静脈血栓の塞栓をさし，子宮静脈，骨盤静脈，股静脈などによく発生する．血栓がはずれて肺動脈に塞栓すると重篤な症状を発生する．血栓症に炎症を伴えば血栓性静脈炎とよぶ．日本人は欧米人に比べ発生が少なく，ほぼ 1/10 の頻度といわれている．

① 血栓性股静脈炎 femoral thrombophlebitis

血栓が外腸骨静脈から股静脈にかけて発生し，静脈炎を併発すると特有の症状がみられる．

●原因● 血栓性静脈炎の発生は，妊娠高血圧症候群の際，産褥熱時，帝王切開後などに多くみられる．これらの場合には，血液の凝固性の亢進，血流の停滞，血管壁の障害などの因子が作用しやすくなるからである．また安静臥床が長びくと発生しやすくなる．

●症状● 発症は産褥 10〜20 日頃に多く，患側の下肢は，血行障害と炎症性腫脹により浮腫を生じ，強い疼痛とともに蒼白に腫大してくる．このような状態を有痛性白股症 phlegmasia alba dolens とよぶ．静脈の解剖学的な関係から，発症は左側に多い．重症になると高熱を出すことがある．

●診断● 上に述べた臨床症状のほか，静脈造影，超音波断層法などにより血栓の存在部位とひろがりなどを確かめる．

●治療● ヘパリンやウロキナーゼなどを静注し，血栓を溶解させる．このほか消炎鎮痛剤，抗生剤を投与する．

血栓を形成するリスクの高い分娩のあとは，下肢の運動，マッサージを行うとともに，早期離床を心がけ，これを予防する．

② 肺塞栓症 pulmonary embolism

静脈血栓症がはずれて心臓に達し，肺動脈に塞栓した場合で，突然に呼吸困難，胸痛，頻脈からショックに陥り，重症の場合は急死する．内科的治療としては硫酸アトロピンやモルヒネを注射し，強心剤を投与するほか，抗凝固療法や血栓溶解療法を行う．重症例には外科的に血栓の摘除を行うが，予後は不良である．

5 乳腺異常

A 乳腺炎 mastitis

授乳期にみられる乳腺炎は，乳汁の排泄が不十分なために起こるうっ滞性乳腺炎と，乳頭から乳管を経て細菌が感染する化膿性乳腺炎がある．

① うっ滞性乳腺炎 stagnation mastitis

産褥期の初期の数日間に，乳管の開口が不十分のため乳汁がうっ滞し，乳房全体の腫脹，硬結，発赤，疼痛などを伴う．ときに腋窩リンパ節が腫大することがある．治療としては乳房マッサージにより乳管の開通をはかり，哺乳と十分な搾乳により乳汁を排出させる．消炎酵素剤の投与は局所の循環をよくし，乳房の腫脹を軽減させる効果がある．

❷ **化膿性乳腺炎** suppurative mastitis

● 原因 ● 乳汁のうっ滞があるときに，乳頭の損傷により亀裂などができると，その部位を通じて細菌が乳腺内に侵入し化膿性炎症をきたす．起炎菌としては，黄色および白色ブドウ球菌が多く，手指を通じて上行性に感染する．

● 症状 ● 炎症は産褥2～6週に起こりやすく，乳房の一部に熱感，発赤，疼痛，硬結の形成を訴え，腋窩リンパ節の腫脹を伴うことも多い．炎症が進むと，悪寒戦慄と39℃以上の発熱をきたし，数日後には病巣に膿瘍が形成され，軟化，波動を触れるようになる（図ⅢB-38）．

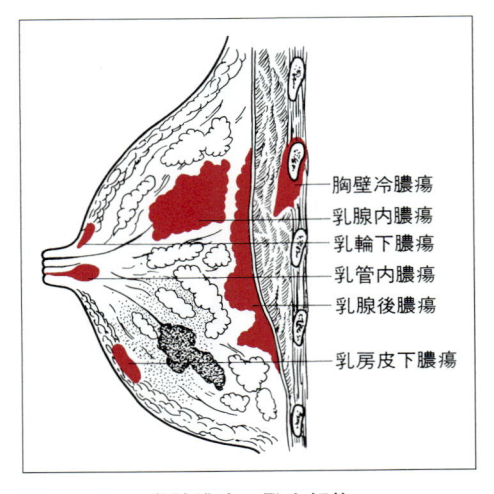

図ⅢB-38　乳腺膿瘍の発生部位

● 予防 ● 化膿性乳腺炎を予防するには，まず乳頭の手当てをして亀裂などをつくらないようにし，授乳の前には手指を石鹸で洗い清潔にし，授乳後は搾乳して乳汁のうっ滞を防ぐ．

● 治療 ● 初期治療としては，提乳帯による提乳により乳房の安静をはかり，患部を氷罨法で冷やす．できるだけ早くから抗生剤，消炎鎮痛剤を投与し，炎症の拡大を防ぐ．近年，新しい治療法として，ブロモクリプチンを1錠ないし2錠のみ投与し，乳汁の産生を一過性に抑制し，この間に炎症を治癒させる方法が導入され，優れた効果が認められている．

通常2～3日で症状が軽快するが，膿瘍を形成した場合は，炎症の限局化を待って切開し，十分に排膿する．

B 乳汁分泌異常 abnormality of the lactation

❶ 乳汁分泌過多症 hypergalactia

乳汁の分泌量が異常に多く，毎回の哺乳後数百 ml の搾乳を要し，そのため母体が衰弱してくることがある．この場合は治療の対象になるが，プロラクチンの分泌抑制剤のブロモクリプチン，テルグリドを一時的に投与して，分泌量を減少させて授乳を続けるか，高度の場合はやむをえず完全に乳汁分泌を停止させる．

❷ 乳汁分泌不全 hypogalactia

● 原因 ● 一般に初産婦や高年の頻産婦に多くみられる．母体が妊娠時に，貧血，妊娠高血圧症候群などの合併症をもっていた場合と，分娩時の出血，感染，帝王切開などは，乳汁分泌不全を起こしやすい．局所的な因子としては，扁平乳頭，陥没乳頭，乳頭亀裂，乳腺炎などにより適切な吸引刺激が加わらない場合と，低出生体重児，口唇口蓋裂などで児による吸啜ができない場合があげられる．

● 症状 ● 乳汁分泌の状態を評価する方法としては，直接哺乳量や搾乳量を測定して客観的に調べる方法と乳房や新生児の状態から間接的に推察する方法がある．乳汁の分泌量は産褥初期は日を追って増加し，1週間で1日ほぼ 400 ml 程度になり，その後は徐々に増加し，産褥1カ月には1日 700～800 ml 程度に達する．しかし，実際に授乳前後に児の体重を計り，乳汁の分泌量を計測することは困難

である．

間接的な方法としては，まず第1に，1回の哺乳時間が20分を超えても児に満腹感が得られず，哺乳後も2～3時間たたないのに泣く場合である．第2には，哺乳後3時間くらいたっても乳房の緊満感がなく，圧出しても乳汁の分泌が少ない場合である．第3には，母乳のみで育てているのに，児の体重増加が1日30 gより大幅に少ないときである．ミルクを補っている場合は，その量から逆に母乳の分泌状態を推定することもできる．

表ⅢB-31　乳汁分泌不全の対策
1．妊娠中の管理
　1）母乳栄養の心構え
　2）乳頭の準備
2．産褥初期の管理
　1）早期授乳
　2）哺乳の励行
　3）乳腺胞の空虚化
　4）精神的安静
　5）スルピリドの投与

● 治療 ●　乳汁分泌不全に対する対策を表ⅢB-31に箇条書きで示した．以下には具体的な方法を示す．

1　妊娠中の管理

母乳哺育を確立するには妊娠中からの心構えが大切である．妊娠中期に入り胎動を自覚し母親となる実感がわいてきた頃に，妊婦診察や母親学級を通じて母乳栄養の長所や乳汁分泌のメカニズムを説明する．このことにより母乳哺育の決心を固めさせることができる．

乳房の大きさと哺乳量の間には直接の関係がないが，扁平乳頭や陥没乳頭の場合は児がうまく吸啜できないので，妊娠後期には矯正する必要がある．扁平乳頭の場合は母指と示指でつまんで前方に引っぱる操作を入浴時などに行えばよい．一方，陥没乳頭の場合は乳頭を皮下組織に結合している線維性組織を用手的に延長させるHoffman法（図ⅢB-39）とプラスチック製のブレストシールドの装着によって治療する．

2　産褥初期の管理

分娩後できるだけ早い時期から授乳を開始すべきである．母児の接触により精神心理的な絆が形成される時期は出生後12時間以内であろうとされているので，できれば1時間以内に1回目の哺乳を始めるのが望ましい．

哺乳の間隔については，理想的には母児同室にして，児の要求に応じて授乳し自律的に定まってくるのがよい．しかし，実際には3時間ごとに1回20分程度1日6～7回の哺乳を行っているところが多い．この際，授乳の時間を20分とかに限らず，ゆったりした気分で哺乳できるよう配慮すべきである．産褥初期に乳汁の分泌が不十分でも，安易に人工乳に移行しないで，乳頭を根気よく吸ってもら

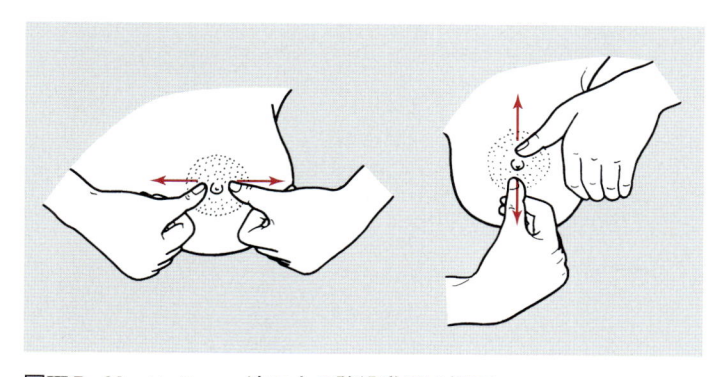

図ⅢB-39　Hoffman法による陥没乳頭の矯正

えば，プロラクチンとオキシトシンの反射性分泌を介して，乳汁は産生されてくるものである．

　毎回哺乳したあと，残った乳汁はできるだけ搾乳し，乳腺胞を空虚にするのがよい．もし乳汁が多く残ると乳腺胞の内圧が高くなり，次の新しい乳汁の産生を抑制するからである．この際に乳管の開通が不十分のため乳汁が貯留しているのであれば，乳房をマッサージし乳汁の排出を助ける．また各種の搾乳器もこの目的に用いられる．

　褥婦は新生児に対する心配や，育児に対する不安からストレス状態になりやすく，この場合，哺乳刺激に対するオキシトシンの分泌が妨げられ，射乳が不十分となる．したがって，周囲の者が配慮して褥婦が安定した精神状態を保てるようにすることが望まれる．一方，夜間の睡眠は疲労の回復に不可欠であるばかりでなく，血中プロラクチンの分泌を上昇させるので，十分な睡眠は乳汁分泌の促進に役立つ．

3　スルピリドの投与

　スルピリドはプロラクチン分泌抑制因子であるドパミン受容体の阻害剤なので，下垂体に作用しプロラクチン分泌を亢進させる．産褥の初期に1日100 mgずつ5日間投与すれば，乳汁分泌の開始を促し，母乳栄養の定着に役立つ．

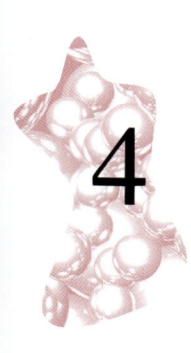

4 Fetal and Neonatal Abnormalities
胎児・新生児異常

1 胎児発育異常

A 子宮内胎児発育遅延 intrauterine growth restriction（IUGR）

●**定義**● 原因や在胎期間のいかんを問わず，子宮内で胎児の発育が妊娠週数の基準体重よりも低下した場合をいう．出生体重に関する定義は，light-for-date（LFD）と同義であり，WHOのICD-10，日本産科婦人科学会の用語委員会報告など，いずれも「妊娠期間に比較して出生体重が10％タイル未満」としている．

しかし，この定義によるIUGRの中には，いわゆる"normal small"とよばれるものも含まれる．これは，母体の体格が小さいため胎児の発育も小さいというもので，それ自体は病的なものではなく児も健康である．

●**正常新生児の発育曲線**● 正常新生児の発育曲線は人種，地域や高度，性別，胎児数，経産回数，時代により異なる．

日本人の発育曲線は，1984年に厚生省ハイリスク母児管理研究班において，全国37機関から集積した在胎週数の正確な5,608例を基に作成されており，1994年に改定されている（図ⅢB-40，p.317，図ⅢA-42参照）．単一人種，一定地域，単胎，在胎週数が確認されているうえに，性差と経産の有無が加味されている利点がある．

この発育曲線に胎児の推定体重を照らし合わせてIUGRを診断する．

●**分類**● IUGR児は体格から**均衡型IUGR**（symmetrical IUGR，typeⅠ IUGR）と**不均衡型IUGR**（asymmetrical IUGR，typeⅡ IUGR）に分けられる．前者は，体重，身長，頭囲が一様に在胎週数相当の発育をしていない児であり，後者は，頭囲は在胎週数の範囲内であるが体重の小さい児である．

symmetrical IUGRはfetal hypoplasia，asymmetrical IUGRはfetal malnutritionと同義語とする見解もある．

●**原因と特徴**● 胎児の発育に関与する因子は多数存在する．IUGRの分類別にその原因と特徴をあげる．

1 symmetrical IUGR

胚，胎芽期からすでにIUGRの素因をもち，妊娠20週以前から発生する．病態生理的には，fetal hypoplasiaであり，細胞自体の大きさは正常であるが，細胞数が少ない．原因として，胎芽期あるいは妊娠初期の器官形成時期の過量の放射線

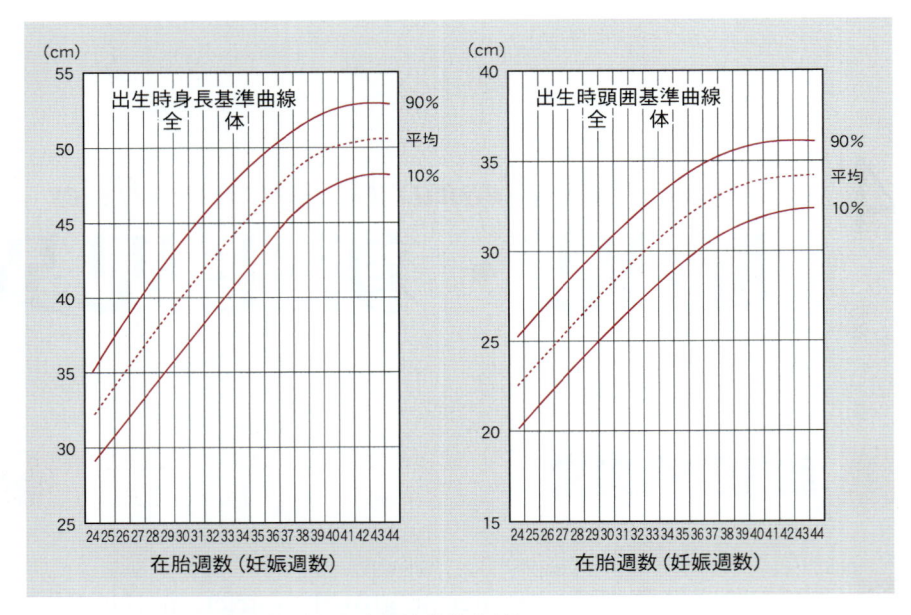

図ⅢB-40　胎児発育曲線（出生時体格基準曲線）
（厚生省研究班，1994）

被曝，多量の薬剤服用，感染（風疹ウイルス，ヘルペスウイルス，サイトメガロウイルス，トキソプラズマ，梅毒など），染色体異常，先天奇形，妊娠中に母親が摂取する嗜好品（煙草，アルコール，麻薬など）があげられる．

2　asymmetrical IUGR

妊娠中期までは正常に発育するが，妊娠の後半期から発育が遅延する．病態生理的には細胞の数はそれほど減少していないが，細胞の大きさが減少している．胎盤機能障害によってもたらされるものであり，その結果，生命維持に直接重要でない臓器の犠牲のもとに脳や心臓等の重要な臓器へ血流が維持される．臨床的には，異常妊娠や母体合併症の存在が原因となる．たとえば，妊娠高血圧症候群，心疾患，腎疾患，甲状腺機能亢進症，高度の貧血等の母体合併症や多胎妊娠等である．

● 診断 ●

1　正確な妊娠週数の確認

胎児発育の評価に必須である．基礎体温による排卵日の確認，超音波検査による妊娠初期の胎囊径，頭殿長，妊娠中期の大横径から胎齢を確認する．妊娠初期のこれらの計測値は，妊娠週数の確認において非常に重要な意味をもつ．

2　胎児発育異常の推測

妊婦健診のときに測定される母体の腹囲，子宮底長から胎児発育の異常を推測する．

3　超音波断層法の応用

① 児頭大横径（BPD）：妊娠28週前後からそれ以降の測定に応用する．妊娠36週頃まではBPDの伸びが1週あたり2 mm以下，またはBPDが相当する週数の基準値の25％タイル以下の場合にIUGRを疑う．

② 推定胎児体重（EFBW）：胎児の各部分の径を測定する．測定に用いられる胎児部分は，大横径（BPD），児頭前後径（OFD），躯幹前後径（APTD），躯幹横径（TTD），腹部横断面積（FTA），脊椎長（LV）などである．現在，臨床の場で

応用されている推定胎児体重の算出式については表ⅢA-16を参照されたい．これらの計算式から得られた推定胎児体重を妊娠週数別にみた胎児発育曲線図に経時的にプロットし，正常下限からの逸脱をみる．しかし，超音波計測による児体重の算出には最低でも約10％の測定誤差が含まれることは注意すべきである．

●**管理と治療**●　胎児奇形や染色体異常による symmetrical IUGR は治療の対象とはならない．

IUGR の原因が母体合併症によるものであれば，それに対する治療をまず行う．また，IUGR の原因となるような薬物の服用，多量のアルコールの飲用，喫煙を避ける．

胎盤機能不全に基づく asymmetrical IUGR は管理の対象となるが，IUGR に対する胎内治療法としていまだ確立したものはなく，胎児の監視が中心となる．その管理方法は，まず入院後に安静臥床として，子宮胎盤血流量の増加，子宮収縮の抑制を図る．そのうえで，胎児の推定体重，大横径，頭囲の計測や胎児の well-being の評価を定期的に行う．それでも子宮内環境や胎児状態の悪化があるようなら，児を娩出し胎外治療に移して管理する．

胎児の well-being の評価法としてバイオフィジカルプロファイルスコア biophysical profile score（BPS），コントラクションストレステスト contraction stress test（CST）がある（p.119，Ⅰ-5-12 参照）．BPS は，胎児呼吸様運動，胎動，筋緊張の生理学的活動性を超音波断層法で観察し，それにノンストレステスト non stress test（NST）および羊水量を組み合わせることで，より詳細な胎児情報を得ることができる．CST は，子宮収縮というストレスを負荷することによって子宮胎盤機能の予備能を評価する方法である．さらに，超音波パルスドプラ法により胎児，胎盤系の血流動態を検査する方法もある．用いられる指標としては，臍帯動脈 pulsatility index（PI）や中大脳動脈 PI などである．

●**予後**●　発育遅延の重症度とともに，死亡率と罹病率が上昇する（図ⅢB-41）．長期のフォローアップによる神経発達障害に関しても，最も脳細胞の発育に重要である時期に低栄養や低酸素血症になることに加え，出生後の低血糖などのリスクも加わり，発達遅延を起こす可能性がある．

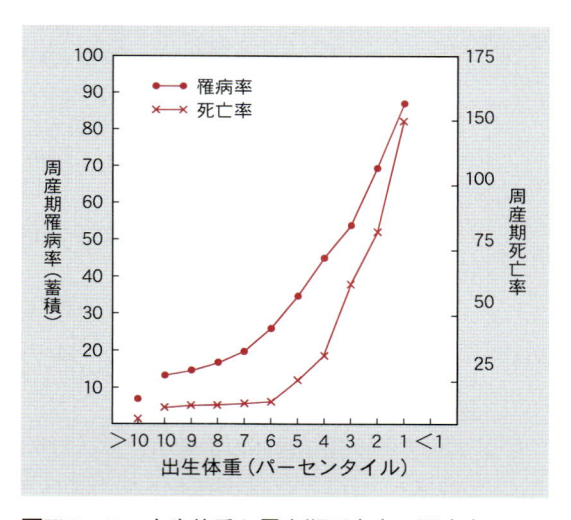

図ⅢB-41　出生体重と周産期死亡率，罹病率
(Manning, F.A., 1995)

B 子宮内胎児死亡 intrauterine fetal death（IUFD）

●**定義**● 妊娠のいかなる時期を問わず，妊娠による生成物が母体から完全に排出または娩出される前に死亡することをいう．児死亡の徴候は，胎児心拍動の消失，母体からの分離後では胎児が呼吸しないか，あるいは心拍動，臍帯拍動，随意筋の明確な運動などの生命の証拠のいずれも示さないことをいう（WHO）．

●**原因**● 胎児死亡の原因は多数存在するが，実際には原因不明のことが多い．

1 母体要因
妊娠高血圧症候群，糖尿病，感染症（梅毒，ウイルス，結核など），心疾患，腎疾患，膠原病，大出血，子宮奇形，発育異常等の性器の異常，外傷，手術，麻酔，放射線被曝など．

2 胎児および付属物が原因となるもの
胎児の奇形，染色体異常，胎盤の異常，臍帯の異常（臍帯過長，臍帯過短，臍帯過捻転，真結節，臍帯巻絡など）．

3 母体と胎児の両者に原因があるもの
胎児胎盤機能低下，血液型不適合．

●**臨床症状**●

1 自覚症状
胎動消失，下腹部冷感，異物感，腹部増大の停止，肥大した乳房の弛緩縮小，全身違和感，倦怠感，悪寒，発熱，つわりの消失，褐色ないし血性帯下の持続．

2 他覚所見
胎児心音の聴取不能，胎動を証明しえない．子宮が妊娠月数に比して小さく，むしろ縮小する．乳房が弛緩，縮小し，乳汁分泌が停止する．

内診所見：子宮の増大が止まり，むしろ縮小する．外子宮口の開大や血性帯下を認める．

3 検査所見
① 絨毛性ゴナドトロピン（hCG）の低下
② X線胎児撮影
　ⅰ）Spalding-Horner 頭蓋徴候：頭蓋骨の屋根瓦状重積．
　ⅱ）Brakemann 脊椎徴候：脊柱の強度鋭角的屈曲．
　ⅲ）超音波診断法：とくに電子スキャンにより胎児心拍をリアルタイムに検出する．胎児死亡の診断において最も信頼性が高い．胎児心拍は電子スキャンにより妊娠8週でほぼ100％検出可能である．妊娠9週以降に胎児心拍が検出されないとき胎児死亡とする．

●**胎児死後の変化**● ① 融解・吸収：妊娠初期では，胎芽が死亡すると融解，吸収され流産となる．

② 浸軟：死亡胎児が羊水および体液の浸潤を被り，さらに自己融解によって軟変たものを浸軟児という．浸軟Ⅰ度は，表皮の水泡形成ないし，これが崩壊剝離して暗赤色の真皮を露呈する．浸軟Ⅱ度は，深部組織ならびに体内臓器の弛緩軟変ないし流動性となる．

③ ミイラ化：身体の水分が失われて乾燥萎縮したものである．双胎の1児に起こると，もう一方の児によって圧迫されて紙様児になる．

④ 石児：ミイラ化がさらに進んで石灰化したものである．

⑤ 胎児腐敗：細菌感染により腐敗した場合をいう．

⑥ 骨格化：腐敗あるいはミイラ化が進んで，骨格のみが残った場合をいう．

●治療● 胎児死亡が確認されたら，できるだけ早期に子宮内容物を排除する．死亡胎児が長く留まった状態では，組織トロンボプラスチンが母体内に吸収され，フィブリノーゲン消費が起こり，DIC へと転帰することがある．

2 non-reassuring fetal status

●定義● 「胎児・胎盤系の呼吸・循環不全」という概念的定義であり，臨床上具体的で明確な定義はなく，多くの場合，胎児心拍数モニタリングの異常所見をもって診断しているのが現状である．

●胎児仮死，fetal distress という用語● アメリカ産科婦人科学会 American College of Obstetricians and Gynecologists（ACOG）では，1998 年に Committee Opinion として fetal distress という用語は不明解であり，fetal distress と診断しても元気な状態で出生する児が多いことから，fetal distress という用語にかえて non-reassuring fetal status という用語を用いることとした．

2001 年日本産婦人科学会周産期委員会，胎児仮死の用語と定義検討小委員会は，「胎児仮死」の概念的定義は変更しないが，臨床的な児の状態を表現する場合には，「胎児仮死」という用語は使わずに"asphyxia"という英語を用いること，胎児評価検査法の判定法として fetal distress にかえて non-reassuring fetal status という用語を用いることとした．

●non-reassuring fetal status と胎児心拍数図● 明らかに胎児がアシドーシスには陥っていない所見としては，胎児心拍数基線が正常範囲内で基線細変動が中等度かつ一過性徐脈がない場合，または一過性頻脈がある場合である．一方，脳障害につながるアシドーシスに陥る可能性のある所見としては，基線細変動の消失を伴う繰り返し起こる遅発一過性徐脈，高度変動一過性徐脈および遷延一過性徐脈である．

●non-reassuring fetal status と fetal scalp blood sampling● Zaling によって開発された手法で，頭皮の毛細血の pH を測定する方法である．この手法を胎児の状態を評価するのに用いることがある．Zalar と Quilligan（1979）らは，胎児心拍数モニタリング所見と fetal scalp blood sampling の結果を組み合わせることにより帝王切開率が低下することを報告している．彼らが提唱している管理法は，non-reassuring fetal heart rate pattern がみられた際に fetal scalp blood sampling を行い，pH が 7.25 以上ならば分娩経過を観察，pH が 7.20〜7.25 ならば 30 分以内に再検，pH が 7.2 未満ならばただちに再検し，pH が低下していることが確定すれば，ただちに急速遂娩を行う．

●管理● non-reassuring fetal heart rate pattern がみられた場合は，可能なかぎり胎児に悪影響を与えている可能性のあるものを取り除く．胎児心拍数所見による適切な管理について現在のところ一致した見解はないが，ACOG が示唆する管理指針を一部改変して次に列挙する．

① 体位変換．
② 分娩誘導，陣痛増強を行っている場合は，それを中止する．過強陣痛の是正．
③ 内診．臍帯の下垂や脱出があれば，これを内診手にて排除する．
④ 母体の低血圧があれば，これを是正する．
⑤ 麻酔科医，看護師に急速遂娩の必要性を伝える．

⑥ 胎児心拍数のモニタリング．帝王切開の場合は，腹部の消毒の直前まで行う．
⑦ 新生児蘇生および治療のために新生児科医に連絡する．
⑧ 母体へ酸素投与する．

上記のような対応をとったことを，カルテにしっかりと記録しておくことが大切である．

3 新生児仮死

●**定義**● 原因のいかんを問わず，出生直後の新生児にみられる呼吸循環不全徴候を主徴とする症候群である．胎児期および分娩中に生じた低酸素血症に起因することが多く，中枢神経抑制を伴う．

●**病態**● 新生児仮死 asphyxia of the newborn は，non-reassuring fetal status に引き続いて起こることが多い．胎児の血中および組織中の酸素分圧は低下し，代謝性アシドーシスが進行し，同時に高炭酸ガス血症も生じる．このような状態に陥った児が生まれると自発的には呼吸を開始できないこともある．

仮死状態で出生した新生児は呼吸をしないが，多くの場合，皮膚刺激で呼吸を開始する．この段階を**第1度無呼吸** primary apnea という．仮死の状態がさらに悪ければ皮膚刺激だけでは呼吸は開始せず，人工呼吸を必要とする．この段階を**第2度無呼吸** secondary apnea という．

胎児の低酸素状態が進むと血流の再分布が起こり，皮膚や筋肉，腸管など末梢への血流が減少し，その代わりに脳，心臓，副腎血流が選択的に増加する．全身の血管が収縮するため胎児では血管抵抗の少ない胎盤に大量の血液がプールされる．そのため仮死児では循環血液量は減少したままで生まれてくることになる．

●**診断**● 新生児仮死の判定には，Virgina Apgar によって考案された，**Apgar スコア**が最も簡便で広く利用されている．表ⅢB-32 に示す5つの臨床所見について，それぞれ0，1，2点の得点評価を行い，その合計で表す．出生後1分値と5分値で示すのが一般的である．重症仮死の場合はさらに10分後の値を求めることもある．

新生児仮死の絶対的評価には，臍帯動脈の血液ガス分析が参考になる．出生直後の臍帯をダブルクランプして採血した胎児血の pH，Po_2，Pco_2，BE（base excess）を測定し，仮死の程度を明らかにする．

●**臓器への影響**● 新生児仮死では呼吸の抑制が起こるばかりでなく，全身臓器にも影響が現れる．とくに重篤な代謝性アシドーシスを伴う場合には，多臓器にわたって障害が現れる．なかでも脳は低酸素性虚血性脳症となり，不可逆性変化を生じ，永続的な中枢神経障害を起こすことがある．

表ⅢB-32　Apgar スコア

	0点	1点	2点
呼吸	欠	不規則で遅い	強い泣き声
心拍数	欠	100/分以下	100/分以上
筋トーヌス	四肢まったく弛緩	四肢やや屈曲	四肢屈曲，自発運動あり
刺激に対する反応（カテーテルによる鼻腔刺激）	なし	顔をしかめる	咳，くしゃみ
皮膚色	全身チアノーゼまたは蒼白	体幹ピンク，四肢チアノーゼ	全身ピンク

心筋障害に伴う心不全も生じる．また，肺血管は収縮し，持続的な肺高血圧が起こる．胎児仮死のため羊水中に排出された胎便を気道内へ吸引したために起こる胎便吸引症候群は，新生児仮死にしばしば続発する重篤な合併症である．

腎不全も仮死児によくみられる合併症で，仮死にて出生した児の直接死因となることが多い．

● 管理 ●　新生児仮死管理の要点はその発生の防止にあり，分娩中の胎児状態悪化の早期発見に努めることである．胎児心拍モニタリングを中心に胎児の監視を注意深く行い，仮死児の出生が予測された場合には新生児仮死蘇生の準備を整える．

● 蘇生処置 ●　① 保温：体温の低下は新生児の酸素消費量を増大させ，代謝性アシドーシスをさらに進行させる．室温を保ち，ラジアントウォーマーなどの保温装置下で処置を行う．

② 気道の確保と換気：児を仰臥位にしマスクまたは気管挿管によってバッギングを行い，酸素投与とともに人工換気をする．

③ 循環：聴診器で心拍数を数え，循環の指標とする．心拍数 100/分以上であれば循環は保たれていると判断する．

④ 薬物の投与：重炭酸イオン，エピネフリン，生理食塩水などが病態に応じて投与される．

⑤ 仮死蘇生後の管理：出生直後の仮死蘇生術によって児の状態が安定した後は，新生児集中治療室（NICU）に収容し，その後の管理を行う．脳浮腫や痙攣，胎児循環遺残（PFC）などが問題となる．また，神経学的発達についても長期的なフォローアップが必要である．

4 新生児期の異常徴候

A 呼吸障害 respiratory disorder

新生児は，出生と同時に急速に肺呼吸へと移行せねばならず，呼吸障害をきたしやすい．以下にその主要な症状とその病態について述べる．

1 多呼吸 tachypnea

新生児の呼吸は，ほとんど横隔膜の運動により行う腹式呼吸であるため，1回換気量は少ない．60回/分以上の呼吸数は異常である．

呼吸数の上昇は，体内での二酸化炭素の産生亢進か，1回換気量の減少を意味することが多い．1回換気量の減少の原因としては，気道の狭窄もしくは閉塞と肺コンプライアンスの低下（いわゆる肺炎，呼吸窮迫症候群により肺が固い状態）が考えられる．

2 陥没呼吸 retraction（図ⅢB-42）

吸気時に，肋間，胸骨上窩，胸骨剣状突起の陥没，重症の場合は胸骨全体が陥没する呼吸を陥没呼吸とよぶ．通常の呼吸では，横隔膜が腹部の方へ下がり，胸腔の体積が広がるために胸腔内に陰圧を生じ，肺が広がり空気が肺に流入する．しかしながら，肺コンプライアンスが低下するか，胸郭コンプライアンスが非常に高い（未熟児のために胸郭を形成する肋骨や肋間筋が軟らかい状態）ために，肺コンプライアンス＜胸郭コンプライアンスの場合と気道抵抗が高い場合に陥

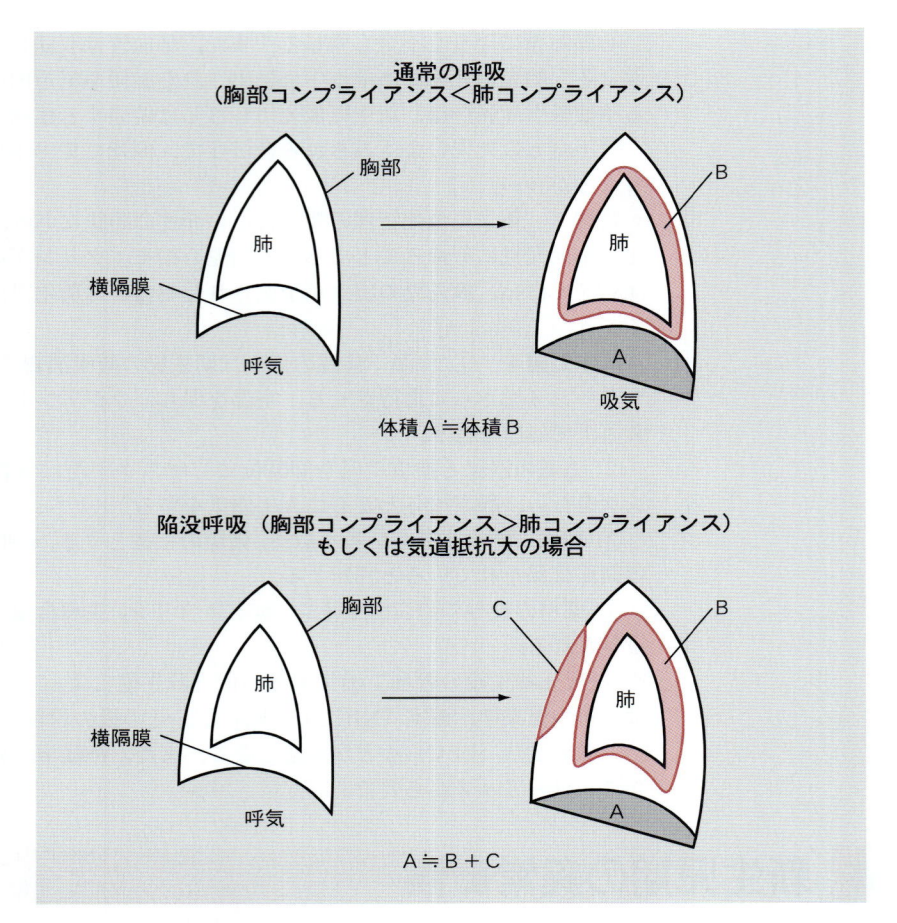

図ⅢB-42 陥没呼吸の病態生理

$$コンプライアンス（C）=\frac{体積（V）}{圧（P）}$$

没呼吸を認めることが多い．

3 呻吟 grunting（図ⅢB-43）

呻吟とは，狭めた声門を呼気が勢いよく通過する際に生じる唸り声である．呼気に抵抗を加えることで呼気時間を延長させ，機能的残気量（FRC）を増大させ，肺胞および末梢気道の虚脱を防ごうとする呼気終末陽圧 positive end-expiratory pressure（PEEP）と考えられている．呻吟は肺胞が虚脱する病態においてよく認められ，代表的な疾患としては，肺サーファクタント欠乏による呼吸窮迫症候群 respiratory distress syndrome（RDS）がある．

4 シーソー呼吸

通常の呼吸は，横隔膜の低下による腹部の膨隆と胸郭の拡張が同時に起こるが，気道の通過障害が存在したり，肺コンプライアンスの低下により肺が十分に拡張しない場合は，胸郭の拡張と腹部の膨隆が交互に起こる．このような呼吸の状態をシーソー呼吸とよぶ．これらの状態が進行すれば陥没呼吸となる．軽症の呼吸窮迫症候群，肺炎や気道狭窄の場合に認められる．

5 鼻翼呼吸 nasal flaring

吸気に鼻腔を広げる呼吸を鼻翼呼吸とよび，努力性呼吸の状態を示す症状であ

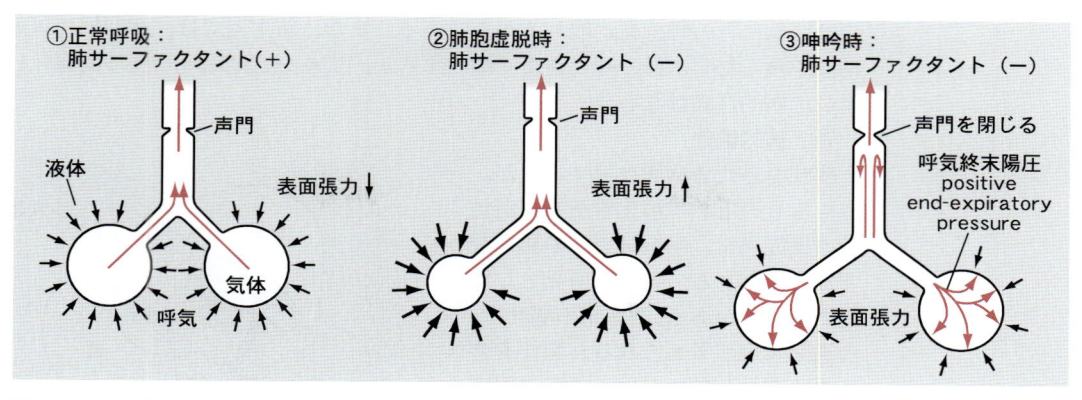

図ⅢB-43　呻吟の病態生理

り，種々の原因の呼吸障害で認められる．

6　無呼吸

① **周期性呼吸** periodic breathing：未熟児では，呼吸中枢が未熟なのでしばしば周期性呼吸を認める．毎分50〜60回の早い呼吸後に，10〜15秒間の呼吸停止を認める．徐脈やチアノーゼを伴わない場合は生理的なものと考えられており，治療の必要はない．

② **無呼吸発作** apneic spell：20秒以上の呼吸停止もしくは，20秒以下の呼吸停止でもチアノーゼもしくは徐脈を合併する場合を無呼吸発作とよぶ．その原因として，気道閉塞による閉塞性無呼吸と中枢性無呼吸の2つに大きく区別され，徐脈もしくはチアノーゼ出現時に児が呼吸努力している場合は閉塞性無呼吸と考えられる．中枢性無呼吸には，呼吸中枢の未熟性に起因する原発性無呼吸 primary apnea と二次的に無呼吸発作をきたす症候性無呼吸 symptomatic apnea に区別され，症候性無呼吸の原因としては，感染症（とくに髄膜炎），体温異常，頭蓋内出血，貧血，低血糖，電解質異常（低カルシウム血症，高ナトリウム血症），動脈管開存症，低酸素症，遅発性代謝性アシドーシスなどが考えられる．

7　チアノーゼ

一般に，還元ヘモグロビンの量が，3〜4 g/dl で軽いチアノーゼが出現し，5 g/dl 以上で明らかなチアノーゼになるといわれている．チアノーゼは，全身（口唇，舌，軀幹など）に認められる中心性チアノーゼと，四肢の指先などにだけ認められる末梢性チアノーゼに分けられる．

B　嘔吐 vomiting

嘔吐はよく見受けられる症状である．嘔吐は，病的嘔吐とそうでない嘔吐に大別できる．

1　非病的嘔吐

哺乳後のミルクの嘔吐は，新生児ではよくみられる症状である．新生児は，ミルクと同時に多量の空気を飲み込みやすい（呑気症）．さらに食道と胃の境界部である噴門の括約筋の働きが弱いので，容易にゲップをきたす．そのために，ミルクを吐きやすい．また，新生児の胃を固定している靱帯が弱いため，仰向け以外の体位では簡単に胃の軸捻転を起こしやすく，そのままの体位では，飲み込んだ空気は排気されにくくなる．哺乳後に仰向けに寝かせた時に，よくミルクを吐く

のは，急に胃の軸捻転が取れるからである．また，新生児では，初回哺乳以前に粘液を含んだ羊水様の吐物をよく嘔吐するが，これを初期嘔吐（生理的嘔吐）とよび，病的意義はない．

2 病的嘔吐

嘔吐をきたす病態は種々あるが，おもなものとして消化管閉鎖，消化管の機能異常，中枢神経系の異常などが考えられる．特徴的所見として以下のものがある．泡沫状の嘔吐は，食道閉鎖症が考えられる．胆汁を含まず，変性していないあるいは凝固したミルクを嘔吐する場合は，十二指腸閉鎖および狭窄，幽門狭窄などの上部消化管閉鎖が考えられる．上部消化管閉鎖では，出生前に羊水過多を認めることが多い．とくに，生後3週間目頃に認められる噴水状嘔吐は，幽門狭窄症に特徴的所見である．胆汁（緑色）性嘔吐の場合は，胆汁が腸管へ流入するVater乳頭部より肛門側の閉鎖が考えられる（図ⅢB-44）．その場合，胎便の排泄がないかあっても淡黄色であれば，小腸閉鎖などの下部消化管の閉塞が考えられる．胎便の排泄の既往がある場合は，Hirschsprung病，腸回転異常症や壊死性腸炎や種々の原因による麻痺性イレウスが考えられる．吐物に血液が混入している場合，消化管にある血液が刺激となって嘔吐するものであるが，その血液が患児由来（胃破裂，ビタミンK欠乏による出血傾向，嘔吐による食道炎による出血，吸引などによる粘膜の損傷による出血）の場合と母親由来（分娩時の母体血の嚥下，哺乳時の乳頭亀裂による母体血の嚥下）の場合がある．その鑑別はApt試験にて可能である．胃破裂は，血性嘔吐とともに呼吸障害とショック状態を呈していることが多い．

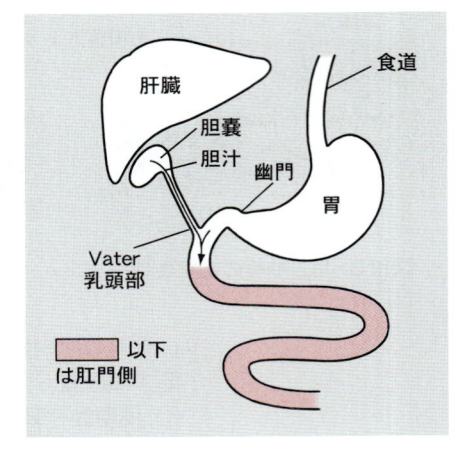

図ⅢB-44 病的嘔吐（胆汁性嘔吐）
Vater乳頭部以下の狭窄や閉鎖，イレウスでは，胆汁（緑色）性嘔吐を生じる

C 体温異常 disorders of body temperature

新生児とりわけ未熟児は，体表面積が大きく皮下脂肪が少なく，熱産生能が低いために，寒冷環境においては容易に低体温に陥りやすい．また，未熟児では，汗腺の発達が悪く，環境温の上昇により高体温（発熱）となりやすい．未熟児，新生児の体温の正常値は，深部温（直腸温）で36.5〜37.5℃である．この範囲の体温を維持する環境温のことを至適温度環境 thermoneutral environment（図ⅢB-45）とよび，児の酸素消費量が最低であり，

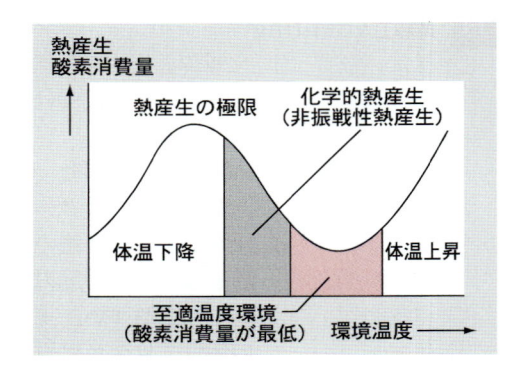

図ⅢB-45 新生児における熱産生と環境温度

もっとも快適な温度環境と考えられている．未熟児，新生児の体温は，直腸もしくは腋窩で測定する．36.5℃以下は低体温であり，37.5℃以上は高体温である．

1 低体温

直腸温が35.5℃以下は正常の範囲を超えた低体温と考えられる．低体温は児の病的状態により起こることがあるが，多くは環境温度の異常に伴う医原性の低体温である（例：蘇生時，室温が低かったり，十分に児の羊水を拭わなかったりした場合）．

低体温の程度が児の予後や重症度に比例することはよく知られているが，重症例ほど代謝系も抑制され，低体温になりやすいことも無視できない．また，低体温によりノルエピネフリンが分泌されるが，ノルエピネフリンは血管収縮作用を有するため，肺動脈収縮をきたす．その結果，肺高血圧となり，肺血流減少，卵円孔および動脈管における右左短絡（胎児循環遺残症）をきたし，低酸素症となる．一方，ノルエピネフリンは末梢血管も収縮させ，組織の虚血による低酸素症を惹起する．これらの低酸素症は代謝性アシドーシスへと進行して悪循環を形成し，最悪の場合は死に至ることになる．

2 高体温

感染症，頭蓋内出血など児自身の発熱よりも保育器使用の際のミス（機械的または電気的故障，サーボプローベの体表からの離脱）など医原性のものが多い．高体温に伴い，顔面紅潮，多汗，多呼吸，頻脈などがみられ，さらに高度になると脱水が起こって代謝性アシドーシスをきたし，心不全，痙攣などで死亡する場合がある．

D けいれん（痙攣） convulsion

新生児では，全身性の間代性痙攣を示すことは少なく，ほとんどが焦点性発作であり，顔面だけとか，手だけとか限局した痙攣が多い．全身性の痙攣はあっても，身体をのけぞらせ手足をつっぱる強直性痙攣である．新生児痙攣を起こす原因を表ⅢB-33に示す．最も頻度が高く重要なものは，低血糖症である．以下に新

表ⅢB-33 新生児痙攣の原因疾患

A．低酸素性虚血性脳症 　1．周産期仮死後脳症 　2．ショック後の脳症 B．頭蓋内出血 　1．クモ膜下出血 　2．硬膜下出血 　3．脳室内出血・脳室上衣下出血 　4．小脳出血 C．その他の脳損傷 　1．脳挫傷 　2．脳梗塞 D．薬物禁断症候群 E．感染症 　1．髄膜炎 　2．脳膿瘍 　3．敗血症 　4．先天性ウイルス感染症 　5．破傷風 F．発達異常 G．その他	H．代謝異常 　1．低血糖症 　　a）初期一過性　糖尿病母体から出生した児，胎児赤芽球症，極小未熟児，SGA 　　b）続発性　　　中枢神経疾患，仮死，敗血症，寒冷障害 　　c）重症再発性　内分泌疾患，代謝性疾患 　　d）その他　　　静脈栄養の中断 　2．低カルシウム血症 　　a）早発型　極小未熟児，仮死，糖尿病母体から出生した児，頭蓋内出血，仮死 　　b）晩発型　栄養性，副甲状腺機能低下症（牛乳栄養児，Di-George症候群） 　3．低マグネシウム血症 　4．ビタミンB_6依存症・欠乏症 　5．体液電解質異常 　　a）低ナトリウム血症，SIADH，過剰輸液 　　b）高ナトリウム血症 　6．アミノ酸代謝異常 　7．尿素サイクル異常症（高アンモニア血症） 　8．有機酸代謝異常 　9．その他

生児痙攣の種類を頻度別に示す．

1 微細発作 subtle seizures

最も頻度の高い痙攣で，注意しないと見逃す痙攣で，眼球の偏位（通常，下方が多い），頻繁なまばたき，長期間の開眼，流涎，口をもぐもぐさせる，無呼吸発作などで，四肢の一部の強直性肢位を認めることが多い．

2 全身性強直性痙攣 tonic seizures

四肢の強直性伸展位をとる．全身をのけぞり，眼球の偏位などの眼症状を伴うことが多い．

3 多焦点性間代性痙攣 multifocal tonic seizures

一肢またはほかの手足の間代性痙攣で，ほかの身体部分へ不規則に，しかも急速に移動するのが特徴である．

4 焦点性間代性痙攣 focal clonic seizures

限局された部位の痙攣で，成熟児でよく認められる（脳梗塞，くも膜下出血，脳挫傷など）．

5 ミオクローヌス myoclonic seizures

上肢，下肢あるいは双方の屈曲運動であり，通常同時性である．

●**治療**● ① フェノバルビタール（10 mg/kg）を投与し，それでも痙攣が消失しない場合は，40 mg/kg まで追加投与する．

② フェノバルビタール投与で痙攣が消失しない場合は，フェニトイン（20 mg/ml）を投与する．

③ 以上の治療でも痙攣が消失しない場合は，ジアゼパム（0.3 mg/kg/hr）を投与する．

E 低血糖 hypoglycemia

子宮内では，ブドウ糖は胎盤を介して母体から積極的に供給されて，胎児はブドウ糖を主要なエネルギー源としている．出生後はその供給を断たれるため，生後1～2時間で，血糖値は最低になる．しかしながら，通常はグリコーゲンを分解したり，糖新生を行い，血糖値は上昇してくる．血糖コントロールには，インスリン（血糖下降作用），グルカゴンおよびエピネフリン（血糖上昇作用）などの体液性機構と自律神経を介して血糖を調節する神経性機構が関与している．新生児はこれらのコントロールが成熟していないので，容易に低血糖や高血糖をきたす．また，低血糖をきたすと重大な中枢神経障害を発症する危険性があるので，低血糖にならないように血糖値をこまめにチェックして管理することが肝要である．

●**病態・病因**● グリコーゲンの蓄積が十分でない低出生体重児および子宮内発育遅延（IUGR）児や嘔吐などで経口哺乳が確立しない場合に認めることが多い．インスリンの過剰分泌や代謝性疾患でも認められる．

●**臨床症状**● 易刺激性，振戦，眼球運動異常，異常啼泣，嗜眠，低体温，嘔吐，筋緊張低下，不活発，無呼吸発作，チアノーゼ，徐脈など．

●**診断**● 全血もしくは血漿にて測定する．血糖値が全血 40 mg/dl，血漿 45 mg/dl 以下の場合，低血糖として治療を行う．

●**予防・治療**● 低血糖になる可能性のある児では，ブドウ糖輸液（4～6 mg/kg/min）を行う．10％ブドウ糖液を 60 ml/kg/day から始める．

低血糖と診断された場合は，以下の順序で治療を行う．

① 20％ブドウ糖 2 ml/kg を静注する．

② ブドウ糖の持続輸液（4〜8 mg/kg/min）：末梢静脈を用いるときは，静脈炎の発生を予防するためにブドウ糖濃度は 13％ までとする．それ以上の高濃度ブドウ糖溶液を必要とする時は中心静脈を使用する．

③ ヒドロコルチゾン（初回 5 mg/kg，以後 5 mg/kg/day を分 2 で静注投与）．もしくは

グルカゴン（初回 0.025〜0.3 mg/kg，以後血糖値が改善しない場合は，20 分おきに繰り返す．静注もしくは筋注，最大使用量は 1 mg）．

④ 高インスリン血症を認める場合は，ジアゾキサイド（3〜5 mg/kg/dose の静注）．以後血糖値が改善しない場合は，20 分おきに繰り返す．経口投与（8〜15 mg/kg/日 分 2）．これでも低血糖が続く場合は膵臓の亜全摘を考慮する．

5 新生児疾患

A 心血管系 cardiovascular disease

先天性心疾患には，チアノーゼを主徴とするものとそうでないものとに大別できる．

① チアノーゼ型心奇形

Fallot 四徴症，完全大血管転換症，三尖弁閉鎖，Ebstein 奇形，純型肺動脈弁閉鎖，総肺静脈還流異常，総動脈幹症などがあり，出生直後からチアノーゼを認める．肺血流が減少する疾患では，動脈管を開存させ肺血流を増加させるために，プロスタグランジン E 製剤を使用する．100％ 酸素を 20 分間以上吸入させても，チアノーゼが消失しない場合は，この型の先天性心疾患を疑う．心雑音は必ずしも聴取されない．疾患の重症度によっては新生児期の手術が必要である．

② 非チアノーゼ型心奇形

心内膜床欠損，心室中隔欠損，左心低形成症候群，動脈管開存，大動脈縮窄症，大動脈縮窄複合，大動脈離断などがあり，心不全を主徴とすることが多い．遷延性の黄疸や肝臓腫大，心雑音で気づかれることが多い．左心低形成症候群，大動脈縮窄症，大動脈縮窄複合，大動脈離断では，突然のショック状態で発見されることもあり，緊急にプロスタグランジン E 製剤を使用する．疾患の重症度によっては，新生児期の手術が必要である．

B 呼吸器系 pulmonary disease

① 呼吸窮迫症候群 respiratory distress syndrome（RDS）

● 病因 ● 肺サーファクタント欠乏を主因とする疾患である．肺サーファクタントは，肺胞表面の肺胞被覆層を構成するリン脂質と少量の中性脂質と蛋白からなる物質で，肺胞Ⅱ型細胞で産生され，肺胞腔へ分泌される．肺サーファクタントは，呼吸開始後の肺胞の気相-液相界面において，その表面張力を著しく低下させることにより，肺胞の虚脱を防止してその安定性に寄与している．

● 病態生理（図ⅢB-46）● 肺サーファクタントの欠乏は，肺胞の虚脱と無気肺を生じ，肺胞低換気や肺胞還流不全をきたし，低酸素症と嫌気性解糖亢進による代謝性アシドーシスにより悪循環に陥る．それに加えて，肺胞上皮，毛細血管内皮

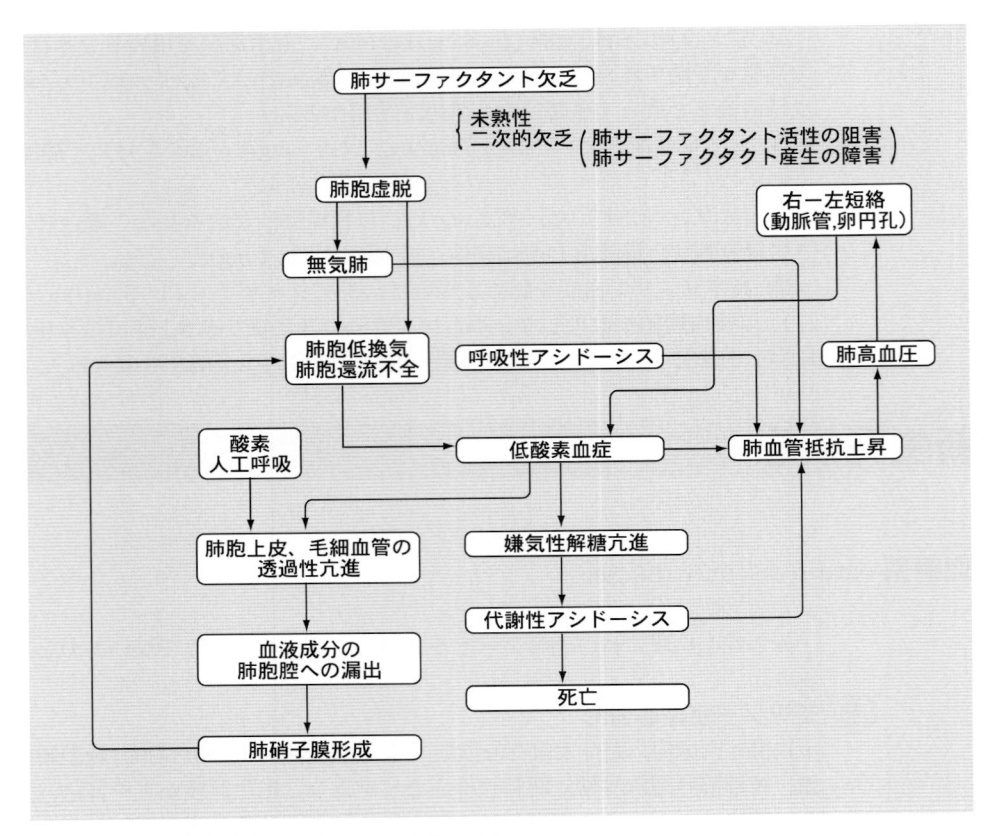

図ⅢB-46 呼吸窮迫症候群(RDS)の病態生理

の透過性亢進に伴い，血液中の成分（フィブリノーゲンなど）が肺胞腔へ漏出し，これに細胞成分が加わって肺硝子膜を形成する．この肺硝子膜形成は肺胞低換気と肺胞でのガス交換を障害し，悪循環をさらに進行させることになる．また，肺胞の虚脱および低酸素は機械的に機能的に肺血管抵抗を上昇させ，肺高血圧を生じる．そのことにより，肺虚血の増強と卵円孔および動脈管での右-左短絡を生じ，低酸素血症はさらに進行する．肺サーファクタントの欠乏には，未熟性に起因するものと，肺サーファクタントをもっていても，その機能が阻害される二次的なものとの2種類がある．

● 診断 ● ① RDS発症因子の存在：在胎週数（37週未満），母体糖尿病（胎児の高インスリン血症が肺サーファクタント合成を阻害する），新生児仮死．
② 臨床症状：多呼吸（60回/分以上），陥没呼吸，呻吟，チアノーゼ．
③ 胸部X線写真：細網顆粒状陰影 reticulogranular pattern，スリガラス様陰影，エアーブロンコグラム airbronchogram，肺容量の低下．
④ 肺サーファクタントの評価：現在，臨床で汎用されている成熟度判定法は，shake test，L/S比，SP (surfactant)-A定量，マイクロバブルテスト，DSPC (disaturated phosphatidylcholine) などがあるが，マイクロバブルテストが迅速かつ簡便であるのでよく使用される．

● 予防 ● 未熟児出生の予防が一番であるが，未熟児出生が予想される場合は，出生前にグルココルチコイド（β-methazone 12 mg×2回〔24時間おき〕）の母親への投与を行う．

●治療● 体温管理，輸液などの一般的管理のほかに以下の呼吸管理を行う．また，B群溶連菌（GBS）肺炎と臨床上区別がつかないことが多いので，ABPCなどの抗生物質の投与を必ず行う．

① 酸素療法：軽度のRDSでは48〜72時間の酸素投与で軽快することがある．未熟児網膜症予防のためにPaO$_2$ 50〜80 mmHgかパルスオキシメーターで，SpO$_2$ 88〜91 %を維持する．

② 鼻腔式持続陽圧呼吸 nasal CPAP（continuous positive airway pressure）：持続的に気道に陽圧を加えて，肺胞虚脱を防ぐものである．

③ 人工換気療法：無呼吸発作があったり，呼吸障害が高度な場合に行う．最近の新生児用人工呼吸器は，新生児の自発呼吸に合わせ換気を行う種々のPTV（patient triggered ventilation）機能（SIMV，A/C，PSVなど）がついてきており，以前に比べて安全に人工換気ができるようになってきている．

SIMV：synchronized intermittent mandatory ventilation

A/C：assist control

PSV：pressure support ventilation

④ 肺サーファクタント補充療法：ウシの肺より抽出された天然肺サーファクタントに合成物質を一部添加して作った調整サーファクタント（サーファクテン®）を，気管チューブより直接気道に注入し，人工換気を行うことにより，臨床症状，血液ガス所見，胸部X線所見に著明な改善が認められる．

⑤ その他：以上の治療に反応しない場合は，高頻度振動換気法 high frequency oscillation（HFO）や膜型人工肺を用いた体外循環による呼吸補助 extracorporeal membrane oxygenation（ECMO）の適応となる．

❷ 胎便吸引症候群 meconium aspiration syndrome（MAS）

●病因● 低酸素症による迷走神経反射や抗利尿ホルモン（AVP）分泌で胎児が胎便を排泄し（羊水混濁），低酸素症の持続により代謝性アシドーシスが進行しあえぎ呼吸が生じて，羊水中に浮遊する胎便を気管に吸引することにより発生すると考えられている．出生直後に気道内の胎便を吸引し，発症を未然に防ぐことが重要である．

●病態生理● 胎便吸引症候群では，気道が胎便により完全に閉塞されれば，無気肺となり，部分的に閉塞された場合は，エアートラップ（チェックバルブ機構）により肺気腫となり，それが進行すると，エアーリーク症（気胸，気縦隔，心嚢気腫など）をきたす．また，胎便中の不飽和脂肪酸は，肺サーファクタントの活性を阻害する．また，胎便はアルカリ性なので，その作用による化学性肺炎を惹起し，引き続き細菌性肺炎を発症することが多い．また，低酸素症，アシドーシスによる肺血管の収縮や胎便中の血管収縮物質に起因する肺高血圧症を呈することが多く，動脈管や卵円孔における右-左短絡（胎児循環遺残症）により，さらに低酸素症をきたす．

●診断● 胎便吸引症候群の診断は，以下によりなされる．

① 羊水混濁および胎児低酸素症（いわゆるnon-reassuring fetal status）の存在：妊娠32週未満では，経験的にMASは発症しない．

② 出生時における気管内胎便の存在．

③ 呼吸障害：多呼吸（60回/分以上），陥没呼吸，呻吟，チアノーゼなど多彩な呼吸障害症状を呈する．

④ 胸部X線所見：気管支が完全閉塞すれば，その先は無気肺となり，それらが孤立性に存在する場合は，patchy infiltrates（転在する無気肺）を呈することが多く，比較的軽症な症例に認められる所見である．また，完全閉塞した気管支がびまん性に存在する重症例では，全肺野におよぶ肺拡張不全 atelectasisを認める．また，気管支が部分閉塞された場合は，チェックバルブ機構により肺気腫となり，

それが進行すると，多彩なエアーリーク症（気胸，気縦隔，心囊気腫など）をきたす．

⑤ UMI（urinary meconium index）：肺から吸収された胎便成分により尿が緑褐色に変化することがあり，その尿の色調の変化を利用した補助診断法．溶血が児に存在すると影響を受けるため注意を要する．

●予防● 喉頭や気管内の胎便を出生後の第1呼吸にて末梢気道に吸い込まないように，出生直後に気道内の胎便を取り除く処置が重要である．

●治療● 体温管理，輸液などの一般的管理のほかに以下の治療を行う．

① 呼吸管理：軽症例では，酸素投与や鼻腔式持続陽圧呼吸 nasal CPAP（continuous positive airway pressure）にて管理できるが，重症例では，人工換気療法が必要となる．

② 肺洗浄および肺サーファクタント補充療法：重症例では，胎便除去のための生理的食塩水による気管・気管支洗浄と肺サーファクタント補充療法を行う．

③ 新生児遷延性肺高血圧症に対する治療：肺高血圧から胎児循環遺残症を呈するような症例では，高頻度振動換気法 high frequency oscillation（HFO）や一酸化窒素（NO）吸入療法や膜型人工肺を用いた体外循環による呼吸補助 extracorporeal membrane oxygenation（ECMO）の適応となる．

③ 新生児一過性多呼吸 transient tachypnea of the newborn（TTN）

●病因・病態生理● 肺胞液の吸収障害が原因で，肺の間質に貯留した肺胞液が，肺胞や細気管支を圧迫し，エアートラップ（チェックバルブ機構）により肺気腫となり，そのために1回換気量が減少し，分時換気量を保つように呼吸数を増加させるために多呼吸になると考えられている．肺胞液産生とその吸収メカニズムに異常をきたした場合に発症すると考えられている．

●肺胞液吸収障害のメカニズム● 胎児期に胎児は，妊娠末期には1日200～300 ml の肺胞液を産生し，それを羊水腔に吐き出している．出生後，肺胞を満たしている肺胞液は肺呼吸には適さず，胎児は出生前に肺胞液産生を停止し，出生後速やかにその肺胞液を除去することが子宮外での肺呼吸確立には不可欠な適応過程である．以下に肺胞液吸収に関係する因子をあげるが，それらの障害は，肺胞液吸収の阻害因子となる．

① 陣痛発来：陣痛により肺胞液産生が止まるため．

② 経腟分娩時の産道での胸部圧迫：産道での胸部圧迫により肺胞液は絞りだされるため．

③ 血中膠質浸透圧 colloid osmotic pressure（COP）：出生後，肺毛細管血中の膠質浸透圧により，肺胞液は肺胞腔から肺毛細血管内へ吸収されるため．

④ 肺毛細血管圧：肺毛細血管圧は肺毛細血管から肺胞腔へ向かう圧であり，それは肺胞液吸収を妨げる方向に働くため．

⑤ 出生直後の啼泣：出生直後の啼泣のポンプ作用により，肺胞液を肺間質に存在するリンパ管より汲み出すため．

●診断● ① 臨床症状：1分間に60回以上の多呼吸と肺気腫による胸郭膨隆が認められる．

② 胸部X線所見：肺気腫による肺の過膨張と肺紋理の増強が認められる．

③ 肺胞液吸収障害をきたす因子の存在：陣痛発来前の分娩，帝王切開，低出生体重児，母体への全身麻酔および大量輸液，新生児仮死など．

●治療● 体温管理，輸液などの一般的管理のほかに以下の治療を行う．

呼吸管理：通常は，肺胞液が吸収されるまでの酸素投与のみで軽快することが

多い．しかしながら，エアートラップが高度な場合，気胸や縦隔気腫などのエアーリーク症を併発することもある．まれに，人工換気が必要となる．

6 新生児黄疸

血液中のビリルビン濃度の上昇により皮膚が黄染する状態を**黄疸**とよぶ．赤血球の寿命は，成人で約120日，胎児，新生児では約80日である．通常，赤血球が脾臓などの網内系で破壊されると，赤血球中のヘモグロビンは，代謝され，間接型ビリルビン（脂溶性）となり，血液中のアルブミンと結合し肝臓に運ばれ，肝細胞にてグルクロン酸抱合を受け，直接型ビリルビン（水溶性）として胆汁とともに腸管へと排泄される（図ⅢB-47）．

未熟児，新生児では，脳血液関門 brain-blood-barrier（BBB）が未熟なために，間接型ビリルビンの濃度が上昇し，アルブミンと結合していないフリーのビリルビンが増加すると，そのビリルビンが脳血液関門を通過して，脳基底核に沈着し神経細胞障害をきたすと考えられている．その状態を**核黄疸**とよび，将来アテトーゼ型の脳性麻痺となる．よって，新生児期の重症黄疸は未熟児，新生児の予後を大きく作用するものであり，注意を要する．

その新生児期の黄疸は以下の2種類に大別できる．

1 生理的黄疸

胎内でのビリルビンの代謝は胎盤において行われており，胎内において胎児が黄疸になることはほとんどない．出生後，胎盤循環から隔絶されることにより，未熟児，新生児はビリルビン代謝を自身の肝臓で行うことになるが，その肝臓の代謝機能が十分に行えるようになるのに，通常1週間程度を要する．そのために生後4〜5日にピークとなる生理的黄疸を生じる．核黄疸を生じるほどの重症黄疸となることはまれである．

2 病的黄疸

生後24時間以内に認められる可視的黄疸は**早発性黄疸**とよばれ，赤血球の破壊

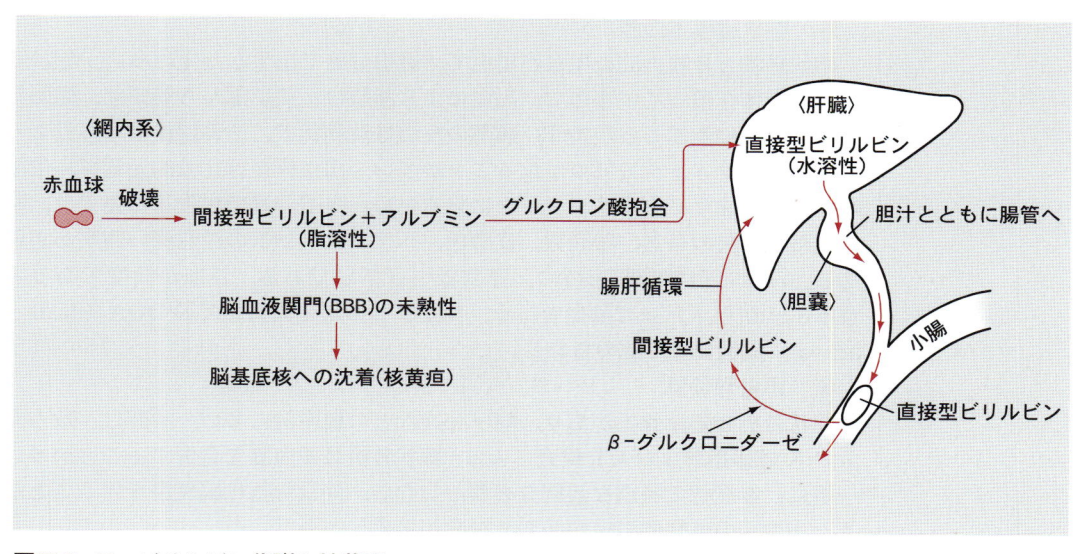

図ⅢB-47　ビリルビン代謝と核黄疸

（溶血）の亢進で生じることが多い．溶血の原因として，赤血球自体の脆弱性（球状赤血球症，G-PD欠損症など）によるものと，母児間における血液型不適合（抗赤血球抗体が母体から児へ移行する．Rh不適合，ABO不適合など）によるものとがある．

7 分娩損傷

分娩損傷 birth injury は，分娩時に生じた損傷の総称で，中枢神経系，骨格組織，軟部組織，その他諸臓器に生じる．自然治癒するものから，適切な処置を行わなければ死亡にいたる重症なものまで多岐にわたる．分娩損傷は，産道通過時の物理的な外力（圧迫，牽引など）や低酸素症によって発生すると考えられている．そのリスクファクターとして，遷延分娩，難産（母体糖尿病児 infant of diabetic mother〔IDM〕などの巨大児，児頭骨盤不適合など），骨盤位などの胎位異常，胎児低酸素血症，低出生体重児，吸引分娩，鉗子分娩などが考えられる．このような分娩損傷の発症が予想される場合は，帝王切開に切り替えるなどの予防的処置が望まれるが，分娩時に予期せずに発症することもあり注意を要する．

❶ 頭部における分娩損傷

頭部は，分娩時に最も損傷を受けやすい部分である．頭蓋骨と軟部組織と頭蓋内病変に大きく分けられる．

1 産瘤

胎児が産道を通過する際に，先進部の皮下組織に滲出液が貯留して生じる浮腫性腫脹である．生後数日で自然消失する．頭血腫との鑑別は骨縫合を越えて存在する．骨盤位分娩では殿部に産瘤を生じる．

2 頭血腫

頭蓋骨と骨膜の間に生じた出血で，骨縫合を越えることはない．生後徐々に血腫を形成するため，生後数時間で気づかれることが多い．通常1～3カ月で自然に吸収される．穿刺吸引は，髄膜炎などの危険があるので行わない．また，血腫の吸収により高ビリルビン血症をきたすことが多い．

3 帽状腱膜下血腫

帽状腱膜と骨膜の間に生じた出血で，吸引分娩で出生した児に多い．帽状腱膜は頭部全体を覆っているので，出血による腫脹は，頭頂部から前頭部，側頭部まで頭部全体に及ぶことが多く，頭部の皮膚は波動状で，その出血量は外見より多く，出血性ショックで気づかれることが多い．出生直後は比較的元気で，生後数時間を経て徐々に出血性ショックに陥るため，吸引分娩で出生した児では，頭部の波動状腫脹の有無，呼吸数，皮膚色，ヘマトクリットの注意深い観察が必要である．治療は自然吸収を待つ．穿刺吸引は禁忌である．貧血が高度である場合（Hb 8 g/d*l* 以下）には輸血を行う．NICUへの新生児搬送でのDOA（death on arrival）症例によく認められる．

4 頭蓋骨骨折

線状骨折と陥没骨折があり，鉗子分娩などの難産例に多い．診断は，数方向からのX線撮影およびCT検査による．線状骨折は頭血腫を合併することが多い．一般に，無症状で特別な治療を必要としない．陥没骨折は脳挫傷を伴うことが多く，陥没部の外科的修復が必要な場合がある．

5 頭蓋内出血

低出生体重児に多い脳室内出血 intraventricular hemorrhage（IVH）と，おもに成熟児にみられる硬膜下出血 subdural hemorrhage（SDH）とくも膜下出血 subarachnoidal hemorrhage（SAH）について記述する．

① 脳室内出血（IVH）：病因として，まず低出生体重児特有の脳内構造である上衣下胚層 subependymal germinal matrix の存在をあげることができる．低出生体重児の IVH の 80〜90％はこの部分からの出血であるが，出血しやすい理由として，まず毛細血管が脆弱であることとその支持組織がきわめて疎であることがあげられる．また，上衣下胚層からの静脈灌流は，直接ガレン大静脈へと流れ込んでいるため，静脈圧の上昇の影響を受けやすく容易にうっ血し，出血の原因となる．また，最も重要視されてきたのは脳血流の障害であり，分娩時の物理的要因や低酸素血症による脳血流の動揺，増加，静脈圧の上昇，脳血流の減少などがあげられる．上衣下胚層からの出血がその部分だけにとどまれば脳室上衣下出血 subependymal hemorrhage（SEH）であり，さらに出血が増強すると側脳室内へ穿破し脳室内出血（IVH）となる．

② 硬膜下出血（SDH）：経腟分娩時の分娩外傷に分類されるもので，産道通過時の過剰な頭蓋変形を原因として天幕に裂傷が生じ硬膜下に出血が生じる．出血の程度により頭囲拡大以外無症状のものから，脳圧亢進症状を呈するもの，徐脈，呼吸停止などの脳幹部圧迫症状を呈して致命的経過をたどるものまでさまざまであるが，分娩の経過などから本症を疑ったら至急頭部 CT スキャンを行って診断する．テント上の出血では血腫除去がよく奏効し，比較的予後良好である．これに対して，テント下の出血では早期診断治療がむずかしく予後不良例が多く，血腫除去が行えても脳室拡大の合併のため V-P shunt を要することが多い．

③ くも膜下出血（SAH）：軟膜の小血管や bridging vein からの出血で低出生体重児では脳室内出血などからの二次的な SAH が多く，成熟児ではやはり鉗子分娩や吸引分娩などの外傷が原因となっている．重篤な例はまれであり，ほとんどは無症状か全身状態良好だが日齢 2 に痙攣を起こす児が多いといわれている．無症状のため腰椎穿刺時に血性髄液の存在により初めて気づかれることもある．頭部 CT スキャンが有用であるが，少量の出血では診断が困難である．予後良好であるが，まれに脳室拡大がみられることもある．進行する場合は前述の脳室内出血と同様に治療する．

❷ 骨折

1 鎖骨骨折

分娩損傷で起こる骨折の中で最も頻度が高い．全分娩の約 1％に発生するといわれている．頭位分娩で肩甲難産例や骨盤位分娩例に多く認められる．通常，鎖骨の中央か外側 3 分の 1 の部分での骨折が多い．患側上腕の運動制限，Moro 反射の減弱，捻髪音が聞かれる．確定診断は，X 線診断を行う．骨折部は，1〜2 週間で化骨形成を伴って癒合し自然治癒することが多い．予後は概して良好である．

2 四肢骨折

骨盤位分娩例において，上腕骨，前腕骨，大腿骨に骨折が発生する．固定のみで予後良好である．

3 脊椎骨折

骨盤位分娩例で後続児頭の娩出困難例で発生することがあるが，非常にまれである．第 7 頸椎，第 1 胸椎の損傷が多く，重症の場合は，麻痺を残すことがある．

❸ 末梢神経の損傷

1 上腕神経叢麻痺

頭位分娩での肩甲難産例や骨盤位分娩例において，頸部を過度に進展させた場合，上腕神経叢が牽引損傷を受けることにより発症する．以下の3型に分類される．

① **上位型麻痺 Erb's palsy**：最も頻度が高い上腕神経叢麻痺で，第5，6頸髄，まれに第7頸髄の神経根の損傷により発症する．肩の諸筋，前腕の屈筋と回外筋が麻痺する．上腕は内転し，肘関節は伸展し，前腕は回内の位置をとる．把握反射は存在し，手指の刺激で腕掌関節の背屈が認められる．ときに横隔神経麻痺を合併する．治療は，上腕を外転回外の位置いわゆる敬礼位に固定する．予後は良好のことが多い．

② **下位型麻痺 Klumpke's palsy**：第7，8頸髄および第1胸髄の神経根の損傷により発症する．前腕と手指の伸筋および屈筋が麻痺する．手指の運動が障害され，把握反射が消失し，腕掌関節の運動が認められない．治療は，腕掌関節を伸展させ，さらに手掌を扁平にするように固定する．予後は不良な例が多い．

③ **全神経叢麻痺**：上位型，下位型の合併した麻痺で，第5頸髄から第1胸髄までの神経根の損傷により発症する．予後は不良である．

2 横隔神経麻痺

第3，4，5頸髄の損傷により発症する．上位型上腕神経叢に合併することが多い．胸部X線にて，患側の横隔膜挙上，X線透視による両側横隔膜の反対運動（奇異呼吸）が診断の決め手になる．多呼吸をはじめとする呼吸障害を認め，重症の場合は人工換気を要する．自然治癒が期待できない場合は，横隔膜縫縮術の適応となる．

3 顔面神経麻痺

末梢性の麻痺が大部分を占める．分娩中に茎乳突孔から顔面神経がでる部分が，母体の仙骨岬によって圧迫されて発生すると考えられている．鉗子分娩の場合，鉗子による圧迫が原因になることもある．症状は啼泣時に顕著であり，患側の眼は閉じず，2〜3週間の経過で自然治癒する．

❹ 内臓の損傷

1 肝臓破裂

肝臓被膜下血腫を形成することが多い．血腫の腹腔内への破裂により出血性ショックに陥ることが多い．輸血，緊急手術が必要になる症例もある．

2 脾臓破裂

出血性ショックにて発症することが多い．臨床症状からは，肝臓破裂との鑑別は非常にむずかしい．血液型不適合妊娠により胎児貧血を呈している症例では，肝臓，脾臓での髄外造血が亢進しており腫大しているため，破裂を起こしやすい．重症の場合は，輸血，緊急手術を要する．

3 副腎出血

分娩時の腹部の過度の圧迫や低酸素症により発症すると考えられている．症状は出血の程度により異なる．重症例では，発熱，呼吸障害，チアノーゼ，腹部膨隆を認め，急性副腎不全症状によるショック状態となる．検尿所見（血尿）が参考になることが多い．重症の場合は輸血，緊急手術が必要となる．

❺ その他

胸鎖乳突筋の硬結：骨盤位分娩例に多く，分娩時の頸部の過度な伸展により筋の損傷が生じ発症すると考えられている．生後2〜4週間で発症する．筋性斜頸

の原因となるため注意を要する．自然消失しない症例では手術が必要な症例もある．

8 ハイリスク児

母体の妊娠分娩経過や児の所見から，児の生命および予後に対する危険が高いと予想され，出生後のある一定期間の厳重な観察を必要とする新生児を一般に**ハイリスク新生児**とよぶ．

ハイリスク新生児との判断は，呼吸障害，心雑音，黄疸，種々の奇形などの明らかな症状が認められる場合は明確であるが，以下の因子に関連してくることが多いので注意を要する．

① **在胎週数および出生体重**：低出生体重児（2,500 g 未満），早産児（37週未満），過期産（42週以上），子宮内発育遅延児 intrauterine growth restriction（IUGR）（在胎週数に比して出生体重が軽い児で，通常，子宮内胎児発育曲線の10％以下），巨大児（在胎週数に比して出生体重が重い児で，通常，子宮内胎児発育曲線の90％以上）．

② **母体合併症**（因子と新生児に起こりやすい疾患を示す）：糖尿病（低血糖症，巨大児，多血症，RDS，低カルシウム血症，心筋肥大，黄疸など），甲状腺機能亢進症（甲状腺機能亢進症），特発性血小板減少症（血小板減少症），SLE（不整脈，発疹，血小板減少症），重症筋無力症（重症筋無力症による呼吸障害），TORCH 感染症（新生児感染症，奇形などの先天異常），その他の感染症（新生児感染症），フェニルケトン尿症(知能障害，小頭症)，チアノーゼを伴う心疾患および呼吸器疾患（子宮内胎児発育遅延），遺伝性疾患保因者（その遺伝性疾患の発症）など．

③ **母体の服用した薬物**（因子と新生児に起こりやすい疾患を示す）：アルコール（胎児アルコール症候群：知能障害，IUGR），サリドマイド（四肢短縮症），ヨード剤（甲状腺機能低下症），抗甲状腺剤（メルカゾール）（甲状腺腫），プロゲステロン（女児の男性化半陰陽）など．

④ **妊娠・分娩合併症**：母体の高齢（染色体異常），妊娠高血圧症候群（IUGR），多胎（IUGR，双胎間輸血症候群など），羊水過多（消化管閉鎖，中枢神経系の奇形），羊水過少（腎奇形，肺低形成），切迫流早産（早産児，感染症，奇形），前期破水（早産児，感染症），羊水混濁（胎児アシドーシス，胎便吸引症候群），前置胎盤，常位胎盤早期剝離（出血性ショック，貧血，新生児仮死），鉗子分娩（分娩損傷），吸引分娩（帽状腱膜下血腫）など．

9 先天異常

● **定義** ● 先天異常 congenital anomaly とは，もって生まれた形態的・機能的異常であり，新生児の約3〜5％に存在するといわれている．一見奇形のように見えても，その表現形をもつ個体の頻度が多く，なおかつ生存に影響を与えないものは**正常変異**とよばれる．先天異常のうち形態異常を広義に奇形とよぶが，この中には狭義の奇形（器官の形成過程での発生，分化異常），変形，破壊・離断，異形成などが含まれる．

● **先天異常の病因** ● 先天異常の中には**表ⅢB-34** に示すような成因がある．

単一遺伝子の異常によって起こる先天異常は**遺伝病（遺伝子病）**とよばれる．

● **分類**　先天異常は発生時期，発生機転から次のように分類される．

① **遺伝子病 genopathy**：遺伝子の異常による先天異常．

先天代謝異常から奇形まで多数含まれる．メンデル遺伝形式をとる（優性，劣性，X連鎖性）もの（表ⅢB-35）から，突然変異により生じるものなどが含まれる．生命保持に重要な遺伝子の異常は受精卵の発育がとどまり，流産となる．また，各遺伝子には等しくある確率で突然変異が起こっており（自然突然変異頻度は1世代，1遺伝子座，100万配偶子当たりに1～10回程度発生），この異常でも生じる．

② **配偶子病 gametopathy**：染色体異常，大多数は偶発的に発生する染色体分離機構の異常によるもの．

③ **胎芽病 embryopathy**：妊娠初期胎芽期の母体環境要因，母体感染等による先天異常．

④ **胎児病 fetopathy**：妊娠中，胎児期の母体の合併症，感染症などの異常から発生する胎児罹患によって起こる先天異常．

● **頻度**　出生直後にわかる大奇形は約1～2％にみられ，内臓奇形も含めたす

表ⅢB-34　先天異常の原因

＜外因的因子＞
母体感染：風疹，ヘルペスウイルス，パルボウイルス，サイトメガロウイルス，トキソプラズマ，梅毒など
母体疾患：糖尿病，アルコール中毒，葉酸欠乏など
薬剤：サリドマイド，抗精神薬，抗てんかん薬，抗癌剤，抗凝固剤，DES，ACE阻害剤ほか
化学物質：メチル水銀，ダイオキシン，有機溶媒，農薬，金属ほか
食品：酒，タバコ，ビタミンA，食品添加物ほか
放射線（電磁波）
＜内因的因子＞
染色体異常
遺伝子異常

表ⅢB-35　おもなメンデル遺伝病

常染色体優性遺伝病	常染色体劣性遺伝病	X連鎖優性遺伝病	X連鎖劣性遺伝病
Alport症候群	毛細血管拡張性失調症	色素性失調症	Wiskott-Aldrich症候群
Apert症候群	鎌状赤血球症	ゴルツ症候群	血友病A
出血性末梢血管拡張症	白皮症	口・顔・指節症候群Ⅰ型	血友病B
Ehlers-Danlos症候群	心内膜線維弾性症	ビタミンD抵抗性くる病	色盲
急性間欠性ポルフィリン症	骨形成不全症		腎性尿崩症
基底細胞母斑症候群	重症先天性魚鱗癬		グルコース-6-リン酸脱水素酵素欠損症
結節性硬化性	Chédiak東症候群		低リン血症
神経線維腫症	Tay-Sachs病		Duchenne型筋ジストロフィー
多発性外骨腫症	Niemann-Pick病		Becker型筋ジストロフィー
短指症	膵嚢胞線維症		Hunter症候群
家族性大腸ポリポーシス	Hurler症候群		副甲状腺機能低下症
爪・膝蓋骨症候群	ヒスチジン血症		慢性肉芽腫症
Treacher Collins症候群	Fanconi貧血		Menkes病
軟骨無形成症	フェニルケトン尿症		無ガンマグロブリン血症
Huntington病	Friedreich失調症		Lesch-Nyhan症候群
Marfan症候群	無汗性外胚葉形成不全症		Lowe症候群
無虹彩症	Bardet-Biedl症候群		脆弱X症候群
網膜芽細胞腫	Werdning-Hoffmann病		
Waardenburg症候群	Wilson病		

（新川詔夫，阿部京子：遺伝医学への招待（2版），南江堂，2000より改変）

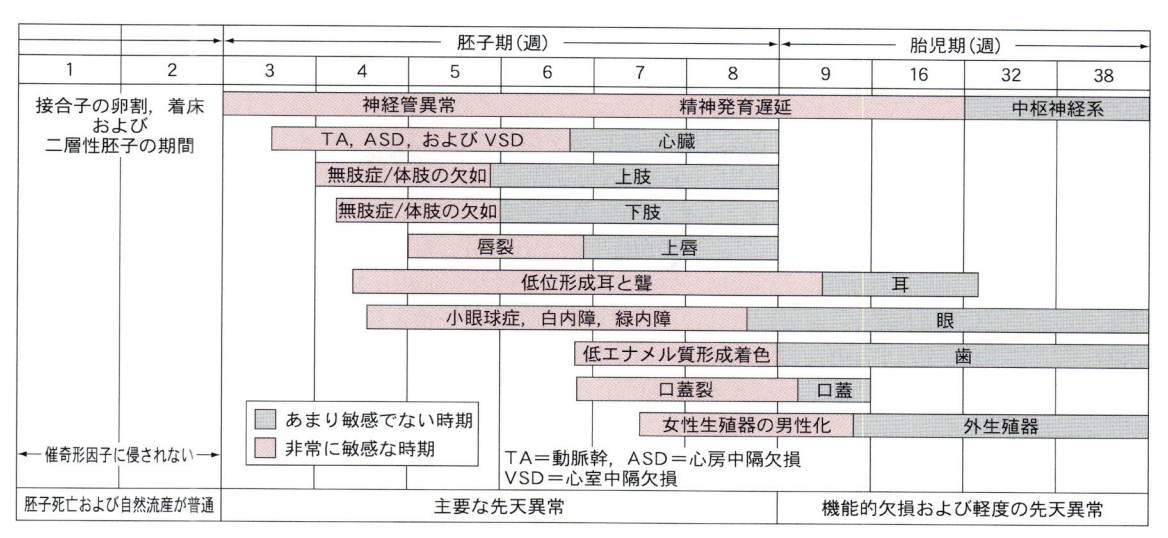

図ⅢB-47 ヒト周産期発生における臨界期を示す模式図
（瀬口春道 訳：ムーア人体発生学（第6版），p.192，医歯薬出版，2001より改変）

週	内容
1～2	接合子の卵割，着床および二層性胚子の期間
3～8	胚子期（週）— 主要な先天異常
9～38	胎児期（週）— 機能的欠損および軽度の先天異常

主な感受性：神経管異常（3～6週），精神発育遅延（7～8週），中枢神経系（9週以降）、心臓（TA, ASD, およびVSD：3～6週、心臓：7～8週）、上肢・下肢（無肢症/体肢の欠如：4～5週、上肢・下肢：6～8週）、唇裂・上唇（6～8週）、低位形成耳と聾・耳（4～9週／9～16週）、小眼球症，白内障，緑内障・眼（4～8週／9～38週）、低エナメル質形成着色・歯（6～8週／9～38週）、口蓋裂・口蓋（6～9週）、女性生殖器の男性化・外生殖器（7～9週／9週以降）

TA＝動脈幹，ASD＝心房中隔欠損，VSD＝心室中隔欠損

凡例：■あまり敏感でない時期　■非常に敏感な時期
←催奇形因子に侵されない→　胚子死亡および自然流産が普通

べての先天異常は約5％の大奇形，15～20％の小奇形（個体の生命保持，生活に支障のない奇形）がみられると報告されている．

●**発生する時期**　図ⅢB-47に示したごとく，胎生（妊娠4～12週）の間は次々と各種の器官が形成されていく重要な時期があり，この時期に病原体，環境因子，薬剤などのうち，催奇形性を有する因子が影響すると胎児に奇形をきたすとされている．

●**出生前診断**　出生前検査は近年において著しい発展を遂げており，表ⅢB-36に示すように数多くの検査が行われている．日常行われている超音波診断も出生前診断のひとつといえよう．したがって，羊水診断のみならず，胎児診断としては多様なものが含まれており，これらに対して十分なインフォームドコンセントが必要となってくる．

●**着床前診断**　出生前診断のなかでも生殖補助医療を応用した受精卵診断である．体外受精ののち，8細胞期から1～2割球の生検，もしくは胚盤胞からの栄養膜細胞生検などで遺伝子診断，染色体診断などが行われる．異常の認められなかった卵を子宮内に移植する手技．倫理審査，遺伝カウンセリングを経た重篤な遺伝性疾患，染色体構造異常を伴う反復流産を対象に行われる．

●**おもな先天異常**

1　中枢神経系

中枢神経系の原基となる神経管は，胎生20日に神経板 neural plate の両側縁の隆起，癒合により形成されるが，胎生23日には閉鎖し，前神経孔は胎生24日，後神経孔は胎生28日に閉鎖する．この神経管の形成期の障害が**神経管閉鎖不全** neural tube defect（NTD）である．この神経管閉鎖不全（NTD）には次のような代表的奇形がある．

表ⅢB-36　出生前診断

- 絨毛検査
- 羊水検査
  染色体，生化学，遺伝子診断
- 画像検査
  超音波
  MRI
  造影レントゲン
- 母体血清マーカー
- 母体血中胎児由来細胞
- 母体血中胎児由来DNA/RNA診断

① 無脳症：神経管の頭側（前神経孔）の閉鎖不全により起こり，皮膚と頭蓋冠が欠損し，脳神経組織は露出し，変性しているのが通常である．胎内死亡を起こすことも多く，致死性である．

② 脳瘤：同じく前神経孔の欠損で，頭蓋冠の頭蓋骨欠損部から脳実質が脱出し，腫瘤を形成しているもの．

③ 二分脊椎：脊椎の椎弓欠損を二分脊椎とよぶが，囊胞性二分脊椎，髄膜瘤，脊髄髄膜瘤，さらに開放性と潜在性二分脊椎に分けられる．

潜在性二分脊椎は無症状のことが多く，小児の25〜30％にみられるとの報告もある．開放性二分脊椎は腫瘤表面の皮膚欠損を伴い，大部分脊髄髄膜瘤である．この場合，披裂部以下の神経症状として，運動，知覚障害，排尿，排便障害等が生じることがある．近年，毎日，葉酸 0.4 mg を妊娠 4 週間前より服用し，受精後，約 1 カ月まで服用することで二分脊椎の発生率が 50〜70％低下したとの報告がみられる．

2 顔面の奇形

① 口の奇形：口唇裂，口蓋裂，口唇裂口蓋裂などがある．胎生 8 週までの顔面突起の癒合過程の障害により生ずる．

② 耳の奇形：無耳，小耳，耳介欠損，外耳道閉鎖などがある．胎生 5〜6 週にかけて第 1 鰓溝を中心に形成される耳介結節の発達形成障害で生じる．

③ 眼の奇形：無眼球，小眼球，眼瞼欠損などがみられる．

3 四肢の奇形，先天異常

四肢は妊娠 4〜7 週において形成されるが，多様な奇形発生が知られている．奇形としては，多指（趾），合指（趾），欠指（趾），裂手（足）などがみられるほか，サリドマイド薬禍の時に問題になったあざらし肢症 phocomelia（上腕・前腕，大腿・下腿の形成不全）などがある．また，四肢短縮症の中には致死性のものから骨形成不全症として生命予後の不良でないものもみられる．

先天性絞窄輪症候群：羊膜索の絞窄により指趾に切断（横断的）や絞窄輪が生じるもので，局所阻血，壊死等により生じるとされている．

4 泌尿器奇形

尿道下裂：男児の尿道後面が裂け，外尿道口は正常な陰茎先端部には開口せず後面の裂隙部に開く．胎生 8〜11 週における尿道ひだの癒合不全により生じる．尿道狭窄（10％）腎合併症等もみられ，停留精巣（10％），二葉陰囊（6.3％），仮性半陰陽（3％）などが合併することが報告されている．

5 性分化異常

① 半陰陽：外性器の特徴から男女の区別の困難な状態を性不確定 ambiguous genitalia とよぶ．

② 真性半陰陽：精巣，卵巣を同一個体がもちあわせている状態．外性器の性状は多彩で，男性型を示すものが多く，尿道下裂を示すものが多い．染色体の核型（46, XX，46, XY，46, XX/46, XY，45, X/46, XY）等のさまざまなパターンがある．

③ 仮性半陰陽：内外性器が不一致のもの．

 ⅰ）男性仮性半陰陽：染色体男性型，外性器女性様〜不確定．尿道下裂合併がみられる場合もある．アンドロゲン不応症（CAIS），精巣性女性化症，性腺形成不全．

 ⅱ）女性仮性半陰陽：染色体は女性型，外性器陰核肥大にて男性様を呈する．先天性副腎過形成（21-ヒドロキシラーゼ欠損など，妊娠初期合成黄体ホルモン

使用〔DES〕，副腎腫瘍など）．

6 消化管奇形

① **食道閉鎖**：食道が閉鎖し通過不能となる奇形．気管との間に交通する瘻孔を伴うことが多い．ほかの内臓奇形を合併することも多い．

② **臍帯ヘルニア**：腹壁の欠損でヘルニア状に突出したヘルニア嚢の中には，通常，脱出した腹腔内臓器が含まれるが，ときに破裂して体外に脱出するものもある．腹壁形成時の 4 方向からの皺襞癒合の不全から生じ，正中線上に起こる．腸回転異常を伴うことも多い．

③ **鎖肛，直腸肛門閉鎖**：肛門もしくは直腸が閉鎖し，通過障害の生じているもの．

7 先天代謝異常症

遺伝子の異常，変異等を原因として，代謝経路上での障害があるために，全身性疾患として認識される．

新生児マススクリーニングにより，フェニルケトン尿症，メープルシロップ尿(楓尿)症，ホモシスチン尿症，ガラクトース血症Ⅰ型，Ⅱ型，クレチン症，先天性副腎過形成症が新生児期に発見され，早期より治療を受けている．最近では前述の 6 疾患に加えて代謝異常症の対象疾患を広げて計 17〜20 疾患を，ごく少量の血液スポットで調べられるタンデムマススクリーニング法が普及してきている．

8 配偶子病——染色体異常

染色体異常，大多数は偶発的に発生する染色体分離機構の異常によるもの．まれに転座型染色体をもつ親より遺伝的なメカニズムにより発生する．相同染色体の 1 本が欠けたものを**モノソミー**とよび，相同染色体のほかに同じものがもう 1 本存在するものを**トリソミー**とよぶ．Down 症は 21 番の常染色体のトリソミーである．各染色体において，このような分離機構の異常は皆等しい確率で起こっているといわれるが，大部分は流産に帰し，生存可能な染色体異常はごく限られている．21 トリソミー，13 トリソミー，18 トリソミー，短腕／長腕などのモノソミー，トリソミーなど．

① **21 トリソミー症候群**（Down syndrome）：染色体異常（数的異常，21 番染色体のトリソミー）により起こる．頻度は約 1,000〜1,200 出生に 1 例であり，顔貌の特徴（やや扁平な鼻，内眼角贅皮，眼裂斜上，短頭など）がみられるほか，新生児期の筋緊張低下などが認められる症例もあり，内臓奇形として，心奇形，消化管奇形（十二指腸閉鎖，鎖肛，Hirschsprung 病など）がみられる．生命予後は，合併した奇形の程度にもよるが一般的にはよく，精神・運動発達遅延の程度には個人差があるが，就学，就労の点でも十分可能である．

② **13 トリソミー症候群** Patau syndrome：13 番染色体のトリソミー．頻度は 4,000〜8,000 出生に 1 人．女児に多い．脳内の構造的奇形（例：全前脳症など）は高頻度に伴う．平均生存期間は 130 日．約 50 % は 1 カ月以内の死亡．

③ **18 トリソミー症候群** Edwards syndrome：18 番染色体のトリソミー．頻度は 5,000〜8,000 新生児に 1 人．女児に多い（60〜70 %）．半数は 1 カ月以内に死亡．ほぼ必発の心臓奇形の重症度が生命予後を規定する．胎児発育遅滞（FGR）は高頻度に認められる．

④ **5 p−症候群**（猫鳴き症候群）cat-cry syndrome：5 番染色体の部分欠損．5 番染色体の短腕の部分欠失．特徴的な泣き声から上記のような英語名の病名がつけられている．5,000 人に 1 人．多発奇形を伴うことが多い．口唇口蓋裂，視神経萎縮，停留精巣，腎奇形，四肢奇形などを伴う．生命予後は良好なものが多い．

9 胎芽病 embryopathy

妊娠初期胎芽期の母体環境要因，母体感染等による先天異常．器官形成期に外的因子が加わることにより発生する．先天性風疹症候群，サリドマイド胎芽症などが典型的なものである．多因子遺伝形式をとる多くの先天形態形成異常は，遺伝的背景と外的環境因子の相互作用で発生するとされ，この胎芽病にも含まれると理解される．

10 胎児病 fetopathy

妊娠中胎児期の母体の合併症，感染症などの異常から発生する胎児罹患によって起こる先天異常．薬剤服用により胎児に影響がおよび病態が形成されるもの（ACE阻害剤による腎不全，頭蓋骨形成障害，NSAID剤〔鎮痛解熱剤〕による動脈管早期閉鎖など），妊娠梅毒による胎児感染などが含まれる．

11 多発奇形

奇形症候群，複合奇形，奇形シークエンス．奇形が重複して存在しているものを**多発奇形**とよび，大奇形と小奇形の組み合わせも含めると，新生児の0.5～0.7％に存在するといわれている．これらのうち異なった器官（臓器系）が特徴をもった組み合わせで現れる場合，**異奇形症候群** dysmorphic syndrome という．

① **奇形シークエンス（奇形連鎖）**：ある奇形がまず生じ，さらにそれが発端となって発生過程，臓器形成過程の必然的な一連のできごとの中で生じる奇形を指す．ポッターシークエンス，人魚体シークエンスなど．

② **奇形アソシエーション（奇形連合）**：複数の臓器形成過程が障害しているもので，各々のアソシエイションで特徴的な組み合せがある．

ⅰ）VATER連合：脊椎異常，鎖肛，気管食道瘻，腎欠損，橈側形成不全，心奇形，単一臍帯動脈が合併する．

ⅱ）CHARGE連合：虹彩欠損，心奇形，後鼻孔閉鎖，身体精神発育遅延，生殖器異常，耳形成異常が合併する．

Ⅳ 治療法

1 ホルモン療法

A ホルモン療法の基礎 basic knowledge on hormone therapy

1 ホルモン療法の目的と種類

ホルモンは生体内で産生される微量機能調節物質であり，内分泌腺で分泌されたホルモンは血流を介して運搬され機能を発揮する．ホルモン療法は，内分泌腺で分泌される生理活性物質あるいは同様の活性を示す薬物を生体に投与し，生体の機能調節を行う療法を指す．目的や方法により表Ⅳ-1のように分類される．

表Ⅳ-1 ホルモン療法の種類と目的

療法名	目的	種類と適応
補充療法	生体機能の維持や調節を目的に不足したホルモンを補う	閉経女性に対するホルモン補充療法，二次性徴の刺激など
抑制療法	過剰に分泌されたホルモンの分泌を抑制する．または特定の生理機能の発現を抑制する	排卵抑制（避妊），月経の人工移動，乳汁分泌抑制
刺激療法	下垂体，あるいは卵巣などの内分泌臓器をターゲットにその生理機能の賦活を行う	排卵誘発
薬理療法	薬理量のホルモンあるいはその拮抗剤を投与し病的状態を改善する	偽閉経療法，偽妊娠療法，悪性腫瘍のホルモン療法など

2 ホルモン療法の注意点

① ホルモン剤は微量で生理活性をもつので，使用するホルモン剤の生理作用を熟知しておくこと．
② 女性の内分泌機能を理解してから使用すること．
③ 診断を確実に行い，ホルモン療法の目的を明らかにすること．
④ 副作用の出現に十分注意すること．

3 産婦人科領域で使用されるホルモン剤とその特徴

産婦人科領域で使用されるホルモン剤には次のような種類がある．

1 視床下部ホルモン

ゴナドトロピン放出ホルモン gonadotropin releasing hormone（GnRH）：特殊なポンプを使用し間欠的に投与し，下垂体性ゴナドトロピン（LH，FSH）の分泌を促す．排卵誘発に使用．

2 性腺刺激ホルモン

① FSH作用をもつ性腺刺激ホルモン：直接卵巣に作用し卵胞発育を促す．閉経婦人の尿由来のホルモンであるため，FSH活性に加えLH活性も含む．
　　ⅰ）ヒト閉経期尿性ゴナドトロピン human menopausal gonadotropin（hMG）．
　　ⅱ）高純度FSH：hMG製剤をさらに精製し，LH活性をほとんど除去した製剤．
　　ⅲ）リコンビナントFSH製剤：遺伝子工学的に作成されたFSH．
② LH作用をもつ性腺刺激ホルモン：ヒト絨毛性ゴナドトロピン human chor-

ionic gonadotropin（hCG）．

 3 女性ホルモン
 ① 卵胞ホルモン：エストロゲン．
 ② 黄体ホルモン：プロゲストーゲン．
 ③ 卵胞黄体ホルモン配合剤：エストロゲンとプロゲストーゲン製剤の合剤．
 ④ 低用量ピル：避妊薬として開発されたエストロゲンとプロゲストーゲンの配合剤の一種であるが，1錠当たりのエストロゲンやプロゲストーゲンの含有量が従来の配合剤に比べて低用量化されている．28日を1周期として投与するよう設計されている．21日間投与し7日を休薬するのを原則とするが，プロゲストーゲンの配合量を変えて服用させる方法などもある．低用量ピルは子宮内膜症や月経困難症の治療薬としても使用される．

 4 男性女性混合ホルモン
 5 その他
 ① クロミフェン：視床下部に対し，エストロゲンの拮抗作用を示す．選択的エストロゲン受容体モジュレーター selective estrogen receptor modulator（SERM）の一種．
 ② GnRH アンタゴニスト，GnRH アゴニスト：GnRH のアミノ酸組成を変えて合成された製剤．エストロゲン依存性の疾患の治療に用いられる．

B エストロゲン療法 estrogen therapy

1 エストロゲンの生化学
 ① 生体内にはエストロン（E_1），エストラジオール（E_2），エストリオール（E_3）の3種類のエストロゲンが存在する．このほか，生体には存在しないエストロゲンが人工的に合成されている．
 ② E_2 は酵素の作用により E_1，E_3 へと転換される．生物活性は $E_2 > E_1 > E_3$．
 ③ 産生部位：卵巣の顆粒膜細胞，胎盤．一部は脂肪組織にてアロマターゼの作用により男性ホルモンが E_1 に転換される．

2 エストロゲンの生理作用
エストロゲンは性腺および性腺外で次の生理作用をもつ．
 ① 二次性徴の発育促進．
 ② 子宮内膜増殖作用，子宮筋層の肥大，子宮頸管粘液分泌促進．
 ③ 腟上皮細胞の増殖，多層化．
 ④ 卵胞の発育促進．
 ⑤ ゴナドトロピン分泌促進および抑制作用（視床下部，下垂体への positive および negative feedback 作用）：通常は negative 作用が作働しているが，卵胞期後期にのみ positive feedback が作働する．
 ⑥ 骨吸収抑制作用．
 ⑦ 骨端線閉鎖促進作用．
 ⑧ 脂質代謝改善作用．
 ⑨ 血液凝固促進．

3 エストロゲン製剤の種類と特徴
 ① 天然型エストロゲン：結合型エストロゲン（経口投与），17β-エストラジオール（経口および経皮投与）およびエストリオール（経口および経腟投与）．
 ② 合成エストロゲン：エチニルエストラジオール（経口投与），メストラノー

表IV-2　エストロゲン製剤の投与法別生物効果

	結合型エストロゲン	17β-エストラジオール（経皮投与）
投与法	経口	経皮
血中 E_1/E_2 比	$E_1 \gg E_2$	$E_1 = E_2$
性ホルモン結合蛋白質	上昇	不変
レニン活性	上昇	不変
フィブリノーゲン	上昇	不変
中性脂肪	上昇	不変

ル（経口投与），吉草酸エストラジオール，安息香酸エストラジオール，プロピオン酸エストラジオール（注射剤）など．

③ 投与ルートにより効果が異なる（表IV-2）．

4 エストロゲン療法の適応疾患

上記のエストロゲンの生理作用の効果を目的として，子宮発育不全，月経異常，機能性子宮出血，更年期障害，骨粗鬆症，萎縮性腟炎，排卵障害などの疾患の治療に用いられる．エストロゲンは子宮内膜の増殖を促すため，その長期間の使用では子宮内膜の癌化のリスクを高める．そのため子宮のある女性では，長期間の投与を行うときにはプロゲストーゲン剤との併用投与を原則とする（D参照）．

C プロゲストーゲン療法 progestogen therapy

1 プロゲストーゲンの生化学
産生部位：卵巣の黄体，胎盤，副腎皮質．

2 プロゲストーゲンの生理作用
① エストロゲンの作用で増殖期となった子宮内膜を分泌期像に変える．
② エストロゲンと共同で子宮筋層を腫大させる．
③ 子宮頸管粘液の分泌を抑制する．
④ 乳腺細胞の増殖．
⑤ 妊娠維持作用．
⑥ 体温上昇作用．

3 プロゲストーゲンの種類
① プロゲステロン progesterone：天然型．肝で代謝されるので経口不可．
② 17-ヒドロキシプロゲステロン系 17-hydroxyprogesterone：合成プロゲステロンでカプロン酸 capronate，酢酸メドロキシプロゲステロン medroxyprogesterone acetate（MPA），クロルマジノン chrolmadinone．
③ テストステロン系 testosterone：エチステロン ethisterone．
④ 19-ノルステロイド 19-norsteroid：ノルエチンドロン norethindrone，ノルエチノドレル norethinodrel，リネストレノール lynestrenol，アリルエストレノール allylestrenol．

4 プロゲストーゲン療法の適応疾患
黄体機能不全，無排卵周期症，切迫流産，子宮内膜癌のアジュバンド療法．

D エストロゲン，プロゲストーゲン併用療法 estrogen-progestogen therapy

1 意義
① 正常月経周期を有する女性の内分泌状態を模倣し，ホルモン効果の増強を目

的とする場合：避妊，機能性子宮出血，月経困難症，子宮内膜症，月経の人工移動．

② 子宮を有する女性に対しエストロゲンの副作用を防止する目的でプロゲストートゲンを加える場合：更年期障害，骨粗鬆症，卵巣機能不全．

2 使用薬剤

① 合剤．
② エストロゲン剤，プロゲストーゲン製剤をそれぞれ組み合わせて使用．
　〔例〕ⅰ）結合型エストロゲン 0.62 mg ＋ MPA 2.5 mg/日
　　　　ⅱ）エストロゲンのデポー剤を注射した 10 日後にエストロゲンとプロゲストーゲンのデポー剤を注射

3 代表的なエストロゲン，プロゲストーゲン併用療法

1 偽妊娠療法

子宮内膜症において合剤を 1 カ月以上使用する．

2 避妊

月経開始直後より合剤を 21 日間服用させ，1 週間の休薬後に次の投薬を繰り返し行う．低用量の経口避妊薬が市販されている．

3 ホルモン補充療法 hormone replacement therapy（HRT）

① 目的：更年期症状の緩和や骨粗鬆症などの老年期障害の予防や治療に広く用いられている．

② 使用されるエストロゲン，プロゲストーゲン製剤：エストロゲンとして結合型エストロゲン（プレマリン），17 β-エストラジオール，エストリオールなどの天然型エストロゲン製剤，またプロゲストーゲンとして酢酸メドロキシプロゲステロン，シトロゲステロンなど．

③ 投与方法：子宮のない女性にはエストロゲンの単独療法．子宮を有する女性には併用療法を行う（図Ⅳ-1）．

④ 米国では，冠動脈疾患の予防を目的に本療法の使用がすすめられていたが，結合型エストロゲンと酢酸メドロキシプロゲステロンの合剤を連続投与した大規模臨床試験の結果，副作用（乳癌，静脈血栓症，卒中など）が効果（骨折予防，大腸癌予防など）を上回ったとして，冠動脈疾患の発症予防を目的とした本療法の適応が否定された．しかしながら，結合型エストロゲン単独投与では乳癌の発生リスクは認められなかった．HRT では用いるホルモンの種類，投与方法，投与

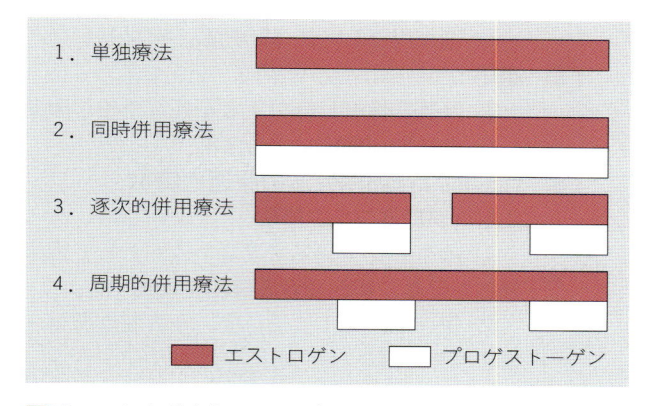

図Ⅳ-1　さまざまな HRT の方法
逐次的併用療法，周期的併用療法ではプロゲストーゲンはエストロゲン開始後 10 日目より 12 日間投与する

表Ⅳ-3　HRT の禁忌症例と慎重投与症例

禁忌症例
重度の活動性肝疾患／現在の乳癌とその既往／現在の子宮内膜癌，低悪性度子宮内膜間質肉腫／原因不明の不正性器出血／妊娠が疑われる場合／急性血栓性静脈炎または静脈血栓塞栓症とその既往／心筋梗塞および冠動脈に動脈硬化性病変の既往／脳卒中の既往

慎重投与ないしは条件付きで投与が可能な症例
子宮内膜癌の既往／卵巣癌の既往／肥満／60 歳以上または閉経後 10 年以上の新規投与／血栓症のリスクを有する場合／冠攣縮および微小血管狭心症の既往／慢性肝疾患／胆嚢炎および胆石症の既往／重症の高トリグリセリド血症／コントロール不良な糖尿病／コントロール不良な高血圧／子宮筋腫，子宮内膜症，子宮腺筋症の既往／片頭痛／てんかん／急性ポリフィリン血症／全身性エリテマトーデス（SLE）

量により効果や副作用の発現が異なる．
⑤　禁忌（表Ⅳ-3）

4　Kaufmann 療法

① 目的：視床下部性続発性無月経に対するリバウンドを利用した排卵誘発法として，または，Turner 症候群などの卵巣性無月経症例などに対する補充療法として．

② 方法：排卵誘発を目的とする場合にはエストロゲンのデポー剤を投与し，その 14 日後にエストロゲンのデポー剤とプロゲストーゲンのデポー剤を投与する．これを 3〜4 周期繰り返す．卵巣性無月経では二次性徴の刺激や維持目的に長期間投与する．経口剤のエストロゲンとプロゲストーゲンを用いる場合もある．

E　排卵誘発法 ovulation induction

1　基本的事項

① 排卵障害の原因は，視床下部性，下垂体性，卵巣性など多岐にわたる．障害部位を明らかにし，安全性の高い適切な方法を選択する．
② 内因性のエストロゲン分泌があるかどうかによって治療薬が異なる．
③ 卵巣性無月経は反応性がきわめて悪い．
④ 排卵障害における誘発法は，体外受精における排卵誘発法とは区別して考える．
⑤ 甲状腺疾患，副腎疾患など他臓器の障害に伴い発症した排卵障害に対しては原疾患の治療を先行する．
⑥ 副作用として，多胎妊娠，卵巣過剰刺激症候群などがある．

2　適応

① 無排卵性無月経による不妊（ただし卵巣性無月経を除く）．
② 無排卵周期症による不妊．

3　代表的な排卵誘発法の原理と特徴

1　クロミフェン療法

① エストロゲンアンタゴニストとして視床下部下垂体に作用し，FSH，LH の分泌を促し，卵胞発育と排卵を促進する．
② 視床下部第 1 度無月経，多囊胞性卵巣症候群，無排卵周期症が適応となる．第 2 度無月経には無効．

2　サイクロフェニル療法

エストロゲンアンタゴニストとして作用するが，クロミフェンに比べて効力は弱い．

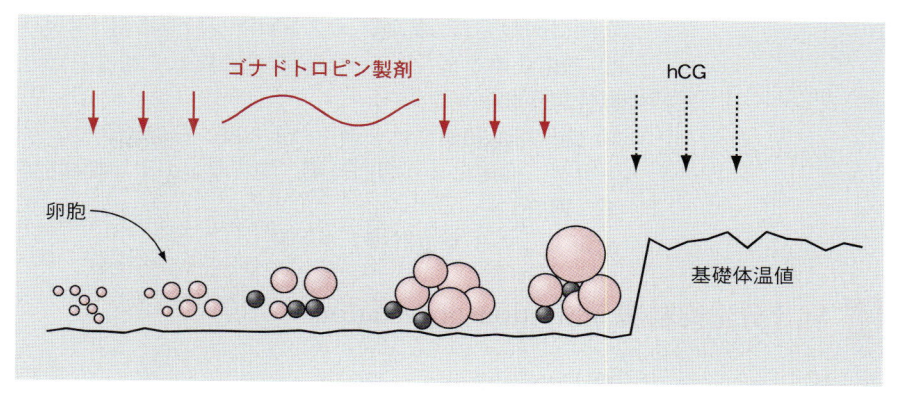

図Ⅳ-2 ゴナドトロピン療法
ゴナドトロピン製剤を連日投与することで卵胞は成長する．最大卵胞が 18 mm に達した時点で hCG を投与し排卵を誘発する．黄体機能を活性化させる目的で hCG は複数回投与する．図に示したようにゴナドトロピン投与により複数の卵胞発育がみられることが少なくない．多発卵胞発育は多胎妊娠や卵巣過剰刺激症候群の発症につながるので，ゴナドトロピン療法中は厳重な卵胞発育のモニタリングが求められる

3 GnRH パルス療法
① 方法：特殊なポンプを用いて GnRH を 90〜120 分おきに静脈内ないしは皮下投与する．
② 適応：視床下部性第 2 度無月経．
③ 単一排卵率が高い．

4 ゴナドトロピン療法（図Ⅳ-2）
① 方法：hMG 製剤または高純度 FSH 製剤を 7〜14 日間投与し卵胞発育を促す．その後，hCG を投与して排卵を誘発する方法．
② 多発卵胞発育が起こりやすく多胎妊娠率が高い．
③ 最も強力な排卵誘発法であり，卵巣過剰刺激症候群を起こしやすい．

5 ドパミンアゴニスト療法
① 適応：高プロラクチン血症性排卵障害．
② 下垂体のマクロアデノーマを認める時には手術療法を先行させる．
③ 副作用：悪心，嘔吐．

6 卵巣過剰刺激症候群 ovarian hyperstimulation syndrome（OHSS）
① 病因と病態：過剰な卵胞の発育および卵巣腫大に伴い血管の透過性が亢進し，血液濃縮，胸腹水貯留をきたす医原病．初期には腹部膨満感を訴える程度であるが，重症化すると呼吸困難，乏尿，電解質異常，血栓形成等，生命を左右する症状の出現が問題となる．
② 排卵誘発剤，とくにゴナドトロピン製剤の投与によって起こしやすいので，ゴナドトロピン療法中は卵胞発育の厳重なモニタリングを行う．
③ hCG 投与，妊娠の成立により症状は悪化する．

F 排卵抑制法 inhibition of ovulation

避妊を目的とした排卵抑制法と GnRH アゴニストを用いた偽閉経療法がある．

1 GnRH アゴニスト療法
① 作用原理：下垂体の脱分極を起こすことでゴナドトロピンの分泌が低下し

二次的に卵胞発育の抑制，エストロゲン分泌の低下をもたらす．
②　適応疾患：エストロゲン依存性の疾患である子宮内膜症，子宮筋腫，乳癌，中枢性思春期早発症．
③　副作用：初期には一過性のホルモン分泌過剰により性器出血．その後，低エストロゲン血症により顔面紅潮，発汗などの更年期様症状，骨量減少など．

2　避妊

p. 583，「V-3 家族計画」を参照．

G　乳汁分泌抑制法 inhibition of lactation

①　目的
　ⅰ）乳漏性無月経症の治療目的．
　ⅱ）哺乳が必要でない場合の分娩後の乳汁分泌抑制．
②　方法
　ⅰ）ドパミンアゴニスト（パーロデル®，テルロン®またはカバサール®錠）を服用し，プロラクチンの分泌を抑制する．確実で簡単．
　ⅱ）分娩後12時間以内に大量のエストロゲンデポー剤を投与する．

2　化学療法

A　抗感染化学療法 anti-infective chemotherapy

感染症の治療では，起炎菌を決定し薬剤感受性試験の結果によって抗菌薬を選択するのが理想的であるが，実際には起炎菌の同定が困難であることも多い．したがって，臨床的診断，感染部位による起炎菌の推定により抗菌薬を選択しなけ

表IV-4　抗菌薬の分類と重篤な副作用

抗菌薬			重篤な副作用
抗生物質	βラクタム薬	ペニシリン薬	アナフィラキシー，下痢，嘔吐
		セフェム薬	
		カルバペネム薬	
		モノバクタム薬	
		ペネム薬	
	アミノグリコシド薬		腎障害，第8脳神経障害
	マクロライド薬		QT延長
	リンコマイシン薬		偽膜性大腸炎
	テトラサイクリン薬		催奇形性
	その他	クロラムフェニコール薬	再生不良性貧血
		ホスホマイシン	
		ペプチド薬	腎障害，末梢神経炎，中枢神経症状
合成抗菌薬	キノロン薬		
	ニューキノロン薬		
	オキサゾリジノン薬		再生不良性貧血，顆粒球減少症
	サルファ薬		
	ST合剤		発疹，嘔吐，下痢

表Ⅳ-5　婦人科領域における抗菌薬の適応症（経口）

区分	一般名	略号	乳腺炎	子宮頸管炎	子宮付属器炎	子宮傍結合組織炎	子宮内感染	外陰腟炎	バルトリン腺炎
ペニシリン系	アンピシリン	ABPC	○				○		
	スルタミシリン	SBTPC					○		
	バカンピシリン	BAPC	○		○		○		
	アモキシシリン	AMPC	○		○	○	○		
セフェム系	セフテラムピボキシル	CFTM-PI			○		○		○
	セフポドキシムプロキセチル	CPDX-PR	○						○
	セフジニル	CFDN	○						
	セフジトレンピボキシル	CDTR-PI	○						
	セフカペンピボキシル	CFPN-PI	○	○			○		
	セフロキシムアキセチル	CXM-AX	○						
	セファレキシン	CEX	○				○		
	セフォチアムヘキセチル	CTM-HE	○						
ペネム系	ファロペネム	FRPM	○						
マクロライド系	エリスロマイシン	EM	○						
	クラリスロマイシン	CAM		○					
	アジスロマイシン	AZM		○					
	ジョサマイシン	JM	○						
リンコマイシン系	リンコマイシン	LCM	○						
キノロン系	レボフロキサシン	LVFX	○		○		○		○
	オフロキサシン	OFLX	○		○		○		○
	シプロフロキサシン	CPFX	○		○		○		○
	ロメフロキサシン	LFLX	○		○		○		○
	トスフロキサシン	TFLX	○		○		○		○
	フレロキサシン	FLRX	○		○		○		○
	スパラフロキサシン	SPFX	○		○		○		○
	ガチフロキサシン	GFLX	○	○	○		○		○
	シタフロキサシン	STFX	○		○		○		○
	プルリフロキサシン	PUFX	○		○			○	
テトラサイクリン系	ドキシサイクリン	DOXY			○		○		
	ミノサイクリン	MINO	○				○	○	

（○印が適応のある抗菌薬）

ればならない．この場合，薬剤の抗菌力，吸収，排泄，臓器特異性による体内動態，副作用，そして患者の状態（年齢，腎・肝機能など）を考慮することが重要である．効果の判定は，患者の全身状態，熱型，白血球数，CRPなどにより行い，初期判定は72時間で行う．**表Ⅳ-4**に抗菌薬の分類と副作用として，とくに重篤になる可能性の高いものを示す．

　婦人科領域では骨盤内感染症のような重篤になりやすいものでは広域性の注射用βラクタム薬，カルバペネム系薬，βラクタマーゼ阻害薬の合剤を使用する．

　産科領域では，胎盤・胎児への薬剤移行性を考慮しなければならない．妊娠初期では催奇形性，流産，中期では胎児発育抑制，末期では胎児への移行が問題となる．テトラサイクリン系は胎児骨組織沈着，歯牙黄色沈着，先天性白内障を起

表IV-6 婦人科領域における抗菌薬の適応症（注射）

区分	一般名	略号	乳腺炎	子宮頸管炎	子宮付属器炎	子宮傍結合織炎	骨盤腹膜炎	子宮内感染	腹腔内膿瘍	バルトリン腺炎
ペニシリン系	アンピシリン	ABPC	○					○		
	ピペラシリン	PIPC			○	○		○		○
セフェム系	セファゾリン	CEZ	○		○	○		○		○
	セフォゾプラン	CZOP			○	○		○		
	セフメタゾール	CMZ			○	○		○		
	セフォチアム	CTM			○	○		○		
	セフォペラゾン	CPZ			○	○		○		
	セフォタキシム	CTX			○	○		○		
	セフメノキシム	CMX			○	○		○		
	セフトリアキソン	CTRX		○						
	セフタジジム	CAZ			○	○		○		
	セフピロム	CPR			○	○		○		
	セフェピム	CFPM			○	○				
	セフォジジム	CDZM			○	○		○		○
	セフメタゾール	CMZ			○	○		○		
オキサセフェム系	ラタモキセフ	LMOX			○	○		○		
	フロモキセフ	FMOX			○	○		○		
カルバペネム系	イミペネム・シラスタチン	IPM/CS			○	○		○		
	パニペネム・ベタミプロン	PAPM/BP			○	○		○		
	メロペネム	MEPM			○	○		○	○	
	ビアペネム	BIPM				○				
	ドリペネム	DRPM			○			○		
βラクタマーゼ阻害剤	スルバクタム・セフォペラゾン	SBT/CPZ			○	○		○		○
リンコマイシン系	リンコマイシン	LCM	○		○	○		○		
キノロン系	パズフロキサシン	PZFX			○	○		○		
モノバクタム系	アズトレオナム	AZT			○	○		○		
ホスホマイシン系	ホスホマイシン	FOM			○	○		○		○

（○印が適応のある抗菌薬）

こすので禁忌である．カナマイシン，ストレプトマイシンのような抗結核菌作用をもつアミノグリコシド系薬剤は妊娠初期に使用すると新生児第8脳神経障害をきたすことが知られており禁忌である．キノロン系，ニューキノロン系の薬剤は安全性が確立していないので投与は避けるのが原則である．

一般に妊婦に使用するのはペニシリン系，セフェム系，マクロライド系の薬剤である．セフェム系は他剤より経胎盤性移行にすぐれ，前期破水時の羊水感染などに用いられる．妊婦のクラミジア感染症にはマクロライド系を用いるが，アジスロマイシンの1,000 mg 1回投与が第1選択となっている．

表IV-5, 6に産婦人科領域で用いられる主な抗菌薬と適応症を示す．

B 抗腫瘍化学療法 anti-tumor chemotherapy

婦人科領域の癌では，腫瘍に対する化学療法は，手術療法や放射線療法との組

み合わせにより治療効果を期待して行うものがほとんどである．一般的に，腫瘍の性質により化学療法の感受性は異なるため，治療としての位置づけも多様である．化学療法により治癒が期待できるもの，延命が期待できるもの，症状の緩和やQuality of Life（QOL）の向上が期待できるにとどまるもの，効果があまり期待できないものとさまざまである．したがって，患者にとって化学療法がメリットとなるのか，QOLの改善があるか，汎用されるレジメンとその有効性と安全性，寛解率，治療関連死の確率や副作用はどうか，投与方法やスケジュールはどうするのか，治療の目標と終了をどの時点におくのか，などについて十分考慮しなければならない．

現在の化学療法は癌細胞と同時に正常細胞にも影響を及ぼす．したがって，副作用を熟知して治療にあたらなければならない．有害事象をいかに最小限に抑えるかが，化学療法の継続に直結するため，そのための支持療法についてのガイドライン（制吐薬の適正使用や好中球減少に対する治療）も作成されている．

抗腫瘍薬の分類とおもな副作用を表Ⅳ-7に示す．婦人科癌では化学療法の有効性が確立しているのが絨毛性疾患であるが，卵巣癌も手術療法とともに化学療法が有効である．子宮癌においては手術療法や放射線療法に併用する形で化学療法が行われている．

① 卵巣癌

卵巣癌は化学療法が有効な癌であり，通常，手術療法と術後化学療法 adjuvant chemotherapy の組み合わせにより治療が行われる．卵巣癌の化学療法は，タキサン系薬剤を用いた TC（パクリタキセル＋カルボプラチン）療法が初回標準療法である．症例に応じて，TP（パクリタキセル＋シスプラチン）療法または DC（ドセタキセル＋カルボプラチン）療法，DP（ドセタキセル＋シスプラチン）療法が用いられる．再発または耐性と考えられる場合にはセカンドラインとして塩酸イリノテカン，ドキソルビシン塩酸塩リボソーム注射剤（ドキシル®），ゲンシタビン（ジェムザール®）も用いられている．

② 卵巣胚細胞性腫瘍

卵巣の胚細胞性腫瘍は化学療法に感受性の高い腫瘍であり，若年者では臨床進行期にかかわらず，患側付属器摘出術と化学療法の組み合わせにより高い治癒率が期待できる．胚細胞性腫瘍の化学療法は1980年以前には VAC（ビンクリスチン＋アクチノマイシンD＋シクロホスファミド）療法が主体であったが，その後 PVB（シスプラチン＋ビンブラスチン＋ブレオマイシン）療法が行われるようになり，現在では BEP（シスプラチン＋エトポシド＋ブレオマイシン）療法がおもに行われている．

③ 子宮頸癌

子宮頸癌の治療は手術療法と放射線療法が主体であるが，症例により化学療法が併用されている．子宮頸癌において術前に化学療法を行って腫瘍を縮小させてから手術を行う方法 neo-adjuvant chemotherapy も用いられており，生命予後の改善という点では有効性は明らかではないが，一定の効果は得られている．さらに進行した子宮頸癌で放射線治療を主体として治療する場合，化学療法を併用して行うこと concurrent chemoradiation で予後が改善することが報告されており，5-FU（フルオロウラシル）や CDDP（シスプラチン）が用いられている．また，再発癌や進行癌ではシスプラチンやカルボプラチンにパクリタキセルを加えたレジメン，シスプラチンとイリノテカンのレジメンなどが用いられている．

表IV-7　婦人科領域で使われる抗悪性腫瘍薬

分類		一般名（略号）：代表的な商品名	婦人科領域における適応症	重篤な主なる副作用
アルキル化薬	マスタード薬	シクロホスファミド（CPA）：エンドキサン®	卵巣癌，子宮体癌，子宮頸癌	骨髄抑制，悪心，嘔吐，出血性膀胱炎，脱毛
		イホスファミド（IFM）：イホマイド®	子宮頸癌，胚細胞性腫瘍	
		チオテパ（TESPA）：テスパミン®	卵巣癌，子宮体癌，子宮頸癌	骨髄抑制，悪心，嘔吐
	その他	ダカルバジン（DITC）：ダカルバジン®	悪性黒色腫	悪心，嘔吐，肝障害
代謝拮抗薬	葉酸系	メトトレキサート（MTX）：メトトレキセート®	絨毛性疾患	骨髄抑制，悪心，嘔吐，口内炎，下痢，肝障害
	ピリミジン系	フルオロウラシル（5-FU）：5-FU®	卵巣癌，子宮体癌，子宮頸癌	悪心，嘔吐，下痢，肝障害，嗅覚障害
		ドキシフルリジン（5'-DFUR）：フルツロン®	子宮頸癌	
		テガフール・ウラシル配合体：UFT®	子宮頸癌	骨髄抑制
		シタラビン（Ara-C）：キロサイド®	卵巣癌，子宮癌（他剤併用のみ）	骨髄抑制，悪心，嘔吐
		ゲンシタビン：ジェムザール®	卵巣癌（化学療法後増悪したもの）	骨髄抑制，間質性肺炎
抗生物質	アントラサイクリン系	ドキソルビシン塩酸塩（DXR）（アドリアマイシン ADM）：アドリアシン®	子宮体癌	心筋障害，骨髄抑制
		ドキソルビシン塩酸塩リポソーム注射剤（DXR）：ドキシル®	卵巣癌	心筋障害，骨髄抑制
		ピラルビシン（THP）：テラルビシン®	卵巣癌，子宮癌	心筋障害，骨髄抑制，間質性肺炎
		エピルビシン塩酸塩（EPI）：ファルモルビシン®	卵巣癌	心筋障害，骨髄抑制
		アクラルビシン塩酸塩（ACR）：アクラシノン®	卵巣癌	心筋障害，骨髄抑制
	その他	マイトマイシンC（MMC）：マイトマイシンS®	子宮頸癌，子宮体癌	骨髄抑制，溶血性尿毒症症候群
		アクチノマイシンD（ACT-D）：コスメゲン®	絨毛性疾患	骨髄抑制，悪心，嘔吐
		ブレオマイシン塩酸塩（BLM）：ブレオ®	子宮頸癌	間質性肺炎，肺線維症
		ペプロマイシン硫酸塩（PEP）：ペプレオ®	＊BLMに準じて用いられる	間質性肺炎，肺線維症
微小管阻害薬	ビンカアルカロイド	ビンクリスチン硫酸塩（VCR）：オンコビン®	＊絨毛性疾患	骨髄抑制，末梢神経障害
		ビンブラスチン硫酸塩（VLB）：エクザール®	絨毛性疾患，胚細胞性腫瘍	骨髄抑制，末梢神経障害
	タキサン	パクリタキセル（PTX）：タキソール®	卵巣癌，子宮体癌	骨髄抑制，末梢神経障害，脱毛
		ドセタキセル：タキソテール®	卵巣癌，子宮体癌	骨髄抑制
ホルモン	プロゲステロン	メドロキシプロゲステロン酢酸エステル（MPA）：ヒスロンH®	子宮体癌	血栓症，うっ血性心不全
白金製剤		シスプラチン（CDDP）：ランダ®，ブリプラチン®	卵巣癌，子宮体癌，子宮頸癌	腎不全，骨髄抑制，悪心，嘔吐
		カルボプラチン（CBDCA）：パラプラチン®	卵巣癌，子宮頸癌	骨髄抑制，腎不全
		ネダプラチン：アクプラ®	卵巣癌，子宮頸癌	骨髄抑制，腎不全
トポイソメラーゼI阻害薬		イリノテカン塩酸塩水和物：トポテシン® ノギテカン：ハイカムチン	卵巣癌，子宮頸癌 卵巣癌	骨髄抑制，下痢，腸管穿孔 骨髄抑制，消化管出血，間質性肺炎
トポイソメラーゼII阻害薬		エトポシド：ラステッド®，ペプシド®	絨毛性疾患，胚細胞性腫瘍，子宮頸癌（内服）	骨髄抑制
非特異的免疫賦活薬		シゾフィラン（SPG）：ソニフィラン®	子宮頸癌（放射線療法時）	ショック

＊は適応症にはなっていないが，臨床で使用されることが多いもの

④ 子宮体癌

子宮体癌も手術療法が治療の主体であるが，筋層浸潤が1/2以上，リンパ節転移陽性，脈管侵襲陽性，低分化型腺癌，頸部浸潤陽性など予後不良因子がある場合，または再発癌の場合には，放射線療法あるいは化学療法が行われている．化学療法としてはAP（ドキソルビシン-シスプラチン）療法，またはCAP療法が行われてきたが，最近は卵巣癌に使用され効果の確認されたパクリタキセルが子宮体癌でも効果があることがわかり，TC療法が選択されることが多くなってきた．しかし，AP療法，CAP療法より有効といえるかどうかは，まだ確定はされていない．また，高分化型腺癌ではMPA（酢酸メドロキシプロゲステロンアセテート）がホルモン療法として用いられる．

子宮肉腫では効果は期待しがたいが，アルキル化剤やプラチナ製剤が用いられる．

⑤ 絨毛性疾患

絨毛性疾患は化学療法により治癒が期待できる腫瘍の1つである．MAC（メトトレキサート＋アクチノマイシンD＋シクロホスファミド）療法，MEA（メトトレキサート＋エトポシド＋アクチノマイシンD）療法，EMACO（エトポシド＋メトトレキサート＋アクチノマイシンD＋シクロホスファミド＋ビンクリスチン）療法がおもに用いられる．

3 婦人科手術

A 婦人科手術総論 the general of gynecologic surgery

① 手術までの心得と準備

1 予習

漫然と手術日を迎えないこと．前日，手術書などで予定手術の術式をみておき，だいたいの手術の手順を知っておくこと．

2 手術記録

手術終了後は手術記録を自分なりに書いてみること．手術で辿った手順を全部思い出すことができ，正確に記載できるようになれば，その手術を完全に理解した証拠であり，手術を執刀することも可能である．術者は手術終了後，なにをおいても手術記録を書くべきである．

3 患者の体位をとる

砕石位で手術を行う場合には，手を洗う前に第3助手などが患者の体位をとる．患者の股関節の状況や術者の好みに合わせて開脚の程度や下肢の高さを調節し，下肢を支えるあぶみや吊り革の部分に適宜パッドをあてがう．そして，下肢に弾力包帯や血栓予防装置を装着する．

4 腟の消毒と導尿用留置カテーテル挿入

次いで，麻酔下に腟内を消毒し，導尿用留置カテーテルを挿入する*．ここで内診を行い，骨盤内の状況を知っておく**．

5 手洗い

手洗いの前にまず爪を切る．爪が伸びていては，どんなに丁寧に手を洗っても意味がない．逆に，爪がきれいに切ってあれば手洗いは短時間で十分である．

*腟式手術では，導尿を執刀直前に術者が行う場合もある

**この時点では腹筋が弛緩していて詳細な双合診所見を得ることができる

6 ガウンテクニック

ガウンを受け取ったら紐の部分以外は触れないようにしてガウンを開き，介助者に着せてもらう．手は臍から下には下ろさず，背部にも回すべきでない．したがって，ガウンの紐が身体の後ろに回るタイプでは介助者に紐の先端を保持してもらい，身体を回してこれを受け取る．なお，この紐の処理は手袋を着けてから行う．

7 手袋の装着

手袋は素手で持つ場合は内面だけに触れるようにする．まず，片方の手袋の折り返し部分の外側を持って該当する手を挿入する．次いで，他方の手袋の折り返しの内側に手袋をはめた指を挿入し，該当する手を挿入する．両手の折り返し部分に手袋をはめた指を挿入して伸展させ装着を終了する．

8 術野の消毒

ポビドンヨード（イソジン®）などを切開予定部から外側へと順次塗布していく．腹式手術の場合には，上界は乳輪の高さ，下界は大腿部半ばとする．腟式手術の場合には，上界は臍高，下界は大腿部半ばとする．

9 覆布，電気メス，吸引装置

覆布をかけ，必要に応じてサージカルドレープを張り，電気メス，吸引装置などをセットして執刀を待つ．

2 婦人科手術の特徴

婦人科手術の特徴は，女性としてのボディイメージを損なわず，女性特有の機能をできるだけ温存することを常に心がけることである（表Ⅳ-8）．

3 婦人科手術の種類

婦人科手術には腹式，腟式，内視鏡（腹腔鏡，子宮鏡，卵管鏡）下手術があり，近年，腹腔鏡（下）手術にはロボット（支援）手術が導入されている．婦人科手術の種類には臓器摘出，機能温存，機能回復，そして機能廃絶を目的とする手術がある（表Ⅳ-9）．

婦人科手術を行う場合に取り扱うことの多い隣接臓器にはさまざまなものがある（表Ⅳ-10）．したがって，婦人科手術に際して連携をとる機会の多い診療科に

表Ⅳ-8 婦人科手術の特徴

手術創の美容的修復
　→下腹部横切開，腟式手術，腹腔鏡下手術
女性としての機能保存
　→妊孕能温存，卵巣温存，性交機能温存，排尿排便機能温存

表Ⅳ-9　婦人科手術の種類

臓器摘出	卵管，卵巣：片側・両側摘除術 子宮：腟上部切断術，単純・拡大（準広汎）・広汎全摘除術	腟部：部分摘除術，全摘除術 外陰：部分・単純・準広汎・広汎摘除術 所属リンパ節：骨盤，傍大動脈，大腿の各リンパ節郭清
機能温存	卵管温存卵管妊娠手術，卵巣部分摘除術，子宮筋腫核出術，神経温存式広汎子宮全摘術，腟温存性器脱修復手術，外陰部分摘除術	
機能回復	卵管，卵巣：卵管形成術，卵巣楔状切除術 子宮：奇形の子宮形成術，子宮脱の修復術	腟：造腟術，腟脱の修復術 尿道：腹圧性尿失禁の手術
機能廃絶	卵管結紮術，子宮内膜剝離術，腟閉鎖術	
外来手術	Bartholin 腺囊腫造袋術，尖圭コンジローマ除去術，頸管ポリープ摘除術，子宮内膜搔爬術*，IUD の挿入・抜去，CIN の治療（電気・レーザー焼灼，冷凍手術，円錐切除*）	

*1〜3日間入院が必要なこともある

表IV-10　隣接臓器

- ◎ 尿管，膀胱，尿道，直腸，肛門
- ○ 小腸，結腸，虫垂，大網
- ○ 傍大動脈，骨盤内，大腿のリンパ節
- ○ 骨盤底，鼠径部の筋，靱帯，骨盤内筋膜
- ○ 下腹部，骨盤，大腿の動静脈，神経

は，麻酔科をはじめ，消化器外科，泌尿器科，形成外科，各種内科などがあげられる．

　婦人科疾患は文明の発達，食生活の変化，社会の高齢化などによって，その国，その地方における発生頻度が変わってくる．最近わが国で増加傾向にある婦人科手術適応疾患には，子宮体癌（子宮内膜癌），外陰癌（50歳以下の若年者），子宮内膜症，腟脱・子宮脱などの性器脱（とくに子宮摘出術後の腟脱），尿失禁などがある．また，機器の発達とともに最近増加傾向にある婦人科手術法に内視鏡手術（腹腔鏡，子宮鏡）がある．マイクロサージャリーは主として卵管不妊の治療法として用いられてきたが，体外受精の発達とともにその適応例は減少している．近年の手術の傾向に低侵襲性手術 less invasive～minimally invasive surgery があり，婦人科領域でも各種腹腔鏡下手術の適応拡大，外陰癌，腹圧性尿失禁の低侵襲化などがあげられる．欧米で広がりつつあるロボット手術が導入されればその適応範囲はさらに広がるであろう．〔乳房の疾患の手術，とくに小手術（切開排膿，試験切除術）を婦人科手術に含める向きもあるが，ここでは省略する．〕

　婦人科手術に限らず，手術に際して最近重視されている手続きに，インフォームドコンセントとクリニカルパスがある．

B 婦人科手術各論 the particular of gynecologic surgery

1 腹式手術

(1) 腹壁切開法

1 下腹部正中（縦）切開 lower abdominal midline vertical incision

　腹腔内臓器（子宮，付属器および隣接臓器）へのアプローチ法として最も基本的な手法は下腹部正中切開である．本法は速やかに腹腔内に到達することができ，視野の拡大が容易であるから，悪性腫瘍，緊急手術をはじめ，すべての腹腔内操作に適用できる（図IV-3）．

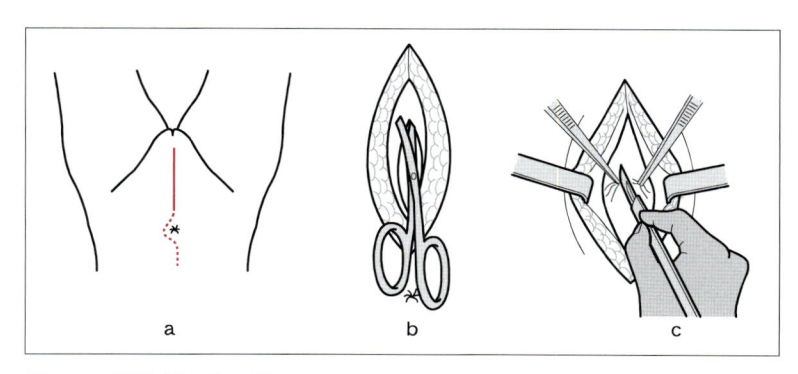

図IV-3　下腹部正中切開
　　a：皮膚切開予定線，b：腹壁筋膜切開，c：腹壁腹膜切開

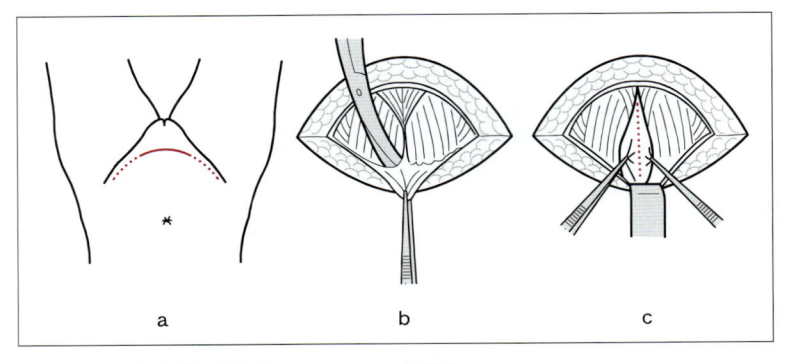

図Ⅳ-4　下腹部横切開（Pfannenstiel 切開）
　a：皮膚切開予定線，b：横切開した腹壁筋膜から腹直筋を剝離，c：腹壁腹膜縦切開予定線（点線）

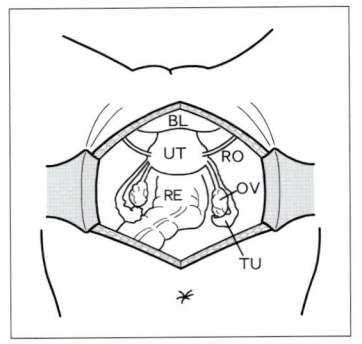

図Ⅳ-5　開腹時の骨盤内所見
　BL：膀胱，OV：卵巣，RE：直腸，RO：円靱帯，TU：卵管，UT：子宮

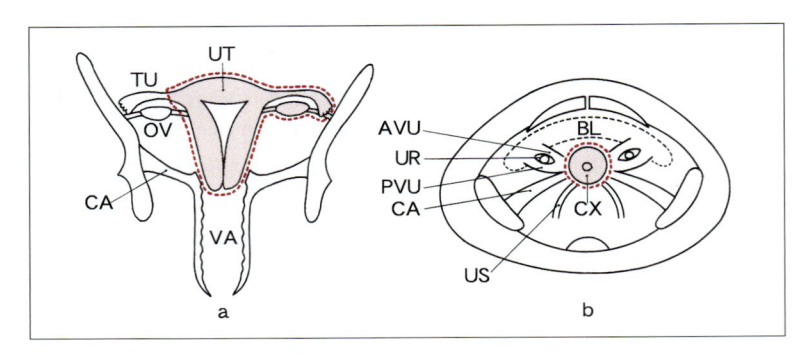

図Ⅳ-6　腹式単純子宮全摘術
　a：前額面（CA：基靱帯，OV：卵巣，TU：卵管，UT：子宮，VA：腟）．
　b：横断面（AVU：膀胱子宮靱帯前層，BL：膀胱，CX：子宮頸部，CA：基靱帯，PVU：膀胱子宮靱帯後層，US：仙骨子宮靱帯，UR：尿管）

2　下腹部横切開 lower abdominal transverse incision

　婦人科手術でよく用いられる開腹法に下腹部横切開がある．女性のボディイメージを良好に保つためには，縦切開より横切開のほうが好まれる．最も一般的な横切開は Pfannenstiel 法で，恥骨結合上縁から2横指上を横に皮膚と筋膜を切開し，腹直筋は正中で縦に分け，腹壁腹膜も縦に切開する（図Ⅳ-4）．Pfannenstiel 法は腹壁瘢痕ヘルニアが発生しにくいとされているが，視野の確保に限界がある．

　横切開で視野を広くとりたい場合，腹直筋および腹膜も横に切開する手法（Maylard 法，Cherney 法）がある．

　開腹時の骨盤内の正常所見を図Ⅳ-5 に示す．

（2）腹式単純子宮全摘術 simple hysterectomy, total abdominal hysterectomy（TAH）

　腹式単純子宮全摘術は婦人科手術で最も基本的な手術であり，最も多く用いられる手術である（図Ⅳ-6）．近年，腹腔鏡下手術の発達により初診者が本術式を習得する機会が減少する傾向がみられる．しかし，TAH を経験することによって，開腹術の基本，骨盤内解剖の基本を容易に修得できる．TAH をマスターすれば婦人科疾患における適用範囲は広がり，母体の生死にかかわる産科的緊急事態にも

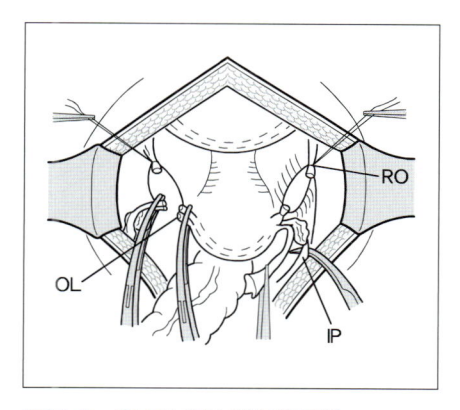

図Ⅳ-7　子宮体部付着靱帯切断
　IP：骨盤漏斗靱帯，OL：卵巣固有靱帯，RO：円靱帯

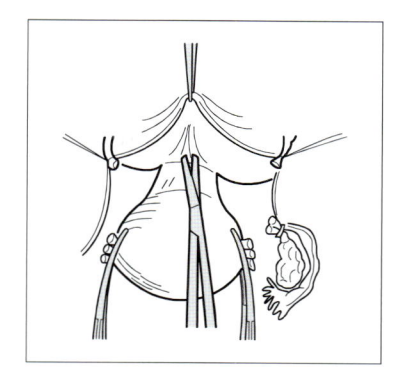

図Ⅳ-8　子宮頸部前面から膀胱剝離

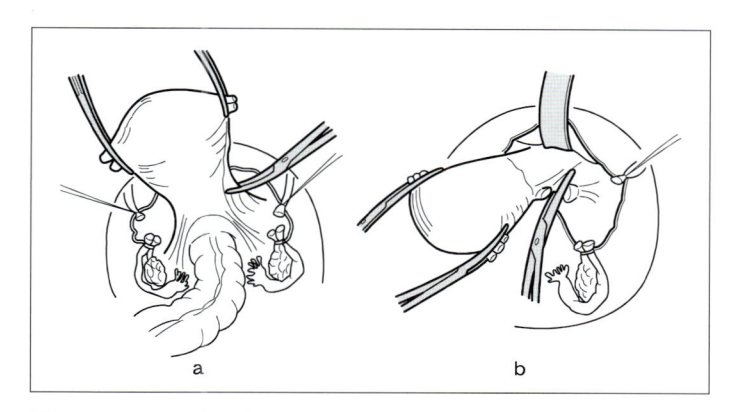

図Ⅳ-9　子宮頸部支持靱帯の切断
　a：子宮血管を含む最初の靱帯切断，b：子宮頸部に接して靱帯切断

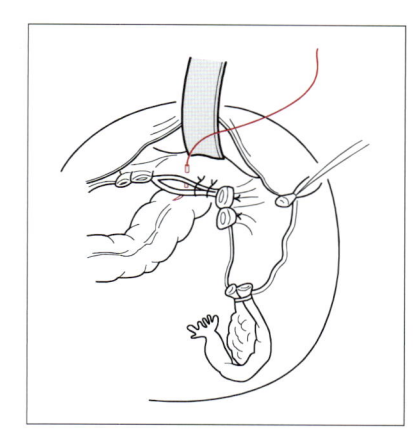

図Ⅳ-10　腟断端の縫合

対応できるようになる．さらには，広汎子宮全摘術へのステップアップにもつながるので，できるだけ早い時期に修得すべき術式である．

● **適応** ● 〔婦人科〕ⅰ）子宮筋腫，ⅱ）子宮腺筋症，ⅲ）子宮頸部上皮内腫瘍性病変（CIN），ⅳ）子宮内膜癌Ⅰ期，ⅴ）卵巣悪性腫瘍，ⅵ）絨毛性疾患，
　〔産科〕ⅰ）頸管妊娠，ⅱ）前置胎盤（癒着胎盤，穿通胎盤），ⅲ）子宮破裂．

● **術式の要点** ● 　① 下腹部正中切開または横切開（前記）．

　② 子宮円索（円靱帯）の結紮・切断（図Ⅳ-7 RO）．

　③ 骨盤漏斗靱帯の挟鉗・切断・外側（近位側）断端二重結紮（付属器摘除のとき）（図Ⅳ-7 IP），卵巣固有靱帯および卵管の子宮付着部の挟鉗・切断・外側断端二重結紮（付属器を残すとき）（図Ⅳ-7 OL）．

　④ 膀胱子宮窩腹膜の切開．

　⑤ 膀胱を子宮頸部前面から剝離（図Ⅳ-8）．

　⑥ 子宮頸部支持靱帯（子宮傍結合織）を子宮頸部に沿って数回に分けて挟鉗・切断・縫合結紮（図Ⅳ-9）．

　⑦ 子宮腟部ぎりぎりで腟を切断→子宮摘出

　⑧ 腟断端縫合（図Ⅳ-10）．

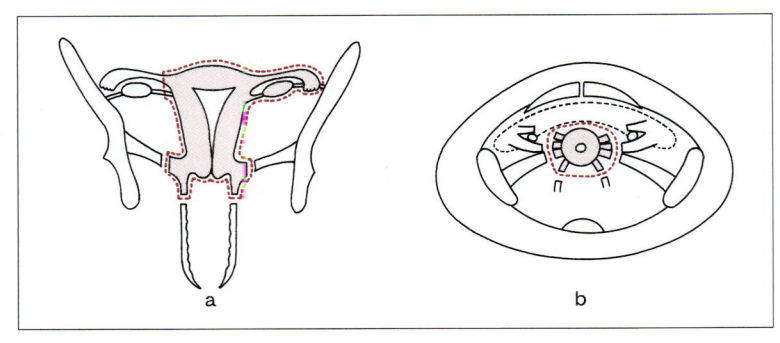

図IV-11　拡大（準広汎）子宮全摘術
　　a：前額面，b：横断面

⑨ 骨盤腹膜縫合（省略可能）．
⑩ 腹壁縫合．

（3）拡大（準広汎）子宮全摘術 extended hysterectomy, semiradical hysterectomy

　拡大子宮全摘術には統一された定義はない．しかし，一般には膀胱子宮靱帯前層を尿管の内側で切断して尿管の走行を膀胱進入部まで露出し，尿管を外方に押しやっておいて傍子宮結合織を尿管の内側で切断する手法をいう．その結果，膀胱子宮靱帯後葉と基靱帯の一部は一括して切断される（図IV-11）．Wertheim術式といわれるものと本法は同じである．婦人科手術では，組織を大きく一括切断し，太目の糸で結紮する操作が多いが，膀胱子宮靱帯前層の分離・切断の過程は細心の注意と細かい操作を必要とする．この操作ができるようになれば，TAHを行う技術の幅も広がり，癒着症例や，頸部筋腫のような良性疾患であってもTAHが難しい場合でも，尿管損傷の危険なく安全に摘出操作を行えるようになる．

　本法の目的は，ある程度傍子宮結合織（とくに基靱帯）を付けて子宮を摘出することであり，TAHと次に述べる広汎子宮全摘術との中間に位置づけられる．

● 適応　　i）子宮頸癌Ia期，ii）子宮体癌I期*，IIa期．

*通常はTAHであるがリスクなどにより本法が採用される

● 術式の要点　　TAHの①〜⑤を施行後，

① 尿管の走行を子宮動脈との交差部まで視野に出す（図IV-12 UR）．
② 子宮動脈を尿管の内側または外側で単離切断・結紮．
③ 尿管の内側，子宮動脈交叉部の後下方にいわゆるトンネル入口部（膀胱子宮靱帯の前層と後層との間の隙間）を求める（図IV-12（T））．
④ そこから剝離鉗子などを挿入してトンネルを拡大・貫通して，膀胱子宮靱帯前層を挟鉗・切断・結紮する（図IV-13 AVU），この操作で尿管は膀胱進入部まで露出するので，尿管をクーパー剪刀の先でできるだけ側方に押しやる（この操作によって，傍子宮結合織を比較的側方で切断・摘出することができるようになる）．
⑤ 後方の傍子宮結合織（仙骨子宮靱帯）を無結紮切断または挟鉗・切断・縫合結紮する．
⑥ 側方の傍子宮結合織（膀胱子宮靱帯後層および基靱帯を一括して）および傍腟結合織を数回に分けて挟鉗・切断・縫合結紮する（図IV-13 点線）．
⑦ 腟を子宮腟部から約1cmの部位で切断→子宮摘出．
⑧ 腟断端縫合．
⑨ 骨盤腹膜縫合（省略可能）．
⑩ 腹壁縫合．

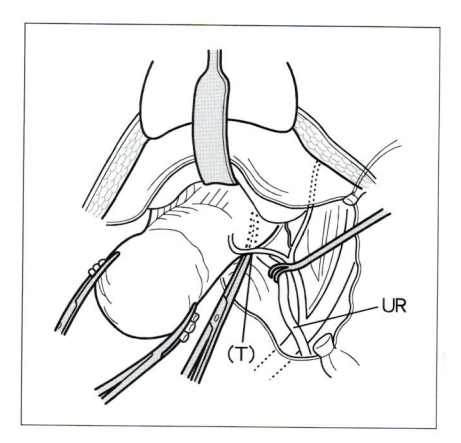

図Ⅳ-12　膀胱子宮靱帯前層へのアプローチ
UR：尿管，(T)：トンネル入口部

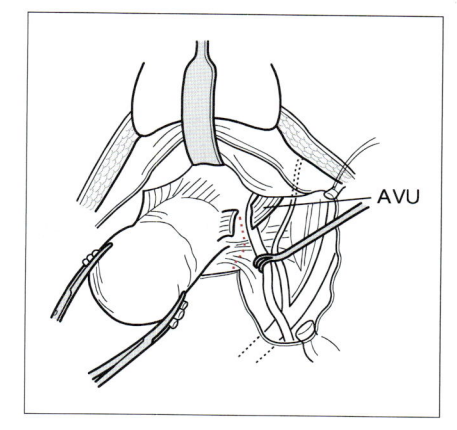

図Ⅳ-13　膀胱子宮靱帯前層切断
AVU：切断された膀胱子宮靱帯前層
点線：拡大子宮全摘術の際の靱帯切断部位

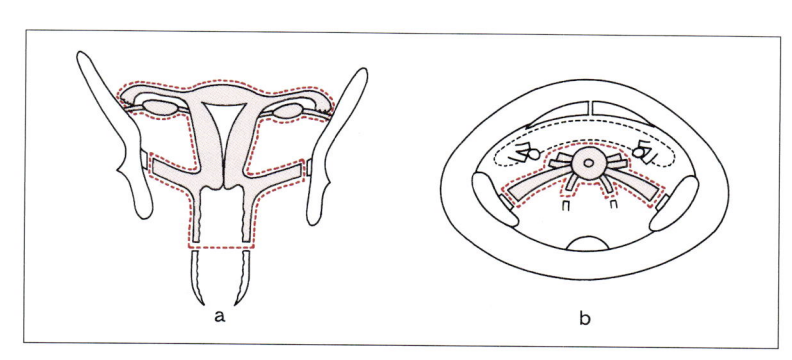

図Ⅳ-14　広汎子宮全摘術
a：前額面，b：横断面

（4）広汎子宮全摘術 radical hysterectomy

　婦人科手術の1つの究極的手術．腟式手法，最近では腹腔鏡下手法もあるが，腹式手法が一般的．本法は，膀胱子宮靱帯前層についで後層を切断して，基靱帯をできるだけ骨盤壁近くで切断する手法(図Ⅳ-14)で，岡林術式とよばれている．

● **適応** ●　 i）子宮頸癌Ⅰa2期の一部，Ⅰb期，Ⅱa期，Ⅱb期*，ⅱ）子宮体癌Ⅱb期，ⅲ）腟癌（病巣が腟の上部にある場合）．

● **術式の要点** ●　TAHの①〜⑤を施行後

　① 骨盤リンパ節の系統的郭清：総腸骨節→外腸骨節→外鼠径節→内鼠径節→閉鎖節→内腸骨節（→仙骨節）→基靱帯節（基靱帯操作の際に郭清する）（図Ⅳ-15 a）．子宮頸癌進行例，子宮内膜癌，卵巣癌では傍大動脈節郭清を行うことがある（図Ⅳ-15 b）．

　② 膀胱側腔，直腸側腔の入口部展開（試掘）→側臍靱帯の遊離挙上→子宮動脈本管を内腸骨動脈起始部で分離結紮切断し，子宮動脈を尿管との交叉部を越えるまで単離する．

　③ 尿管を前後の膀胱子宮靱帯間トンネル入口部まで広間膜後葉から遊離 skeletonize させる．

　④ 膀胱側腔を展開し，基靱帯節を清掃→直腸側腔を展開→基靱帯を骨盤壁に接

*Ⅱb期は扁平上皮癌では放射線療法，腺癌では広汎子宮全摘術とするむきもある

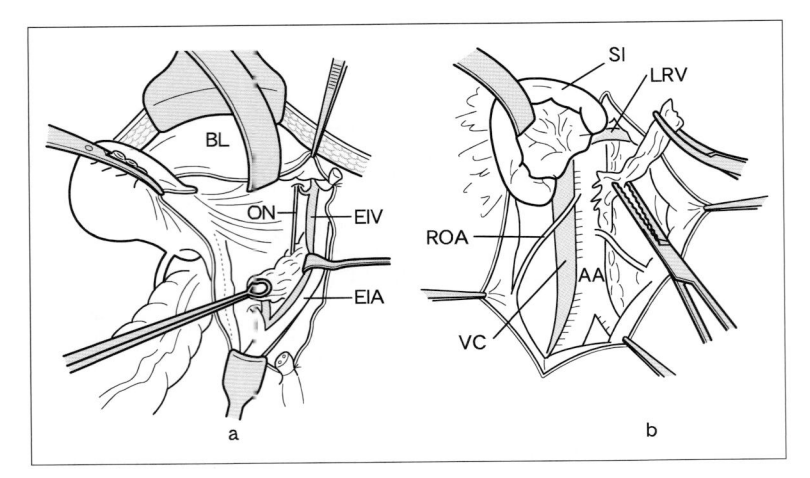

図Ⅳ-15　リンパ節郭清
　a：骨盤リンパ節郭清（BL：膀胱，EIA：外腸骨動脈，EIV：外腸骨静脈，ON：閉鎖神経）（図の上部は患者の尾側）
　b：傍大動脈郭清（AA：腹部大動脈，LRV：左腎静脈，ROA：右卵巣動脈，SI：小腸，VC：下大静脈）（図の上部は患者の頭側）

して数回に分けて挟鉗・切断・結紮（または結紮・切断）（図Ⅳ-16 点線）．
　⑤ 仙骨子宮靱帯を通常無結紮切断後，直腸腟靱帯を挟鉗・切断・縫合結紮（岡林原法は④⑤逆順）．
　⑥ 膀胱子宮靱帯前層を前項の④に準じて切断．
　⑦ 後層を挟鉗・切断・結紮（図Ⅳ-16 PVU）．
　⑧ 傍腟結合織を挟鉗・切断・縫合結紮．
　⑨ 腟を子宮腟部の病巣から十分離して切断して子宮を摘出．
　⑩ 腟断端縫合．
　⑪ 直腸側腔から腟または側腹壁に向けてドレーン設置（省略可能）．
　⑫ 骨盤腹膜縫合（省略可能）．
　⑬ 腹壁縫合．

（5）子宮腟上部切断術 supravaginal hysterectomy

　解剖学的内子宮口の高さで子宮を切断して子宮体部を摘出する手法（図Ⅳ-17）．本法は尿管損傷や術中出血のリスクが少なく，初心者でも容易に施行できる術式である．しかし，子宮体部に限局する子宮筋腫の場合でも予防的に子宮頸部まで摘除する子宮全摘術が一般的となっている現在，本法は特殊な症例に適用されるにすぎない．

●適応● 〔婦人科〕i）膀胱・子宮頸部間や Douglas 窩の癒着の強い子宮体部の良性疾患（子宮筋腫，腺筋症など），ii）膀胱・子宮頸部間や Douglas 窩の癒着の強い卵巣，卵管悪性腫瘍．
　〔産科〕i）帝王切開の際に子宮体部を摘除する必要がある場合，ii）弛緩出血．

●術式の要点● 　TAH の①〜⑤を施行後，
　① 傍子宮結合織を内子宮口の高さで挟鉗・切断・結紮縫合（子宮動脈上行枝を含む）．
　② その高さで子宮を切断し（図Ⅳ-17），残存子宮頸部断端を縫合閉鎖．
　③ 骨盤腹膜縫合（省略可能）．
　④ 腹壁縫合．

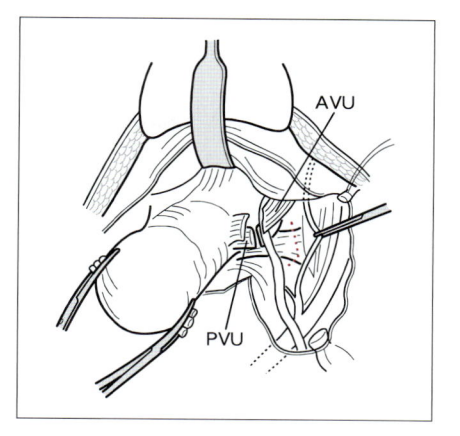

図Ⅳ-16　膀胱子宮靱帯前層，後層切断
　AVU：切断された膀胱子宮靱帯前層，PVU：切断された膀胱子宮靱帯後層，点線：広汎子宮全摘術の際の基靱帯切断部位

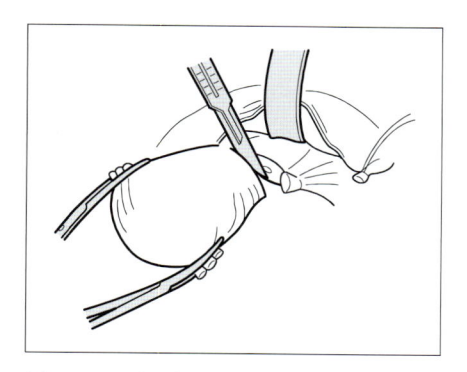

図Ⅳ-17　腟上部切断術

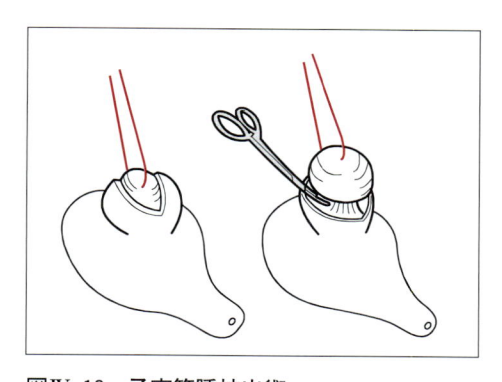

図Ⅳ-18　子宮筋腫核出術
　　左：筋腫核の把持牽引，右：筋腫核根部の挟鉗・切断・結紮
　　（永田一郎：イラストで見る産婦人科の実際．永井書店，1999，p. 83 より）

（6）**子宮筋腫摘出術** myomectomy（または**核出術** enucleation）
　筋腫核を摘出し，子宮本体を温存する手法．

● **適応** ●　子宮筋腫が存在し，それが不妊，月経困難症，月経過多症，排尿障害，排便障害などの原因と考えられ，妊孕能を回復あるいは温存したい場合．

● **術式の要点** ●　ⅰ）漿膜下筋腫，筋層内筋腫→経腹的手術または腹腔鏡下手術，ⅱ）粘膜下筋腫→経腹的手術または子宮鏡下手術．

　ⅰ）漿膜下筋腫，筋層内筋腫
　① 筋腫の存在する部位の漿膜，筋層の被膜状表層を切開し，筋腫核を鉗子または糸で把持牽引しながら摘出（図Ⅳ-18）．
　② 死腔を縫合閉鎖．
　③ 漿膜縫合．
　ⅱ）粘膜下筋腫
　① 子宮壁全層を切開し筋腫を摘出（子宮鏡下手術は経腟的に行われる）．
　② 子宮壁を2～3層に再縫合．

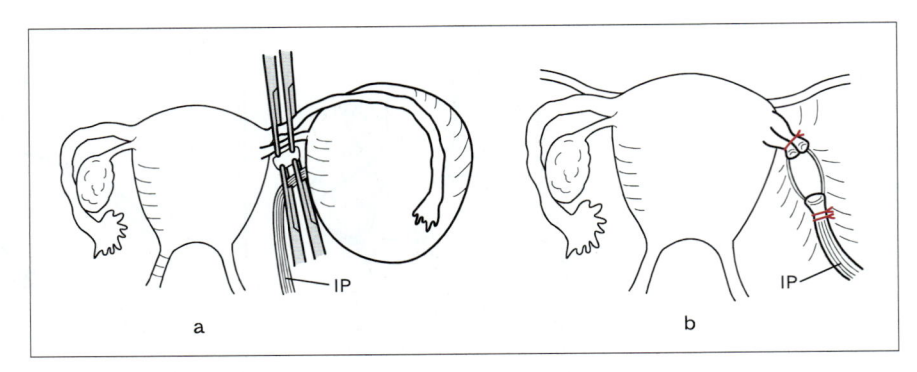

図Ⅳ-19　付属器摘除術
　　a：卵巣腫瘍茎部の挟鉗（IP：骨盤漏斗靱帯），b：断端の結紮（IP：骨盤漏斗靱帯）
　　（永田一郎：イラストで見る産婦人科の実際．永井書店，1999，p. 90 より）

（7）付属器摘除術 adnexectomy, salpingooophorectomy
　卵巣および卵管を同時に切除する手法．
●適応●　ⅰ）良性卵巣腫瘍，卵巣囊腫，ⅱ）境界悪性卵巣腫瘍または悪性卵巣腫瘍Ⅰa期で卵巣機能や妊孕能を温存したい場合患側のみ摘除，ⅲ）付属器膿瘍．
●術式の要点●　①卵巣の外側で骨盤漏斗靱帯を挟鉗・切断，外側断端二重結紮（図Ⅳ-19 a-IP，b-IP）．
　②卵巣の子宮側で卵巣固有靱帯と卵管を一括挟鉗・切断・結紮，ここで卵巣と卵管は摘出される（図Ⅳ-19 b）．
　③靱帯断端を前後の広間膜切開縁で覆う（腹膜縫合）か，円靱帯で覆う．しかし，これら腹膜縫合は省略できる．

（8）卵管切除術 salpingectomy
　卵管のみを切除する．子宮側の断端処理に工夫が必要である．
●適応●　ⅰ）卵管妊娠（主たる子宮外妊娠），ⅱ）卵管留膿腫．
●術式の要点●　①卵管間膜を卵管と卵巣の間で側方から少しずつ挟鉗・切断・縫合結紮して卵管を分離する（図Ⅳ-20）．
　②(a)卵管の子宮進入部の子宮間質部をメスで楔状切除して卵管を全摘し，欠損部の子宮壁を縫合閉鎖する（図Ⅳ-20 a）（再妊娠を回避するには完璧な手法である），(b)卵管の子宮側端を少し残して切断し，子宮側断端を卵管間膜切開縁の間に埋没被覆する（図Ⅳ-20 b）．

（9）卵巣囊腫摘出術 ovarian cystectomy
　囊腫だけを摘出する手法．
●適応●　皮様囊腫，チョコレート囊腫．
●術式の要点●　①(a)外皮を切開し，内容を入れたまま囊腫壁を核出する（皮様囊腫）（図Ⅳ-21），(b)内容を吸引除去してから囊腫壁を剥離し摘出する（皮様囊腫，チョコレート囊腫）．
　②残存皮膜をトリミングし，死腔をなくすように埋没縫合を行いつつ残存卵巣を成形する．腹腔鏡下手術などの場合，死腔縫合を行わない手法もある．

（10）卵管避妊術 tubal sterilization
　前述の卵管摘除術が最も確実であるが，通常は卵管結紮術が行われる．卵管へのアプローチ法には腹式，腟式，そして腹腔鏡下手法がある．
●適応●　永久避妊目的．

図Ⅳ-20　卵管切除術
　a：卵管間膜の切断と卵管角切除
　b：卵管断端の卵管間膜による被覆
（永田一郎：イラストで見る産婦人科の実際．永井書店，1999，p. 88，89 より）

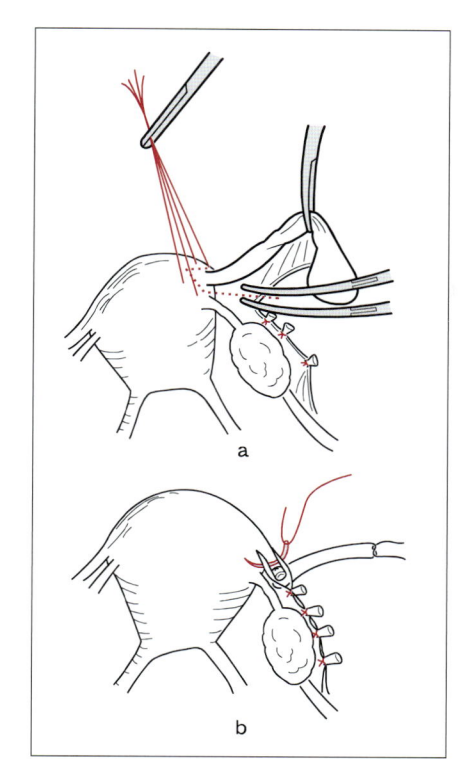

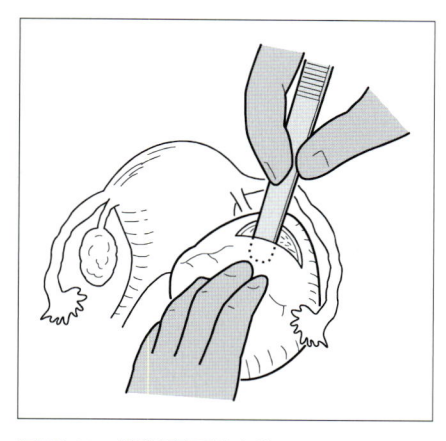

図Ⅳ-21　卵巣囊腫核出術
　メスの柄による囊腫核出
（永田一郎：イラストで見る産婦人科の実際．永井書店，1999，p. 93 より）

●**術式の要点**●　基本的な手法は両側卵管結紮術で，卵管峡部を圧挫し，永久糸で結紮する．ときに卵管の再疎通がみられるので，卵管を切断したり，部分切除したり，細部に関しては種々の手法が考案されてきた．

　腹式手法：帝王切開施行時，経腟分娩後などに行われる．

　腟式手法：従来は人工妊娠中絶と同時に施行されることが多かったが，近年は経口避妊薬（低用量ピルなど），子宮内避妊器具（IUD）の発達により，人工中絶と腟式卵管結紮術との併用はあまり行われなくなり，腟式結紮術そのものも減少している．

　腹腔鏡的手法：腹腔鏡下に卵管をクリッピングする手法も侵襲が少なく，優れている．

(11) 卵管形成術

　卵管各所の閉鎖部を開放し，または部分切除・再縫合して卵管を開通させる術式で，卵管性不妊の治療を目的としている．

●**適応**●　卵管の閉鎖，疎通性障害．

●**術式**●　①卵管周囲癒着剝離術，②卵管開口術（図Ⅳ-22 a），③卵管吻合術（図Ⅳ-22 b），④卵管移植術．

　これらの術式は，顕微鏡下手術 microsurgery や腹腔鏡下手術の導入により成功率はある程度向上した．しかし，手術の対象となる症例では，元来卵管そのものに病変があり，卵管内の環境が不良で卵の輸送能力も低下しているため，通過性

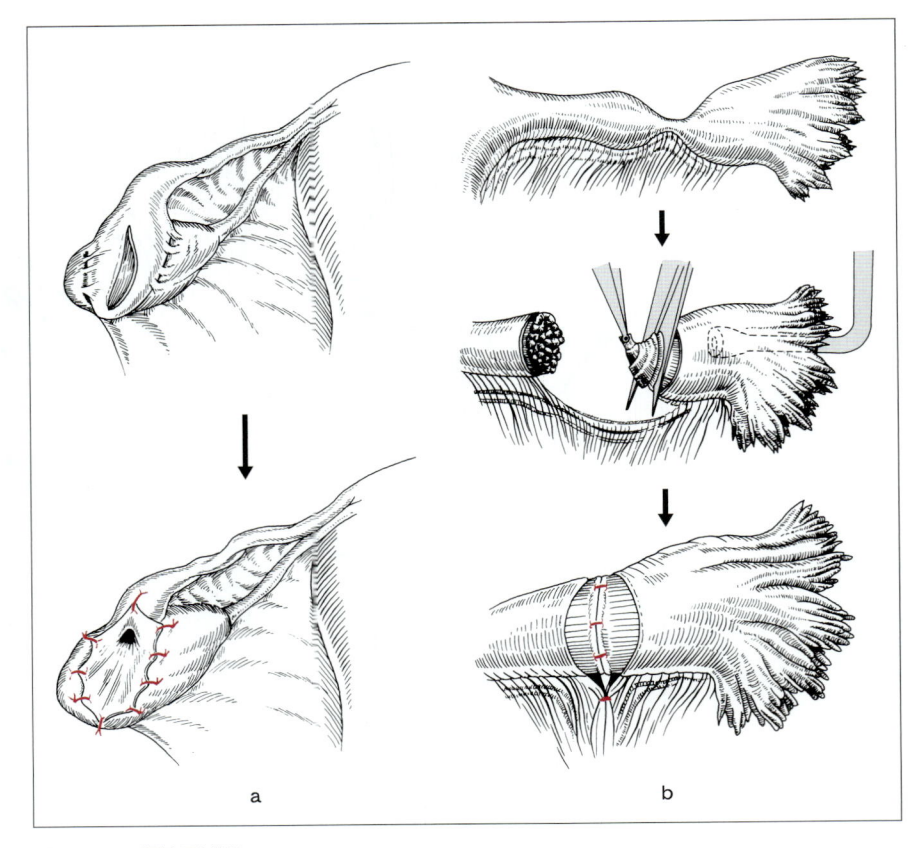

図IV-22　卵管形成術
　　a：卵管開口術，b：卵管吻合術

だけを改善しても必ずしも妊孕能が回復するとは限らない．体外受精の発達した昨今では卵管形成術施行症例は減少傾向にある．
(12) **子宮奇形の手術**（子宮形成術 hysteroplasty, uteroplasty）
　子宮内腔を正常なものにするための手術である．主として腹式手法がとられるが，子宮鏡下手術が施行可能な症例もある．
●**適応**●　子宮奇形のため子宮内腔に異常があり，それが不妊症や習慣性流産（不育症）の原因と考えられる場合，i）双角子宮，ii）子宮中隔．（重複子宮は通常妊孕能は保たれており，早産傾向はみられるが形成手術の対象にはならない．）
●**術式の要点**●　Strassmann 手術：子宮底の筋層を全層にわたり横切開し，縦方向に再縫合する．筋層の縫合は内側から数層行う（図IV-23 a）．適応は双角子宮．
　　Jones（& Jones）手術：子宮底から正中方向に筋層および子宮中隔を楔状に切除し，残った筋層を縦方向に縫合する．適応は子宮中隔（図IV-23 b）．
　　Tompkins 手術：子宮底から正中縦切開で子宮体部を切開し，中隔を切除して子宮筋層を再縫合する．適応は子宮中隔（図IV-23 c）．

② **腟式手術**
　腟へのアプローチ，子宮，付属器へのアプローチの一部に本法が適用される．腟式手術は産婦人科の独壇場であるが，適応を慎重にしなければその目的を十分に達成することは難しい．未産婦や閉経期以後の女性は腟が狭く，手術操作が困難なことが多い．腟式に摘出する子宮の大きさは一般に手拳大が限度とされてい

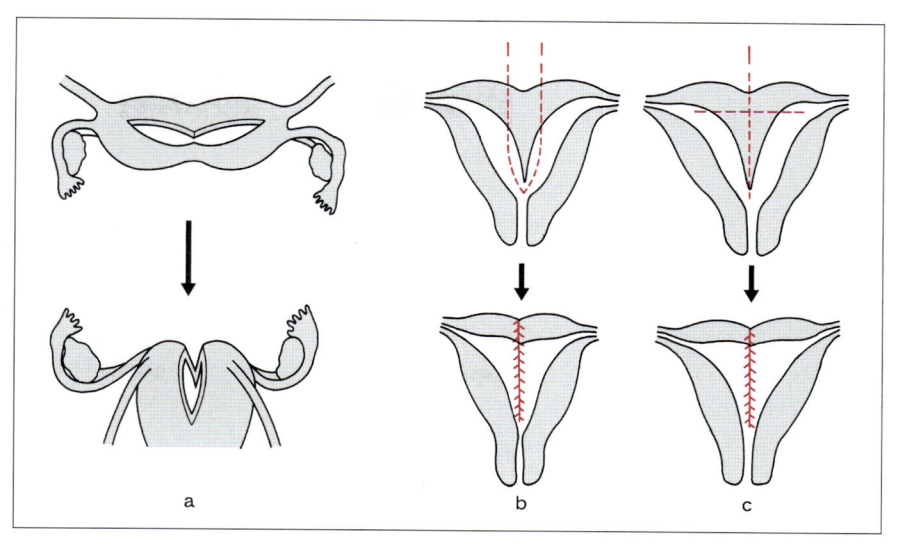

図Ⅳ-23　子宮奇形の手術
　a：Strassmann法，b：Jones（& Jones）法，c：Tompkins法

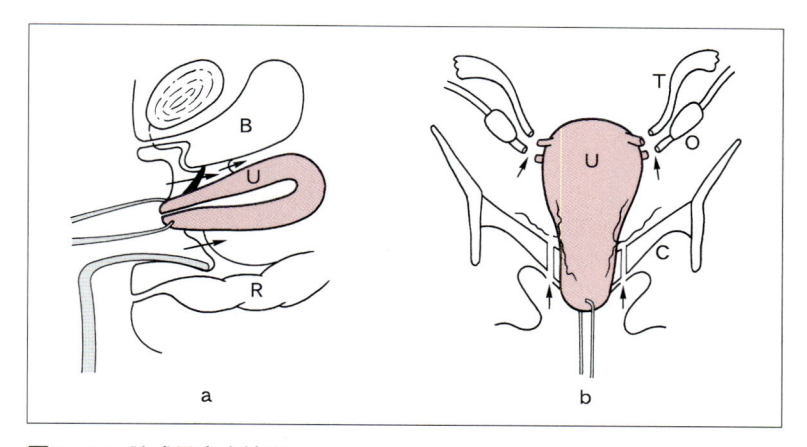

図Ⅳ-24　腟式子宮全摘術
　a：腹腔へのアプローチ（B：膀胱，R：直腸，U：子宮，矢印：子宮の前後方向から腹腔へ）
　b：子宮支持組織の切断（C：基靱帯，O：卵巣，T：卵管，U：子宮，矢印：子宮支持組織の切断を下方から）

る．腹腔内臓器の腟式手術には，癒着がないこと，子宮体部，付属器に悪性の疑いがないことが適応条件となる．しかし，以下に述べる腹腔鏡を併用するとこれらの限界をある程度クリアでき，腟式手術の適応を広げることができる（p.552，（1）腹腔鏡下手術の項参照）．

（1）腟式子宮全摘術 vaginal hysterectomy

　腟式子宮全摘術（VH）は腟式手術の代表的なもので，腟式手術の基本となる．手術法の原理は，まず経腟的に腟壁を切開し，膀胱を剝離し，膀胱子宮窩腹膜，Douglas窩腹膜を開き（図Ⅳ-24 a），子宮の支持組織を下から切断していって子宮を摘出する（図Ⅳ-24 b）．本手術は限られた術野で行われる手術であるから，適応と要約が本手術成功の重要な要素となる．

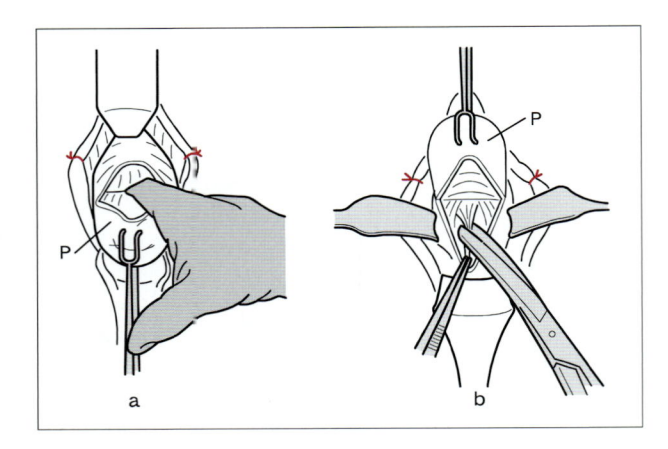

図Ⅳ-25　腹腔へのアプローチ
a：膀胱剝離（P：子宮腟部），b：Douglas窩開放（P：子宮腟部）

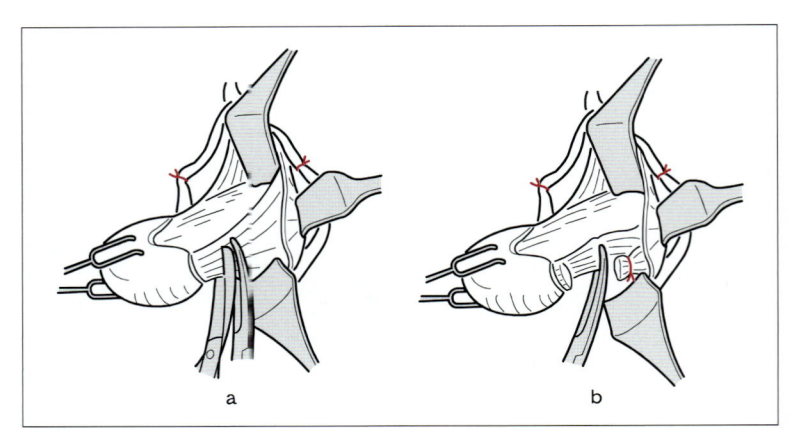

図Ⅳ-26　子宮頸部支持組織の切断
a：仙骨子宮靱帯の挟鉗・切断・縫合結紮，b：基靱帯の挟鉗・切断・縫合結紮

● **適応** ●　①子宮筋腫（通常手拳大以下），②子宮頸部上皮内病変（CIN），③子宮脱，④機能性出血．

● **要約** ●　①骨盤腔（腹腔）内に癒着がない，②腟が広い，または伸展性がある，③子宮体部，頸部ともに可動性がある，④子宮頸部にCINを超えた悪性所見がない，⑤子宮内膜，卵巣に悪性が疑われる所見がない．

● **術式の要点** ●　①砕石位で錘り付き腟鏡を後腟壁にかけ，前腟壁を助手にL字鉤などで圧排させ子宮腟部を露出．

②子宮腟部を腟部鉗子で把持牽引し，子宮腟部に接する腟円蓋の粘膜を輪状切開．

③腟上部中隔を横切し，膀胱を剝離（つづいて膀胱子宮窩腹膜を切開することもある）（図Ⅳ-25 a）．

④Douglas窩を開放（図Ⅳ-25 b）．

⑤子宮頸部支持組織（膀胱子宮靱帯，仙骨子宮靱帯，基靱帯）の挟鉗・切断・縫合結紮（図Ⅳ-26）．

⑥通常はここで膀胱子宮窩腹膜を切開．

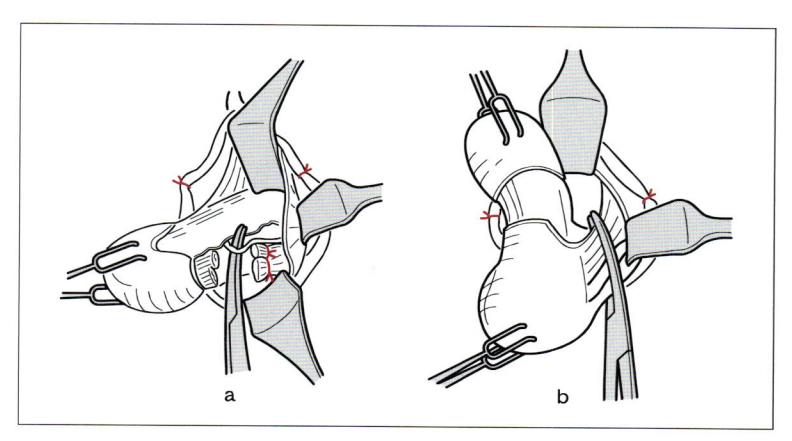

図IV-27　子宮動脈切断，子宮上部支帯切断
　a：子宮動脈の結紮・切断，b：子宮上部支帯（子宮円索，卵巣固有靱帯，卵管）の一括切断

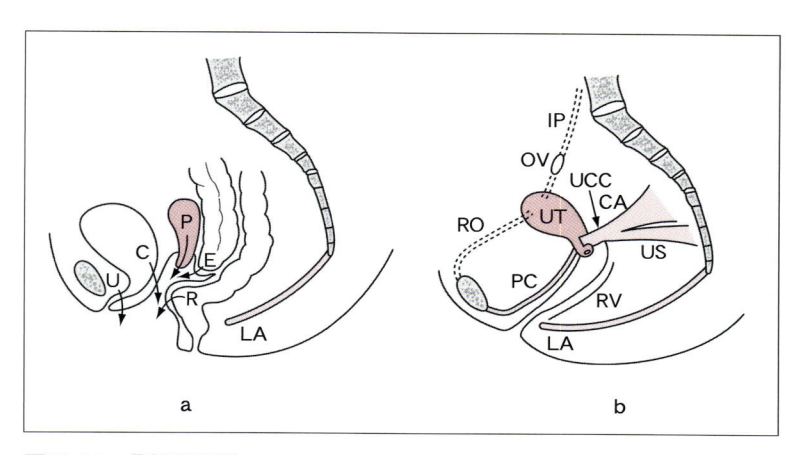

図IV-28　骨盤臓器脱
　a：骨盤臓器脱の種類と脱垂方向（U：尿道瘤，C：膀胱瘤，P：子宮脱，E：小腸瘤，R：直腸瘤，LA：弛緩した肛門挙筋脚と哆開した生殖裂孔）
　b：正常子宮，腟の支持組織（CA：基靱帯，IP：骨盤漏斗靱帯，LA：肛門挙筋，OV：卵巣，PC：恥骨頸部筋膜，UT：子宮，RO：円靱帯，RV：直腸腟筋膜，US：仙骨子宮靱帯，UCC：仙骨子宮靱帯・基靱帯複合体）

⑦　子宮動脈結紮切断（図IV-27 a）．
⑧　子宮体部を前方または後方から反転して腟外に引き出す*．
⑨　子宮上部支帯（子宮円索，卵巣固有靱帯，卵管）を一括して挟鉗・切断して（図IV-27 b）子宮を摘出，上部支帯断端を二重に縫合結紮．
⑩　腹膜縫合（すべての支持組織断端は腹膜外に出す）．
⑪　腟断端縫合．

（2）骨盤臓器脱手術

　骨盤臓器脱（従来の性器脱）には前腟壁の脱垂（尿道瘤，膀胱瘤），後腟壁の脱垂（小腸瘤，直腸瘤），子宮の脱垂（子宮脱）がある（図IV-28 a）．子宮摘出術後の腟断端脱も近年増加している．骨盤臓器脱は腟あるいは子宮を支持する骨盤底支持組織（筋膜あるいは筋肉）の弛緩，延長，損傷によって生じる．おもな支持組織は，前腟壁では恥骨頸部筋膜，後腟壁では直腸腟筋膜（Denonvilliers筋膜），

*子宮体部が大きくて容易に腟外に出ない場合には，子宮を縦に切半したり，分割細切して引き出す

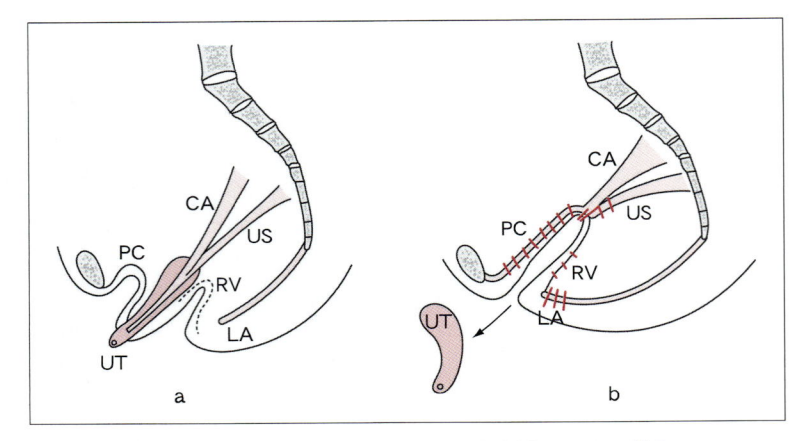

図IV-29　子宮脱における支持組織と腟式子宮全摘術による修復
　　a：脱垂子宮と弛緩延長した支持組織（CA：延長した基靱帯，LA：弛緩した肛門挙筋脚と哆開した生殖裂孔，PC：菲薄化した恥骨頸部筋膜，RV：損傷された直腸腟筋膜，US：延長した仙骨子宮靱帯，UT：多少とも頸部延長をきたしている脱垂子宮）
　　b：腟式子宮全摘術と前後腟壁形成術（CA：基靱帯断端・腟断端縫合，PC：恥骨頸部筋膜縫縮，LA：肛門挙筋脚縫合，RV：直腸腟筋膜縫縮，US：仙骨子宮靱帯断端・腟断端縫合，UT：摘出子宮）

子宮では仙骨子宮靱帯・基靱帯複合体 uterosacral-cardinal complex である（図IV-28 b）．また，生殖裂孔の広さおよび腟長軸の方向に関連する肛門挙筋の弛緩も骨盤臓器脱発生の要因となる．腟側壁は腟傍結合織を介して骨盤筋膜腱弓に付着しているが，分娩などが原因でこの付着が外れると腟前壁側方が下垂してくる．骨盤臓器脱の修復手術はこれらの損傷部位を特定し，重点的にそれを修復することである（site-specific defect repair）．なお，性器脱は多くは挙児希望年代を過ぎた高齢婦人に発生するから，通常，その修復手術には子宮を全部（腟式子宮全摘術）（図IV-29 b，図IV-30 c）あるいは子宮頸部の延長部分（Manchester 手術）（図IV-30 d）を摘出する．手術に対するリスクの高い合併症を有する高齢婦人には腟閉鎖術がある．近年，骨盤臓器脱を一種のヘルニアとみて合成繊維のメッシュを腟粘膜下に装着する新しい手法が導入され世界的に急速に広まった．しかし，異物挿入による術後合併症が問題になってきた（549頁，10 腟壁メッシュ補塡術参照）．

●**適応**●　客観的に腟や子宮の下垂所見を認めても，本人の訴えがなければ手術の対象にはならない．逆に，客観的所見は軽度でも本人の強い訴えがあれば手術適応となる．訴えとしては，股間部への異物の脱出感，腫瘤感，排尿困難，排便困難，尿失禁，脱垂に関連した出血や帯下などがある．

●**術式の要点**●　性器脱の発生部位によって術式は異なる．以下におもなものを記す．

⬜1　**前腟壁形成術**（←前腟壁の脱垂・膀胱瘤）
① 前腟粘膜縦切開，ついで側方に腟粘膜剝離（図IV-31 a）．
② 恥骨頸部筋膜中央縫縮←中央損傷（図IV-31 b）．
③ 恥骨頸部筋膜側方の骨盤筋膜腱弓固定←側方損傷（図IV-31 c）．
④ 余剰の腟粘膜切除・縫合．

⬜2　**後腟壁形成術**（←後腟壁の脱垂）
① 後腟粘膜逆 T 字切開（または後腟粘膜・会陰皮膚の長菱形または長ダイヤモ

注：子宮脱に対しては通常，術式の要点 ⬜1＋⬜2＋⬜3（図IV-29 b），ときに術式の要点 ⬜1＋⬜2＋⬜6 を行う．前者には術式の要点 ⬜4，⬜5，⬜8，⬜9 を適宜併用する

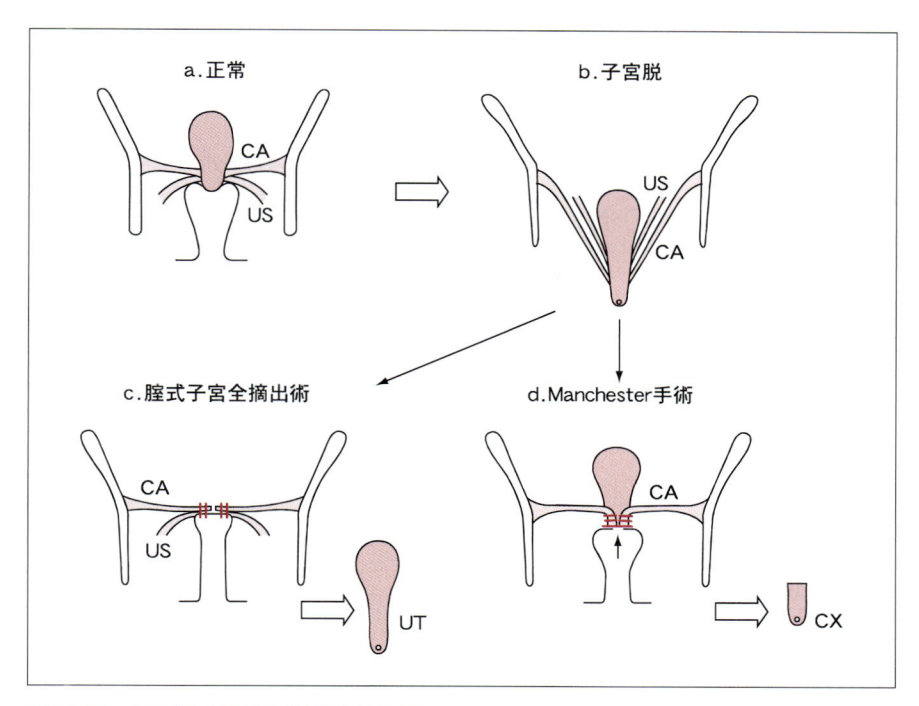

図Ⅳ-30　子宮脱の手術と子宮支持靱帯
　　a：正常（CA：基靱帯，US：仙骨子宮靱帯）
　　b：子宮脱（CA：延長した基靱帯，US：延長した仙骨子宮靱帯）
　　c：腟式子宮全摘術（CA：基靱帯断端を腟断端に縫合，US：仙骨子宮靱帯断端を腟断端に縫合，UT：腟式に摘出した子宮）
　　d：Manchester手術（CA：残存する子宮頸部前面に縫合した基靱帯，CX：摘出した子宮頸部，矢印：子宮頸部切断面を腟粘膜で覆う〔Strumdorf法〕）

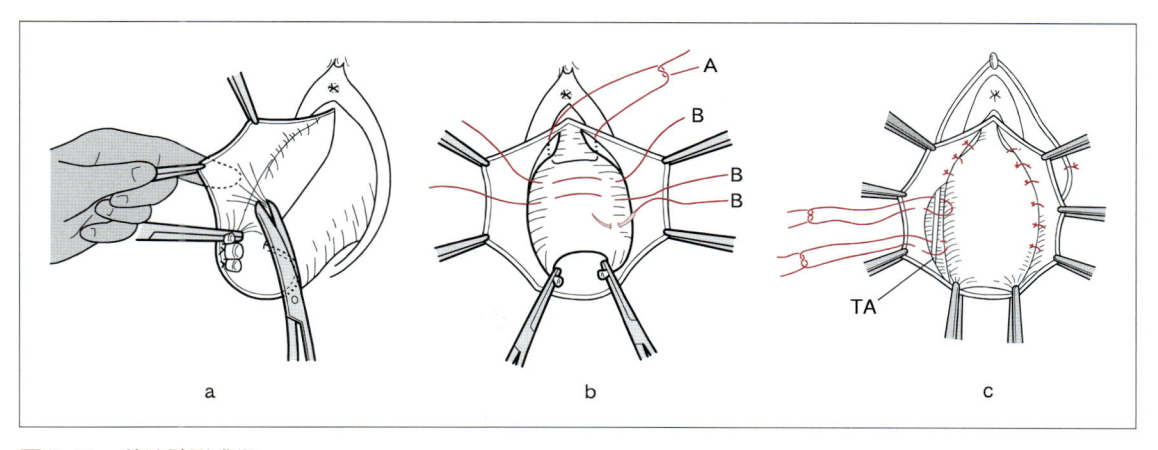

図Ⅳ-31　前腟壁形成術
　　a：腟粘膜剝離*
　　b：恥骨頸部筋膜中央縫縮（A：尿道膀胱結合部直下の結合織のＵ字縫合〔Kelly縫合〕*，B：恥骨頸部筋膜の水平マットレス縫合）
　　c：恥骨頸部筋膜側方の腱弓固定（TA：骨盤筋膜腱弓**）
　（*永田一郎：イラストで見る産婦人科の実際，永井書店，1999，p.169，171，**永田一郎：産婦誌 2004；56：N-148 より）

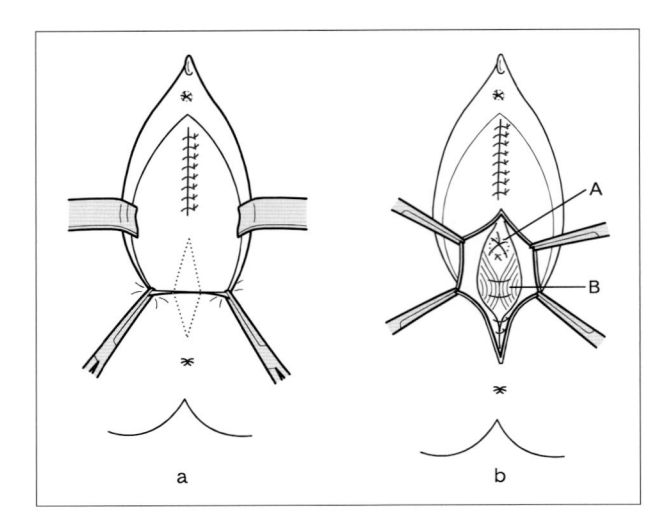

図Ⅳ-32 後腟壁形成術
　a：後腟粘膜および会陰皮膚の長ダイヤモンド型切除（点線）
　b：直腸腟筋膜縫縮（A）と肛門挙筋脚縫合（B）
　（永田一郎：イラストで見る産婦人科の実際．永井書店，1999，p. 176 より）

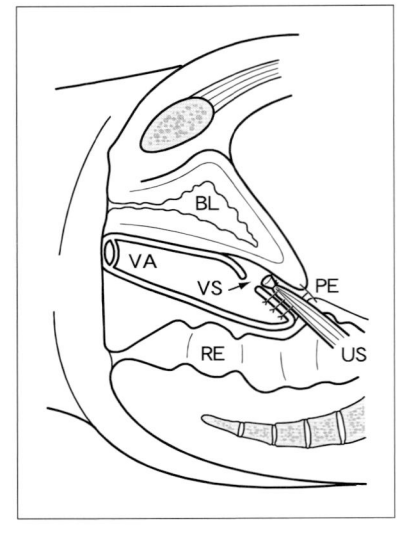

図Ⅳ-33 McCall 法
　BL：膀胱，PE：高位腹膜縫合，RE：直腸，US：仙骨子宮靱帯，VA：腟，VS：腟断端
　（永田一郎：イラストで見る産婦人科の実際．永井書店，1999，p. 163 より）

ンド型切除〔図Ⅳ-32 a〕）ついで側方に粘膜剝離．
　② 直腸腟筋膜縫縮（図Ⅳ-32 b）．
　③ 肛門挙筋脚縫合（図Ⅳ-32 b）．
　④ 余剰の後腟粘膜切除（菱形切除を行った場合は④を省略）．
　⑤ 腟粘膜，会陰皮膚の縫合．
　3 子宮全摘術（←子宮脱）
　腟式子宮全摘術の項参照．
　4 高位腹膜縫合（←小腸瘤）
　腟式子宮全摘後，腹膜縫合はできるだけ高い位置で巾着縫合する．
　5 McCall 法（←小腸瘤）
　仙骨子宮靱帯を中央縫合し，この糸で後腟粘膜上部を吊り上げる（図Ⅳ-33）．
　6 Manchester 手術（←子宮頸部延長症）
　① 子宮頸部の延長部分を切断．
　② 基靱帯の子宮側を残存子宮頸部前面に縫合（図Ⅳ-30 d）．
　③ 子宮頸部断端を腟壁で覆う（図Ⅳ-36，Sturmdorf 法に準じる）．
　7 Le Fort 腟中央閉鎖術（←子宮脱）
　前後の腟粘膜中央部を短冊型に切除し，前後の粘膜欠損部を合わせるように縫合して腟を部分的に閉鎖する．
　8 腟上端・仙棘靱帯固定術 sacrospinous ligament fixation to the vaginal apex, sacrospinous colpopexy（←子宮摘出術後の腟脱）
　腟式に腟断端から，または後腟壁形成術の際の腟粘膜切開創から，通常右側の直腸側腔を展開し，仙棘靱帯を視野に出し，ここに腟上端を固定する（図Ⅳ-34）．仙棘靱帯は仙骨子宮靱帯などが伸展・弱体化していて腟上端の固定部位として不適当な場合など，常に頼れる固定部位である．

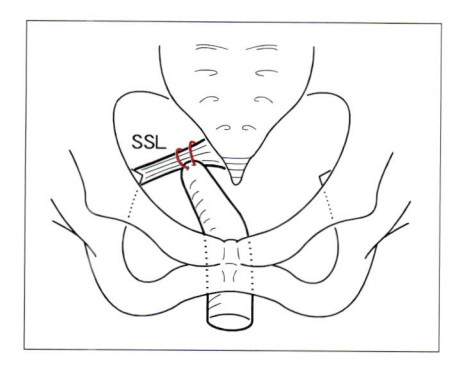

図Ⅳ-34　腟上端・仙棘靱帯固定術
SSL：仙棘靱帯
（永田一郎：イラストで見る産婦人科の実際．永井書店，1999, p. 189 より）

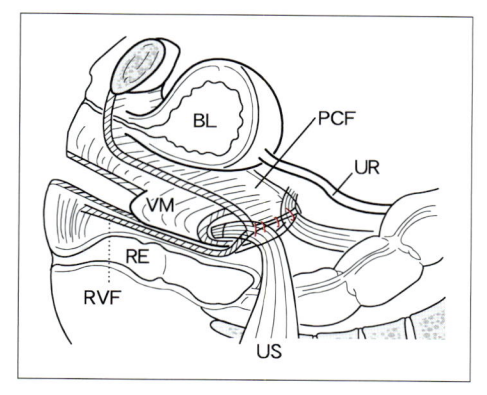

図Ⅳ-35　腟上端・仙骨子宮靱帯固定術
BL：膀胱，PCF：恥骨頸部筋膜，RE：直腸，RVF：直腸腟筋膜，UR：右尿管，US：仙骨子宮靱帯，VM：腟粘膜
（永田一郎：産婦人科の実際．52：97, 2003 より）

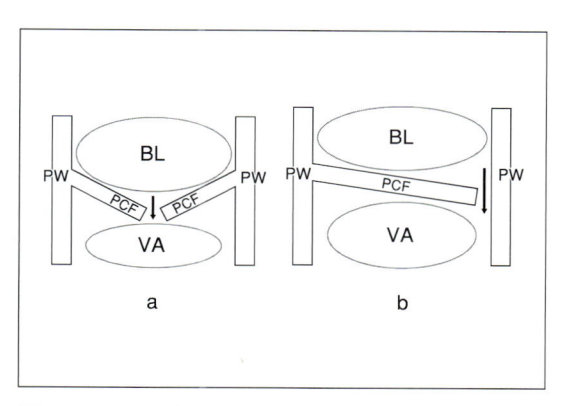

図Ⅳ-36　膀胱瘤の原因
a：中央損傷，b：側方損傷
BL：膀胱，PCF：恥骨頸部筋膜，PW：骨盤壁，VA：腟

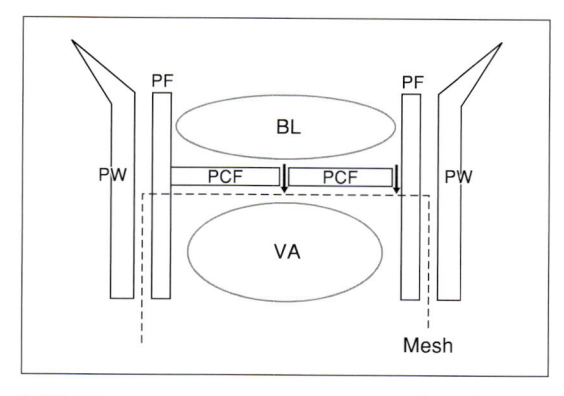

図Ⅳ-37　Tension-free vaginal mesh（TVM）
BL：膀胱，PCF：恥骨頸部筋膜，PF：骨盤壁筋膜，PW：骨盤壁，VA：腟，中央の矢印：中央損傷，側方の矢印：側方損傷，Mesh：メッシュの装着により両損傷とも修復できる

9　腟上端・仙骨子宮靱帯固定術 uterosacral ligament fixation of the vaginal apex（←子宮摘出術後の腟脱）

近年，腟上端を固定する部位として仙骨子宮靱帯が多用されている．その際，腟前壁は恥骨頸部筋膜，腟後壁は直腸腟筋膜（Denonvilliers筋膜）のそれぞれの上端を仙骨子宮靱帯に縫合固定することが重要である（図Ⅳ-35）．

10　腟壁メッシュ補てん術（Tension-free vaginal mesh（TVM）法）

骨盤底臓器（腟，膀胱）の支持に最も重要な恥骨頸部筋膜 PCF と直腸腟筋膜 RVF を polypropylene メッシュで補強する術式である．

前腟壁の脱垂（膀胱瘤）には中央損傷（図Ⅳ-36 a）と側方損傷があり（図Ⅳ-36 b），従来それぞれに対する適応術式で修復してきた(546頁：1 前腟壁形成術，547頁：図Ⅳ-31 参照)．近年導入されたTVM法はその両者ともカバーできるもので，腟脱，子宮脱に対する包括的修復手術といえる手法である（図Ⅳ-37）．

従来の手法と異なり子宮や余剰の腟壁を切除することもない画期的な術式とい

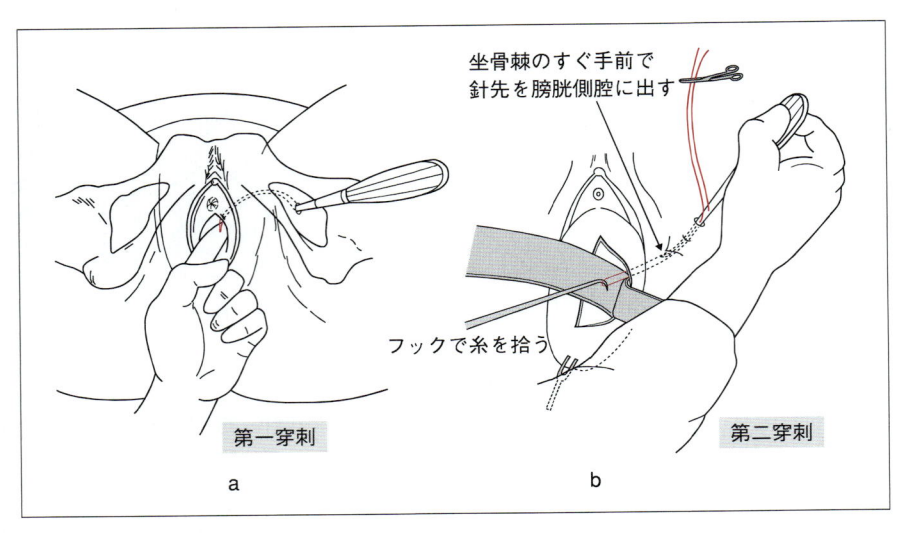

図Ⅳ-38 Anterior TVM（1）
　a：第一穿刺は骨盤筋膜腱弓の遠位端のメッシュアーム誘導用のニードル（糸を付けた針先を恥骨裏面ぎりぎりに出す）
　b：第二穿刺は骨盤筋膜腱弓の近位端のメッシュアーム誘導用のニードル（針先を腱弓の坐骨棘付着部付近に出す）

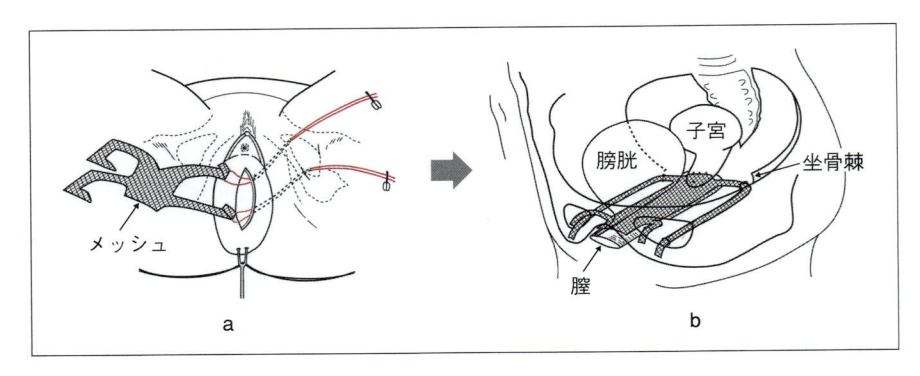

図Ⅳ-39 Anterior TVM（2）
　a：誘導糸によるメッシュアームの骨盤壁内次いで外陰皮膚への誘導
　b：前腟壁用メッシュの装着完了

える．ただし，異物を用いることによる術後の障害（メッシュびらん，性交障害など）の対策が今後の問題である．また，ブラックボックス内での操作のため，熟練者からの直接指導 hands-on training が必須である．

　前腟壁用のメッシュ装着法（anterior TVM）：前腟粘膜を正中切開し，側方に剝離して膀胱側腔ないしレチウス腔を展開する．坐骨棘を指標に骨盤筋膜腱弓ATFP の近位端と遠位端に外陰皮膚から糸を付けたニードルを穿刺する（図Ⅳ-38 a，b）．この糸でメッシュに付けた4本のアームを骨盤壁に誘導し（図Ⅳ-39 a），メッシュを前腟粘膜下に張る（図Ⅳ-39 b）．

　後腟壁用のメッシュ装着法（posterior TVM）：後腟粘膜を正中切開し，側方に剝離して直腸側腔を展開する．ここでもまた坐骨棘を指標にして仙棘靱帯を露出し，殿部皮膚から穿刺したニードルを仙棘靱帯に貫く（図Ⅳ-40 a）．ニードルの先端から引き出した糸にメッシュアームを付けて仙棘靱帯から殿部皮膚へと誘導

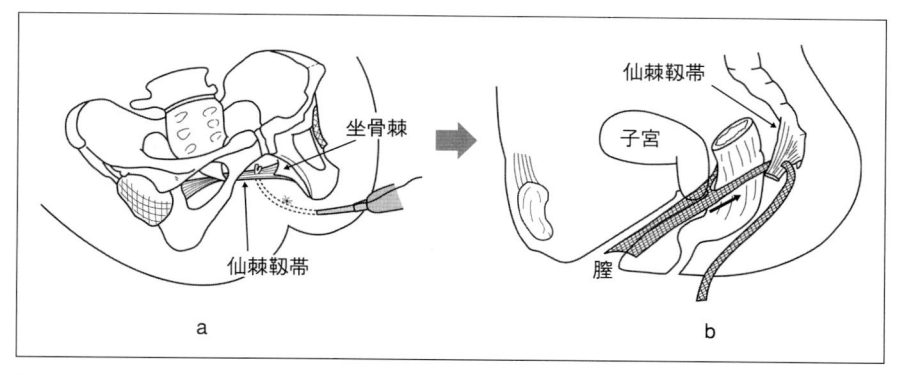

図Ⅳ-40　Posterior TVM
　a：後腟壁用メッシュアーム誘導用のニードルを殿部皮膚から穿刺（糸を付けた針先を仙棘靱帯に出す）
　b：後腟壁用メッシュの装着完了
　矢印：子宮および腟上部の挙上方向

し，メッシュを後腟粘膜下に張る（図Ⅳ-40 b）．
　前後のメッシュはともにその上端を子宮頸部先端に縫合固定してあるので，メッシュが張られると子宮は上方に挙上していく．
　子宮摘出術後の腟断端脱症例には前後のメッシュを繋いで装着する（combined or total TVM）．
　TVM 法は骨盤臓器脱の画期的な手術法として 2000 年代始めに登場し，世界的拡がりをみせたが，合併症が問題となり 2008 年，次いで 2011 年，米国食品医薬品局（FDA）から実施に関して警告が出た．指摘された合併症は，術中：膀胱，腸管，血管の穿孔，術後：メッシュ露出，感染，疼痛，性交障害，下部尿路障害，再発などである．これらの多くは従来法にも生じうる．TVM 法，従来法を含む腟式手法は比較的高齢者（50 歳以上）に適応があり，若年者（50 歳以下）にはメッシュを介する腹式腟・仙骨固定術が至適手法 gold standard とされている（554 頁，④その他の手術，図Ⅳ-47 参照）．この際，子宮は体部だけを切除する亜全摘術 supracervical hysterectomy とすることが多い．

（3）子宮腟部円錐切除術

　子宮腟部のびらん面を健常部を含めて円錐形に切除する．扁平円柱連合部が頸管内に存在する症例では円錐の頂点を十分深くとる．切除には通常のメス cold knife，電気メス，各種レーザーメスが用いられる．切除後の創面は凝固法などで止血した後，ガーゼパックをしておくだけの手法と，表面を腟粘膜で覆う手法がある．
　●適応●　cervical intraepithelial neoplasia（CIN），とくに CIN Ⅲの診断と治療．
　●術式の要点●　① 術中の出血予防として，切除範囲の外側の子宮腟部 3°と 6°の位置に針糸をかけて結紮しておく．
　② 子宮腟部に Lugol 液（ヨード溶液）を塗布し，黒褐色に染まらない部分を含むように切除範囲を決める．
　③ 切開予定部の子宮腟部を輪状切開し，頸管上方に向けて子宮頸部を円錐状に切除する．
　④ 残存子宮頸部創面からの出血を電気凝固や縫合により止血する．創面を腟粘膜で覆う方法もある．Sturmdorf 法（図Ⅳ-41）はその代表的な手法である．

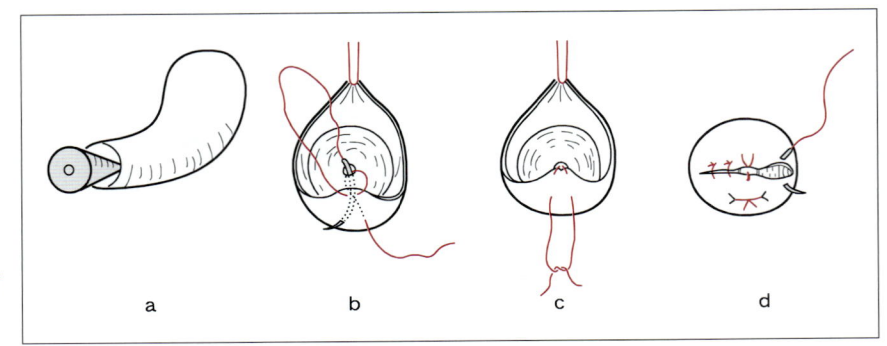

図IV-41 円錐切除術
a：円錐切除
b〜d：Sturmdorf法

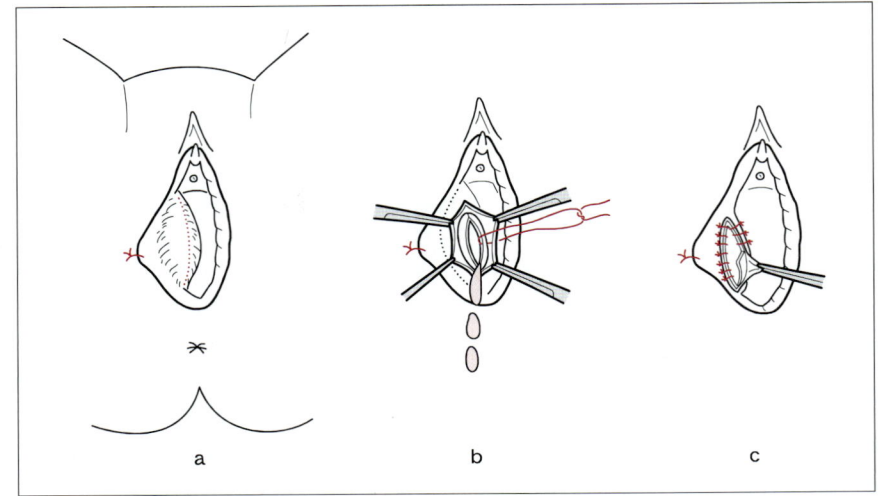

図IV-42 Bartholin腺嚢腫の造袋術
a：嚢腫表面の粘膜切開線（点線）
b：嚢腫壁切開と縫合開始
c：嚢腫壁切開縁と粘膜切開縁の縫合
（永田一郎：イラストで見る産婦人科の実際．永井書店，1999，p. 206より）

3 外陰の手術

外陰のおもな手術には以下のようなものがある．

（1）Bartholin腺嚢腫の手術

炎症などでBartholin腺の開口部が閉鎖すると嚢腫や膿瘍を形成する．嚢腫に対しては，通常は開口術（造袋術）で十分である．嚢胞を摘出すると外陰に歪みや硬結が生じるので，摘出術は第1選択とすべきではないが，悪性の疑いのある場合，炎症を繰り返す場合など摘出術を必要とすることもある．

1 造袋術 marsupialization
① 嚢胞を縦切開する．
② 表皮と嚢胞壁を細い糸でかがり，十分広い開口部を形成する（図IV-42）．

2 摘出術 cystectomy
① 嚢胞を摘出する．
② 子宮を埋没縫合し，切開創を一次的に縫合する．

（2）単純外陰切除術 simple vulvectomy

大陰唇，小陰唇，ときに陰核を切除する．

● 適応 ● ⅰ）保存的治療や局所切除で治癒しない前癌性病変（肉芽腫性疾患など），ⅱ）浸潤癌に発展する危険性のある60〜70歳の高度の異型増殖症，ⅲ）広い腫瘍性病変（VIN）を有する高齢者（Bowen病，Paget病など），ⅳ）高度の外陰ジストロフィー．

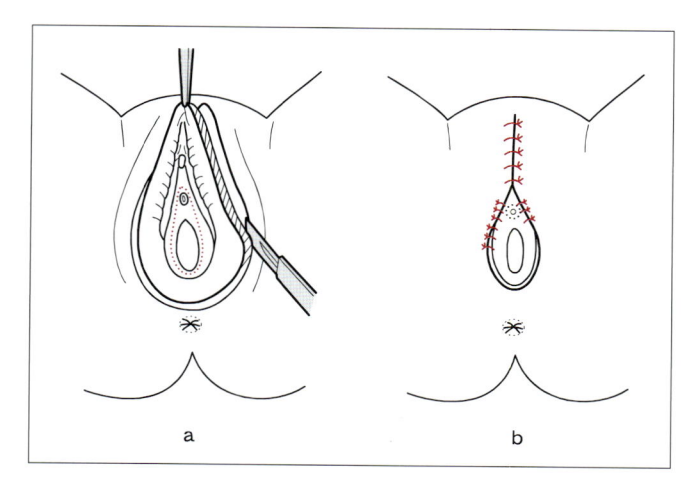

図Ⅳ-43　単純外陰切除術
　　a：外側切開（点線：内側切開予定線），b：欠損部の縫合
　　（永田一郎：イラストで見る産婦人科の実際．永井書店，1999，p. 209，210より）

●**術式の要点**●　① **外側切開**：大陰唇の外縁，陰核の外側を，病変部を含めて長楕円形に皮膚切開を行う（図Ⅳ-43 a）．
　② **内側切開**：外尿道口および腟入口部の外側に沿って粘膜切開を行う．
　③ 内外の切開線の間の皮膚，皮下組織を切除し，陰核は基部で結紮・切断する．
　④ 止血処理後，内外の切開創を引き寄せて縫合する（図Ⅳ-43 b）．

（3）**広汎外陰切除術** radical vulvectomy

　腫瘍巣を含めて十分に外陰部を摘出し，大腿リンパ節，症例により骨盤内リンパ節も郭清する．近年，外陰癌に対して縮小手術でも十分な症例が多いことがわかり，症例に応じて縮小手術が適用され，腫瘍部分のみの摘除，片側外陰摘除術，片側大腿リンパ節摘除術などが行われる．外陰癌と乳癌は sentinel node の検索（原発巣に放射性物質や色素を注入し最初にこれを受け取るリンパ節を確認し，そこへの転移の有無でリンパ節摘除を拡大すべきか否かを決める手法）のよい対象とされている．外陰癌の sentinel node は主として最上部の大腿リンパ節（Cloquet節）である．

　以下にオーソドックスな広汎外陰切除術を示す．

●**適応**●　外陰部浸潤癌．

●**術式の要点**●　① **腹壁皮膚切開**：恥骨結合上縁を両側の前腸骨棘の2～4cm内側，2cm下方まで横切開を加え，次いで側端から中央に向けて卵円孔を含むように鼠径靱帯の下方で外陰外側までもう1本切開を加える（図Ⅳ-44）．2本の切開線の間の幅は2～4cmとする．
　② **リンパ節郭清**：ここで鼠径リンパ節，大腿リンパ節を郭清する（図Ⅳ-45）．必要なら，この後で骨盤リンパ節郭清を行う．
　③ **外陰皮膚切開**：リンパ節郭清終了後，先の皮膚切開に続けて大陰唇の外周を病変部を含んで切開する（図Ⅳ-44）．切開の後方は会陰皮膚を含め肛門付近の皮膚に達する．内側皮膚切開は前項に準じる．切開線は病巣から少なくとも2cm離すようにする．しかし，尿道と肛門に近いところでは病巣から1cmまでとする．摘除する外陰皮下組織の深さは尿生殖隔膜が露出するまでとする．
　④ **皮膚欠損部の処置**：鼠径部方向の切開創はドレーンをおいて一次的に縫合

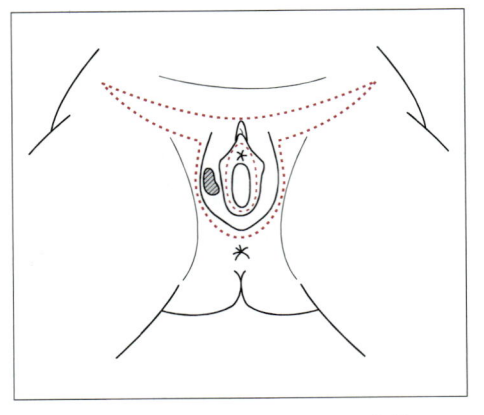

図Ⅳ-44　広汎外陰切除術の切開予定線

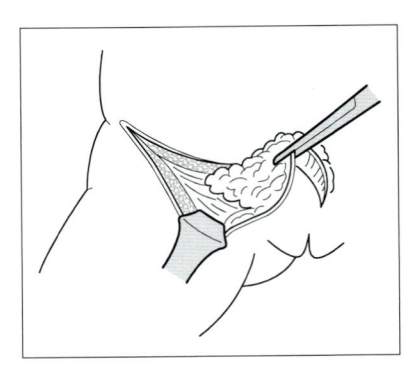

図Ⅳ-45　大腿リンパ節郭清

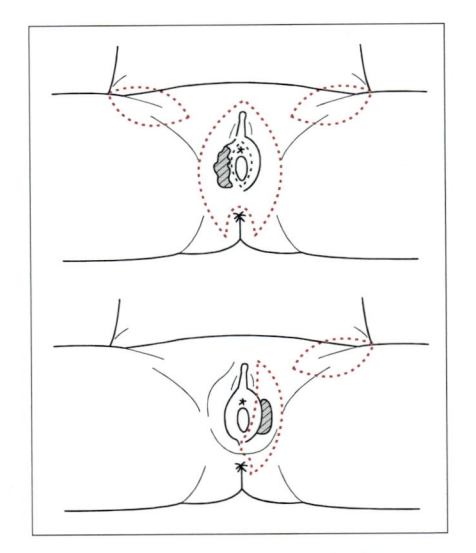

図Ⅳ-46　外陰癌における各種切開線
（Morley, G.W., Reynolds, R.K.：Gynecologic, Obstetric, and Related Surgery, 2 nd Edition（ed. by Nichols, D.H., Clarke-Pearson, D.L.）, p. 655, 2000 より）

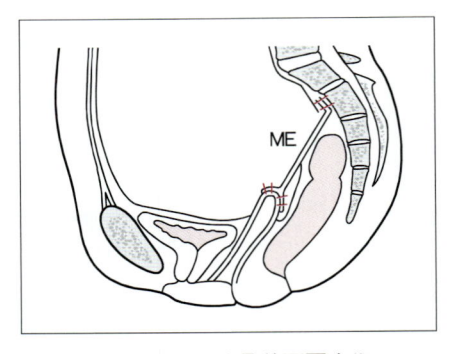

図Ⅳ-47　腟断端・仙骨前面固定術
ME：メッシュ
（永田一郎：イラストで見る産婦人科の実際．永井書店，1999，p. 199 より）

する．外陰の欠損部で一時的に縫合困難な箇所は皮膚移植，有茎筋皮弁移植（薄筋 gracillis muscle など）で覆う．
　⑤ ほかの皮膚切開法：近年は，外陰部と鼠径部を別々に切開する手法が多用されている（図Ⅳ-46）．

4　その他の手術
（1）性器脱・尿失禁の経腹的手術
1　腹式仙骨腟固定術 abdominal sacrocolpopexy（←子宮摘出術後の腟脱，若年者の子宮脱，腟脱）

　本法は，長期予後が腟式手法より良好なため，若年婦人の性器脱の修復に向いている．また，子宮摘出術後の腟脱，再発性腟脱，卵巣腫瘍や子宮筋腫など開腹を要する骨盤内病変を合併する性器脱に適応がある．主として合成繊維メッシュ（polypropylene など）を橋渡しにして腟断端を仙骨前面に固定する（図Ⅳ-47）．

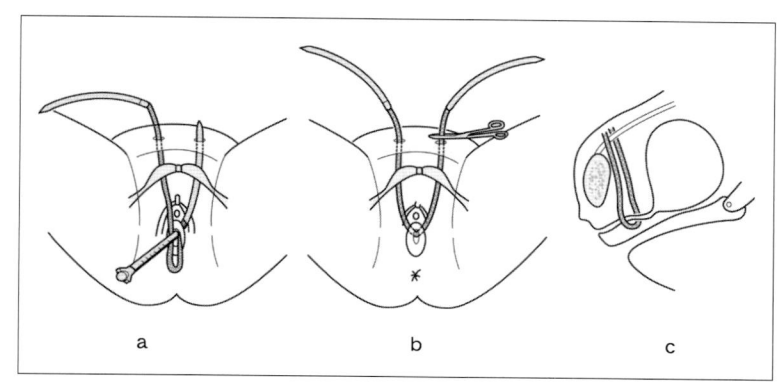

図Ⅳ-48　tension-free vaginal tape（TVT）法
　a：メッシュテープの両端に付けた針のもとのほうに専用の柄を取りつけ，腟側から恥骨後面に沿って針を腹壁に出す．膀胱鏡で尿道，膀胱に損傷のないことを確認した後，針を腹壁から引き抜く
　b：両側針を通し，尿漏れがなくなるところまでテープを引き上げて切断する（テープの縫合固定は行わない→tension-free）
　c．TVT法で中部尿道を軽く固定した状態
　（永田一郎：産婦人科手術，11：29，2000より）

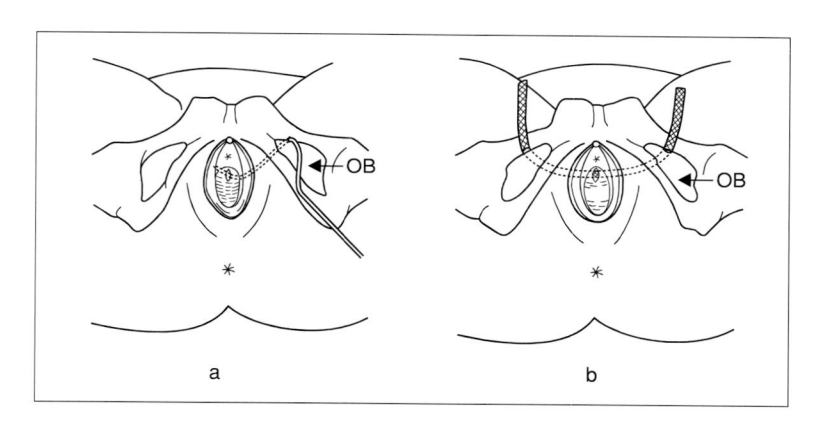

図Ⅳ-49　trans-obturator tape（TOTまたはTVT-O）法
　a：針先に尿道支持テープ誘導用の糸を付けたニードルを閉鎖孔から腟切開創に穿刺―Outside-in法―（逆方向からの穿刺法もある―Inside-out法―）
　b：TOT法によるテープの装着完了
　OB：閉鎖孔

　欧米では低侵襲手術 minimally invasive surgery として腹腔鏡下手術で行われることが多く，近年ではロボット手術が適用されるようになってきた．

2　尿失禁の手術

●**適応**●　腹圧性尿失禁 stress urinary incontinence（SUI）．

注：切迫性尿失禁，溢流性尿失禁などには手術療法の適応はない

●**術式**●　現今，低侵襲性手術として広く行われている術式は合成繊維メッシュのテープで中部尿道を支える手法 tension-free vaginal tape（TVT）法（図Ⅳ-48）およびその変法 trans-obturator tape（TOTまたはTVT-O）（図Ⅳ-49）である．TVT法では前腟壁と腹壁下部に，TOT法では前腟壁と外陰皮膚に小切除を加え，専用のニードルでテープを誘導し，中部尿道下に緊張がかからない程度に設置する．前者には膀胱損傷の危険性があるが効果は確実である．後者は膀胱損傷の危険性は少ないが効果が弱いことがある．いずれにしても術中膀胱鏡で損傷の有無

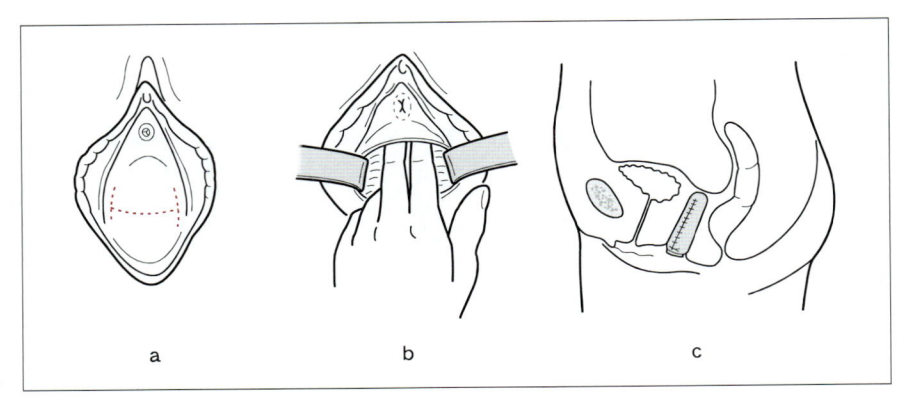

図Ⅳ-50 McIndoe 法
　a：腟入口部の切開（点線）　b：膀胱・直腸間の鈍的剥離　c：皮膚片を被せたプロテーゼを新生腟内に挿入・固定
　（永田一郎：イラストで見る産婦人科の実際．永井書店，1999，pp. 237-238 より）

を確認しておく．

（2）造腟術

尿道と肛門の間を切開・剥離し，ここに皮膚移植，腸管移植などによって腟を増設する手法である．

● 適応 ●　Müller 管分化異常に起因する腟欠損症（Rokitansky-Küster-Hauser 症候群など），子宮癌手術などによる腟短縮．

● 術式 ●　腟入口部を横またはH型切開し，膀胱・直腸間結合織を剥離し，人工的に腟腔を作成する．ここに以下のような手法で新しい腟を完成させる．

　① McIndoe 法：殿部や腹部から採取した皮膚薄片を表皮を内側にしてプロテーゼに被せて人工腟腔に挿入し固定する．要するに人工腟腔内皮膚移植である（図Ⅳ-50）．

　② Ruge 法：S状結腸など腸管の一部を腸間膜をつけたまま分離し，一端を閉鎖し，他端を腟入口部に固定し腟とする．

　③ Davydov 法：腹膜を腟入口部まで引き出し人工腟腔を覆うように固定する．腟上端にあたる部分の腹膜は経腹的に，または腹腔鏡下に縫合閉鎖する．

　④ Wharton 法：人工腟腔にプロテーゼを挿入するだけとし，上皮の自然新生を待つ．

（3）他科との連携で行う手術

各科における新しい技術の進歩や手技の拡大などにより，他科と連携することによってよりよい手術が可能になってきた．以下にそれらを例示する．

　放射線科：動脈塞栓術（癒着胎盤など止血困難な出血の制御，子宮筋腫の治療）
　外科：腸管合併切除術，卵巣・子宮の悪性腫瘍，骨盤子宮内膜症の摘出）
　泌尿器科：各種下部尿路損傷部位修復術（婦人科手術・分娩による尿路の損傷の修復）
　形成外科：筋皮弁移植術，植皮術（外陰悪性腫瘍の摘出時の修復，瘻孔の修復）

5　内視鏡下手術

（1）腹腔鏡下手術

婦人科における腹腔鏡手術では，腹腔鏡本体を臍部直下から腹腔内に挿入し，モニターと連結させ，下腹部の左右その他に手術器具を挿入してモニター画面を見ながら器具を操作して手術を行う（図Ⅳ-51）．腹腔鏡下手術は，卵巣囊腫の摘

出術，子宮筋腫の核出術，単純子宮全摘術，不妊症に対する卵管系の各種形成手術，永久避妊手術，さらには性器脱修復のための腟上端・仙骨吊上げ術，造腟術，骨盤・傍大動脈リンパ節摘除術，広汎子宮全摘術など多くの手術に試みられている．子宮全摘術には，腹腔鏡下に付属器を外したり癒着を剥離しておいて，あとは経腟操作で子宮を摘出する腹腔鏡補助下腟式子宮全摘術 laparoscopically assisted vaginal hysterectomy（LAVH），腹腔鏡下に子宮動脈も処理してから子宮を経腟的に取り出す腹腔鏡下腟式子宮全摘術 laparoscopic vaginal hysterectomy（LVH），腹腔鏡下手術で子宮まで取り出す腹腔鏡下子宮全摘術 laparoscopic

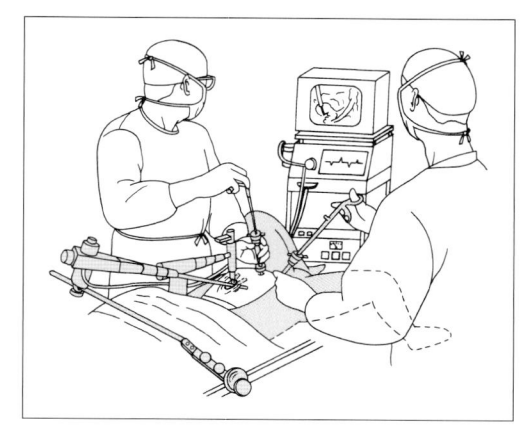

図IV-51　腹腔鏡下手術

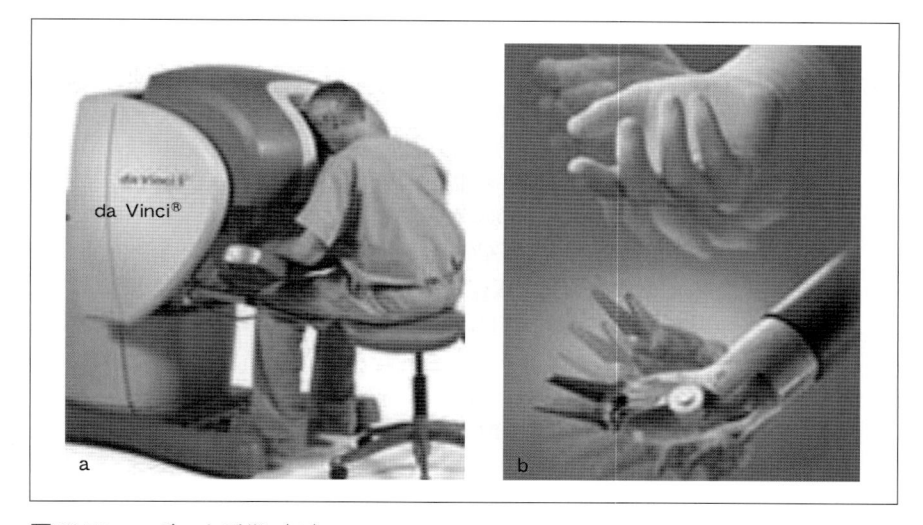

図IV-52　ロボット手術（1）
　　a：手術制御機器，b：ロボットの手（http://www.roboticoncology.com/robotic-surgery/）

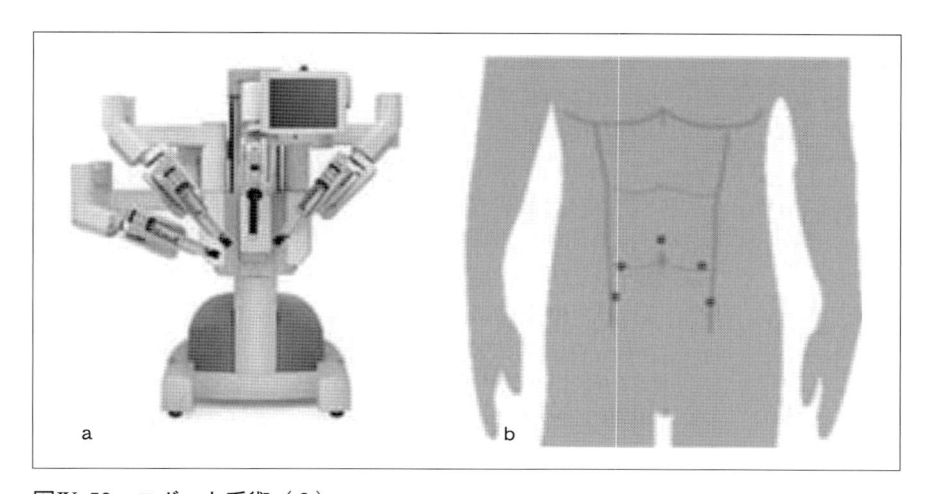

図IV-53　ロボット手術（2）
　　a：ロボットの腕，b：手術用切開孔（http://www.roboticoncology.com/robotic-surgery/）

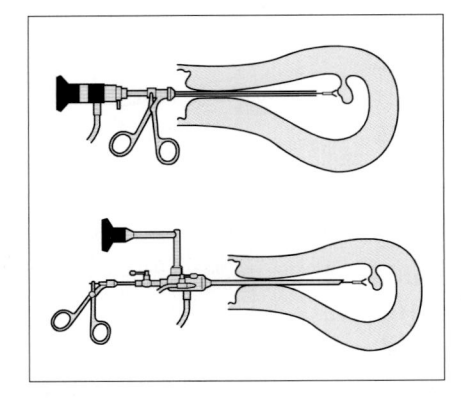

図Ⅳ-54　子宮鏡下手術
（永田一郎：イラストで見る産婦人科の実際．永井書店，1999，p. 247 より）

hysterectomy（LH）などがある．子宮鏡下手術は手術自体は時間と費用がかかるが，早期退院が可能なので入院費の削減につながり，早期社会復帰にも貢献できる．

●**適応**●　ⅰ）良性卵巣囊腫，ⅱ）子宮筋腫，ⅲ）子宮内膜症，ⅳ）子宮外妊娠，ⅴ）配偶子卵管内移植 gamete intrafallopian transfer（GIFT），接合子卵管内移植 zygote intrafallopian transfer（ZIFT），ⅵ）卵管系不妊，ⅶ）永久避妊，ⅷ）性器脱，ⅸ）腟形成不全（Rokitansky-Küster-Hauser 症候群など），ⅹ）試験開腹術（second look operation を含む），ⅺ）子宮体癌・頸癌，ⅻ）その他，他科領域を含む各種手術．

●**術式の要点**●　① 患者を砕石位，骨盤高位とし，臍部直下に腹腔内に達する1 cm 弱の小切開を加え，内視鏡誘導器（外套管を装着したトラカール）を挿入し，トラカールに換えて内視鏡本体を装着，次いで内視鏡に TV モニターを連結する．
　② 腹腔内に CO_2 を注入し骨盤腔内を拡張させる．視野の確保に CO_2 を用いず，専用の器具で腹壁を吊り上げる方法（ガスレス法，吊り上げ式）もある．
　③ 下腹部左右，正中などに第2，第3の側孔を開け，そこから各種手術器具を挿入して手術を行う．
　④ 経腟的に子宮可動器を装着することもある．
　⑤ 手術終了後，穿刺部位の腹壁皮膚を適宜縫合する．

　腹腔鏡下手術の短所の1つに手術操作の難しさがあげられる．特に運針操作と結紮操作は熟練を要する．近年，ロボットの手を用いる腹腔鏡手術（ロボット手術 robotic surgery）が導入されつつある．ロボットの手は遠隔操作で動かされ（図Ⅳ-52 a），三次元の画像を通して人間の手と同じように動く（図Ⅳ-52 b）．ロボット手術では，従来の腹腔鏡が不得意としていた運針や結紮操作が容易であるため，開腹手術をマスターしていれば腹腔鏡手術の経験が少なくても手掛けることが可能とされている．患者サイドの装置は図Ⅳ-53 a のようなアーム類で，図Ⅳ-53 b のような切開孔から腹腔内に取り付ける．ロボットの操作に習熟すれば，このような小さな切開創から大きな手術も比較的短時間で行えるようになることが予測でき，本法を通じて各種婦人科手術の低侵襲手術化 less（minimally）invasive surgery が期待できる．ロボット手術は，米国の婦人科領域ではすでに悪性腫瘍の手術（広汎子宮全摘術）や骨盤臓器脱の手術（腟断端・仙骨固定術）に盛んに用いられている．わが国にも導入のきざしはみられており，近い将来婦人科手術にまた一つ新しいエボリューションが期待される．

（2）子宮鏡下手術

　経腟的に子宮腟部の方から子宮鏡を挿入し，これに接続した TV モニター画面を見ながら子宮鏡に沿って挿入した専用機器で手術操作を行う（図Ⅳ-54）．

●**適応**●　粘膜下筋腫，子宮内膜ポリープ，子宮中隔，子宮内膜狙い組織診，など．

*PROST : pronuclear stage tubal transfer

**TEST : tubal embryo-stage transfer

●術式の要点● 操作中，視野を確保する目的で滅菌水を還流する．

(3) 卵管鏡

子宮鏡の延長上にある操作．

●適応● 配偶子卵管内移植(GIFT)，接合子卵管内移植(ZIFT)，前核期卵卵管内移植（PROST*），胚卵管内移植（TEST**），卵管狭窄，卵管閉塞，など．

4 産科手術

妊娠・分娩経過中になんらかの異常を認めた場合に，母体あるいは胎児の危険を避けるための操作が必要となる．なかでも産婦人科的処置に関連するものを産科手術と総称している．以下に代表的な産科手術を列挙し，その適応，方法について解説する．

A 頸管拡張術 cervical dilatation

妊娠初期における子宮内容除去術の前処置として，あるいは妊娠後期の胎児娩出や産褥期の悪露流出経路の確保のための子宮頸管開大処置として行われる．

① Hegar 子宮頸管拡張器：まず子宮頸部を鉗子で把持し，子宮ゾンデを用いて子宮の向き，子宮腔長を確認する．拡張器の番号の小さいものから順に頸管内に挿入する．拡張器には先端から 7 cm の部位に印が入っており，そこまで挿入する．

② ラミナリア桿：海草の一種を細い棒状にしたもので，頸管内に内子宮口に達するように挿入すると水分を含んで膨張し，子宮頸管をゆっくりと拡張する．同様の形状のもので，化学的変化を利用して比較的早く頸管が拡張できるラミセル®やダイラソフト®という頸管拡張器も使われている．

③ メトロイリーゼ：ゴム球（オバタメトロなど）を子宮頸管より子宮内に留置する方法．子宮内容積が増加し，子宮下部の伸展刺激により子宮収縮を誘発する．胎児位置異常や臍帯下垂・脱出などの合併症に注意を要する．フォーリーカテーテルを子宮頸管内に留置する方法もある．

子宮内容除去術の前処置としては，前日に②を行い，当日開始時に①を使用する．妊娠後期の胎児娩出目的には②あるいは③を，産褥期の悪露流出経路の確保目的には①を使用する．いずれの挿入も清潔操作で行う．また，頸管拡張に伴い過強陣痛が誘発されることがあるため，胎児娩出目的に行う際には胎児心拍モニタリングによる観察を十分に行う必要がある．

B 子宮内容除去術 dilatation and curettage（D&C）

流産や胞状奇胎に対して，胎盤鉗子などの器具の子宮内挿入により子宮内容物の除去を行う．進行流産などの子宮頸管が開大している症例では頸管拡張が不要であり，そのまま子宮内容を除去する．開大が不十分な場合，頸管拡張術を先に行う必要がある．一般的には後者であり，頸管拡張と内容除去を合わせて子宮内容除去術とよぶ．通常静脈麻酔下に行う．方法は次のとおり．

① 外陰部を消毒後，腟鏡を挿入し，子宮腟部を十分に露出させる．
② 腟内を十分に消毒する．
③ 子宮腟部前唇を腟部鉗子などで把持し，子宮ゾンデを挿入して子宮の向きと

子宮内腔の長さを測定する．
　④ Hegar 頸管拡張器を順次挿入し（子宮腔長に 2 を加えた番号までを目安に），器具挿入に必要な開大度まで子宮頸管を十分に開大させる．
　⑤ 胎盤鉗子で子宮内容物を除去する．
　⑥ キュレットを用い遺残の搔爬を行う．卵管角付近は細いキュレットを用いる．
　⑦ 子宮ゾンデを再度挿入し，子宮腔長を測定する．
　⑧ 止血を確認し，腟内を消毒する．
　術中操作による出血，子宮穿孔，内容物の遺残，術後子宮内膜炎，子宮内腔癒着による Asherman 症候群などの合併症に注意を要する．
　頸管拡張後，胎盤鉗子の代わりに細い吸引管を子宮内に挿入し，吸引により内容除去を行う方法もある．また，妊娠 12 週以降では子宮壁が伸展しており，子宮内操作による出血，穿孔の危険性が高くなるためこの方法は適さず，プロスタグランジン製剤など子宮収縮作用のある薬剤の腟内挿入によって陣痛を起こし，分娩と同様に胎児・付属物の娩出を行う方法がとられる．

C 頸管縫縮術 cerclage

　頸管無力症に対して子宮頸管を縫縮する方法で，Shirodkar 法と McDonald 法が広く行われている．両術式で有効率には差がないと報告されている．通常，妊娠 4 カ月以降で行われ，妊娠週数が進行した症例（妊娠 20 週前後）では McDonald 法が用いられる．

① Shirodkar 法
　① 腟式手術に準じた体位をとり，外陰部から腟腔まで十分に消毒する．
　② 子宮腟部前唇を鉗子で把持し，子宮腟部から約 1.5 cm 上方の前腟壁に横切開を加える．この部に生食を注入しておくと以下の操作が容易となる．
　③ 膀胱を上方に剝離し，内子宮口の高さまで剝離をすすめる．
　④ クリーブランド結紮糸誘導器を内子宮口の高さから挿入し，子宮頸部粘膜下を通して後腟壁まで貫通させ，テフロンテープを誘導する．対側も同様に行い，一周させる．必要であれば後腟壁も前壁と同様に切開を加えておく．テフロンテープを結紮し，頸管を縫縮させる．
　⑤ 腟壁切開部を再縫合し，止血を確認する．

② McDonald 法
　① 腟式手術に準じた体位をとり，外陰部から腟腔まで十分に消毒する．
　② 子宮腟部前唇と後唇をそれぞれ鉗子で把持する．
　③ 外子宮口からなるべく高い位置で，子宮頸管に 4 個所，クローバー状に糸をかける．
　④ ③の糸を前腟壁上で結紮し，頸管を縫縮させる．
　Shirodkar 法も McDonald 法も，腟内に糸が異物として残るので，感染巣となる危険性がある．このため，適応の十分な検討が必要である．

D 帝王切開術 cesarean section

　子宮壁の外科的切開により，胎児ならびに付属器を娩出させる手術．
　術式として，腹式子宮下部横切開法と腹式子宮縦切開法に大別される．特殊な

ものとして，腹膜外帝王切開術と帝切後の腟上部切断術（Porro 手術）とがある．

① 腹式子宮下部横切開法

現在最もよく行われている術式である．
① 腹壁を切開し，腹腔内に入る．
② 膀胱子宮窩の腹膜翻転部に切開を加え，膀胱を下方に鈍的に剝離する．さらに子宮下部を十分に露出させる．
③ 子宮下部筋層に横方向に小切開を加え，手指で胎児娩出可能な程度に左右に広げる．
④ 胎児先進部を把持し，上方に挙上させ，同時に子宮底部を圧迫して胎児を娩出させる．
⑤ 胎盤を娩出し，子宮内容物を十分に除去する．
⑥ 子宮筋層を1層または2層に縫合，止血する．
⑦ 子宮漿膜を縫合する．
⑧ 腹壁を，腹壁腹膜，筋膜，皮下組織，皮膚の順に縫合する．

② 腹式子宮縦切開法

子宮体下部を縦切開する方法と，子宮底部に及ぶ縦切開を加える古典的帝王切開術とがある．欠点として，次回妊娠時に子宮破裂のリスクが高くなることが知られている．適応は，頸部筋腫や子宮前壁に付着する前置胎盤，子宮頸癌などが原因で下部横切開が不可能な場合や，未熟児骨盤位などで体下部の展退が不十分な場合などに行われている．

方法として，切開を子宮正中に縦方向に加え，児娩出可能な程度に切開創を鋏で上下に広げる．また，筋層の縫合は次回妊娠時の子宮破裂を念頭に入れ，2層あるいは3層に結紮し，さらに子宮漿膜を縫合する．

③ 腹膜外帝王切開術

壁側腹膜を切開せずに膀胱を側方へずらし，子宮頸部を露出させて切開を加える術式．現在ではあまり行われていない．

④ Porro 手術

通常の帝王切開後に子宮腟上部切断術を行う手術である．常位胎盤早期剝離後の子宮溢血，前置胎盤や癒着胎盤での止血困難例，弛緩出血などで行われる．母体の状態が許される場合には単純子宮全摘術を行う方が望ましい．

次回妊娠時の注意：近年，帝王切開後経腟分娩 trial of labor after cesarean（TOLAC）が試みられ，良好な臨床結果が得られている．TOLAC のおもな適応は前回1回の子宮下部横切開で，骨盤位や多胎など，ほかのリスク因子が存在しておらず，速やかに麻酔および帝王切開を行える人員が確保できる場合である．この場合の子宮破裂の頻度は0.6%と，選択的に帝王切開を行った場合の子宮破裂の頻度（0.1%）と比べて6倍であり，リスクに関する十分な説明が必要である．また，分娩進行が不良となったり，子宮破裂が疑われる胎児心拍異常が出現すれば，速やかに帝王切開に移行する．なお，前回2回以上の帝王切開や前回子宮縦切開の場合は controversial であるが帝王切開が望ましい．

E 頸管裂傷縫合術 repair of cervical laceration

腟鏡診で発見可能な浅部頸管裂傷と，子宮破裂に準ずる深部頸管裂傷とに分類され，その対応が分かれる．

① 浅部頸管裂傷の縫合術

① 腟式手術の体位をとり，外陰部から腟腔まで十分に消毒する．

② 裂傷部の前後を鉗子で把持し，手前に牽引し，裂傷端までの視野を確保する．助手による十分な術野の展開が大切である．
　　③ 裂傷端より約１cm奥から止血，結紮を行い，外子宮口まで至る．最初に裂傷端に届かない場合，手前をまず結紮し，その糸を手前に牽引しつつ，さらに奥を結紮する．この方法を繰り返し裂傷端に至る．

❷ 深部頸管裂傷の縫合術
　　子宮破裂に準じ，開腹のうえ裂傷縫合あるいは子宮摘出を行う．

F 会陰裂傷，腟壁裂傷縫合術 repair of perineal or vaginal laceration

　　原則として，確実な止血を行うこと，死腔を残さないこと，十分消毒し清潔操作を行うことが大切である．上記の３点が確実に行われないと，血腫形成や縫合不全を起こしたり，また，陳旧性会陰裂傷や瘻孔形成などの後遺症を残す危険性がある．
　　① **第１度裂傷**：上記３原則に従って縫合する．
　　② **第２度裂傷**：断裂した筋層を吸収糸で埋没縫合し，その後は第１度裂傷の縫合に準ずる．
　　③ **第３度裂傷**：肛門括約筋の断端を把持し，吸収糸で埋没縫合する．さらに肛門周囲，深部組織の縫合を加えて補強する．その後は第１度裂傷の縫合に準ずる．
　　④ **第４度裂傷**：まず術野を十分に繰り返し消毒する．直腸内に糸が出ないように確認しながら，直腸粘膜下を吸収糸で縫合する．この操作が終了した段階で再度消毒を行い，手術手袋を替える．さらに直腸筋層，直腸周囲組織をそれぞれ縫合し補強する．その後は第３度裂傷の縫合に準ずる．

G 吸引分娩 vacuum extraction

●**適応**●　分娩第２期遷延，胎児心拍数異常，母体合併症などの適応で行われる．後述する鉗子分娩と同様，児頭の位置により高位（high-），中位（mid-），低位（low-），出口部（outlet-）に分類される．出口部とは児頭が発露の状態であり，低位とは児頭先進部がステーション＋２cm以下で骨盤底には達しないもの，中位とは児頭が固定しているものの下降度が低位まで進んでいないものをいう．適応は低位および出口部であり，中位の症例に対してはあまり行われない．高位での急速遂娩ではむしろ帝王切開がよい．
　　適応禁忌は，顔位および非頭位，早産児，胎児の凝固障害，巨大児などである．
　　産瘤は発生頻度が高いが，数日で消失し良好な経過をたどる．合併症として頭皮の裂傷，挫傷，頭血腫，帽状腱膜下血腫，頭蓋内出血，新生児黄疸，結膜下出血，鎖骨骨折やErb麻痺などがある．また，肩甲難産の頻度や新生児仮死も増加する．これらの合併症はより高位の吸引で起こりやすく，また，金属製カップのほうがソフトカップより高率に起こる．
●**手技**●　① 児頭の位置，回旋を確認する．
　　② 吸引カップを腟内に挿入し，吸着面を児頭に密着させる．吸着部は矢状縫合上小泉門より約３cmの位置を中心とする．また，吸着の際に児頭とカップとの間に腟壁や子宮頸管を挟み込まないように注意する．
　　③ 陣痛発作に合わせて吸引圧を強くし（40〜50 cmHg），骨盤誘導線の方向に牽

引する．吸引カップの滑脱を避けるために，カップと児頭の接着部に反対側の手を添えるとよい．頻回（3回以上）の吸引や，長時間（1分間以上）の持続吸引では合併症の頻度が高率になるため，帝王切開に切り替える．

H 鉗子分娩術 forceps delivery

●適応● 吸引分娩と同様の適応で施行される．鉗子はブレードの形，両葉の接合によりいくつかの種類がある（Keilland，Simpson，Tucker-McLane など）．吸引分娩と比較し，産道損傷などの母体合併症は増加するが，頭血腫，網膜出血，黄疸，帽状腱膜下血腫などの新生児合併症の頻度は少ない．しかし，吸引分娩，鉗子分娩ともに，正常分娩と比較した場合の長期神経学的予後に有意差を認めなかったとの報告がある．

●手技● ① 可能なかぎり麻酔下（硬膜外麻酔，脊椎麻酔，局所麻酔など）に行う．また，膀胱および直腸を空虚にしておくことが大切である．
② 内診にて児頭の回旋を確認のうえ，正しくブレードを挿入し，両方の鉗子を接合する．再度内診し，鉗子が正しく装着されていることを確認する．
③ 両鉗子接合部に左示指を下方より挿入し，右手で両方のハンドルを持ち，軽く牽引をして滑脱しないことを確認する．
④ 骨盤誘導線に沿って徐々に牽引し，発露直前まで児頭を牽引した時点で鉗子を抜去する．

5 麻酔

A 帝王切開術の麻酔 anesthesia for cesarean section

① 局所麻酔

帝王切開術を**局所麻酔**で行うためには，第4胸神経から尾側のほぼすべての脊髄神経を麻痺させる必要がある．**脊髄麻酔，硬膜外麻酔**，または脊髄麻酔と硬膜外麻酔との併用麻酔（**脊硬麻**）のいずれででも目的を達成できる．手法に若干の違いがあるので，それぞれについて次に述べるが，最近では3つの中で脊硬麻がよく利用されている．

妊娠末期の妊婦を仰臥位にすると，増大した子宮が下大静脈を圧迫するため，静脈還流が減少して血圧は低下する．顔面蒼白，冷汗，悪心，嘔吐などの症状をみる．これを**仰臥位低血圧症候群** supine hypotensive syndrome という．局所麻酔を行うと，感覚神経および運動神経と一緒に交感神経もブロックされるため，代償的な血管収縮機構が減弱して，この低血圧が発生しやすくなる．低血圧が発生したら，子宮を左側へ寄せて下大静脈の圧迫をできるだけ除く．同時に輸液速度を速くして循環血液量を増やし，さらに昇圧薬を投与する．

> 脊髄麻酔は，脊髄くも膜下麻酔，脊椎麻酔，腰椎麻酔などとよばれる

> ペンシルポイント型針は，先端が円錐になっている．刺しにくいが，抜いたとき硬膜が縮まり孔が小さくなる

1 脊髄麻酔

第2・3または第3・4腰椎棘突起間から25または26ゲージの太さのペンシルポイント型の針をくも膜下腔へ刺入する．髄液が逆流することを確認して，高比重のテトラカインまたはブピバカインを7〜10 mg 注入する．

冷覚麻痺を調べ，麻痺レベルが不足するときは頭低位にして髄液中の高比重局

所麻酔薬を頭側へ移動させ，第4胸神経まで麻痺が及ぶようにする．高位脊髄麻酔では，速やかに胸神経から仙骨神経までの麻痺を得ることができる．しかし，交感神経も速やかに麻痺するので，血圧も急激に低下する．

2 硬膜外麻酔

第2・3腰椎棘突起間から17ゲージの太さの先端が彎曲したTuohy針を硬膜外腔へ刺入する．針の中を通して硬膜外カテーテルを挿入し，針だけを抜去する．留置したカテーテルから試験量として，20万倍エピネフリン加2％リドカインまたはメピバカインを3 ml注入する．カテーテルが硬膜外腔の血管内へ留置されていれば，注入したエピネフリンで心拍数が増加し血圧が上昇する．くも膜下腔へ留置されていれば脊髄麻酔となり，下半身が麻痺する．これらの異常がないことを確認してから，2％リドカインまたはメピバカインを15 ml注入する．非妊婦に使用する2/3の用量で同じ範囲の麻痺を得ることができるが，麻痺の程度は少し弱い．局所麻酔薬溶液にエピネフリンを添加して用いると，麻痺の程度は強くなり，持続は長くなる．

硬膜外麻酔は，効果の発現が遅く，局所麻酔薬を注入してから手術が開始できるまで20分を要する．交感神経の遮断もゆっくりなので，血圧低下の速度も脊髄麻酔に比べるとゆっくりである．硬膜外麻酔はカテーテルを留置しているので，麻痺レベルが不足するときは追加投与することができる．また，術後鎮痛に利用できる利点がある．

3 脊硬麻

硬膜外麻酔では，局所麻酔薬を注入した局所を中心に脊髄神経が麻痺する．そのため，尾側の仙骨神経の麻痺が弱い．手術が恥骨上で仙骨支配神経領域に及ぶと，しばしば痛みを訴える．仙骨麻酔（仙骨硬膜外麻酔）を併用するか，腰部硬膜外カテーテルから局所麻酔薬を追加投与すると，仙骨神経を麻痺させることができるが，局所麻酔薬の総量が多くなり，薬の児への移行，ひいては分娩後の児の神経行動が抑制される心配がある．

これらの問題を解決するために，脊髄麻酔と硬膜外麻酔を併用する脊硬麻が普及した．この方法は，帝王切開術の麻酔法として開発されたといってよい．

まず，低用量の局所麻酔薬を用いて脊髄麻酔を行い，仙骨神経，腰神経，下部胸神経を麻痺させ，上限レベルが不足するときは，硬膜外腔へ局所麻酔薬を注入して第4胸神経レベルまで麻痺を上げる．硬膜外腔へ注入した局所麻酔薬は，くも膜下腔を圧迫して，脊髄麻酔のために髄液中に投与した局所麻酔薬を頭側へ移動させることによって麻痺レベルを速やかに上昇させる．

脊髄麻酔の効果が消失したら硬膜外麻酔を利用する．術後は硬膜外カテーテルを残して硬膜外鎮痛に利用する．この麻酔用のTuohy針と，この針の中を通して入れる脊髄麻酔針が，セットになって市販されている．

2 全身麻酔

全身麻酔の適応は，局所麻酔を使えないとき，および緊急時である．具体的には，血液凝固異常のあるとき，多量の出血があるとき，子癇，non-reassuring fetal status，臍帯脱出，子宮破裂などのときである．

ただし，産婦では導入時に嚥下性肺炎 aspiration pneumonia を起こしやすいので気をつけなければならない．これは胃内容物の誤嚥によって起こる肺傷害であるが，pH 2.5以下の胃液が25 ml以上気管へ流れ込むと，気管支痙攣など喘息様の症状から肺水腫を起こすとされている．あらかじめヒスタミンH_2拮抗薬を投与して，胃液のpHを上昇させ，産生を減らしておくとよいが，緊急時には間に合わ

> Tuohy針は，針の中を通してカテーテルを針と直角の方向へ入れるために，先端口が横を向いている

ない．緊急時の全身麻酔で嚥下性肺炎を防ぐために，静脈麻酔薬と筋弛緩薬（スキサメトニウム）を静注してから気管チューブを挿入してカフを膨らませ，気管と食道を完全に分離するまでの間，気管の輪状軟骨を頸椎に向かって圧迫して食道を閉塞しておくと(輪状軟骨圧迫法)，胃内容の口腔への逆流を防ぐことができる．

通常，前投薬はしない．手術台上に仰臥位に寝かせるが，仰臥位低血圧症候群を起こすときは，右の腰の下に枕を入れて子宮を左へ寄せる．術野の皮膚を消毒して，未消毒部分を滅菌布で覆い，いつでも手術を開始できるようにする．

100％酸素を吸入させながら，スキサメトニウムの線維束性攣縮による筋肉痛を抑えるために，低用量の非脱分極性筋弛緩薬を静注する．3分経過したらチアミラール4 mg/kgとスキサメトニウム1.5 mg/kgを静注する．効果が現れたら，ただちに気管チューブを挿管する．意識が喪失してから挿管が終わるまでの間，介助者に輪状軟骨圧迫法を行わせる．挿管と同時に手術を開始するが，亜酸化窒素と酸素で麻酔を維持し，子宮に切開が加わったら亜酸化窒素の吸入を中止する．

児娩出後は，静脈麻酔薬または低濃度の揮発性麻酔薬セボフルランなどで維持する．必要に応じて筋弛緩薬を併用する．

> 線維束性攣縮とは，脱分極性筋弛緩薬スキサメトニウムによって筋線維がいっせいに脱分極を起こすときに生ずる細かな筋収縮である．

③ 麻酔薬・麻酔法の比較

帝王切開術の麻酔は，局所麻酔でも全身麻酔ででもできるので，次にそれぞれの利点を述べる．

局所麻酔の利点は，①母親に産声を聞かせることができること，②嚥下性肺炎を起こす危険が少ないこと，③薬による児の神経行動の抑制が少ないこと，④術後鎮痛のために硬膜外腔へオピオイド刺激薬を投与できることなどである．

全身麻酔の利点は，①すぐ効かせることができること，②気道を確保して安全に呼吸を管理できること，③局所麻酔のときのような低血圧が発生しないことである．

局所麻酔では嚥下性肺炎の発生が少なく，児の神経行動が抑制されないことから，最近は局所麻酔のほうが好まれる．

母体に投与した薬物は胎盤を通って児へ移行するが，一般的に分子量が小さく，蛋白結合が少なく，解離の少ない，脂溶性に富む薬はよく通過する．亜酸化窒素，揮発性麻酔薬のセボフルラン，イソフルラン，静脈麻酔薬のチアミラール，チオペンタール，プロポフォール，オピオイド刺激薬などは容易に胎盤を通過する．チアミラールで母親が入眠すると，児も入眠する．sleeping babyが生まれるので，できるだけ用量を減らすか，血中濃度の高いときを避けて娩出する．局所麻酔薬も胎盤を通過する．

筋弛緩薬スキサメトニウムは，解離が大きく脂溶性に乏しいうえ，血中コリンエステラーゼで速やかに分離されるため，わずかしか胎盤を通過しない．非脱分極性筋弛緩薬は，分子量と解離が大きいため，ほとんど胎盤を通過しない．いずれの筋弛緩薬でも，通常の用量では胎児に筋弛緩効果は現れない．

麻酔法の選択も大切であるが，さらに大切なのは，児娩出時の手術操作である．子宮切開から娩出までに3分以上かかると，児に低酸素と代謝性アシドーシスが発生する．

> スキサメトニウムの効果の発現は早いが（1分），持続は短い（4分）．反復使用できる．

B 人工妊娠中絶術の麻酔 anesthesia for artificial interruption of the pregnancy

① 局所麻酔

少なくとも術当日は入院する患者で，本人の協力が得られれば，局所麻酔がよ

い適応である．手術操作に伴う侵害刺激はおもに第2～4仙骨神経へ入力するが，第10胸神経以下の麻痺が必要である．局所麻酔として低位脊髄麻酔または仙骨麻酔を利用する．

1 低位脊髄麻酔

第4・5腰椎棘突起間で穿刺して，短時間の手術なので3％リドカインまたは0.5％テトラカインを1～1.5 m*l* くも膜下腔へ注入する．リドカインのほうが効果の持続が短くてよいが，12～24時間後に殿部から大腿に放散する一過性の神経症状を発症することがあるため，高比重テトラカインが好まれる．

2 仙骨麻酔

硬膜外腔の下端で，仙骨裂孔と尾骨の間を覆う仙尾靱帯を穿刺して硬膜外腔へ針を刺入し，高用量の局所麻酔薬2％リドカインまたはメピバカインを20～30 m*l* 注入する．

2 全身麻酔

日帰り手術のとき，麻酔からの回復が早いことから，全身麻酔を利用することが多い．麻酔法としては，静脈麻酔単独または静脈麻酔と吸入麻酔とを併用する．できれば前投薬として抗コリン作動薬のアトロピンと鎮痛薬のペンタゾシンまたはペチジンを与えたい．チアミラールまたはチオペンタールには鎮痛作用はない．

必要なモニタリングを行い，静脈路を確保し，手術に必要な体位を取り，用意ができたらチアミラールまたはチオペンタールをゆっくり4 mg/kg 静注する．プロポフォール2 mg/kg でもよい．入眠したらただちに手術を開始する．手術が長びくようなら追加投与するか，始めから吸入麻酔を併用する．ほかに，鎮痛薬ペンタゾシンと鎮静薬ミダゾラムを併用する方法や，ケタミンを静注する方法などがある．

C 無痛分娩 analgesia during labor

1 神経支配

Vicitoria 女王が1853年4月7日に第8王子のLeopold を出産するときに，John Snow が女王の分娩の痛みを軽くするためにクロロホルムを吸入させたのが最初である．その後，無痛分娩は世界中で利用されてきたが，残念ながら日本では十分に普及していない．最近，徐々にではあるが普及してきた．無痛分娩とよばれているが，完全な無痛経腟分娩は無理であるため，痛みを軽減する**和痛分娩**といえる．

分娩第1期の痛みは，子宮の収縮および子宮頸管の拡張によって起こる．この痛みを伝える感覚神経は，第10～12胸神経と第1腰神経である（図IV-53）．分娩第2期の痛みは，子宮の収縮および下部軟産道の拡張による．この刺激は，陰部神経を介して第2～4仙骨神経へ入る．

一方，子宮ならびに産道の運動は，子宮体部では第4～12胸神経によって，子宮頸部や腟では第2～4仙骨神経によって支配されている．局所麻酔薬で第10胸神経より頭側の胸神経が麻痺すると，感覚神経だけでなく運動神経が麻痺するため，子宮の収縮が悪くなる．

2 和痛法

局所麻酔を用いる方法と吸入麻酔を用いる方法があるが，最近では局所麻酔，とくに硬膜外麻酔が主流である．

分娩第1期の痛みには，鎮痛薬，鎮静薬を用いる．第1期後半の痛みに対して，

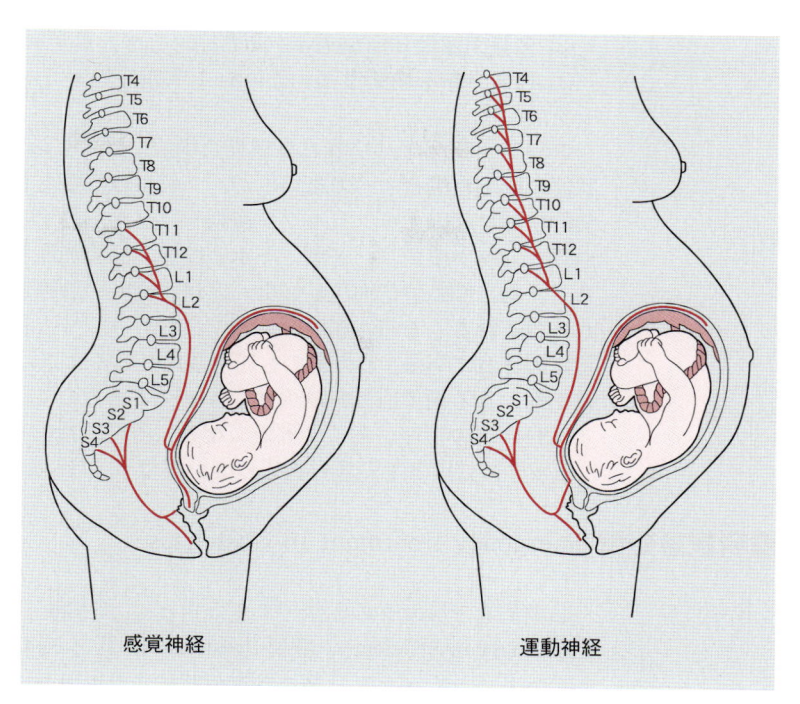

図IV-53　子宮の神経支配

　経腟的に頸管円蓋部の神経叢をブロックしたり（**傍頸管ブロック**），第2期の痛みに対して，陰部神経を経腟的にブロックする方法もあるが（陰部神経ブロック），あまり利用されていない．もっぱら腰部（第2・3，または第3・4腰椎）で硬膜外腔に留置したカテーテルから，局所麻酔薬またはこれとオピオイド刺激薬を一緒に投与する．ロピバカインとフェンタニルの組み合わせが好まれる．
　入院直後の産婦の痛みを速やかに和らげるためには，オピオイド刺激薬であるフェンタニルをくも膜下腔へ低用量（50μg）注入する方法が有効である．脊硬麻のときと同じように，くも膜下注入後に硬膜外カテーテルを留置して，以降は硬膜外鎮痛とする．

> オピオイド刺激薬は，硬膜外腔からくも膜下腔へ入り，脊髄後角の受容体に作用して，侵害刺激の伝達を抑える

6 救急処置

A　救急疾患 emergency disorders

　産科救急疾患は，放置すれば短時間のうちにショックに陥るような病態にあるものすべてを対象としている．ショックとは，急性末梢循環不全により組織への血流および酸素供給が障害され，放置すれば進行性に全身の臓器灌流障害から急速に死に至る重篤な病態をいう．ショックの分類と代表的な疾患は次のようになる．
　① 心原性 cardiogenic：心筋梗塞，不整脈．
　② 循環血液量減少性 hypovolemic：出血．

③ 血管閉塞性 obstructive：肺塞栓，心タンポナーデ，緊張性気胸．
　　　④ 血流分布不均衡性 distributive：敗血症性ショック，アナフィラキシーショック．
　産科ショックは，「広義には偶発合併症によるものも含め，妊産褥婦がショック状態に陥った場合すべてをいうが，一般には妊娠もしくは妊娠に伴って発生した病的状態に起因するショックを産科ショックと称する．頻度的に最も多いのは出血性ショックであり，子癇，羊水塞栓症，感染流産などがその基礎疾患となりうる．また，仰臥位低血圧症候群，産科手術時の腰椎麻酔によるショックなどもこれに含まれる」と日本産科婦人科学会（編）産科婦人科用語集・用語解説集（2003）に定義されている．この中でも述べられているように，産科ショックのほぼ90％が出血による循環血液量減少性ショックであるので，出血性ショックの原因となる産科疾患の管理がとくに重要になる．産科においてみられるショックと出血性ショックの原因となる産科疾患については p. 471，表ⅢB-21, 22 を参照されたい．

B 産科救急処置 emergency treatment in obstetrics

　古典的なショックの症状である5Pとは，脈拍触知不能 Pulselessness，呼吸不全 Pulmonary insufficiency，虚脱 Prostration，蒼白 Pallor，冷汗 Perspiration を意味している．したがって，基本的な症状によりショックの診断をした場合，迅速に救命救急処置を開始することが重要であり，同時に並行して原因の検索を進める必要がある．初期には正確な病名の診断が得られなくても，大まかなショックの分類診断をして治療を開始する．
　また，産科疾患においては播種性血管内凝固症候群 disseminated intravascular coagulation（DIC）を併発するかどうかで予後が大きく異なってくる．DIC とは，前記産科婦人科用語解説集には「なんらかの基礎疾患によって，血液の凝固線溶の平衡が崩れ，血液の過凝固と2次線溶が交互に繰り返され，全身的な微小血栓の形成と出血傾向を来す病態である．産科領域における基礎疾患には，失血性ショック，常位胎盤早期剝離，羊水塞栓症，子癇，死胎児症候群，感染流産を含む重症感染症などがある」と記載されている．さらに重症化すると，微小血栓から末梢は循環不全となって血液は停滞し，血栓形成が促進されて多臓器不全 multiple organ failure（MOF）を発症する．一方，凝固因子は大量に消費されて消費性凝固障害を惹起し，出血傾向が進んで止血困難となる．産科 DIC の特徴は，発症と基礎疾患との間に密接な関係があり，定型的 DIC を急性に発症し，腎不全などの臓器症状を合併することが多い．しかしながら基礎疾患が治療されると病状は急速に改善することも多く，検査結果を待たずに治療を進めるべきである（産科 DIC の診断基準は表ⅢB-27 参照）．

1 ショックの初期治療

　救急処置としては，①気道の確保と酸素投与，②静脈路の確保と輸液および輸血の準備，③ほかの医療スタッフの応援要請，④家族への連絡，⑤緊急薬物療法，⑥集中治療室または高次医療機関への搬送考慮，などを重症度に応じて速やかにかつ同時並行して施行しなければならない．

2 基礎疾患および DIC の治療

　産科ショックをきたす疾患に対する原因療法をそれぞれ施行するが，治療の基本は基礎疾患の除去であり，抗ショック療法や抗 DIC 療法と同時に手術療法が必要なことも多い．出血性ショックが原因の大部分を占めるため，各疾患に応じた

治療を施行しても状態の改善がみられない場合には，子宮動脈塞栓術や開腹止血術を試み，それでも回復しない時には子宮摘出術を考慮する．

DIC の治療としては，原因の除去に努めると同時に，濃厚赤血球，新鮮凍結血漿，血小板濃厚液やATIII 製剤を必要に応じて補充し，凝固線溶系抑制のためにメシル酸ガベキサート（エフオーワイ®）やメシル酸ナファモスタット（フサン®）やヘパリンなどを投与する．また，急性循環不全に対してカテコラミンやウリナスタチン（ミラクリッド®）などの投与が必要になることもある．

C 新生児救急処置 resuscitation of the asphyxiated infant

近年，周産期医学の急速な進歩とともに新生児搬送から母体搬送といった地域周産期医療ネットワークが確立され，ほとんどの早産児が三次医療施設で出生するようになってきた．しかしその一方で，搬送の間もなく生まれてしまう早産児や突然新生児仮死で出生する成熟児といった症例も後を絶たないのが現状である．こういった児の予後を向上させるためには，各分娩施設に十分な蘇生器具を常に整備しておくことが重要である．そして，成人同様，まず気道確保し，呼吸，循環を維持することは当然であるが，新生児では体温管理がそれと同等に重要となる．

1 体温管理

体温管理は新生児医療の基本ともいえるものである．新生児は肝グリコーゲンや褐色脂肪細胞が少なく熱産生量が非常に少ないうえに，体重当たりの体表面積が大きいことから蒸散による体温喪失も著しい．出生直後の羊水で濡れた状態では，なおさらである．出生時の蘇生では，部屋全体を十分暖かくしたうえでラジアントウォーマー下に行い，まず体表の羊水をすばやく拭き取ることが重要である．

2 呼吸の確立

新生児といえども，出生直後の肺を拡張させるためには十分な加圧（≧30 cmH$_2$O）が必要となる．その際，流れるガスがバッグを広げる flow inflating type の Jackson Rees 型のバッグは，圧のかかり具合がわかるうえに，容易に 100％酸素投与が可能であり，重症児の蘇生には適している．

3 循環確保

状態の悪い新生児では，アシドーシスにより体血管が収縮するため循環血液の一部が胎盤にシフトしてしまう．そのうえ啼泣も認めないような症例だと血液が十分肺血管床に流入する前に臍帯を結紮されることとなる．こうした症例では，蘇生後に肺血管床が開き，今まで心拍出量の 15～30 ％ほどしか血液がいかなかった肺に十分な血液が流れ込み，同時に治療によりアシドーシスも改善し体血管の収縮もとれてくると，急速に循環血液量の減少が進むことがある．そのため，新生児の蘇生においては volume expander の投与が重要となることが多い．

D 新生児集中治療管理室 neonatal intensive care unit（NICU）

NICU での対象疾患は，おもに超低出生体重児を中心とする早期産児と胎便吸引症候群，新生児仮死，先天奇形といった疾患を合併する成熟児とに分けられる．

これらの児に対して呼吸，循環管理を行っていく際，とくに**超低出生体重児**などでは体温管理や感染防止が非常に重要となる．新生児の皮膚からは，輻射，対

流,伝導,蒸散の4つのルートで熱が失われるが,超低出生体重児では蒸散が最も重要となる.その防止のためには,できるだけ早く湿度90％以上に加湿した閉鎖型保育器に収容する必要があるが,この高温多湿状態は細菌感染や真菌感染などを引き起こしやすいという弊害もあり,十分な注意が必要である.

また,超低出生体重児では,非特異免疫系に関して細菌感染に重要な役割を果たす好中球の遊走能・殺菌能が著しく低下しており,他方では特異免疫として重要な役割を果たす免疫グロブリンも母体からわずかしか移行していない時期に出生するため,無γグロブリン血症と類似した状態となっている.そのため,こういった児はきわめて易感染性であり容易に敗血症に陥るので,十分手洗いしたうえで手袋を着用するなど保育器内に菌を持ち込まないようにすることが非常に重要となる.

近年,こうした体温管理,感染対策の進歩とともに,超低出生体重児の生存率は著しく向上している.これらの児に対する呼吸管理は必然的に長期間にわたることが多く,その間の肺損傷を少なくするため,高頻度振動換気法(HFO),吸気同調間欠的強制換気(SIMV),比例式補助換気法(PAV)といった新しい換気モードが普及し,児の予後の改善に効果をもたらしている.

HFO: high frequency oscillation

SIMV: synchronized intermittent mandatory ventilation

PAV: proportional assist ventilation

Ⅴ 母子保健

1 母子関連統計

母子保健は，思春期から妊娠・出産を通して母性や父性が育まれ，児が健やかに生育することを目指して作られたもので，この中には妊産婦死亡，周産期死亡，乳児死亡などが含まれている．

わが国の母子保健は大正年間の乳児死亡を減少させるために実態調査が行われたことにより始まった．

昭和12年（1937）には保健所法が制定され，母子保健は結核予防とともに重要な事業となった．

第2次大戦後は厚生省（現 厚生労働省）に児童局（現 雇用均等・児童家庭局）が設置され，母子保健の進展が図られるようになった．

わが国の母子保健は，児童福祉法，母子保健法の下で逐次整備され，今日みるように世界のトップレベルを示すに至っている．

① 人口動態統計 vital statistics

総務省統計局の「人口推計 平成24年10月1日のわが国の総人口（日本に常住している外国人を含む）」は1億2,752万人である．人口の年齢構造をピラミッドに現すと，各年代の社会情勢の影響を受けた出生と死亡の変動が明らかに刻まれている．戦後の昭和22年から24年生まれの第1次ベビーブーム期と，46年から49年生まれの第2次ベビーブーム期の2つのふくらみが特徴的であり，その後の出生数の減少でピラミッドのすそは年々狭まっている．

わが国と諸外国との合計特殊出生率を比較したものである（図V-1）．

わが国は1947年は4.54と高率であったが，以後急激に低下し，1957年には2.04と諸外国に比べ低くなった．1960年代後半から各国が低下傾向のなか，わが国は第2次ベビーブーム期に横ばいとなったが，1980年代前半を除き再び低下傾向となった．その後，欧米では1990年代後半から上昇傾向となっている国が多いなか，わが国は2006年以降緩やかな上昇傾向となっている．

人口動態に関係するデータは表V-1，図V-2に示しているが，詳細についてそれぞれの項目で述べる．ここでいう出生率 crude birth rate，死亡率 crude mortality rate，合計特殊出生率 total fertility rate とは以下の計算により算出される．

$$出生率 = \frac{1年間の出生数}{人口} \times 1,000$$

$$死亡率 = \frac{1年間の死亡数}{人口} \times 1,000$$

$$合計特殊出生率（粗再生産率） = \left\{\frac{母の年齢別出生数}{年齢別女子人口}\right\} 15歳〜49歳の合計$$

② 妊産婦死亡 maternal death

●定義● 妊産婦死亡数とは，妊娠の期間および部位に関係なく妊娠中または妊娠終了後満42日未満の母体の死亡をいう．

妊産婦死亡率は次の式で表される．

$$妊産婦死亡率 = \frac{1年間の妊産婦死亡数}{1年間の出産数（出生数＋妊娠満12週以後の死産数）} \times 100,000$$

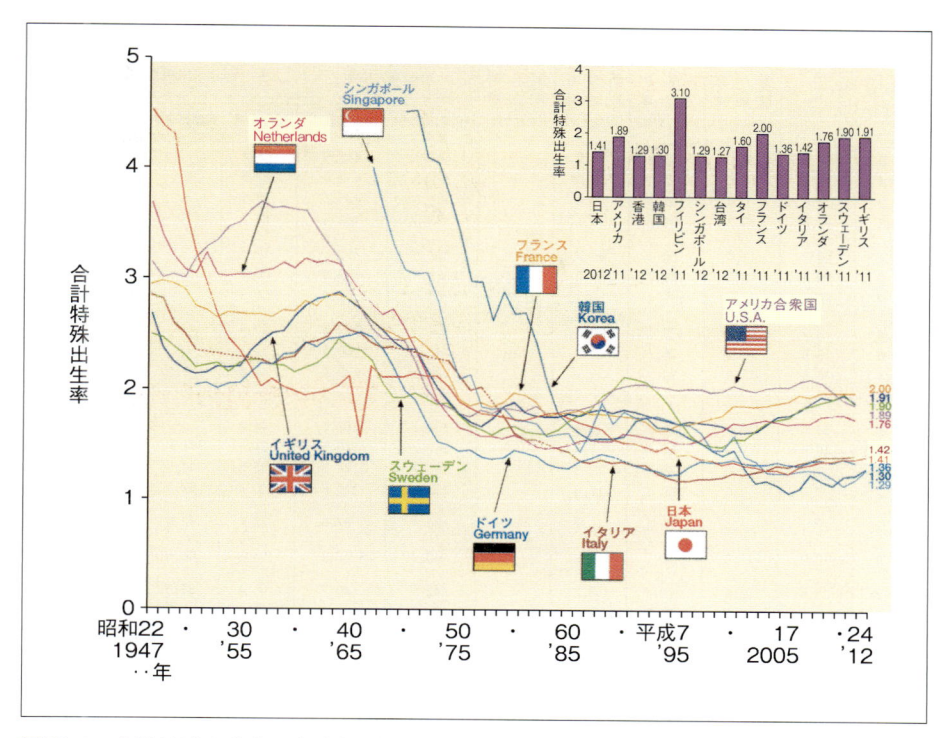

図Ⅴ-1　合計特殊出生率の年次推移―諸外国との比較　1947～2012

注：点線は数値なし．
　　ドイツは1990年までは旧西ドイツの数値である．
　　イギリスは1981年まではイングランド・ウェールズの数値である．

資料：UN「Demographic Yearbook」
　　　U.S.Department of Health and Human Services「National Vital Statistics Report」
　　　Eurostat「Population and Social Conditions」
　　　Council of Europe「Recent demographic developments in Europe」
　　　WHO「World Health Statistics」
　　　韓国統計庁資料
　　　香港統計局資料
　　　台湾内政部資料
　　　国立社会保障・人口問題研究所「研究資料第287号」

$$直接産科的死亡率 = \frac{1年間の直接産科的死亡数}{1年間の出産数（出生数＋妊娠満12週以後の死産数）} \times 100,000$$

　妊産婦死亡数とは，昭和53年までは死因簡単分類「B 40 流産」，「B 41 その他の妊娠，分娩，産褥の合併症および合併症の記載のない分娩死亡」に該当するものの数，昭和54年以降平成6年までは死因簡単分類「79 直接産科的死亡」，「80 間接産科的死亡」の合計数，平成7年以降は，「直接産科的死亡（O 00～O 92）」，「間接産科的死亡（O 98～O 99）」，「原因不明の産科的死亡（O 95）」および「妊娠中または妊娠終了後満42日未満の産科的破傷風（A 34）」，「ヒト免疫不全ウイルス病（B 20～B 24）」の合計数である．なお，妊産婦死亡率については，国際比較のため出生数を分母に使うこともある．

●**年次推移**●　わが国の妊産婦死亡数は年々減少し，最近では年間35～62人前後とわずかであり，その率も10以下と減少し（表Ⅴ-2），過去20年間でも著明に減少してきている．

●**おもな死因**●　妊産婦死亡のおもな原因はわが国では産科的塞栓，いわゆる妊

表V-1 主なる人口動態統計(率)

年次		出生率(人口千対)	死亡率(人口千対)	自然増加率(人口千対)	乳児死亡率(出生千対)	新生児死亡率(出生千対)	周産期死亡率(出産千対)	妊産婦死亡率		死産率(出産千対)			合計特殊出生率	(参考)周産期死亡率(出生千対)
								(出産10万対)	(出生10万対)	死産率	自然死産率	人工死産率		
1899	明治32	32.0	21.5	10.5	153.8	77.9	…	409.8	449.9	89.1	…	…	…	…
1900	33	32.4	20.8	11.6	155.0	79.0	…	397.8	436.5	88.5	…	…	…	…
1905	38	31.2	21.6	9.6	151.7	71.2	…	387.8	425.7	89.1	…	…	…	…
1910	43	34.8	21.6	13.2	161.2	74.1	…	333.0	363.6	84.2	…	…	…	…
1915	大正4	34.1	20.7	13.4	160.4	69.7	…	332.5	358.6	72.8	…	…	…	…
1920	9	36.2	25.4	10.8	165.7	69.0	…	329.9	353.4	66.4	…	…	…	…
1925	14	34.9	20.3	14.7	142.4	58.1	…	285.4	302.4	56.3	…	…	…	…
1930	昭和5	32.4	18.2	14.2	124.1	49.9	…	257.9	272.5	53.4	…	…	…	…
1935	10	31.6	16.8	14.9	106.7	44.7	…	247.1	260.1	50.1	…	…	…	…
1940	15	29.4	16.5	12.9	90.0	38.7	…	228.6	239.6	46.0	…	…	…	…
1945	20	…	…	…	…	…	…	…	…	…	…	…	…	…
1947	22	34.3	14.6	19.7	76.7	31.4	…	160.1	167.5	44.2	…	…	4.54	…
1950	25	28.1	10.9	17.2	60.1	27.4	…	161.2	176.1	84.9	41.7	43.2	3.65	46.6
1955	30	19.4	7.8	11.6	39.8	22.3	…	161.7	178.8	95.8	44.5	51.3	2.37	43.9
1960	35	17.2	7.6	9.6	30.7	17.0	…	117.5	130.6	100.4	52.3	48.1	2.00	41.4
1965	40	18.6	7.1	11.4	18.5	11.7	…	80.4	87.6	81.4	47.6	33.8	2.14	30.1
1970	45	18.8	6.9	11.8	13.1	8.7	…	48.7	52.1	65.3	40.6	24.7	2.13	21.7
1971	46	19.2	6.6	12.6	12.4	8.2	…	42.5	45.2	61.4	39.3	22.1	2.16	20.4
1973	48	19.4	6.6	12.8	11.3	7.4	…	36.3	38.3	52.6	35.6	17.0	2.14	18.0
1974	49	18.6	6.5	12.1	10.8	7.1	…	32.7	34.5	51.3	34.9	16.4	2.05	16.9
1975	50	17.1	6.3	10.8	10.0	6.8	…	27.3	28.7	50.8	33.8	17.1	1.91	16.0
1976	51	16.3	6.3	10.0	9.3	6.4	…	24.5	25.9	52.7	33.1	19.6	1.85	14.8
1977	52	15.5	6.1	9.4	8.9	6.1	…	21.9	23.1	51.5	32.6	18.9	1.80	14.1
1978	53	14.9	6.1	8.8	8.4	5.6	…	21.0	22.1	48.7	31.1	17.6	1.79	13.0
1979	54	14.2	6.0	8.3	7.9	5.2	21.6	21.8	22.9	47.7	29.6	18.1	1.77	12.5
1980	55	13.6	6.2	7.3	7.5	4.9	20.2	19.5	20.5	46.8	28.8	18.0	1.75	11.7
1981	56	13.0	6.1	6.9	7.1	4.7	19.5	18.3	19.2	49.2	28.8	20.5	1.74	10.8
1982	57	12.8	6.0	6.8	6.6	4.2	18.3	17.5	18.4	49.0	27.7	21.3	1.77	10.1
1983	58	12.7	6.2	6.5	6.2	3.9	16.9	14.8	15.5	45.5	25.4	20.1	1.80	9.3
1984	59	12.5	6.2	6.3	6.0	3.7	16.6	14.6	15.3	46.3	24.3	22.0	1.81	8.7
1985	60	11.9	6.3	5.6	5.5	3.4	15.4	15.1	15.8	46.0	22.1	23.9	1.76	8.0
1986	61	11.4	6.2	5.2	5.2	3.1	14.6	12.9	13.5	45.3	21.4	23.9	1.72	7.3
1987	62	11.1	6.2	4.9	5.0	2.9	13.7	11.5	12.0	45.3	21.2	24.0	1.69	6.9
1988	63	10.8	6.5	4.3	4.8	2.7	12.7	9.2	9.6	43.4	19.5	23.9	1.66	6.5
1989	平成元	10.2	6.4	3.7	4.6	2.6	12.1	10.4	10.8	42.4	18.9	23.5	1.57	6.0
1990	2	10.0	6.7	3.3	4.6	2.6	11.1	8.2	8.6	42.3	18.3	23.9	1.54	5.7
1991	3	9.9	6.7	3.2	4.4	2.4	8.5	8.6	9.0	39.7	17.5	22.1	1.53	5.3
1992	4	9.8	6.9	2.9	4.5	2.4	8.1	8.8	9.2	38.9	17.2	21.6	1.50	5.2
1993	5	9.6	7.1	2.5	4.3	2.3	7.7	7.4	7.7	36.6	16.4	20.2	1.46	5.0
1994	6	10.0	7.1	2.9	4.2	2.3	7.5	5.9	6.1	33.5	15.4	18.1	1.50	5.0
1995	7	9.6	7.4	2.1	4.3	2.2	7.0	6.9	7.2	32.1	14.9	17.2	1.42	4.7
1996	8	9.7	7.2	2.5	3.8	2.0	6.7	5.8	6.0	31.7	14.7	17.0	1.43	4.4
1997	9	9.5	7.3	2.2	3.7	1.9	6.4	6.3	6.5	32.1	14.2	17.9	1.39	4.2
1998	10	9.6	7.5	2.1	3.6	2.0	6.2	6.9	7.1	31.4	13.6	17.8	1.38	4.1
1999	11	9.4	7.8	1.6	3.4	1.8	6.0	5.9	6.1	31.6	13.7	17.9	1.34	4.0
2000	12	9.5	7.7	1.8	3.2	1.8	5.8	6.3	6.6	31.2	13.2	18.1	1.36	3.8
2001	13	9.3	7.7	1.6	3.1	1.6	5.5	6.3	6.5	31.0	13.0	18.0	1.33	3.6
2002	14	9.2	7.8	1.4	3.0	1.7	5.5	7.1	7.3	31.1	12.7	18.3	1.32	3.7
2003	15	8.9	8.0	0.9	3.0	1.7	5.3	6.0	6.1	30.5	12.6	17.8	1.29	3.6
2004	16	8.8	8.2	0.7	2.8	1.5	5.0	4.3	4.4	30.0	12.5	17.5	1.29	
2005	17	8.4	8.6	△0.2	2.8	1.4	4.8	5.7		29.1	12.3	16.7	1.26	3.3
2006	18	8.7	8.6	0.1	2.6	1.3	4.7	4.8		27.5	11.9	15.6	1.32	
2007	19	8.6	8.8	△0.3	2.6	1.3	4.5	3.1	3.2	26.2	11.7	14.5	1.34	
2008	20	8.7	9.1	△0.4	2.6	1.2	4.3	3.5		25.2	11.3	13.9	1.37	4.3
2009	21	8.5	9.1	△0.6	2.4	1.2	4.2	4.8		24.6	11.1	13.5	1.37	4.2
2010	22	8.5	9.5	△1.0	2.3	1.1	4.2	4.1		24.2	11.2	13.0	1.39	4.2
2012	24	8.2	10.0	△1.7	2.2		4.0				12.6		1.41	4.0
1899〜1999までの最高値		1920(大9) 36.2	1918(大7) 27.3	1948(昭23) 21.6	1918(大7) 188.6	1918(大7) 81.3	1979(昭54) 21.6	1899(明32) 409.8	1899(明32) 449.9	1961(昭36) 101.7	1966(昭41) 55.2	1955(昭30) 1957(昭32) 51.3	1947(昭22) 4.54	1951(昭26) 46.7

(資料:厚生労働省「人口動態統計」)

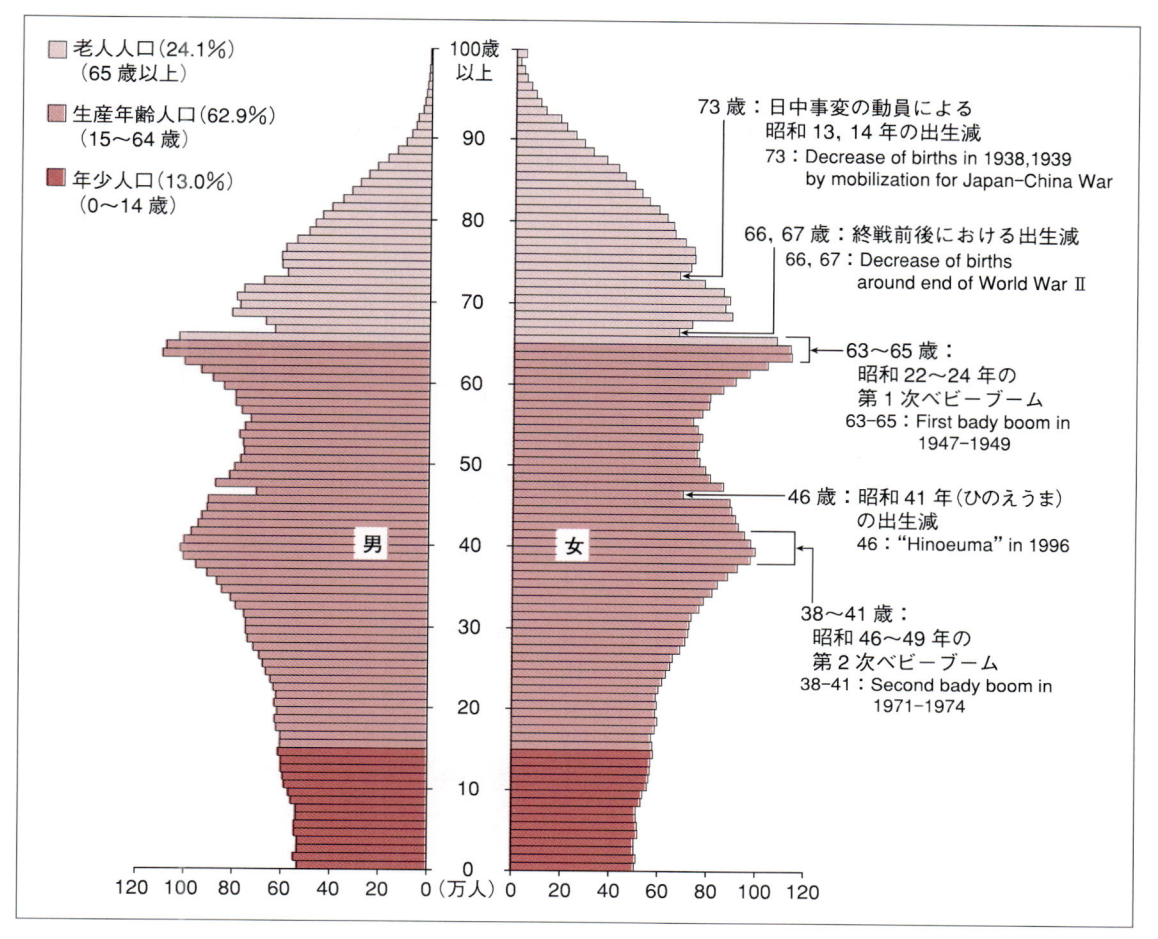

図Ⅴ-2 　わが国の人口ピラミッドー平成24年10月1日現在ー
（資料　総務省統計局「人口推計平成24年10月1日現在」）（総人口）

凡例：
- 老人人口（24.1％）（65歳以上）
- 生産年齢人口（62.9％）（15〜64歳）
- 年少人口（13.0％）（0〜14歳）

注記：
- 73歳：日中事変の動員による昭和13, 14年の出生減　73: Decrease of births in 1938, 1939 by mobilization for Japan-China War
- 66, 67歳：終戦前後における出生減　66, 67: Decrease of births around end of World War Ⅱ
- 63〜65歳：昭和22〜24年の第1次ベビーブーム　63-65: First baby boom in 1947-1949
- 46歳：昭和41年（ひのえうま）の出生減　46: "Hinoeuma" in 1996
- 38〜41歳：昭和46〜49年の第2次ベビーブーム　38-41: Second baby boom in 1971-1974

娠高血圧症候群，分娩後出血，子宮外妊娠などがあるが，最も多いものは妊娠高血圧症候群と出血である（表Ⅴ-3）．

　妊娠中の管理，産科施設の改善，施設分娩の普及などにより妊産婦死亡率は著しく減少した．この数値はその地域や国の産科診療の程度や健康管理の程度を示すバロメーターとされている．

● 諸外国との比較 ●　欧米諸外国ともわが国同様に妊産婦死亡率は減少の傾向をみている．わが国は旧西ドイツと並んで先進国では高い値を示していたが（表Ⅴ-3），改善され，かなり低い値を示すようになった．

● 対策 ●　わが国の死因で高率を占める妊娠高血圧症候群については妊産婦健康診査の充実をはかり，さらに出血，感染などについては施設分娩とともに救急時の対応が可能である施設の充実をするとともに，感染などの予防対策に十分注意する必要がある．

③ 周産期死亡 perinatal death

● 定義 ●　周産期死亡とは，妊娠満22週以後の死産に早期新生児死亡を加えたものをいい，周産期死亡率は出産（出生数と妊娠満22週以後の死産数の合計）千対の率である．

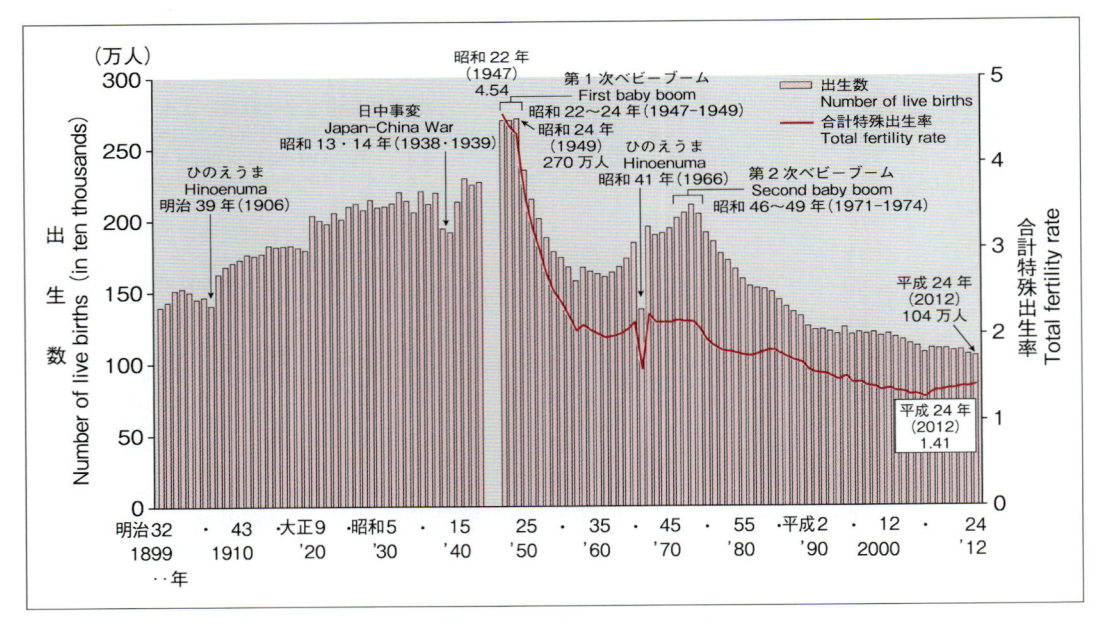

図V-3 出生数及び合計特殊出生率の年次推移―明治32～平成24年―
資料：厚生労働省「人口動態統計」

表V-2 諸外国の妊産婦死亡率，年次別 （単位：出生10万対）

国　名	昭和30年 (1955)	昭和40年 (1965)	昭和50年 (1975)	昭和60年 (1985)	平成7年 (1995)	平成17年 (2005)		平成23年 (2011)	
日　本*	178.8	87.6	28.7	15.8	7.2		5.8		3.9
カ ナ ダ	75.8	32.3	7.5	4.0	4.5	'04)	5.9	'09)	7.6
アメリカ合衆国	47.0	31.6	12.8	7.8	7.1		18.4	'08)	18.7
フランス	61.1	32.2	19.9	12.0	9.6		5.3	'08)	6.5
ドイツ[1]	156.7	…	39.6	10.7	5.4		4.1	'10)	5.2
イタリア	133.3	77.0	25.9	8.2	3.2	'03)	5.1	'09)	3.3
オランダ	60.9	26.9	10.7	4.5	7.3		8.5	'10)	2.2
スウェーデン	49.4	13.8	1.9	5.1	3.9		5.9	'10)	2.6
ス イ ス	104.3	37.6	12.7	5.4	8.5		5.5	'07)	1.3
イギリス[2]	65.7	18.0	12.8	7.0	7.0		7.1	'10)	5.0
オーストラリア	64.0	57.0	5.6	3.2	8.2	'04)	4.7	'06)	3.4
ニュージーランド	44.1[3]	21.6	23.0	13.5	3.5		10.4	'08)	10.9

資料：WHO "World Health Statistics Annual"
　　　UN "Demographic Year book"
　　　日本　統計情報部「平成23年人口動態統計」
注：＊国際比較の為，出生10万対で示している．
　1）1985年までは，旧西ドイツの数値である．
　2）1985年までは，イングランド・ウェールズの数値である．
　3）マオリ族を除く．

　平成24年の周産期死亡数は4,133で，妊娠満22週以後の死産数が3,343胎，早期新生児死亡数が790人となっており，周産期死亡率は4.0で，数，率ともに減少している．
　わが国の周産期死亡率を諸外国と比較してみると，妊娠満28週以後の死産比，早期新生児死亡率ともに低くなっている．
　なお，諸外国との比較では妊娠満28週以後の死産数の出生千対の比を用いた．妊娠22週以後の後期死産と生後7日未満の早期新生児死亡を加えたものをいう．

表V-3 死因別妊産婦死亡数及び死亡率の推移

死因	1995	2000	2005	2007	2008	2009	2010	2011	2013
妊産婦死亡数（出産10万対）									
総数	85	78	62	35	39	53	45	41	36
直接産科的死亡	67	62	45	30	31	40	34	26	28
子宮外妊娠	2	5	1	2	2	2	3	2	1
妊娠・分娩及び産じょくにおける浮腫，たんぱく尿及び高血圧性障害	19	8	5	6	1	5	2	3	8
前置胎盤及び（常位）胎盤早期剥離等	3	12	8	3	3	1	4	3	1
分娩前出血，他に分類されないもの	—	—	—	—	—	1	—	—	—
分娩後出血	4	11	6	9	6	11	3	4	7
産科的塞栓症	20	14	12	—	7	9	11	9	4
その他の直接産科的死亡	19	12	13	10	11	12	11	5	7
間接産科的死亡	18	15	17	5	7	12	11	15	8
原因不明の産科的死亡	—	1	—	—	1	1	—	—	—
産科的破傷風	—	—	—	—	—	—	—	—	—
ヒト免疫不全ウイルス病（妊娠，分娩及び産じょくによる死亡）	—	—	—	—	—	—	—	—	—
妊産婦死亡率（出産10万対）									
総数	6.9	6.3	5.7	3.1	3.5	4.8	4.1	3.8	3.4
直接産科的死亡	5.5	5.0	4.1	2.7	2.8	3.6	3.1	2.4	2.7
子宮外妊娠	0.2	0.4	0.1	0.2	0.2	0.2	0.3	0.2	0.1
妊娠・分娩及び産じょくにおける浮腫，たんぱく尿及び高血圧性障害	1.5	0.7	0.5	0.5	0.1	0.5	0.2	0.3	0.8
前置胎盤及び（常位）胎盤早期剥離等	0.2	1.0	0.7	0.3	0.3	0.1	0.4	0.3	0.1
分娩前出血，他に分類されないもの	—	—	—	—	0.1	—	—	—	—
分娩後出血	0.3	0.9	0.5	0.8	0.5	1.0	0.3	0.4	0.7
産科的塞栓症	1.6	1.1	1.1	—	0.6	0.8	1.0	0.8	0.4
その他の直接産科的死亡	1.5	1.0	1.2	0.9	1.0	1.1	1.0	0.5	—
間接産科的死亡	1.5	1.2	1.6	0.4	0.6	1.1	1.0	1.4	0.8
原因不明の産科的死亡	—	0.1	—	—	0.1	0.1	—	—	—
産科的破傷風	—	—	—	—	—	—	—	—	—
ヒト免疫不全ウイルス病（妊娠・分娩及び産じょくによる死亡）	—	—	—	—	—	—	—	—	—

資料：厚生労働省（厚生省・労働省）　人口動態統計

したがって**周産期死亡率**は次の式で表せる．

$$周産期死亡率 = \frac{1年間の周産期死亡数（後期死産＋早期新生児死亡）}{1年間の出産数（出生数＋妊娠22週以後の死産数）} \times 1,000$$

●**おもな死因**●　後期死産は早期新生児死亡より多く，ともに母体側要因ならびに妊娠分娩の合併症により障害を受けた胎児および新生児によるものが最も多い．とくに死産には胎盤，臍帯，卵膜の合併症による影響が多く，新生児死亡例には先天奇形および染色体異常例が多い．

●**年次推移**●　周産期死亡率は年々減少し，過去30年来では約1/4，20年間では1/2に減少した．最近では，後期死産が周産期死亡の2/3を占めている（図V-4）．

●**諸外国との比較**●　第2次大戦後，わが国を含めた先進国では表V-4のごとく急速に低下してきている．とくに後期死産と早期新生児死亡は母体の健康状態に強く影響されるために，「出生をめぐる死亡」という意味が重要な指標の1つとなっている．各国とも早期新生児死亡より後期死産のほうが多い現況である．

④ **死産** fetal death

●**定義**●　死産とは，妊娠満12週以後の死児の出産をいい，死産率は出産（出生数と死産数の合計）千対の率である．

　平成24年の死産数は2万4,800胎，死産率は23.4となっている．

V 母子保健

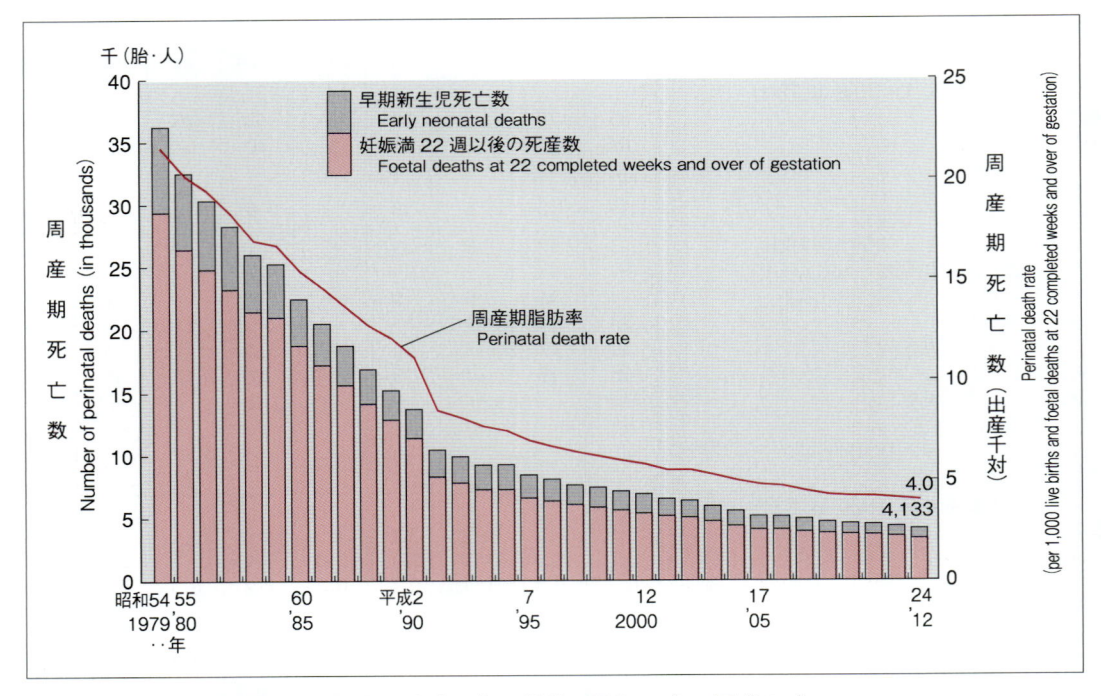

図V-4a　周産期死亡数及び周産期死亡率の年次推移―昭和54年～平成24年―

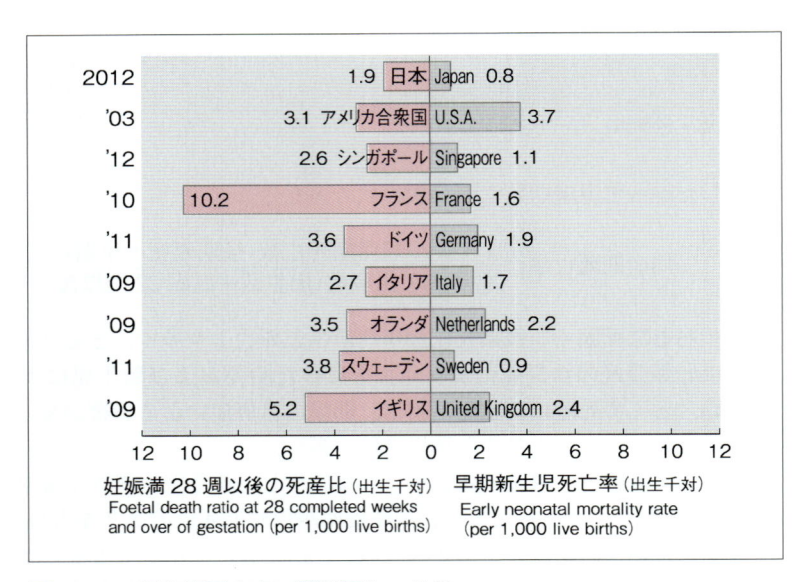

図V-4b　周産期死亡率の諸外国との比較
注：諸外国は，妊娠期間不詳の死産を含む．
　　フランスについては，妊娠期間180日以後の死産である．
資料：UN「Demographic Yearbook」

表V-4　諸外国の周産期死亡率(出生千対)[1]，年次別

(単位：出生千対)

国　　名	昭和45 (1970)	昭和55年 (1980)	平成2年 (1990)	平成7年 (1995)	平成12年 (2000)	平成17年 (2005)	平成23年 (2011)		
							周産期 死亡率	妊娠満28週 以後死産比	早期新生 児死亡率
日　　　本	21.7	11.7	5.7	4.7	3.8	3.3	2.8	2.0	0.8
カ ナ ダ	22.0	10.9	7.7	7.0	6.2	6.3	'06) 6.1	3.0	3.1
アメリカ合衆国	27.8	14.2	9.3	'96) 7.6	7.1	'03) 6.8	'03) 6.8	3.1	3.7
デンマーク	18.0	9.0	8.3	7.5	'01) 6.8	6.6	'10) 6.4	4.2	2.2
フランス	20.7	13.0	8.3	6.6	'99) 6.6	10.5	'09) 13.5	11.8	1.7
ドイツ[2]	26.7	11.6	6.0	6.9	'99) 6.2	'04) 5.9	'10) 5.4	3.6	1.7
ハンガリー	34.5	23.1	14.3	9.0	10.1	7.9	'10) 6.9	4.3	2.6
イタリア	31.7	17.4	10.4	8.9	'97) 8.9	5.1	'08) 4.4	2.7	1.7
オランダ	18.8	11.1	9.7	8.9	'98) 7.9	'03) 7.4	'09) 5.7	3.5	2.2
スペイン	'75) 21.1	14.6	7.6	6.0	'99) 5.2	4.1	'10) 3.5	2.2	1.3
スウェーデン	16.5	8.7	6.5	5.3	'02) 5.3	'04) 4.9	'10) 4.8	3.7	1.1
イギリス[3]	23.8	13.4	8.2	7.5	8.2	'03) 8.5	'09) 7.6	5.2	2.4
オーストラリア	21.5	13.5	8.5	6.9	6.0	5.9	'08) 6.7	4.5	2.2
ニュージーランド	19.8	11.8	7.2	'97) 5.7	5.8	5.6	5.3	3.0	2.3

資料：WHO "World Health Statistics Annual"
　　　UN "Demographic Yearbook"
　　　日本　統計情報部「平成23年人口動態統計」
注：pは暫定値である．
　1）国際比較のため周産期死亡率は妊娠満28週以後の死産数と早期新生児死亡を加えたものの出生千対を用いている．
　2）1990年までは，旧西ドイツの数値である．
　3）1980年までは，イングランド・ウェールズの数値である．

　死産率の年次推移をみると，全死産は昭和25年から上昇傾向となり，36年にピークの101.7となった．その後は41年の「ひのえうま」の影響を除き，低下傾向となり，平成7年からは横ばいで推移していたが，15年以降低下している．自然死産・人工死産別にみると，自然死産率は昭和30年代後半から低下傾向にある．人工死産率は昭和30年代半ばから低下していたが，50年からは上昇傾向に転じ，60年には自然死産率を上回った．63年からは再び低下傾向に転じ，平成6年から14年まではおおむね横ばいとなったが，15年からは自然死産率の低下と比較すると大きく低下している．

　平成24年の自然死産数を妊娠期間（4週区分）別にみると，満23週以前の各期間の死産数が多くなっている．人工死産とは，胎児の母体内生存が確実な時に，人工的な処置により死産に至った場合で，それ以外をすべて自然死産とする．

$$死産率 = \frac{1年間の死産数}{1年間の出産数（出生数＋妊娠12週以後の死産数）} \times 1{,}000$$

　とくに22週以降には人工死産は法律的に認められていないので，特別な場合に分けて22週以後の死産と分ける場合もある．

$$妊娠満22週以後の死産率 = \frac{1年間の妊娠満22週以後の死産数}{1年間の出産数（出生数＋妊娠満22週以後の死産数）} \times 1{,}000$$

●おもな原因●　自然死産の原因には，とくに胎盤，臍帯，卵膜の異常や母体の合併症，胎児の先天異常などがおもな原因としてあげられる．

●年次推移●　最近の20年来，確実に低下してきているが，この数年間は横ばいの傾向を示している．しかし，人工死産率は，1985年より自然死産率を上回って

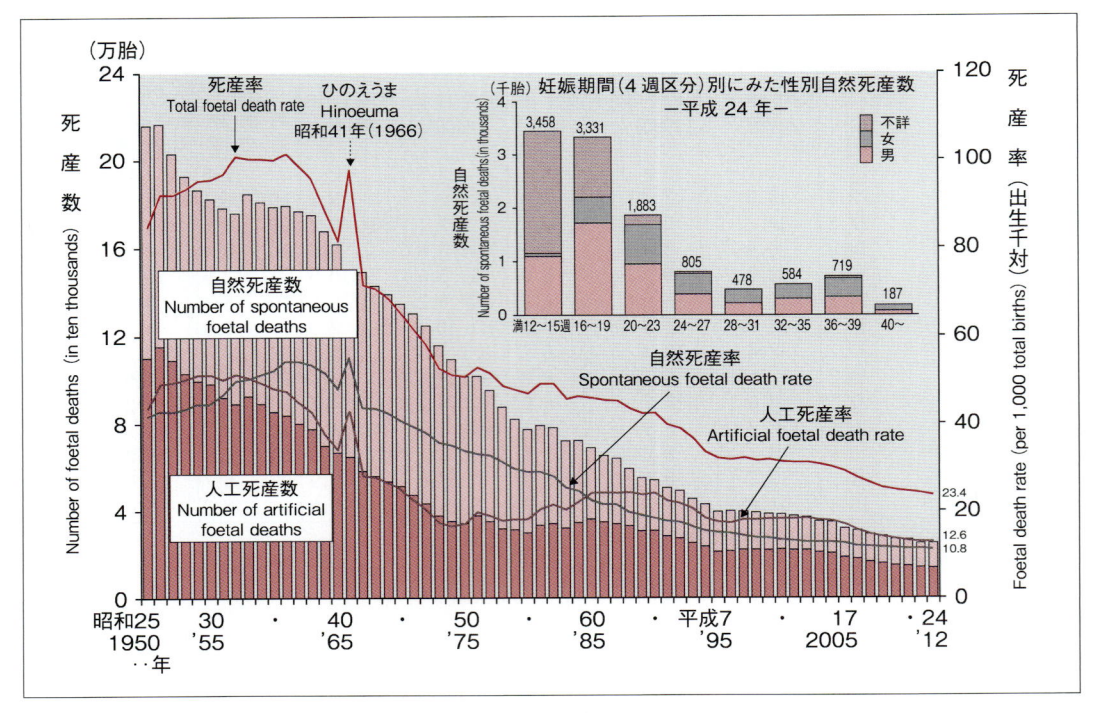

図Ⅴ-5　死産数及び死産率の年次推移―昭和25～平成24年―

5　人工妊娠中絶 induced abortion

1949年優生保護法の改正により「経済的理由により母体の健康を著しく害するおそれのあるもの」にも人工妊娠中絶が可能になり，その件数は急速に増加した．しかし，その後は家族計画が普及し減少した．1996年母体保護法の成立により，人工妊娠中絶は「胎児が母体外にて生命を保続することができない時期」のみに可能となり，妊娠22週未満までとなった．

人工妊娠中絶の実施率は年々減少の方向にきているが，最近10年位はほとんど変化なく，むしろ20歳未満の者の上昇傾向がみられ（図Ⅴ-6），今後はこれらの対策が重要であると考えられている．

中絶の時期は妊娠7週以前が半数以上を占め，中絶の理由は大部分が母体の健康のためとなっている．

6　乳児死亡 infant death

●定義●　乳児死亡とは，生後1年未満の死亡であり，このうち4週（28日）未満の死亡を新生児死亡，1週（7日）未満の死亡を早期新生児死亡という．

平成24年の乳児死亡数は2,299人，乳児死亡率（出生千対）は2.2となっている．

生存期間別に乳児死亡率の年次推移をみると，昭和40年代半ばまでは生後1週以上4週未満および4週以上1年未満の死亡は急速に低下したが，近年は緩やかな低下傾向となっている．

平成24年の死因別乳児死亡数割合は，「先天奇形，変形および染色体異常」が最も多く35.5％で，次いで「周産期に発生した病態」が25.4％となっている．

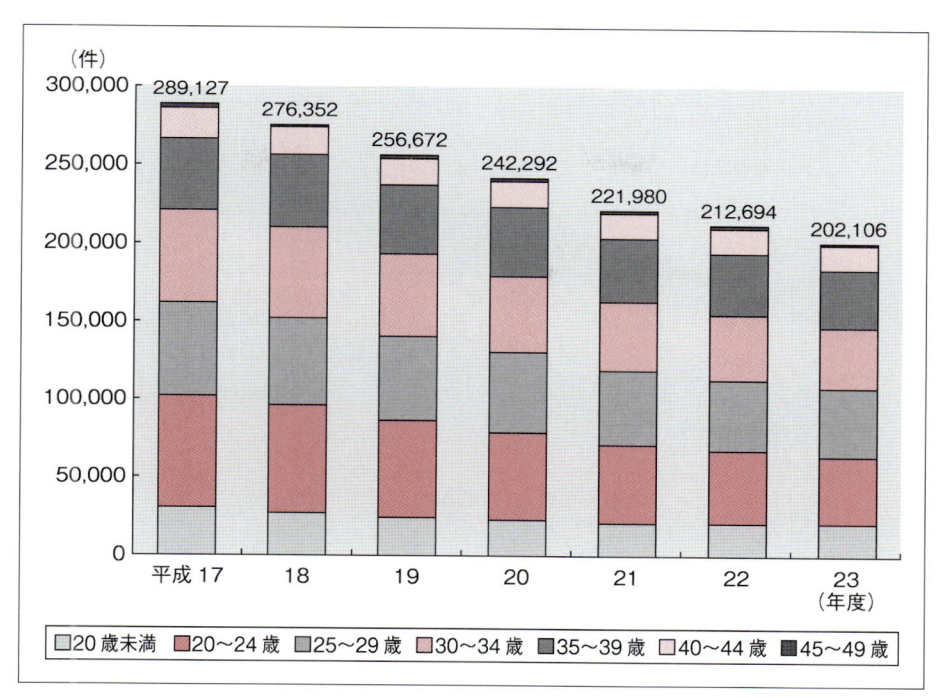

図V-6 人工妊娠中絶の推移（全国）

$$乳児死亡率 = \frac{1年間の1歳未満の死亡数}{1年間の出生数} \times 1,000$$

とくに生後28日未満の死亡を**新生児死亡**，生後7日未満の死亡を**早期新生児死亡**とし，それぞれの出生1,000対で**新生児死亡率，早期新生児死亡率**という．

$$新生児死亡率 = \frac{1年間の28日未満の死亡数}{1年間の出生数} \times 1,000$$

$$早期新生児死亡率 = \frac{1年間の早期新生児死亡数}{1年間の出生数} \times 1,000$$

新生児はまだ生活環境に対する適応性が弱く，妊娠・分娩の影響が残っており，とくに新生児死亡を分けている．

なお，死産，乳児死亡，周産期死亡，妊娠婦死亡との関係は図V-7のごとくである．

●**おもな死因**● 乳児死亡のおもな原因は，第2次大戦後しばらく肺炎や下痢などの感染によるものが多かったが，最近では先天異常，呼吸障害，心血管障害，乳幼児突然死症候群などによる（図V-8）．

●**年次推移**● わが国の乳児死亡率は生活水準や衛生環境の整備，施設分娩の普及などにより激減してきているが，その半数以上が新生児の未熟性や低酸素症，先天異常などによる．

●**諸外国との比較**● わが国の乳児死亡率は図V-9のごとく欧米先進国に比して最も低く，新生児死亡率も同様に低率である．

V 母子保健

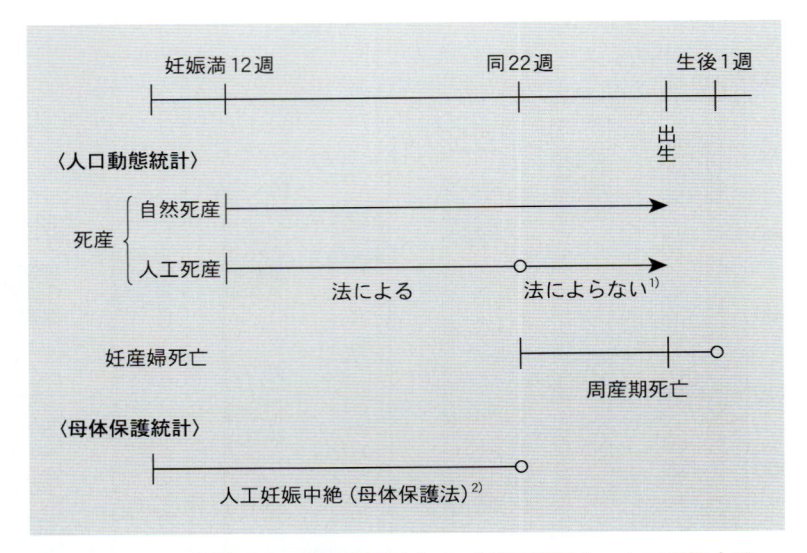

図V-7 死産，乳児死亡，周産期死亡および妊産婦死亡，人工妊娠中絶
資料：「国民衛生の動向」2006年より
注：1）母体の生命を救うための緊急避難の場合などに限られる（死亡診断書・出生証明書・死産証書記入マニュアル（平成7年版）から）．
2）平成3年（1991）以降，従来の「妊娠満23週以前」が「妊娠満22週未満」となった．
3）○は未満を示す

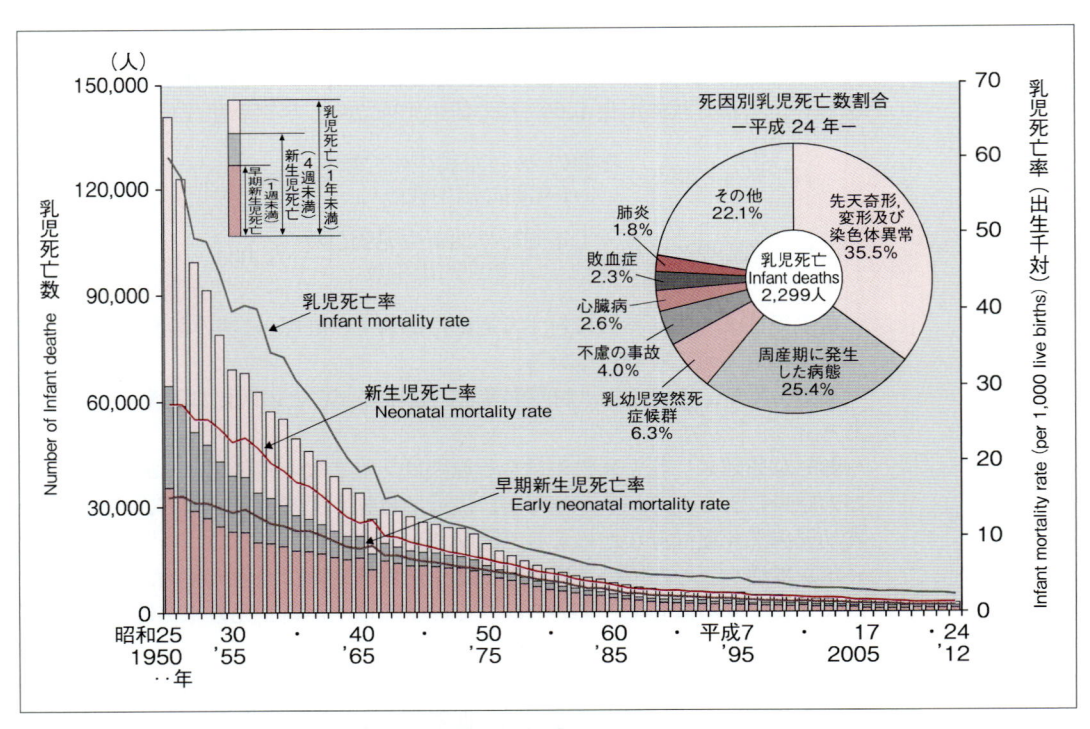

図V-8 乳児死亡数及び乳児死亡率の年次推移―昭和25～平成24年―

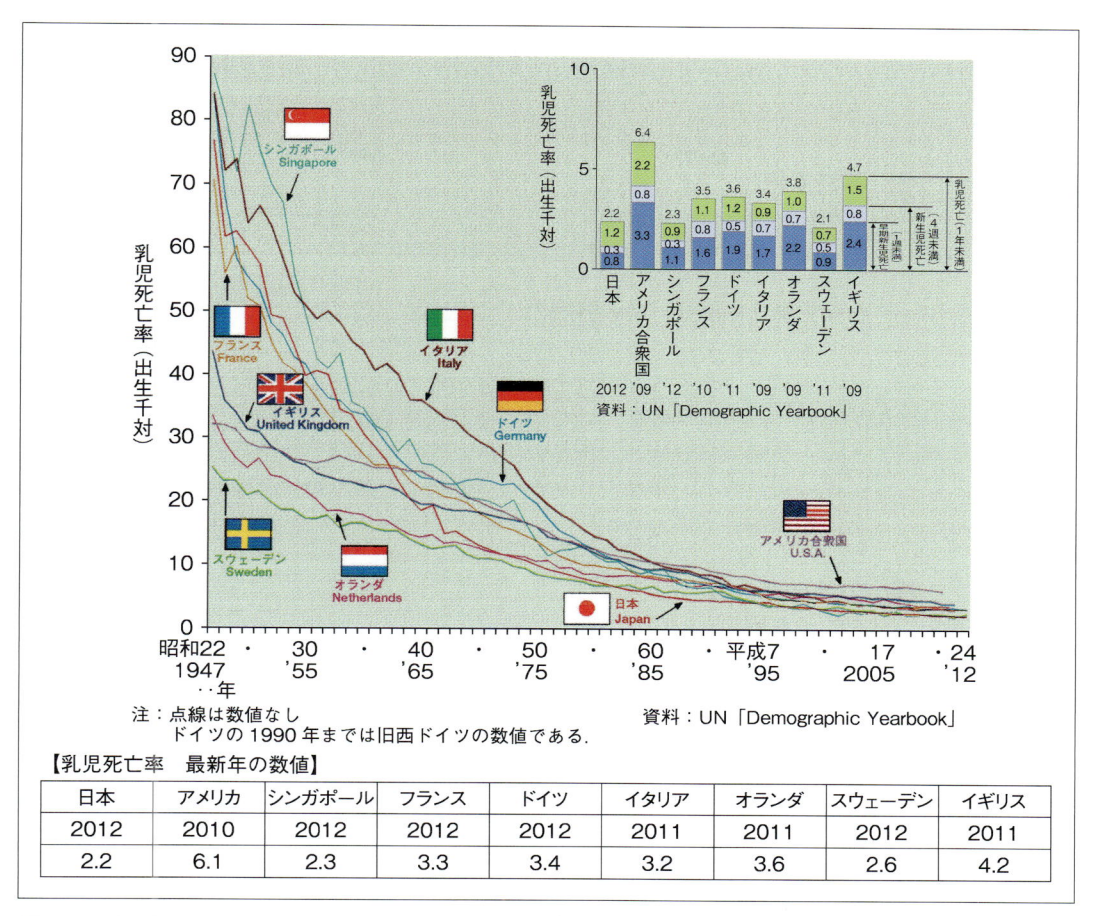

図Ⅴ-9　乳児死亡率の年次推移—諸外国との比較　1947〜2012年

【乳児死亡率　最新年の数値】

日本	アメリカ	シンガポール	フランス	ドイツ	イタリア	オランダ	スウェーデン	イギリス
2012	2010	2012	2012	2012	2011	2011	2012	2011
2.2	6.1	2.3	3.3	3.4	3.2	3.6	2.6	4.2

2　母子関連法規

A　母体保護法（昭和23年7月13日法律156号，平成25年12月13日法律第103号最終改正）

昭和23年（1948）以来続いてきた優生保護法が49年ぶりに大改正となり，「母体保護法」として成立した．これは主として優生の考え方をなくしたことで「不妊手術及び人工妊娠中絶に関する事項を定めること等により，母性の生命健康を保護することを目的」として成立したものである．

① この法律の目的と定義

> 第一条　この法律は，不妊手術及び人工妊娠中絶に関する事項を定めること等により，母性の生命健康を保護することを目的とする．
> 第二条　この法律で不妊手術とは，生殖腺を除去することなしに，生殖を不能にする手術で厚生労働省令をもって定めるものをいう．

> 2　この法律で人工妊娠中絶とは，胎児が，母体外において，生命を保続することのできない時期に，人工的に，胎児及びその附属物を母体外に排出することをいう．

② 不妊手術

不妊手術とは生殖腺を除去することなしに生殖を不能にする手術で命令をもって定めるものをいう．これには以下の規程がある．

> 第三条　医師は，次の各号の一に該当する者に対して，本人の同意及び配偶者（届出をしてないが，事実上婚姻関係と同様な事情にある者を含む．以下同じ．）があるときはその同意を得て，不妊手術を行うことができる．ただし，未成年者については，この限りでない．
> 一　妊娠又は分娩が，母体の生命に危険を及ぼすおそれのあるもの
> 二　現に数人の子を有し，かつ，分娩ごとに，母体の健康度を著しく低下するおそれのあるもの

③ 人工妊娠中絶

人工妊娠中絶は胎児が母体外において生命を維持できない時期に，人工的に胎児および胎児附属物を母体外に排出することをいう．これは以下の規程にそって行われなければならない．

なお，不妊手術や人工妊娠中絶を行った場合には都道府県知事に届出しなければならないのは以前と同様である．

> （医師の認定による人工妊娠中絶）
> 第十四条　都道府県の区域を単位として設立された公益社団法人たる医師会の指定する医師（以下「指定医師」という．）は，次の各号の一に該当する者に対して，本人及び配偶者の同意を得て，人工妊娠中絶を行うことができる．
> 一　妊娠の継続又は分娩が身体的又は経済的理由により母体の健康を著しく害するおそれのあるもの
> 二　暴行若しくは脅迫によって又は抵抗若しくは拒絶することができない間に姦淫されて妊娠したもの
> 　（以下略）

④ 受胎調節の実施指導

> 第十五条　女子に対して厚生労働大臣が指定する避妊用の器具を使用する受胎調節の実地指導は，医師のほかは，都道府県知事の指定を受けた者でなければ業として行つてはならない．ただし，子宮腔内に避妊用の器具を挿入する行為は，医師でなければ業として行つてはならない．
> 2　前項の都道府県知事の指定を受けることができる者は，厚生労働大臣の定める基準に従つて都道府県知事の認定する講習を終了した助産師，保健師又は看護師とする．
> 3　前二項に定めるものの外，都道府県知事の指定又は認定に関して必要な事項は，政令でこれを定める．

なお，不妊手術または人工妊娠中絶を行った場合には都道府県知事に届け出なければならず，違反した場合の罰則規定もある．

B 母子保健法（昭和40年8月18日法律第141号，平成26年6月4日法律第51号最終改正）

母子の健康保持・増進のために成立したものである．

① この法律の目的・母性の尊重・健康保持

> （目的）
> 第一条　この法律は，母性並びに乳児及び幼児の健康の保持及び増進を図るため，母子保健に関する原理を明らかにするとともに，母性並びに乳児及び幼児に対する保健指導，健康診査，医療その他の措置を講じ，もつて国民保健の向上に寄与することを目的とする．
> （母性の尊重）
> 第二条　母性は，すべての児童がすこやかに生まれ，かつ，育てられる基盤であることにかんがみ，尊重され，かつ，保護されなければならない．
> （乳幼児の健康の保持増進）
> 第三条　乳児及び幼児は，心身ともに健全な人として成長してゆくために，その健康が保持され，かつ，増進されなければならない．

② 用語の定義

> （用語の定義）
> 第六条　この法律において「妊産婦」とは，妊娠中又は出産後一年以内の女子をいう．
> 2　この法律において「乳児」とは，一歳に満たない者をいう．
> 3　この法律において「幼児」とは，満一歳から小学校就学の始期に達するまでの者をいう．
> 4　この法律において「保護者」とは，親権を行う者，未成年後見人その他の者で，乳児又は幼児を現に監護する者をいう．
> 5　この法律において「新生児」とは，出生後二十八日を経過しない乳児をいう．
> 6　この法律において「未熟児」とは，身体の発育が未熟のまま出生した乳児であつて，正常児が出生時に有する諸機能を得るに至るまでのものをいう．

③ 知識の普及・指導

> （知識の普及）
> 第九条　都道府県及び市町村は，母性又は乳児若しくは幼児の健康の保持及び増進のため，妊娠，出産又は育児に関し，相談に応じ，個別的又は集団的に，必要な指導及び助言を行い，並びに地域住民の活動を支援すること等により，母子保健に関する知識の普及に努めなければならない．
> （保健指導）
> 第十条　市町村は，妊産婦若しくはその配偶者又は乳児若しくは幼児の保護

者に対して，妊娠，出産又は育児に関し，必要な保健指導を行い，又は医師，歯科医師，助産師若しくは保健師について保健指導を受けることを勧奨しなければならない．
(新生児の訪問指導)
第十一条　市町村長は，前条の場合において，当該乳児が新生児であつて，育児上必要があると認めるときは，医師，保健師，助産師又はその他の職員をして当該新生児の保護者を訪問させ，必要な指導を行わせるものとする．ただし，当該新生児につき，第十九条の規定による指導が行われるときは，この限りでない．
2　前項の規定による新生児に対する訪問指導は，当該新生児が新生児でなくなつた後においても，継続することができる．

❹ 健康診査・栄養摂取・妊娠の届出

(健康診査)
第十二条　市町村は，次に掲げる者に対し，厚生労働省令の定めるところにより，健康診査を行わなければならない．
一　満一歳六か月を超え満二歳に達しない幼児
二　満三歳を超え満四歳に達しない幼児
(以下略)
第十三条　前条の健康診査のほか，市町村は，必要に応じ，妊産婦又は乳児若しくは幼児に対して，健康診査を行い，又は健康診査を受けることを勧奨しなければならない．
(栄養の摂取に関する援助)
第十四条　市町村は，妊産婦又は乳児若しくは幼児に対して，栄養の摂取につき必要な援助をするように努めるものとする．
(妊娠の届出)
第十五条　妊娠した者は，厚生労働省令で定める事項につき，速やかに，保健所を設置する市又は特別区においては保健所長を経て市長又は区長に，その他の市町村においては市町村長に妊娠の届出をするようにしなければならない．

❺ 母子健康手帳

(母子健康手帳)
第十六条　市町村は，妊娠の届出をした者に対して，母子健康手帳を交付しなければならない．
2　妊産婦は，医師，歯科医師，助産師又は保健師について，健康診査又は保健指導を受けたときは，その都度，母子健康手帳に必要な事項の記載を受けなければならない．乳児又は幼児の健康診査又は保健指導を受けた当該乳児又は幼児の保護者についても，同様とする．
3　母子健康手帳の様式は，厚生労働省令で定める．
(以下略)

⑥ 妊産婦の訪問指導等

第十七条　第十三条の規定による健康診査を行つた市町村の長は，その結果に基づき，当該妊産婦の健康状態に応じ，保健指導を要する者については，医師，助産師，保健師又はその他の職員をして，その妊産婦を訪問させて必要な指導を行わせ，妊娠又は出産に支障を及ぼすおそれがある疾病にかかつている疑いのある者については，医師又は歯科医師の診療を受けることを勧奨するものとする．

2　市町村は，妊産婦が前項の勧奨に基づいて妊娠又は出産に支障を及ぼすおそれがある疾病につき医師又は歯科医師の診療を受けるために必要な援助を与えるように努めなければならない．

⑦ 低体重児の届出・未熟児の訪問指導

（低体重児の届出）
第十八条　体重が二千五百グラム未満の乳児が出生したときは，その保護者は，速やかに，その旨をその乳児の現在地の都道府県，保健所を設置する市又は特別区に届け出なければならない．

（未熟児の訪問指導）
第十九条　都道府県，保健所を設置する市又は特別区の長は，その区域内に現在地を有する未熟児について，養育上必要があると認めるときは，医師，保健師，助産師又はその他の職員をして，その未熟児の保護者を訪問させ，必要な指導を行わせるものとする．

2　第十一条第二項の規定は，前項の規定による訪問指導に準用する．

3　都道府県知事は，第一項の規定による訪問指導を行うときは，当該未熟児の現在地の市町村長（保健所を設置する市の市長及び特別区の区長を除く．）に，その旨を通知しなければならない．

⑧ 母子保健施設

第二十二条　市町村は，必要に応じ，母子健康センターを設置するように努めなければならない．

2　母子健康センターは，母子保健に関する各種の相談に応ずるとともに，母性並びに乳児及び幼児の保健指導を行ない，又はこれらの事業にあわせて助産を行なうことを目的とする施設とする．

⑨ その他

都道府県知事は養育のため，病院または診療所に収容することを必要とする未熟児に対し，その養育に必要な医療（養育医療）の給付を行い，またはこれに代えて養育医療に要する費用を支給することができることになっている．この養育医療のなかには，診察，薬剤または治療材料の支給，医学的処置，病院または診療所への収容，看護，移送などが含まれている．

また，医療施設の整備や調査研究の推進，費用の負担なども決めている．

C 児童福祉法（昭和22年12月12日法律第164号，平成26年6月25日法律79号最終改正）

すべての国民は，児童が心身ともに健やかに生まれ，かつ，育成されるように努めなければならない．すべての児童は等しくその生活を保障され，愛護されなければならない．このような理念から生まれた法律であり，満18歳に満たない者を保護するものである．

児童福祉協議会，児童福祉司および児童委員，保育士，児童相談所，福祉事務所および保健所，児童福祉施設などについて規定している．

D 感染症の予防及び感染症の患者に対する医療に関する法律（平成10年10月2日法律第114号，平成26年6月13日法律第69号改正）

平成11年4月より施行されている「感染症の予防及び感染症の患者に対する医療に関する法律」は，伝染病予防法（明治30年制定）を改正するかたちで国会を通った．これにより，伝染病予防法，性病予防法，エイズ予防法が廃止された．

E 労働基準法（昭和22年4月7日法律第49号，平成24年6月27日法律第42号最終改正）

このなかで産前6週・産後8週間以内の就業禁止，生後1年以内の生児を育てる女子に休憩時間のほかに1日2回，各々少なくとも30分間の育児時間を与える，月経日の就業が著しく困難な女子が生理休暇を請求したときに就業させてはならないと規定している．

3 家族計画

1 意義

家族計画 family planning とは，家族の幸福，人類の幸福のために，妊娠・出産に計画性をもたせることである．この計画に基づいて受胎を調節することを受胎調節 contraception, conception control という．

2 概念の整理

① 産児制限 birth control：このなかには受胎調節のほかに，禁欲，中絶性交，不妊手術，人工妊娠中絶，去勢などの概念も含まれているので，今日では家族計画のなかに産児制限という言葉を含めないようにしている．

② 避妊, 受胎調節 contraception：ほぼ同意語的に用いられているが，避妊のなかに一時的避妊のほかに卵管結紮，精管結紮，去勢術などの永久的避妊も含まれている．しかし，受胎調節という言葉には一般に受胎能力を調節することにより，出産回数，出産間隔を調節するいわゆる一時的避妊を主として意味することが多い．

③ 家族計画：これは大きな目的を意味し，この目的の遂行のために，避妊や受胎調節などがあることになる．

3 家族計画の立て方

家族計画を立てるうえで，とくに次の項目について注意する必要がある．

① 母体の健康状態：心疾患，腎疾患，高血圧など十分考慮し，妊娠・分娩・育

児に十分な対応ができるかに注意する．

② **母の年齢**：高年になるにつれて妊娠・分娩・育児が母体に対して悪影響をもたらし，さらに児の先天異常も35歳以上では増加する傾向があるので，妊娠・分娩に計画性をもたすあまり，出産時期があまり遅くならないよう注意する．

③ **初回の妊娠**：とくに初回の妊娠はその後の不妊なども考慮して中絶しないように注意する．

④ **家庭の経済事情**：出産・育児に対して経済的にも大変となるが，これを重視するあまり，高年齢出産にならないように注意する．

⑤ **子供の教育計画**：子供の学費なども考えて数年間隔をおくことも重要である．

⑥ **遺伝関係**：夫婦に精神性疾患や先天異常があるときには，その遺伝関係にも十分検索する必要がある．

⑦ **婚前指導**：できたら結婚前，婚約の時期より家族計画の意義を十分に教育し，人工妊娠中絶よりも一時的な受胎調節を行うように指導しておくことも肝要である．

4 避妊法の実際

避妊法は今日では種々の方法が考案され実際に用いられているが，代表的なものは次のようなものがある．

1　コンドーム condom，女性用コンドーム

わが国で最も多く用いられている方法である．薄いゴムの袋の中に精液を受ける方法であるために，最も単純で簡単な避妊法である．最近は女性用のコンドームもある．

2　膣外射精・性交中絶

膣外にて射精したり，途中で性交を中止する方法である．失敗率も高い．

3　ビデ bidet

フランスのルイ王朝時代に用いられ，やがて一般に用いられるようになった．膣内にて射精後，ただちに膣内を洗浄して精液を洗い流す方法である．失敗率も高く，不満が残る．

4　オギノ式

排卵日の性交を避けようとする方法である．一般には次の式を用いて最近の6カ月ぐらいの月経周期をもって計算する．

$$受胎の初日 = 10 + (最小周期 - 28) = 最小周期 - 18$$
$$受胎の終日 = 17 + (最大周期 - 28) = 最大周期 - 11$$

5　基礎体温法

排卵が終わるとプロゲステロンの分泌により高温相に入るが，高温2日目までが妊娠する危険があり，それまでなんらかの方法で避妊し，高温3日目以後は避妊をしなくても妊娠しないことを利用する方法である．

6　ペッサリー pessary

縁にバネの入ったゴム製のお椀状のもので，性交前に膣内に挿入し，精液の子宮内への侵入を防ぐものである．避妊に対する歴史的意義は大きいが，今日ではあまり利用されていない．

7　タンポン，スポンジ

膣内に充填し，精子の子宮内侵入を防ぐもので，原始的な方法である．

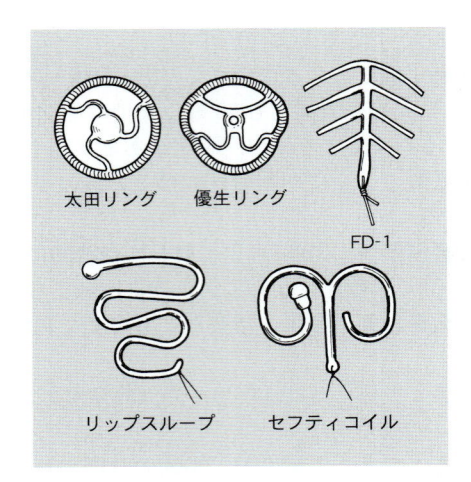

図V-12　わが国で従来使用されてきた主な子宮内避妊リング（IUD）のいろいろ

表V-5　避妊法別妊娠率

避妊法	妊娠率
コンドーム	7
ペッサリー	20〜30*
錠剤	10〜20
ゼリー	8〜15
経口避妊薬	0.5〜1.0
IUD	2〜4**
オギノ式	14〜25

* 単独使用の場合．ゼリーと併用すると，10以下になる
**自然脱出例を除く

8　腟錠剤

腟内の水分を吸収して溶けて発泡する．射精した精子を殺すものである．

9　ゼリー

同様にゼリー状のものを腟内に挿入し，精子を殺すものである．

10　フィルム状腟内避妊薬

5 cm四方のオブラート状のもので，たたんで腟内に挿入する．錠剤，ゼリーと同様に腟内にて精子の運動性を減弱させるか死滅させるが，腟から流出しにくい．

11　経口避妊薬（ピル）

今日では最も確実な避妊法として用いられている．

投与方法として，①合剤投与法，②順次投与法，③持続投与法などが考案されて臨床に用いられてきたが，今日では低用量の合剤ピル（三相性を含む）が主に用いられている．さらに，④性交後投与法 morning-after, postcoital contraception, emergency contraception がある．排卵日近くの性交時に妊娠を避けるために比較的大量のエストロゲン単独かまたは中用量のエストロゲン＋プロゲストーゲンとともに数日間投与する．着床を阻害するものとされている．

12　子宮内避妊器具 intrauterine device (IUD)

子宮内に挿入し，避妊しようとする器具を子宮内避妊器具（IUD）という．今日までいろいろの形状のIUDが考案されてきたが，わが国でおもに用いられてきたのは，太田リング，優生リング，リップスループ，FD-1，セフティコイルの5種類である．また薬剤附加IUDも考案されてきている．リングを子宮内に挿入し，着床障害により避妊をきたすものと考えられている（図V-12）．

子宮内挿入後の不正出血，感染などの副作用としてみるが，多くは一過性であり，避妊効果もかなり高いとされている．最近では訴訟などの問題もあり，発売中止などでIUDの使用例は減少している．

5　各種避妊法の比較

今日まで用いられてきた避妊法の効果を比較すると，おおよそ表V-5のごとくである．今日ではあまり用いられていないものもあり，最も効果的なものは経口避妊薬であると考えられているが，とくに月経周期の確立の不十分な思春期少女への長期間使用には注意する必要があるとされている．

4 遺伝相談

　家系内や児に遺伝性疾患や染色体異常が認められる者，あるいは高齢女性や先天異常の原因を有する者を対象に，現在の妊娠や次回の妊娠で児が異常になる確率を求め，今後の妊娠の是非，出生前診断の適応，あるいは胎児治療や新生児治療の可能性などに関する情報を相談依頼者（クライエント）に提示する一連の過程をいう．

1 対象

　狭義の遺伝相談は遺伝子異常に基づく疾患を対象とするが，実際に行われる遺伝相談では，妊娠中の感染症，薬物服用，妊娠偶発合併症などの環境要因によるものも対象とされる．
　① **遺伝子病**：単一遺伝子病，多因子遺伝性疾患，ミトコンドリア遺伝病など．
　② **染色体異常**：常染色体トリソミー，常染色体構造異常，性染色体異常など．
　③ **妊娠中の感染症**：風疹や伝染性単核球症などのウイルス疾患，梅毒，トキソプラズマ症など．
　④ **妊娠中の薬物服用**：抗精神薬，ホルモン剤，抗癌剤など．
　⑤ **妊娠中の放射線被曝**．
　⑥ **妊娠偶発合併症や異常妊娠**：糖尿病，妊娠高血圧症候群，血液型不適合妊娠など．
　⑦ その他．

2 基本的態度

　対象とされる疾患や異常に関する調査資料や文献的資料を示し，クライエントの妊娠や出生前診断に対する判断を支援することが基本であり，判断を誘導したり指示するものではない．そのためには資料の収集，安全で精度の高い出生前診断法の確立，胎児医療や新生児医療の開発，遺伝相談に関する社会的コンセンサスの集約，検査や治療に関わる経済的支援，専門医や遺伝カウンセラーの養成，遺伝ネットワークづくりなどが必要である．

3 具体的な進め方

　まず，対象とされる疾患あるいは異常の確定診断を行い，遺伝要因ならびに環境要因の関与の度合いを明らかにする．必要に応じて家系図を作成する．
　① **遺伝子病**：単一遺伝子の異常によるものか，多遺伝子が関与しているものか，常染色体性か性染色体性か，優性遺伝か劣性遺伝かなどを検討する．また，優性遺伝の場合は浸透率を算定するなどして，児が病者あるいは保因者になる確率を求める．
　② **染色体異常**：転座保因者，高齢妊婦（一般には35歳以上），染色体異常児出産既往者などを対象とし，児が染色体異常となる確率を求める．
　③ **妊娠中の感染症**：妊娠中に罹患した感染症および感染時の妊娠週数から，児に生ずる異常の内容とその確率を検討する．
　④ **妊娠中の薬物服用**：薬物の催奇性，服用時の妊娠週数，服用量，服用期間などを総合的に検討し，胎児への影響を推定する．
　⑤ **妊娠中の放射線被曝**：X線検査などの内容を検討して胎児被曝線量を推定し，さらに妊娠週数を考慮して胎児への影響を総合的に判定する．
　⑥ **妊娠偶発合併症や異常妊娠**：超音波検査などで胎児の発育遅延，形態異常，

羊水過多などがみられた場合は，羊水検査などを行って原因を追究する．母体糖尿病など胎児異常の原因となる可能性のある偶発合併症の場合は，個々の疾患に応じて胎児への影響を検討する．

④ 出生前診断

胎児細胞(羊水細胞，絨毛細胞，胎児臍帯血，母体血中胎児細胞)，羊水，母体血清などを用いた胎児診断のほか，超音波検査やMRI検査などの画像診断が行われる．また，受精卵診断（着床前診断）が重篤な遺伝性疾患や流産を反復する染色体転座保因者を対象に実施されることがある．

① **遺伝子診断**：胎児細胞のDNA分析を行い，胎児が病的遺伝子を保有しているか否かを診断する．

② **酵素活性測定**：胎児細胞，胎児血清，羊水などの酵素活性を測定し，その値から胎児の病的遺伝保有状況を推定する．

③ **染色体分析**：胎児細胞を採取し，細胞培養法やFISH法を用いて胎児染色体を分析する．なお，胎児染色体異常のスクリーニング検査として，母体血清中のhCG，非結合型エストリオール，AFPなどの測定が行われる．

④ **感染症**：絨毛組織を用いたウイルスや病原体DNA・RNAの検索や，胎児臍帯血を用いた抗体価測定などが行われる．

VI 臨床実習の手引き

1 医の倫理・生命倫理

① 医の倫理・生命倫理

　医学において、医の倫理・生命倫理が重要であることはいうまでもない．古来より国内外で、ヒポクラテスの誓いが有名である．インフォームドコンセントの概念がないなど現代にそぐわない面もあるが、患者を差別せず、患者の利益を優先するなど、今なお医師のあるべき姿を示している．また、教育病院においては臨床研究も行うことが多く、ある意味、人体実験といえる行為が行われる．これは、新薬・治療法の開発にはなくてはならない過程であるが、生命倫理をおろそかにした時代も過去にはあった．このことを反省し、1964年にヘルシンキ宣言が出され、その後、数回の修正を受けて現在に受け継がれている．

　臨床の場では、しばしば倫理的判断を迫られる場合がある．とくに医療技術が高くなり、どこまでも治療を続けることが本当に本人のためであるか否かの判断に困ることもある．また、致死的疾患をもった新生児に、できるかぎりの延命処置を施すことが正しいことなのか否かなど、医師の間でも意見の分かれる状況も増えている．本来なら過去の反省に鑑み、可能ならば複数の医療関係者および医療関係以外の有識者の意見をよく聞き、判断を行う必要がある．しかし、とくに周産期分野では、時間的余裕がなく、また迅速な倫理委員会の開催が行える体制にある施設が少ないこともあり、現実には治療方針を施設内で決定せざるをえないこともある．ただし、主治医1名のみで重要な倫理的判断を行うことだけは避けなければならない．それには、将来起こるかもしれない訴訟等のトラブルに対処できるという意味も込められている．

② 倫理原則

　生命倫理において、いくつかの倫理原則があると考えられている．重要なものを以下に示す．

　　① autonomy（自律性・自己決定）
　　② nonmaleficence（危害を与えない）
　　③ beneficence（善行）
　　④ justice（正義・平等）

　いくつかの倫理原則が相反する場合には、本人の意思を優先するべきautonomyというのが、現在の考え方である．しかしながら、本人が早期の死を選択したとしても、積極的安楽死を医師が行うことは、日本の法律では問題があり、あくまでも法律が上位にある．

　また、日本においては、まだautonomyが浸透しているとはいえず、「先生ならどうしますか？」などと聞かれることも多い．必ずしも正直に答えていけないというわけではないが、旧来型の父権主義paternalismになりがちで、autonomyに相容れないとの考えもある．すべての人が納得する倫理判断というものは、その症例ごとに患者を中心として、主治医以外の複数のスタッフがかかわりながら、正しい倫理判断が行われているか否かを常に判断していくというのが現実的な解答ではないだろうか．

　「エホバの証人」が輸血を拒否するように、宗教あるいは信条の問題から、特定の医療行為を患者が拒否することがある．医師として、その行為を行わないために患者に危険が及ぶことを危惧するのは当然であるが、本人がそれを拒否する

以上，行ってはならない．実際，最近の判例では，このような場合の自己決定権を認めることが多く，インフォームドコンセントが得られていれば，医師の責任が問われる可能性は非常に低い．ただし，自己以外に危害が及ぶ場合，新生児などで意思表示ができない患者に信仰による治療制限を親が希望する場合には，原則としては行うことができると考えられている．しかし，このような特殊な例では，あらかじめ倫理委員会などで十分な議論が行われるべきである．

③ 臨床実習について

臨床の医師となるためには，医学知識だけではなく実技を習得する必要がある．そのためにさまざまな模擬訓練を行うが，最終的には患者を通して学ばざるをえない．しかし患者には，学生の実習を拒否あるいは限定する権利があることは，自分の家族が患者となったときのことを考えれば自明である．医学生は，臨床実習の意味を理解し協力してくれた患者に感謝すべきである．病に悩む患者に対し，たとえ問診だけであろうとも，医学生のために時間と労力を割いてくれていることを忘れないでほしい．

産婦人科では，女性性器を中心とした診察があり，とくに患者の気持ちに配慮した対応が求められる．患者を心ある人としてみられない者は，臨床実習に臨むべきではない．また，先輩の学生や医師，看護師等にも敬意を払い，礼儀正しい服装や挨拶，態度を取らねばならない．これは，現代医療がチーム医療となっている以上，必要なマナーである．しかし，臨床の現場で，先輩医師たちが間違った治療や診断をしていると感じることもあるかもしれない．その際，主治医に「間違っているのではないか」と聞ける雰囲気があれば問題ないが，その勇気がない場合でも，病棟医長等にそれとなく伝えるのが，医師を目指す者の義務である．患者の利益になるのであれば，遠慮は無用である．

正常妊娠・分娩では「おめでとうございます」といえる唯一の診療科である．反面，胎児の疾患や死産，不妊症，悪性腫瘍に悩む患者に対し，心理的サポートを求められることもある．誕生から死まで人の病や苦悩を幅広く取り扱うのが，産婦人科のみならず医師の使命であるが，医学が発達するにつれ，そのさまざまな場面で従来の「生命を救い，病を治すだけ」の医療から現代医学は一歩踏み出した感がある．「倫理的に正しい選択はなにか」，「生命倫理とはなにか」を法の範囲において考えなければならない．患者の利益，家族の利益，医療側の利益，臨床研究のあり方，宗教，信条，医療経済など実に多くの要素を考慮しつつ，臨床は動き続けている．臨床実習に全力であたり，有意義なものとすることが重要である．

2 診療情報

A 予診のとり方 interview and history taking

① 産科婦人科の予診をとる前の心構え

① 産科および婦人科診察の他科と異なる点は，患者がすべて婦人で，診察する部位は性器が中心となるということである．したがって臨床実習で予診をとるにあたっては，患者の羞恥心や恐怖心を刺激しないように絶えず十分な配慮をする必要がある．さらに，問診する内容は性を中心にして患者のプライバシーにかか

わる問題に触れることが多いので，プライバシーを損なわずに正確な内容を聞きとるように配慮しなければならない．できれば，実習を通じて患者から信頼されるような真摯な態度と心構えをもって臨んでほしい．

② 学生時代の勉強は，まず疾患が提示され，その症状，治療という順序（疾患→症状）で学んだ．しかし臨床実習では，まず症状があり，それに相当する疾患はなにかという（症状→疾患）逆の順序で考えねばならない．急性疾患では，ときに症状→治療→疾患という思考がなされねばならず，予診をとりながら思考方法を変える必要がある．

③ 臨床実習には病棟実習と外来実習とがある．**病棟実習**では検査データも揃って，すでに問題点も明らかにされているので時間をかけて考えることができる．しかし，**外来実習**で予診を取る際には，患者が病初期で典型的な症状に欠けるなど十分な情報が得られなかったり，ときに身体的な疾患がないこともあるうえに，時間的にも十分な余裕がないので注意を要する．

❷ 予診の実際

予診（問診）の目的は
① 疾患に関する情報収集
② 患者のプロフィールを明らかにする
③ 患者とのコミュニケーションをはかる

の3点に集約できる．産婦人科領域では上手な予診だけで，診察，検査を行わ

表VI-1　予診の内容

1．一般社会的事項
氏名，生年月日，年齢，現住所，本籍，職業，保険の種類，紹介医の有無など
——これらはすでに事務受付において記入されていることが多いが，よばれた患者が本人に間違いないかどうか必ず氏名を確認し，年齢は記憶に留めておく

2．主訴
産科婦人科領域では，
・性器出血（不正性器出血）
・月経異常
・帯下および搔痒感
・疼痛（下腹痛，腰痛，外陰部痛）
・腫瘤および腹部膨満感
・排尿障害
・癌検診希望
・挙児希望
などを訴えることが多い

3．現病歴
上記の症状について，その部位，性質，程度，これまでの時間的経過，前医の有無など，より詳細な内容を聞く．また，症状が月経と関係があるかどうか確かめておきたい．さらに，アレルギーの有無，睡眠，食欲，便通，排尿などについても質問する

4．月経歴
初潮年齢，月経周期と持続日数，規則性，最終月経，経血量，疼痛の有無，閉経年齢などを聞く

5．結婚歴
結婚年齢，配偶者の健否．未婚の場合でも必要なら性交経験，パートナーの有無について聞く

6．妊娠・分娩歴
過去の妊娠について年代順にその転帰を記す．すなわち流産（自然・人工）および早産の有無，満期産ではその妊娠，分娩，産褥の経過，状況について記す．なお，新生児についても生下時体重，異常の有無，生死などを記す

7．既往歴
過去の疾患について罹患年齢，内容，治療法，医療機関などを年代順に記す．手術の有無，輸血の有無，わかれば血液型も聞く

8．家族歴
癌，糖尿病など遺伝的素因に関するものと，肝炎，結核など環境的要因によるものとがある

9．その他
出生地，海外生活の経験，最近の異動，転校，就職など状況に応じて聴取する

くても病名を推定できることがある．したがって，情報収集の手段として予診はきわめて重要であるが，一方，予診が患者と直接コミュニケーションをはかる最初の段階であるということもそれと同じくらい大切なことであることを忘れてはならない．

予診をとるときは限られた時間内に
- 患者の訴えをあいづちをうちながら真摯に聞き，
- 病状について患者によくわかる言葉で適切な質問をし，
- 患者の様子を注意深く観察し，
- 診療録（カルテ）に正確に，誰がみてもわかるように記入する

ようにしたい．産科婦人科領域における予診の具体的な内容については**表Ⅵ-1**に記載する．

B 診療録の書き方 record writing

診療に関係した事項はすべて診療録（カルテ）に正確に記録されねばならない．診療録の形式，用いる用語等は，いわゆる電子カルテも含めそれぞれの施設で若干異なるが，内容的には大きな差異はない．記載すべき内容はほぼ**表Ⅵ-2**に示すような事項である．

表Ⅵ-2　診療録の記載事項
1. 予診（問診）
2. 診察所見
　　……全身所見と局所（内診）所見
3. 検査データ
4. 治療方針，治療内容
5. 患者への説明内容
6. 臨床経過
7. 記載者氏名

患者に関する情報はすべて診療録から得られねばならない．当面の臨床情報だけでなく，後になって臨床研究や医療監査，裁判資料にも使用され，また，患者から診療録の開示を求められることもある．すなわち，診療録は長く保存されてたびたび読まれることを前提に，読みやすい字で，正しい言葉・文章で，特殊な略語は使わず，正確な内容が伝わるように書きたい．

C 用語集 practical terminology

産婦人科の日常診療に頻繁に用いられ，診療録の記載に必要な基本的な用語のみ日本語，英語，ドイツ語の順番に記す．なお疾患名および臓器名は除外した．

● 産科婦人科症候に関するもの ●

1 性器出血 genital (vaginal) bleeding, Genitalblutung
不正性器出血 atypical genital bleeding, atypische Genitalblutung
接触出血 contact bleeding, Kontaktblutung
閉経後性器出血 postmenopausal genital hemorrhage (bleeding)
　点状出血 spotting
　凝血塊のある with clots, mit Blutklumpen
2 月経 menstruation (menses), Menstruation (Menses)
初経 menarche, Menarche
閉経 menopause, Menopause
月経周期 menstrual cycle, Menstrualzyklus
　順 regular, regelmäßig
　不順 irregular, unregelmäßig

月経持続 duration of menstruation, Dauer der Menstruation
最終月経 last menstrual period, letzte Regel (Menstruation)
月経異常 menstrual disorder (anomaly), Menstruationsanomalie
月経不順 irregularity of the menstruation, Irregularität der Menstruation
無月経 amenorrhea, Amenorrhoe
3 帯下 discharge (flow), Fluor (Ausfluß)
血性 bloody, blutig
透明な clear, klar
水様性 watery, wasserig
いやな臭いのする smelly, stinkend
4 疼痛 pain, Schmerzen
下腹痛 lower abdominal pain, Unterbauchschmerzen
腰痛 lumbago, Lumbago (Lendenweh)
月経痛 algomenorrhea, Algomenorrhoe
5 腫瘤 tumor, Tumor
下腹部腫瘤 lower abdominal tumor, Unterbauchtumor
腹部膨隆 abdominal distension, Bauchanschwellung
6 排尿 urination (micturition, miction), Miktion (Harnlassen)
頻尿 frequent urination (pollakisuria), Pollakisurie
残尿感 sensation of residual urine, Restharngefühl
排尿困難 dysuria, Dysurie
排尿痛 micturitional pain, Miktionsschmerz
尿閉 retention of the urine, Harnverhaltung
尿失禁 urinary incontinence, Harninkontinenz
血尿 hematuria, Hämaturie
7 妊娠 pregnancy (gestation, gravidity), Schwangerschaft (Gravidität)
悪心 nausea, Nausea (Übelkeit)
嘔吐 vomiting, Erbrechen
胎児 fetus, Frucht (Fötus)
胎動 fetal movement, Kindsbewegung
陣痛 labor pains, Wehen
浮腫 edema, Ödem
8 更年期症状 climacteric symptom, klimakterisches Symptom
のぼせ感 hot flushes
めまい vertigo, Schwindel
心悸亢進 palpitation, Herzklopfen
頭重 headache, Kopfweh
冷感 sensation of chill, Kältegefühl
肩こり shoulder stiffness
いらいら nervousness, Nervosität
9 その他
挙児希望 wish for baby, Wunsch nach Kind
避妊 contraception, Kontrazeption
乳汁分泌 secretion of the milk (lactation), Milchsekretion (Laktation)
搔痒感 itching, Jucken

脱出感 sensation of prolapse, Vorfallgefühl
肥満 adiposity（obesity）, Obesität（Fettsucht）
るいそう emaciation, Magerkeit
色素沈着 pigmentation, Pigmentation

● 所見の表現に必要な用語 ●
略（p. 38, Ⅰ-4 産婦人科診察法,「表Ⅰ-1 所見の表現方法」参照）.

3 インフォームドコンセント

医療の場には，それを行う医師とそれを受ける患者（およびその家族）とがいる．医療行為が行われるとき，医師が一方的に医療を押しつけるのではなく，患者に対して病名，病状，治療内容，危険性などについて十分な説明をして，理解，合意を得ることを**インフォームドコンセント** informed consent という．「説明と同意」あるいは「十分に知らされたうえでの合意」などと訳され，患者は医師の説明をもとに自分で判断して，十分納得したうえで医療行為を選択することになる．なお，医学の専門家である医師は，患者のよくわかる言葉で病気の説明をすることが大切である．たとえ医師の良心と善意に基づいた医療行為であっても，十分な理解が得られないまま行うと，患者は苦痛だけを訴えるなど誤解を招く場合もある．具体的には**表Ⅵ-3**に示すような事項などについて説明をすることになる．

表Ⅵ-3　インフォームドコンセントの内容

1. 診断名と現在の病状
2. 必要な検査について
    - 検査の内容と目的
    - 検査の危険性
    - その他の検査法の有無
3. これから行おうとする治療について
    - 治療内容と目的
    - 危険性と成功の確率
    - 副作用と後遺症
    - 治療後の予後と治療を行わなかった場合の予後
    - ほかの治療法の有無と治療内容の比較
4. 上記の医療行為を受けることに同意しなくても不利益な扱いを受けないこと
5. 費用

産科婦人科領域では，各種手術や新薬の臨床試験をはじめ，不妊症，妊娠と分娩，遺伝性疾患と先天異常，エイズなど STD の診断，治療ならびに悪性腫瘍の告知などに際してインフォームドコンセントが求められることが多い．いずれも個人のプライバシーの保護に留意して慎重に行わなければならない．

4 診断書と証明書

A 診断書 medical certificate

　一般に，診断書とは，医師が診療の結果に関する判断を表し，ヒトの健康上の状態を証明するための文書である．診断書の様式については，死亡診断書等のような法律上の規定はない．たとえそれが私文書として使用されようと，公文書として行使されようと，まず「健康診断書」とか，あるいは「診断書」とか書面の内容を明示する標題を書く．ついで，被検者の住所，戸籍上の氏名，年齢（生年月日），職業等を記載し，そのうえで①傷病名，②現在の状態，③予後の順に簡潔に書き，診断日時，診断した医師の住所，氏名を記載し押印する．なお，この発行にあたった医師は交付の義務(応召義務等)，無診療治療等の禁止等の医師法による規制があり，また，虚偽記載や公正証書に不実を記載した場合などについては刑法で厳しく罰せられることになる．

B 出生証明書と死産証書（死胎検案書） certificate of birth, certificate of stillbirth (postmortem certificate of fetus)

① 出生証明書および死産証書（死胎検案書）の意義

　出生証明書および死産証書（死胎検案書）は，2つの大きな意義をもつ（図Ⅵ-1）．

1 ヒトの出生または胎児の死亡の医学的・法律的な証明

　出生証明書および死産証書（死胎検案書）は，それぞれヒトの出生または胎児の死亡に関する厳粛な医学的・法律的な証明である．したがって，出生証明書および死産証書（死胎検案書）の作成にあたっては，出生または胎児の死亡に関する医学的・客観的な事実を正確に記入する．

2 わが国の出生または死産に関する死因統計作成の資料

　出生および死産に関する統計は，保健・医療・福祉に関する行政の重要基礎資料として役立つとともに，医学研究をはじめとした諸分野においても貴重な資料となる．

　〔参考〕「死産の届出に関する規程」第2条［定義］，第4条［届出の方法］

② 死産証書（死胎検案書）の交付の判断基準

　死産証書（死胎検案書）は，「妊娠満12週以後の死産児（死胎児）」が該当し，これについて作成する．妊娠満12週以後の死産児であっても，次の場合は死産証書（死胎検案書）を作成する必要がない．

　① 子宮内容物が胎児の形をなしていない場合および胎児と認められない場合．
　② 妊婦が死亡し，胎児の死亡も確実な場合．

　〔注意事項〕　ⅰ）検案した死体が嬰児である場合，生産児か死産児か不明のことが多い．この場合は一応「死胎検案書」を交付しておく．司法解剖の結果や事件の状況などから，後に 生産児と判明したときには，あらためて「出生届」と「死亡届」とを同時に作成すればよい．

　　ⅱ）母体保護法による人工妊娠中絶であっても，妊娠満12週以後の胎児の場合,「死

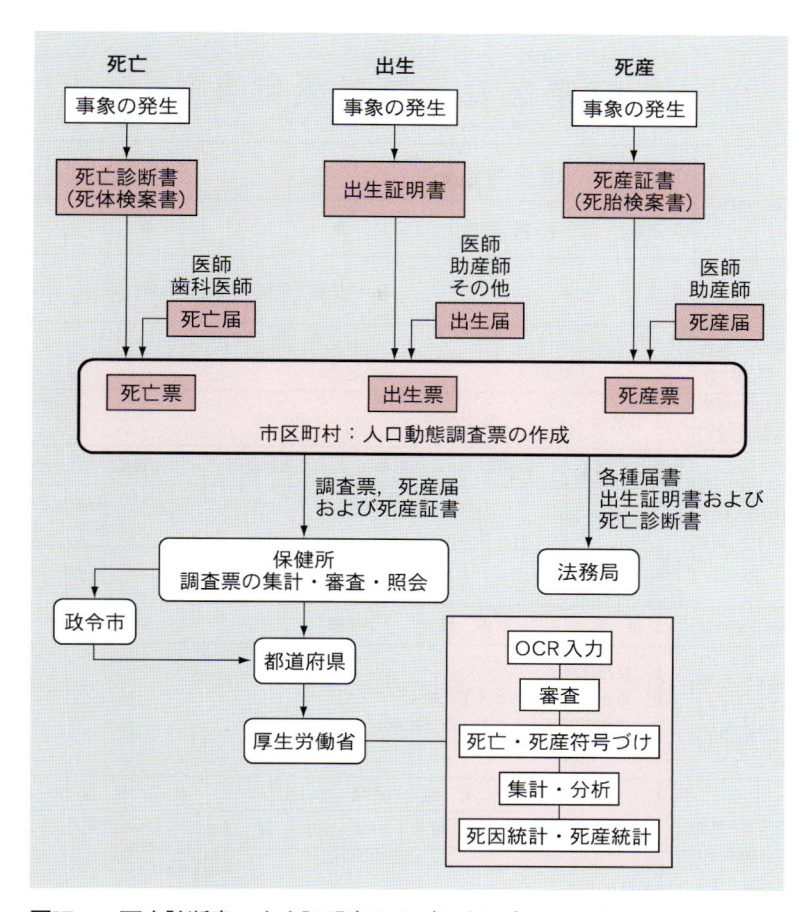

図Ⅵ-1 死亡診断書，出生証明書および死産証書はどう扱われるか

産証書」を作成する．

　ⅲ）胎生（妊娠）満11週かそれ以前の死胎であれば，死産の届出も埋火葬の許可申請もいらないので，死産証書（死胎検案書）を作成する必要がない．

③ 死産証書（死胎検案書）の記入上の注意（図Ⅵ-2）

(1) 一般的留意事項

　① タイトル：「死産証書（死胎検案書）」とあるうち，不要なものを二重の横線で消す．押印の必要はない．

　② 番号の選択：該当する数字を○で囲む．

　③ 時刻：夜の12時は翌日の「午前0時」，昼の12時は「午後0時」と記入する．

　④ 記入した事項の修正：訂正印を押す．

(2) 記入上の注意

　1　妊娠週数

　死産児が妊娠満何週何日で死産したかを記入する．妊娠週数については，最終月経，基礎体温，超音波測定により推定し，できるだけ正確に記入する．なお，「何日」まで特定できない場合は，わかる範囲で記入する．

　2　死産があったとき

　死産があった年，月，日を記入し，午前か午後のいずれかを○で囲み，時，分

死産証書（死胎検案書）

この死産証書（死胎検案書）は、我が国の死産統計作成の資料としても用いられます。かい書で、できるだけ詳しく書いてください。

死産児の男女別	1 男 2 女 3 不詳	母の氏名	
		妊娠週数	満　　週　　日
死産があったとき	平成　　年　　月　　日　午前・午後　　時　　分		
死産児の体重及び身長	体重　　　グラム	身長　　　センチメートル	
胎児死亡の時期（妊娠満22週以後の自然死産に限る）	1 分娩前　　2 分娩中　　3 不明		
死産があったところ及びその種別	死産があったところの種別	1.病院　2.診療所　3.助産所　4.自宅　5.その他	
	死産があったところ	番地 番　　号	
	（死産があったところの種別1～3）施設の名称		
単胎・多胎の別	1 単胎　　2 多胎（　子中第　子）　　3 不詳		
死産の自然人工別 ◆胎児を出生させることを目的として人工的処置を加えたにもかかわらず死産した場合は「自然死産」とします	1 自然死産 2 母体保護法による人工死産 3 母体保護法によらない人工死産 4 不明		

自然死産の原因若しくは理由又は人工死産の理由		自然死産の場合		人工死産の場合		
		胎児の側	母の側			
I	ア　直接原因又は理由			母体保護法による場合	1 母体側の疾患による	疾患名
I	イ　（ア）の原因			母体保護法による場合	2 その他	理由
I	ウ　（イ）の原因					
I	エ　（ウ）の原因			母体保護法によらない場合	1 母体側の疾患による	疾患名
II	直接には死産に関係しないが、I欄の経過に影響を及ぼした傷病名等			母体保護法によらない場合	2 その他	理由

◆Iの（ア）欄には直接原因又は理由を胎児の側か母の側のいずれかに分けて書き、さらにそれと因果関係のある原因又は理由があれば（イ）欄（ウ）欄と続けて、それぞれ胎児又は母の側に分けて書いてください
　ただし、胎児又は母の側いずれか決めかねる場合は、母の側に書いてください

◆自然死産か人工死産か不明の場合は、自然死産の欄に書いてください

胎児手術の有無	1 無　　2 有	（部位及び主要所見）
死胎解剖の有無	1 無　　2 有	（主要所見）
1 医師 2 助産婦	上記のとおり証明（検案）する　　証明（検案）年月日　平成　年　月　日 本証明書（検案書）発行年月日　平成　年　月　日 （病院、診療所若しくは助産所の名称及び所在地又は医師若しくは助産婦の住所）　番地　番　号 （氏名）　　　印	

記入の注意

← 妊娠週数は、最終月経、基礎体温、超音波計測等により推定し、できるだけ正確に書いてください。

← 夜の12時は、「午前0時」、昼の12時は、「午後0時」と書いてください。

← I欄及びII欄に関係した手術について、術式又はその診断名と関連のある所見等を中心に書いてください。

図VI-2　死産証書（死胎検案書）

を記入する．「死産があったとき」の詳細が不明な場合でも，わかる範囲で記入し，年，月もわからない場合は欄の余白に「不詳」と記入する．

3 死産児の体重及び身長
死産児の体重・身長を正確に測定して記入する．

4 胎児死亡の時期
① 分娩前：陣痛開始前をいう．
② 分娩中：陣痛開始から胎児娩出終了までをいう．陣痛開始前の切開分娩において，執刀開始から胎児が娩出し終わるまでの間の胎児死亡は「2 分娩中」とする．
③ 不明：胎児死亡が「妊娠満 22 週以後の自然死産」の場合に記入し，妊娠満 22 週未満の場合には，記入する必要はない．
〔参考〕 妊娠満 22 週未満の妊娠中絶は流産，また，妊娠 22 週以降妊娠満 37 週未満の分娩は早産と定義されている．妊娠満 22 週以降の分娩経験者は経産婦という．

5 死産があったところ及びその種別
死産があったところの種別を選択し，その住所（ところ）を記入する．死産があったところの種別が 1～3 の場合は，施設の名称を記入する．

6 単胎・多胎の別
死産した児の単胎，多胎の別を記入する．何子中第何子であったかを（ ）内に記入する．多胎分娩の場合は，死産した児の数だけの死産証書（死胎検案書）と，出生した子があれば，その子の数だけの出生証明書が必要となる．

7 死産の自然人工別
死産が自然か人工かについて該当する数字を○で囲む．
① 自然死産：人工的処置（薬物的処置のみの場合を含む）を加えていない死産をいう．
以下の場合は自然死産とする．
ⅰ）胎児を出生させることを目的として人工的処置を加えたにもかかわらず死産した場合．
ⅱ）母体内の胎児が生死不明であるとき，または死亡しているときに人工的処置を加えて死産した場合．
② 人工死産：胎児の母体内生存が確実であるときに，人工的処置を加えたことによる死産．
ⅰ）母体保護法による人工死産：母体保護法の定義する人工妊娠中絶の理由により行った場合（「母体保護法」第 2 条 [定義]）．
ⅱ）母体保護法によらない人工死産：上記以外の人工死産をいい，母体の生命を救うための緊急避難の場合等に限られる（「母体保護法」第 14 条第 1 項 [医師の認定による人工妊娠中絶]）．

> 母体保護法により人工妊娠中絶を実施する時期の基準
> →妊娠満 22 週未満

③ 不明：自然・人工死産のいずれか不明な場合．

8 自然死産の原因若しくは理由又は人工死産の理由
① 一般的注意
ⅰ）疾患名，部位，所見などは日本語で書く．
ⅱ）疾患名は医学界で通常用いられている用語を使用し，略語やあまり使用されていない医学用語は避ける．
②「死産の自然人工別」の「1 自然死産」または「4 不明」に該当する場合
ⅰ）Ⅰ欄「直接原因または理由」：死産を起こした直接の原因または理由を，胎児の側か母の側のいずれかに分けて（ア）欄に書き，さらにそれと因果関係

のある原因または理由があれば，（イ）欄，（ウ）欄と続けてそれぞれ胎児または母の側に分けて書く．なお，胎児の側か母の側か，いずれか決めかねる場合は，母の側に書く．

　　ⅱ）Ⅱ欄「直接には死産に関係しないが，Ⅰ欄の経過に影響を及ぼした傷病名等」：Ⅰ欄の経過に影響を及ぼしたと思われる傷病，状況等があった場合に記入する．

③「死産の自然人工別」の「2 母体保護法による人工死産」に該当する場合：「母体保護法による場合」1～3欄に疾患名または理由を記入する．

　　ⅰ）母体の側の疾患による場合：母親の遺伝性疾患，または妊娠の継続・分娩が母体の健康を著しく害するおそれのある疾患名等を記入する．

　　ⅱ）父・近親者の疾患による場合：父親または近親者（両親の4親等内）にみられた遺伝性疾患等の疾患名を記入する．

　　ⅲ）その他：経済的理由または暴行，脅迫による妊娠等を記入する．

④「死産の自然人工別」の「3 母体保護法によらない人工死産」に該当する場合：「人工死産の場合」欄中，「3 母体保護法によらない場合」欄の1に該当する場合は疾患名を，2の場合はその理由を記入する（「母体保護法」第3条［不妊手術］，第14条［医師の認定による人工妊娠中絶］，第25条［届出］，第27条［秘密の保持］）．

9 胎児手術の有無

自然死産において，Ⅰ欄およびⅡ欄に記載した原因または理由に関係した手術を行った場合は，2を○で囲み，その術式，その診断名と関連のある所見を書く．

10 死胎解剖の有無

解剖を実施した場合は，2を○で囲み，Ⅰ欄，Ⅱ欄の傷病名等に関連のある解剖の主要所見を記入する．

11 証明（検案）年月日等

① 証明，検案のいずれか不要なものを二重の横線で消す．
② 証明（検案）年月日と発行年月日とをそれぞれ記入する．
③ 医師，助産師本人の署名がある場合は，押印の必要はない．

4 死亡届はどう扱われるか

死亡届の用紙は，役場の戸籍係などで交付しており，左頁に「死亡届」，右頁に「死亡診断書（死体検案書）」の欄がある．ヒトが死亡すると医師あるいは歯科医師が作成した死亡診断書（死体検案書）と，遺族がこれを参照して，戸籍に関する記載欄に必要事項を記入した死亡届を，死亡地の市区役所または町村役場の戸籍係に提出する．戸籍係は遺族に埋火葬許可証を交付する．死亡時刻より24時を経過すれば埋火葬することができる．なお，この死亡届は，死亡場所と本籍地が同じ地域ならば1通，もし本籍地以外の地域で死亡したときには2通が必要となる．次に戸籍係は死亡届をもとに本人の戸籍を抹消するとともに調査票（人口動態調査票）を作成して所轄の保健所へ送り，保健所はこれをその地区の都道府県を経由して厚生労働省に送る．厚生労働省はこれをもとに死因統計の作成，公表を行う（「戸籍法」第49条［出生届］，第86条［死亡届出］）．

C 死亡診断書と死体検案書 death certificate, certificate of postmortem examination

1 死亡診断書および死体検案書の意義

死亡診断書（死体検案書）は，2つの大きな意義をもつ．

1 人の死の医学的・法律的な証明

死亡診断書（死体検案書）は，ヒトの死に関する厳粛な医学的・法律的証明であり，死亡者本人の死亡に至るまでの過程を可能なかぎり論理的に表すものである．したがって，死亡診断書（死体検案書）の作成にあたっては，死亡に関する医学的客観的な事実を記載することが重要である．

2 わが国の死因統計作成の資料

死因統計は国民の保健・医療・福祉に関する行政の重要な基礎資料として役立つとともに，医学研究をはじめとした諸分野においても貴重な資料となる．

死亡診断書（死体検案書）は，以上のような重要な意義をもつので，医師，歯科医師には，その作成・交付の義務化が「医師法」第19条第2項，「歯科医師法」第19条第2項［応召義務等］によって規定されている．

② 国際疾病・傷害および死因統計分類（ICD）

ICD：国際疾病，傷害および死因統計分類．International Statistical Classifications of Diseases, Injuries and Causes of Death

世界保健機関（WHO）では，世界各国国民の健康保持・増進に役立てる統一的な統計資料作成のために，ICDが使用されている．わが国では，1995年（平成7年）1月より第10回修正国際疾病傷害死因分類（ICD-10）に基づき，従来，分類体系の整理が不十分であった自己免疫疾患などが体系化され，死因統計などが作成されている．また，死亡診断書（死体検案書），死産証書（死胎検案書），出生証明書などの書式は約50年ぶりに大幅に改訂され，さらに詳細な記載が求められている医師の交付した死亡診断書（死体検案書）は，戸籍を抹消するとともに世界中にそのデータが公表されることになる．

③ 死亡診断書と死体検案書の交付の判断基準

医師は，次の2つの判断基準により死亡診断書あるいは死体検案書を交付しなければならない（図Ⅵ-3）．

① **死亡診断書**：診療中（入院中，外来診察中を問わず）の患者が，診ていた傷病で死亡した場合に交付する書類．

② **死体検案書**：死体を検査（検死）した場合に交付する書類．死体検案書が交

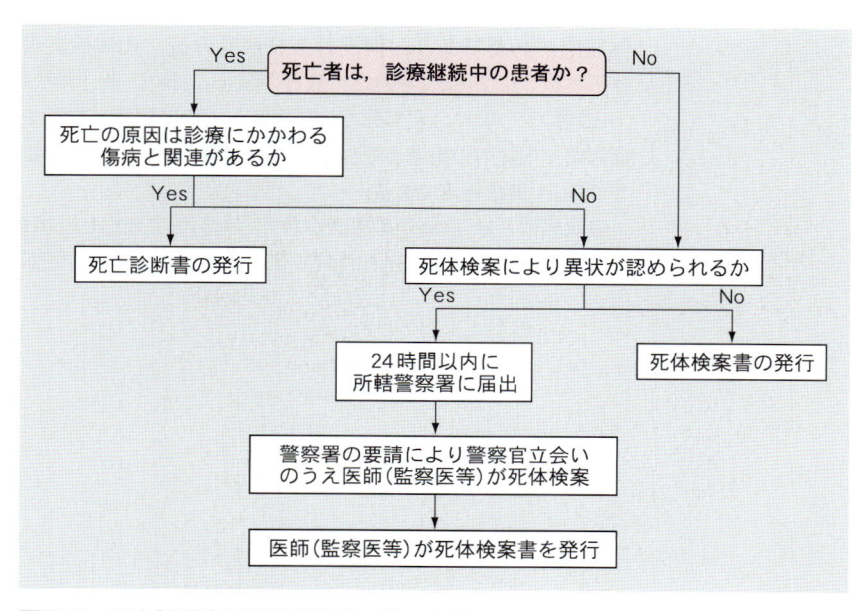

図Ⅵ-3　死亡診断書と死体検案書の使いわけ

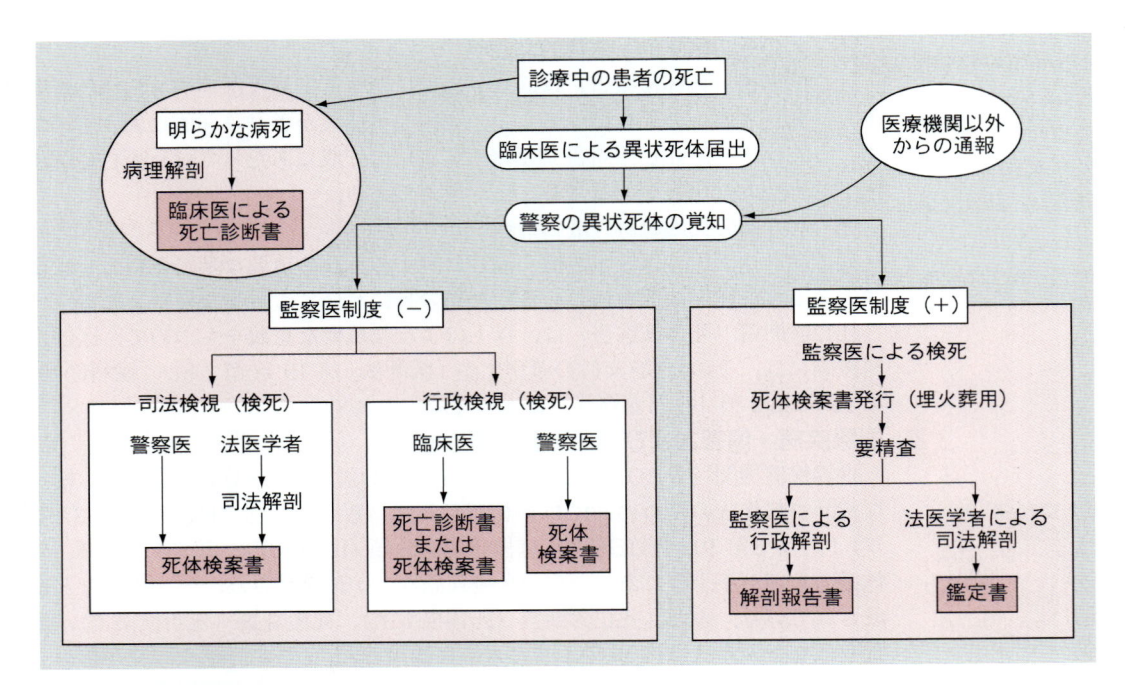

図VI-4 異状死体取り扱いの流れ

付される事例は，原則として事前に「異状死体」として届け出られたうえで警察官による検視と医師による検死が行われたものである．この場合の医師とは，「死体解剖保存法」第8条規定の監察医制度が施行されている地域では監察医，施行されていない地域ではおもに警察（嘱託）医や死亡時に立ち会った臨床医などである．一方，死亡診断書が交付される事例は，診療中の患者がその診ていた疾患で死亡した場合である．ただし，診療中の患者でも，医師が診ていた傷病とまったく別の死因が疑われる場合や死因がはっきりしない場合には，警察への異状死体届出が必要であり，検視および検死の後，死体検案書が交付される（図VI-4）（「医師法」第20条［無診察治療等の禁止］，第21条［異状死体等の届出義務］）．

〔参考〕 一般に，自然死とは「医師が100％病死と判断できるような死」で，たとえば病気で入院中の患者が死亡したような場合をいい，不自然死とは「自然死以外のすべての死」＝異状死体である．

異状死体とは「診療中の患者が診ていた病気で死亡した場合以外の死体の総称」，すなわち「医師が100％病死と判断できる死体以外の総称」である．

和文索引

〈あ〉

アクチビン　15
アジスロマイシン　175,183
アトピー性皮膚炎　261
アメーバ運動　3,25
アリルエストレノール　522
アルドステロン　303
アンギオテンシンⅡ　303
アンギオテンシンⅡ負荷試験　397
アンサティスファクトリー　130
アンドロゲン　22,46
アンドロゲン過剰　160
アンドロステンジオン　46
あえぎ呼吸　507
あざらし肢症　516
亜鉛コプロポルフィリン　477
悪性黒色腫　208
悪性細胞　63
　──診断基準　63
　──特徴　63
　──判定法　63
圧トランスジューサ法　121
網目様毛細血管　70
安息香酸エストラジオール　522

〈い〉

イソフルラン　565
インスリン　22
インスリン抵抗性　159
インスリン様成長因子結合蛋白-1　112
インドメタシン　363
インヒビン　15,26
インフォームドコンセント　599
医原性下腹痛　139
医の倫理　594
胃潰瘍　426
胃腸炎　426
異奇形症候群　518
異型血管域　72
異型性　63
異形成　58,59,64a,66
　──細胞像　66
移行上皮癌　233
移行帯　69,70
移行乳　369
萎縮　74
萎縮性腟炎　134,138

異所性妊娠　404
　──種類　404
異常核分裂像　215
異常産褥　485
異常妊娠　390,591
異常分娩　331,436
異状死体　606
異数性　44
遺伝子診断　592
遺伝子病　514,591
遺伝相談　591
遺伝的性の決定　2
遺伝病　514
一次精母細胞　272,274
一次卵胞　26
一次卵母細胞　22,272,273
一部前置胎盤　408,409
一過性徐脈　123,125
一過性頻脈　123,124,128
一側腟　189
一般精液検査　53
疣状癌　60
陰核　6,8
陰核亀頭　8
陰核小帯　8
陰唇小帯　8
陰唇癒合　187

〈う〉

ウイルス胎内感染　118
うっ滞性乳腺炎　489
うつ病　267
齲蝕　327

〈え〉

エアートラップ　507
エアーリーク症　507
エオジン好性細胞指数　69
エキボカル　129
エコー時間　96
エストラジオール　15,46,266,291,521
　──生合成　293
エストリオール　46,111,291,521
　──生合成　292
エストロゲン　22,27,46,266,291,521
　──負荷テスト　49
　──療法　522
エストロゲン-プロゲストーゲン併

用療法　522
エストロゲン-プロゲスチン負荷テスト　48
エストロン　24,46,266,291,521
エストロン/エストラジオール比　160
エチステロン　522
エチニルエストラジオール　521
会陰　8
会陰切開　357
会陰切開法　358
会陰損傷　462
会陰保護　356
会陰裂傷　357,461,463
　──第1度　462
　──第2度　462
　──第3度　462
　──第4度　462
　──縫合術　562
栄養胚葉　276
腋毛　22,157
　──脱落　157
　──発生　22
円錐切除　58,215,551
円錐切除術　58,551
円柱上皮　70
炎症　74,134,171
遠位リンパ節　13
遠隔操作式高線量率腔内照射法　223
塩基好性細胞　20
塩酸イリノテカン＋シスプラチン療法　530
嚥下性肺炎　564

〈お〉

オープンエンドカテーテル法　121
オープン法　76
オキシトシン　15,301,360,402
　──負荷試験　129
オギノ式　589
悪心　304
悪阻　136
悪露　365
黄色悪露　366
黄体　11,17
黄体ホルモン　155,521
　──作用物質　46
黄体化ホルモン　14,45,273

黄体(期)後期の不機嫌性障害　261
黄体機能維持　290
黄体機能不全　46, 255, 260
黄体形成ホルモン　266
黄体囊胞　201, 421
黄疸　328, 509
横位　318, 445, 449
横臥位　355
横隔神経麻痺　512
嘔吐　304, 501
岡林式妊娠暦　310
音響振動刺激テスト　128
温熱療法　224

〈か〉

カプロン酸　522
カベルゴリン　450
カラードプラ法　109
カルシウム拮抗薬　363
カルチノイド　61
カルテ　597
カンジダ症　183
カンジダ腟炎　419
ガウンテクニック　532
ガラクトース血症　517
下位型麻痺　512
下降期　337, 350
下肢　35
下垂体　14, 20
下垂体性性腺刺激ホルモン　45
下垂体性排卵障害　255
下垂体性無月経　49, 135
下垂体ホルモン　45
下腿痙攣　327
下殿動脈　12
下部尿管膀胱造影　87
下腹部横切開　534
下腹部正(縦)中切開　533
下腹(部)痛　34, 136, 138, 139, 327
化生扁平上皮　59
化膿性乳腺炎　489, 490
加重型妊娠高血圧腎症　392
加速期　351
可動性子宮後傾後屈症　192
仮性びらん　174
仮性早発思春期　170
仮性半陰陽　516
家族計画　588
家族歴　33
過運動能　276
過角化　72, 203
過換気　301, 482
過換気症候群　482
　──症状　483
　──診断基準　483
過期産　279, 310, 403
過強陣痛　130, 438
過強腹圧　440
過熟児　403
過少月経　135, 152
過剰回旋　342
過多月経　135, 152
過短月経　135, 152
過短臍帯　458
過長月経　135, 152
過長臍帯　458
過敏性腸症候群　261
顆粒膜細胞　11, 17, 26
顆粒膜ルテイン細胞　17
臥位　355
回旋　341
　──異常　450
　──診断　347
　──第1回旋　341, 342, 348
　──第1前方後頭位　348
　──第1胎向回旋　342
　──第1胎勢回旋　342
　──第2回旋　342, 348
　──第2前方後頭位　348
　──第2胎勢回旋　343
　──第3回旋　342, 343, 348
　──第4回旋　343, 344, 348
　──表現法　347
海綿層　30
開口期　339, 346
開口期陣痛　337, 339, 349
開放性二分脊椎　516
解剖学的真結合線　332
解剖学的内子宮口　9
潰瘍　74
潰瘍性大腸炎　426
外陰　8, 20, 187
　──腫瘍　202
外陰 Paget 病　204, 205
外陰悪性黒色腫　207
外陰炎　171
外陰癌　206
外陰結核　177
外陰血腫　462
外陰ジストロフィー　203
外陰搔痒　138
外陰搔痒症　137
外陰疼痛　137, 138
外陰表皮内癌　205
外陰表皮内腫瘍　205
外陰部　20
外陰部動脈　13
外陰ヘルペス　172
外陰裂傷　462

外回転術　446
外莢膜細胞　11, 17, 25
外子宮口　9
外傷性子宮内腔瘉着症　248
外腸骨節　13
外性器　6
外生殖器　2
外鼠径上節　13
外測法　120
外腸骨血管　108
外腸骨節　13
外腸骨動脈　12
外腸骨リンパ節　13
外尿道口　8
外胚葉　280
外部照射　223
外来実習　596
楓尿症　517
角化型　216
拡大子宮全摘(出)術　223, 536
格胎　412
核異常細胞　66, 214
核黄疸　509
核下空胞　19, 30
核磁気共鳴画像　95
核周囲明庭　214
核出術　539
核濃縮指数　69
額位　454
顎後方顔位　454
顎前方顔位　454
活動期　351
滑平絨毛膜　286
褐色悪露　366
合併症妊娠　419
　──血液疾患　427
　──呼吸器疾患　424
　──消化器疾患　425
　──心血管系疾患　421
　──精神神経疾患　434
　──代謝・内分泌疾患　429
　──泌尿器疾患　427
　性器異常に伴う──　419
完全中隔　188
完全破裂　463
完全流産　400
肝臓破裂　512
冠状縫合　335
陥没呼吸　499
陥没乳頭　491
間欠　349
間欠熱　145
間代性痙攣期　398
嵌入　347
嵌入胎盤　241, 459, 468

間脳-下垂体ホルモン　366
間脳性無月経　135
寛骨　331
鉗子分娩術　563
感染症　432
感染症の予防及び感染症の患者に対する医療に関する法律　588
観血的治療法　256
簡略更年期指数　269
眼球運動期　285
癌真珠　216
癌肉腫　230
顔位　454
顔面の奇形　516
顔面神経麻痺　512

〈き〉

気管支喘息　261,425
気腹法　76
希発月経　135,151
奇怪細胞　63
奇形アソシエイション　518
奇形シークエンス　518
奇形精子症　53
奇形連合　518
奇形連鎖　518
奇胎嚢胞　240
奇乳　379
既往歴　33
倚褥感　410
起立性低血圧　326
基靭帯　10
基靭帯節　13
基礎体温　32,41,42,51,306,311
基礎体温表　42
基礎体温法　589
基底細胞過度増殖　59
基底層　30
基底脱落膜　286
基底板　287
揮発性麻酔薬　565
器官形成　281
器官形成期　281,374
器質性月経困難症　156
器質性性器出血　134
器質性不妊症　251
器質的過少月経　152
器質的過多月経　152
器質的強靭　444
機能性子宮出血　134,156
機能性不妊症　137,251
機能層　30
機能的CPD診断法　443
機能的過少月経　152
機能的過多月経　152

機能的強靭　444
機能的月経困難症　156
偽妊娠療法　523
偽半陰陽　188
疑徴　129
吉草酸エストラジオール　522
逆位　44
逆行性腎盂尿管造影法　246
逆流性食道炎　426
逆行性腎盂造影　87
弓状子宮　189,190
旧妊娠線　366
旧分類子宮頸癌Ia期分類基準　220a
吸引分娩　562
吸気同調間欠的強制換気　570
吸啜反射　380
急産　442
急峻期　351
急性外陰潰瘍　172
急性子宮内膜炎　175
急性乳腺炎　146
急性妊娠脂肪肝　328
急性腹症　94,138
急性付属器炎　139
急速静注法　91
救急疾患　567
救急処置　567
巨大児　403,411
拒食　159
虚脱　471,568
共圧陣痛　338,350
狭骨盤　81,441
　　──大きさ　441
莢膜ルテイン細胞　17
強直性痙攣期　398
強迫神経症　435
境界悪性腫瘍　231
仰臥位　355
仰臥位低血圧症候群　355,422,472,563
局所性多毛症　147
局所麻酔　563,565
極期　337,350
極性　214
均衡型IUGR　493
筋腫分娩　210
筋層　17
緊張性頭痛　261
緊張性中枢　27

〈く〉

クラミジア・トラコマティス　181
クラミジア感染　433
クラミジア頸管炎　260

クラミジア抗原検査　259
クレチン症　517
クローン病　426
クロミフェン　155,162,521
　　──療法　524
クロルマジノン　522
グルココルチコイド　22
くも膜下出血　511
躯幹横径　113
躯幹周囲長　113
躯幹前後径　113
繰り返し時間　96
腔内擦過法　67
腔内照射　223
偶発的変動　122
屈　191
屈位　318
屈曲位　450,453

〈け〉

ゲスターゲン　46,155
けいれん(痙攣)　503
毛虱　185
径線　336
計画分娩　359
経頸管的切除術　74
経口避妊薬(ピル)　590
経産婦　272
経腟走査法　103,104
経妊婦　272
経皮的精巣上体精子吸引法　257
経皮的順行性腎盂造影　87
経腹走査法　103,104
軽度異形成　59,214
痙攣狭窄　444
痙攣陣痛　438
傾　191
傾軸進入　340
頸管ポリープ　134
頸管因子不妊　256
頸管開大度　349
頸管拡張術　559
頸管成熟度　319
頸管腺の侵襲　59
頸管胎盤　408
頸管妊娠　405,407
頸管粘液　52
　　──検査　43
頸管不全症　402
頸管縫縮術　560
頸管無力症　402
頸管流産　401
頸管裂傷　461,469
　　──縫合　470
　　──縫合術　561

頸部上皮異形成　214
頸部腺癌　60
稽留熱　144
稽留流産　309,400,402
警告出血　466
血圧　35
血液ガス分析　131
　——分析値　133
血液型不適合妊娠　117,414
結合型エストロゲン　521
楔入胎盤　459
欠失　44
血性嚢胞　198
血性分泌　338
血栓性股静脈炎　489
血栓性静脈炎　489
血中サイロキシン　302
血中膠質浸透圧　508
月経　30,150
　——開始時期の異常　151
　——持続期間の異常　152
　——随伴症状　156
　——閉止時期の異常　151
　——量の異常　152
月経異常　135,150
　——種類　135
月経黄体　11
月経血　31
月経困難症　31,135,136,139,156
月経周期　30
　——異常　151
　——回復　366
月経前緊張症　135,156
月経前症候群　136,156,261
月経歴　33
月経瘻　247
肩甲難産　411,456
顕微授精　257
懸鉤　82,413
懸鉤診断　82
懸垂腹　421,441
限局性産褥熱　486
原因不明不妊症　251
原始絨毛　278
原始性細胞　272
原始生殖細胞　25
原始反射　380
原始卵黄嚢　280
原始卵胞　3,17,22,25,26
原発性甲状腺機能低下症　158
原発性前置胎盤　409
原発性不育症　258
原発性不妊症　137,251
原発性無呼吸　501
原発性卵管癌　239

原発性卵巣癌の国際進行期分類　237
原発微弱陣痛　436
原発微弱腹圧　439
原発無月経　135,152
減数分裂　2
減速期　351

〈こ〉

コイロサイトーシス　66
コルチゾール　302
コルポスコピー　69
コンジローマ様癌　60
コンジローム　73
コンドーム　589
コントラクションストレステスト　129,495
ゴナドトロピン　22,45
　——テスト　49
　——放出ホルモン　14,520
　——療法　155,162,525
木の葉(状)　52,107
呼気終末陽圧　500
呼吸窘迫症候群　114,500,505
　——病態生理　506
呼吸障害　499
呼吸不全　471,568
呼吸補助　508
固定　340,347
固有卵巣索　9,10
枯死卵　401
鼓腸　140
広間膜　11
広骨盤　441
甲状腺ホルモン　22
甲状腺機能異常　260
甲状腺機能亢進症　431
甲状腺機能低下症　431
甲状腺刺激ホルモン　14,302
広汎外陰切除術　553
広汎子宮全摘(出)術　223,537
交換輸血　415
向精神薬　158
光線療法　415
抗HIV薬　186
抗Müller管ホルモン　166
抗リン脂質抗体症候群　258,260
　——診断基準案　259
抗悪性腫瘍薬　530
抗感染化学療法　526
抗菌薬　526,527
　——分類　526
抗腫瘍化学療法　529

抗腫瘍薬　528
抗生物質　526
更年期　24,266
更年期障害　266
　——分類　268
更年期症状評価表　268
更年期調査票　269
肛門　8
岬角　12,331
後陰唇交連　8
後期死産　577
後屈　191
後傾　191
後傾後屈(症)　192,421
後頸部浮腫　106
後在肩甲の露出　344
後在上肢解出術　456
後在頭頂骨進入　455
後産期　339,344,346
後産期陣痛　337,339,346,349
後陣痛　337,364,371
後側泉門　336
後続児頭娩出術　448
後腟円蓋　8
後腟壁形成術　546,548
後天性免疫不全症候群　185
後天的臍帯異常　459
後頭骨　335
後頭頂骨進入　340
後腹膜腫瘍　143
後方高在縦定位　450
後方後頭位　451
後羊水　339
高アンドロゲン血症　159
高プロラクチン血症　135,158,255,260
　——原因疾患　158
高位破水　340
高位腹膜縫合　548
高温相　42
高温相初日説　51
高血圧症合併妊娠　424
高在縦定位　450
高純度FSH　520
高体温　503
高度異形成　59,214
高度変動一過性徐脈　127,459
高熱　144
高年初産婦　322,445
高頻度振動換気法　508,570
高齢妊娠　116,322
硬化性苔癬　203
硬結　145,146
　——胸鎖乳突筋　512
硬性鏡　74

硬膜外麻酔　564
硬膜下出血　511
絞窄輪難産　439
合計特殊出生率　573,576
合成エストロゲン　521
合成プロゲステロン　522
合成抗菌薬　526
国際疾病・傷害および死因統計分類　605
骨産道　331,332,440
骨産道損傷　460
骨重積　336
骨粗鬆症　24
骨代謝　24
骨盤
　――異常　440
　――大きさ　441
　――骨盤内への血液供給　12
骨盤X線計測法　443
骨盤位　318,445
骨盤位分娩　447
　――介助術　447
　――取り扱い　449
骨盤横径　332
骨盤外計測　442
骨盤隔膜　334
骨盤濶　12
骨盤濶部　332,333
骨盤濶平面　333
骨盤峡　12
骨盤峡部　332,333
骨盤峡面　333
骨盤筋　334
骨盤腔　332
骨盤結合織炎　145
骨盤骨　11,12
骨盤子宮内膜症　194
骨盤軸　334
骨盤斜径　332
　――第1斜径　332
　――第2斜径　332
骨盤臓器脱手術　545
骨盤出口　12
骨盤出口部　333
骨盤出口面　333
骨盤除臓術　223
骨盤側面撮影法　79
骨盤底　11
骨盤底形成組織　10
骨盤内リンパ節　13
骨盤内炎症性疾患　178
骨盤内血管造影法　88
骨盤内所見　534
骨盤内表示法　348
骨盤入口　12

骨盤入口部　332
骨盤入口部撮影法　79
骨盤腹膜炎　145,176
骨盤分界線　12
骨盤誘導線　334,347
骨格化　497
昏睡期　398
混合因子不妊　251
混合型ジストロフィー　204
混合癌　227

〈さ〉

サーファクタント　114,283
サーファクタントアポ蛋白　283
サイクロフェニル療法　524
サイトトロホブラスト　278,285
サイトメガロウイルス　433
サイヌソイダルパターン　123,128
サイロキシン結合蛋白　301
鎖陰　138
鎖肛　187,517
鎖骨骨折　511
坐位　355
砕石位　36,355
細菌性腟炎　137,419
細変動減少　124
細変動消失　123
細変動増加　124
細変動中等度　124
細胞診　62
　――日母式クラス分類　64a
細胞分裂抑制因子　29
最低体温日説　51
臍静脈採血法　133
臍帯　281,291
　――切断された臍帯の管理　387
臍帯ヘルニア　517
臍帯異常　458
臍帯下垂　459
臍帯過捻転　459
臍帯巻絡　459
臍帯血　132
臍帯結節　459
臍帯欠損　458
臍帯腫瘍　458
臍帯静脈　281,291
臍帯穿刺　117
　――適応　118
臍帯脱出　459
臍帯動脈　12,282,291
臍帯付着異常　458
臍動脈　282
在胎週数　377

　――推定方法　382
酢酸メドロキシプロゲステロン　522,530
桜井式腟鏡　39
錯角化　203
三角縫合　335
三環系抗うつ薬　158
産科DICスコア　480
産科DICの基礎疾患　480
産科ショック　470,568
産科(学的)真結合線　81,332,442
産科学的内子宮口　9
産科救急処置　568
産科手術　559
産科的骨盤撮影法　79
産期陣痛　345
産児制限　588
産褥　364
　――産褥授乳婦人の栄養必要量　373
　――産褥日数と子宮底の高さ　365
　――生活指導　371
　――生理　364
　――ホルモン動態　366
産褥外陰炎　486
産褥感染症　487
産褥血栓塞栓症　489
産褥骨盤結合織炎　145
産褥骨盤腹膜炎　488
産褥子癇　393,397
産褥子宮筋層炎　487
産褥子宮内膜炎　487
産褥子宮傍結合組織炎　488
産褥出血　486
　――分類　486
産褥初期　364
産褥徐脈　364
産褥性乳腺　145
産褥腟炎　487
産褥熱　145,486
産褥敗血症　488
産褥付属器炎　488
産褥無月経　366
産徴　327,338,346
産道　331,440
　――異常　440
　――膝部　334,347
　――診察　346
産道検査　354
産道損傷　486
産瘤　455,510
散布状黒斑　198
酸好性細胞　20

〈し〉

シアリルTN抗原　477
シェイクテスト　114,330
シスプラチン　530
シーソー呼吸　500
シダ状結晶形成　31,43,255
ショック指数　471
シンシチオトロホブラスト　278,285
シンチグラフィ　89
ジスロマック　175,183
子癇　393,397
子癇前症　397
子宮　9,18,189
　――異常変位　190
　――位置(異常)　421
　――位置(正常)　190
　――腫瘍　209
　――神経支配　567
　――偏位　191
子宮因子不妊　256
子宮円索　8,10
子宮下垂　143,192
子宮外妊娠　138,404
子宮奇形　168,421
　――手術　542
子宮峡　9
子宮鏡　74
子宮鏡下手術　558
子宮鏡所見　75
子宮鏡診　74,75
子宮筋腫　93,94,96,97,102,108,134,139,141,156,209,213,420
子宮筋腫核出術　539
子宮筋腫塞栓療法　88
子宮筋腫摘出術　539
子宮筋層　19
子宮筋層炎　175,488
子宮筋層内膜炎　175
子宮腔内吸引法　67
子宮腔内癒着症　248
子宮形成術　542
子宮形態異常　260
子宮頸　8,9
子宮頸管　8,295,320
　――開大度　320
　――伸展　295
　――展退(短縮)度　320
子宮頸癌　93,97,134,141,215,420,530
　――合併妊娠　420
子宮頸管炎　174
子宮頸管腺　18
子宮頸管内膜　31

子宮頸管(粘膜)ポリープ　200
子宮頸管無力症　260
子宮頸結合織炎　145
子宮頸部　18
　――組織診　57
子宮頸部円錐切除　223
子宮頸部上皮内腫瘍　205
子宮頸部腺癌　60
　――細胞像　67
子宮頸部病変の細胞診　65
子宮頸部無形成　169
子宮結核　177
子宮口開大度　349
子宮口痙攣　444
子宮広間膜　10
子宮強直　438
子宮後転症　192
子宮鼓張症　487
子宮弛緩症　464
子宮支持靱帯　547
子宮支持組織　10
子宮腫瘍　96
子宮収縮　349
　――調節　358
　――評価法　350
子宮収縮抑制薬　362
子宮性無月経　136
子宮腺筋症　96,97,156,194
子宮穿孔　248
子宮全摘術　548
子宮体　8,9,37
子宮体癌　93,97,98,134,142,226,530
子宮体双手圧迫法　465
子宮胎盤溢血　417
子宮体部　18
子宮体部病変の細胞診　67
子宮体部付着靱帯切断　535
子宮脱　24,143,192,193,421
　――手術　547
子宮腟原基　6
子宮腟上部切断術　538
子宮腟部びらん　39,69,134,174
子宮腟部円錐切除術　551
子宮底　10
　――高さ　294
　――長さ　294
子宮底長　313
子宮洞筋　334
子宮動脈　9,12
子宮動脈塞栓術　88
子宮内圧　122
子宮内感染　117
子宮内胎児死亡　496
子宮内胎児発育遅延　493

子宮内胎児輸血　82
子宮内反症　191,460
子宮内避妊器具　590
子宮内膜　18,30
　――組織診　61
子宮内膜ポリープ　200
子宮内膜異型増殖症　61
子宮内膜炎　175
子宮内膜間質肉腫　230
子宮内膜症　138,156,194
子宮内膜症(性)囊胞　94,100,202
子宮内膜症性病変　98
子宮内膜増殖症　61,229
子宮内膜組織診　43
子宮内膜日付診　43
子宮内容除去術　559
子宮肉腫　142,230
子宮捻転症　192
子宮破裂　463
子宮付属器炎　175
子宮復古　10,365,402
子宮復古不全　485
子宮平滑筋細胞　19
子宮傍(結合)組織炎　176
子宮傍結合組織　37
子宮傍組織節　13
子宮卵管造影法　50,82,259
　――造影剤　83
子宮留血症　188
子宮留膿症(腫)　176,188,487
始原生殖細胞　3
四肢骨折　511
四肢短縮症　513
矢状縫合　335
弛緩出血　464
死産　577,582
死産証書　600
死産率　579
死児稽留症候群　400
自然死　606
自然死産　579,603
自然死産率　579
自然早産　457
自然退化　405
自然流産　399
死体検案書　604,605
死胎検案書　600
弛張熱　144
至適温度環境　502
死亡診断書　604,605
死亡届　604
死亡率　572
思春期　22
脂肪過多　140
脂肪性器異栄養症　153

和文索引 613

脂肪抑制法 96
紙様児 496
視床下部 14,15
視床下部ホルモン 520
視床下部性無月経 49,135
視神経交叉 15
視診 35,36
歯痛 327
試験分娩 81,443
雌性前核 276
自家血輸血 422
自覚徴候 304
自己血輸血 466
自己免疫学的検査 259
自己免疫性疾患 431
自己抑うつ評定法 269
自動歩行 380
自由絨毛 285
自律神経失調症 147,266
児頭 335
　——下降　340
　——回旋　348
　——骨盤内進入　341
　——固定　340
　——採血　131
　——進入　340
　——排臨　344
　——浮動　340
児頭骨盤不均衡 79,442
児頭大横径 80,442
児童福祉法 588
持続性後方後頭位 451
痔 371
色素嫌性細胞 20
色素性病変 198
色素沈着 296
色素排泄試験 246
膝位 355,446
射乳 369
斜位 318,445,449
若年妊娠 322
手根管症候群 327
手術記録 531
出生前診断 82
主席卵胞 27
主訴 33
腫瘍マーカー 236
腫瘍減量術 238
腫瘍細胞診 62
腫瘍性背景 63
腫瘍 37,141
受精 274
受精過程 275
受精能 251
受精能獲得 56,275

受精卵 272
　——初期発生 275
　——診断 592
　——分割 276
　——卵管内輸送 276
受胎 272
受胎調節 584,588
授乳性無月経 366
樹枝状血管 70
収縮輪 9,339,346,438,449
周囲 336
周縁静脈洞 288
周期性呼吸 501
周期性心拍数変動 126
周期性中枢 27
周期性変動 122
周産期 280
周産期死亡 572,575,582
周産期死亡率 577
習慣流産 258,400
集合細胞指数 69
皺襞 8
十二指腸潰瘍 426
十二指腸閉鎖 502
充実性隆起 198
重症子癇前症 397
重症妊娠高血圧症候群 390
重複子宮 169
重複腟 169,188
絨毛 285
　——発生 287
絨毛癌 239,240,244
絨毛間腔 285
絨毛癌診断スコア 244,245
絨毛性疾患 142,239,530
　——分類 240
絨毛破綻 288
絨毛膜 278,285
絨毛膜腔 278
絨毛膜板 287
絨毛膜無毛部 286
絨毛膜有毛部 286
絨毛膜羊膜炎 145,432
縦位 318,445
縦径 332
出血 136
出血性ショック 465,470,568
出血性黄体嚢胞 101
出生証明書 600
出生数 573
出生前診断 330,515,592
出生率 572
術後化学療法 529
瞬時心拍数 119
純粋型性腺形成不全症 168

純粋型妊娠高血圧症候群 392
順軸進入 340,455
準広汎子宮全摘（出）術 223,536
準備期 350
処女膜 8
処女膜閉鎖症 188
処置用軟性鏡 74
初期嘔吐 502
初期新生物 70
初期胚発生 280
初経 22,150
初産婦 272
初乳 296,369
初乳球 369
初妊婦 272
女性ホルモン 521
女性因子不妊 251
　——病因 252
女性仮性半陰陽 516
女性型 440
女性偽半陰陽 188
女性性器結核 178
女性生殖器 2
女性半陰陽 165,188
女性不妊症 137
女性用コンドーム 589
徐脈 123
小陰唇 6,8,20
小陰唇延長症 187
小横径 337
小骨盤 331
小細胞癌 61
小細胞非角化型 216
小斜径 337
小斜径周囲 337
小水疱 198
小泉門 336,348
小腸瘤 548
小児子宮 9
小児腟炎 138,173
床脱落膜 286
症候性無呼吸 501
焼灼術 199
焦点性間代性痙攣 504
漿液性腺癌 60,227,232
漿液性嚢胞 198
漿液性嚢胞(性)腺癌 94,101
漿液性嚢胞腺腫 101,109
漿膜下筋腫 210
漿膜下出血 198
上位型麻痺 512
上衣下胚層 511
上昇期 337,350
上殿動脈 12
上皮成長因子 22

上皮性卵巣癌　232
上皮内癌　58, 64, 214, 215
　　──細胞像　66
上皮内腺癌　60, 218
上腕神経叢麻痺　512
常位胎盤早期剥離　416, 479
　　──重症度分類　416
静脈性腎盂造影　86
静脈怒張　296
静脈瘤　326
食行動の異常　159
食道閉鎖(症)　502, 517
食欲不振　304
触診　35
褥婦　364
　　──診察　370
心身症　261
心身的愁訴　261
呻吟　500
神経因性膀胱　36
神経管閉鎖不全　515
神経系　14
神経性過食症　262
神経性下垂体　14
神経性食欲不振症　49, 154, 157, 159, 262
神経性大食症　262
神経性無食欲症　262
神経分泌　20
侵入胞状奇胎　241
真結合線　332, 441
浸潤癌　58
　　──細胞像　67
　　──所見　73
真性びらん　174
真性早発思春期　170
真性半陰陽　163, 188, 516
真脱落膜　286
浸軟　496
浸軟児　496
進行流産　400, 402
深鼠径節　13
深層型悪性細胞　67
進入異常　455
侵入胞状奇胎　242
深部頸管裂傷　562
診査切除術　57
診断書　600
診療録　597
新コルポスコピー所見分類　71
新生血管　72
新生児　377, 585
　　──足の裏の特徴　379
　　──異常徴候　499
　　──胸囲基準値　383

　　──出生直後の取扱い　385
　　──診察　385
　　──身体的特徴　378
　　──身長基準値　377, 494
　　──生理　383
　　──体重基準値　317, 377
　　──頭囲基準値　382, 494
新生児マススクリーニング　517
新生児一過性多呼吸　508
新生児黄疸　509
新生児仮死　498
新生児救急処置　569
新生児痙攣の原因疾患　503
新生児採血　133
新生児疾患　505
新生児死亡　580, 581
新生児死亡率　581
新生児集中治療管理室　569
新生児溶血性疾患　414
人口ピラミッド　575
人口動態統計　572
人工死産　579, 603
人工死産率　579
人工授精　257
人工妊娠中絶　580, 582, 584
　　──麻酔　565
人工破膜　353, 360
人工羊水　475
人工流産　399
陣痛　337, 436
　　──異常　436
　　──観察　349
　　──種類　337
　　──特性　337
　　──評価法　350
陣痛間欠　337
陣痛曲線　121
陣痛持続時間　122
陣痛周期　122, 350
陣痛促進法　358
陣痛促進薬の投与方法　360
陣痛発作　337, 349
陣痛誘発法　358, 359
陣痛抑制法　361
靭帯内筋腫　210
腎・尿管・膀胱部単純撮影　85
腎盂造影法　85, 86
腎盂尿管造影　87

〈す〉

ステロイド合成　164
スペクチノマイシン　180
スポンジ　589
スライス間隔　92
スルピリド　158

すりガラス細胞癌　61
頭蓋咽頭腫　157
頭蓋骨骨折　508
頭蓋内出血　509
水溶性造影剤　83
推定胎児体重　375, 494
髄索　3
髄質　16
髄膜瘤　516

〈せ〉

セフォジジム　180
セフトリアキソン　180
セボフルラン　565
ゼリー　590
生活活動強度　324
正期産　279, 310
正期産 PROM　458
生検　57
石児　496
正軸進入　81, 340, 348, 455
正常形態精子率　53
正常月経　28, 135
正常産褥　364
正常精液　53
正常染色体　45
正常妊娠　142, 272
正常分娩　331
　　──経過　338
正常変異　513
正常扁平上皮　64a
　　──細胞像　65
正常脈　123
生殖細胞　3
生殖腺　2
　　──下降　6
　　──形成　3
生殖堤　3
生殖補助医療　256, 257, 311
生殖路　2
　　──形成　5
生体組織検査法　57
正中切開　358
正中隆起　15
生物学的 hCG 測定法　306
生物学的結紮　464
生命倫理　594
生理的無月経　154
成熟子宮　9
成熟指数　43, 68
成熟徴候　377
成熟嚢胞性奇形腫　100, 109
成熟分裂　272
成熟卵胞　24, 28
成人呼吸促迫症候群　475

成長ホルモン 14, 22, 167	精巣導帯 6	腺上皮病変 216
成乳 369	精路通過障害 252	腺侵襲 215
性ステロイドホルモン 46, 366	整脈 123	腺性下垂体 14, 20
性器クラミジア感染症 182	赤色悪露 366	腺組織 20
性器ヘルペス(症) 183, 419	赤体 17	腺扁平上皮癌 61
――合併妊娠 184	赤沈 481	腺様基底細胞癌 61
性器 187	赤点斑 72	戦慄陣痛 344
――位置異常 190	脊硬麻 564	線維腺腫 146, 249
――形態異常 187	脊髄髄膜瘤 516	遷延一過性徐脈 123, 125, 127, 459
――損傷 246	脊髄麻酔 563	遷延横位 449
性器外徴候 304	脊椎骨折 511	遷延分娩 437
性器結核 177	説明と同意 599	潜在性二分脊椎 516
性器出血 34, 134	切迫流産 400, 401	選択的エストロゲン受容体モデュレーター 521
性器損傷 247	接触出血 134	選択的早産 457
性器内徴候 304	接触帯 339	選択的卵管造影法 84
性器復古 365	摂食障害 262	潜伏月経 188
性機能 21	絶対不妊症 137	線毛細胞 17
性機能障害 252	仙骨岬 331	全骨盤位牽出術 447
性(行為)感染症 178	仙骨硬膜外麻酔 564	全子宮弛緩症 464
性交後検査 56	仙骨子宮靱帯 10	全子宮脱 192
性交中絶 589	仙骨子宮靱帯切断術 199	全膝位 446
性索間質性腫瘍 233	仙骨節 13	全神経叢麻痺 512
性周期 25	仙骨麻酔 564, 566	全身診察 34
性成熟期 24	尖圭コンジローマ 184, 203, 419	全身性エリテマトーデス 431
性染色体 43	先体 274	全身性強直性痙攣 504
性染色体異常 162	先体反応 56, 251, 275, 276	全身性産褥熱 486
性腺形成不全 154	先天異常 513	全身性多毛症 147
性腺刺激ホルモン 266, 520	――原因 514	全身復古 366
性不確定 516	先天性ゴナドトロピン欠損症 154	全身麻酔 564, 566
性分化 2	先天性感染症 117	全前置胎盤 408, 466
――異常 162	先天性絞扼輪症候群 516	全足位 446
精液 53	先天性風疹症候群 432	全複殿位 446
――検査 53	先天性副腎過形成症 517	全胞状奇胎 240
――性状 53	先天代謝異常症 517	前期破水 136, 340, 457
――分析の基準値 53	先天的臍帯異常 458	前駆陣痛 346, 349
精原細胞 272	尖腹 441	前屈 191
精子 272, 274	前後径 336	前傾 191
――形態 274	穿刺細胞診 68	前後径 332
――形態異常 54	洗浄スメア法 67	前後径周囲 336
――尾部の形態 56	染色体異常 162, 260, 591	前在肩甲の露出 344
精子運動率 53	染色体検査 43	前在頭頂骨進入 455
精子機能検査 53	染色体分析 116, 118, 592	前陣痛 337, 338
精子-頸管粘液適合試験 56	浅鼠径リンパ節 13	前側泉門 336
精子形成 273, 274	浅鼠径節 13	前置血管 459
精子細胞 274	穿通胎盤 468	前置胎盤 107, 408, 465
精子濃度 53	穿入胎盤 459	――管理 467
精子膨化試験 56	浅部頸管裂傷 561	――種類 408
精子無力症 53	――縫合術 561	――治療 467
精祖細胞 2	泉門 335, 336	――問題点 468
精巣決定因子 3	腺異形成 60, 218	前腟円蓋 8
精巣上体 274	腺癌 60, 216, 232	前腟脱 193
精巣上体精子吸引法 257	腺棘細胞癌 62	前腟壁形成術 546, 547
精巣女性化症候群 166	腺口型 71	前頭位 453
精巣精子吸引法 257	腺細胞 20	
精巣精子採取法 257		

前頭骨　335
前頭頂骨進入　340
前頭縫合　335
前不正軸侵入　348
前方高在縦定位　80,450
前方前頭位　453
前羊水　339

〈そ〉

ゾンデ診　40
組織学的内子宮口　9
組織診　57
鼠径上節　13
鼠径リンパ節　13
鼠径リンパ肉芽腫　181
双角子宮　256
双頸双角子宮　169,189,190
双頸不全中隔子宮　169
双合診　36,37
双胎間輸血症候群　412
双胎妊娠　105,412
早期産褥出血　486
早期新生児死亡　577,580,581
早期新生児死亡率　581
早期破水　340,457
早期腹圧　440
早期羊水穿刺　116
早産　279,310,402
早朝嘔吐　304
早発一過性徐脈　123,125,126
早発型　393
早発月経　135,151
早発思春期　168,170
早発性黄疸　509
早発閉経　151,155
早発卵巣機能不全　155
走査法　103
相互転座　44
桑実胚　276
挿入　44
創部痛　371
蒼白　471,568
層形成　214
総精子数　53
総腸骨節　13
躁うつ病　434
造影 MRI　96
造影剤　85
造精機能障害　252
造袋術　552
造腔術　189,556
増殖性ジストロフィー　203
足位　446
足底採血法　133
側臥位　355

側屈　191,456
側傾　191
側臍靭帯　12
側切開　358
側頭縫合　335
側彎反射　380
続発性前置胎盤　409
続発性不育症　258
続発性不妊(症)　137,251
続発微弱陣痛　436
続発微弱腹圧　440
存続絨毛症　245
続発無月経　135,152,154
蹲踞位　355

〈た〉

ターミネーションの指針　396
タール嚢胞　202
タンポン　589
ダイレクト法　76
ダナゾール療法　198
他覚徴候　304,305
立ちくらみ　326
多呼吸　499
多焦点性間代性痙攣　504
多精子受精阻止　276
多臓器不全　475,568
多胎妊娠　412
多尿　143
多嚢胞性卵巣　201
多嚢胞性卵巣症候群　45,155,
　　159,161,255
多発奇形　517
多毛　161
多毛症　146
大食　159
体温異常　502
体温陥落日説　51
体外受精　257
対角結合線　332
体細胞　3
胎位　318
　──異常　445
　──診断　82,318
胎芽　272,280,303
　──形態　375
胎芽病　514,518
胎向　318
　──診断　318
　──第1横位　318
　──第1胎向　318,449
　──第1分類　318,340,449
　──第2横位　318
　──第2胎向　318,449
　──第2分類　318,340,449

胎児　272,280,303,335,374
　──異常　390,493
　──位置　329
　──形態　375
　──診察　329
　──生理　281
　──成長の評価　374
　──造血　282
　──発育　280
　──発育成熟の診断　330
　──被曝線量　82
胎児 well-being　114,118
胎児アルコール症候群　513
胎児ジストレス　126
胎児ヘモグロビン　282
胎児栄養失調型　114
胎児下降度　346
　──診断・表現法　346
胎児仮死　125,497
胎児奇形　82
　──診断　81
胎児筋緊張　130
胎児血液疾患　118
胎児血行　281,282
胎児呼吸様運動　130
胎児撮影法　81,82
胎児子宮　9
胎児死亡　119
胎児出血　119
胎児・絨毛染色体検査　259
胎児循環遺残(症)　383,507
胎児徐脈　119
胎児診断　592
胎児心拍数　122
　──一過性変動　123,124
　──細変動　124
　──測定　330
　──変動　123
胎児心拍数基線　123,126
　──細変動　123
胎児心拍数記録法　120
胎児心拍数細変動　124
胎児心拍数(陣痛)図　119,120,
　　121,123,497
胎児心拍動　309
胎児心拍動確認日　311
胎児心拍モニタリング　114
胎児性アルコール症候群　322
胎児性異常妊娠　411
胎児性難産　445
　──肩甲の娩出術　447
　──後続児頭娩出術　448
　──上肢の娩出術　447
胎児層　284
胎児体重の推定式　375

和文索引　617

胎児胎盤機能検査　111
胎児-胎盤系　292,293
胎児(体表)造影　82
胎児大横径　309,311
胎児頭殿長　309,311
胎児内分泌機能　284
胎児肺成熟　117
胎児肺成熟度　114
胎児発育　374
　　──異常　493
　　──評価　374
胎児発育曲線　281,494
胎児発育度　113
胎児発育不全型　114
胎児病　514,518
胎児付属物　272,285
胎児付属物性異常妊娠　416
胎児腐敗　496
胎児末梢血液ガス分析　131
胎児面　287
胎勢　318,342
　　──異常　450
胎動　130,329
　　──自覚時期　311
胎動カウント法　329
胎動計　329
胎動自覚　305
胎内発育遅延　114
胎嚢　308,375
胎嚢径　308,311
胎盤　287
　　──栄養物質の通過　289
　　──血行　288
　　──構造　288
　　──剝離　344
　　──剝離徴候　345
　　──病原菌の通過　289
　　──娩出　344
　　──娩出様式　345
　　──薬剤の通過　289
胎盤ホルモン　47
胎盤隔壁　287
胎盤機能不全　403,418
胎盤後血腫　345,416
胎盤性異常分娩　459
胎盤中隔　287
胎盤剝離徴候　354
胎盤分葉　287
胎盤娩出　353
胎盤由来酵素　111
胎便　283
胎便吸引症候群　403,507
胎胞　339
胎齢　310
帯下　137

大陰唇　6,8,20
大横径　113,336,375
大骨盤　331
大細胞非角化型　216
大斜径　337
大斜径周囲　337
大泉門　336,382
大腿骨長　114,375
大腿動脈採血法　133
大腿リンパ節郭清　554
第1極体　273
第2極体　273
脱落膜変化　278
脱出　193
縦型体位　355
単一臍帯動脈　458
単角子宮　169,189,190
単頸双角子宮　169,189,190
胆汁うっ滞　300
胆汁(緑色)性嘔吐　502
単純CT　91
単純ヘルペスウイルス　172,433
単純外陰切除術　547,552
単純型子宮内膜(異型)増殖症
　229
単純撮影法　81
単純子宮全摘出術　223
胆石症　300
単殿位　445
短促呼吸　357
短頭蓋　453
男性ホルモン　46
男性ホルモン不応症　166
男性因子不妊　251
　　──病因　252
男性仮性半陰陽　516
男性型骨盤　441
男性偽半陰陽　188
男性女性混合ホルモン　521
男性半陰陽　188
男性不妊(症)　53,137,256
断層法　102

〈ち〉

チアノーゼ　501
　　──型心奇形　505
チェックバルブ機構　507
チック期　398
チョコレート嚢胞　98,99,101,
　102,202
恥丘　6,8
恥骨結合　9,331
恥骨結合離開　460
恥骨稜　331
恥毛　22,157

──脱落　157
──発生　22
遅滞破水　340
遅発一過性徐脈　123,125,126
遅発型　393
遅発月経　135,151
遅発思春期　170,171
遅発性副作用　85
遅発閉経　151
緻密層　30
腟　8,19,188
──下垂　193
──腫瘍　208
腟カンジダ症　174
腟トリコモナス症　137,183
腟円蓋裂傷　461
腟炎　173
腟横中隔　189
腟下部　6
腟外射精　589
腟拡大鏡　70
腟拡大鏡診　69
腟癌　208
腟狭窄症　189
腟鏡診　35,39
腟血腫　462
腟欠損症　189
腟結核　177
腟後壁　8
腟口　8
腟肛門　187
腟細胞診　42
腟式子宮全摘術　542,543,546
腟上端・仙棘靭帯固定術　548
腟上端・仙骨子宮靭帯固定術　549
腟上皮内腫瘍　208
腟錠剤　590
腟真菌症　137
腟前庭　6,8,20
腟前庭肛門　187
腟前壁　8
腟断端・仙骨前面固定術　554
腟断裂　461
腟中隔　169
腟直腸瘻　187,188
腟動脈　12
腟肉腫　209
腟粘膜上皮　32
腟腹壁双合診　37
腟分泌物　327
腟閉鎖症　189
腟閉鎖術　547
腟壁裂傷　461
　　──縫合術　562
腟無形成　169

腟留血症　188
腟裂傷　461
着床　272, 277
　　——過程　277
着床異常　404
着床因子　253
着床出血　327
着床前診断　592
中隔子宮　169, 189
中期羊水穿刺　116
中心性チアノーゼ　501
中腎管　5
中腎性腺癌　60
中腎傍管　5
中枢性無呼吸　501
中切開　358
中側切開　358
中直腸動脈　13
中等度異形成　59, 214
中等度発熱　144
中胚葉　280
虫垂炎　426
肘静脈採血法　133
重複子宮　169
重複腟　169, 188
超音波ドプラ法　102, 109, 330
超音波検査法　102
超音波診断法　308
超音波断層法　102, 103, 329
超広汎子宮全摘出術　223
超低出生体重児　569
腸原基　281
直接産科的死亡率　573
直腸鏡診　78
直腸肛門閉鎖　517
直腸診　38
直腸腟前庭瘻　187, 188
直腸閉鎖　187
直腸瘤　193

〈つ〉

つわり　136, 300, 304, 311
吊り上げ法　76
墜落産　442
通過管　334
通気曲線　50
通色素法　256

〈て〉

テストステロン　5, 46, 522
デヒドロエピアンドロステロン
　22, 284, 292
デヒドロエピアンドロステロンサル
　フェート　23, 111
てんかん　434

低位脊髄麻酔　566
低温最終日説　51
低温相　42
低血糖　504
低在横定位　450
低酸素血症　355
低出生体重児　390
低体温　502
低体重児の届出　587
低置胎盤　408, 409, 466
低用量ピル　521
帝王切開後経腟分娩　561
帝王切開術　442, 443, 560
　　——麻酔　563
啼泣　508
適時破水　340, 346
摘出術　552
鉄欠乏性貧血　298, 428
天然型エストロゲン　521
点状出血斑　198
点滴静注　91
点滴静注腎盂造影　87
転移性腫瘍　233
転移蔓延様式　222
転座保因者　116
殿位　445

〈と〉

トキソプラズマ　433
トリコモナス腟炎　173, 419
トリソミー　44, 517
トリプルマーカー検査　322
トリヨードサイロニン　302
トロホブラスト　276, 285
トロホブラスト殻　285
ドパミン　158
ドパミンアゴニスト療法　525
ドプラ効果　102
ドプラ法　102, 109
塗抹指数　69
努責　338
樋　342
凍結骨盤　197
透明層　25
透明帯　11, 17, 54
透明帯反応　276
統合失調症　434
頭位　318
頭蓋の応形機能　336
頭蓋咽頭腫　157
頭蓋骨骨折　510
頭蓋内出血　511
頭血腫　510
橈骨動脈採血法　133
頭頂位　452

頭頂骨　335
頭殿長　309, 375
糖尿病　260, 429
同種免疫検査　260
導尿用留置カテーテル　531
特発性造精機能障害　253
吞気症　140, 501

〈な〉

内陰部動脈　12, 13
内莢細胞膜　11
内莢膜細胞　17, 25
内細胞塊　276
内視鏡下手術　556
内視鏡検査法　69
内診　36, 37
内生殖器　2
内鼠径上節　13
内測法　120, 121
内腸骨リンパ節　13
内腸骨節　13
内腸骨動脈　12, 13
内胚葉　280
内胚葉洞腫瘍　208
内分泌検査　259
内分泌検査法　41
内分泌細胞診　68
捺印細胞診　68
軟産道　334, 440
　　——異常　444
　　——損傷　461
軟産道外管　334
軟産道内管　334
軟性鏡　74
軟性下疳　181
難産状態　79
難治性不妊症　251

〈に〉

二細胞説　27
二次性徴　22, 23
二次精母細胞　274
二次卵胞　26
二次卵母細胞　273
二相性　42
二分脊椎　516
乳癌　146, 250
乳児死亡　572, 580, 582
乳児死亡数　582
乳児死亡率　580, 581, 582
乳汁分泌　15, 367, 371
　　——異常　490
　　——促進　372
　　——抑制　372
乳汁分泌ホルモン　14

乳汁分泌過多症　490
乳汁分泌不全　157,490
乳汁分泌抑制法　526
乳汁漏出症　145,146,158
乳汁漏出性無月経症候群　154,158
乳腺　14,20
　　――異常　489
乳腺炎　249,373,489
乳腺症　146,249
乳腺痛症　146
乳腺膿瘍　249
　　――発生部位　490
乳腺胞管　20
乳頭　14
乳頭亀裂　372
乳頭刺激　129
乳頭体　15
乳房　14,20,35
　　――発達　22
乳房管理　372
乳房疾患　249
乳房痛　145,146
乳輪　14
乳輪周囲炎　249
乳漏(症)　146,158
尿テネスムス　144
尿管節　13
尿管腟瘻　246
尿失禁　144
尿生殖隔膜　334
尿生殖洞　6
尿中 hCG 定性反応試薬　47
尿道下裂　516
尿道腟瘻　246
尿囊　281
尿路感染症　145
尿瘻　246
乳頭状扁平上皮癌　60
妊産婦　585
　　――栄養　324
　　――訪問指導　587
妊産婦死亡　391,572,572,582
妊産婦死亡数　573,576
妊産婦死亡率　572,576
妊娠　136,272
　　――維持　272,279
　　――診断　303
　　――生理　272
　　――成立　272
　　――届出　586
　　――母体の変化　293
妊娠黄体　11,306
妊娠嘔吐　300
妊娠悪阻　300,305,391

妊娠合併子宮頸癌　225
妊娠偶発合併症　591
妊娠高血圧　392
妊娠高血圧症候群　392
　　――における重症, 軽症の分類　393
　　――の病態　394
妊娠高血圧腎症　393,424
妊娠細胞　301
妊娠子癇　393,397
妊娠歯肉炎　327
妊娠時期　310
　　――診断　309
妊娠持続期間　279
　　――異常　399
妊娠時反復性黄疸　328
妊娠疾患　391
妊娠雀斑　296
妊娠週数　330
　　――確認と補正　374
妊娠診断　314
妊娠診断補助試薬　307
妊娠陣痛　337,349
妊娠性エプーリス　327
妊娠性絨毛性疾患　239
妊娠性痒疹　328
妊娠線　297
妊娠中毒症ターミネーション適応指針　396
妊娠徴候　303
妊娠転帰　310
妊娠糖尿　301
妊娠糖尿病　429
妊娠反応　47
妊娠反応陽性日　311
妊娠歴　33
妊婦　272
　　――衣食住　321
　　――飲酒　322
　　――運動　323
　　――栄養摂取　586
　　――喫煙　322
　　――健康診査　314,320,586
　　――嗜好品　322
　　――職業　321
　　――診察　303
　　――生活指導　321
　　――性交　323
　　――旅行　323
妊婦管理　320
　　――血中・尿中ホルモン動態　290
妊婦貧血の定義と分類　428
妊卵　272
妊卵排出の様式　401

〈ね〉

猫鳴き症候群　517
粘液性腺癌　60,227,232
粘液性囊胞性腫瘍　101
粘膜ポリープ　200
粘膜下筋腫　152,210

〈の〉

ノルエチノドレル　522
ノルエチンドロン　522
ノンストレステスト　128,495
ノンリアクティブ　128
のぼせ　147,267,269
脳室上衣下出血　511
脳室内出血　511
脳瘤　516
囊胞性腫瘤　100
囊胞性二分脊椎　516

〈は〉

ハイリスク児　513
ハイリスク新生児　513
ハイリスク妊産婦　324
ハイリスク妊娠　390
ハイリスク妊娠管理　391
ハムスターテスト　53
バイオフィジカルプロファイル　130
　　――診断基準　131
バイオフィジカルプロファイルスコア　114,495
バソプレッシン　15
バルーン法　121
バルセロナ分類　71
バルトレックス　184
パラシクロビル　184
パピローマウイルス　433
パルスドプラ法　109
パルス波　102
パルトグラム　350
パルボウイルス　433
パワードプラ法　109
把握反射　380
破水　339,340,353
播種性血管内凝固症候群　299,471,479,568
胚外体腔　280
胚外中胚葉　280
肺サーファクタント　330
肺拡張不全　507
肺活量　300
肺結核　425
胚移植　257
胚細胞性悪性腫瘍　238

胚細胞(性)腫瘍　233,529
肺塞栓症　391,489
胚盤　280
肺毛細血管圧　508
配偶子　251,272
　——形成　272
配偶子病　514,517
配偶子卵管内移植　257
配偶者間人工授精　256
排泄性静脈性尿路造影法　86
排泄性腎盂造影　86
排泄性尿路造影法　86
排尿困難　144
排尿障害　143,371
排尿痛　144
排卵　11,27,28
排卵期内膜　108
排卵時期の診断法　51
排卵障害　46
排卵日　311
排卵誘発法　162,524
排卵抑制法　525
排臨　346
倍数性　44
梅毒　180,434
白色悪露　366
白色上皮　71
白体　11
白斑　72
白斑症　203
白膜　11,16
発育不全子宮　192
発熱　34,144,328
発露　344,346
発汗　267,269
反屈位　318,450,453
反射性遅発一過性徐脈　126
反復流産　258
半陰陽　188,516
半坐位　355
汎腹膜炎　488
繁生絨毛膜　286
晩期産褥出血　486
晩婚性高年初産婦　445

〈ひ〉

ヒステリー　267
ヒステロスコピー　74
ヒトパピローマウイルス　66,216
ヒト絨毛性ゴナドトロピン　47,
　111,279,290,306,521
　——測定法　306
ヒト胎盤性ラクトーゲン　47,
　111,290
ヒト閉経期尿性ゴナドトロピン
　518
ヒポクラテスの誓い　594
ビデ　589
ビリベルジン　283
ビリルビン　283
　——代謝　509
ピル内服　236
ひだ状瘢痕　198
びらん　70,73
比較的狭骨盤　81
比例式補助換気法　570
皮下脂肪沈着　296
皮質　16
皮質索　3
皮様嚢胞腫　93,99,102
非チアノーゼ型心奇形　505
非観血的治療法　256
非色素性病変　198
非振戦性熱産生　384
非特異性頸管炎　137
非特異性腟炎　137,173
非配偶者間人工授精　257
非反射性遅発一過性徐脈　127
肥満　161
非淋菌性尿道炎　181
被包脱落膜　286
脾臓破裂　512
避妊　523,526,588
避妊法　589
尾骨損傷　461
微細発作　504
微弱陣痛　436
微弱腹圧　439
微小浸潤腺癌　60,218
微小浸潤癌　58
　——細胞像　67
微小浸潤扁平上皮癌　59
微小乳頭型　71
微熱　144
鼻翼呼吸　500
左斜径　332
表層上皮封入嚢胞　16
表皮異型　203
表面活性物質　283
病的子宮前傾前屈症　192
病的収縮輪　439
病的前屈　191
病的前傾　191
病的退縮輪　439
病的腹痛　328
病棟実習　596
描写式卵管通気検査(法)　50,82
品胎　412
貧血　148
頻尿　305,326

頻発月経　135,151
頻脈　123

〈ふ〉

ファイバースコープ　74
フィルム状腔内避妊薬　590
フェニルケトン尿症　517
フォリスタチン　15
フルオロウラシル　529
ブジー　360
ブドウ状腫瘍　208
ブドウ状胎児性横紋筋肉腫　208
ブルーベリー斑　198
ブレンナー腫瘍　231
ブロモクリプチンの投与　372
プラスミノーゲンアクチベーター
　31
プラスミン　31
プレグナンジオール　32,291
プレグネノロン　291,292
プレマリンテスト　49
プローブ　103
プロゲスチン負荷試験　48
プロゲステロン　15,46,291,522
プロゲストーゲン　521,522
プロゲストーゲン療法　522
プロスタグランジン　291,402
プロピオン酸エストラジオール
　522
プロラクチノーマ　158
プロラクチン　15,22,45,291,301
　——上昇させる薬剤　158
プロラクチン産生性下垂体腺腫
　158
不安神経症　435
不育症　257
不完全子宮脱　192
不完全中隔子宮　189
不完全破裂　463
不均衡型 IUGR　493
不自然死　606
不整周期　135
不正軸進入　340,455
不正性器出血　327
不全膝位　446
不全足位　446
不全中隔　188
不全中隔子宮　169
不全複殿位　446
不全流産　400,402
不定愁訴　34,147
不妊　137,250
不妊手術　584
不妊症　85,137,250
不妊症検査法　49

付属器摘除術　540
付属物性異常分娩　457
付着茎　280
付着絨毛　285
浮腫　328
浮動　340,346
婦人科手術　532
婦人科診察法　35
婦人科心身症　261
部分性子宮弛緩症　464
部分前置胎盤　466
部分的骨盤位牽出術　447
部分胞状奇胎　241
夫婦間染色体検査　259
風疹　432
副角子宮　189,190
副腎出血　512
副腎性アンドロゲン　22
副腎性器症候群　162,163
副腎皮質刺激ホルモン　14
副腎皮質ステロイド合成酵素欠損　164
副性器障害　252
副乳　296
腹圧　337,338,436
　——異常　439
腹圧性尿失禁　36
腹臥位　355
腹腔鏡下子宮全摘術　557
腹腔鏡下手術　556
腹腔鏡下腟式子宮全摘術　557
腹腔鏡検査　51
腹腔鏡診　76
腹腔鏡補助下腟式子宮全摘術　557
腹腔妊娠　405,407
腹式子宮下部横切開法　561
腹式子宮縦切開法　561
腹式手術　533
腹式単純子宮全摘術　534
腹式腟断端・仙骨前面固定術　554
腹大動脈節　13
腹直筋離開　297
腹部腫瘤　140
腹部触診法　329
腹部創　35
腹部単純撮影　85
腹部膨満　140
腹部膨隆　305
腹壁腫瘤　142
腹壁切開法　533
腹膜外帝王切開術　561
腹膜偽粘液腫　202
複雑型子宮内膜異型増殖症　229
複雑型子宮内膜増殖症　229

腹腔内の腫瘤　142
腹腔内液体貯留　140
噴水状嘔吐　502
糞瘻　246
分界線　331
文章完成テスト　269
分泌期内膜　108
分娩　331
　——3要素　331,436
　——介助法　356,447
　——各期の取扱い　351
　——第1期　339,346,352,437
　——第2期　339,344,346,353,437
　——第3期　339,344,346,353,437
　——直後の悪寒　364
　——前徴　338
分娩開始　338
分娩介助　351
分娩監視装置　119
分娩監視法　121
分娩管理　351
分娩機転　341
　——児頭　452
分娩経過図　350
分娩・産褥子癇　392,397
分娩子癇　393,397
分娩時異常出血　464
分娩時期　339
　——診断　346
分娩持続時間　339
分娩陣痛　337,349
分娩遷延　438
分娩促進法　358
分娩損傷　460,510
　——骨折　511
　——頭部　510
　——内臓　512
　——末梢神経　512
分娩体位　354
分娩停止　437
分娩誘発　359
分娩誘発法　358
分娩予定日　279,310
分葉　354
分離重複子宮　189,190

〈ヘ〉

ヘアピン様毛細血管　70
ヘモグロビンF　282
ヘモシデリン沈着　198
ヘルシンキ宣言　594
ベセスダシステム　64a
ペッサリー　589

平滑筋肉腫　208,230
平行平面法　347
閉経　4,21,24,150
閉経後非生殖期　24
閉鎖　22
閉鎖筋層　335
閉鎖神経　14
閉鎖節　13
閉鎖卵胞　28
閉塞性無呼吸　501
壁脱落膜　286
壁内筋腫　210
片頭痛　261
辺縁折れ返り細胞指数　69
辺縁前置胎盤　408,409,466
変動一過性徐脈　123,125,127
扁平-円柱上皮境界　58
扁平型　71,440
扁平(型)骨盤　440
扁平上皮　70
扁平上皮化生　58,69
扁平上皮癌　59,208,216,227
扁平上皮細胞増殖症　203
扁平上皮内癌　205
扁平上皮病変　216
便秘　326
娩出　344
娩出期　339,346
娩出期陣痛　337,339,349
娩出物　331
娩出力　331,337,436

〈ホ〉

ホスファチジルグリセロール　283
ホスファチジルコリン　283
ホモシスチン尿症　517
ホルモン剤　520
ホルモン測定　45
ホルモン負荷テスト　48
ホルモン補充療法　270,523
ホルモン療法　520
　——種類　520
　——注意点　520
　——目的　520
ポリープ　74
ほてり　267,269
保護者　585
補助造影法　91
母子感染　432
母子健康センター　587
母子健康手帳　314,586
母子保健　572
母子保健施設　587
母子保健法　320,585

母児血液循環　288
母児の標識　387
母性健康管理指導事項連絡カード　321
母性の尊重・健康保持　585
母体合併症　390
母体感染症　390
母体血清マーカー測定　330
母体搬送システム　391
母体保護法　583
母体面　287
母乳育児　367
放射線検査法　79
胞状奇胎　105, 239, 242
胞胚　276
縫合　335
乏精子症　53
乏精子-精子無力-奇形精子症　53
乏尿　143
傍頸管ブロック　567
帽状腱膜下血腫　510
傍大動脈節　13
膀胱　8
膀胱鏡　78
膀胱鏡診　77, 78
膀胱子宮靱帯　10
膀胱子宮靱帯前層切断　537
膀胱腟瘻　246
膀胱尿貯留　140
膀胱剝離　535
膀胱瘤　193
膨化　56

〈ま〉

マイクロバブルテスト　114, 330
マイナートラブル　321, 326, 371
マタニティーブルーズ　435
麻酔　563
麻痺性イレウス　502
魔乳　379
膜性診断　103
末梢性チアノーゼ　501
慢性子宮内膜炎　175
慢性疼痛　261

〈み〉

ミイラ化　496
ミオクローヌス　504
未産婦　272
未熟児　585
　──訪問指導　587
未妊婦　272
未分化癌　61, 227
右斜径　332
脈拍触知不能　471, 568

〈む〉

無眼球運動期　285
無気肺　507
無屈　191
無形成腟　169
無痙攣性子癇　397
無月経　30, 152, 155, 157, 304
　第1度──　135, 155
　第2度──　135, 155, 156
　──分類　135, 152
無呼吸　501
　第1度──　498
　第2度──　498
無呼吸発作　501
無精液症　53
無精子症　53
無痛性硬結　146
無痛分娩　566
無尿　143
無脳症　516
無排卵周期症　152

〈め〉

メープルシロップ尿症　517
メストラノール　521
メトロイリーゼ　360, 402, 559
明細胞腺癌　60, 227, 232
免疫クロマトグラフィー法　307, 308
免疫学的 hCG 測定法　306
面瘤　455

〈も〉

モザイク　44, 72
モノソミー　44, 517
毛髪塊　98
毛髪過多症　146
沐浴　387
問診　33

〈や〉

谷田部ギルフォード性格テスト　269
薬物離脱(症候群)　323

〈ゆ〉

油性造影剤　83
癒着　198
癒着性子宮後傾後屈症　192
癒着胎盤　459, 468
癒着剝離術　199
有核発生　240
有棘層肥厚　203
有痛性硬結　146

有痛性白股症　489
疣状癌　60
雄性前核　276
遊離 T_4　302
遊離絨毛　285
誘導期　398

〈よ〉

ヨードショック　85
ヨードテスト　86
予告出血　466
予診　595, 596
予診票　34
予備細胞　18, 58, 216
　──増殖　59
予防的卵巣摘出術　236
四つんばい　355
幼児　585
幼児期　21
羊水　292
羊水インデックス　417
羊水過少(症)　403, 418
羊水過多(症)　417
羊水検査　115
羊水混濁　507
羊水診断法　115
羊水穿刺法　115
羊水造影法　82
羊水塞栓症　474
　──管理・治療　479
　──発症機序　474
羊水胎児造影　82
羊水量　130
羊膜　285
羊膜腔　280
要胎　412
腰痛　138, 139, 326
横8字型娩出法　448
横型立位　355

〈ら〉

ラパロスコピー　76
ラミナリア桿　360, 559
ラムダ状縫合　335
らせん動脈　30
卵円孔　282
卵黄嚢　272
卵核胞　29, 273
卵核胞崩壊　274
卵管　8, 10, 11, 17
　──機能　50
卵管因子不妊　256
卵管開口術　541
卵管間質部妊娠　405
卵管間膜　11

卵管癌　99	卵巣睾丸　163	流産　139, 279, 310, 399
卵管鏡　559	卵巣子宮内膜症　194	隆起葉　15
卵管峡部妊娠　405	卵巣出血　138	硫酸マグネシウム　361
卵管形成術　541	卵巣腫瘍　98, 231, 421	両性適合性因子不妊　251
卵管痙攣　85	──臨床病理学的分類　231	両側皮様嚢胞腫　94
卵管結紮術　236	卵巣腫瘍茎捻転　138	両大転子間径　447
卵管采　9	卵巣性無月経　136	良性乳腺疾患　249
卵管腫瘍　239	卵巣性無排卵症　255	淋菌感染症　179
卵管切除術　540	卵巣貯留嚢胞　201	淋菌性子宮頸管炎　137
卵管疎通検査法　49	卵巣提索　9, 10	輪状軟骨圧迫法　565
卵管通気法　50	卵巣導帯　6	臨床実習　595
卵管通色素法　51, 256	卵巣動脈　9, 12	臨床進行期分類　218
卵管通水法　50, 82	卵巣妊娠　405, 407	
卵管内膜上皮　32	卵巣嚢腫核出術　199, 540	〈る〉
卵管妊娠　404	卵巣嚢腫穿刺術　199	ルテイン嚢胞　201
卵管破裂　405	卵巣嚢腫摘出術　540	類腫瘍(性)病変　101, 194
卵管避妊術　540	卵巣嚢腫破裂　138	類人猿型骨盤　441
卵管吻合術　541	卵巣胚細胞性腫瘍　529	類内膜腺癌　60, 227, 232
卵管壁　11	卵巣門　11	類表皮癌　58
卵管膨大部妊娠　405	卵母細胞　4, 11, 17, 25	
卵管卵巣膿腫　488	卵胞ホルモン　46, 521	〈れ〉
卵管留血症　188	卵胞液　11, 26	レシチン　283
卵管留膿症(腫)　176	卵胞黄体ホルモン配合剤　521	レシチン/スフィンゴミエリン比
卵管流産　405	卵胞刺激ホルモン　14, 45, 266	115, 330
卵管漏斗　9	卵胞嚢胞　201	レゼクトスコープ　74
卵丘　11, 17	卵胞発育　17, 25, 26, 52	レニン　303
卵丘細胞　27	卵胞破裂　29	レプチン　26
卵原細胞　21, 25, 272	卵胞斑　28	冷汗　471, 568
卵子　272	卵膜　285	
──形態　273	卵膜用手剥離　360	〈ろ〉
──受精能　274		ローマ分類　71
卵子形成　273	〈り〉	ロールオーバーテスト　397
卵成熟　29	リアクティブ　128	老人性子宮内膜炎　175
──促進因子　29	リコンビナントFSH製剤　520	老人性腟炎　134, 138, 174
──阻止因子　29	リネストレノール　522	老年期　24
卵祖細胞　2	リピド着色　295, 305	労働基準法　588
卵巣　8, 11, 16, 37	リラキシン　290, 291, 296	漏斗茎　15
卵巣チョコレート嚢胞　194, 198	リンパ管造影法　89	瘻　246
卵巣炎　488	リンパ系　13	瘻孔形成　463
卵巣過剰刺激症候群　101, 525	リンパ上皮様癌　60	
卵巣間膜　11	リンパ節郭清　538	〈わ〉
卵巣癌　92, 93, 99, 528	リンパ節転移　92	和痛分娩　566
卵巣形成　4	立位　355	和痛法　566

欧文索引

〈ギリシャ〉

α-fetoprotein (AFP) 113
α-フェトプロテイン 113
β受容体刺激薬 361
$β_2$作動薬 361

〈数字〉

I型糖尿病合併妊娠 429
1次卵胞 17
1卵性双胎 412
II型糖尿病合併妊娠 429
2次卵胞 17
2羊膜1絨毛膜性 412
2羊膜2絨毛膜性 412
2卵性双胎 412
3胎 412
4胎 412
5-FU 529
5P 471,568
5p-症候群 517
5胎 412
11β-ヒドロキシラーゼ欠損 165
13トリソミー症候群 517
16α-hydroxy DH(E)AS 111, 292
17-hydroxyprogesterone 522
17β-エストラジオール 521
18トリソミー症候群 517
19-norsteroid 522
21トリソミー症候群 517
21-ヒドロキシラーゼ欠損 165
23染色体 272
46染色体 272

〈A〉

A-II負荷試験 396
abdominal circumference (AC) 113
abdominal distension 140,305
abdominal pain 328
abdominal pregnancy 404, 407
abdominal pressure 337,338, 436,439
abdominal sacral colpopexy 554
abnormal labor 436
abnormal labor pains 436
abnormal pelvis 440

abnormal pregnancy 390
abnormal puerperium 485
abnormal synclitism 455
abnormality of the lactation 490
abortion 279,399
abruptio placentae 416
absence of the vagina 189
AC 113
acanthosis 203
acceleration 123,128
acceleration phase 351
achordia 458
ACIS 216
acme phase 337,350
acquired immunodeficiency syndrome (AIDS) 185
acrosome 274
acrosome reaction 56,251,276
ACTH 14
active phase 351,437
adenocarcinoma 60,61,216
adenocarcinoma *in situ* (ACIS) 60,218
adenoid basal carcinoma 61
adenomyosis 194
adenosquamous carcinoma 61
adhesion 198
adjuvant chemotherapy 529
adnexectomy 540
adnexitis 175
adolescence 22
adult respiratory distress syndrome (ARDS) 475
AFI 417
AFP 113
after loading法 223
afterbirth pains 337,346,349
afterpains 337,364,371
afterwater 339
AFV 130
Ahlfeld徴候 345,354
AID 257
AIDS 185
AIH 256,257
allantois 281
allylestrenol 522
alpha-fetoprotein (AFP) 113
ambiguous genitalia 516

amenorrhea 152,304
AMH 166
aminography 82
amniocentesis 115
amniofetography 82
amnion 285
amniotic cavity 280
amniotic fluid 292
amniotic fluid embolism 474
amniotic fluid index (AFI) 417
amniotic fluid volume (AFV) 130
ampullar pregnancy 404
AN 263
――診断基準 264
anal atresia 187
analgesia during labor 566
anamnesis 33
anchoring villi 285
androgen insensitivity syndrome 166
androgenesis 240
android type 440
androstenedione 46
anemia 148
aneuploidy 44
angioneogenesis 73
anomaly of the fetal attitude 450
anorexia nervosa (AN) 49, 159,263
anteflexion 191
antenatal examination 314
anterior asynclitism 340,455
anterior fontanel 336,382
anterior lateral fontanel 336
anteroposterior trunk diameter (APTD) 113
anteversion 191
anthropoid type 440
anti-infective chemotherapy 526
anti-müllerian hormone (AMH) 166
anti-tumor chemotherapy 529
anxiety neurosis 435
Apgar score 498
apneic spell 501

appearing　344, 346
Apt 試験　501
APTD　113
Arantius 静脈管　281
ARDS　475
area of the pelvic inlet　332
area of the pelvic outlet　333
Argonz-del Castillo 症候群　154, 158
Arias-Stella 現象　231
arrest　437
arrest disorder　437
ART　256, 257, 311
artificial insemination with donor's semen (AID)　257
artificial insemination with husband's semen (AIH)　257
Asherman 症候群　152, 155, 248
aspermia　53
asphyxia of the newborn　498
aspiration biopsy cytology　68
aspiration cytology　68
aspiration pneumonia　564
assisted reproductive technology (ART)　257, 311
asthenozoospermia　53
asymmetrical IUGR　114, 493
asynclitism　340, 348, 455
atelectasis　507
atonic bleeding　464
atresia　22
attitude　318, 342
atypia　203
atypical endometrial hyperplasia　61
　——complex　229
　——simple　229
atypical genital bleeding　327
atypical mitosis　215
augumentation of the labor pains　358
auto-transfusion　422
autonomy　594
awareness of fetal movement　305
azoospermia　53

〈B〉

B 型肝炎ウイルス　433
B 群溶連菌　433
bag of waters　339
ballooning　56
Bandl 収縮輪　339, 439
Bartholin 腺　8, 20
Bartholin 腺炎　173
Bartholin 腺結核　178
Bartholin 腺嚢腫(炎)　419
　——手術　551
　——造袋術　552
Bartholin 腺嚢胞　202
Bartholin's gland cyst　202
Bartholinitis　173
basal body temperature (BBT)　41, 51, 306
basal cell hyperplasia　59
basal plate　287
BBT　41, 51, 306
bearing down　338
bearing down pains　338, 350
Beckenweitesraum　333
Beecham 分類　194
Behçet 病　172
beneficence　594
BEP 療法　239, 529
bidet　589
biliverdin　283
bimanual examination　36
biophysical profile (BPP)　130
　——診断基準　131
biophysical profile score (BPS)　114, 130, 495
biopsy　57
biopsy of the cervix　57
biopsy of the endometrium　61
biparietal diameter (BPD)　113, 309, 336, 375
biphasic　42
birth canal　331
birth control　588
birth height　377
birth injury　510
birth weight　377
Bishop score　319, 349
bitemporal diameter　337
bitrochanteric diameter　447
blastocyst　276
blighted ovum　400
blood bleb　198
bloody show　338, 346
blue berry spot　198
body stalk　280
body stalk 症候群　458
BN　263
　——診断基準　264
BOMP 療法　529
bony birth canal　331
Botallo 動脈管　282
botryoid embryonal rhabdomyosarcoma　208
botryoid tumor　208
Bowen 細胞　205
BPD　113, 309, 375
BPP　130
BPS　114, 130, 495
Bracht 法　448
brachycephalus　453
bradycardia　123
Braxton Hicks の収縮　337, 349
Braxton Hicks 徴候　295, 305
Braxton Hicks' contraction　337, 349
breast　14, 20
breech presentation　445
bronchial asthma　425
brow presentation　454
bulimia nervosa (BN)　262
Burch 法　551

〈C〉

C 型肝炎ウイルス　433
CA 125　196
CAH　163
cancer of the uterine body　134
cancer of the uterine cervix　134
cancer pearl　216
candidiasis　183
CAP 療法　531
capacitation　56, 251, 275
capronate　522
carcinoid　61
carcinoma in situ (CIS)　58, 214
carcinoma of the cervix uteri　215, 420
carcinoma of the uterine corpus　226
carcinoma of the vagina　208
carcinoma of vulva　206
carcinosarcoma　230
cardiotocogaphy　119
cardiotocogram (CTG)　119, 121
cardiotocometer　119
carpal tunnel syndrome　327
cat-cry syndrome　517
CDDP　529
cephalopelvic disproportion (CPD)　79, 442
cerclage　560
certificate of birth　600

certificate of postmortem examination 604
certificate of stillbirth 600
cervical cancer 215
cervical dilatation 349,559
cervical erosion 134,174
cervical gland 18
cervical incompetency 402
cervical intraepithelial neoplasia (CIN) 205
cervical laceration 461,469
cervical mucus (CM) 43,52
cervical neoplasia 57
cervical polyp 134
cervical pregnancy 404,407
cervical ripeness 319
cervicitis 174
cesarean section 560
Chadwick 徴候 305
chancroid 181
CHARGE 連合 518
Chiari-Frommel 症候群 154, 158
childhood 21
Chlamydia trachomatis 181
chlamysiasis 433
chloasma gravidarum 296
chorionic plate 287
choriocarcinoma 244
chorion 278
chorion avillosum 286
chorion frondosum 286
chorion laeve 286
chorion villosum 286
chrolmadinone 522
chromohydrotubation 256
chromosomal analysis 116
chromosomal test 43
CI 69
CIN 205
circumference 336
circumferentia suboccipitobregmatica 337
CIS 58,64a,214
clear cell adenocarcinoma 60,227,232
cleavage of fertilized ovum 276
climacterium 24
Cloquet 節 13
clot observation test 481
CM 52
CMI 健康調査表 269
collision 413
colloid osmotic pressure (COP) 508
colostrum 296,369
colostrum corpuscle 369
colpitis 173
colporrhexis 461
colposcope 70
colposcopic invasive carcinoma 73
colposcopy 69
complete abortion 400
complete breech presentation 446
complete prolapse of the uterus 192
complete rupture of the uterus 463
computed tomography scan 90
computerized tomography scan 90
conception 272
conception control 588
conceptus 272
concurrent chemoradiation 529
condom 589
condyloma acuminatum 184, 203
condylomatous carcinoma 60
cone biopsy 58
congenital adrenal hyperplasia 163
congenital anomaly 513
conization 58
conization of the cervix 223
conjugate 332
connecting stalk 280
constipation 326
constriction ring dystocia 439
contraception 588
contracted pelvis 441
contraction ring 339,346,438
contraction stress test (CST) 114,129,495
convulsion 503
convulsive pains 344
COP 508
Cornell Medical Index (CMI) 269
coronal suture 335
corpus luteum 17
corpus luteum cyst 201,421
cortex 16
cortical reaction 276
cotyledon 287,354
couvelaire uterus 417
coverline 説 51
CPD 79,442
cramp pains 438
CRL 309,375
crowded cell index (CI) 69
crown rump length (CRL) 309,375
crowning 344,346
crude birth rate 572
crude mortality rate 572
cryptomenorrhea 188
CSF 29
CST 129,493
CT スキャン 90
CT 値 92
CTG 119,123
culdo centesis 40
Cullen 徴候 405
Cusco 式腟鏡 39
cycle of labor pains 350
cyclic center 27
cystectomy 552
cystocele 193
cystoscope 78
cystoscopy 77
cytodiagnosis 62
cytomegalovirus 433
cytostatic factor (CSF) 29
cytotrophblast 278

〈D〉

D&C 559
Dammriss 357
danazol 198
Davydov 法 556
De Lee の station 法 347
de novo 発癌 226
dead fetus syndrome 400
death certificate 604
deceleration 123
deceleration phase 351
decidua basalis 286
decidua capsularis 286
decidua parietalis 286
decidua vera 286
decidual reaction 278
decision of ovulatory phase 51
decrement phase 337,350
deep transverse arrest 450
deflexion attitude 318,450
dehydroepiandrosterone 〔DH(E)A〕 23,284,292
dehydroepiandrosterone sulfate

〔DH(E)A-S〕 23,111,284,
    292
delayed menstruation 135
delayed puberty 171
deletion 44
delivery of the placenta 344
descensus of the uterus 192
descensus vaginae 193
descent of the fetal head 340
DH(E)A 23,284,292
DH(E)A-S 23,111,284,292
diabetes mellitus (DM) 429
diagnosis of pregnancy 303
diagonal conjugate 332
diameter 336
diamniotic-dichorionic 412
diamniotic-monochorionic
    412
DIC 299,471,479,568
diethylstilbestrol 208
dilatation and curettage (D&C)
    559
dilating pains 337,349
DIP 87
dip 説 51
diploid 272
discharge 137
disorders of body temperature
    502
displacements of the uterus
    190
disseminated intravascular
    coagulation (DIC) 299,479,
    568
DM 429
Döderlein 桿菌 296
dominant follicle 27
Doppler method 102,109
dorsoanterior 449
dorsoposterior 449
double vagina 188
Douglas 窩 8,37
Douglas 窩穿刺 40
Douglas 窩膿瘍 488
Douglas' abscess 488
Down 症 517
DP 療法 529
drip infusion pyelography
    (DIP) 87
DSM-Ⅳの診断基準 263
Dubowitz 法
    ——回帰直線 387
    ——形態学的外表所見 380
    ——神経学的所見 381
ductus arteriosus Botalli 282

ductus venosus Arantii 281
Duncan 型 345
duration of labor 339
duration of pregnancy 279
Durchtrittsschlauch 334
dysfunctional uterine bleeding
    134,156
dyskaryotic cell 66,214
dysmenorrhea 136,156
dysmorphic syndrome 518
dysplasia 58,64a
dysplasia of cervical epithelium
    214
dysplastic cell 66
dysplastic change 58
dystocia 79,436
dystrophia adipogenitalis 153
dysuria 143

〈E〉

E_1 521
E_2 521
E_3 111,521
early cervical neoplasia 70
early deceleration 123,126
early postpartum hemorrhage
    486
eating disorder (ED) 262
ecchymosis 198
eclampsia 397
ectopic pregnancy 404
ED 262
EDC 279
edema 328
Edwards syndrome 517
EFBW 375
EFHR-monitoring 119
EGF 22
EI 69
elderly primipara 445
electronic fetal heart rate
    monitoring (EFHR-
    monitoring) 119
ELISA 45
Elongatio labiorum minorum
    187
EMACO 療法 531
embryo 272,280,303
embryo transfer (ET) 257
embryonic disc 280
embryopathy 514,517
emergency disorders 567
emesis gravidarum 300,304
endocervical polyp 200
endodermal sinus tumor 208

endometrial biopsy 43
endometrial cyst 202
endometrial dating 43
endometrial hyperplasia 61,
    229
    ——complex 229
    ——simple 229
endometrial polyp 200
endometrial stromal sarcoma
    230
endometrioid adenocarcinoma
    60,227,232
endometriosis 194
endometritis 175
endometrium 18,30
engagement 347
engagement of the fetal head
    340
enlarged pelvis 441
enucleation 539
enzyme-linked immunosorbent
    assay (ELISA) 45
EO 393
eosinophilic index (EI) 69
EP テスト 48
EPH gestosis 392
epidermal growth factor (EGF)
    22
epidermoid cancer 58
epididymis 274
epilepsy 434
episiotomy 357
episodic change 122
equivocal 129
Erb's palsy 512
estimated fetal body weight
    (EFBW) 375
estradiol (E_2) 46
estriol (E_3) 46,111
estrogen-progestogen therapy
    522
estrogen-progesterone challenge
    test 48
estrogen challenge test 49
estrogen therapy 521
estrone (E_1) 46
ET 257
ethisterone 520
Eustachio 弁 281
eutocia 331
excessively strong abdominal
    pressure 440
excessively strong pains 438
exchange transfusion 415
excretory pyelography 86

excretory urography　86
expected date of confinement
　（EDC）　279
exploratory incision　57
explusion　344
expulsive force　331,337
expulsive pains　337,349
expulsive stage of labor　346
extended hysterectomy　536
extended radical hysterectomy
　223
extension　342,348
external cephalic version　446
external irradiation　223
external pelvimetry　442
external rotation　343,348
extracorporeal membrane
　oxygenation（ECMO）　508
extraembryonic celom　280

〈F〉

face presentation　454
fainting　326
Fallopian tube　10,17
false pains　337,338,346,349
false pelvis　331
family planning　588
FAS-test　128
fastening villi　285
FBM　130
fecal fistula　246
Federation Internationale de
　Gynecologie et d'Obsterique
　（FIGO）　218
feeling of soft resistance　410
female hermaphroditism　188
female infertility　137
female pronucleus　276
female pseudo hermaphroditism
　188
femoral thrombophlebitis　487
femur length（FL）　114,375
fertilization　274
fertilized ovum　272
fetal acoustic stimulation test
　（FAS-test）　128
fetal appendage　272,285
fetal breathing movement
　（FBM）　130
fetal death　577
fetal development　330
fetal distress　495
fetal growth curve　281
fetal head　335
fetal heart beat（FHB）　309

fetal heart rate（FHR）　122,
　330
fetal heart rate monitoring
　114
fetal hypoplasia　493
fetal malnutrition　493
fetal maturation　330
fetal membrane　285
fetal movement（FM）　130,
　329
fetal scalp blood sampling
　497
fetal tone（FT）　130
fetal zone　284
fetography　81,82
fetopathy　514,518
fetus　272,280,303,335,374
fever　144,328
FGR　114
FHB　309
FHR　122
FHR baseline　123
FHR baseline variability　123
FHR variability　123
FI　69
fiber cell　63
fibroid　209
fibroma　209
fibromyoma　209
FIGO　218
fine needle aspiration cytology
　68
first day of the BBT 説　51
first oblique diameter　332
first polar body　273
first stage pains　339
FISH　43
fistula　463
fixation　347
fixation of the fetal head　340
fixed posterior displacement of
　the uterus　192
FL　114,375
flat type　440
flexion　191,341,348
flexion attitude　318,450
floating　346
floating of the fetal head　340
fluorescent treponemal antibody
　-absorption test（FTA-abs）
　434
fluorescence *in situ*
　hybridization（FISH）　43
FM　130
focal clonic seizures　504

folded cell index（FI）　69
follicle stimulating hormone
　（FSH）　14,45
follicular stigma　28
follicule cyst　201
folliculogenesis　25
fontanel　335
footling presentation　446
foramen ovale　282
Forbes-Albright 症候群　155,
　158
forceps delivery　563
forehead presentation　453
forewater　339
Fränkenhauser 神経叢　14
frank breech presentation
　445
free villi　285
frequent micturition　326
Friedman 曲線　350,351
Frohlich 症候群　153
frontal bone　335
frontal suture　335
fronto-anterior presentation
　453
frozen pelvis　197
FSH　14,45
FT　130
FTA-abs　434
functional dyspepsia　261

〈G〉

galactorrhea　145,158
galactorrhea amenorrhea
　syndrome　158
Galant 反射　380
gamete　251,272
gamete intrafallopian transfer
　（GIFT）　257
gametopathy　514
gap junction　29
Gartner 管嚢胞　208
Gauss 徴候　305
GDM　429
genital bleeding　134
genital chlamydial infection
　182
genital herpes　183
genital injuries　247
genital tuberculosis　177
genopathy　514
germinal vesicle　29,273
germinal vesicle breakdown
　（GVBD）　274
gestation　272

gestational age   279, 377
gestational diabetes melitus (GDM)   429
gestational sac (GS)   308, 375
GH   14
GIFT   257
gland involvement   215
glandular dysplasia   218
glandular involvement   59
glassy cell carcinoma   61
glycosuria of pregnancy   301
GnRH   14, 520
GnRHa 療法   199
GnRH アゴニスト   521
GnRH アゴニスト療法   525
GnRH アンタゴニスト   521
GnRH テスト   48
GnRH パルス療法   525
GnRH 負荷テスト   48
GnRH challenge test   48
gonadal dysgenesis   154
gonadotropin   45
gonadotropin releasing hormone (GnRH)   14, 520
gonadotropin test   49
gonococcal infection   179
Graaf 卵胞   17, 24, 26
Graafian follicle   17, 24, 26
grandular dysplasia   60
granulosa-lutein cell   17
granulosa cell   17, 26
greater fontanel   336
group B streptococcus   433
growth hormone (GH)   14
grunting   500
GS   308, 375
Guthmann 骨盤側面撮影法   79, 443
GVBD   274
gynecoid type   440

〈H〉

HAART   185
Haemophilus vaginalis 腟炎   174
hair ball   98
hamster test   53
haploid   272
hCG   47, 111, 279, 290, 306, 521
　──サブユニット   307
HDN   414
Heart and Estrogen/Progestin Replacement Study (HERS)   270
heavy for dates (HFD)   411

heavy for dates infant   411
Hegar 子宮頸管拡張器   559
Hegar 徴候   305
　──第1徴候   295
　──第2徴候   295
HELLP   392
HELLP 症候群   399
　──診断に有用な臨床所見・検査   399
hematocolpos   188
hematosalpinx   188
hematomas of vulva and vagina   462
hematometra   188
hemizona   54
hemizona assay (HZA)   54
hemolysis, elevated liver enzymes, and low platelet count (HELLP) syndrome   392, 399
hemolytic disease of the newborn (HDN)   414
hemorrhage   136
hemorrhagic shock   470
hemorrhoids   371
hemosiderin stain   198
hepatitis B virus   433
hepatitis C virus   433
hermaphroditism   188
herpes simplex virus (HSV)   172, 433
herpes vulvae   172
HERS   270
HFD   411
HFO   508, 570
high frequency oscillation (HFO)   506, 566
high sagittal arrest   450
Hillis 法   443
hipbone   331
Hirschsprung 病   502
HIV 感染   434
hMG   520
hMG テスト   49
Hodge の平行平面法   347
Hoffman 法   491
hollow muscle of the uterus   334
Holmstrom 療法   155
hormone challenge test   48
hormone cytodiagnosis   68
hormone replacement therapy (HRT)   270, 523
hormone therapy   520
HOS   56

Hottentot apron   187
hPL   111, 290
HPV   66, 216
HRT   270, 523
HSG   82
HSV   172
Huhner 試験   56
human chorionic gonadotropin (hCG)   47, 111, 279, 306, 521
human immunodeficiency virus infection   434
human menopausal gonadotropin (hMG)   520
human papilloma virus (HPV)   66
human placental lactogen (hPL)   47, 111, 290
hydatidiform mole   242
hydrotubation   82
hyperanteflexio   191
hyperanteversio   191
hyperdynamia uteri   438
hyperechoic   52
hyperemesis   136
hyperemesis gravidarum   300, 305, 391
hypergalactia   490
hyperkeratosis   72, 203
hypermenorrhea   135, 152
hyperplastic dystrophy   203
hyperstimulation   130
hypertrichosis   146
hyperventilation   301
hyperventilation syndrome   482
hypocapnea   482
hypoechoic   52
hypogalactia   490
hypoglycemia   504
hypomenorrhea   135, 152
hypoosmotic swelling test (HOS)   56
hypoplasia uteri   192
hypoplastic type   114
hypothalamic amenorrhea   49
hypothalamus   14
hysteroplasty   542
hysteroptosis   143
hysterosalpingography (HSG)   82
hysteroscope   74
hysteroscopy   74
HZA   54
HZA index   54

⟨I⟩

IC-a 73
IC-b 73
ICD 605
ICSI 257
ICSI-ET 257
IFCPC 70
IGFBP 112
imminent abortion 400
imperforate hymen 188
implantation 272, 277
implantation window 278
in vitro fertilization (IVF) 257
incompatibility of blood group 414
incomplete abortion 400
incomplete breech presentation 446
incomplete prolapse of the uterus 192
incomplete rupture of the uterus 463
increment phase 337, 350
indation 277
indefinite complaint 147
indomethacin 363
induced abortion 580
induction of the labor pains 358
induration 145
inevitable abortion 400
infant death 580
infertility 137, 250
informed consent 599
inguinal lymphogranuloma 181
inhibition of lactation 526
inhibition of ovulation 525
injury to the coccyx 461
inner cell mass 276
insertion 44
inspection 36
insulin-like growth factor binding protein (IGFBP) 112
interlocking 82, 413
internal rotation 342, 348
international federation for cervical pathology and colposcopy (IFCPC) 70
International Union Against Cancer 218
interstitial pregnancy 404
interval 337, 349
interval debulking surgery 238
intervillous space 285
intra-cavitary irradiation 223
intracytoplasmic sperm injection (ICSI) 257
intraligamentous myoma 210
intramural myoma 210
intrauterine device 590
intrauterine fetal death (IUFD) 496
intrauterine growth restriction (IUGR) 493
intravenous pyelography (IVP) 86
intravenous urography (IVU) 86
invasive carcinoma 58
inversion 44
inversion of the uterus 191, 460
invasive hydatidiform mole 242
involution of genital organ 365
involution of the uterus 365
irregular menstruation 135
isthmic pregnancy 404
IUD 590
IUFD 496
IVF 257
IVF-ET 257
IVH 511
IVP 86
IVU 86

⟨J⟩

jaundice 328
Jones (& Jones)手術 542
justice 594

⟨K⟩

Kallmann 症候群 153
karyopyknotic index (KPI) 69
Kaufmann 療法 155, 167, 524
keratinizing type 216
kidney, ureter and bladder (KUB) 85
kissing ulcer 172
Klinefelter 症候群 167
Klumpke's palsy 512
knee of birth canal 334, 347
knee presentation 446
koilocytosis 66, 214
KPI 69
Kremer 試験 57
Krukenberg 腫瘍 233, 234
KUB 85
Kuppermann 更年期指数 269
Küstner 牛乳試験法 354
Küstner 徴候 345, 354

⟨L⟩

L/S 比 115
labial adhesion 187
labor pains 337, 349, 436
laceration of perineum 462
laceration of vagina 461
laceration of vulva 462
lactation 371
lactation amenorrhea 366
lambdoid suture 335
laminaria 360
laparoscopic hysterectomy (LH) 557
laparoscopic vaginal hysterectomy (LVH) 557
laparoscopically assisted vaginal hysterectomy (LAVH) 557
laparoscopy 76
large cell non-keratinizing type 216
late deceleration 123
late postpartum hemorrhage 486
latent phase 350, 437
latent phase dysfunction 437
lateral episiotomy 358
lateral flexion 456
lateroflexio 191
lateroversio 191
Laurence-Moon-Biedl 症候群 153
LAVH 557
LDL コレステロール 24, 292
Le Fort 腟中央閉鎖術 546
lecithin 283
left occiput anterior position 340
left occiput transvers (LOT) 348
leg cramp 327
leiomyosarcoma 230
Leopold 触診法 319, 329, 443
lesser fontanel 336
Leydig 細胞 284
Leydig 細胞腫 231
LH 14, 273, 558

LH サージ　15, 27
LH/FSH 比　160
LHRH テスト　48
lichen sclerosis　203
linea nigra　296
linea terminalis　331
Litzmann 傾斜　348, 455
livid　305
livid discoloration　295
LLPDD　261
LO　393
lochia　365
lochia alba　366
lochia flava　366
lochia fusca　366
lochia rubra　366
loss of appetite　304
LOT　348
Lovset 法　448
low back pain　138, 326
low lying placenta　408
lower abdominal midline vertical incision　533
lower abdominal pain　136, 138, 327
lower abdominal transverse incision　534
lumbago　138, 139, 326
LUNA　199
luteal phase dysphoric disorder (LLPDD)　261
lutein cyst　201
luteinizing hormone (LH)　14, 45, 273
LVH　556
lymph system　13
lymphangiography　89
lymphoepithelioma-like carcinoma　60
lynestrenol　522

〈M〉

MAC 療法　531
magnetic resonance imaging (MRI)　95
male hermaphroditism　188
male infertility　137
male pronucleus　276
male pseudo hermaphroditism　188
malignant melanoma of the vulva　207
malnutrition type　114
malpresentation　445
malrotation　450

mammary gland　20
management of breasts　372
Manchester 手術　544, 546
manic-depressive psychosis　434
marginal placenta previa　408
marginal sinus　288
marsupialization　552
Martin 単鉤鉗子　39
Martius 骨盤入口撮影法　79, 443
MAS　403, 507
mastitis　487
mastodynia　145
matanity blues　435
maternal death　572
maternal nutrition　324
maturation-promoting factor (MPF)　29
maturation index (MI)　43, 68
mature milk　369
Mauriceau-Veit-Smellie 法　448
Mayer-Rokitansky-Küster-Hauser 症候群　154, 168, 189
McCall 法　548
McDonald 法　560
McIndoe 法　551, 556
McRoberts 手技　456
MEA 療法　531
mechanism of the labor　341
meconium　283
meconium aspiration syndrome (MAS)　403, 507
median episiotomy　358
medical certificate　600
mediolateral episiotomy　358
medroxyprogesterone acetate (MPA)　522
medulla　16
Meigs 症候群　140, 235
melanocyte-stimulating hormone (MSH)　296
menopause　21
menorrhagia　135
menstrual disorder　135
menstrual fistula　247
menstruation　30, 150
menstruation related illness　156
MEP 療法　531
MESA　257
mesonephric adenocarcinoma　60
metaplasia　58

metaplastic squamous epithelium　59
MI　43, 68
micro-epididymal sperm aspiration (MESA)　257
microinvasive adenocarcinoma　60, 218
microinvasive carcinoma　58
mild dysplasia　59, 214
milk curd　385
milk ejection　369
Miller-Kurzrok 試験　56
minor troubles　326, 371
MIS　5
missed abortion　400
mixed carcinoma　227
mixed dystrophy　204
mobile posterior displacement of the uterus　192
moderate dysplasia　59, 214
modified radical hysterectomy　223
MODS　475
MOF　568
monosomy　44
Montgomery 腺　14, 296
Montgomery's tubercle　296
Montgomery gland　296
morning sickness　300, 304
Moro 反射　380
morphology　53
morula　276
mosaic　44
motility　53
MPA　530
MPF　29
MRI　95
MSH　296
Müller 管　5
Müller 管退行因子　284
Müller 管抑制因子　5
Müller 結節　6
Müller 法　448
müllerian inhibitory substance (MIS)　5
mucinous adenocarcinoma　60, 227, 232
mucosal polyp　200
multifocal tonic seizures　504
multigravida　272
multilayered pattern　52
multipara　272
multiple organ dysfunctional syndrome (MODS)　475
multiple organ failure (MOF)

568
multiple pregnancy 412
Muzeux 双鉤鉗子 39
Mycoplasma hominis 181
myoclonic seizures 504
myoma 209
myoma delivery 210
myoma of the uterus 134
myomectomy 539
myometritis 175,488
myometrium 19

〈N〉

Naboth 卵胞 18
nadir 説 51
Naegele 傾斜 348,455
narrow pelvic part 333
narrow pelvic plane 12,333
nasal flaring 500
nausea 304
necklace sign 160,255,356
neglected transverse lie 449
neo-adjuvant chemotherapy 530
neonatal blood sampling 133
neonatal intensive care unit (NICU) 569
neonate 377
nerve system 14
neural tube defect (NTD) 515
newborn 377
NICU 569
nidation 272
nipple stimulation 129
non-gonococcal urethritis 181
non-pigmented lesions 198
non-rapid eye movement (NREM) 285
non-reassuring fetal status 126,437,497,507
non-reassuring pattern 126
non-reflex 127
non-reflex late deceleration 127
non-shivering thermogenesis (NST) 384
non-specific vaginitis 173
non-stress test (NST) 114,128,495
nonmaleficence 594
nonreactive 128
norethindrone 522
norethinodrel 522
normal labor 331

normal pregnancy 272
normal puerperium 364
normocardia 123
normozoospermia 53
NREM 285
NST 114,128,384,495
NTD 515
nulligravida 272
nullipara 272

〈O〉

objective signs 305
oblique diameter 332
oblique lie 449
obsessive-compulsive neurosis 435
occipital bone 335
occipitofrontal circumference 336
occipitofrontal diameter 332,336
occipitomental circumference 337
occipitomental diameter 337
occiput 348
occiput posterior presentation 451
OCT 129
OHSS 101,525
oligoasthenoteratozoospermia 53
oligohydramnios 418
oligomenorrhea 135
oligozoospermia 53
OMI 29
onset of labor 338
onset of labor pains 349
oocyte 17,25
oocyte maturation 29
oocyte maturation inhibitor (OMI) 29
oogenesis 273
oogonia 272
oogonium 21,25,272
oophoritis 488
optimal disease 238
oral contraceptive use 236
organogenesis 281
origomenorrhea 151
ovarian chocolate cyst 198
ovarian cystectomy 540
ovarian hyperstimulation syndrome (OHSS) 525
ovarian pregnancy 404,407
ovarian retention cyst 201

ovary 11,16
over-ripe infant 403
overlapping of bones 336
overt carcinoma 73
oviduct 10
ovotestis 163
ovulation 27
ovulation induction 524
ovum 272,273
oxytocin 301,360
oxytocin challenge test (OCT) 129

〈P〉

P テスト 48
PAGE 416
Paget's disease of vulva 204
pallor 471,568
panperitonitis 488
Papanicolaou 分類 64a
papillary squamous cell carcinoma 60
papiloma virus 433
parakeratosis 203
parametritis 176
parietal bone 335
partial placenta previa 408
partogram 350
parvovirus 433
Patau syndrome 517
patchy infiltrates 507
pathologic anterior displacement of the uterus 192
pathological contraction ring 439
pathological retraction ring 439
PAV 570
PCOS 45,155,159,161,255
PCR 43
pecten ossis pubis 331
pediculosis pubis 185
PEEP 500
pelvic angiography 88
pelvic axis 334,347
pelvic bone 11
pelvic cavity 332
pelvic diaphragm 334
pelvic examination 36
pelvic exenteration 223
pelvic floor 11
pelvic inflammatory disease (PID) 178
pelvic injuries 460

pelvic inlet 12
pelvic outlet 12
pelvic peritonitis 176
percutaneous antegrade pyelography 87
percutaneous epididymal sperm aspiration (PESA) 257
perforation of the uterus 248
perinatal death 575
perinatal period 280
perineal laceration 357
period of dilatation 346
period of organogenesis 281
periodic breathing 501
periodic change 122
persistent fetal circulation 383
perisistent trophoblastic disease 245
perspiration 471, 568
PESA 257
pessary 589
Pfannenstiel 切開 534
PGE$_2$ 361
PGF$_2\alpha$ 361
phase of maximum slope 351
phlegmasia alba dolens 489
phocomelia 516
phosphatidylglycerol 283
phosphatidylcholine 283
phototherapy 415
physical examination 34
PI 109
PID 178
pigmented lesions 198
PIH 392
PIP 療法 529
Piskacek 徴候 294, 305
pituitary-ovarian axis 25
pituitary amenorrhea 49
pituitary gland 14, 20
placenta 287
placenta accreta 459, 468
placenta cervicalis 408
placenta increta 241, 459, 468
placenta percreta 459, 468
placenta previa 408, 465
placental abnormality 459
placental dysfunction 403
placental migration 410, 466
placental separation 344
placental septa 287
plane of the pelvic outlet 333
platypelloid type 440
PMS 261

polarity 214
pollakisuria 305
polycystic ovary 201
polycystic ovary syndrome (PCOS) 45, 155, 159, 161, 255
——診断基準 161
polyhydramnios 417
polymenorrhea 135, 151
polymercase chain reaction (RCR) 43
polyploidy 44
Porro 手術 561
position of the presentation 318
positive end-expiratory pressure (PEEP) 500
post-term delivery 279, 403
postcoital test 56
posterior asynclitism 340, 455
posterior displacement of the uterus 192
posterior fontanel 336
posterior lateral fontanel 336
postmature delivery 403
postmature infant 403
postmortem certificate of fetus 600
postpartum amenorrhea 366
postpartum chill 364
posture in labor 354
poverty of blood 148
powder burn 198
Prader(-Labhardt)-Willi 症候群 154
pre-term delivery 279, 402
pre-term PROM 457, 458
precocious puberty 168
preeclampsia 392
pregnancy 136, 272
pregnancy cell 301
pregnancy complicated with cervical cancer 225
pregnancy induced hypertension (PIH) 392
pregnancy test 47
pregnanediol 291
pregnant pains 337, 349
pregnant woman 272
premature delivery 279, 403
premature menstruation 135
premature ovarian failure 155
premature rupture of the membranes (PROM) 136, 340, 457

premature separation of normally implanted placenta 416
premenstrual syndrome (PMS) 136, 156, 261
prenatal diagnosis 330
presentation 318
primary amenorrhea 135, 152
primary apnea 498, 501
primary debulking surgery 238
primary follicle 17
primary infertility 251
primary oocyte 22, 273
primary spermatocyte 274
primary uterine inertia 436
primary villi 278
primigravida 272
primipara 272
primordial follicle 17, 22, 25
primordial germ cell 25, 272
prodromes of labor 338
progesterone 46, 522
progesterone challenge test 48
progestogen therapy 522
prolactin 14
prolapse of the uterus 143, 192
prolapsus vaginae 193
prolapsus vaginae anterior 193
prolonged deceleration 123, 459
prolonged labor 437
PROM 340, 457
promontorium 331
promontory 331
proportional assist ventilation (PAV) 570
prostaglandin E$_2$ 361
prostaglandin F$_2\alpha$ 361
prostration 471, 568
protection of the perineum 356
protraction disorder 437
prozone 現象 308
pseudomyxoma peritonei 202
puckering scar 198
puerperal adnexitis 488
puerperal bradycardia 364
puerperal endometritis 487
puerperal fever 486
puerperal myometritis 487
puerperal parametritis 488
puerperal pelvic peritonitis

488
puerperal sepsis 488
puerperal thromboembolism 489
puerperal vaginitis 487
puerperal vulvitis 486
puerperant 364
puerperium 364
pulmonary embolism 489
pulmonary insufficiency 471, 568
pulmonary tuberculosis 425
pulsatility index (PI) 109
pulselessness 471, 568
punch biopsy 57
pure gonadal dysgenesis 168
PVB療法 239, 530
pyelography 85
pyometra 176, 188, 487
pyosalpinx 176

⟨Q⟩

quadruplets 412
quintuplets 412

⟨R⟩

radical hysterectomy 223, 537
radical vulvectomy 553
radioimmunoassay (RIA) 45
RALS 223
rapid eye movement (REM) 285
RDS 114, 500, 505
Re-ASRM 分類 194
reactive 128
reassuring pattern 126
rectal atresia 187
rectal examination 38
recto vestibular fistula 187
rectocele vaginalis 193
rectoscopy 78
reflex 127
reflex late deceleration 126
REM 285
remote after loading system (RALS) 223
reproductive period 24
reserve cell 18, 58, 216
reserve cell hyperplasia 59
resistance index (RI) 109
respiratory disorder 499
respiratory distress syndrome (RDS) 114, 500, 505
restoration of body 366
resuscitation of the asphyxiated infant 569
retraction 499
retraction ring 438
retroflexio 191
retrograde pyelography (RP) 87
retroplacental hematoma 345
retroversio 191
retroversio et retroflexio uteri 192
RI 109
RIA 45
right occiput posterior position 340
Robertson 転座 258
rotation 341
RP 87
Rubin test 50, 82
Ruge法 556
rupture of the membranes 339, 346
rupture of the uterus 463

⟨S⟩

Sacks 浮遊試験法 354
sacral promontory 12
sacrospinous ligament fixation to the vaginal apex 548
sagittal suture 335
SAH 511
salpingectomy 540
salpingooophorectomy 540
salpinx 10
sarcoma of the uterus 230
scalp blood sampling 131
Schröder 徴候 345
Schuhardt 深腟会陰切開術 358
Schultze 型 345
scintigraphy 89
SCJ 18, 58
SCT 269
SDH 511
SDS 269
second-look operation (SLO) 238
second oblique diameter 332
second polar body 273
secondary amenorrhea 135, 154
secondary apnea 498
secondary follicle 17, 26
secondary infertility 251
secondary oocyte 273
secondary uterine inertia 436
SEH 511
Seitz 法 443
selective estrogen receptor modulator (SERM) 521
selective salpingography (SSG) 84
self rating depression scale (SDS) 269
semen analysis 53
semiradical hysterectomy 536
senium 24
sentence completion test (SCT) 269
SERM 521
serologic tests for syphilis (STS) 434
serous adenocarcinoma 60, 227, 232
serous bleb 198
Sertoli 細胞 284
Sertoli-間質細胞腫瘍 231
Sertoli-Leydig 細胞腫 233
severe dysplasia 59, 214
severe variable deceleration 127, 459
sex-determining region of Y (SRY) 3
sexually transmitted disease (STD) 178
Sheehan 症候群 155, 157
Shirodkar 法 559
shizophrenia 434
shock index 471
shoulder dystocia 411, 456
SI 69
signs of labor 338
signs of pregnancy 303
silent killer 234
silent rupture 469
silvery striae 366
Simon 式腟鏡 39
simple acute ulcer of the vulva 172
simple vulvectomy 552
simplified menopausal index (SMI) 269
Simpson 徴候 227
Sims 体位 352
SIMV 570
sinciput presentation 452
sinusoidal pattern 123
SIRS 475
Skene 腺 8, 20
SLE 合併妊娠 431
SLO 238
slow return to baseline 127

small cell carcinoma 61
small cell non-keratinizing type 216
smear index (SI) 69
smear test 62
SMI 269
snake cell 63
soft birth canal 334
soft parts injuries of birth canal 461
sound examination 40
SP-A 283
SP-B 283
SP-C 283
SP-D 283
speculum examination 39
sperm 272, 274
sperm-cervical mucous compatibility test 56
sperm concentration 53
spermatid 274
spermatogenesis 274
spermatogonia 272
spermatogonium 272
spermatozoon 272, 274
squamo-columnar junction (SCJ) 18, 58
squamous cell carcinoma 216, 227
squamous cell carcinoma in situ 205
squamous cell hyperplasia 203
squamous metaplasia 69
SRY 3
SRY 遺伝子 163
SSG 84
SNRI 268
SSRI 268
stage of afterbirth 346
stage of dilatatio 339
stage of expulsion 339
stage of labor 339
stage of placental delivery 339
staging laparotomy 237
stagnation mastitis 489
stamp or touch smear test 68
statification 214
station 法 347
STD 178
STN 477
straight 191
Strassmann 徴候 345
Strassmann 手術 542

striae gravidarum 297
STS 434
Sturmdorf 手術 58, 551
subependymal germinal matrix 511
subependymal hemorrhage (SEH) 511
subinvolutio uteri 485
subjective signs 304
submucous myoma 210
suboccipitobregmatic circumference 337
suboccipitobregmatic diameter 337
suboptimal disease 238
subserous hemorrhage 198
subserous myoma 210
subtle seizures 504
supine hypotensive syndrome 472, 563
suppression of the labor pains 361
suppurative mastitis 490
supravaginal hysterectomy 538
surface elevation 198
surface epithelial inclusion cyst 16
surfactant 283
suspicious 129
suture 335
symmetrical IUGR 114, 493
symphysial separation 460
symphysis pubica 331
symptomatic apnea 501
synchronized intermittent mandatory ventilation (SIMV) 570
synclitism 81, 340, 348, 455
syncytiotrophoblast 278
syphilis 180, 434
systemic inflammatory response syndrome (SIRS) 475

〈T〉

T_3 302
T_4 302
T1 強調画像 95, 96
T2 強調画像 95, 96
tachycardia 123
tachypnea 499
tadpole cell 63
TAH 534
Tanner 分類 22
TBG 301

TCR 74
TC 療法 529
TDF 3
TE 96
temporal suture 335
tension-free vaginal mesh (TVM) 法 549
tension free vaginal tape (TVT) 法 555
teratozoospermia 53
term delivery 279
TESA 257
TESE 257
test of labor 81
testicular sperm aspiration (TESA) 257
testicular sperm extraction (TESE) 257
testis-determining factor (TDF) 3
testosterone 46, 522
tetanus of the uterus 438
theca externa cell 17
theca interna cell 17
theca-lutein cell 17
thermoneutral environment 502
threatened abortion 400
three factors of labor 331
thyroxine-binding globulin (TBG) 301
TJ 療法 530
TNM 分類 220 b
tocolysis 361
Tompkins 手術 542
tonic center 27
tonic seizures 504
too long menstruation 152
too short menstruation 152
toothache 327
TORCH 117
torsion of the uterus 192
total abdominal hysterectomy (TAH) 534
total fertility rate 572
total hysterectomy 223
total placenta previa 408
total sperm count 53
toxoplasma 433
TP 療法 529
TPHA 434
TR 96
transcervical resection (TCR) 74
transformation zone 69

transient tachypnea of the newborn (TTN)　508
transitional cell carcinoma　233
transitional milk　369
translocation　44
transport of fertilized ovum　276
transverse diameter　332
transverse lie　449
transverse trunk diameter (TTD)　113
transverse vaginal septum　189
Traube 聴診器　330
traumatic intrauterine adhesion　248
Treponema pallidum hemagglutination test (TPHA)　434
TRH 負荷テスト　49
trial of labor　81, 443
trichomonas vaginalis　183
trichomonas vaginitis　173
trimester 法　310
triplets　412
trisomy　44
trophoblast　276
trophoblastic disease　239
trophoblastic shell　285
trough　342
true conjugate　332
true hermaphroditism　163, 188
true obstetric conjugate　332
true pelvis　331
TSH　14, 302
TTD　113
TTN　508
tubal abortion　405
tubal patency test　49
tubal pregnancy　404
tubal rupture　405
tubal sterilization　540
tuberculosa adnexitis　177
tuberculosa Bartholini　178
tuberculosa vaginalis　177
tuberculosa vulvae　177
tuboovarian abscess　488
tumor　141
tumor-like lesions　101
tumor cytodiagnosis　62
tumor diathesis　63
tumors of borderline malignancy　231

tunica albuginea　16
Turner 症候群　154, 166
TVT　555
twin pregnancy　412
twin to twin transfusion syndrome　412
twins　412
two-cell theory　27
tympania uteri　487
type I IUGR　493
type II IUGR　493

〈U〉

UAE　88
UCF-a　73
UCF-b　73
UICC　218
ultrasonography　308
ultrasonotomography　103
umbilical arteries　291
umbilical cord　281, 291
umbilical cord abnormality　458
umbilical cord blood　132
umbilical vein　291
UMI　508
undifferentiated carcinoma　61, 227
unexplained infertility　137
unilateral vagina　189
Union Internationale Contre le Cancer (UICC)　218
unsatisfactory　130
Ureaplasma urealyticum　181
urinary fistula　246
urinary meconium index　508
urogenital diaphragm　334
uterine artery embolization (UAE)　88
uterine cervix　18
uterine contraction　337, 436
uterine contraction curve　121
uterine corpus　18
uterine inertia　436
uterine tuberculosis　177
uteroplasty　542
uterosacral ligament fixation of the vaginal apex　549
uterus　9, 18, 189
uterus arcuatus　189
uterus bicornis bicollis　189
uterus bicornis unicollis　189
uterus duplex　189
uterus rudimentarius partim excavatus　189

uterus septus　189
uterus subseptus　189
uterus unicornis　189

〈V〉

VAC 療法　239, 529
vacuum extraction　562
vagina　8, 19, 188
vaginal anus　187
vaginal atresia　189
vaginal birth after cesarean (VBAC)　561
vaginal candidiasis　174
vaginal discharge　327
vaginal hysterectomy　542
vaginal intraepithelial neoplasia (VAIN)　208
vaginal sarcoma　209
vaginal smear　42
vaginal stenosis　189
vaginal vault laceration　461
vaginitis　173
vaginitis infantum　173
vaginitis senilis　174
vaginorectal fistula　187
VAIN　208
valvula Eustachii　281
variable deceleration　123, 127
varicose veins　326
varix　326
VAS-test　128
vasa previa　459
VATER 連合　518
VBAC　561
verrucous carcinoma　60
version　191
vesicle　198
vestibular anus　187
vibroacoustic stimulation test (VAS-test)　128
villi　285
VIN　205
vital statistics　572
vomiting　304, 501
vomiting of pregnancy　300
vulva　8, 20, 187
vulvar dystrophies　203
vulvar intraepithelial neoplasia (VIN)　205
vulvar pruritus　137
vulvitis　171
vulvodynia　137

〈W〉

weak abdominal pressure

439
weak pains　436
Webster-Baldy 法手術　199
Weltheim 術式　536
Wernicke-Korsakoff 症候群
　392
Wernicke 脳症　392
Wharton 膠様質　291
Wharton 法　556
WHI　270
wide pelvic plane　12,333
window level　92
window width　92
witch's milk　379
withdrawal syndrome　323
Wolff 管　5
Women's Health Initiative
　randomized controllec trial
　（WHI）　270

〈X〉

X 線骨盤計測　79
X 染色体と性機能　167
X-ray pelvimetry　79,443

〈Y〉

Yatabe-Guilford character test
　（Y-G test）　269
yolk sack　272

〈Z〉

Zn-CP　477
zona pellucida　17
zona reaction　276
zone of contact　339

【編者略歴】

池ノ上 克
- 1971年　鹿児島大学医学部卒業
- 1990年　鹿児島市立病院産婦人科部長
- 1991年　宮崎医科大学産婦人科学教授
- 2003年　宮崎大学医学部産婦人科教授
- 2006年　宮崎大学医学部生殖発達医学講座産科婦人科学分野教授
- 2010年　宮崎大学医学部附属病院病院長
- 2011年　宮崎大学名誉教授

鈴木 秋悦
- 1958年　慶應義塾大学医学部卒業
- 1963年　同大学院修了
- 1971年　慶應義塾大学医学部産婦人科学講師
- 1974年　同助教授
- 1997年　WHOヒト生殖プログラム科学技術アドバイザー
- 2002年　銀座ウイメンズクリニック名誉院長

髙山 雅臣
- 1963年　東京医科大学卒業
- 1968年　同大学院修了
- 1989年　東京医科大学産科婦人科学助教授
- 1991年　同教授
- 2003年　東京医科大学名誉教授

豊田 長康
- 1976年　大阪大学医学部卒業
- 1990年　三重大学医学部産科婦人科学講師
- 1991年　同教授
- 2004年　三重大学学長
- 2009年　鈴鹿医療科学大学副学長
- 2010年　国立大学財務・経営センター理事長

廣井 正彦
- 1959年　新潟大学医学部卒業
- 1964年　同大学院修了
- 1971年　新潟大学医学部産科婦人科学助教授
- 1974年　山形大学医学部産科婦人科学教授
- 2000年　山形大学名誉教授
- 2002年　山形県立保健医療大学学長
- 2006年　山形県立保健医療大学名誉教授
- 2010年　東北文教大学教授

八重樫 伸生
- 1984年　東北大学医学部卒業
- 1996年　東北大学医学部産科婦人科学講師
- 2000年　同大学院医学系研究科発生・発達医学（婦人科学分野）教授

NEW エッセンシャル
産科学・婦人科学（第3版）　ISBN978-4-263-20795

1988年 3月30日	第1版第1刷発行（エッセンシャル産婦人科学）
1993年11月20日	第1版第6刷発行
1996年 6月10日	第2版第1刷発行（改題 エッセンシャル産科学・婦人科学）
2002年11月10日	第2版第8刷発行
2004年 6月20日	第3版第1刷発行（改題）
2015年 1月10日	第3版第10刷発行

編　者　池ノ上　克　廣井 正彦
　　　　鈴木 秋悦　豊田 長康
　　　　髙山 雅臣　八重樫 伸生

発行者　大 畑 秀 穂

発行所　医歯薬出版株式会社

〒113-8612　東京都文京区本駒込1-7-10
TEL.（03）5395—7641（編集）・7616（販売）
FAX.（03）5395—7624（編集）・8563（販売）
http://www.ishiyaku.co.jp/
郵便振替番号　00190-5-13816

乱丁，落丁の際はお取り替えいたします。　印刷・あづま堂印刷／製本・榎本製本
© Ishiyaku Publishers, Inc., 1988, 2004. Printed in Japan

本書の複製権・翻訳権・翻案権・上映権・譲渡権・貸与権・公衆送信権（送信可能化権を含む）・口述権は，医歯薬出版（株）が保有します．

本書を無断で複製する行為（コピー，スキャン，デジタルデータ化など）は，「私的使用のための複製」などの著作権法上の限られた例外を除き禁じられています．また私的使用に該当する場合であっても，請負業者等の第三者に依頼し上記の行為を行うことは違法となります．

JCOPY <（社）出版者著作権管理機構 委託出版物>

本書を複写される場合は，そのつど事前に，（社）出版者著作権管理機構（電話03-3513-6969，FAX 03-3513-6979，e-mail:info@jcopy.or.jp）の許諾を得てください．